配镜师
培训教程

主　编　王海英　天津职业大学　　何　毅　依视路中国

编　者（以姓氏汉语拼音为序）

陈晓娟　开云瑷维（上海）眼镜贸易有限公司
郭　芳　天津职业大学
何　毅　依视路中国
计　凌　小米通讯技术有限公司
蒋　玮　厦门雅瑞光学有限公司
黎莞萍　广州市财经商贸职业学校
李洁琪　江苏汇鼎光学眼镜有限公司
刘亚丽　豪雅（上海）光学有限公司
沈　理　上海汇财企业管理咨询有限公司
王海英　天津职业大学
王立书　天津职业大学
王彦君　天津职业大学
魏　峰　上海依视路光学有限公司
吴　飞　天津职业大学
邢秀丽　天津职业大学
余　红　天津职业大学
朱嫦娥　天津职业大学
朱卫靖　库博光学产品贸易（上海）有限公司

编写秘书　郭　芳　天津职业大学　　陈　功　上海晴喜健康科技有限公司

人民卫生出版社
·北　京·

图书在版编目（CIP）数据

配镜师培训教程 / 王海英，何毅主编 . —北京：人民卫生出版社，2022.8（2024.10 重印）

ISBN 978-7-117-33447-1

Ⅰ. ①配… Ⅱ. ①王… ②何… Ⅲ. ①眼镜检法 – 职业培训 – 教材 Ⅳ. ①R778.2

中国版本图书馆 CIP 数据核字（2022）第 144067 号

人卫智网	www.ipmph.com	医学教育、学术、考试、健康，购书智慧智能综合服务平台
人卫官网	www.pmph.com	人卫官方资讯发布平台

配镜师培训教程

Peijingshi Peixun Jiaocheng

主　　编：王海英　何　毅

出版发行：人民卫生出版社（中继线 010-59780011）

地　　址：北京市朝阳区潘家园南里 19 号

邮　　编：100021

E - mail：pmph @ pmph.com

购书热线：010-59787592　010-59787584　010-65264830

印　　刷：北京华联印刷有限公司

经　　销：新华书店

开　　本：787 × 1092　1/16　　印张：25　　插页：2

字　　数：810 千字

版　　次：2022 年 8 月第 1 版

印　　次：2024 年 10 月第 3 次印刷

标准书号：ISBN 978-7-117-33447-1

定　　价：169.00 元

打击盗版举报电话：010-59787491　E-mail：WQ @ pmph.com

质量问题联系电话：010-59787234　E-mail：zhiliang @ pmph.com

数字融合服务电话：4001118166　E-mail：zengzhi @ pmph.com

序一

这是近期我第二次为何毅先生牵头所做的书写序。当我接到何毅先生邀约的电话时，我很惊喜，也很赞叹他的勤奋。我问他这次是什么书呢，何毅先生很高兴地告诉我，这是一部专为配镜师编写的专业著作。收到书稿时，我也很欣喜，我感到中国眼视光行业的发展正在向着更深、更广的道路上行进。

依视路是全球视光行业首屈一指的引领者。何毅先生作为依视路中国区的带领者，在行业深耕数十年，领衔依视路这样充满活力的企业，为中国的眼视光行业带来许多创新和突破。何毅先生与我有深厚的友谊，也有着多年事业上的合作与共进，我们共同见证了中国社会的发展与变革，尤其是眼健康事业的发展。在依视路，有最领先的树脂镜片和渐变镜的诞生，有镜片质量的大幅提升、选择性增加，这些都对中国视觉健康消费产业有极大的促进。近年来，依视路也在近视防控专业领域作出突出贡献，何毅先生更是多次亲自到温州、到中国眼谷来给予指导。如今，何毅先生开始关注和探索眼健康事业人才的发展，是行业内的人都非常乐意看到的。

何毅先生曾与我多次提及，除了好的产品、技术等，要发展眼健康事业，最关键的还是要有契合行业发展需求的人才，这是摆在我们面前的任务。正如何毅先生说的，中国眼健康的消费市场与法国相当，然而法国只有6 700万人口，而我们有14亿，相当于我们只做了二十五分之一。目前，我国需要20万~30万具有过硬资质的验配人员，与之相对的是由于专业设置、职称评定及职业发展的问题，符合资质的验配人才短缺，视光人才缺口巨大，这些限制使得我国眼健康服务与发达国家相比还有一些差距。因此，在这样的时代背景下，有志之士关注、探索并创新性地力求促成此事，是令人钦佩的。

与此同时，我们也应认识到，时代是发展的、是飞速进步的，很难说哪种模式是“最好的模式”。中西方有不同的语境，过去和现在有不同的背景，在如今大数据、信息化、日新月异的时代下，到底怎样的形式能为我国眼健康事业带来最好的发展是值得多方好好探索的。何毅先生提出的配镜师专业的推进会是一次以从业人员为着力点的充满希望的探索，符合眼视光行业职业化、专业化、标准化之路的发展方向。

我国眼视光行业虽然起步晚，但在经过这些年的探索、多方的共创下取得了长足的发展，也很有中国的特色。提到探索，被誉为“温州模式”的中国眼视光医学创造性地将眼科和视光结合，给中国眼健康带来了春天，同时也激励更多的人在眼健康领域探索和创新。我所在的温医大，从1988年开始，已经培养了5 000名从业人员。目前，我国已有26所大学在教育部的批准下培养眼视光人才。近来，眼视光技术专业成功被纳入国家卫生专业技术职称考核。这每一步都是审时度势、因地制宜的探索。

人才培养需要多层次、全方位，配镜师的群体也相当重要。如今，何毅先生推动配镜师一事的发展，对眼视光行业的前进更是锦上添花，只要我们各方从群众实际需求出发，从眼健康行业的需求出发，更多优秀的探索和路径一定会应运而生。相信在此书的助力下，不仅可以推动配镜师人才培训，还将进一步推进中国眼视光乃至整个眼健康行业的新发展。

瞿佳

温州医科大学附属眼视光医院眼视光医学部主任

眼视光医院集团总院院长

2022年7月于温州

序二

党的十九大报告指出，人民健康是民族昌盛和国家富强的重要标志，而眼健康是健康中国战略中重要的一环。我国是世界上近视人数最多的国家，青少年近视发病率已超过50%。同时，人口老龄化问题严重，40岁以上的老视人群超5亿。如何满足人民群众对视觉健康日益增长的服务需求，以及青少年近视防控的国家战略需求，实现国家十四五眼健康规划的相关目标，对我们眼视光行业从业者提出了更高的要求，而其中的当务之急便是眼视光行业的“3O”（眼科医生 Ophthalmologist、视光师 Optometrist、配镜师 Optician）人才体系建设，人才是基础、是保障。

欧美国家视光学（Optometry）发展有百余年历史，人才培养及视光执业体系非常成熟，配镜师根据眼科医生或视光师的配镜处方进行眼镜（包括接触镜）定配加工及销售来进行视力矫正、视觉功能康复及青少年近视防控等基础眼保健工作。国内眼视光教育起步较晚，从20世纪90年代至今才不到30年的历史，最早的中美眼视光学人才资源计划（CORD），以及以温医、中山医为代表的视光医学五年制教育，都是着力于第一个“O”（眼科医生）的培养；最近10多年蓬勃发展的视光学四年制本科教育及三年制视光技术教育着力于第二个“O”（视光师）的培养；而第三个“O”（配镜师）的教育国内目前还是空白。2017年，全国卫生产业企业管理协会视光产业分会、中国眼镜科技杂志社和上海依视路视力健康基金会共同向行业发出了关于成立中国配镜师专业委员会的倡议书。随后，配镜师岗位的设立在全国各地逐渐推广，一些企业开设了配镜师培训课程及考评定级体系，其中英国配镜师协会也为中国配镜师培训做了不少工作；但总体来讲，还是缺乏针对配镜师的培训和提升课程体系。

配镜师不是简单的眼镜销售员。他们协助眼科医生或视光师工作，帮助客户决策配镜方案，包括视光产品功能宣教、产品选择、定制配装、眼镜调校、客户形象设计等个性化需求的满足、指导眼镜的使用或角膜接触镜护理，以及眼健康科普等工作；是实现 WHO 完美视觉三要素（清晰、舒适、持久）的重要参与者。配镜师队伍的培训、提高及职业化有利于提高从业人员的职业素养及使命感，提升眼视光行业的整体水平，推动整个眼健康产业的持久健康发展。

何毅先生是中国眼视光行业的拓荒者，一直致力于促进中国眼视光行业发展。这次，他牵头联手国内知名眼视光教育专家和行业翘楚，为广大配镜师从业人员编写了这部涵盖眼科学基础知识、眼镜光学基础、眼屈光学知识、眼视光商品知识、眼镜美学、门店管理、市场营销等内容的高、中、初级培训教材。这部教材内容丰富、全面且与国际前沿接轨，针对不同级别设置的每个知识点的学习任务清晰明了，便于学习和掌握；为在一线工作的广大配镜师从业人员提供了一部非常有价值的培训教材。

杨智宽
爱尔眼科医院集团副总裁
爱尔眼视光研究所所长
2022年7月

序三

每一个眼镜零售人，都可以是配镜师

西方的视光行业由于发展相对成熟，从业人员形成了稳定的“铁三角”，即Optician（配镜师）、Optometrist（视光师）和Ophthalmologist（眼科医师）。三者有着明确的分工和职责权限，在不同的工作场所为患者提供服务。其中，配镜师主要承担着评估视光师开具的处方，并根据处方以及顾客的特别需求为顾客提供配镜方案，同时调整和修理镜框、镜片及角膜接触镜等服务。

在中国的眼镜零售行业中，也活跃着这样一个群体：他们是各个门店中岗位人数最多的存在，也是眼镜行业与消费者之间的信息枢纽，承担为顾客提供处方单解读、选镜顾问、镜片订制、镜框矫形以及护眼知识科普等服务工作。因所在门店的企业、地域性以及专业化重视程度的不同，他们有的被称为“营业员”，有的被唤作“导购代表”，有的又叫作“配镜顾问”。

与配镜师相比，营业员也好，导购代表也好，配镜顾问也罢，其背后既折射出消费者关于眼镜行业从业人员专业性认知的缺乏，认为店员就是门店里“卖眼镜的”，同普通的营业员没有区别，更反映出眼镜行业自身在专业形象塑造方面的不足，这也是眼镜零售行业门店人员流动大和专业技能无法持续提升的重要原因。

2017年2月14日，全国卫生产业企业管理协会视光产业分会、中国眼镜科技杂志社和上海依视路视力健康基金会共同发起了中国眼镜行业配镜师岗位设置与职责探讨会，并围绕“如何从根本上解决长久以来困扰行业发展的人才问题”“如何培养和吸引、留住专业化和职业化人才”进行了深入探讨。随后，“配镜师”这一职业被越来越多的眼镜人所了解。2019年8月，千叶眼镜连锁股份公司开始在企业内部大力推行配镜师岗位，成为全国首家力推配镜师岗位的零售企业。2020年，经历了由新冠肺炎疫情带来的生死考验，我和全体员工更加坚定地认为，“配镜师”这个称谓，或将改变眼镜零售行业，改变全社会对眼镜人的认知，而推行配镜师职业，是我们这代眼镜人义不容辞的责任和担当。

从营业员到配镜师，不只是称谓的改变

改革开放以来，随着我国经济飞速发展，不仅国内眼镜制造业逐渐发展为全球眼镜制造基地，眼镜零售业亦在人口红利和市场红利的推动下，成长为全球最大的眼镜消费市场。然而，与发达国家相比，我国眼镜消费市场仍处于粗放发展阶段，尤其是在专业人才体系搭建以及职业化方面，缺乏清晰的定位，行业人才流失严重，进而导致眼镜零售行业的产品和服务与市场的需求相差甚大。

尽管眼镜零售行业一直以“半医半商”的特殊属性自我定位，但在社会大众的认知中，眼镜零售的本质就是卖商品（眼镜），商业属性明显高于医疗健康属性。这是因为，在过去的很长一段时间里，大部分眼镜零售店一直把眼镜作为商品进行售卖，从业人员自我定位为营业员，只能单纯地销售商品，而无法提供专业的验配服务，加深了消费者对配镜的误解；与此同时，在长期的市场缺位中，消费者对于眼镜门店在验光环节的医疗属性以及配镜环节的“半医半商”属性认识不足，因而不愿意为之付出额外的费用，这又加剧了眼镜零售行业的服务缩水。

当前的消费者在变化，行业也在变化。眼镜店不再是单纯地卖眼镜产品，而是变身为眼健康服务者，需要为消费者提供更多元化的眼健康服务和视力健康解决方案。作为眼镜零售中的重要一环，门店店员不仅要会卖眼镜，还要懂眼镜，更要爱眼镜，以自身过硬的专业知识为消费者服

务，才能获得消费者的信赖。因而，从“营业员”到“导购代表”再到“配镜师”，对于眼镜零售企业来说，不只是一线店员称谓的改变，更是在专业化升级之路上的进一步尝试，对于提升眼镜零售行业的整体形象也有一定的助力。

随着市场的迭代与发展，眼镜行业在产品营销、眼镜装配、验光加工、眼镜材料、美学研究等方面投入了较多的时间和精力，取得的成绩有目共睹。在眼镜零售店“营业员”这一标签被固化的当下，选择引入并推广配镜师岗位，既是对整个行业以往经验的延续，为眼镜零售行业从业者正名，也是为了更好地与国际接轨。目前，国家取消了对于眼镜行业验光员、定配工的职业认定，而关于眼镜零售店的从业人员还没有一个明确的标准，那我们就先从企业自身出发，按照一定的标准去做，把自身专业性的事情做好以后，从企业内部构建一套完整的体系，才有可能去衔接更多的东西。而配镜师恰好就是一个很好的切入点。

眼镜零售不同于其他零售行业，不只存在于买卖市场，更强调专业性和服务性，即精准地为顾客提供眼健康服务。作为眼镜零售企业的专业性体现之一，门店的视光师、配镜师显得尤为关键。具体而言，作为视光师和顾客之间沟通的桥梁，配镜师承担着评估视光师开具的处方，根据处方帮助顾客选择合适的眼镜，提供、调整和修理镜框，验配角膜接触镜和功能性镜片，进行面部测量并协助顾客决策配镜方案等具体的工作。

每一个眼镜零售人，都可以是配镜师

2020 年 8 月，教育部发布了对 9 个省(区、市)小学、初中、高中学生在疫情期间视力变化情况的调研结果：与 2019 年底相比，半年来学生近视率增长了 11.7%。其中，小学生的近视率增长最快，为 15.2%；初中生近视率增长了 8.2%；高中生近视率增长了 3.8%。这无疑增加了近视防控事业的难度。视力健康，前期需要进行近视防控，这目前也是我们国家在大力推行的、涉及国民发展的大事。而视力健康的后期，就要注意用眼，传递爱眼、护眼知识，这就需要眼镜行业积极参与了。

提升国民视力健康整体水平，既需要学校、家庭，以及机构、个人做好近视防控工作，防患于未然；更需要广大眼镜零售企业发挥连接消费者眼健康的功能，将近视防控与用眼健康、时尚等进行结合，积极引导消费者。而这些，都需要通过配镜师这一专业化的职业形象来更好地帮我们实现。因而，从某种意义上来说，每一个眼镜零售人都可以是配镜师，这既是眼镜零售人在职业技能上的标准化，有利于更好地获得消费者的认可和信任，更有利于眼镜零售行业的规范和健康成长。

叶定坎

千叶眼镜连锁股份公司董事长

2022 年 7 月

序四

欣闻《配镜师培训教程》在老前辈何毅先生呕心沥血的组织编写下即将出版，作为从业30多年的眼镜人，我在看到本书的样稿时，止不住发自内心的高兴。这本书的出版太及时了，她是对眼镜行业发展的一个贡献！

眼镜行业是一个“半医半商”的行业，专业至上一直是我们不断努力追寻的目标。眼镜从业者不仅要懂产品，还要掌握验光、定配、客户服务、门店管理等知识技能，只有不断学习，具备专业的眼视光知识、商品知识、美学知识、定配技术等才能为客户带来最优质的服务体验。通过对本书知识的学习和实践，眼镜人对自己的岗位会有更深刻的认识、理解并成为顾客最专业的视光顾问，这也正与我们博士眼镜的理念“服务一对一，专业百分百”不谋而合。

本书可以作为行业的“百科全书”：将配镜师分为初级、中级、高级三个级别，由浅至深，通俗易懂地把行业知识进行了系统的介绍；精心挑选的案例非常具有代表性，能够帮助行业人士思考如何从任务中来，到任务中去；学习目标从知识、能力、素质三方面融会贯通、一气呵成。本书可以帮助行业人士对自身的知识进行系统的梳理，结合实际情况不断优化，对照书中的经验方法反复实践，学以致用。

非常感谢何老如此用心打磨的精品著作，帮助行业人士树立规范。同时，让更多人士认识到视光行业知识可以如此浅显易懂，不会令人望而却步，以此吸引越来越多的有志之士加入视光行业中来，大家一起努力，不断深耕，为中国眼镜行业培养更多的专业人才。在此，表示热烈的祝贺！

范勤

博士眼镜连锁股份有限公司总裁

2022年7月

序五

众所周知，中国人的视力健康问题异常严峻。自2015年北京大学国家发展研究院李玲教授在《国民视觉健康报告》提出近视已成为重大公共卫生问题这一振聋发聩的观点以来，在国家最高领导人的推动下，国家相关部门陆续出台针对青少年近视防控的方针政策及实施办法。可以说，这是中国第一次将视觉健康纳入国家战略发展层面，因为这是影响中国经济社会长远发展的问题。

《国家职业教育改革实施方案》的出台也为眼视光人才培养的提速发展在做前期准备。国家卫健委统计数字表明，我国目前有约4.5万眼科医生，平均约5万人才有1.6个眼科医生，而并非所有的眼科医生都具备专业的视光知识。根据美国等发达国家的医患比例预测，中国大约需要30万的眼视光医生，但是目前中国合格的眼视光医生只有不到3万人。这是一个巨大的缺口和亟待解决的关键问题。如何培训大量合格的眼视光医生将成为我国视觉健康事业发展的重中之重！

借鉴发达国家的视光发展经验，综合我国的特殊情况，我们需要建立和健全有中国特色的"3O"体系。配镜师的工作至关重要。在我国，有超10亿不同年龄段的人口需要得到专业的配镜服务，由于专业配镜师人才极其缺乏，至今其中仍有约40%的人口未获得适宜的视力矫正方案。而在接受了视力矫正方案的人群中，满足其对于功能性镜片的升级与换代方案的需求，是配镜师工作的重中之重！在现阶段医学发展中，视光与眼科密不可分。我国当前眼视光人才奇缺，加速对在职员工配镜师的培训，提高其专业素质，无疑可以缓解"3O"体系人才青黄不接的困境。我们必须明确，在视光服务所涉及的人货场的定位中的"谁来做？""做什么？""去哪儿做？"等问题，否则消费者迷茫，行业发展方向模糊，政府政策也难统一。我们明显感受到，过去眼科与视光分开服务的模式已经不适合当下的消费者需求。随着社会的不断发展，人们的生活习惯不断发生改变，人群需求也呈现出科学化、个性化、数字化及生态化的趋势，即对专业的要求越来越高，对个人个性化生活习惯的场景贴合度的要求越来越高，与数字化时代共存的需求越来越高，多场景、多变化、多转换的需求越来越高。眼视光的"四化"恰恰为配镜师提供了更加广阔的舞台！

因此，无论是配镜师还是视光师等视光从业者，都应不断升级能力，从以往的验光配镜升级到视光服务，以更具专业性和更为多元化的技能，满足人民视觉健康生活质量的需求和市场的不断变化，以及视光行业的发展要求。这就要求视光从业者从单一产品知识升级到全生命周期服务，从筛、验、荐、配、校、维的门店服务升级到科普、筛查、建档、诊断、治疗、导诊、跟踪的视光综合化服务，从既往的店内走向社区、线上、公益等不同的场景，以满足不断变化的行业发展和社会发展。

实现这些目标的根本源于专业的基础！因此，行业内专家们共同编写了《配镜师培训教程》，期望通过专业的知识内容培训来提升配镜师的专业能力。我浏览了书中内容，书中每一章都提出了知识目标、能力目标及素质目标，这是专家们针对我国视光发展而对配镜师提出的专业素养要求，不仅仅着重在传统的知识传授，更注重实际操作和人文关怀服务，也只有这样，我们的配镜师才能成为全面发展的新世纪视光人才！

中国的视光机遇及潜力非常之大。我们统计，中国4.3亿人尚未接受视力矫正，5.9亿人接受视力矫正但仍有功能升级空间。仅仅在儿童青少年近视发展程度的控制上，预计我们的行业潜力有56倍的空间，成人老视矫正也有32倍的增长空间。视光的发展虽然面临着非常大的挑战，但不可否认的是，在国家政策的大力引领下，我们视光人也经历着最好的时代。我相信，未来，视光在中国的发展将极具中国特色，将走上一条从治到防、控，从看得见到看得好，从视觉健康到赋能品质生活的视光社区化之路，并最终走出国门，引领亚洲乃至世界的视光发展。

《配镜师培训教程》的出版发行将成为我国视光发展历史中的一个重要标志，必将对我国视光之路的发展起到积极的推动作用，衷心希望《配镜师培训教程》的出版取得圆满成功！希望视光人才如雨后春笋磅礴涌出，我国人民尽享视觉品质生活！

是为序！

林国樑 /

KOK LEONG LIM

依视路大中华区专业服务事业部总裁

2022年7月

序六

阳春三月，让我想起朱熹《春日》中的诗句“等闲识得东风面，万紫千红总是春。”视光行业的春天已经悄然来到我们每位眼视光从业者身边，定会绽放美丽的花朵。感谢依视路中国创始人何毅先生的邀请，让我一个小辈能有机会组织编写配镜师培训教材。25年前，在依视路的支持下，国内视光院校的老师有机会赴巴黎高等视光学院全面学习专业知识，我作为首批教师受训，受益颇多，此次受邀，深感荣幸。何毅先生二十五年如一日深耕眼镜行业，深知眼镜行业前世今生，配镜师岗位教育一定会为眼镜行业发展注入新的动力。

中国正处于高质量发展阶段，国情决定了眼镜行业发展现状，我们要向各国眼视光领域长足之处学习，优化国内眼视光职业教育和行业政策导向，用我们自己的方法在具有中国特色的眼视光领域培养出优秀的符合当前行业发展的眼视光技术人才。何毅先生正是洞幽察微，首先提出配镜师这一岗位的先行者，何毅先生精益求精，必将在眼视光技术发展长河中写上浓重的一笔。

国之大者，是以人民的生活健康幸福为核心。配镜师应视为人民谋取清晰、舒适、持久的视觉效果为己任，满足人们生活、工作用眼需求。中国发展日新月异，眼视光技术领域也蓬勃发展，但遗憾的是，中国眼视光专业技术人才缺口巨大，每个视光门店平均配5~8名员工，其中3~5人没有经过眼视光技术的系统教育，只是短暂培训上岗，这不由得让人担心。任何一个行业发展，教育先行。在京津冀一体化协同发展的背景下，深处眼视光技术发展相对较早、较快的天津，俯瞰全中国，眼视光技术职业教育势在必行。1985年，以宋慧琴教授为代表的专业创始人在国内外行业知名专家的全力支持和指导下，打破传统学科办学理念，根据眼镜技术专业集理、工、医、美等学科为一体的特点，在天津职业大学创建了独树一帜的中国高职眼镜专业(眼视光技术专业的前身)，填补了高等教育领域的专业空白。37年后，全国相继有96所高职学校开办了眼视光技术专业，每年有近10 000名毕业生。此外还有20余所中职学校、55所本科院校开办了相关专业，为视光行业输送了大批专业技术人才。

视光行业覆盖面广，随着行业的转型升级，数字时代的来临，新技术、新工艺层出不穷，视光行业也从传统的验光配镜发展到关注视觉健康。我校的眼视光技术专业不断适应行业的发展，不断调整人才培养目标，采取分阶分向的培养模式，在铺垫所有核心技能的前提下，学生根据特长将在6个方向精进学习——眼基础保健、精准验光、接触镜、双眼视功能检查方向主要培养学生成为视光师，眼镜营销与管理、眼镜定配方向重点培养的就是配镜师。

我们知道，视光行业的“3O”体系包含Optician(配镜师)、Optometrist(视光师)和Ophthalmologist(眼科医生)，三者共同作为人类眼睛光明的守护者，承担不同的工作职责。视光师负责提供眼视光专业技术服务，需要与顾客有效沟通，获取顾客的主诉信息，以顾客在视觉方面存在的主要问题为切入点，开展一系列特殊检查，比如角膜曲率检查、综合验光、眼位检查、聚散功能检查、调节功能检查、眼球运动检查等，最终开具使顾客清晰、舒适、能持久阅读的验光处方，或规范验配接触镜，同时针对双眼视觉功能低下的顾客制订合理、有效的处理方案。配镜师为负责提供眼视光产品知识及配镜服务的专业人员。配镜师根据顾客的验光处方，以及顾客在视觉功能、美观、舒适和预算方面的特殊需求，为顾客设计戴镜形象并提出专业建议，帮助顾客选择镜片产品和镜架样式，然后进行必要的测量，帮助顾客定制、装配和调校框架眼镜，并指导顾客配戴和护理接触镜。而眼科医生主要负责为有眼科疾病的患者进行药物、手术治疗。那么，围绕进入视光门店的不同类型顾客，视光师和配镜师在进行专业检查和服务的同时，也要重视眼疾类顾客群体的筛查，对可能存在眼疾的顾客耐心沟通，及时转诊医院检查、治疗，以免贻误病情，这也是一名优秀视光师、配镜师的重要职责。因此，虽然视光行业“3O”体系的专业人员的工作职责和范畴不同，但三者更需要相互协力、相互配合，共同做好呵护人类眼健康的管理工作。

近几年，大家和我应该有共同的体会：眼视光行业正快速发展，从眼视光技术职业教育，到视光服务机构的多样化，再到顾客对视觉健康的关注，都在逐渐增加。专业细化对专业服务需求度不断提高，配镜师作为视光技术服务中关键一环，理应被重视。本书从行业需求各个维度讲述了配镜师应知应会的基本知识、技能要求，“书中自有黄金屋”，特此向广大读者推荐《配镜师培训教程》，希望您在收获知识的同时，成为一名优秀的配镜师。期待视光行业各类人员中能工巧匠、大国工匠层出不穷，期待大家携手高质量守护人类视觉健康！视光行业今天的快速发展实属不易，感谢您的克难而行，致敬为我国视光行业作出贡献的所有前辈！！

王海英

天津职业大学眼视光工程学院院长

2022 年 7 月

前言

编辑部希望我为本书的出版写几句话，讲讲我为什么要执着地做配镜师这件事情。

我在眼镜行业摸爬滚打了25年，9 000多个日日夜夜，1/4个世纪呀！人生能有几个1/4个世纪？我见证了一个被人忽视的小行业在改革开放的大潮中获得新生，迸发出生机勃勃的活力，看到了奋楫笃行的企业家们历经磨难、拼搏向上的创业激情，体会到了“半医半商”行业发展的曲折离奇，更摸到了跳动着的市场脉搏。我为这个大有希望的行业感到激动，同时，更深切体会到专业人才的培养是突破行业发展瓶颈的必经之路！配镜师作为眼镜零售专业人员的主力军，自然应该奋勇争先！如果我能为中国眼镜市场的崛起做点儿什么，我一定会为之努力，因为这是我的心愿和梦想。

我是1996年进入眼镜行业工作的。刚入行时，听老人们讲述过一些中国眼镜行业1949年以来的发展历史。我们的行业起点不高，生产制造划为小商品类，属于轻工业；商店的经营模式基本是前店后厂，是手工业加门店。那时，戴镜的人不多，市场需求不大，当时的国营商店都是把眼镜与钟表捆绑在一起经营，因为眼镜钱少利薄，的的确确是个易被人忽视的小行业。

改革开放之初，党中央领导关心民生问题，要求加快发展眼镜行业。在那个百业待兴的时代，眼镜行业一没有专业学校，二没有行业标准；没有职称，当然谈不上职称评定。行业元老级的齐备老师给我讲述了他们那一代人是如何迎难而上解决问题的。查资料，把西方各国有关的眼科、眼视光、配镜各个专业教学课程、资质要求、职业标准等相关资料翻了个遍，终于发现英国配镜师协会对会员的职业资质和规范对我国眼镜店的实操流程有可借鉴之处，于是将英国配镜师工作标准一拆两半，负责验光的为“验光员”，而镜片割边、装镜调试镜架的工作分给了“定配工”。中国的验光员和定配工就这样诞生了。这是中国眼镜行业史无前例的职业标准！应该说，在当时那样的条件下，能在很短的时间内因地制宜地制定出可行的两个行业标准，使专业技术人才的培养、考核有章可循，对于解决配镜难、推动行业发展起到了促进作用。

计划经济让位于市场经济之后，商业大潮席卷而来。当时，行业的准入门槛低，没有相关法律法规，瞬时，眼镜店如雨后春笋般在城市里冒了出来。角膜接触镜的引入给发展中的眼镜店披上了一件“半医半商”的“高大上”外衣；树脂镜片、名牌镜架这些高附加值产品成倍提升了眼镜店的销售额。对于广大消费者来说，眼镜店与一般零售商店大同小异：食品店卖吃的，日用品商店卖百货，眼镜店就是卖眼镜。“存在决定意识”，眼镜的商业属性就这样越来越牢固地扎根于中国消费者的脑海深处。

伴随着中国市场经济的发展和不断壮大，一个一直被视为小作坊式的传统工匠行业，成长为今天全球最大的眼镜市场。全国5 000多家大大小小的生产企业、数量众多的代理批发商和10万多家眼镜商店，以及21世纪以来发展迅速的民营眼科医院下辖的验光配镜店、近些年兴起的视光诊所，再加上线上B2C店铺，形成了全球独具一格的眼视光发展模式。

但是，量的飞跃并没有解决质的改善和提高。眼镜店服务质量和专业水平的问题越来越突出。在市场经济中，追求效率如以牺牲质量为代价，是无法可持续发展的。因为你牺牲了消费者对你的信任，而信任是你赖以生存的最大资本。说到底，这样的发展不符合社会的需求，也违背了市场经济良性发展原则和规律。所以，不解决服务质量问题，就无法建立市场规范，无法实现验光配镜专业化、标准化、职业化的目标。而服务问题说到底是人的问题，而要改变一个人，从“要我做”，变为“我要做”，最有效的途径就是让他看到职业前景和社会价值。

一个“半医半商”的行业，现行的技术职称只覆盖了不到20%的员工岗位，这样的人才管理生态怎么会有利于行业发展？眼镜行业发展所需要的人才政策与一些大行业是不同的，需要从自身所需要的生态环境打造抓起！80%的员工是一线销售，最大的需求在哪儿不是很清楚吗？在大自然中，凡是其生态环境好的，发展就快，反之就慢，甚至有被淘汰的风险。今天，任何一家公司不重视打造自身生态环境就无法发展，更不要说一个行业。一个行业没有一个必要的良性的生态环境，如何发展？答案是：定岗定职，以职培训，按职上岗。在国家有关部门没有明确技术职称前，在行业内或企业内先行先试，不等不靠，自己解放自己。

纲举才能目张，专业的人做专业的事情。就像把医院交给医生，药店交给药剂师一样，把眼镜店交给配镜师，自然可以区别于普通的零售店，“半医半商”定位也就清晰了。有了配镜师岗位和职称，眼镜店员工的职业生涯也就有了方向。配镜师可以成为，也应该成为一个受人尊重的职业。纵观发达国家眼镜店的发展之路，基本也是这样走过来的：都是要经过专业的学习培养，通过考试获得从业资质，方可开店营业。所以，在发达国家，配镜师是一个相当受人尊重的职业，与不少有特色技能的服务行业一样，大都一代代传承下去。配镜师资质考试是职业水准的基石与保证。

横向比较，欧美发达国家中，“3O”体系也是经历了一个漫长的过程而逐渐形成的：1898年美国配镜师协会成立，1910年改名为美国光学协会，1922年成立第一所培养视光师的学院，1924年推出《验光法》，到今日的“3O”体系，我们可以感受到这一历程是伴随着关于眼视光科学认识的深化和市场需求的发展一步步走过来的。职业分工不断细化以满足市场发展所需，符合社会发展。职业名称可能会因此变来变去，但职能的划分及职责范围一直是围绕着“眼病—医院看病”“视力矫正—诊所验光”“商店—配镜”这些基本功能进行优化。有的欧美国家将验光处方与配镜截然分开，而有的则允许两者“联合办公”，但需要具备两个专业资质。总之，在“市场经济丛林”中，“适者生存”的法则同样适用于我们行业。

其实，实施配镜师职业认可制并非要把现有体制推倒重来，“3O”也不像想象得那么复杂。“3O”翻译成中文就是眼科医师、眼视光师和配镜师，简称“3师”。我国目前的眼视光现行体制中，眼科医师体系已经很完善，教育、岗位、职称一应俱全。眼视光师的教育体系也已经搭建起来，目前国内至少有20多所医科大学已经在培养5年制眼视光医生；此外，还有近30所高校开办了4年理学士眼视光技师。目前他们当中绝大多数在医疗系统工作，因而给了人们中国没有视光师的错觉。其实，相关部门已准备将视光技师纳入国家职业大典。情况清楚了，“3师”中只需补齐配镜师，我国的“3师”体系的架构就健全了。要补齐这块短板，其实也并非难事，因为20世纪80年代中期，天津职业大学就建立了眼镜专业，到今天全国已有96所院校开办了眼视光技术专业，为配镜师专业教育打下了很好的基础。我们要做的，首先是统一认识，真正理解配镜师职业的合理性、必要性和可行性，之后采取在岗培训和学历教育“两条腿走路”的办法，调动业内继续教育的资源，通过轮训、考试、资格认证，力争2年内把配镜师初、中、高三级体系搭建好；之后逐渐过渡到每年从获得配镜师学历的毕业生中录用配镜师。真正做到把眼镜店交给配镜师经营管理，让配镜师成为一个有“含金量”又受人尊重的职业。中国眼视光业发展到今天，我们清楚看到“3师”体系中配镜师的缺失已严重制约了我们眼镜行业的全面发展，水桶的短板理论告诉我们，短板的长度决定了中国眼镜行业行稳致远的能力。

今天，让我感到非常欣慰的是，“配镜师”这个概念，业内从不熟悉、不了解，到越来越多的人相信这是一条必经之路。已有一些大型连锁店在其公司内部推广配镜师岗位，也有一些培训学校和行业商会有兴趣参与进来。正是看到这一切，才有了2020年5月中国第一部配镜师团体标准的推出，而今天第一部专门为配镜师编写的著作的出版都更好地说明了这一点。

《配镜师培训教程》这部参考教材的初心，首先是为今天的从业者准备的，同时也是为今后的学历教育探路、摸索经验。社会实践告诉我们，一个受欢迎的职业，必定会吸引更多的青年才俊投身其中，学历教育的前景光明。

需要强调的是，推动配镜师职业发展本身并不是目的，而是为了眼镜行业的崛起。中国具有全球超大型市场的特点：地广人多、发展阶段差异化、潜力极大。市场经济释放出来的人口红利不仅仅体现在生产成本上，也体现在消费能力上。在改革开放初期，红利在供给侧体现明显，随着经济发展、收入提高，人口红利在内循环消费端的作用将越来越突出。想一想，中国有60%以上的人需要视力矫正，仅近视人群就有6亿多。这是什么？这就是市场的呼唤。为什么眼科医院的配镜中心和新生代——视光诊所的平均单价高于眼镜店还会受消费者青睐？说到底还是专业服务水准问题！所以说，“配镜师”出台是时代的要求，也是时代的机遇。

我国现已进入高质量发展阶段，国家的大健康战略方兴未艾，城镇乡村医疗体制分级管理在不断深化。“没有眼健康，就没有大健康”，按照每1万人1家眼镜店概算，中国到2030年应需14万~15万家眼镜店，与之相配套的配镜师为60万。只有真正实现这个目标，中国眼镜市场才能做到既大又强，才能真正成为眼视光产业的一根支柱，为青少年近视防控长期工作增砖添瓦，为国人的视觉健康保驾护航。早在1997年，我国著名光学专家、两院院士王大珩先生就非常关心眼镜行业从业者的专业知识问题，并为中国技术监督系统题词：“愿所有从事眼镜的工作者都要掌握起码的眼镜知识！”我们今天可以把老人家的这种殷切期望诠释为对配镜师的呼唤，对视觉健康和新时代大健康文化的呼唤。这么大的一支队伍的培养，教育界任重道远！

关于从业者专业水准问题的论述前面都讲了，我们现在就专门谈谈改变消费者认知问题。这应是眼镜人都应该关心的问题，更是每一名配镜师的必修课。

认知改变需要从主客观两方面入手：一是改变客观环境；二是改变消费者对视觉健康的态度。认知形成是一个日积月累的叠加过程，视觉健康的认知同样需要经历一个去伪存真，不断提高健康意识，让事实说话的体验过程。2016年6月5日，依视路集团联合北京大学中国健康发展研究中心发布了《国民视觉健康》白皮书，敲响了近视已成重大公共卫生问题的警钟，逐渐形成了社会共识，而且引起了国家领导人的高度关注。2018年8月，习近平总书记发出指示：“全社会动员起来，共同呵护好孩子们的眼睛，让他们有一个光明的未来”。至此，青少年近视防控作为国策正式纳入了健康中国体系之中。这是非常令人鼓舞的，因为这是中国第一次在公共卫生领域将视觉健康与国民大健康真正挂钩，这对普通民众改变认知，重新认识视觉健康的重要性起到极大的推动作用。

当然，从认知改变到行动，再到最后形成习惯，还有很长的路要走。但“坚冰已经打破，航路已经开通”。40年来，改革开放使中国的经济发生了翻天覆地的巨变，为各行各业争奇斗艳、各展身手提供了更加广阔的发展空间。中国的眼视光产业，尤其是“半医半商”的眼镜店，务必抓住后发优势的机会，在我们这块“价值洼地”上打造出一片新天地。其高低快慢取决于我们自身的修行，即我们自身的专业能力提高的速度和为消费者创造价值的大小！中国的改革开放不会停步，百年未有之大变局，也是百年未有之大机遇，看清这一大趋势至关重要。我们有幸身处其中，应该有所作为而不负这个时代。从我们自己做起，做一名有自豪感的配镜师，自尊、自信、自强，让社会重新认识眼镜店，让人人都意识到眼健康对生活品质和生命质量是多么重要。为了我们的行业发展迎来更加波澜壮阔的明天，我们要有所准备，因为机遇永远是留给有准备之人的。这本书就是为有准备的人准备的。

最后，非常感谢人民卫生出版社在这么短的时间内，立项、审稿、出版一气呵成。为配镜师鼓与呼。此书是“配镜师1.0版”，“破冰之旅”一定会有不足之处，欢迎所有关心支持配镜师事业的同仁志士提出意见和建议。

《配镜师培训教程》分为初级、中级、高级3部分，22个培训项目，58个任务，共计81万字，含488幅图、57组思考题、61个案例，并配套9段视频。本书的编写是两大团队合力完成的，一支是学院派，王海英教授和她的团队：王立书、余红、吴飞、郭芳、王彦君、邢秀丽、朱嫦娥几位老师；另一支是实战派，由一批长期在企业中从事培训教育工作的专家组成，他们是魏峰、刘亚丽、沈理、陈晓娟等。而审核者是一些眼镜零售行业的代表：杨秋（深圳博士眼镜）、张鸿林（河南宝视达眼镜）、叶定坎（重庆千叶眼镜）、王鹏（吉林王鹏眼镜）、李庆林（光合作用木九十）、周斌（厦门雅瑞光学）、徐冬梅（梦想成真——世界眼镜美学客厅)、谢紫晶(昆明天明视光)。在这里,对所有参与本书编写、审核,以及后台支持、管理工作的人员表示我最诚挚的谢意!感谢他们把自己多年的专业知识和工作经验贡献给了这一将在中国这片与时俱进的热土上诞生的新职业——这也将是中国眼镜行业"老树新花"的标志——她为眼镜行业专业化、职业化、标准化之路拉开了序幕。

同时还要感谢关心、支持本书出版发行的各家公司:上海依视路光学有限公司、豪雅(上海)光学有限公司、库博光学产品贸易(上海)有限公司、上海睛喜健康科技有限公司、上海依视路视力健康基金会、开云瑷维(上海)眼镜贸易有限公司。没有他们的鼎力相助,本书的出版也只能是纸上谈兵。

何毅

依视路中国创始人

2022 年 7 月

目录

初级

中级

高级

关注“人卫眼科”微信公众号
回复“增值”
获取网络增值内容观看方法

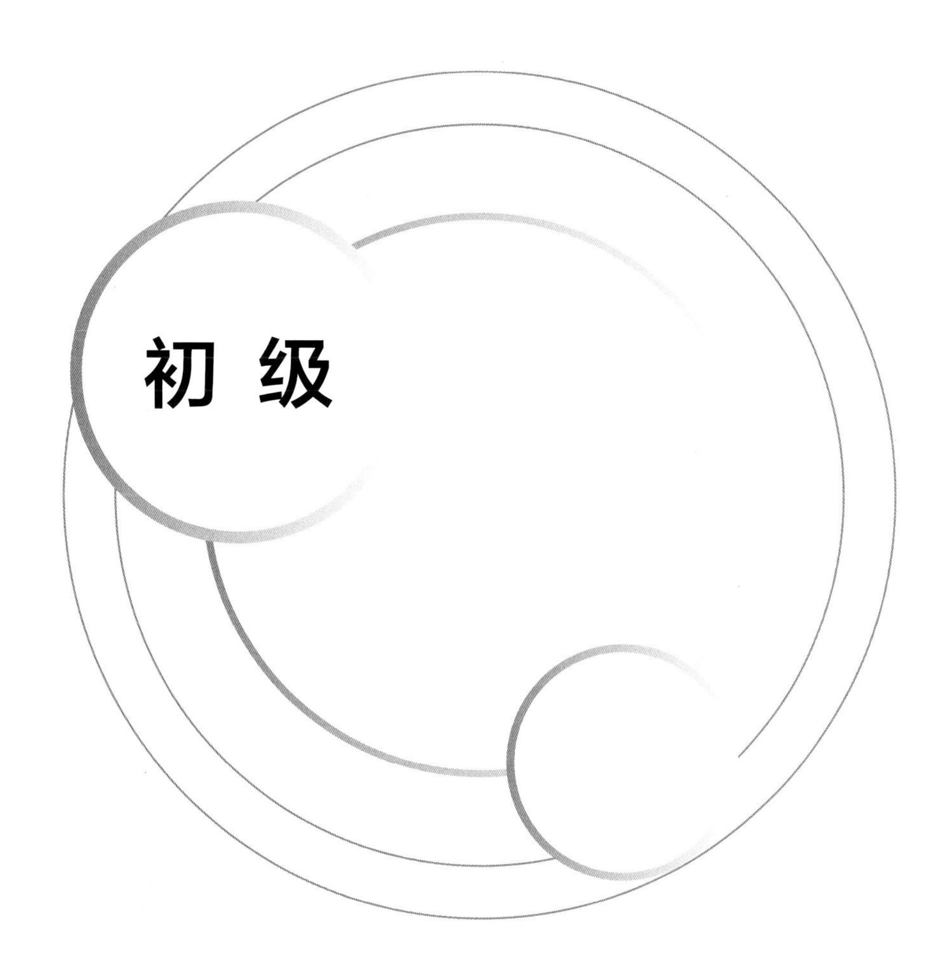
初 级

培训项目一 眼科学基础知识

任务一 眼的解剖与生理

学习目标

知识目标：掌握眼球解剖基础知识。

能力目标：能够为顾客解答眼科学基础问题。

素质目标：1. 爱岗敬业，对待工作精益求精，一丝不苟；

2. 对待顾客，态度和蔼，不以貌取人，语言交流礼貌得体。

人的视觉生理组织主要包括眼球、眼的附属器、视路。

一、眼球

人的眼球接近于球形（图 1-1-1-1），位于眼眶前部，眼球的前面 1/6 部分是透明的角膜，其余部分占眼球的 5/6，是乳白色的巩膜，向后延伸为视神经与颅内视路及大脑视觉中枢连接。正常眼球的前后径（即眼轴）在刚出生时为 16.5~17.5mm，成年时眼轴约为 24mm，眼球的横向直径略短于前后直径。

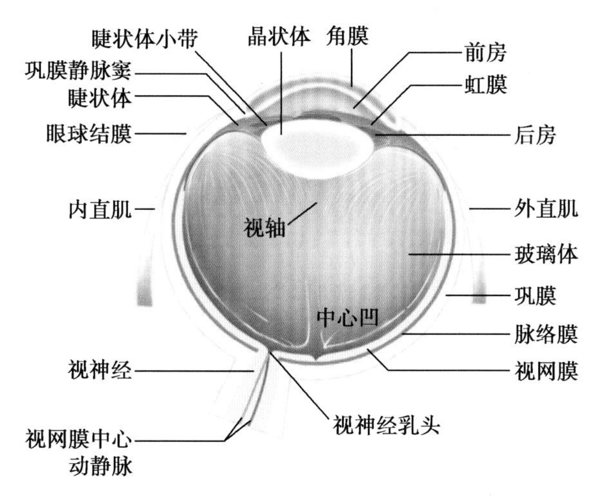

图 1-1-1-1 眼球切面图

眼球主要由眼球壁和眼球内容物两个部分组成。

（一）眼球壁

眼球壁的前部是透明的角膜，眼球壁的后部可分为三层：外层为纤维膜，中层为葡萄膜，内层为视网膜。

1. 外层　主要是胶原纤维组织，完整的眼球外壁由前部透明的角膜和后部乳白色的巩膜共同构成，主要起到保护眼内组织、维持眼球形态的作用。

（1）角膜：位于眼球前部中央，呈略向前凸的透明偏横椭圆形组织结构，是人眼屈光系统中最重要的组成部分，横径为 11.5~12mm，垂直径为 10.5~11mm，角膜前表面曲率半径约为 7.8mm，后表面曲率半径约为 6.8mm，中央厚度约为 0.5mm，周边厚度约为 1.0mm。

角膜是眼屈光系统中重要的屈光介质之一，屈光力约为 43D。角膜无血管，具有透明特性，组织结构排列规则有序，具有自我保护和修复特性。角膜具有丰富敏锐的感觉神经。角膜代谢所需要的营养主要来自房水、泪膜和角膜缘血管网。上皮细胞的氧气来自泪膜，内皮细胞的氧气来自房水。能量物质主要是葡萄糖，大部分通过内皮细胞从房水中获取，约 10% 由泪膜和角膜缘血管供给。

角膜组织学上可分为 5 层（图 1-1-1-2）：①上皮细胞层，厚约为 35μm，由 5~6 层鳞状上皮细胞组成，排列整齐；②前弹力层，厚度约为 12μm，为 1 层均质无细胞成分的透明膜；③基质层，厚约 500μm，占角膜厚度的 90%；④后弹力层，为较坚韧的透明均质膜，成年人厚 10~12μm；⑤内皮细胞层：厚 5μm，由 1 层六角形扁平细胞构成，角膜内皮细胞不可再生。

角膜上皮细胞再生能力强，损伤后较快修复且不遗留痕迹。前弹力层损伤后不能再生。角膜基质层内的纤维规则有序排列，可使 98% 的入射光线通过，若基质损伤后很容易形成角膜瘢痕。后弹力层富有弹性，损伤后可再生，出生时较薄，随年龄增长而变厚。内皮细胞出生时最多，随年龄增长而减少，具有房水屏障功能以及主动泵出水分来维持角膜含水量的平衡，保持角膜的透明性。内皮细胞不可再生，损伤后主要依靠邻近细胞扩张和移行来填补缺损位置。若角膜内皮细胞损伤较多，则失去代偿功能，将造成角膜水肿和大泡

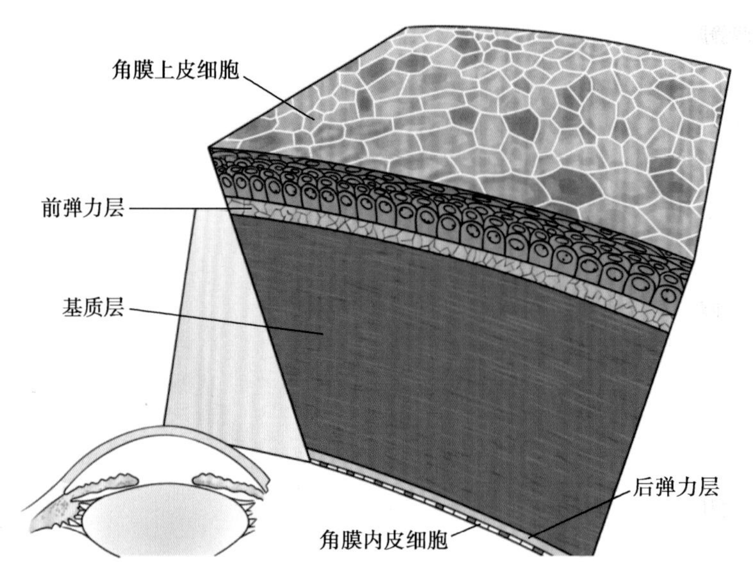

图 1-1-1-2　角膜分层结构

性角膜病变。长期不规范配戴角膜接触镜可造成角膜缺氧、角膜水肿及内皮细胞缺失。

(2) 巩膜：与角膜共同构成了眼球外壁。巩膜质地坚韧，呈不透明的乳白色，主要由致密而相互交错的胶原纤维组成，可维持眼球形状和保护眼球内容。

角膜和巩膜的移行区是角膜缘，角膜缘的解剖结构是前房角的所在部位，十分重要。前房角在周边角膜与虹膜根部连接，房角内有网状组织（小梁网）及 Schlemm 管，前房角是房水排出眼球的主要通道。

2. 中层　葡萄膜层，又称血管膜、色素膜，因其含有丰富的黑色素和血管而得名。

(1) 虹膜：虹膜是葡萄膜的最前部，介于前房与后房之间，后面有晶状体支托，为一圆盘形膜。虹膜根部和睫状体前缘相连，向中央延伸到晶状体前面，是前后房中间的一个重要隔膜。虹膜组织血管丰富，发生炎症时以渗出反应为主。虹膜中央有圆孔，称为瞳孔，瞳孔的大小随光线的强弱而改变，其平均直径为 3mm。瞳孔周围虹膜的基质内有环形排列的瞳孔括约肌，受副交感神经支配，使瞳孔收缩，虹膜基质层后面有放射状排列的肌纤维，称为瞳孔开大肌，受交感神经支配，使瞳孔开大。

虹膜的主要功能是根据外界光线的强弱，通过瞳孔光反射路径使瞳孔缩小或扩大，以调节进入眼内的光线，保证视网膜成像清晰。瞳孔大小与年龄、屈光状态、精神状态等因素有关。瞳孔光反射为光线照射一侧眼时，引起两侧瞳孔缩小的反射。光照侧的瞳孔缩小称为瞳孔直接对光反射，对侧的瞳孔缩小称为间接对光反射。

(2) 睫状体：为位于虹膜根部与脉络膜之间的宽约 6~7mm 的环状组织（图 1-1-1-3）。

睫状体的主要功能：睫状上皮细胞分泌，睫状突滤过、弥散形成房水，睫状肌收缩可通过晶状体起调节作用，此外，还具有葡萄膜巩膜途径的房水外流作用。睫状上皮细胞间的紧密连接是构成血 - 房水屏障的重要部分。

(3) 脉络膜：是眼球血管膜（中膜）的后部。脉络膜贴在巩膜的内面，在巩膜和视网膜之间，续连于睫状体后方，自视神经乳头开始到睫状体的锯齿缘上，占眼球壁中层后部的 5/6。脉络膜呈暗褐色，由纤维组织、细小血管和毛细血管组成，软而薄，富有血管和色素，有供给眼球营养和隔光的作用。脉络膜的主要功能是通过血液循环为视网膜外层提供营养，含有的丰富色素起遮光作用，使反射的物像清楚，同时，对人的视觉系统起保护作用，对整个视觉神经有调节作用。

3. 内层　视网膜居于眼球壁的内层，是一层透明的薄膜。后界位于视盘周围，前界位于锯齿缘，其外面紧邻脉络膜，内面紧贴玻璃体。视网膜由色素上皮层和视网膜感觉层组成，两层在病理情况下可分开，称为视网膜脱离。色素上皮层与脉络膜紧密相连，由色素上皮细胞组成，它们具有支持和营养光感受器细胞、遮光、散热以及再生和修复等作用。因脉络膜和色素上皮细胞的关系，眼底呈均匀的橘红色。

视网膜内层为衬于血管膜内面的一层薄膜，有感光作用。后部有一视神经乳头。视网膜就像一架照相机里的感光底片，专门负责感光成像。当我们看东西时，物体的影像通过屈光系统落在视网膜上。

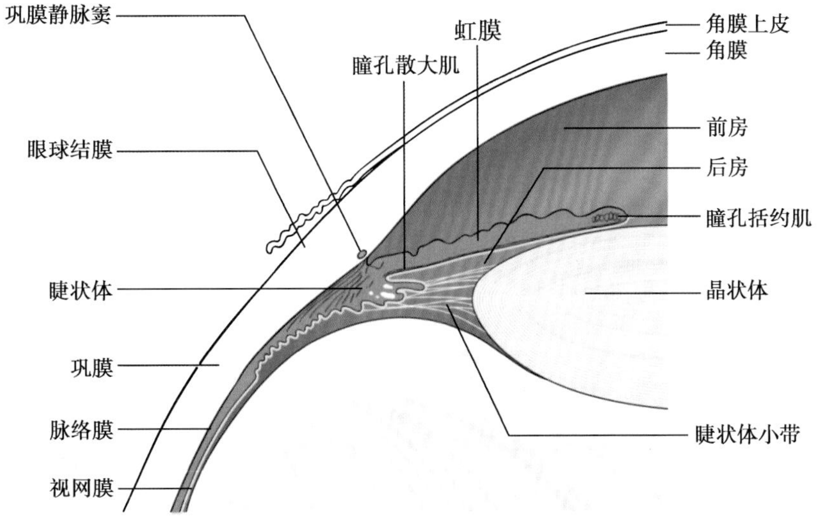

图 1-1-1-3　睫状体切面

视网膜上的感觉层由三级神经元组成。第一级神经元是感光细胞层，专用来感光，包括视锥细胞和视杆细胞。人的视网膜上共有 1.1 亿 ~1.3 亿个视杆细胞，有 600 万 ~700 万个视锥细胞。视杆细胞主要在离中心凹较远的视网膜上，而视锥细胞则在中心凹处最多。第二级是双节细胞，约有 10 到数百个感光细胞通过双节细胞与一个神经节细胞相联系，负责联络作用。第三级是神经节细胞层，起传导作用。视信息在视网膜上形成视觉神经冲动，沿视路将视信息传递到视中枢形成视觉，这样在我们的头脑中建立起图像。

组织学上，视网膜分为 10 层（图 1-1-1-4），由外向内分别为：色素上皮细胞层，视锥、视杆细胞层，外界膜，外核层，外丛状层，内核层，内丛状层，神经节细胞层，神经纤维层，内界膜。

视网膜后极部有一直径约 2mm 的浅漏斗状小凹陷区，称为黄斑，这是因该区含有丰富的叶黄素而得名。其中央有一小凹为黄斑中心凹。黄斑区无血管，但因色素上皮细胞中含有较多色素，因此，在检眼镜下颜色较暗。中心凹处可见反光点，称为中心凹反射，因此处只有大量的视锥细胞，故它是视网膜上视觉最敏锐的部位。

（二）眼球内容物

包括房水、晶状体和玻璃体三种透明物质，是光线进入眼内到达视网膜的通路，它们与角膜一并称为眼的屈光介质。

1. 房水　为眼内透明液体，充满前房与后房。前房指角膜后面与虹膜和瞳孔区晶状体前面之间的眼球内腔，容积约 0.2ml，前房中央部深 2.5~3mm，周边部渐浅。后房为虹膜后面、睫状体内侧、晶状体悬韧带前面和晶状体前侧面的环形间隙，容积约 0.06ml。房水总量约占眼内容积的 4%，处于动态循环中。

房水具有维持眼内组织（晶状体、玻璃体、角膜、小梁网等）代谢作用，提供必要的营养，维持其正常的运转，并从这些组织中带走代谢废物。房水还具有调节眼压的作用，这对于维持眼球结构的完整性十分重要。

房水循环途径（图 1-1-1-5）：房水由睫状体产生，进入后房，越过瞳孔到达前房，再从前房角的小梁网进入 Schlemm 管，然后通过集液管和房水静脉汇入巩膜表面的睫状前静脉，回流到血循环。另有少部分从房角的睫状带经由葡萄膜巩膜途径引流（占 10%~20%）和通过虹膜表面隐窝吸收（约占 5%）。

2. 晶状体　形如双凸透镜，位于瞳孔和虹膜后面、玻璃体前面，晶状体前表面曲率半径约 10mm，后表面曲率半径约 6mm，晶状体直径约 9mm，中央厚度一般约为 4mm。厚度随年龄增长而缓慢增加。晶状体无血管，营养来自房水和玻璃体。晶状体是眼屈光介质的重要部分，相当于约 19D 的凸透镜，具有独特的屈光和折射功能，通过睫状肌的收缩、放松来共同完成人眼看远和看近时的调节功能。其可以吸收有害紫外线，对视网膜有保护作用。晶状体富有弹性，但随年龄增长，晶状体核逐渐浓缩、增大，弹性逐渐减弱，表现出看近不清晰，看书距离移远，这种现象是出现老视的表现。晶状体囊在代谢转运方面起重要作用，当晶状体囊受损或

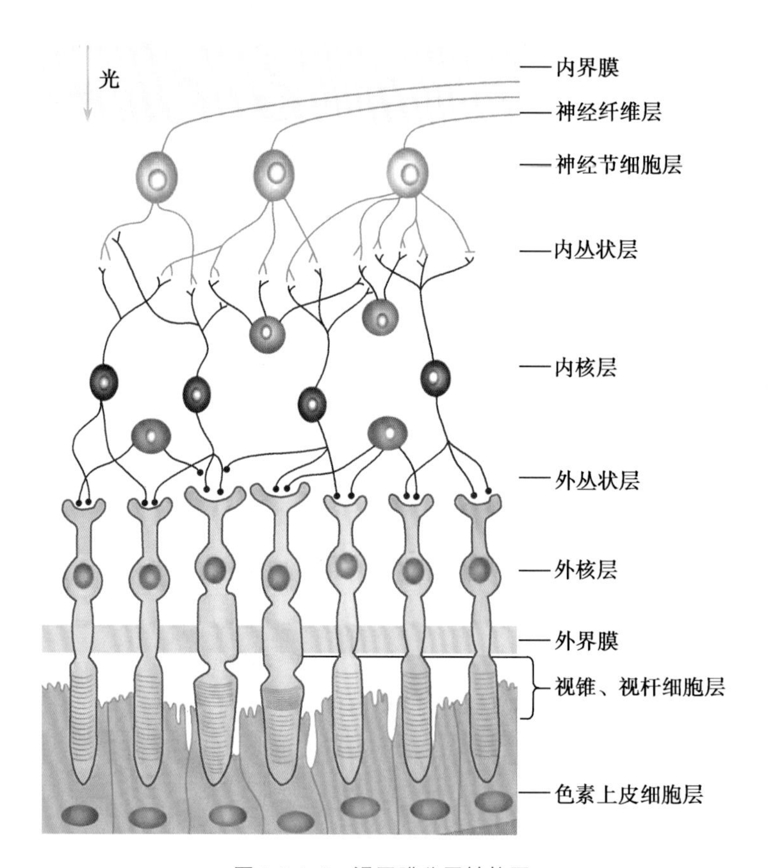

图 1-1-1-4　视网膜分层结构图

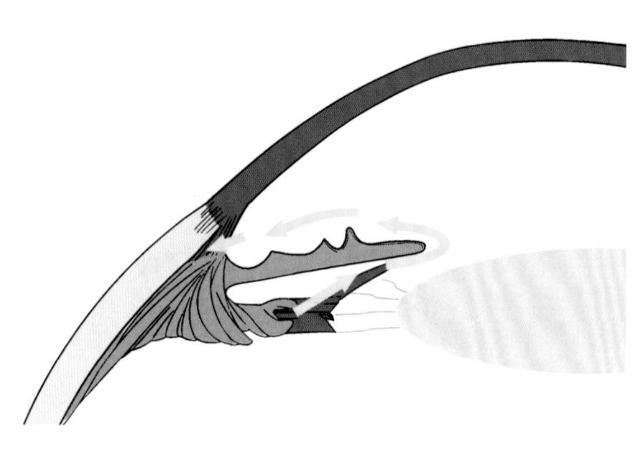

图 1-1-1-5　房水循环图

房水代谢变化或长期受紫外线照射，晶状体将发生混浊形成白内障。

3. 玻璃体　为透明的胶质体，充满于玻璃体腔内，占眼球内容积的 80%，前面与晶状体后表面相吻合，后面与整个视网膜紧密接触。玻璃体含有 98% 的水和 0.15% 的大分子，主要包括胶原、透明质酸和可溶性蛋白质。玻璃体是眼屈光介质的组成部分，并对晶状体、视网膜等周围组织有支持、减震和代谢作用。

随着年龄增长，玻璃体的胶原纤维支架结构塌陷或收缩，形成玻璃体液化。玻璃体液化容易导致视网膜脱离，引起视力下降，光学眼镜无法矫正。透明的玻璃体腔内部逐渐出现絮状的沉积物，也就是混浊团块，主要由变性的玻璃体胶原蛋白以及细胞代谢产物等形成。飞蚊症也是玻璃体混浊导致的。高度近视患者更容易发生玻璃体混浊。

二、眼的附属器

（一）眼睑及结膜

眼睑位于眼眶的前部，分上眼睑和下眼睑，上下眼睑的边缘称睑缘。上下眼睑之间的裂隙称睑裂，正常睁开眼平视时睑裂高度约 8mm，上睑遮盖角膜上部 1~2mm。上下睑缘交汇处成为内眦角和外眦角，上下睑缘的内侧端各有一乳头状突起，其上有一小孔为泪小点，是泪液排泄的出口。由于上下眼睑的生理结构是部分覆盖角膜，使得角膜的垂直方向弯曲度较水平方向大，屈光力也较水平方向强，所以角膜上会产生角膜散光，该散光为生理性顺规散光。

结膜是一层薄薄的半透明的黏膜，柔软光滑且富弹性，覆盖在眼睑的后面(睑结膜)，部分覆盖在眼球表面(球结膜)以及睑部到球部的连接部分(穹窿结膜)。

1. 睑结膜　与睑板牢固黏附不能被推动，正常情况下可见小血管走行并透见部分睑板腺管。上睑结膜距睑缘后唇约 2mm 处，有一与睑缘平行的浅沟，较易存留异物。

2. 球结膜　覆盖于眼球前部巩膜表面，止于角膜缘，是结膜的最薄和最透明部分，可被推动。球结膜与巩膜间有眼球筋膜疏松相连，在角膜缘附近 3mm 以内与球筋膜、巩膜融合。

3. 穹窿结膜　此部结膜组织疏松，多皱褶，便于眼球活动。

（二）泪器和泪液

泪器主要包括分泌组织和排泄组织两部分，分泌组织包括泪腺和副泪腺，排泄组织由泪小点、泪小管、泪囊和鼻泪管组成(图 1-1-1-6)。

泪腺位于眼眶外上方的泪腺窝内，主要功能是分泌泪液，保护眼球湿润，有利于代谢等生理功能正常运转。

泪小点是泪液引流的起点，靠近内侧眼角的睑缘。泪小管是连接泪点与泪囊的小管，是泪液进入泪囊的通道。泪囊位于内眦韧带后面、泪骨的泪囊窝内。其上方为盲端，下方与鼻泪管相连接。鼻泪管位于鼻泪管内，上接泪囊，向下后稍外走行，鼻泪管下端的开口处有一半月形瓣膜，有阀门作用。

泪液由泪腺和副泪腺分泌后，收纳外眼各种腺体分泌的成分，沿上穹窿结膜向下覆盖角膜和结膜，继而汇集于下结膜囊和泪湖，泪液通过虹吸，泪小点括约肌收缩的牵扯和泪囊、鼻泪管内瓣膜的吸引等作用排入鼻腔。眼部遭到外来有害物质刺激时，反射性地分泌大量泪液，以冲洗和稀释有害物质。

泪液的功能：形成并维持角膜光滑的折射表面；维持角膜和结膜上皮细胞湿润环境；有杀菌作用；润滑眼睑；上皮层和实质层之间输送代谢产物(主要是氧和二氧化碳)；(在损伤病例中)提供白细胞通道；稀释及洗除有害刺激物，包括上皮碎屑、细菌、异物等。

通过眼睑的瞬目运动，泪液涂布角膜表面形成一层厚度 6~10μm 的薄膜，在医学上叫泪膜。泪膜在舒适用眼方面起到非常重要的作用，泪膜质量不好很容易引起干眼。

泪膜组成及功能：泪膜由内向外分为黏液层、水液层、脂质层三层(图 1-1-1-7、表 1-1-1-1)。

（三）眼外肌

眼外肌的主要功能是控制眼球运动。眼外肌有 6 条(图 1-1-1-8)，分为 4 条直肌和 2 条斜肌。4 条直肌为上直肌、下直肌、内直肌和外直肌；2 条斜肌为上斜肌和下斜肌。除下斜肌外，其余眼外肌都起始于眼球后部的总腱环，向前附着在眼球赤道部前方的巩膜上。正常情况下，眼外肌随着眼眶和眼球的发育而增长，但与眼球的角度始终保持一致。6 条眼外肌的起止点位置、肌肉力量的大小以及它们之间的力量和运动协调关系，是保持眼球运动正位以及维持双眼单视的基础。

内直肌的功能是使眼球水平内转；外直肌的功能是使眼球水平外转；上直肌负责眼球上转、内转和内

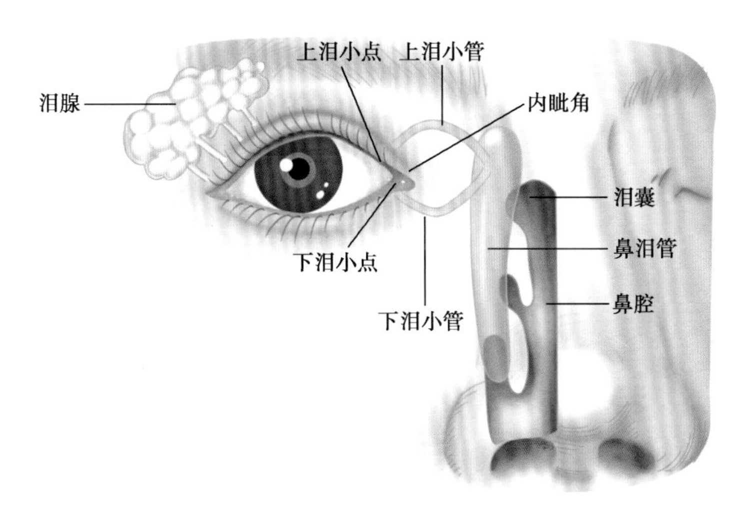

图 1-1-1-6　泪器解剖视图

表 1-1-1-1　泪膜组成及功能

泪液分层	厚度	泪膜的成分	主要功能
脂质层	0.05~0.1μm	脂肪酸、游离胆固醇、甘油三酯等	防止泪液蒸发,保持角膜、结膜的湿润
水液层	≈7μm	水、氧、葡萄糖、溶菌酶、免疫球蛋白等	供给角膜代谢所需营养成分
黏液层	0.02~0.05μm	黏液(结膜杯状细胞的分泌物)、免疫球蛋白、葡萄糖、血浆铜蓝蛋白等	使水质层与角膜稳定附着

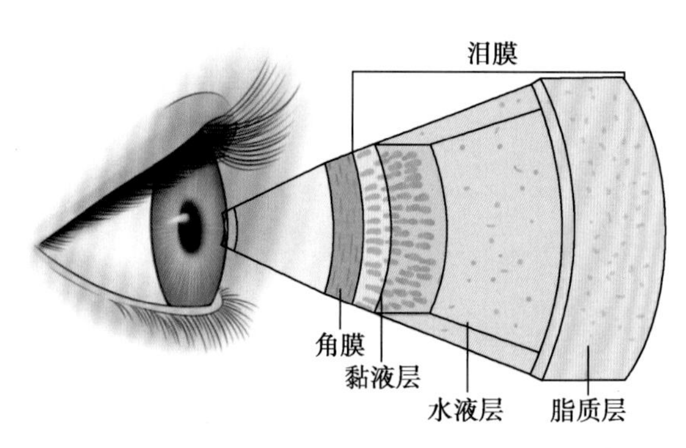

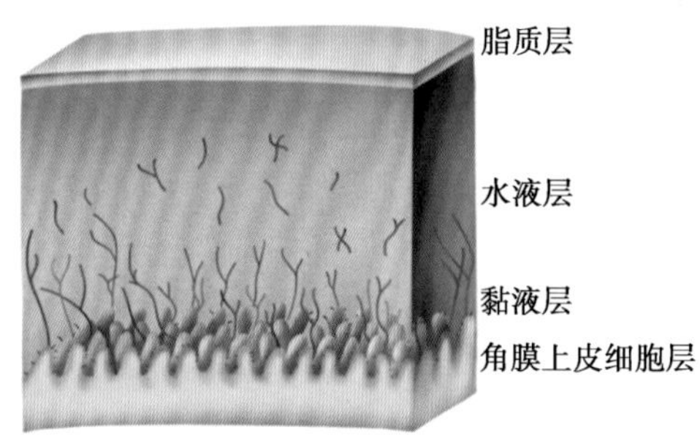

图 1-1-1-7　泪膜结构图

旋;下直肌负责眼球下转、内转和外旋;上斜肌负责眼球下转、外转和内旋;下斜肌负责眼球上转、外转和外旋。

(四)眼眶

眼眶是由上颌骨、腭骨、额骨、蝶骨、颧骨、筛骨和泪骨等七块骨围成的漏斗状的四边锥形体。眼眶内有眶骨膜、眶隔膜、球筋膜、肌鞘膜和眶筋膜等组织(图 1-1-1-9)。眼眶为眼球提供了骨性保护和软组织的缓冲作用,眶筋膜对眼球起到支持和定位的作用。

三、视路

视路是视觉信息从视网膜光感受器开始到大脑枕叶视中枢的传导路径(图 1-1-1-10)。临床上通常指从视神经开始,经视交叉、视束、外侧膝状体、视放射到枕叶视中枢的神经传导通路。

(一)视神经

视神经是中枢神经系统的一部分。从视盘起至视

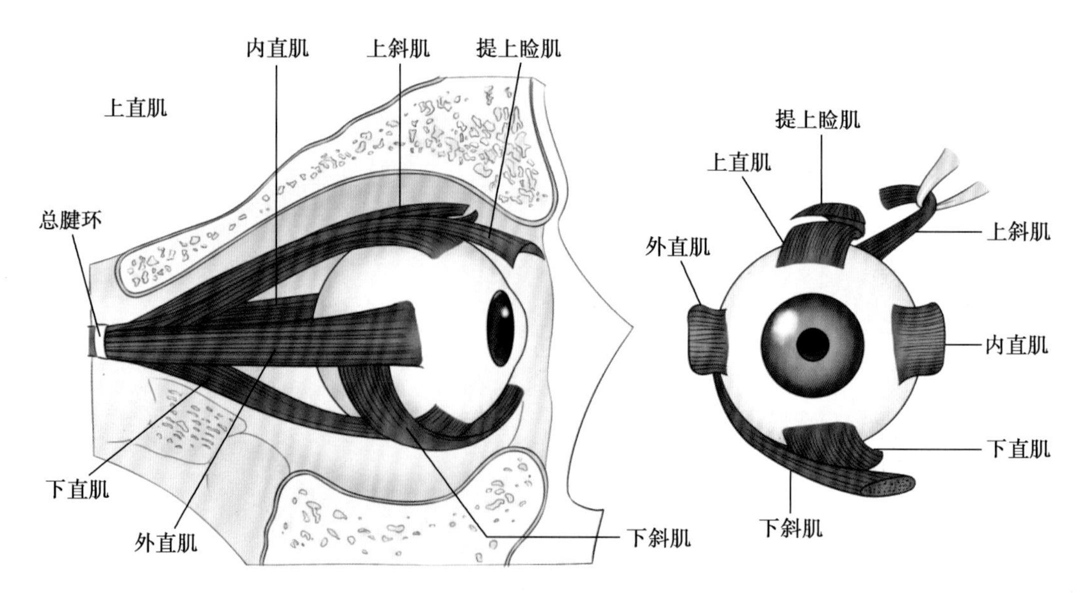

图 1-1-1-8　眼外肌示意图

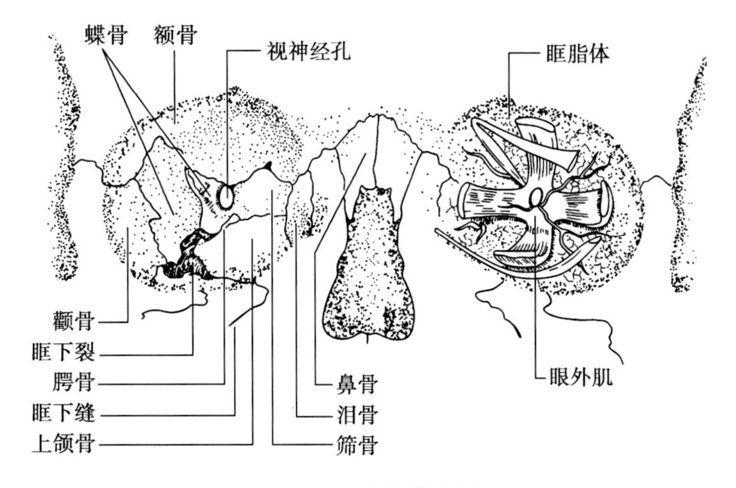

图 1-1-1-9　眼眶解剖图

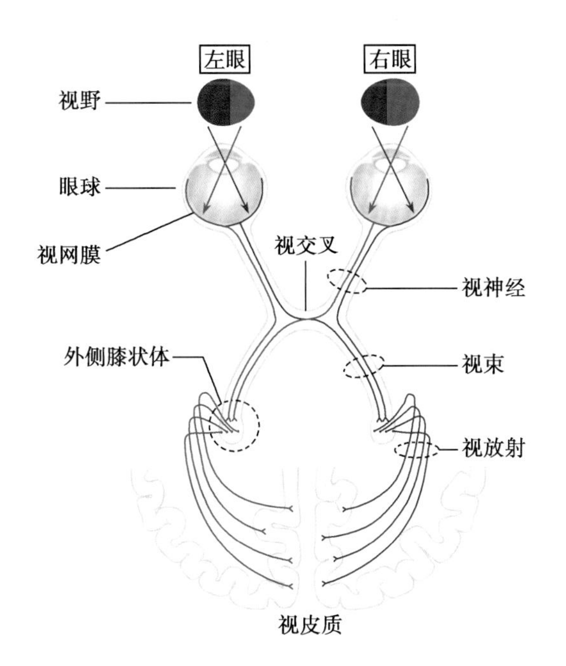

图 1-1-1-10　视路

交叉前脚这段神经称视神经，平均全长约 40mm。按其部位划分为：眼内段、眶内段、管内段和颅内段四部分。视神经乳头属于眼内段。

（二）视交叉

视交叉是两侧视神经交汇处，此处的神经纤维分两组，来自两眼视网膜的鼻侧纤维交叉至对侧，来自颞侧的纤维不交叉。视交叉病变症状表现为视野缺损。

（三）视束

视束为视神经纤维经视交叉后位置重新排列的一段神经束。在视交叉后分为两束至外侧膝状体。

（四）外侧膝状体

外侧膝状体位于大脑脚外侧，卵圆形，由视网膜神经节细胞发出的神经纤维（约 70%）在此与外侧膝状体的节细胞形成突触，换神经元后再进入视放射。

（五）视放射

视放射是联系外侧膝状体和枕叶皮质的神经纤维结构。换元后的神经纤维分成背侧、外侧及腹侧三束，到达枕叶视觉中枢。

（六）视皮质

视皮质位于大脑枕叶皮质，是大脑皮质中最薄的区域。每侧与双眼同侧一半的视网膜相关联，由于视觉神经纤维在视路各段排列不同，所以神经系统某部位发生病变或损害时，对视觉神经纤维的损害各异，表现为特定的视野异常。因此，检出这些视野缺损的特征性改变，对中枢神经系统病变的定位诊断具有重要意义。

思考题

1. 简述角膜的分层和生理功能。
2. 简述泪膜的分层和主要作用。

任务二　视力下降的原因分析

学习目标

知识目标：1. 了解视力下降的常见眼病。

2. 掌握白内障、青光眼等常见眼病的临床症状。

能力目标：能够全面分析视力下降的原因。

素质目标：1. 爱岗敬业，对待工作精益求精，一丝不苟；

2. 对待顾客，态度和蔼，不以貌取人，语言交流礼貌得体。

一、视力下降的屈光问题

屈光不正是影响视力下降的常见原因，远视力下降常见于近视、近视散光。近视力下降常见于远视、远视散光、老视。远近视力均异常的情况常见于高度散光眼。

二、视力下降的常见眼病

1. 角膜瘢痕　炎症、感染、外伤等原因引发。角膜瘢痕分为云翳、斑翳和白斑，如果瘢痕较为严重，可以考虑做角膜移植来进行修复。角膜可见无定形白色瘢痕，半透明者称为云翳，不透明者称为白斑。通常不会发展，也不会好转，发生在瞳孔区则影响视力，不能用光学的方法矫正。

2. 白内障　白内障患者早期症状不明显，可有轻度的视物模糊，疾病发展到中期及以后，患者晶状体混浊逐渐加重，视物模糊也可进一步加重，随病情发展，有可能完全失明。

典型症状：①视力下降，这是白内障最明显也是最重要的症状。晶状体周边部的轻度混浊可不影响视力，而在中央部的混浊，虽然可能范围较小、程度较轻，但也可以严重影响视力。特别在强光下瞳孔收缩，进入眼内的光线减少，此时视力反而不如在弱光下。晶状体混浊明显时，视力可下降到仅有光感。②对比敏感度下降，白内障患者在高空间频率上的对比敏感度下降尤为明显。③屈光改变，核性白内障因晶状体核屈光指数增加，晶状体屈光力增强，产生核性近视，原有的老视减轻。若晶状体内部混浊程度不一，也可产生晶状体性散光。④色觉改变，混浊晶状体对光谱中位于蓝光端的光线吸收增强，使患者对这些光的色觉敏感度下降，晶状体核颜色的改变也可使患眼产生相同的色觉改变。

3. 老年黄斑变性　发生于老年人，由于中央区脉络膜毛细血管硬化、栓塞所致。表现为中心视力日渐减退。检眼镜见黄斑区黄色小点，重症可见黄斑区呈灰白色。该症无特殊疗法，无法用通常的光学方法矫正视力。老年黄斑变性与年龄有关，是一种和年龄增长有关的多因素复合作用的眼底病，平时注意避免强太阳光及紫外线。

4. 视网膜脱离　高度近视、外伤、渗出性及增生性视网膜炎都可诱发视网膜脱离。视网膜变性萎缩、玻璃体后脱离及牵拉、眼外伤等都可形成视网膜裂孔。玻璃体牵拉和液化、变性的视网膜可形成较小的萎缩圆孔，没有玻璃体的牵拉就不会引起视网膜脱离。伴玻璃体牵拉的裂孔形成后，液化的玻璃体经裂孔进入视网膜下形成视网膜脱离。患者早期有闪光感，视野自周边向中央缩小，视力进行性减退，眼压下降，眼底可见视网膜部分呈灰白色或青灰色隆起和皱缩或可见圆形、马蹄形裂孔。无法用光学方法矫正视力。

5. 视网膜色素变性　视网膜色素变性一般从儿童青少年期发病，有些成年发病。临床上有夜盲症状，视野逐渐缩小、视力逐渐下降，眼底可见视盘蜡黄、视网膜污浊、血管变细、晶状体后囊混浊、视神经萎缩等并发症，最终可导致失明。视网膜色素变性早发现、早诊断、早治疗，对于控制病情、改善症状、控制并发症极为重要。尤其对于好发人群而言，要定期进行视力、眼底等检查，一旦出现症状应给予治疗，避免疾病进一步加重，影响生活质量。

6. 视网膜中央静脉栓塞　视网膜中央静脉阻塞是最常见的视网膜血管病，也是致盲眼病之一。因血管、血液成分及血流动力学异常所造成，由血管硬化、高血压、肾炎及糖尿病等诱发。表现为视力极度减退，或在单眼的某方位呈扇形的视野缺损，无法用光学眼镜矫正。检眼镜检查可见静脉迂曲增粗，眼底出现火焰状或不规则状出血。可通过药物治疗及手术治疗缓解，积极治疗后一般预后较好。

7. 视神经炎　由葡萄膜炎、眶内感染、扁桃体炎或鼻窦炎引发，或因脑膜炎，糖尿病及酒精、铅、奎宁等中毒所致。视神经炎主要表现为视力下降、眼球疼痛、色觉异常、视野损害、闪光感等症状。部分患者病史中可有一过性麻木、无力、膀胱和直肠括约肌功能障碍以及平衡障碍等。本病可能出现的并发症有视力减退、瞳孔改变、眼底水肿、视神经萎缩。出现视力下降、眼球疼痛、色觉异常、视野损害、闪光感等，应该及时就诊。

8. 青光眼

（1）闭角型青光眼：常见症状是眼部胀痛、虹视、视力下降。急性闭角型青光眼还会伴有恶心、呕吐，表现为眼压升高、眼表充血、角膜水肿、瞳孔散大、房水闪辉、房角关闭等症状。而慢性闭角型青光眼则往往没有明显的眼部不适或仅有短暂的虹视及轻度视物模糊。由于青光眼发病过程有相当的隐蔽性，所以主动进行健康检查对于早期发现青光眼、避免青光眼性的失明是非常必要的。

（2）开角型青光眼：开角型青光眼的主要症状是青光眼性视神经病变，视盘边缘组织不规则丢失、视盘凹陷增大、视网膜神经纤维层缺损、视盘浅层出血、视盘血管走行改变、视盘旁脉络膜视网膜萎缩等，如果不定期做眼部健康检查，不能早发现、早治疗，会导致视力严重损害直至失明。

思考题

1. 简述视力下降的常见眼病。
2. 简述白内障的临床表现。

培训项目二 眼镜光学基础知识

任务一 几何光学基础知识

学习目标

知识目标：1. 几何光学基本概念；
2. 几何光学基本定律。

能力目标：会运用几何光学基本定律分析实际工作中出现的问题。

素质目标：1. 具有良好的政治思想品德和职业道德；
2. 具有良好的文化素养；
3. 爱岗敬业、精益求精；
4. 礼貌待人、热心服务。

几何光学是在宏观领域下，不考虑光的波动性以及光与物质的相互作用，仅以光线的概念为基础，研究光在透明介质中直线传播的规律和现象，研究物体经过光学系统后成像位置、大小、倒正、虚实、质量等问题。

一、几何光学的基本概念

1. 光波 光是一种电磁波，具有波动性和粒子性，称波粒二象性。可见光波的波长范围在380~780nm。单一波长且具有特定颜色的光，称为单色光。由几种单色光相混合后产生的光称为复色光。白光就是一种波长范围在380~780nm的复色光。

光是一种横波，其振动方向和传播方向相垂直，如石子投入水中，水波纹向四周传播。

2. 发光体 几何光学中，一切自身发光物体或被照明而发光的物体均可视为发光体。自然界中自身发光的物体屈指可数。

3. 发光点 只有几何位置而不计大小的光源称为发光点或点光源。任何被成像物体（发光体）都是由无数个发光点组成，在研究光的传播和物体的成像问题时，常用物体上某些特定的几何发光点进行讨论。

4. 光线 几何光学以光线概念为基础，光线是无直径、无体积、有一定方向，携带能量的几何线，用来表示光能传播方向。发光点发光就是由发光点向四周空间发射无数条光线，光能沿着光线的方向传播。

5. 光束 如图1-2-1-1所示，在均匀介质中，光是沿着波面的法线方向传播的，而光束就是波面的法线束。在描述光携带能量大小时，通常用光束描述。

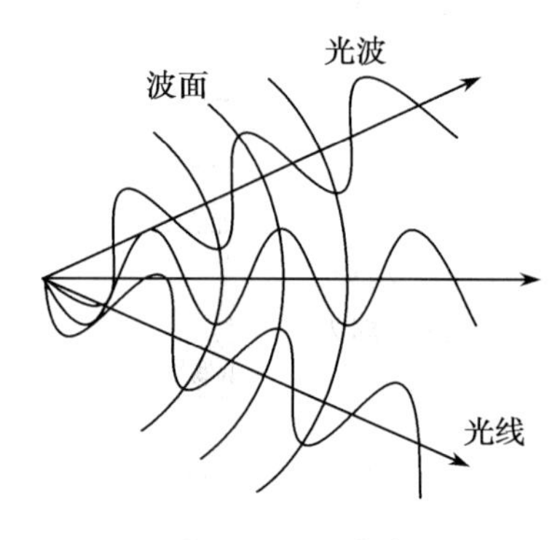

图1-2-1-1 光束

光束是有一定关系的无数光线的集合。根据光线之间的关系可将光束分为同心光束和非同心光束两大类。

（1）同心光束：如图1-2-1-2所示，同心光束表示光线能够交于同一点上，如发散光束、会聚光束和平行光束，其波面是球面。发散光束指由一发光点发出的光束。会聚光束指所有光线都会聚于一点的光束，平行光束指发光点或会聚点位于无穷远处，所有光线都互相平行的光束，属于同心光束。

（2）非同心光束：如图1-2-1-3所示，非同心光束表示光线不能交于同一点上。对于同心光束而言，非同心光束通常是指像散光束，其波面是非球面。

像散光束的特点是光束会聚或发散后既不相交于一点，又不互相平行，而是产生前后两条相互垂直且不相交的焦线。

6. 介质 光线能通过的任何空间、透明物质（如空气、气体、水等）都被称为光的介质。均匀介质使得光的传播在各个方向都相同。

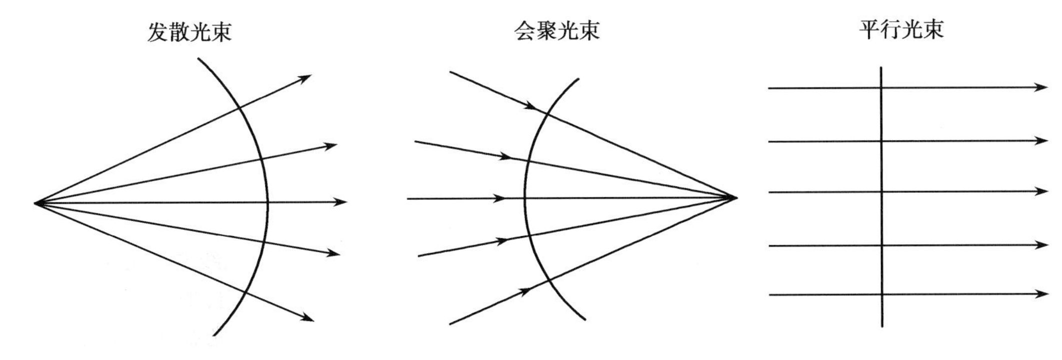

图 1-2-1-2　同心光束

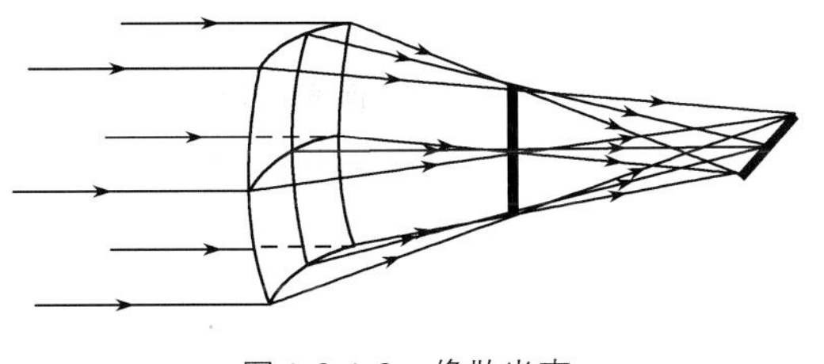

图 1-2-1-3　像散光束

7. 折射率　光在真空中的速度(c)和其在相应介质中的速度(v)之比，称为该介质的折射率(n)。(光在真空中的速度是 30 万 km/s。)

$$n=\frac{c}{v}$$

介质折射率高，则光速慢；折射率低，则光速快。不同波长光在真空中速度是一样的，但在介质中，则因波长的不同而不同。波长长，折射率低，光速快；波长短，折射率高，光速慢。

8. 阿贝数　同一介质对不同波长的光折射率不同。白光是不同波长光的混合光，被介质折射后，由于各色光折射率不同，会出现折射程度的不同，即色散现象。表征介质色散能力的参数叫阿贝数(ν)。

$$\nu=\frac{n_D-1}{n_F-n_C}$$

n_D——黄光折射率

n_F——蓝光折射率

n_C——红光折射率

镜片的阿贝数通常在 30~60 之间，阿贝数越大，折射率越小，色散越小。

二、几何光学的基本定律和原理

在自然界中，光的传播现象按几何光学理论可以归纳为以下四个定律，它们是光学系统成像原理的基础。

(一) 光的直线传播定律

各向同性的均匀介质中，光是沿着直线传播的。

(二) 光的独立传播定律

来自不同方向的光线在传播途中相遇时，彼此互不影响，各自独立地传播；在相交处，其相互作用是简单地相加。

(三) 光的反射定律

如图 1-2-1-4 所示，入射光线、反射光线和法线三者位于同一个平面，入射光线和反射光线分别位于法线的两侧，入射角和反射角两者绝对值相等但符号相反。

$$i=-i''$$

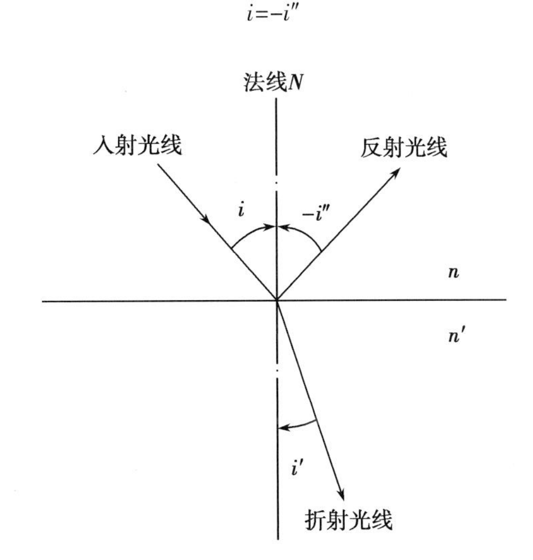

图 1-2-1-4　光的反射定律、折射定律

(四) 光的折射定律

如图 1-2-1-4 所示，入射光线、折射光线和分界面

入射点处的法线三者位于同一平面内，入射角和折射角的正弦之比为一个常数，即为两种介质的折射率之比：

$$\frac{\sin i}{\sin i'}=\frac{n'}{n}$$

当 $n'>n$ 时，$i'<i$；当 $n'<n$ 时，$i'>i$。

例：光线以 20° 入射角从空气射向水面，水的折射率为 1.33，其反射光线和折射光线的方向是多少？

解：已知 $i=20°$，$n=1$，$n'=1.33$，求 i''，i'。

由反射定律公式得，$i''=-i'=-20°$，负值表示入射光线和反射光线在法线的两侧；

由折射定律公式得，$\frac{\sin 20°}{\sin i'}=\frac{1.33}{1}$

$$\sin i'=\frac{\sin 20°}{1.33}=0.257 \quad i'=14.9°$$

（五）光路可逆原理

如图 1-2-1-5 所示，当光线由 A 点入射，光路由 A 点到达 B 点；当光线由 B 点入射，同样，光路也可以由 B 点到 A 点原路返回。

（六）光的全反射原理

在光的折射定律中，当光线由光密介质 n' 入射到光疏介质 n 时（$n'>n$），在两种均匀介质分界面上折射时，必然会伴随有部分光线的反射，如图 1-2-1-6 所示。随着光线入射角的增大，反射光线的强度逐渐增强，而折射光线的强度则逐渐减弱，最终，入射角等于某一角度 i_m 时，折射角等于 90°；当入射角大于 i_m 时，只有反射光线，没有折射光线，这种现象称为全反射，角度 i_m 称为临界角，满足以下公式：

$$\sin i_m=\frac{n}{n'}$$

产生全反射现象必须满足以下两条件：

1. 入射光线必须由光密介质射向光疏介质，即 $n'>n$；

2. 入射角必须大于临界角，即 $i>i_m$。

光在全反射过程中，能量损失小，因此，全反射常用于光的远程传输，如光纤传输、医用内镜等。

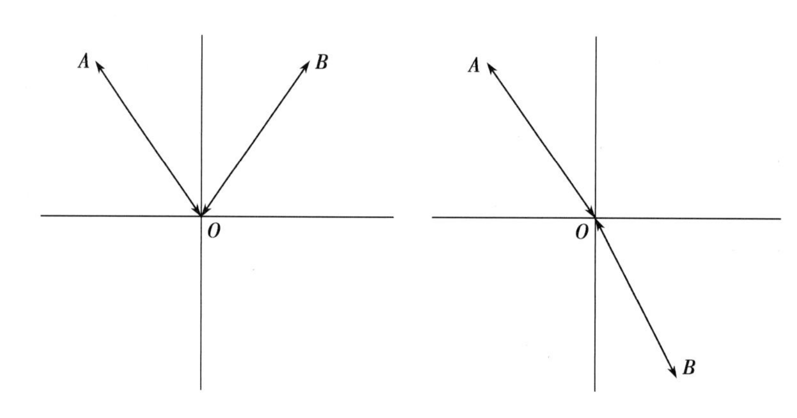

图 1-2-1-5　光路可逆原理示意图

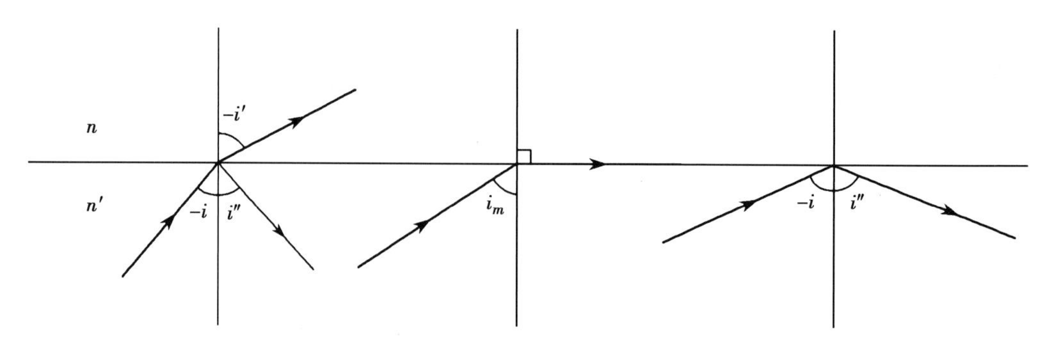

图 1-2-1-6　全反射示意图

课堂思政教育案例分享：差之毫厘，谬以千里

【案例简述】

反射定律是“几何光学基本定律”课程中的一个重要定律，讲述了光的反射规律。这一内容在镜片矫正视力中会经常用到。

走在大街上，会不时发现玻璃幕影像扭曲变形现象(如图所示)。学习反射定律后我们就会找到原因：如果玻璃(或镜片)表面质量不规整，入射角也会不规律，其反射光路将成不规律状态，同时透射光路也将发生相应变化。从图片上可以看到，经过玻璃表面反射后，影像呈不规律扭曲现象。对于镜片而言，其表面质量要求会更高，如果镜片的表面有缺陷，势必会影响视觉质量和配戴舒适性。

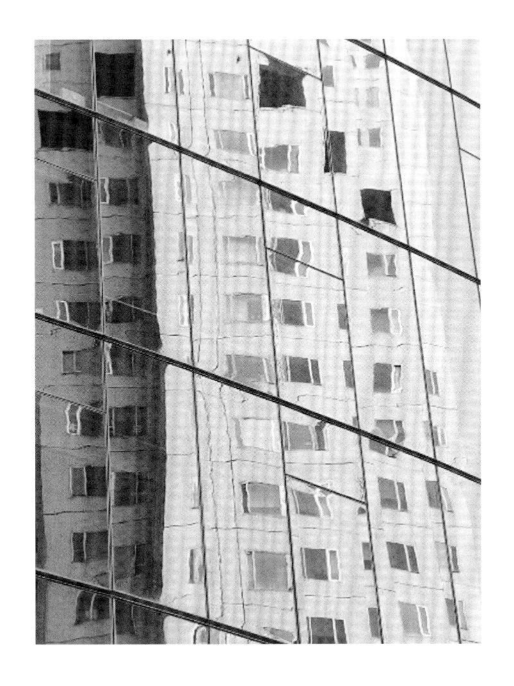

因此，在授课过程中，要让学生感悟到镜片表面质量的重要性，要会运用光的反射定律去理解、解释现实中所看到各种现象，做到知其然，知其所以然，学习要精益求精，理论联系实际。

在教学实施过程中，可以询问学生初戴眼镜时有什么不适现象，通过学生的回答，从多方面进行分析，其中包括镜片表面质量分析，由此引出如何用目测法观察镜片的表面质量。先做示范，然后让同学们观察自己所戴眼镜的镜片表面质量是否有问题，并对学生的观察结果进行检查，达到学以致用的目的。

【教师感悟与金语】

教学过程中，将“枯燥”的理论知识与实际案例结合，让同学们有感官认识，提高学生学习兴趣，同时融入思政内容，增加同学的责任心及服务意识。

课堂思政教育案例分享：眼见不一定为实

【案例简述】

折射定律是“几何光学基本定律”课程中的另一个重要定律，讲述了光的折射规律。在镜片矫正视力中，折射定律是应用的基础。

生活中，我们常常会被一些现象“误导”，典型例子是海市蜃楼，以及杯子里的勺柄为什么是断开的等身边一些常见现象。

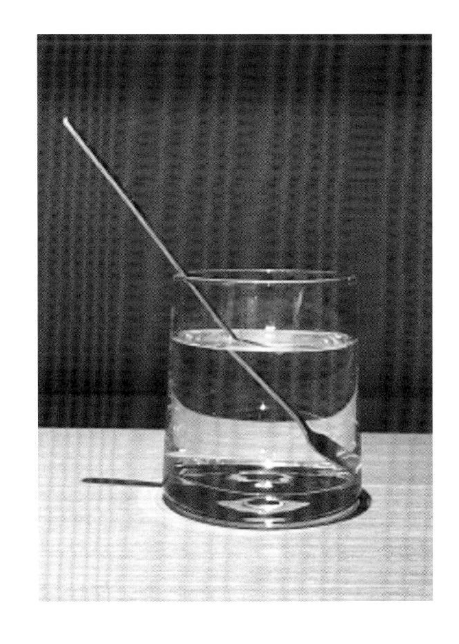

对于类似的问题，我们不能被眼见的现象所迷惑。通过学习折射定律，让学生揭开真相，培养学生求真务实、积极探索的精神。

在教学实施过程中，通过举例激发同学们的好奇心，引入折射定律，启发同学们多角度思考问题，用折射定律解释身边的一些假象。通过计算找出成像的偏折规律，为后续眼睛成像、透镜成像以及镜片矫正视力等内容的学习打下良好基础。

【教师感悟与金语】

教学过程中，将“枯燥”的理论知识与实际案例结合，让同学们有感官认识，提高学生学习兴趣，同时融入思政内容，增加同学的责任心及服务意识。

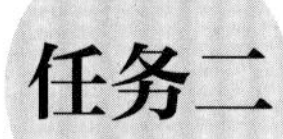

任务二　球面透镜基础知识

学习目标

知识目标：1. 透镜成像规律；
2. 球镜片及视力矫正。

能力目标：1. 会用高斯公式进行物像关系计算；
2. 会用目测法识别球镜片及其光心、正负；
3. 会用中和法确定球镜片屈光力。

素质目标：1. 具有良好的政治思想品德和职业道德；
2. 具有良好的文化素养；
3. 爱岗敬业、精益求精；
4. 礼貌待人、热心服务。

透镜是由两个折射面包围组成，当两个折射面是球面时，称为球面透镜，符号 Sph 或 S。平面可以看作球面的曲率半径无穷大时的球面。当透镜的中心厚度与透镜两球面曲率半径相比非常小时，称为薄透镜。

透镜按形式分类，如图 1-2-2-1 所示。

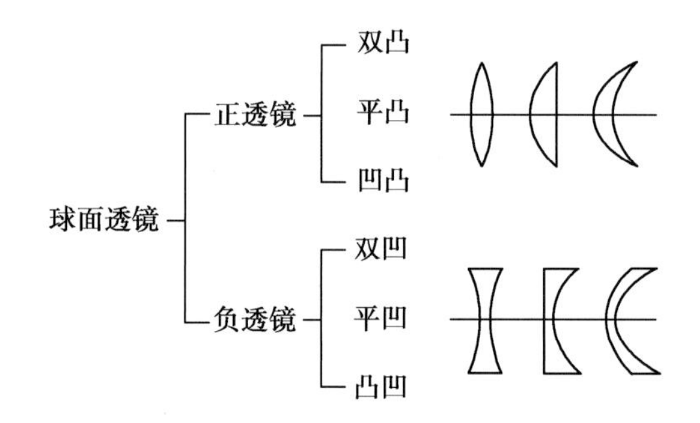

图 1-2-2-1　球面透镜的形式分类

在这六种透镜形式中，新月形透镜（凹凸透镜和凸凹透镜）是最适合做眼镜片的，所以后面所讲的镜片，是指新月形透镜。

一、球面透镜的光学特性

（一）透镜的画法

透镜的画法如图 1-2-2-2 所示。

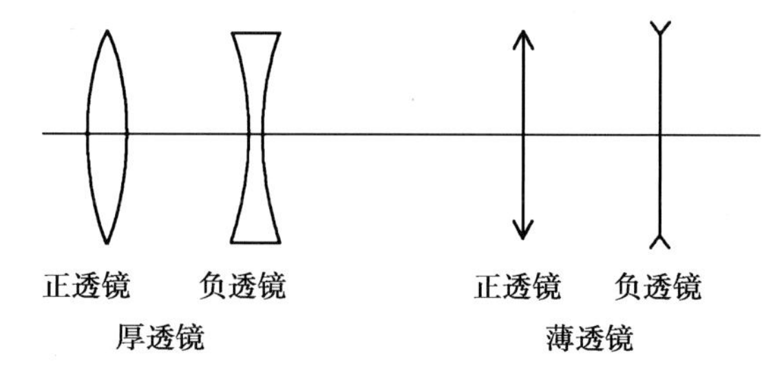

图 1-2-2-2　透镜的画法

（二）透镜的焦距

如图 1-2-2-3 所示，无限远处轴上一点发出的平行光，经过透镜后，在光轴上成像一点，就是焦点（也称第二焦点）；透镜的光心到焦点的距离是焦距（也称第二焦距），通常所说的焦点或焦距都是指第二焦点或第二焦距。焦距的大小反映了透镜对光线的聚散能力。

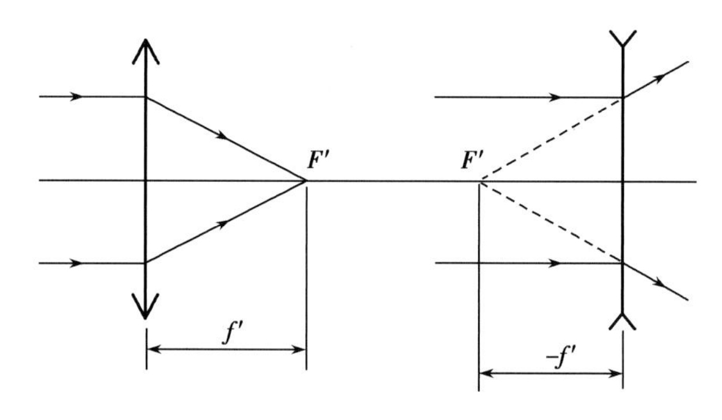

图 1-2-2-3　透镜的焦距

F'：透镜的焦点；f'：透镜的焦距

（三）透镜的物像关系式（高斯公式）

物体经过光学系统后，成像位置、倒正、虚实等，可用高斯公式计算。

如图 1-2-2-4 所示，物体 A，经光学系统后，成像 A'，物距 l（透镜到物体的距离），像距 l'（透镜到像的距离），透镜焦距 f'，则高斯公式如下：

$$\frac{1}{l'}-\frac{1}{l}=\frac{1}{f'}$$

在运用公式计算时，需要注意符号规定，以透镜光心为原点，物或像在透镜左侧，则符号为负；在右侧，则符号为正；正透镜的焦距为正，负透镜的焦距为负。

当计算得出物和像符号相同时，表示物和像在同侧，成正像；物和像符号相反，表示物和像在异侧，成倒像。

例 1：一透镜焦距 +100cm，求当物体在透镜前（左侧）40cm（1 倍焦距内）、100cm（1 倍焦距上）、150cm（1 倍焦距外）、200cm（2 倍焦距上）、300cm（2 倍焦距外），以及

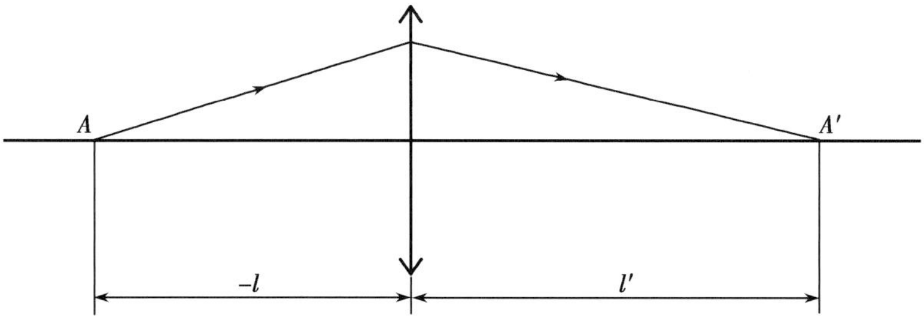

图 1-2-2-4　物点经过透镜后成像

在透镜后面 200cm 处时，像的位置。

解：物体 AB，像 $A'B'$，根据公式 $\dfrac{1}{l'}-\dfrac{1}{l}=\dfrac{1}{f'}$，将上述数据分别代入，得：

（1）$l=-40\text{cm}$，$\dfrac{1}{l'}-\dfrac{1}{-40}=\dfrac{1}{100}$　$l'=-66.67\text{cm}$，像在透镜左侧 66.67cm 处，成放大正像，如图 1-2-2-5 所示。

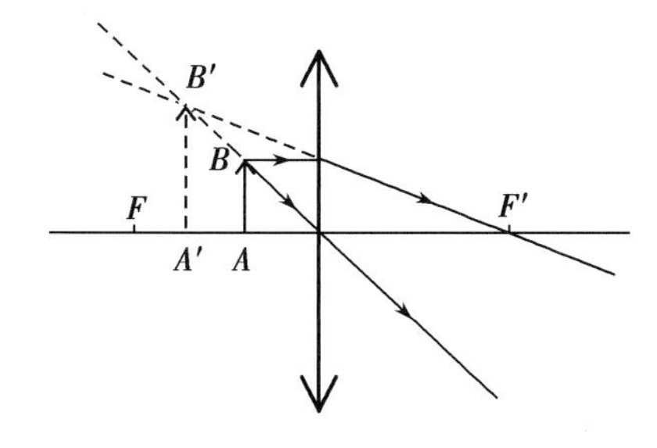

图 1-2-2-5　例 1 解（1）

（2）$l=-100\text{cm}$，$\dfrac{1}{l'}-\dfrac{1}{-100}=\dfrac{1}{100}$　$l'=\infty$，物体在透镜第一焦点上，出射光为平行光，如图 1-2-2-6 所示。

（3）$l=-150\text{cm}$，$\dfrac{1}{l'}-\dfrac{1}{-150}=\dfrac{1}{100}$　$l'=300\text{cm}$，像在透镜右侧 300cm 处，成放大倒像，如图 1-2-2-7 所示。

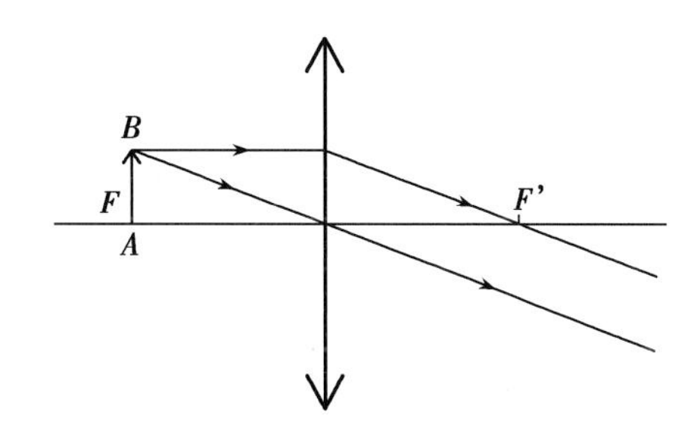

图 1-2-2-6　例 1 解（2）

（4）$l=-200\text{cm}$，$\dfrac{1}{l'}-\dfrac{1}{-200}=\dfrac{1}{100}$　$l'=200\text{cm}$，像在透镜右侧 200cm 处，成等大倒像，如图 1-2-2-8 所示。

（5）$l=-300\text{cm}$，$\dfrac{1}{l'}-\dfrac{1}{-300}=\dfrac{1}{100}$　$l'=150\text{cm}$，像在透镜右侧 150cm 处，成缩小倒像，如图 1-2-2-9 所示。

（6）$l=200\text{cm}$，$\dfrac{1}{l'}-\dfrac{1}{200}=\dfrac{1}{100}$　$l'=66.67\text{cm}$，像在透镜右侧 66.67cm 处，成缩小正像，如图 1-2-2-10 所示。

由此可见，对于正透镜（焦距为正），物体在不同的位置，成正像或倒像以及放大或缩小是不同的。

对于负透镜（焦距为负），同样方法可以计算出物体在不同位置，成像情况。

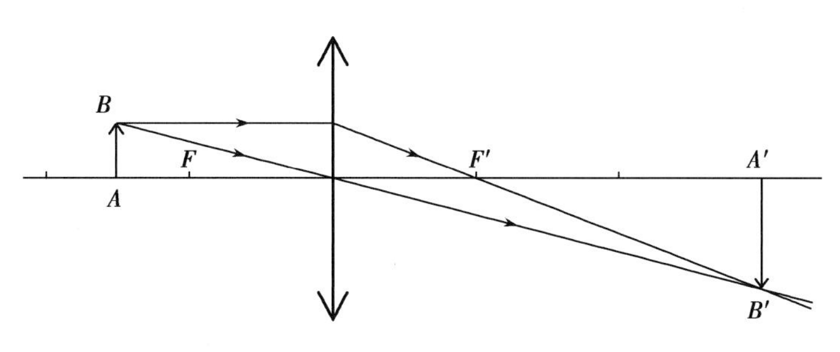

图 1-2-2-7　例 1 解（3）

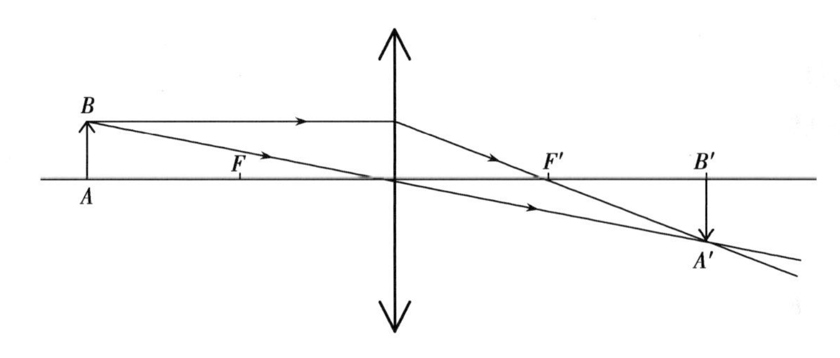

图 1-2-2-8　例 1 解（4）

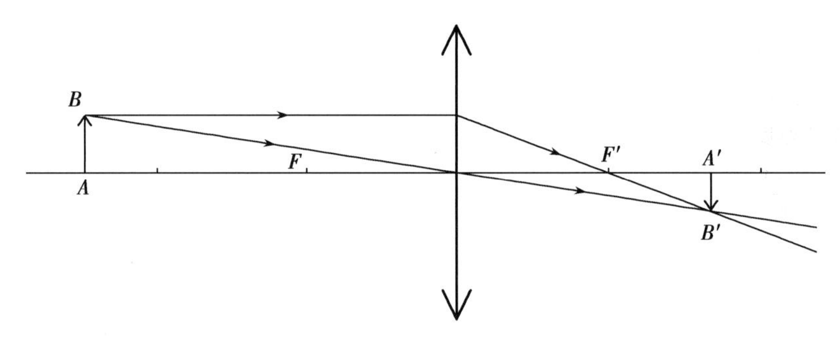

图 1-2-2-9　例 1 解（5）

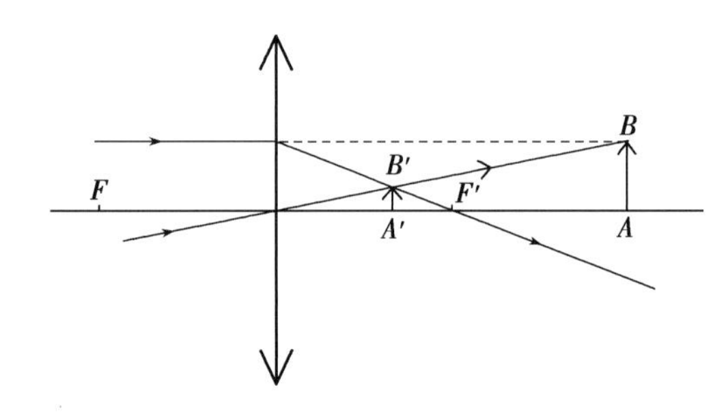

图 1-2-2-10　例 1 解（6）

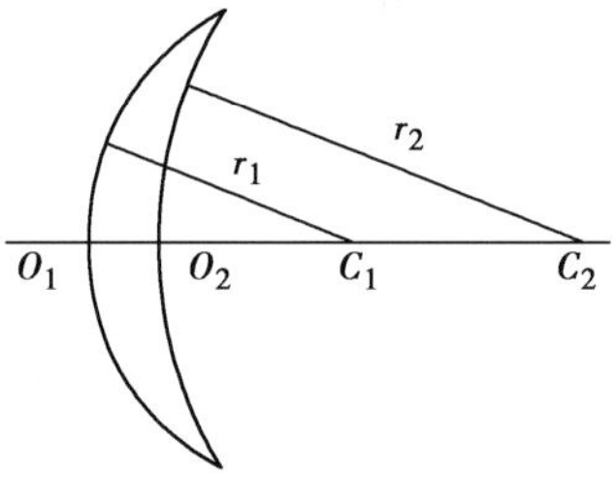

图 1-2-2-11　新月形透镜的参数图解

（四）符号规定

运用高斯公式计算，是向量计算，以光线从左到右为正光路，符号规定如下：

1. 沿轴线段　物距 l、像距 l'、焦距 $f(f')$、曲率半径 r 等都是沿轴线段，规定从透镜光学中心为起始点，向右为正，向左为负。

2. 垂轴线段　线段向上度量为正，向下度量为负。

3. 角度　入射角、反射角、折射角以法线为起始边，顺时针旋转为正，逆时针旋转为负。

二、球镜片光学特性

（一）镜片的名词术语

镜片是新月形透镜，如图 1-2-2-11 所示，镜片上的名词术语如下：

曲率：球面的弯曲程度；

曲率半径：球面弧的半径（r_1 和 r_2）；

曲率中心：球面弧的球心（C_1 和 C_2）；

光轴：通过球镜前后两个球面曲率中心的直线（C_1 和 C_2 连线），光轴垂直于两个球面；

前面：镜片的远眼面；

后面：镜片的近眼面；

前顶点（光学中心）：镜片前面与光轴的交点（O_1）；

后顶点：镜片后表面与光轴的交点（O_2）。

（二）镜片的性能

镜片
- 正镜片——凸镜片——会聚光线——矫正远视眼
- 负镜片——凹镜片——发散光线——矫正近视眼

（三）镜片屈光力

镜片屈光力是表征镜片对光线聚散能力的量，单位屈光度，符号 D。

当镜片置于空气中时，镜片的屈光力等于焦距（单位米）的倒数，即

$$F=\frac{1}{f'}$$

镜片是由两个面组成的，每个面都有各自的屈光力，镜片总屈光力与两表面屈光力的关系如下：

1. 厚镜片　如图 1-2-2-12 所示，设镜片前表面屈光力 F_1，曲率半径 r_1，后表面屈光力 F_2，曲率半径 r_2，镜片折射率 n，镜片中心厚度 t，则：

$$F_1=\frac{n-1}{r_1}\quad F_2=\frac{1-n}{r_2}$$

镜片总的屈光力是：$F=F_1+F_2-\frac{t}{n}F_1F_2$

公式中，r_1、r_2、t 的单位是米。

例 2：有一厚透镜，前面屈光力 +10.00D，后面屈光力 -4.00D，折射率 1.5，中心厚度 9mm，求镜片的总屈光力。

解：$F=F_1+F_2-\frac{t}{n}F_1F_2$

$$=10-4-\frac{9\times10^{-3}}{1.5}\times10\times(-4)=+6.24\text{D}$$

可见，由于镜片厚度的关系，镜片总的屈光力并不等于镜片两个面屈光力之和。

2. 薄镜片　当镜片的中心厚度与镜片表面的曲率半径相比小很多时，称为薄镜片。通常将负镜片以及 +4.00D 以内的镜片看作薄镜片。

由于镜片的中心厚度忽略不计，则

$$F=F_1+F_2$$

或　$F=(n-1)\left(\frac{1}{r_1}-\frac{1}{r_2}\right)$

对于新月形透镜，$F_1>0$，$F_2<0$，由于正镜片 $|F_1|>|F_2|$，所以 F 为正；而负镜片由于 $|F_1|<|F_2|$，所以 F 为负。

（四）镜片的联合

两个镜片相互叠加，也称联合。镜片的联合有密接联合，和间距联合，联合后总屈光力计算方法不同。

如图 1-2-2-13 所示，两个屈光力分别是 F_1 和 F_2 的镜片密接联合，其联合后屈光力为：

$$F=F_1+F_2$$

如图 1-2-2-14 所示，两个屈光力分别是 F_1 和 F_2 的镜片间距联合，间距是 d（单位：米），其联合后屈光力为：

$$F=F_1+F_2-dF_1F_2$$

（五）目测法识别球镜片及其光心、正负

◀ 视频　目测法识别球镜片、光心和正负

选取一个十字为目标（如地砖十字缝等）。

1. 确定镜片光学中心　手持镜片，单眼视线垂直镜片表面和目标进行观察，当镜片中的十字与目标十字重合时，镜片中十字交叉点就是镜片的光学中心。

2. 识别球镜片　围绕镜片光学中心旋转镜片，观察镜片中十字是否变化，如果十字不动，则该镜片是球镜片。

3. 判断球镜片正负　如图 1-2-2-15 所示，移动镜片，观察镜片中的像与目标位置发生变化的情况，如果像移动的方向与镜片移动的方向相同，称为顺动，顺动的是负镜片；反之，如果像移动的方向与镜片移动的方向相反，称为逆动，逆动的是正镜片。

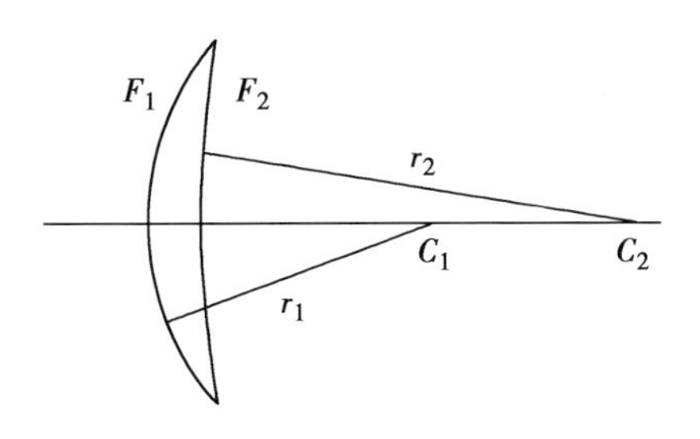

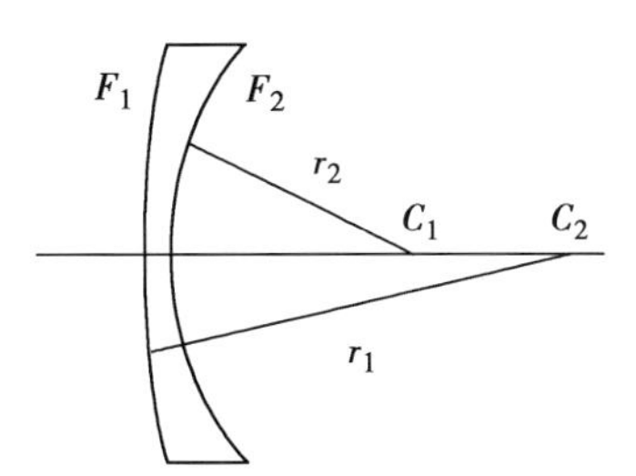

图 1-2-2-12　镜片屈光力

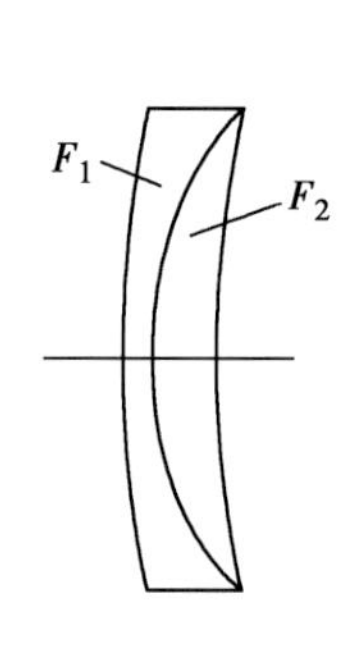

图 1-2-2-13　镜片密接联合

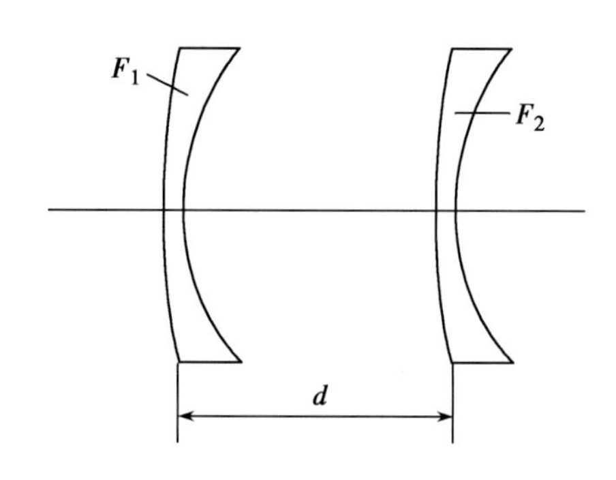

图 1-2-2-14　镜片间距联合

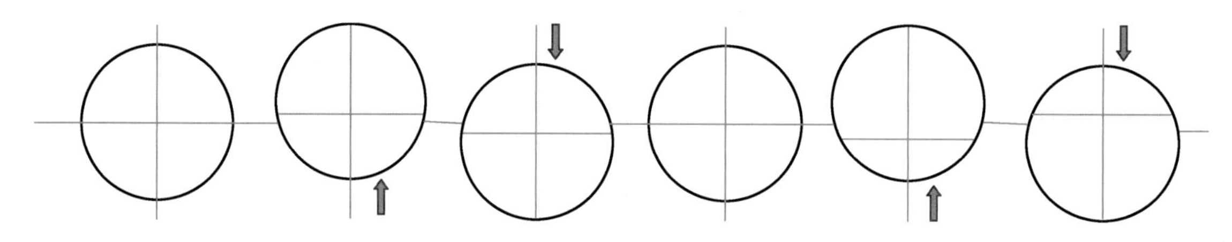

图 1-2-2-15　视觉像移法判断镜片正负

目测法识别镜片正负具有一定的专业性，也可以快速取得顾客的信任。

（六）中和法确定球镜片屈光力

◀ 视频　中和法确定球镜片屈光力

中和法就是用已知度数的镜片，与未知度数的镜片联合，通过观察像移来确定未知度数镜片度数的方法。

首先观察球镜片正负，取与之符号相反的试镜片与之密接联合（两镜片不要碰到），用视觉像移法观察镜片联合后的正负情况，调整镜片度数大小，直到联合后的像不动，此时，球镜片的屈光力与试镜片的屈光力大小相等，符号相反。

在实际工作中，镜片箱中的试镜片是已知度数的镜片，通过中和法可以确定顾客眼镜的度数。这种方法不够精确，但省时、有效。

（七）镜片的顶焦度与屈光力的关系

如图 1-2-2-16 所示，镜片的顶焦度是指镜片顶点到焦点距离（单位：米）的倒数。

前顶焦度 F_0：从镜片前表面的顶点到镜片的第一焦点距离的倒数为镜片的前顶焦度。

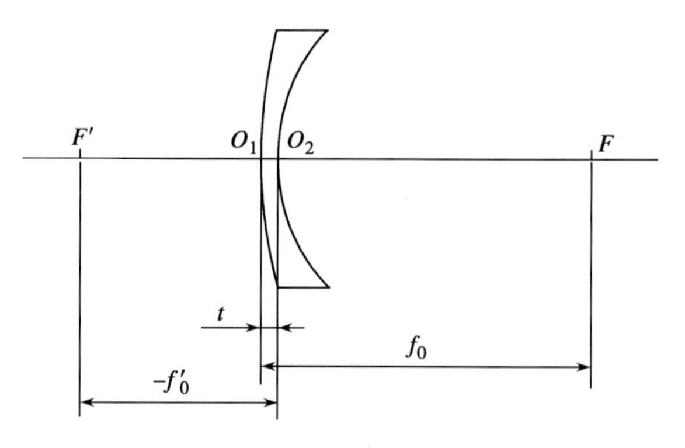

图 1-2-2-16　镜片的焦距

后顶焦度 F_0'：从镜片后表面的顶点到透镜的第二焦点距离的倒数为镜片的后顶焦度。用焦度计测量得出的镜片的度数就是镜片的后顶焦度。

镜片屈光力 F 是镜片主点到焦点距离（单位：米）的倒数。镜片顶焦度与屈光力的关系如下：

$$F_0' = \frac{F}{1-\frac{t}{n}F_1} \qquad F_0 = \frac{F}{1-\frac{t}{n}F_2}$$

对于新月形透镜，由于 $F_1>0$，$F_2<0$，所以 $F_0'>F>F_0$。

（八）镜眼距、等效度和有效度

1. 镜眼距　镜眼距是指镜片后顶点到角膜前面的距离。国人的镜眼距数值通常是 12mm，在配镜时要注意这个距离。

2. 等效度　等效度是指矫正某一度数的眼睛，当镜眼距不同时，所需镜片的度数也不相同，这些起同样矫正效果的不同镜片的度数，称为等效度。

如图 1-2-2-17 所示，镜片矫正视力原理是镜片的第二焦点与眼的远点重合，图中 F' 既是镜片焦点，也是眼的远点。

对于镜片来讲，当由位置 A 移动到位置 B 时，为保证镜片焦点落在眼睛的远点处不变，需要改变镜片的焦距（屈光力），即镜片在 A 点和 B 点的屈光力不同，才能保证镜片焦点落在眼睛远点。A 点和 B 点的屈光力互为等效度。等效度计算公式如下：

$$F_B=\frac{F_A}{1-dF_A}$$

式中，F_A：镜片在 A 位置时所需的矫正屈光力（D）；

F_B：镜片在 B 位置时所需的矫正屈光力（D）；

d：镜片由 A 位置移向 B 位置移动的距离（m），当由 A 位置移近眼睛时取正号，移远眼睛时取负号。

例 3：某人处方 −6.00DS，如果配戴接触镜，需要多少度的镜片？

解：通常，处方中的度数是框架眼镜的度数，镜眼距 12mm，根据公式计算得：

$$F_B=\frac{F_A}{1-dF_A}=\frac{-6.00}{1-12\times10^{-3}\times(-6.00)}=-5.60\text{D}$$

故需要选用 −5.60D 的接触镜镜片。

3. 有效度　有效度是指同一度数的镜片，在不同位置时起到的效果不同。负镜片移近眼睛时，有效度大，移远眼睛时，有效度小；正镜片反之。

实际工作中，会遇到个别高度屈光不正的顾客，在更换镜架后感觉有头晕现象或视物不如以前清晰的现象，在考虑到镜片不变的情况下，要重点关注镜眼距和瞳距，特别是镜眼距，在更换镜架后，镜片的有效度会随着镜眼距的变化而改变。

三、镜片的厚度

正镜片中心厚、边缘薄，负镜片中心薄、边缘厚。所以在说镜片厚度时，通常正镜片指的是中心厚度，负镜片指的是边缘厚度。关于正镜片的边缘厚度和负镜片的中心厚度，国标中有明确规定。

（一）镜片表面矢高

镜片的厚度与镜片的直径、屈光力和折射率有关，计算方法是计算矢高法，如图 1-2-2-18 所示。

$$s=r-\sqrt{r^2-y^2}$$

$$r=\frac{n-1}{F}$$

s：镜片表面的矢高；

r：镜片表面曲率半径；

y：矢高位置到镜片边缘的距离；

n：镜片折射率；

F：镜片表面屈光力。

（二）镜片厚度计算

如图 1-2-2-19 所示，t 是中心厚度，e 是边缘厚度，

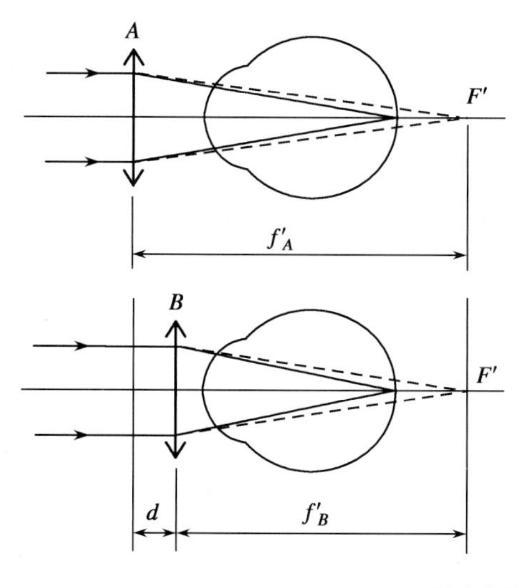

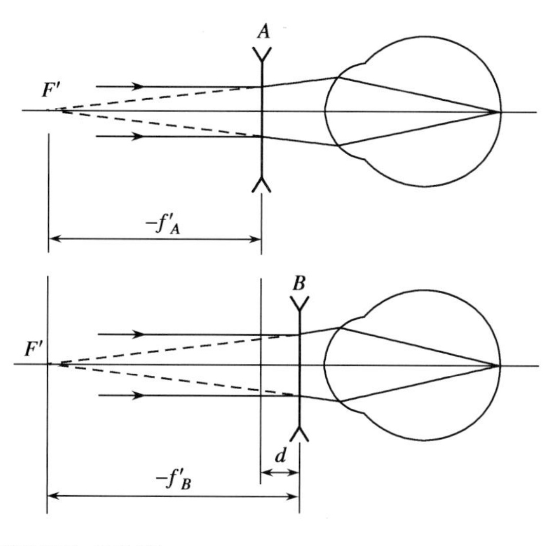

图 1-2-2-17　镜眼距与等效度

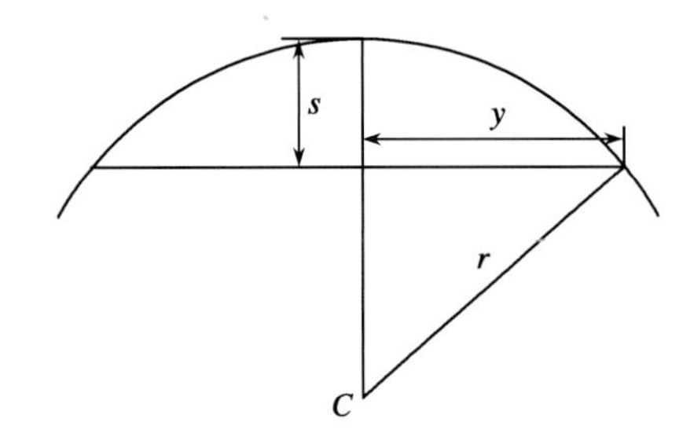

图 1-2-2-18　镜片表面矢高

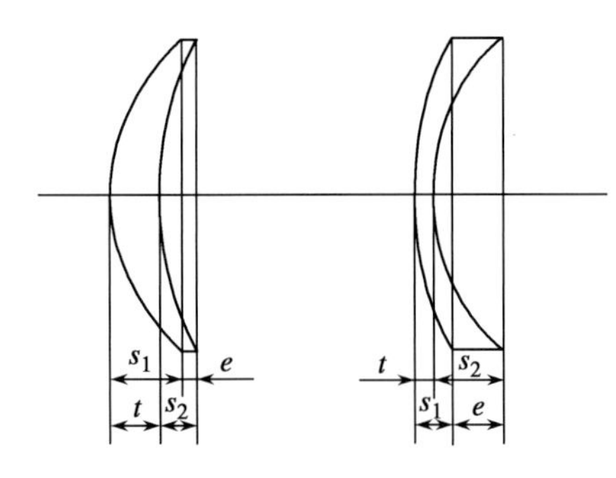

图 1-2-2-19　镜片厚度

正镜片中心厚度：$t=s_1-s_2+e$

负镜片边缘厚度：$e=s_2-s_1+t$

例 4：处方 -6.00DS，PD=64mm，椭圆形镜架 54-16-140，镜片基弧 +3.00D，中心厚度 1.4mm，折射率 1.50，问：边缘最厚端厚度是多少？

解：如图 1-2-2-20 所示，由椭圆形镜架知最厚端在水平方向，移心量 =(54+16-64)/2=3mm，则最厚端到镜片光学中心距离是 30mm，t=1.4mm，n=1.50，F_1=+3.00D，F_2=-9.00D。

$$r_1=\frac{n-1}{F_1}=\frac{1.50-1}{3}=0.17\text{m}=170\text{mm}$$

$$s_1=r_1-\sqrt{r_1^2-y^2}=170-\sqrt{170^2-30^2}=2.67\text{mm}$$

$$r_2=\frac{1-n}{F_2}=\frac{1-1.50}{-9}=0.056\text{m}=56\text{mm}$$

$$s_2=r_2-\sqrt{r_2^2-y^2}=56-\sqrt{56^2-30^2}=8.71\text{mm}$$

$$e=s_2-s_1+t=8.71-2.67+1.4=7.44\text{mm}$$

可见，这个镜片的最厚端厚度是 7.44mm，在颞侧。

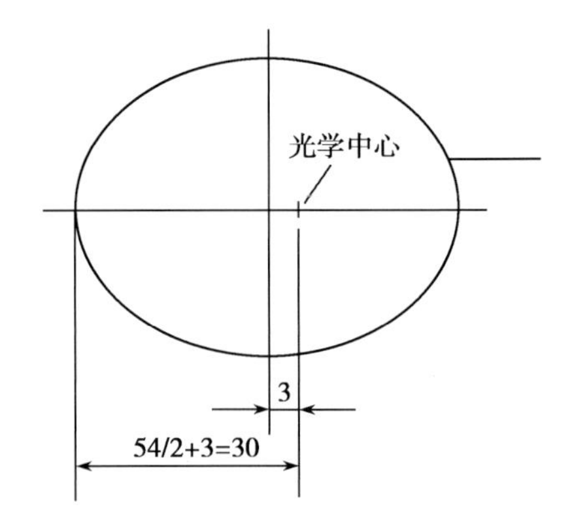

图 1-2-2-20　例 4 图示

四、球镜片的形式转换

如图 1-2-2-21 所示，同一个度数的镜片可以做成不同的形式（弯曲程度）。例如，一个 -4.00DS 的镜片，只要两个面的屈光力相加等于 -4.00D，则两个面的弯曲程度可以做成图中三种或更多的形式。

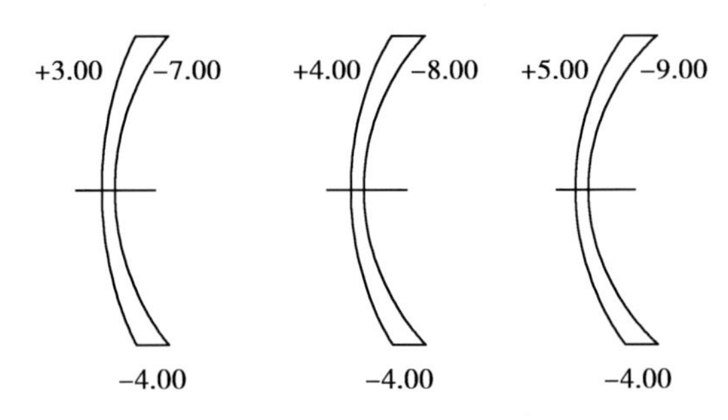

图 1-2-2-21　镜片的形式转换

（一）镜片的基弧

同一度数的镜片，可以有不同的形式（弯曲程度）。在眼镜磨制过程中，需要根据镜片和镜架的具体情况，进行镜片形式的优选组合，因而要设计合理的镜片形式。

由于镜片屈光力是由两个面组成，通常先选定一面作为镜片的基准面（或称基弧），而另一面随着基弧的变化而变化。

正镜片基弧在后面，负镜片基弧在前面。

（二）镜片的形式转换

薄镜片，镜片的两个屈光力和镜片屈光力满足公式：$F=F_1+F_2$。

厚镜片，要受到厚度的影响，需满足公式：$F=F_1+F_2-\frac{t}{n}F_1F_2$。

例 5：一个厚镜片屈光力 +8.00DS，折射率 1.50，中心厚度 10mm，如果基弧做成 -1.00D，问：前面应做成多少度？如果基弧做成 -4.00D，前面又应做成多少度？

解：已知 $F=+8.00D$，$n=1.50$，$t=10mm$，$F_{21}=-1.00D$，$F_{22}=-4.00D$，

据 $F=F_1+F_2-\frac{t}{n}F_1F_2$，得 $F_1=\frac{F-F_2}{1-\frac{t}{n}F_2}$，

将已知数代入，当 $F_{21}=-1.00D$ 时，得出 $F_{11}=+8.94D$；

当 $F_{22}=-4.00D$ 时，得出 $F_{22}=+11.69D$。

由此可以看出，基弧屈光力一旦确定，另一面的屈光力将随之改变。

（三）镜片表面曲度的测量

镜片的曲度即镜片表面弧度，可以用曲率半径表示镜面曲度大小，但眼镜光学中通常用镜片表面屈光力来表示镜片曲度。

在需要得知镜片的基弧或曲率半径（表面屈光度）时，可以用镜度表测量镜片的曲度，镜度表结构如图1-2-2-22所示。

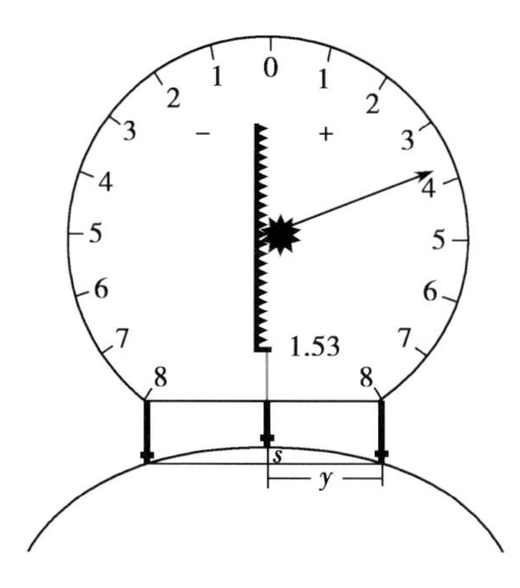

图 1-2-2-22　镜度表

镜度表表盘上指示的数字是屈光度；两侧分别是正或负屈光度；下方的数字（图中为1.53）是根据折射率1.53换算而得的屈光度。

镜度表下方有三个指针，中间的指针可上下活动，因而三个指针可以测量弧面，通过测得弧面的矢高 s，已知指针距离 y，设定折射率，再经过换算，在表盘上可以显示屈光度数值。

由于镜度表表盘上指示的屈光度是按设定的折射率（图中为1.53）而计算出来的，如果镜片的折射率不同，则需要进行换算，换算公式如下：

$$F_{镜片}=F_{镜度表}\times\frac{n-1}{1.53}$$

任务三　柱面透镜、球柱面透镜基础知识

学习目标

知识目标：1. 认识柱镜片成像原理；
2. 熟悉球柱镜片的形成及成像原理；
3. 掌握球柱镜片的形式转换；
4. 理解球柱镜片矫正视力的应用。

能力目标：1. 会目测法识别球柱镜片及其轴位；
2. 会用中和法确定球柱镜片屈光力。

素质目标：1. 具有良好的政治思想品德和职业道德；
2. 具有良好的文化素养；
3. 爱岗敬业、精益求精；
4. 礼貌待人、热心服务。

一、柱镜片

（一）柱镜片的形成

如图1-2-3-1所示，一个透明圆柱，沿 AA 方向切下圆柱一部分，得到由一个柱面和一个平面组成的正柱镜。一个圆弧沿 AA 方向切下长方体的一部分，得到由一个柱面和一个平面组成的负柱镜。柱镜轴 AA 方向曲率为0（曲率半径无穷大），在与轴垂直的方向有最大曲率（曲率半径最小）。

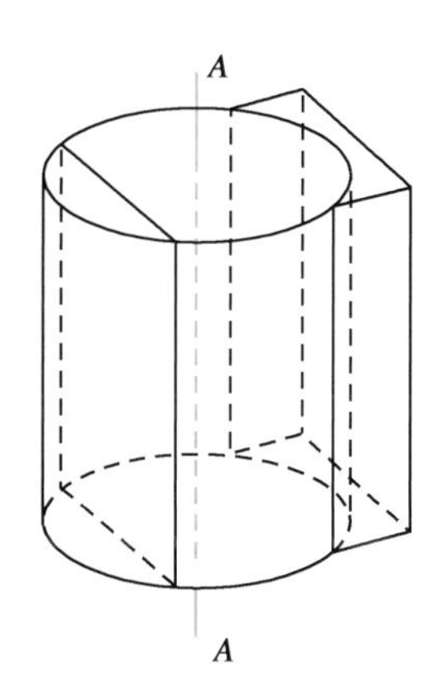

图 1-2-3-1　柱镜片的形成

柱镜片矫正单纯散光。

（二）柱镜片的光学特性

镜片的屈光力与镜片的折射率和曲率半径有关，

因此，在柱面上，由于各向的曲率半径不同，各向屈光力也不相同。

如图 1-2-3-2 所示，平行光经过柱镜片后，形成一条平行于柱镜轴的焦线。

（三）柱镜片的表达式

柱镜片的表达有柱镜大小和轴位。

1. 柱镜大小　用柱镜上最大屈光力表示，即与柱镜轴垂直方向屈光力，符号 DC。

$$F=\frac{n-1}{r}$$

在柱镜轴位方向，因 $r=\infty$，所以屈光力为 0；而在与柱镜轴位平行的方向，由于曲率半径最小，所以屈光力最大。

2. 轴位　如图 1-2-3-3 所示，柱镜轴位通常采用国际标准轴向标示（TABO）法，为将眼镜片凸面朝上放置，轴位从右边起 0°~180°方向标示。两眼的标注方法相同。

例如，一个柱镜片，柱镜度数 -2.00D，轴位在 50°方向（屈光力在 140°方向），则柱镜片的表示方法为：

$$-2.00\text{DC}\times 50$$

注意事项：

- 书写时可将“DC”省略，写成：-2.00 × 50；
- 轴位只能写数字，不能写符号“°”；
- 球面眼镜片的屈光力符号为 F_S，柱镜片屈光力符号为 F_C；
- 柱镜屈光力前面是负号，称为负散表达式；柱镜屈光力前面是正号，称为正散表达式，“+”“-”号均不能省略。

柱镜轴位还有鼻侧表示法和颞侧表示法，即分别以鼻侧为坐标原点 0°旋转 180°和以颞侧为坐标原点 0°旋转 180°的表示方法，三者之间可以换算。

（四）柱镜片上各方向屈光力

在柱镜片上，柱镜轴的方向屈光力为 0，与轴垂直的方向有最大屈光力。除此两个方向外，由于各向曲率半径不同，因而屈光力不同。

如图 1-2-3-4 所示，任意方向的屈光力计算公式如下：

$$F_\theta=F_C\ \sin^2\theta$$

式中，F_θ：与柱镜轴成 θ 角方向的屈光力；

F_C：柱镜上最大屈光力；

θ：所求方向与柱镜轴的夹角。

例 1：柱镜片 -4.00 × 20，求它在 150°方向的屈光力。

解：已知 F_C=-4.00D，θ=150-20=130°，求 F_{150}=?

$$F_{150}=-4.00\times\sin^2 130°=-2.35\text{D}$$

即该柱镜片在 150°方向的屈光力是 -2.35D。

对于斜轴散光，如果计算水平和垂直方向屈光力，则可由上述公式推导得出：

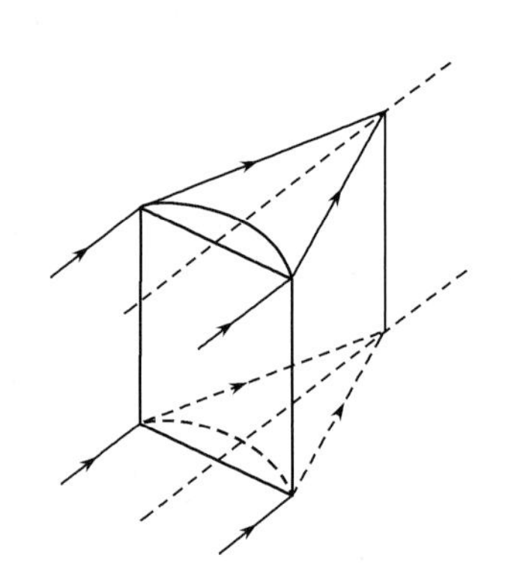
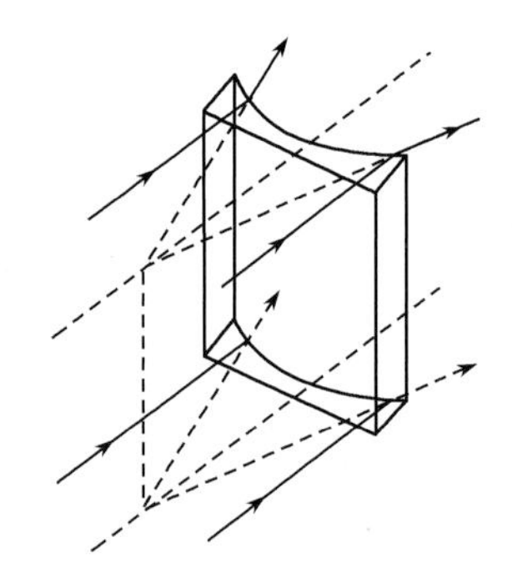

图 1-2-3-2　柱镜片成像

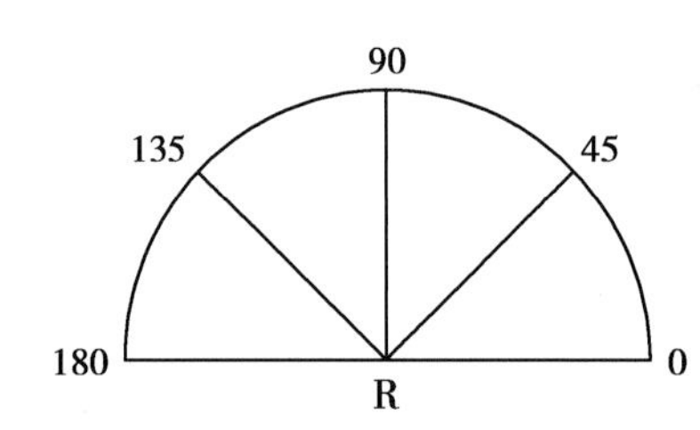

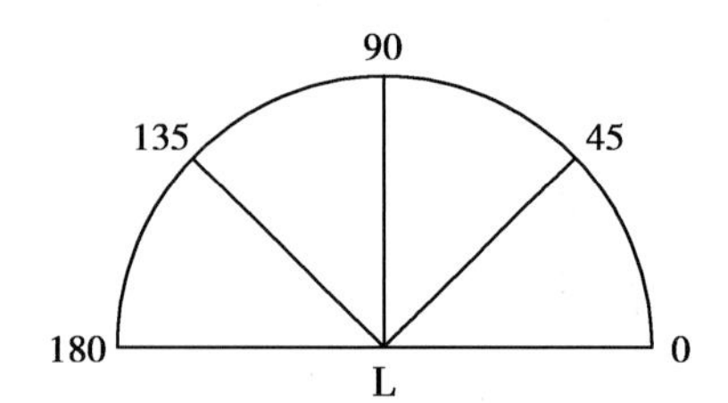

图 1-2-3-3　柱镜片轴位表示法

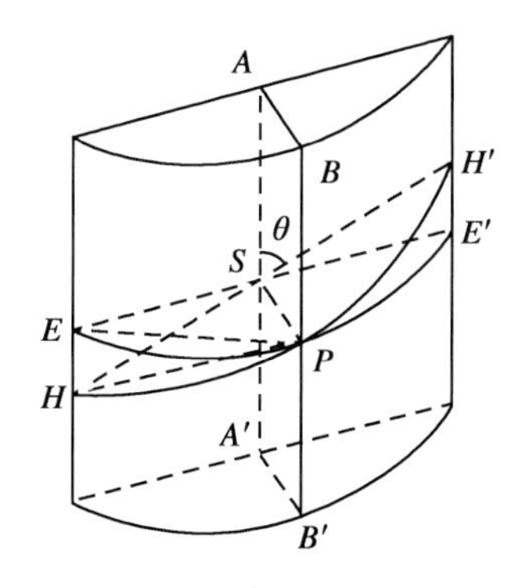

图 1-2-3-4　柱镜片上任意方向屈光力

$$F_H = F_C \sin^2 A$$

$$F_V = F_C \cos^2 A$$

式中，A：柱镜轴位。

二、球柱镜片

（一）柱镜片的联合

与球镜片联合类似，柱镜片也可以联合，在表示两镜片联合时，可以用联合符号“/”。

柱镜片的联合可以是同轴联合，如图 1-2-3-5 所示，也可以是垂轴联合，如图 1-2-3-6 所示。

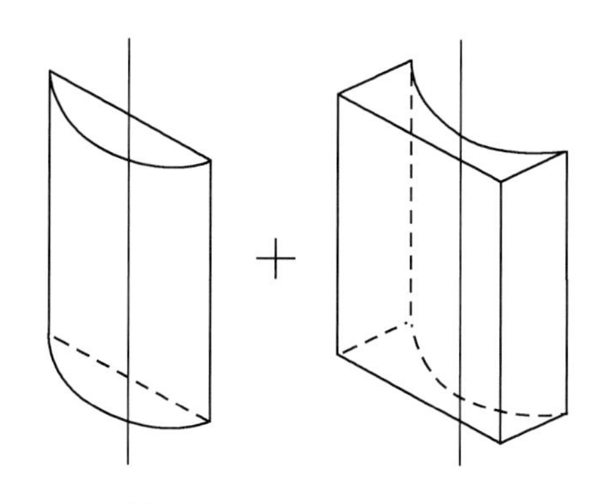

图 1-2-3-5　柱镜片同轴联合

1. 两柱镜片同轴联合　两柱镜同轴联合后，生成的新的柱镜，新柱镜轴位不变，屈光力相叠加。

2. 两柱镜片垂轴联合　两柱镜片轴位相互垂直（垂轴）联合后，生成新的镜片可能是球镜片或球柱镜片。

当两个柱镜片完全相同且垂轴联合时，生成一个球镜片；当两个柱镜片不相同且垂轴联合时，生成一个球柱镜片，球柱镜是指在一个透镜中既含有球镜成分，又含有柱镜成分。

在进行柱镜片联合换算时，可以用光学十字线法，

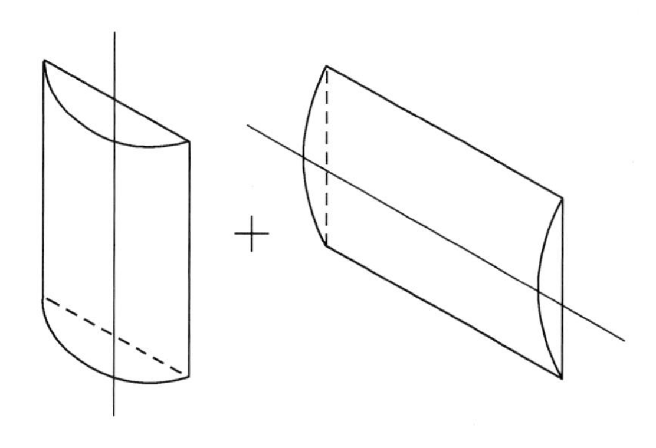

图 1-2-3-6　柱镜片垂轴联合

也可以用口诀法。

（二）光学十字线法

光学十字线法就是在一个以水平和垂直相交的十字线区域内标出镜片主子午线方向（最大和最小方向）上的屈光力。这种方法使用方便、直观，更容易计算。

例如，用光学十字线法表示下列各镜片屈光力，如图 1-2-3-7 所示。

1. 同轴联合　如图 1-2-3-8 所示。

2. 垂轴联合　两个柱镜片屈光力相同，垂轴联合后生成球镜片，如图 1-2-3-9 所示。

两个柱镜片屈光力不同，垂轴联合后生成球柱镜片，如图 1-2-3-10 所示。

由图 1-2-3-10 可以看出，两个屈光力不同的柱镜片，垂轴联合后生成两种球柱镜片形式，一种是正散表达式（散光度数前面是正号），另一种是负散表达式（散光度数前面是负号）。这两种表达式表示的屈光力是一样的，可以互相转换。一般在处方中采用负散表达式。

（三）正散和负散表达式的转换

从图 1-2-3-10 的例子可以看到，$-2.00/-1.00 \times 90$ 的表达式和 $-3.00/+1.00 \times 180$ 表达式是同一个屈光力，前者是球柱镜的负散表达式，后者是球柱镜的正散表达式，两种形式可以互相转换。转换的方法可以用光学十字线法，也可以用口诀法。

例 2：将 $+3.00/-4.00 \times 180$ 转换成正散表达式

(1) 光学十字线法

如图 1-2-3-11 所示，

即 $+3.00/-4.00 \times 180 = -1.00/+4.00 \times 90$

(2) 口诀法

“求和、变号、转轴”。

求和：新球柱透镜的球镜度数等于原球柱透镜球镜度数与柱镜度数的代数和；

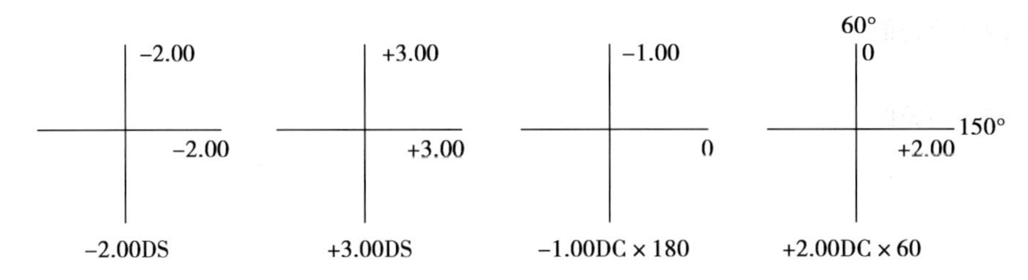

图 1-2-3-7　光学十字线法表示球镜片和柱镜片

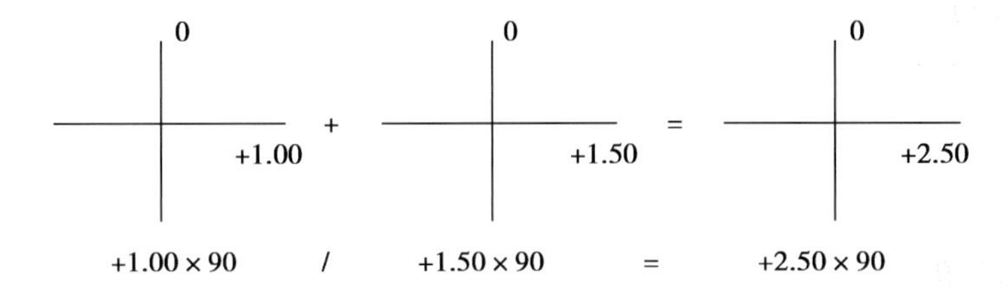

图 1-2-3-8　光学十字线法表示柱镜片同轴联合

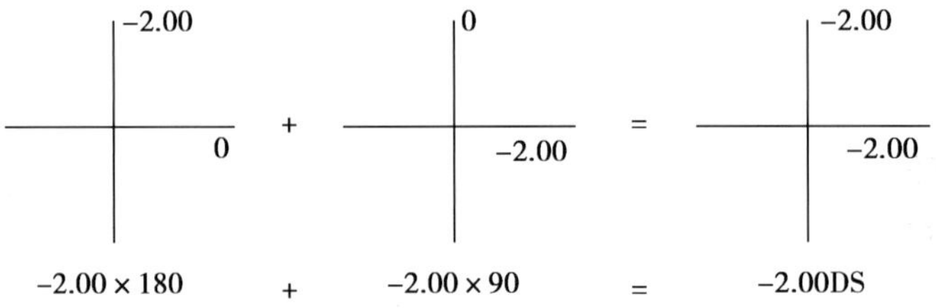

−2.00　0　+　0　−2.00　=　−2.00　−2.00

−2.00 × 180　+　−2.00 × 90　=　−2.00DS

图 1-2-3-9　光学十字线法表示柱镜片垂轴联合

−2.00　0　+　0　−3.00　=　−2.00　−2.00　+　0　−1.00

−2.00　0　+　0　−3.00　=　−3.00　−3.00　+　+1.00　0

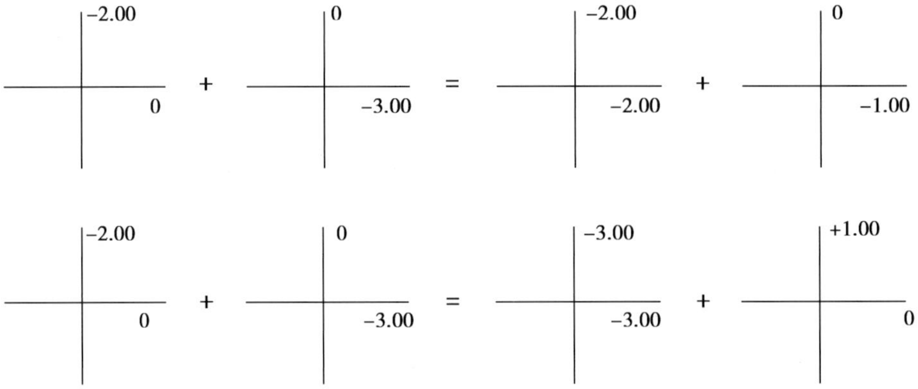

−2.00 × 180/−3.00 × 90=−2.00/−1.00 × 90 或 −3.00/+1.00 × 180

图 1-2-3-10　光学十字线法表示柱镜片垂轴联合

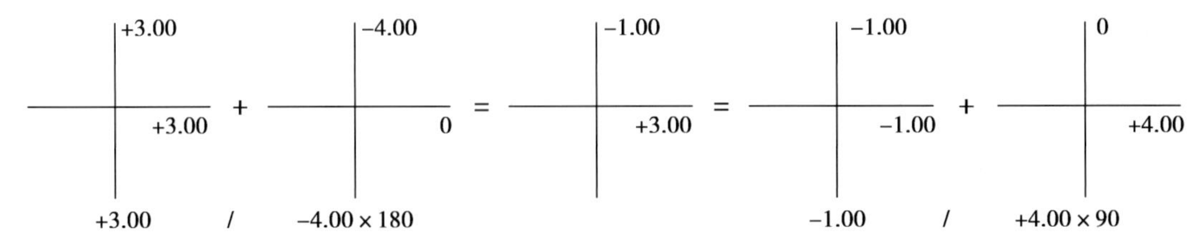

图 1-2-3-11　例 8 图示

变号：新球柱透镜的柱镜符号与原球柱透镜的柱镜符号相反；

转轴：新球柱透镜的轴位与原球柱透镜的轴位相差 90°。

+3.00/−4.00 × 180=（+3.00−4.00）/+4.00 ×（180−90）=−1.00/+4.00 × 90

（四）球柱镜片成像

由于球柱镜片可以看成是两个屈光力不同的柱镜片垂轴联合，根据光的独立传播定律，两个柱镜各自成像，彼此互不影响，各自独立地传播，在相交处，其相互作用是简单地相加。由此，球柱镜成像（史氏光锥）如图 1-2-3-12 所示。

图中，该球柱镜片在垂直方向的屈光力大于水平方向，因而平行光经过镜片后，垂直方向先聚焦为一条水平焦线，水平方向后聚焦于一条垂直焦线。在水平和垂直方向屈光力相等处，成像为最小弥散圆。其他地方则是因屈光力不等而成椭圆形的像。

（五）球柱镜片在任意方向的屈光力

球镜片的光学特点是在任意方向屈光力相同，而柱镜片则不同，因而球柱镜片在任意方向的屈光力应该是球镜片屈光和和柱镜片在该方向屈光力的叠加。

例 3：球柱镜片 +5.00/−3.00 × 60，问：该镜片在水平和垂直方向的屈光力是多少？

解：$F_H = +5.00 - 3.00\ \sin^2 60° = +2.75\text{D}$

$F_V = +5.00 - 3.00\ \cos^2 60° = +4.25\text{D}$

（六）目测法识别球柱镜片及其轴位

◀ 视频　目测法识别球柱镜片及其轴位

选取一个十字为目标（如地砖十字缝）。

1. 确定镜片光学中心　手持镜片，单眼视线垂直镜片表面和目标进行观察，移动或转动镜片，当镜片中的十字与目标十字重合时，镜片中十字交叉点就是镜片的光学中心。

2. 判断球柱镜片及其正散轴和负散轴　围绕镜片光学中心旋转镜片，观察镜片中十字是否变化，如果十字呈剪刀运动，则该镜片是球柱镜片，镜片中与目标重合的十字就是球柱镜片的两个主子午线，即柱镜轴。如图 1-2-3-13 所示。

旋转镜片，由于两柱镜轴呈剪刀运动，因而必然有一个轴的运动方向与镜片的旋转方向相同，称为顺动，即球柱镜片的负散轴；则另一个柱镜轴是逆动，即球柱镜片的正散轴。

目测法可以快速识别球柱镜片及其散光轴位，对镜片进行初步判断。

（七）中和法确定球柱镜片屈光力

◀ 视频　中和法确定球柱镜片屈光力

由于球柱镜片各个方向屈光力不同，只要把球柱镜片看成两个正交柱镜，中和两个主子午线方向的屈光力即可。

首先确定球柱镜片的轴位，再分别观察轴位方向的屈光力正负，取与之符号相反的试镜片与之密接联合（两镜片不要碰到），用视觉像移法观察镜片联合后的正负情况，调整镜片度数大小，直到联合后的像不动。此时，该子午线方向的屈光力与试镜片的屈光力大小相等，符号相反；同理，中和得出另一个轴位的屈光力。

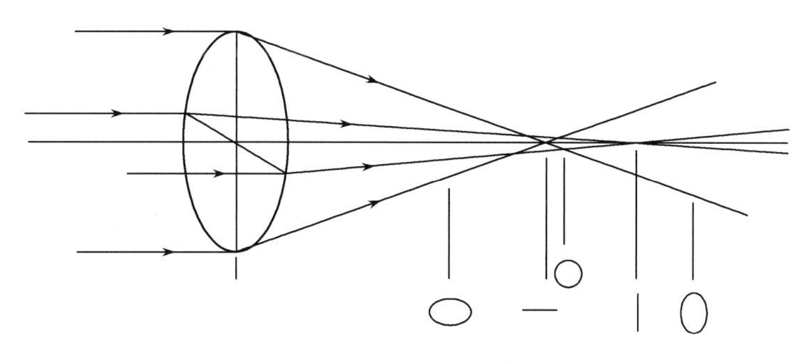

图 1-2-3-12　球柱镜成像

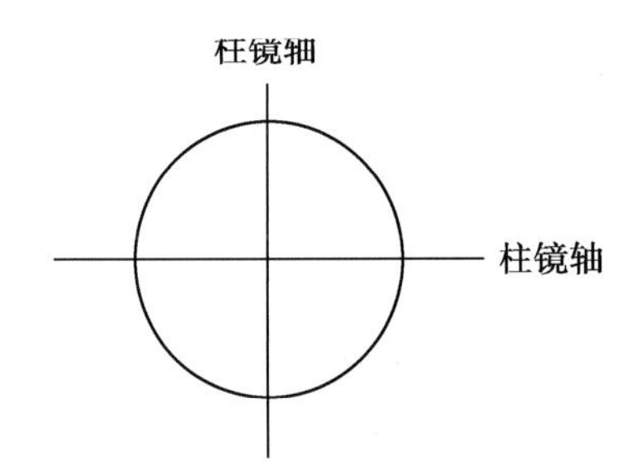

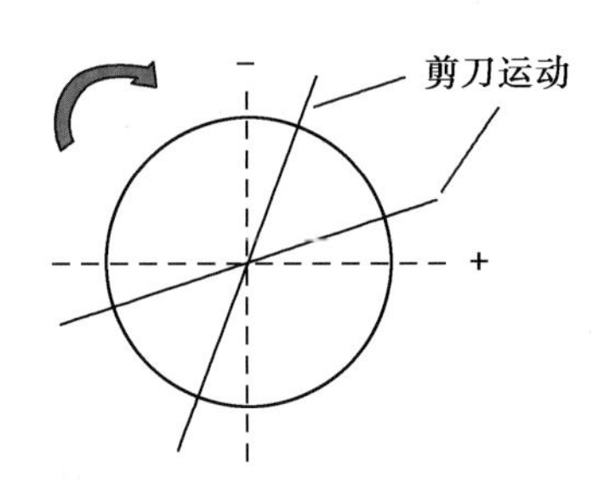

图 1-2-3-13　目测法识别球柱镜片及其轴位

任务四　棱镜、透镜的棱镜效应及移心基础知识

学习目标

知识目标：1. 棱镜的成像特点；
2. 棱镜表达式；
3. 棱镜的合成与分解；
4. 镜片的棱镜效果。

能力目标：1. 会计算镜片上各点的棱镜效果；
2. 会分析镜片上的棱镜效果对矫正视力的影响。

素质目标：1. 具有良好的政治思想品德和职业道德；
2. 具有良好的文化素养；
3. 爱岗敬业、精益求精；
4. 礼貌待人、热心服务。

一、棱镜的名词术语

（一）棱镜的组成

如图 1-2-4-1 所示，棱镜是由两个相互不平行的工作面组成，$ABB'A'$ 面和 $ACC'A'$ 面。工作面可以是平面，也可以是曲面。镜片的前表面和后表面就是两个工作面。

（二）棱镜的名词术语

屈光面：棱镜的工作面也称为屈光面；

棱：屈光面相交所形成的线称为棱 AA'；

主截面：垂直于棱的截面 ABC；

顶（尖）：棱与主截面的交点称为顶 A；

顶角：两屈光面相交所形成的夹角称为顶角，用 α 表示；

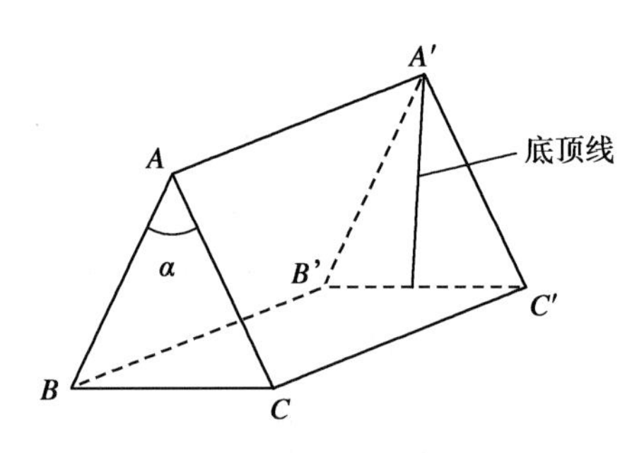

图 1-2-4-1　棱镜

底：正对顶的面称为底 $BCC'B'$；

底顶线：通过顶且垂直于底的直线称为底顶线。

二、棱镜成像特点

（一）棱镜对光线有偏折作用，无聚散能力

如图 1-2-4-2 所示，平行光进入棱镜后，仍以平行光出射，这是因为光线由一种介质进入另一种介质时，入射角相同，折射角也相同。

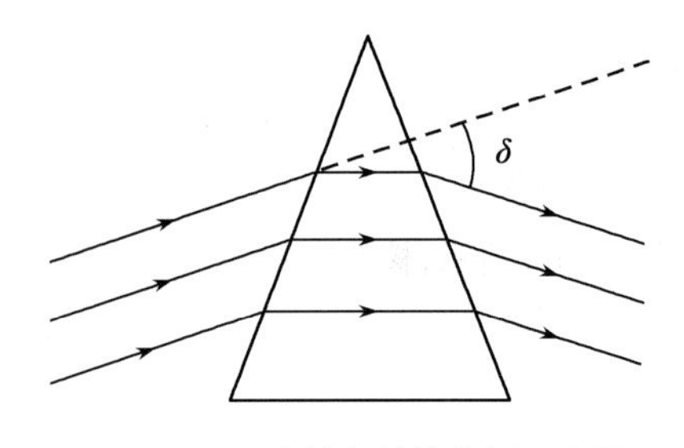

图 1-2-4-2　光线经棱镜偏折示意图

（二）光线进入棱镜后，向基底方向偏折

光线由一种介质进入另一种介质时，在分界面会产生折射，根据折射定律，可以计算出光线是向基底方向偏折的，如图 1-2-4-2 所示。

（三）人眼通过棱镜看物体，物体向顶（尖）偏移

光线 A 入射棱镜后，向基底偏折进入眼睛，人在观察时认为光线是直线传播的，因而并不认为物体在原来的位置，而是在偏移的位置 A'，此时看到的是虚像，如图 1-2-4-3 所示。

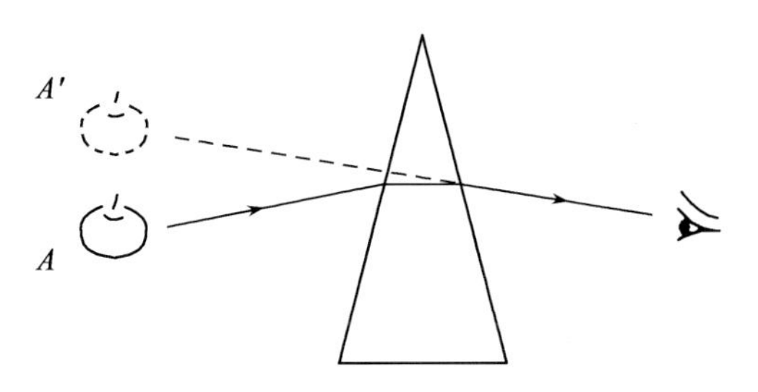

图 1-2-4-3　通过棱镜看物体

（四）色散现象

由于光线通过棱镜时，偏折程度与介质折射率有关，而同一种介质对不同波长的光折射率是不同的，所以，由七色光组成的白光通过棱镜后各色光出射的偏向角不同，即出现色散现象。

三、棱镜大小的单位

（一）偏向角

如图 1-2-4-2 所示，出射光线和入射光线之间的夹角 δ 称为偏向角。偏向角客观地反映了棱镜对光线的偏折能力，偏向角越大，表明棱镜对光线的偏折能力越强。但因其在实际工作中不易测量，因而不用偏向角来表示棱镜的大小。

（二）棱镜度

如图 1-2-4-4 所示，棱镜度（$^{\Delta}$）：指当光线通过该棱镜时，使出射光线相对入射光线在 x（m）处偏移 y（cm）的距离；或通过棱镜看物体，在 x（m）距离处偏移 y（cm）的距离。

由棱镜度的定义得出公式：

$$P^{\Delta}=\frac{y(\text{cm})}{x(\text{m})}$$

例 1：光线经过棱镜后，在 5m 处偏移了 2cm，问该棱镜的大小是多少？

解：根据公式

$$P^{\Delta}=\frac{y(\text{cm})}{x(\text{m})}=\frac{2}{5}=0.4^{\Delta}$$

即棱镜大小是 0.4^{Δ}。

由图 1-2-4-4 可知，棱镜度与偏向角的关系为：

$$P^{\Delta}=100\tan\delta$$

棱镜度是国际眼科界公用的单位。棱镜度能直接显示出物像移位的距离，便于测量；缺点是与偏向角的关系不是线性的，而是正切关系，数值越大，非线性愈明显。例如，$P=1^{\Delta}$ 时，$\delta=\tan^{-1}0.01=0.572\ 94°$，而 $P=100^{\Delta}$ 时，$\delta=\tan^{-1}1=45°\neq57.294°$。

（三）厘弧度

厘弧度（$^{\nabla}$）：指当光线通过该棱镜时，使出射光线相对入射光线在 x（m）距离处偏移 y（cm）的弧度；或通过棱镜看物体，在 x（m）距离处偏移 y（cm）的弧度。如图 1-2-4-5 所示。

由厘弧度的定义和图 1-2-4-5 得出，厘弧度与偏向角的关系如下：

$$P^{\nabla}=100\delta(rad)=1.745\delta(\deg)$$

厘弧度与偏向角成线性关系，但测量不方便，因而在实际工作中不常用。

（四）顶角

如图 1-2-4-6 所示，如果棱镜是同一种材料，即折射率相同，则顶角越大，对光线的偏折能力也越大。

对于眼镜来讲，通常顶角较小，通过近似公式计算，得出偏向角与顶角的关系如下：

$$\delta=(n-1)\alpha$$

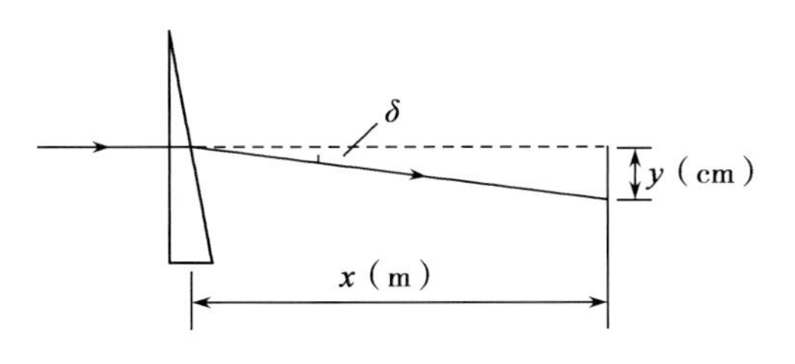

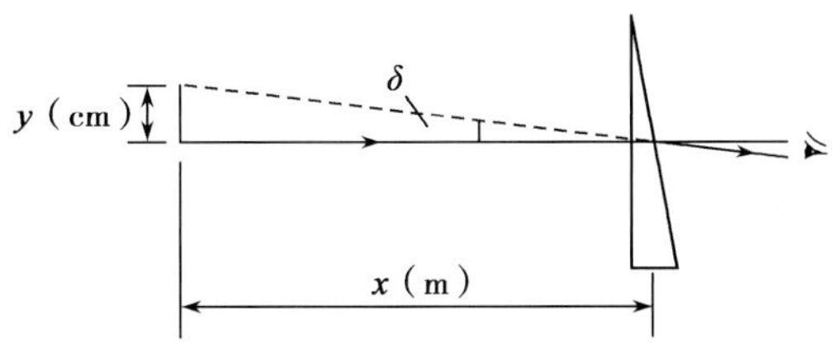

图 1-2-4-4　棱镜度

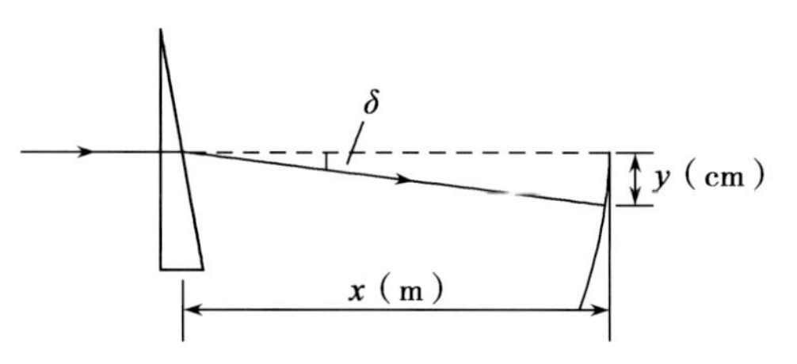

图 1-2-4-5　厘弧度定义

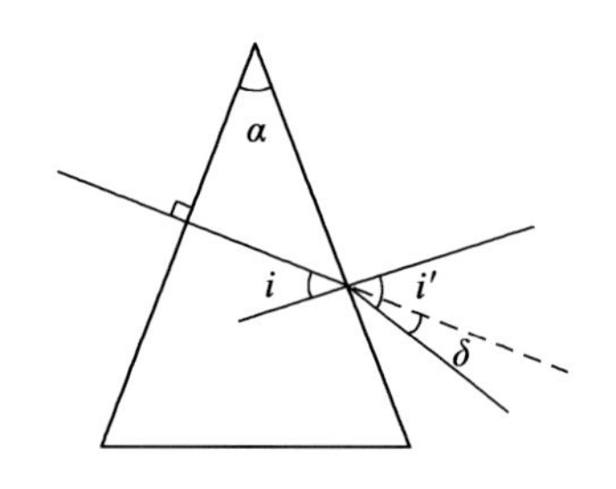

图 1-2-4-6　顶角与偏向角

可见偏向角与折射率有关，与顶角成正比。

四、棱镜与镜片的关系

如图 1-2-4-7 所示，棱镜是组成球镜片和柱镜片的最基本的光学单元：

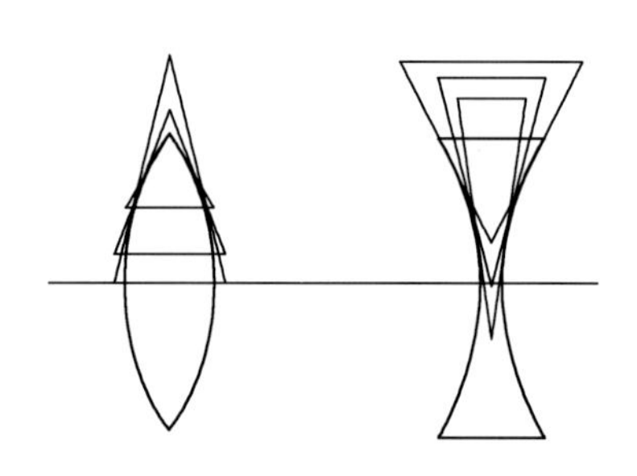

图 1-2-4-7　棱镜与镜片的关系

正球镜片是由无数个大小不等的底相对的棱镜排列后旋转组成；

负球镜片是由无数个大小不等的尖相对的棱镜排列后旋转组成；

正柱面镜片是由无数个大小不等的底相对的棱镜排列组成；

负柱面镜片是由无数个大小不等的尖相对的棱镜排列组成。

正是由于镜片上各处的棱镜大小不同，才会对光线产生会聚或发散作用。

五、棱镜表达式

在棱镜处方中，表达棱镜不仅要有大小，还要有方向，用棱镜基底的朝向代表棱镜的方向，符号 B，通常，基底朝向有两种表示方法。

（一）360°法

如图 1-2-4-8 所示，360° 法也是国际标准表示法，将眼镜片凸面朝上放置，从右边起 0°~360° 方向标示。两眼的标注方法相同。

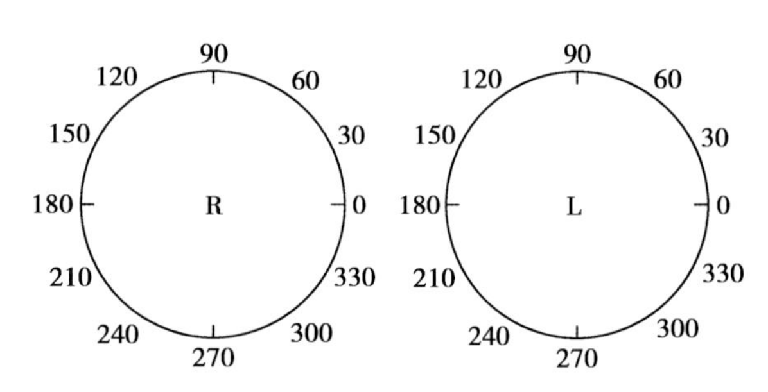

图 1-2-4-8　棱镜基底 360° 表示法

（二）上下内外法

如图 1-2-4-9 所示，上下内外法是将基底方向分为四个方向，分别是底朝上（BU）、底朝下（BD）、底朝内（BI）、底朝外（BO）。

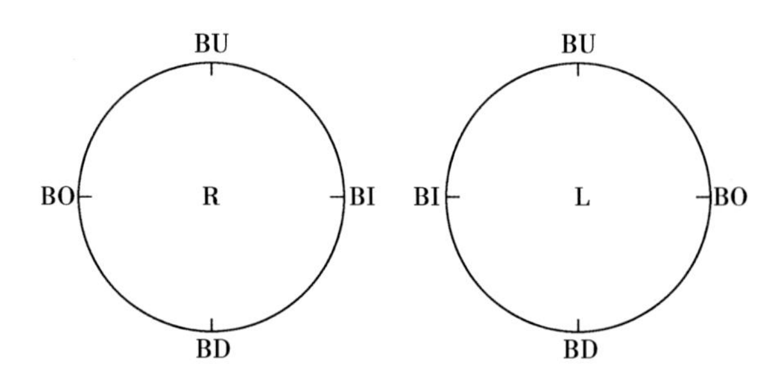

图 1-2-4-9　棱镜基底上下内外表示法

两种方法可以互换，但要注意左右眼。

例如，B180°，对于右眼，是BO；而对于左眼，则是BI。

对于正镜片，由于光学中心处最厚，所以棱镜基底朝向光学中心；而对于负镜片，由于光学中心处最薄，所以棱镜基底朝向周边。

六、棱镜的合成与分解

基底朝向斜向，既可以用360°法表示，也可以用上下内外法表示，两者之间的换算符合勾股定理。

如图1-2-4-10所示，已知水平方向和垂直方向棱镜度，则合成棱镜公式为：

$$P=\sqrt{P_H^2+P_V^2},\quad \theta=arctg\frac{P_V}{P_H}$$

式中，P_H：水平方向棱镜度；

P_V：垂直方向棱镜度；

P：合成后的棱镜度；

θ：合成后棱镜基底方向。

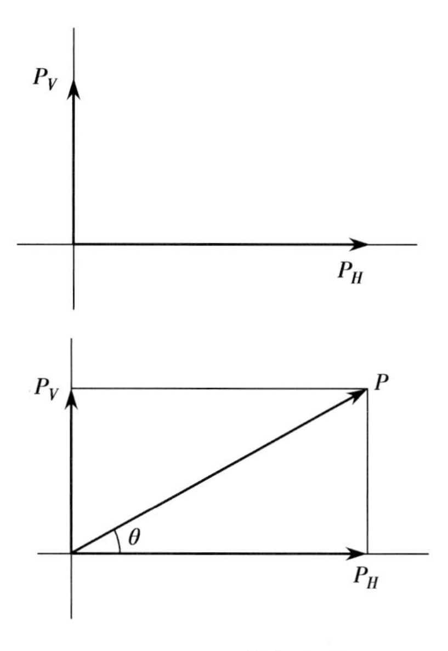

图1-2-4-10　棱镜合成

同理，如果已知棱镜大小P，基底朝向θ，则分解到水平和垂直方向的棱镜度是：

$$P_H=P\cos\theta,\quad P_V=P\sin\theta$$

例2：有棱镜8^{Δ}B180°/5^{Δ}B270°，问：如果用360°法表示，棱镜是多少？

解：根据题意作图1-2-4-11，

$$P=\sqrt{P_H^2+P_V^2}=\sqrt{8^2+5^2}=9.43^{\Delta}$$

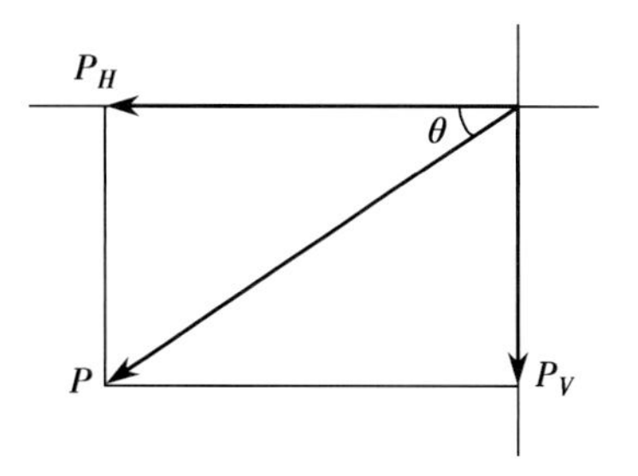

图1-2-4-11　例2图示

$$\theta=arctg\frac{P_V}{P_H}=arctg\frac{5}{8}=32.0°$$

可以看出，合成后的棱镜基底朝向第三象限，应θ+180°，则360°法表示棱镜为9.43^{Δ}B212.0°。

七、镜片的棱镜效果

（一）棱镜计算公式

如图1-2-4-12所示，镜片焦距f'，进入镜片的光线会聚于焦点F'处，即光线经过镜片后，在f'距离处偏移了c距离，根据棱镜度公式：

$$P=\frac{c(\text{cm})}{f'(\text{m})}$$

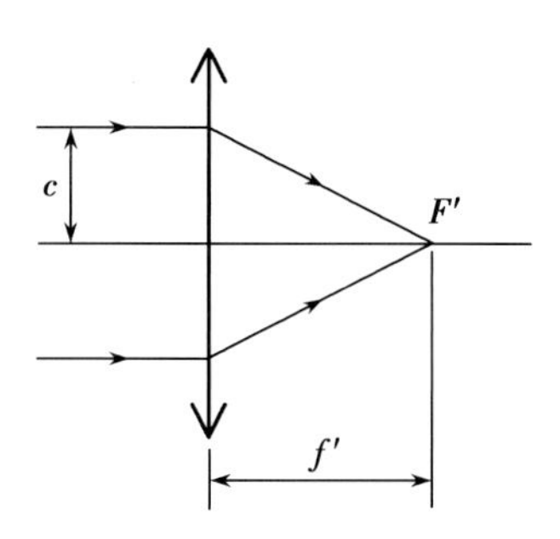

图1-2-4-12　棱镜计算公式推导

由于在空气中，$\frac{1}{f'}=F$，得出镜片上任意一点棱镜大小关系式如下：

$$P=cF$$

公式中，P：棱镜度，单位$^{\Delta}$；

C：镜片上某一点到镜片光学中心的距离，单位厘米（cm）；

F：镜片屈光力，单位屈光度（D）。

由公式可以看出，镜片上某一点距镜片光学中心越远，该点棱镜度越大，即该点对光线偏折的程度越大；或者，对于镜片上某一点来讲，镜片屈光力越大，这一点的棱镜度也越大。

（二）球镜片的棱镜效果

下面举例说明球镜片的棱镜效果及其应用。

例 3：一个镜片 –4.00DS，问：在镜片上方距光学中心 5mm 的地方，棱镜是多少？

解：如图 1-2-4-13 所示为负镜片示意图，根据公式计算出棱镜大小：

$$P = cF = 5\times10^{-1}\times4 = 2^{\Delta}$$

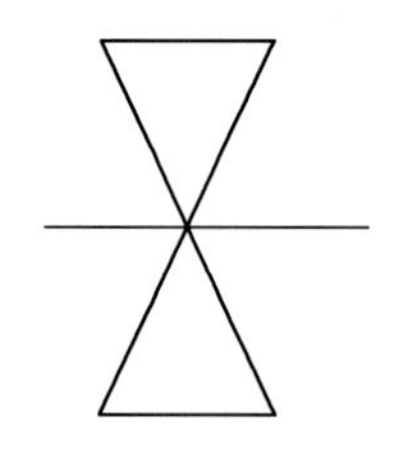

图 1-2-4-13　例 3 图示

由图中可以看出，镜片上方基底（厚端）朝上，所以该点的棱镜是 2^{Δ}BU。

例 4：某人双眼戴 –6.00DS 的眼镜片，配戴位置偏下 3mm，问此时看 5m 远处物体时，物体偏移情况如何？

解：眼镜位置偏下，则说明眼睛在镜片光学中心上方 3mm 处看物体，此时产生的棱镜效果是：

$$P = cF = 3\times10^{-1}\times6 = 1.8^{\Delta}\text{BU}$$

由棱镜度定义知，$y = Px = 1.8\times5 = 9\text{cm}$

故此时看 5m 远处物体时，物体向下（尖端）偏 9cm。

例 5：某人新配眼镜度数 R–6.00DS，L–4.00DS，瞳距 60mm，加工后眼镜的光学中心水平距离误做成 64mm，问：此时戴镜的棱镜效果如何？

解：根据题意作图 1-2-4-14，因为两眼度数不同，所以分别计算，已知每只眼的光学中心与瞳孔位置偏差 2mm，则：

$$P_R = cF_R = 2\times10^{-1}\times6 = 1.2^{\Delta}\text{BI}$$

$$P_L = cF_L = 2\times10^{-1}\times4 = 0.8^{\Delta}\text{BI}$$

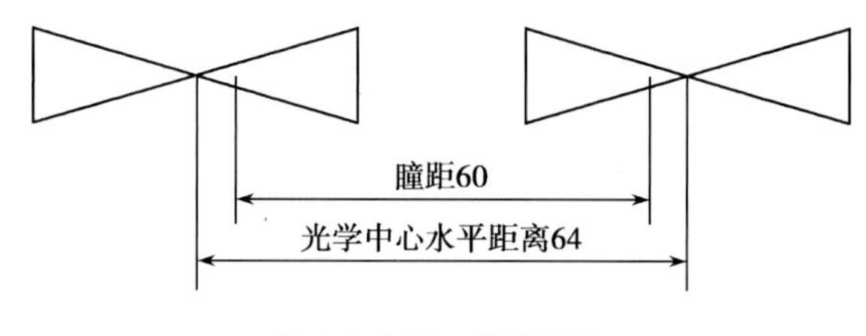

图 1-2-4-14　例 5 图示

双眼分别产生了基底向内的棱镜，总的棱镜效果是（1.2+0.8=）2.0^{Δ}。

例 6：某人新配眼镜度数 R–6.00DS，L–4.00DS，瞳距 60mm，结果加工后右眼的光学中心上移 1mm，左眼的光学中心上移 2mm，问：此时戴镜的棱镜效果如何？

解：根据题意作图 1-2-4-15，

$$P_R = cF_R = 1\times10^{-1}\times6 = 0.6^{\Delta}\text{BD}$$

$$P_L = cF_L = 2\times10^{-1}\times4 = 0.8^{\Delta}\text{BD}$$

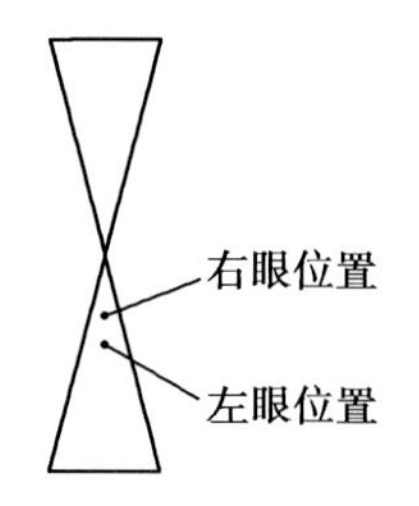

图 1-2-4-15　例 6 图示

双眼分别产生了基底向下的棱镜，总的棱镜效果差是 0.8–0.6=0.2^{Δ}。

双眼产生的棱镜效果之差，称为差异棱镜效果。差异棱镜效果的大小影响配戴眼镜的舒适性，在配镜中要加以控制，国标中其数值有要求。

计算双眼差异棱镜效果时，按照 360°法方向，双眼棱镜基底朝向同侧相减，朝向异侧则相加。

（三）球柱镜片的棱镜效果

在计算球柱镜片的棱镜效果时，需要注意，使用公式 $P=cF$ 时，距离 c 和屈光力 F 的方向性，要求在同方向的距离和屈光力相乘，才能得出该方向的棱镜度。

例 7：一个镜片度数 –4.00DS/–2.00DC ×20，问：在镜片 120°方向 5mm 位置 A 点的棱镜效果如何？请用上下内外法和 360°法分别表示。

解：根据题意作图 1-2-4-16，

A 点距光学中心的水平和垂直距离分别是：

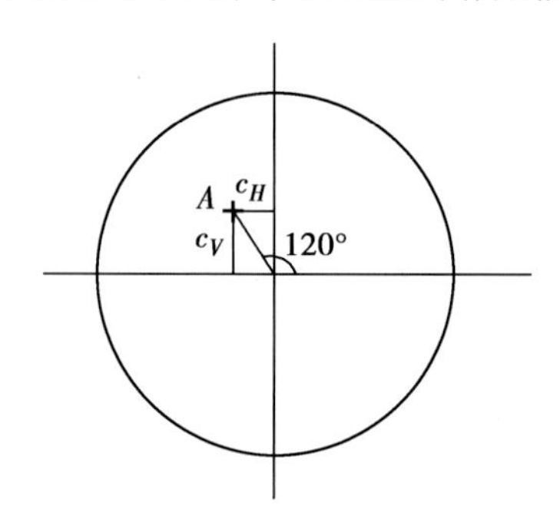

图 1-2-4-16　例 7 位置图示

$$c_H = 5\times10^{-1}\cos 60° = 0.25\text{cm}$$

$$c_V = 5\times10^{-1}\sin 60° = 0.43\text{cm}$$

该镜片在水平和垂直方向的屈光力分别是：

$$F_H = -4.00-2.00\sin^2 20° = -4.23\text{D}$$

$$F_V = -4.00-2.00\cos^2 20° = -5.77\text{D}$$

A 点的水平和垂直方向棱镜效果是：

$$P_H = c_H F_H = 0.25\times4.23 = 1.06^{\Delta}\text{B } 180°$$

$$P_V = c_V F_V = 0.43\times5.77 = 2.48^{\Delta}\text{B } 90°$$

此时 A 点的棱镜效果可以写成：1.06^{Δ}B 180° / 2.48^{Δ}B 90°，此即上下内外法表示。

下面将上下内外法换算成 360°法，根据前面计算出的水平垂直棱镜度作图 1-2-4-17，

$$P = \sqrt{{P_H}^2+{P_V}^2} = \sqrt{1.06^2+2.48^2} = 2.70^{\Delta}$$

$$\theta = arctg\frac{P_H}{P_V} = arctg\frac{1.06}{2.48} = 23.1°$$

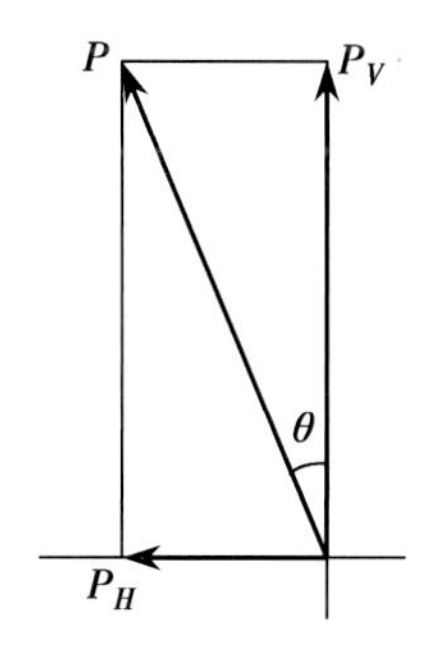

图 1-2-4-17　例 7 棱镜图示

此时 A 点的棱镜效果可以写成：2.70^{Δ}B113.1°，此即 360°表示法。

（四）移心法则

前面所述是镜片上任意一点的棱镜效果，在镜片割边加工时，有时可以通过移光心的方法，将镜片上满足棱镜效果的那一点移到瞳孔位置，称为移心。

移心法则：正镜片移心方向与所需要棱镜基底方向相同；负镜片移心方向与所需要棱镜基底方向相反。

例 8：一处方为 R-8.00DS/4^{Δ}BI/2^{Δ}BD，PD60mm，椭圆形镜架 52-16-135，问：如何通过割边移心加工合格产品？

解：根据处方要求，计算移心量，

$$c_H = \frac{P_H}{F} = \frac{4}{8} = 0.5\text{cm} = 5\text{mm 外移}$$

$$c_V = \frac{P_V}{F} = \frac{2}{8} = 0.25\text{cm} = 2.5\text{mm 上移}$$

根据镜架尺寸和瞳距要求，瞳孔位置应位于镜架几何中心距内侧[(52+16−60)/2=]4mm 处，则水平方向镜片光学中心相对于镜架几何中心移心量是：

c_H=5−4=1mm 外移，　c_V=2.5mm 上移

由此割边加工，可使得眼睛视线通过镜片之处满足处方要求。

在割边移心时需要注意，移心量不可过大，镜片直径大小应满足移心量要求。通常，大度数小棱镜的情况下，可以通过割边时移心完成棱镜的加工，反之则不可以。若不可以通过割边移心完成棱镜加工时，需要向镜片生产厂家定制棱镜镜片。

镜片直径是否足够大，可以在割边前上盘时观察确定，也可以用下面公式计算：

$$d = D+d'-PD+c+\Delta$$

式中，d：镜片最小直径；D：镜架两镜圈几何中心距；d'：镜圈最大尺寸；PD：瞳距；c：棱镜所需移心量；Δ：加工余量。

（五）通过棱镜看物体所产生的几种现象

1. 像位移　如图 1-2-4-18 所示，当眼睛没有通过镜片光心看物体时，视物会因棱镜效果而产生位移，如图中，将 A 处物体看成在 A' 处。

特别是通过眼镜看近时，往往没有通过镜片光学中心，如果左右眼镜片近用顶焦度相同，则产生的像位移也相同，视近时不会产生不适的感觉；如果左右眼镜片顶焦度不等，则左右眼同时看一近物时所产生的棱镜效果不等，像位移程度也就不同，有可能造成左右眼隐性眼位参差而使戴镜者不适。

2. 旋转放大　通过远离镜片光轴的位置看远方物体时，与不戴眼镜看同一远方物体时，眼镜的旋转角是不同的。这两种转动大小之比，称为旋转放大。

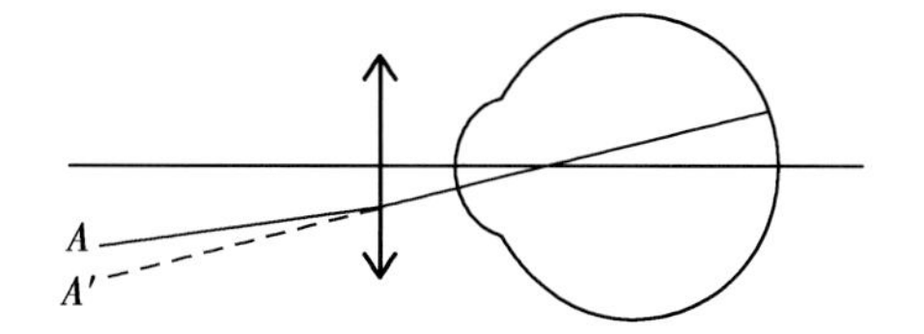

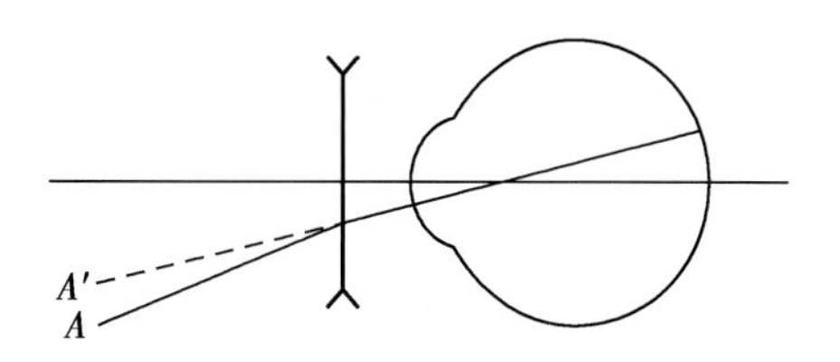

图 1-2-4-18　像位移

如图 1-2-4-19 所示，C 是眼睛的旋转中心，不通过镜片看远方物体时，眼睛需转动 θ 角度，通过镜片看同样远方物体时，眼睛需转动 θ' 角度，旋转放大率为：

$$M_R=\frac{\theta'}{\theta}=\frac{40}{40-F}$$

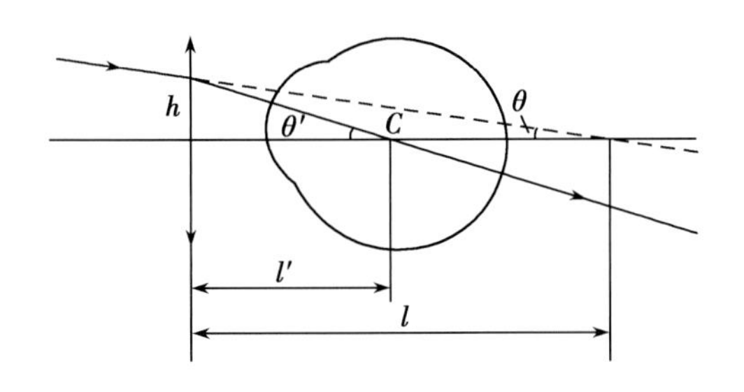

图 1-2-4-19　旋转放大

（六）棱镜所产生的几种现象

见视频。

◀ 视频　镜片偏折及周边盲区与负像区

任务五　多焦点、渐变焦镜片基础知识

学习目标

知识目标：1. 双焦镜片的光学特性；

2. 渐变焦镜片的特点。

能力目标：1. 会运用双焦镜片和渐变焦镜片的特点指导配镜；

2. 会目测识别渐变焦镜片。

素质目标：1. 具有良好的政治思想品德和职业道德；

2. 具有良好的文化素养；

3. 爱岗敬业、精益求精；

4. 礼貌待人、热心服务。

镜片矫正视力的原理是将所需要视距的物体成像在眼的远点。大多数远用矫正视力的视距是无限远，相当于看远达到正视眼的程度。当人步入中年，调节力下降时，不仅需要矫正远视力，还需要矫正近视力，即需要矫正两个视距，由此出现了矫正双视距功能的镜片——双焦镜片。能够矫正多个视距的镜片称为多焦镜片。随着科技的进步，人们发明了矫正由远及近连续视距的镜片——渐变焦镜片，其给人们工作和生活带来了极大的方便。

一、双焦镜片

双焦镜片是具有双视距功能的镜片，即在一个镜片上的不同区域有两个不同的屈光力，分别用于矫正两个视距（看远和看近）。

（一）双焦镜片的功能区域

双焦镜片由一个主镜片与一个子镜片结合在一起，具有两个不同屈光力的区域。主镜片是远用区，子片是近用区。在使用双焦镜片时，看远通过主镜片的光学中心，即远用视心；看近通过子片视心，即近用视心。子镜片和子片形状相同，但意义不同。

通常子片顶点是子片的最高点，子片顶点位置要位于主镜片光学中心下方鼻侧，以满足看近时眼睛下转内转。

1. 胶合双焦镜片　如图 1-2-5-1 所示，子镜片的后表面曲率半径与主镜片的前表面曲率半径相同，用胶

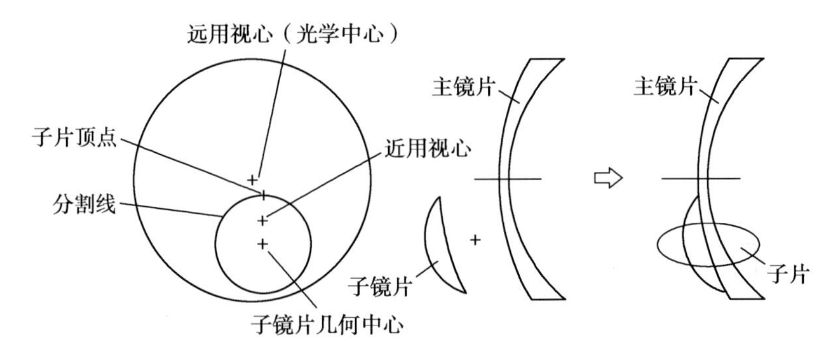

图 1-2-5-1　胶合双焦镜片

粘合在一起，形成胶合双焦镜片。

胶合型双焦镜片的优点是子镜片可以胶合在主镜片前面或后面，子镜片可以是任意材料和形状，光学中心定位容易，且子镜片更换方便。缺点是子镜片轮廓明显，影响美观，胶合面易开胶、易变位，机械性能差等。

2. 熔合双焦镜片　如图 1-2-5-2 所示，熔合型双焦镜片是在低折射率的主镜片上磨制一凹坑，再将一高折射率子镜片嵌入，两者之间的结合面恰好贴合、压紧，再加温使之熔成一整体。

熔合型双焦镜片的优点是外观较美观，子片形式多样。缺点是子片材料选择范围小，不能很好地消色差，通过改变子片形状可以改善成像缺陷。

3. 子片高度　如图 1-2-5-3 所示，镜片割边后，镜架水平中心线 HH，过镜片最低点的水平切线 TT，子片顶点到镜架水平中心线的距离 s，子片高度 h。

配镜时，根据顾客使用习惯，保证顾客使用舒适方便，需要在选好镜架后标注子片高度。

（二）双焦镜片的屈光力

1. 胶合双焦镜片　如图 1-2-5-4 所示，各部分屈光力关系如下：

$$F_N = F_D + F_S$$

式中，F_N：子片屈光力，也是近用度数；F_D：远用度数；F_S：子镜片屈光力，也是附加顶焦度（ADD）。

由此可以看出，近用度数等于远用度数加上附加顶焦度，子片和子镜片形状相同，屈光力不同，意义也不同。

2. 熔合双焦镜片　如图 1-2-5-5 所示，各部分屈光力关系如下：

主镜片屈光力　$F_D = F_1 + F_2$

子片屈光力　$F_N = F_3 + F_C + F_2$

附加顶焦度　$\text{ADD} = F_3 + F_C - F_1$

式中，$F_1 = \dfrac{n-1}{r_1}$，$F_2 = \dfrac{1-n}{r_2}$，$F_3 = \dfrac{n_S-1}{r_1}$，$F_C = \dfrac{n-n_s}{r_C}$。

（三）双焦镜片的视觉特点

双焦镜片看远时通过主镜片的光学中心，看近时通过子片的近用视心，另外，双焦镜片的分割线会对成像产生影响。下面以胶合双焦镜片为例，计算子片顶点处和近用视心处的棱镜效果。

1. 子片顶点处的像跳　如图 1-2-5-6 所示，眼睛注视子片顶点位置的物体 A 时，如果视线通过顶点上方的主镜片，则 A 点在 A' 点；当眼睛转到子片顶点下方的子片时，则附加了子镜片边缘处由子镜片产生的棱镜效果，这时看物体是在 A'' 点，这一过程是突变的，物像出现跳跃，即像跳。

像跳的大小与主镜片和子镜片顶焦度有关，也与子镜片光心、位置和形状有关。另外，由于像跳，即像

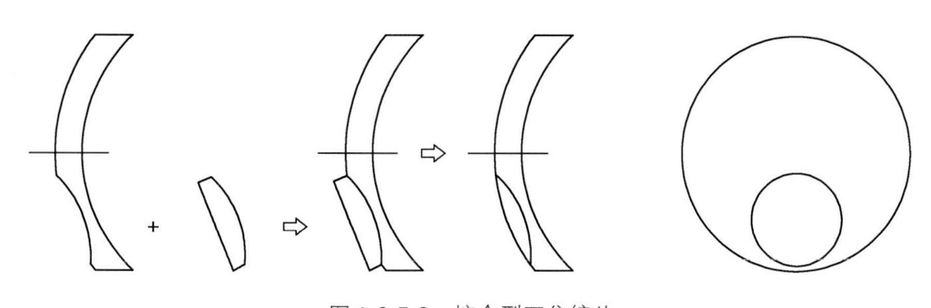

图 1-2-5-2　熔合型双焦镜片

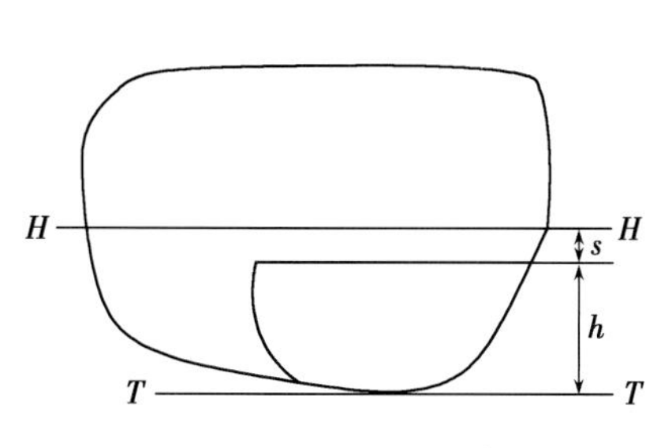

图 1-2-5-3　子片高度

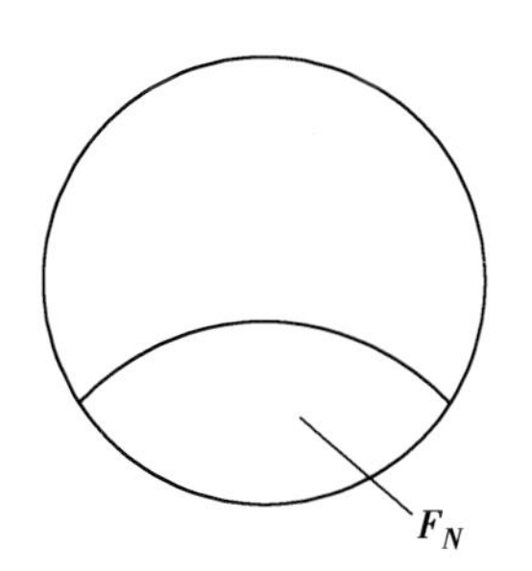

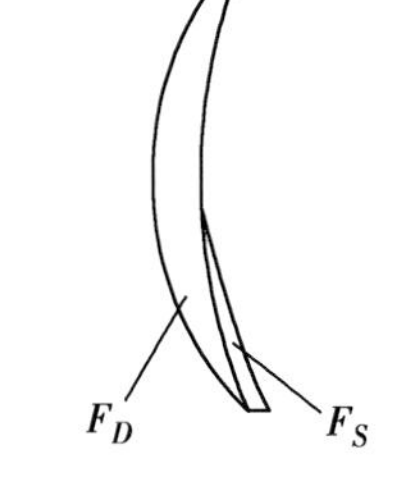

图 1-2-5-4　胶合双焦镜片屈光力

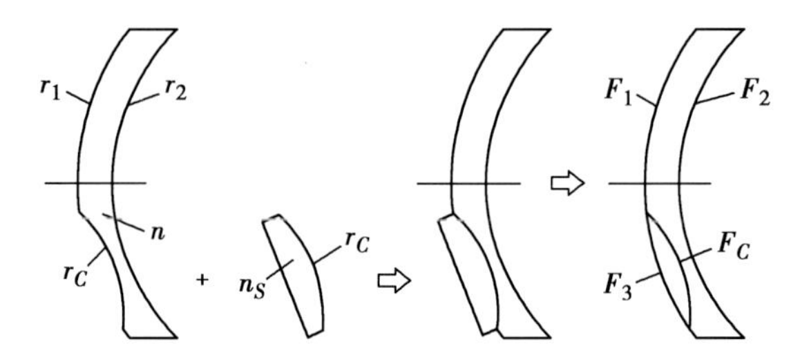

图 1-2-5-5　熔合双焦镜片屈光力

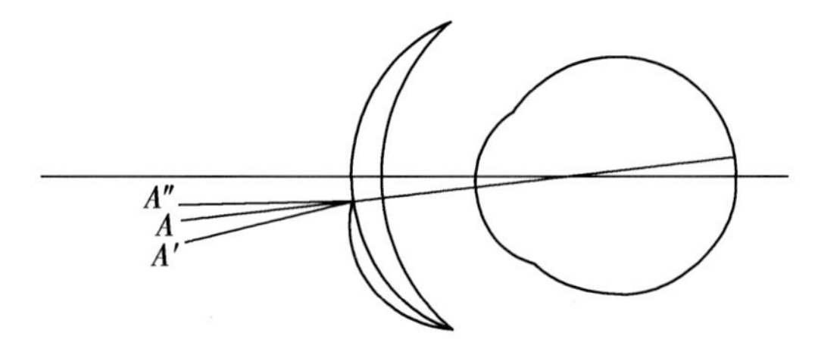

图 1-2-5-6　子片顶点处像跳

位移的突变，必然会出现像缺损现象。

例 1：某人戴胶合双焦镜片眼镜，远用顶焦度为 +2.00DS，附加顶焦度 +3.00D，当他看对面距他 2m 远的砖墙并对砖层由上到下数数时，若保持头部不动，问他会少数几层砖？设每块砖高 50mm，子片垂直位移 4mm，子镜片直径 28mm。

解：如图 1-2-5-7 所示，已知 F_D=+2.00D，F_S=+3.00D，x=2m，h=50mm，v=4mm，d=28mm，求 y。

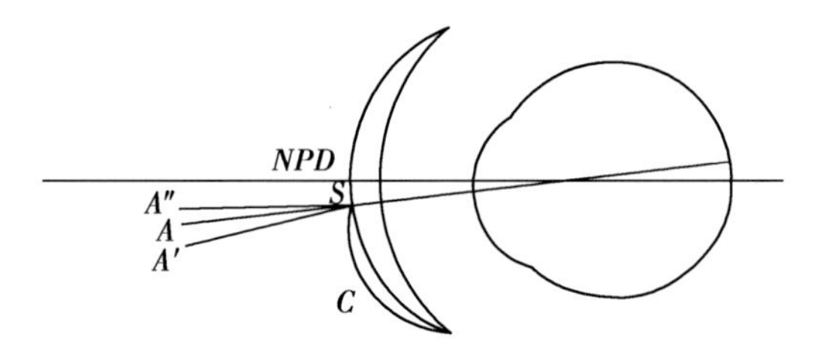

图 1-2-5-7　例 1 图(1)

主镜片在 S 点产生的棱镜效果为：

$$P_D = vF_D = 0.4\times 2 = 0.8^{\Delta}\text{BU}$$

子镜片在 S 点产生的棱镜效果为：

$$P_S = \frac{d}{2}F_S = \frac{2.8}{2}\times 3 = 4.2^{\Delta}\text{BD}$$

在 S 点的总棱镜效果是：

$$P_S - P_D = 4.2 + 0.8 = 5.0^{\Delta}\text{BD}$$

即在 S 点，视线由主镜片到子片时，有一个 5^{Δ}BD 的棱镜突变，看物体会有向上的像跳现象。

如图 1-2-5-8 所示，由

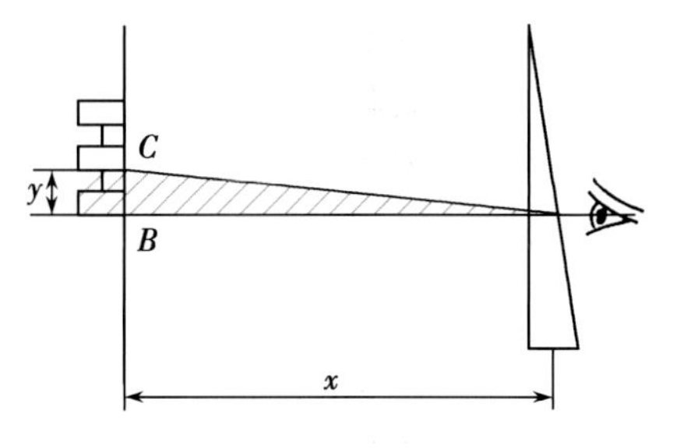

图 1-2-5-8　例 1 图(2)

$$P = 100\tan\delta = 100\frac{y}{x}$$

$$y = \frac{xP}{100} = \frac{2\times 5.0}{100} = 0.1\text{m} = 100\text{mm}$$

此时，看 B 处的砖头是在 C 处。

一块砖高 50mm，则两块砖高 100mm，即此时他会少数 2 块砖。

如果这个人下楼梯，若通过子片顶点位置看前方 2m 远处的楼梯，会误认为楼梯在向上偏移的位置，容易产生踏空现象，造成危险。因此，对于初戴双焦镜片眼镜的人，一定要嘱咐他在下楼梯时低头，要通过主镜片来看楼梯，避免出现因像跳而导致的踏空危险。

2. 近用视心处的棱镜效果　双焦镜片在近用视心处通常有棱镜存在。

例 2：一胶合型双焦镜片，主镜片屈光力 −1.00DS，子镜片屈光力 +3.00DS，子片垂直位移 4mm，子片直径 30mm，近用视点位于主镜片光心下方 10mm 处，求近用视点处的棱镜效果。

解：如图 1-2-5-9 所示，已知 F_D=−1.00D，F_S=+3.00D，v=4mm，d_S=30mm，d_N=30/2+4−10=9mm，主镜片视心 DVP，近用视点 VNP，子镜片光心 C，求 NVP 处的棱镜 P_N=?

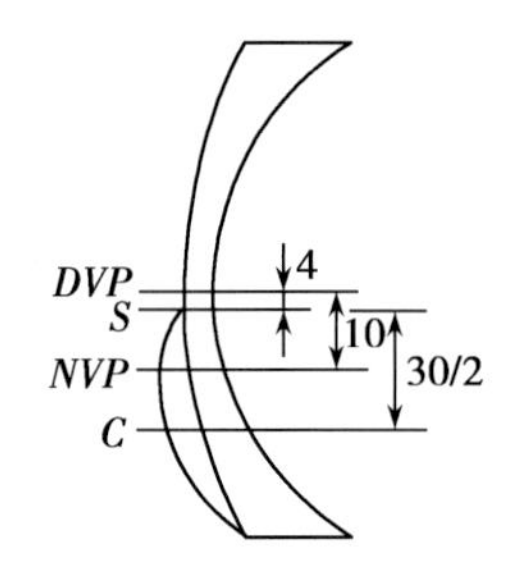

图 1-2-5-9　例 2 图示

主镜片在 NVP 点产生的棱镜效果为：

$$P_D = F_D\times d_N = 1\times 10\times 10^{-1} = 1^{\Delta}\text{BD}$$

子镜片在 NVP 点产生的棱镜效果为：

$$P_S = F_S \times d_N = 3 \times 9 \times 10^{-1} = 2.7^{\Delta}\text{BD}$$

NVP 处总的棱镜效果为

$$P_N = P_D + P_S = 1 + 2.7 = 3.7^{\Delta}\text{BD}$$

即近用视点处的棱镜效果是 3.7^{Δ}BD。

二、三焦镜片

三焦镜片是指具有远用区、中用区和近用区三个区域的多焦点镜片。

老视眼初期，双焦镜片解决了看远看近的需求，看中距离物体通过自身眼睛的调节尚可完成。但随着年龄的增长、调节幅度的下降，中距离物体也不能看清，于是三焦镜片应运而生。三焦镜片是在双焦镜片的基础上增加了一个中距离矫正功能，即具有三视距功能的镜片，如图 1-2-5-10 所示。

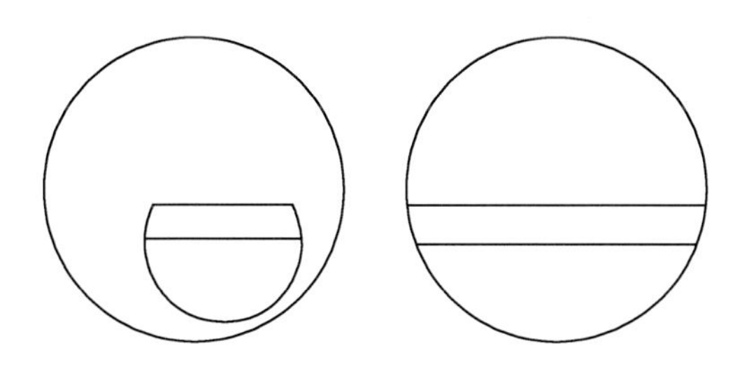

图 1-2-5-10　三焦镜片

三焦镜片同样存在着像跳、像位移等现象。三焦镜片的子片可以做成多种形式，并在很大程度上满足了矫正老视的需求。三焦镜片在矫正不同视距的镜片发展中占有一席之地，但对三焦以外区域矫正的需求无法满足，因而出现了多焦镜片，但其很快被随后发明的渐变焦镜片所取代。

由上述镜片可知，根据老视人群的不同需求，可以制作不同形式的多焦镜片，以满足不同视距的矫正；也可以根据不同的使用需求，将子片制作成任意形状或置于不同位置。

三、渐变焦镜片

（一）渐变焦镜片定义

渐变焦镜片是指至少有一个面是渐变面的镜片。渐变面是一种非旋转对称的表面，该表面的部分或全部区域具有连续改变的曲率，通过曲率的变化，可提供递增的正光度，如图 1-2-5-11 所示；渐变面曲率的变化导致部分区域成像变形，如图 1-2-5-12 所示。

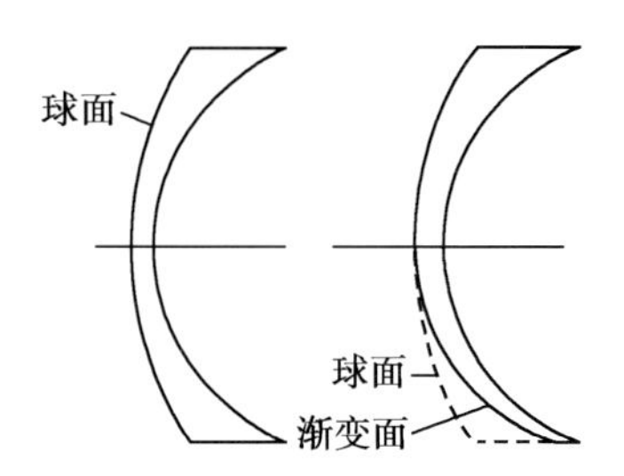

图 1-2-5-11　球面与渐变面

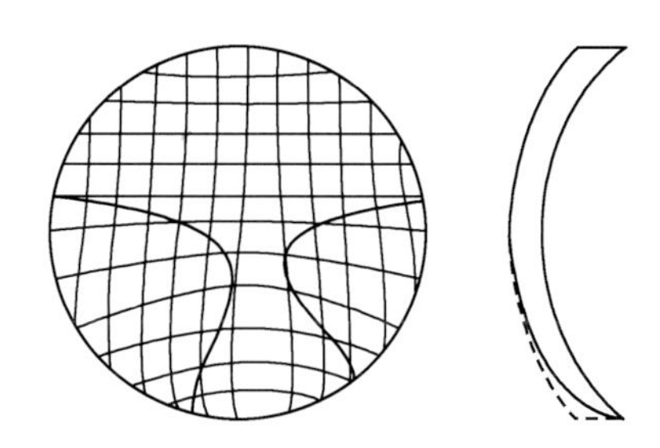

图 1-2-5-12　渐变区域成像变形

目前，渐变焦镜片的设计趋于多样化，针对不同人群的需求有不同的设计。特别是针对老视者而设计的渐变焦镜片因其方便性、美观性，受到越来越多的老视消费者的喜爱，普及率越来越高。

（二）渐变焦镜片分区

渐变焦镜片分四个区域，分别是远用区、过渡区、近用区及周边区，如图 1-2-5-13 所示。

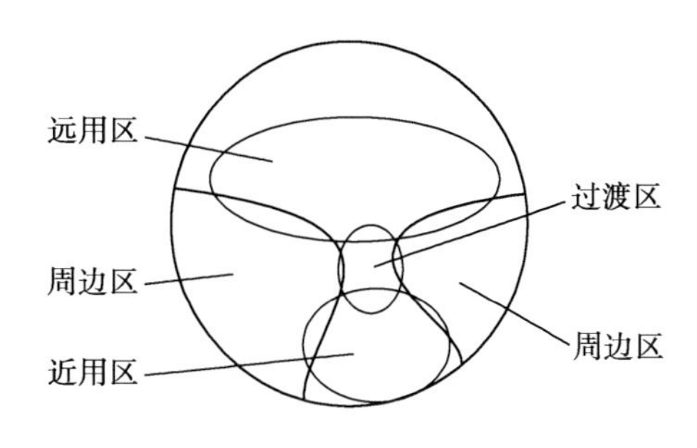

图 1-2-5-13　渐变焦镜片各区域

以老视配戴者为例，配戴者可通过远用区看清远处的物体，如远处风景人物、电视等；利用过渡区看清中距离的物体，如橱窗内陈列品、电脑等；使用近用区进行阅读。连续的光度变化，可以使老视者在从远距离经过中间过渡直至近用视点的连续范围内都可以获得清晰的视力。在获得有效的可视区域的同时，会有周边区的存在。

周边区存在较大的像差，主要是像散，会造成配戴者视物不清，以及转动头部时出现类似于晕浪感觉的“泳动”现象，因此，渐变焦镜片由于周边区的存在而损失了部分视场，特别是过渡区视野范围较小。

（三）渐变焦镜片上的标记及用途

如图 1-2-5-14 所示，为了使验配人员能够正确验配、加工者能够正确加工镜片，以及配戴者能正确地使用到各个区域，真正享受到渐变焦镜片带来的便利，镜片设计者用一些标记来指导加工和配戴，这些标记分为永久性标记和非永久性标记。

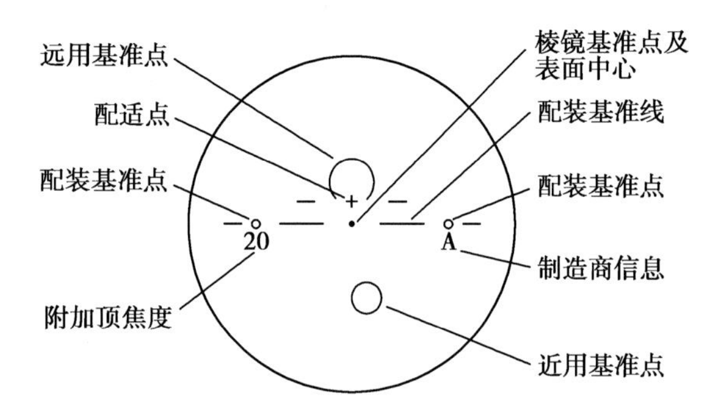

图 1-2-5-14　渐变焦镜片上各种标记

1. 永久性标记　永久性标记由激光打印在镜片表面，不会在使用中被擦拭掉，其包括：

(1) 配装基准点：由两个相距为 34mm 的标记点组成，用于渐变焦镜片的水平对准和确定其他标记。

(2) 附加顶焦度：被打印在镜片靠颞侧的配装基准点下方，并以两个或三个数字来表示。这一标记不仅显示了渐变焦镜片的附加顶焦度，也是区分上下或左右镜片的标识。

(3) 制造商信息：通常被打印在镜片靠鼻侧的配装基准点下方，该标记并非必需。

2. 非永久性标记　非永久性标记在镜片出厂时会以不同的形式出现。有的厂商将非永久性标记用带颜色的油漆等印在镜片表面上；有的会在标出配装基准点后，将带有非永久性标记的薄膜贴在镜片上等。这些非永久性标记用于对镜片的加工、检验以及交付顾客时的复验，并在将镜片交付给顾客正式使用前被擦去。

如果非永久性标记消失，可以根据镜片厂商提供的对应卡板重新画出。非永久性标记包括：

(1) 水平配装基准线：连接两配装基准点的连线，在割边装配时，配装基准线要保证水平。

(2) 配适点：配戴者瞳孔所对应的位置，也是加工基准点。

(3) 远用基准点：测量远用顶焦度的区域。

(4) 近用基准点：测量近用顶焦度的区域。

(5) 棱镜基准点（表面中心）：对于渐变焦镜片或半成品镜片毛坯，制造商规定的前表面上的某个点，在该点上具有成镜所规定的棱镜效应，也是测量渐变焦镜片棱镜效应的测量点。渐变焦镜片的棱镜效应包括处方棱镜和减薄棱镜和联合。

减薄棱镜是指用于渐变焦镜片上的具有垂直基底朝向的非处方棱镜，以优化其重量和厚度。如图 1-2-5-15 所示，阴影部分是去掉了基底向上的棱镜部分，镜片上留下基底向下的棱镜。通常棱镜基底向下，大小约为附加顶焦度的 2/3。

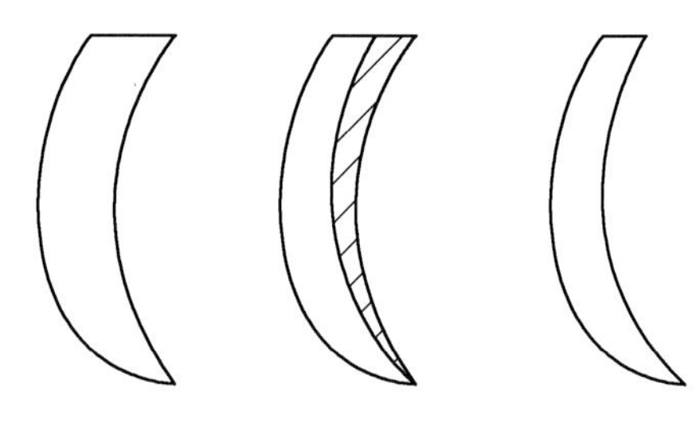

图 1-2-5-15　减薄棱镜

（四）渐变焦镜片设计

随着渐变焦镜片的使用，设计师在不断地进行改进镜片存在的缺陷。渐变焦镜片由最初的对称式设计（近用基准点在远用基准点的正下方），到现在的非对称式设计（近用基准点在远用基准点的下方且内移）；由硬性设计、软性设计到现在的个性化设计转变。渐变焦镜片的设计研发成为衡量镜片制造企业技术水平和能力的标杆，很多新的研究成果及新的技术被首先应用于渐变焦镜片，使渐变焦镜片成为镜片行业中发展最快的一个品种。

1. 硬性设计和软性设计　如图 1-2-5-16(1) 所示，早期的硬性设计具有较宽的远用区及近用区，较短、较窄的过渡区和像差较集中的周边区，当眼睛由可视区到周边区过渡时，会有“泳动”感，造成配戴者无法很好地看中距离物体，难以适应。

如图 1-2-5-16(2) 所示，为了解决硬性设计存在的问题，人们推出了软性设计。软性设计通过延长过渡区，减缓光度变化的速率，使软性设计的渐变焦镜片具有较宽的过渡区及相对柔和的周边像差，但矛盾的是这样的设计缩小了远用区和近用区范围，并使过渡区过长，又造成了视近的困难。

如图 1-2-5-16(3) 所示，随着设计技术的提升、运算软件的强大及加工设备的改进，镜片制造商把硬性设

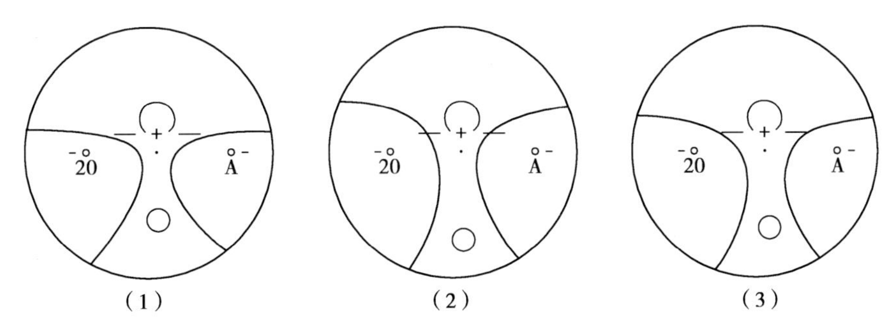

图 1-2-5-16　硬性设计和软性设计

计和软性设计结合起来，保留了它们设计的优点，弥补它们的不足，研发出新的软性设计。现代的软性设计具有较宽的远用区、过渡区及近用区，长短适宜的渐变通道，较柔和的周边像差。由于现代软性设计更好地满足配戴者视物及适应等方面的要求，至此，渐变焦镜片才在老视人群中慢慢普及起来。

2. 近视和远视设计　通常，近视的人与远视的人在使用渐变焦镜片时需求是不同的，近视由于习惯看近较清晰，因而对近用部分要求较高，对远用部分则要求不高；而远视则相反，对远用区清晰要求较高，而对近用区由于增加了附加顶焦度，较容易得到满足，因此，两者镜片设计上会有所不同。一般对近视人群，近用区会稍大些，而对远视人群，远用区会稍大些。

3. 球面和非球面设计　渐变焦镜片的表面不是球面，但并不意味着是非球面设计，因为非球面设计的目的是在提供一个较平坦的光学表面的同时能控制显著的斜轴散光，只有达到这一目标的设计我们才能称之为非球面设计。如果在渐变焦镜片的视觉区域采用非球面设计，不仅可以有效地减少镜片的厚度，使镜片更加美观，还可以降低像差对视觉的干扰，提高视觉效果。

4. 个性化设计　影响眼镜使用的因素有很多，眼轴长度不同，眼球转动的角度就会产生区别，对渐变焦眼镜的视野需求也不同；鼻梁的高低会导致配戴时镜架的面弯、前倾角等参数的变化，而这些参数就会影响眼睛所感受到的镜片光度；身材的高矮会导致阅读距离的变化，阅读距离又与我们眼睛的调节集合息息相关，从而影响渐变焦镜片阅读区位置的设计；阅读时戴镜者低头角度的不同会导致眼球下转量的变化，因而影响渐变焦镜片过渡带长度的设计；戴镜者在看周边目标时，到底是转动头部多，还是转动眼睛多，头眼运动的比例到底是多少……这些参数都会影响到渐变焦镜片对于视野和周边区比例的控制。

个性化是为了满足个体配戴者的个体特点而进行的独特设计，验配时除常规参数外，还要根据各个品牌的设计理念不同，提供一些特殊的参数，例如头眼运动比例、镜架的面弯、倾斜角、镜眼距、工作距离等。镜片制造商会根据这些独特的参数设计出最符合配戴者配戴状态及用眼习惯的渐变焦镜片，使其视觉效果达到最优。

5. 过渡区长和宽的影响　渐变焦镜片的过渡区长度和宽度是影响人们使用的一个重要因素，过渡区长用 L 表示，过渡区宽用 W 表示，如图 1-2-5-17 所示。

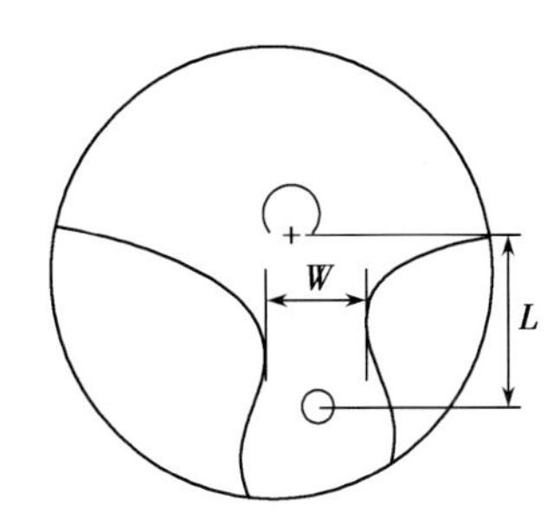

图 1-2-5-17　过渡区长和宽

一般来说，过渡区长在 8~10mm 时，为短过渡区，短过渡区镜片在选择镜架时有较大优势，适合已经习惯戴渐变焦镜片的人群，也适合看近需要较多的人群；过渡区长在 11~15mm 时，为较常用的过渡区长，适用性较强；过渡区长在 16~18mm 时，为长过渡区，适合新戴渐变焦镜片的人群以及附加度较大的人群，也适合看远需要较多的人群，可以减少不适感。

过渡区的长和宽受限于镜片的附加顶焦度。当附加顶焦度较小时，可以将过渡区做得短而宽；而当附加顶焦度较大时，过渡区会窄而长，这样才能获得较好的视觉效果。

（五）渐变焦镜片的其他应用

渐变焦镜片虽然是为方便老视者所研发的，但随着对人类视功能的探索和渐变焦镜片设计的多元化发展，渐变焦镜片的适用范围也在不断被扩大。

1. 青少年渐变焦镜片　现在，青少年近视高发率已经成为全社会关心的问题，为此有人研究设计了青少年渐变焦镜片（附加顶焦度为 +1.50~+2.00D），试图通过附加顶焦度来抑制近视在近距离工作或学习时的调节过度，使过度使用调节者调节放松下来，以减少调节性度数的产生。

2. 防疲劳渐变焦镜片　防疲劳镜片是通过改进镜片的设计，给予少量的附加顶焦度以减少看近时配戴者使用的调节量，是缓解视疲劳症状最有效的方法。

（六）渐变焦镜片的识别

1. 查找永久性标记　通过透射或反射的方法查找镜片上两个相距 34mm 的永久性标记，同时找到附加顶焦度标记。由于附加顶焦度标记位于配装基准点的颞侧下方，所以很容易判断镜片的左右眼和上下方。

2. 观察渐变焦镜片成像　由于渐变焦镜片上各处屈光力不同，因而成像情况也不同，可以通过观察成像的方法进行识别。见视频。

◀ 视频　观察渐变焦镜片成像

培训项目三 眼屈光学知识

任务一 眼光学系统相关知识

学习目标

知识目标：1. 熟记眼屈光系统的光学参数。

2. 掌握简化眼、眼球的生理轴与角。

能力目标：1. 能描绘简化眼图。

2. 会进行 Kappa 角的判断。

素质目标：1. 学习应用眼屈光知识，为他人提供专业的咨询服务。

2. 培养精益求精、诚实可靠、专业自信的职业素养。

一、眼屈光系统的组成

眼屈光系统是由角膜、房水、晶状体、玻璃体四种屈光介质所组成。它们与空气的界面和各屈光介质相互之间的界面均为球面，共同构成共轴球面系统，其具有和凸透镜相同的光学作用。

二、眼屈光系统的三对基点

眼屈光系统可以看作由多个屈光介质组成的共轴球面系统，它有三对重要基点：一对焦点、一对主点和一对结点（图 1-3-1-1）。

前焦点：位于眼前，距角膜前顶点距离为 15.7mm，距第一主点的距离为 17.05mm，故前焦距为 -17.05mm。

后焦点：位于视网膜上，距第二主点的距离为 22.78mm，故后焦距为 +22.78mm。

第一主点：位于眼内，距离角膜前顶点 1.348mm。

第二主点：位于眼内，距离角膜前顶点 1.602mm。

第一结点：位于眼内，距离角膜前顶点 7.078mm。

第二结点：位于眼内，距离角膜前顶点 7.332mm。

其中，一对主点和一对结点位置均非常接近，因此可以分别看成一个主点及一个结点。结点是整个屈光系统的光学中心，外界任何光线通过此点不会发生屈折，即通过此点的光线沿直线传播。

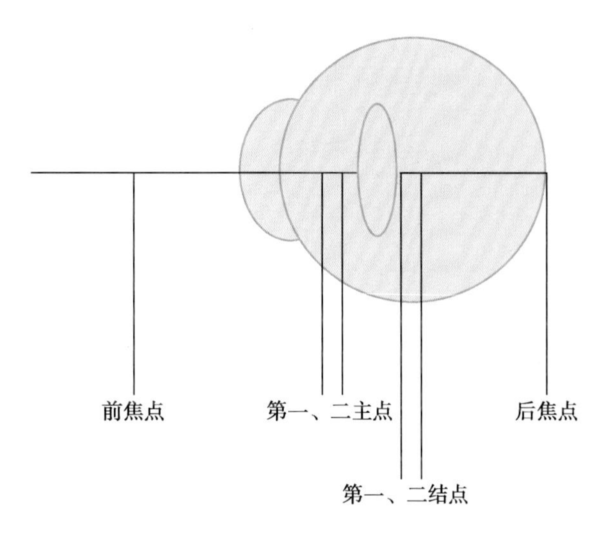

图 1-3-1-1 眼屈光系统的三对基点

三、眼屈光系统的光学常数

眼轴长度 24.387mm；眼总屈光力：+58.64D（静止时）。眼屈光系统的光学常数见表 1-3-1-1。

四、简化眼

眼睛是一个复杂的光学系统，根据上述眼的光学常数所模拟的人眼屈光模型称模型眼。为了便于理解和实用，依据光学原理将其进一步简化：眼球的各屈光介质以一个曲率半径为 5.73mm 的单一折射球面代替（图 1-3-1-2），该球面位于角膜后 1.35mm 处，其一侧为空气，另一侧为 n=1.336 的屈光介质，结点即为简化眼的光学中心、球面的曲率中心，位于角膜前表面后方 7.08mm 处；前焦距 -17.05mm，后焦距 +22.78mm，总屈光力为 +58.64D。这样，简化后的模型眼称为简化眼。

五、眼球的轴与角（图 1-3-1-3）

1. 光轴　眼球前后极的连线。

表 1-3-1-1　眼屈光系统的光学常数

屈光介质	折射率	屈光力 /D	曲率半径 /mm	厚度 /mm
角膜	1.376	+43.05	+7.7（前） +6.8（后）	0.5
房水	1.336			3.0~3.1
晶状体	1.406	+19.11	+10 前面静止时 −6 后面静止时	3.6（静止时）
玻璃体	1.336			

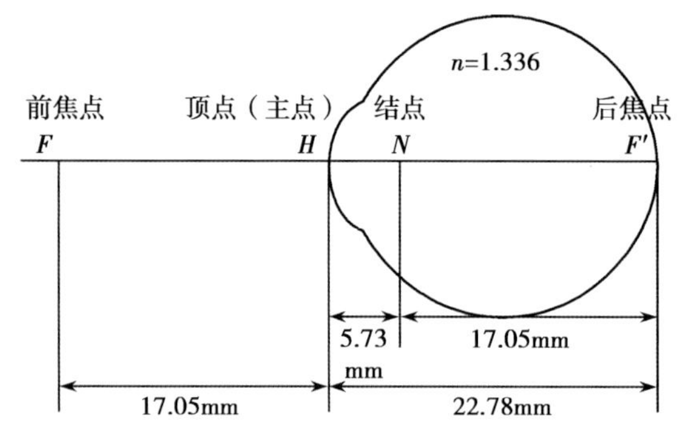

图 1-3-1-2　简化眼模式图

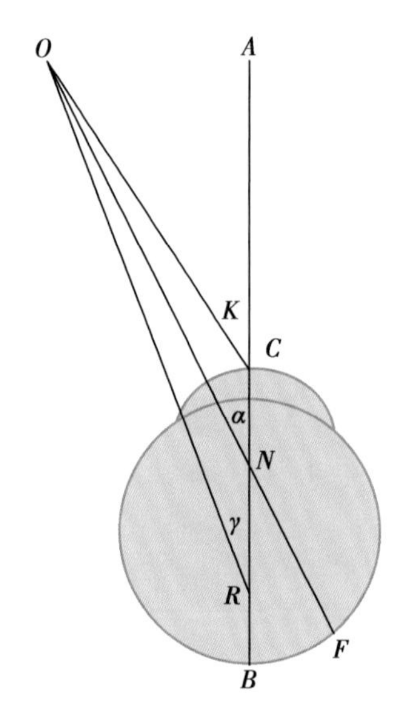

图 1-3-1-3　眼球的三轴与三角

O：眼外注视物，*F*：黄斑中心凹，*B*：眼球后极，*C*：角膜几何中心，*N*：结点，*R*：回旋中心，*AB*：光轴，*OF*：视轴，*OR*：固定轴，∠*OCA*：Kappa 角，∠*ONA*：α 角，∠*ORA*：γ 角

2. 视轴　眼外注视点经过结点与黄斑中心凹的连线。

3. 固定轴　眼外注视点与旋转中心的连线。

4. α 角　视轴与光轴在结点处所形成的角。

5. γ 角　光轴与固定轴所形成的夹角。

6. Kappa 角　眼外注视点和角膜前顶点的连线与光轴所形成的夹角。因为 Kappa 角不易测量，通常以光轴与视轴在角膜的反光点之间的角度来计算。

Kappa 角的检测方法：在被检者眼前放置一点光源，让被检者注视点光源，检查者通过被检者角膜上的灯光反射点位置偏离瞳孔中心位置的方向和大小来判断 Kappa 角的大小及其正负号。

（1）如果角膜反光点位于瞳孔中心中央部，Kappa 角为“0”。

（2）如果角膜反光点位于瞳孔中心稍鼻侧，Kappa 角为“正”，如果该值较大，则表面看似有外斜视。

（3）如果角膜映光点位于瞳孔中心稍颞侧，Kappa 角为“负”，如果该值较大，则表面看似有内斜视。

思考题

1.（　　）折射率的正常值为 1.376。

A. 角膜　B. 房水　C. 晶状体　D. 玻璃体

2. 眼屈光系统的三对基点为一对焦点、（　　）和一对结点。

A. 一对顶点　B. 一对主点

C. 一对远点　D. 一对近点

3. 眼的第一主点在角膜后（　　）。

A. 1.348mm 处　B. 1.602mm 处

C. 7.078mm 处　D. 7.332mm 处

4. 眼的第一结点在角膜后（　　）。

A. 7.078mm 处　B. 7.332mm 处

C. 1.348mm 处　D. 1.602mm 处

5. 眼的物方焦点距第一主点（　　）。

A. −17.05mm　B. +17.05mm

C. +22.78mm　D. −22.78mm

6.（　　）是把眼球的各屈光单位以一曲率半径为 5.73mm 的单一折射球面来代替的模型眼。

A. 模拟眼　B. 模仿眼

C. 模式眼　　D. 简化眼

7. 简略眼的折射面顶点在角膜后(　　)。

A. 1.35mm　　B. 5.73mm

C. 2.2mm　　D. 1.1mm

8. 视轴与光轴所形成的夹角为(　　)。

A. α 角　　B. 视角

C. γ 角　　D. Kappa 角

9. 正 Kappa 角,指患者的视轴在光轴的(　　)。

A. 颞侧　B. 鼻侧　C. 上方　D. 下方

10. 当正 Kappa 角 >+5° 时,被检者通常表现为(　　)。

A. 内斜　B. 外斜　C. 上斜　D. 下斜

任务二　屈光不正分类及成因相关知识

学习目标

知识目标:1. 掌握正视的屈光状态。

2. 掌握近视、远视、散光及屈光参差的分类、临床症状等。

能力目标:1. 能够依据临床表现和远近视力,判断其屈光不正。

2. 具有依据患者症状,判断其屈光状态,提供咨询服务的能力。

素质目标:1. 培养良好的表达沟通能力、人际交往能力、团队协作能力。

2. 培养独立思考能力,具备终身学习的理念,不断提高综合素质。

正视是指在眼睛调节静止状态下,外界平行光线经过眼屈光系统屈折之后,在视网膜黄斑中心凹形成焦点(图 1-3-2-1)。眼视光学者并不把 0D 定位成正视的标准值,而是把视功能(主要是视力)正常而有轻微屈光异常者包括在正视范围内,-0.25~+0.50D 的视力一般正常,被认为是国人的正视的临床标准。

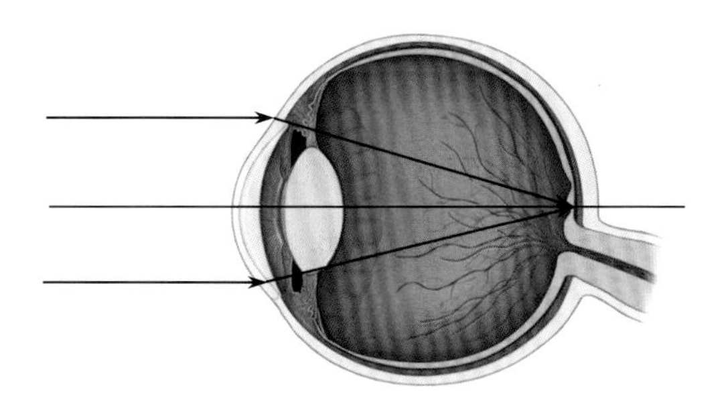

图 1-3-2-1　正视眼的屈光成像

非正视又称屈光不正,当眼睛调节静止时,外界平行光线经过眼的屈光系统屈折作用后,不能在视网膜黄斑中心凹形成焦点。

屈光不正包括近视、远视、散光及屈光参差四类。

一、近视

(一)近视的屈光状态

当眼调节静止时,平行光线经过眼的屈光系统屈折作用之后,在视网膜之前形成焦点(图 1-3-2-2),而在视网膜上形成的是模糊圈,因此近视眼看远不清。由视网膜发射出来的光线,经近视眼屈折之后,必定以集合光线的形式射出,相交于眼球有限距离处,该点即为近视眼的远点位置(图 1-3-2-3)。

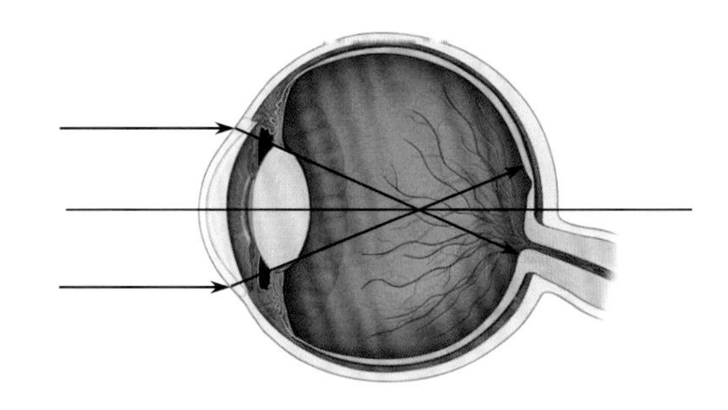

图 1-3-2-2　近视眼的屈光成像

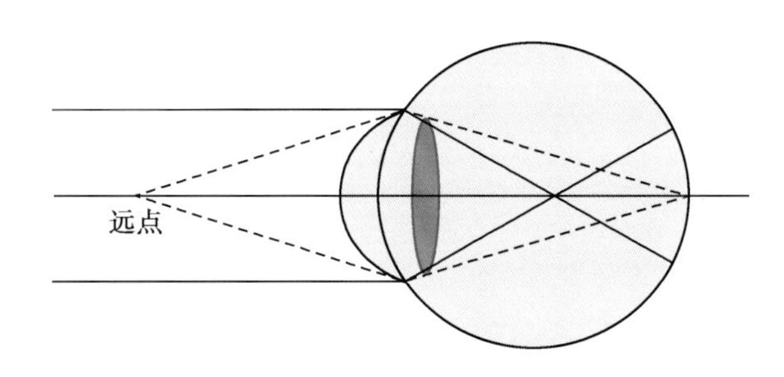

图 1-3-2-3　近视眼的远点

(二)近视的分类

1. 按照近视的程度分类

低度近视:-3.00D 及以内者。

中度近视:-3.00~-6.00D 之间者(包括 -6.00D 者)。

高度近视:-6.00D 以上者。

2. 按照屈光成分分类　按照屈光异常的原因分类,包括屈光性近视和轴性近视两种。

(1) 屈光性近视:眼轴长度正常,由于眼屈光介质异常使眼内屈光力增强产成的近视(图 1-3-2-4)。屈光性近视包括曲率半径异常引起的曲率性近视和屈光指数异常引起的屈光指数性近视。

1) 曲率性近视:由于角膜或晶状体表面曲率半径减小,光焦度增大而形成的近视。主要见于圆锥角膜、角膜葡萄肿等角膜异常、晶状体异常。

2) 屈光指数性近视:由于屈光介质的屈光指数(折射率)增高,屈光力增大而形成的近视。如糖尿病、急性虹膜炎、老年晶状体核硬化或混浊、白内障早期的晶状体膨隆等。

(2) 轴性近视:由于眼轴的延长而形成的近视(图 1-3-2-5)。通常,眼轴每增长 1mm,近视屈光不正度增加 -3.00D。如病理性近视和大多数单纯性近视。

3. 按照病程进展和病理变化分类(表 1-3-2-1)

表 1-3-2-1　单纯性近视与病理性近视的区别

特点区分	单纯性近视	病理性近视
形成原因	环境因素为主	遗传因素为主
屈光不正程度	一般在 -6.00D 以内	一般在 -6.00D 以上
进展速度	进展较慢	进展较快
矫正视力	可矫正至正常视力	不能矫正至正常视力
并发症	无明显眼底变化	合并眼底病变

(1) 单纯性近视:是由于发育期视近过度造成的近视,只存在近视屈光问题,而无与近视相关的眼部病变。

(2) 病理性近视:是指 20 岁以后眼球仍在发展,并有病理性变化者。其既有近视性屈光问题,又伴有与近视相关的眼底病变。

4. 按照是否有调节因素参与分类

(1) 假性近视:本身为正视或轻度远视,看无穷远处时,存在不能自然放松的调节,使焦点落在视网膜前。用阿托品散瞳后检查,近视度数消失,成为正视或轻度远视。多由于调节痉挛产生,具有可逆性。假性近视不需要进行配镜矫正。

(2) 真性近视:用阿托品散瞳后检查,近视度数未降低,或降低的度数小于 0.50D,真性近视具有不可逆性,一旦发生,则需要进行配镜矫正。

(3) 混合性近视:既有真性部分近视又有假性部分近视。用阿托品散瞳后检查,近视度数明显降低,但未恢复为正视,部分可逆。真性部分近视则需及时进行矫正。

(三)近视的临床表现

1. 视力降低　远视力降低是近视最突出的临床表现,降低程度与近视程度相关,而近视力多为正常。

2. 视疲劳　近视患者经常会主诉头痛及眼睛疲

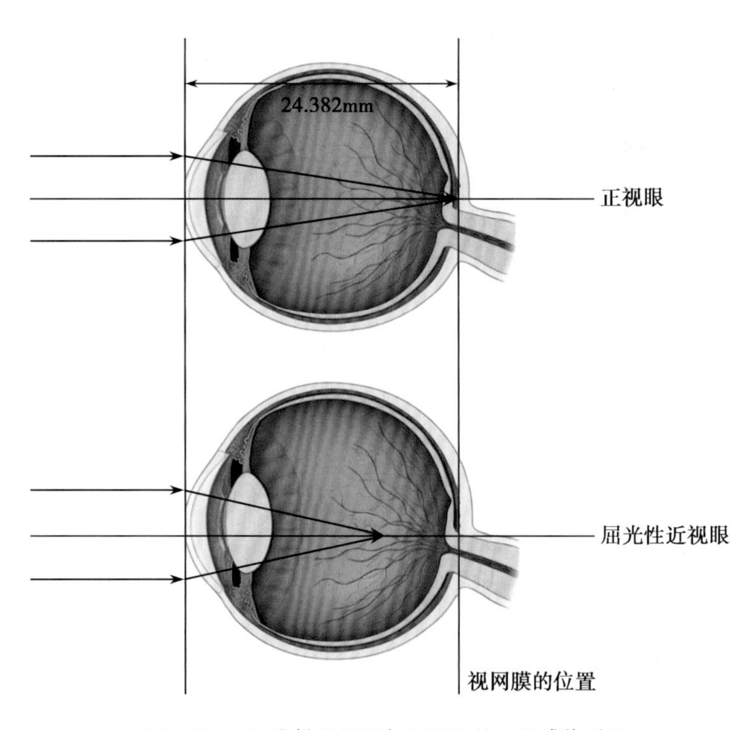

图 1-3-2-4　屈光性近视眼与正视眼的屈光成像对比

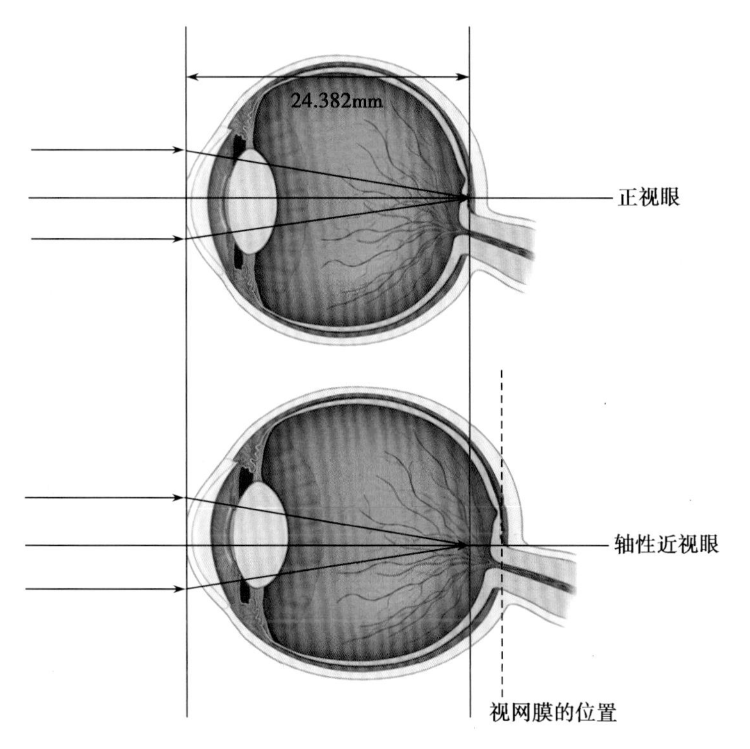

图 1-3-2-5 轴性近视与正视的屈光成像对比

劳，是因近视眼在视近时少用或不用调节，但仍需集合以维持双眼单视，调节与集合功能的不协调会引起肌性视疲劳。

3. 眼位 由于调节与集合之间具有联动性，调节发生改变也会引起集合的变化，而近视眼在注视近处物体时不用或少用调节，从而使与之联动的集合功能也减少，因此，近视眼容易发生外隐斜或外斜视的眼位变化。

4. 眼底 单纯性近视一般不会出现眼底变化，有的眼底可呈现豹纹状或轻度玻璃体混浊，但矫正视力可达正常。高度近视会伴随眼底病理性改变。

二、远视

（一）远视的屈光状态

远视指当眼调节静止时，平行光线经过眼的屈光系统屈折之后，在视网膜后会聚成像（图 1-3-2-6）。由眼底视网膜发射出来的光线，经远视眼屈折作用之后，会以某种程度发散光线的形式射出眼睛，而不相交于眼前一点。若将该发散光线反向延长，将在眼后会聚于一点，该点即为远视眼的远点位置，是虚性的（图 1-3-2-7）。

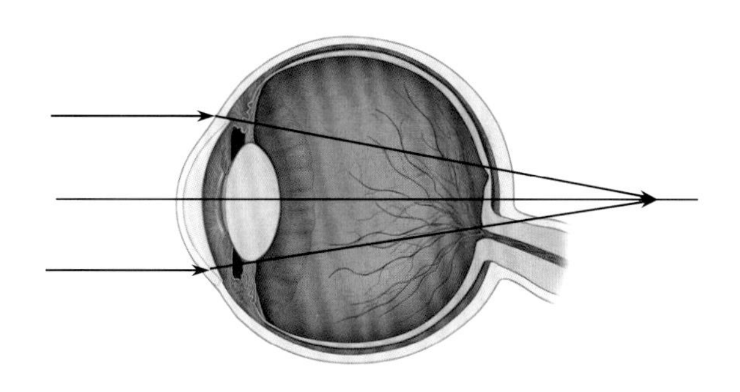

图 1-3-2-6 远视眼的屈光成像

（二）远视的分类

1. 依屈光成分分类

（1）屈光性远视：眼轴长度正常，而由于眼屈光介质异常使眼内屈光力减弱造成的远视（图 1-3-2-8），包括曲率性远视和屈光指数性远视两种。

1）曲率性远视：眼球屈光系统中任何屈光体的表面弯曲度较小，屈光力减小所形成的远视，如先天性的平角膜。

2）屈光指数性远视：晶状体或角膜的屈光指数降低，屈光力减弱形成的远视。随着年龄变化，屈光指数会发生变化。

（2）轴性远视：眼轴过短（图 1-3-2-9），此为最常见

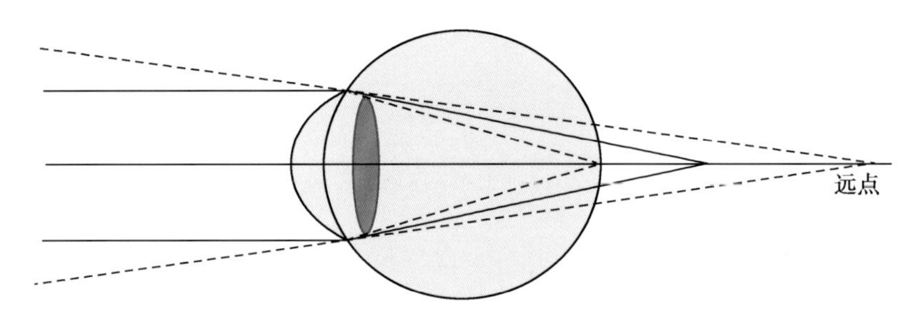

图 1-3-2-7　远视眼的远点

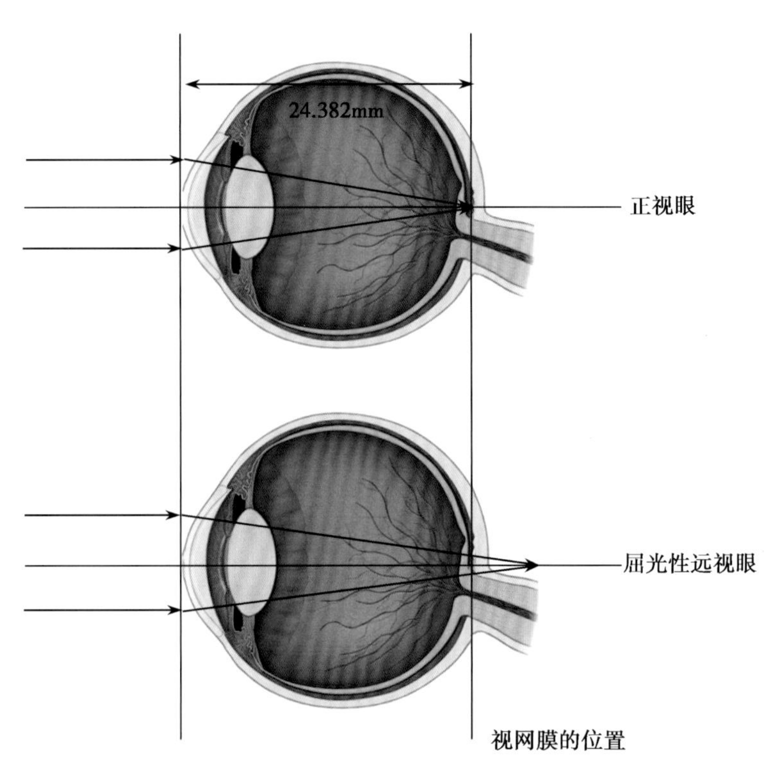

图 1-3-2-8　屈光性远视眼与正视眼屈光成像对比

的一种。人的眼球发育在 3 岁时为快速期，由出生后的眼轴 18mm 发育到 23mm。中国人眼球 7~10 岁时接近成人眼球长度，在此以后发育较慢，直到达到 24mm。20 岁以后基本稳定。若发育不全，眼轴每缩短 1mm，约有 +3.00D 屈折力的减弱，即 +3.00D 远视。

2. 依远视度数分类

低度远视：+3.00D 以下（不含 +3.00D）。

中度远视：+3.00D~+6.00D（不含 +6.00D）。

高度远视：+6.00D 以上。

（三）远视的调节

远视眼看外界任何物体都要动用调节，故调节与远视密切联系在一起。依照调节所起，远视可分为五个部分（图 1-3-2-10）：

1. 隐性远视　睫状肌的生理性张力，只有使用睫状肌麻痹剂才能暴露出来的那部分调节力量。

2. 显性远视　未被睫状肌生理张力所代偿的远视部分。即最佳视力的最高正镜度，显性远视包括可矫正性远视和绝对性远视。

3. 绝对性远视　不能使用调节矫正的那部分远视度数，只能通过镜片才能提高视力的那部分远视度数，即最佳视力的最低正镜度。

4. 可矫正性远视　也称为能动性远视，可被晶状体自身调节所代偿的那部分远视度数，即显性远视和绝对性远视之差。

5. 全远视　隐性远视和显性远视之和。

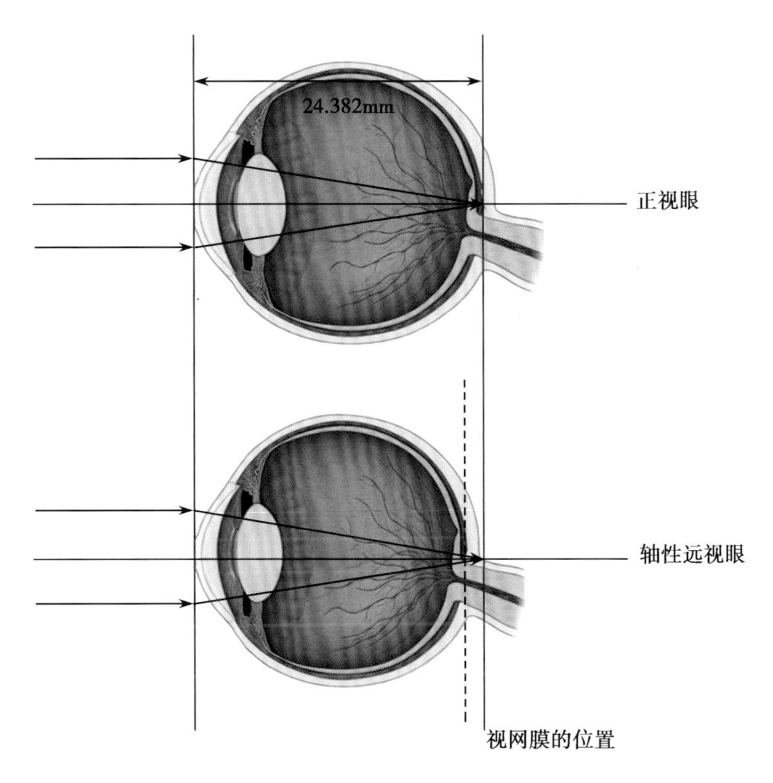

图 1-3-2-9 轴性远视眼与正视眼屈光成像对比

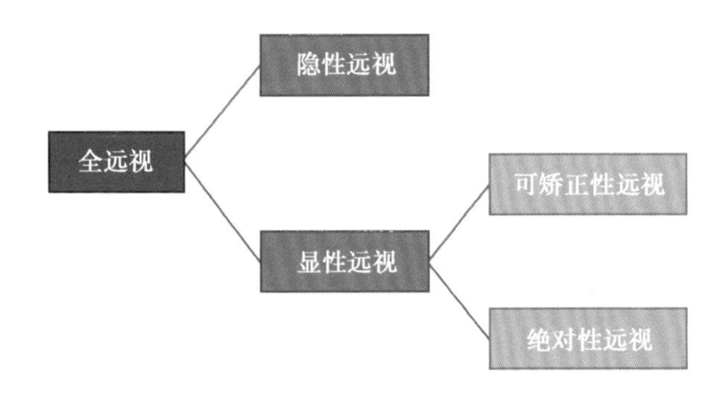

图 1-3-2-10 远视的分类

案例:一患者远距视力为0.6。在屈光矫正过程中,发现当矫正镜为 +2.00DS 时,视力可达 1.5,再增加镜片视力未见提高。当眼前的矫正镜达到 +4.50DS 时,远视力仍然保持 1.5,继续增加凸透镜的度数,远视力反而降低;散瞳后发现患者需要 +5.50DS 的球镜才可达到 1.5 的视力。

(1) 绝对性远视:+2.00D,患者只有通过镜片才能提高视力的那部分远视度数。

(2) 可矫正性远视:+2.50D,镜片由 +2.00D 增加到 +4.50D,视力一直保持 1.5,之后再增加凸透镜度数,视力反而下降。那么增加的这 +2.50D 镜片即为代替晶状体可以放松的那部分调节力。

(3) 显性远视:+4.50D,最佳视力最高正镜度。

(4) 隐性远视:+1.00D,为睫状肌的生理性张力。只有通过睫状肌麻痹剂散瞳验光后才可以将这部分隐藏的调节力显现出来。

(5) 全远视:+5.50D,使用睫状肌麻痹剂验光后,全部的远视度数都显现出来。

(四)远视的临床表现

1. 视力减退 视力减退的程度受远视程度及调节幅度影响。一般的轻度远视在年龄小(调节力强)时,可通过调节矫正其屈光缺陷,故远近视力均可正常。中度远视患者如果年龄较小(调节力强),可代偿看远时的屈光不正,则表现为远视力好,但近视力一般会减退。高度远视,如果其远视程度超过调节力的大小,则会表现为远近视力都出现不同程度的降低。

2. 视疲劳 远视与调节密切相关,无论看远或看近均需调节,而看近比看远使用的调节更多。一般视近物时常会出现视力模糊、眼胀、眼睑沉重、畏光、易困、眼内疼痛或额部疼痛等视疲劳症状。调节长期处于紧张状态还能引起调节痉挛,而呈现假性近视。

3. 内斜视 远视眼看远物需使用调节来克服自身

的屈光缺陷，使远视力变清晰。而当视近物时需要使用更多的调节力参与，基于调节与集合的联动性，将会产生更多的集合，从而呈现内斜视状态。

4. 眼底变化　一般远视者眼底多无异常，但中度以上者，较常出现的是假性视神经炎，严重的会出现假性视盘水肿。

三、散光

（一）散光的屈光状态

调节静止时，平行光线经过屈光系统屈折作用之后，由于屈光系统各子午线屈光力量不同，因此，进入眼球的光不能在视网膜上形成焦点，而是形成前后两条焦线的屈光状态（图 1-3-2-11）。两条焦线之间的距离代表散光程度。因为视网膜上形成的是一条焦线或一个弥散环，因此散光患者看远、看近都有视觉模糊感。

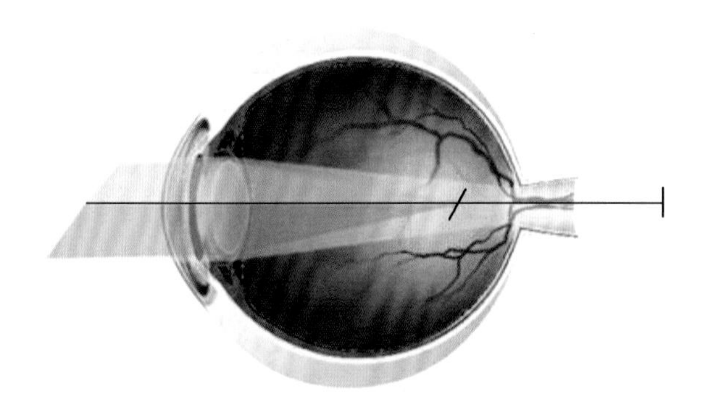

图 1-3-2-11　散光眼的屈光成像

（二）散光的分类——按照强弱主子午线垂直相交分类

1. 规则散光　两条主子午线（屈光力最大与屈光力最小的子午线）相互垂直，可用散光镜片矫正的散光。

（1）规则散光可根据强主子午线方向分为：

1）顺规散光：以垂直方向的屈光力较大，散光通常为生理类型，又称“顺例”散光。通常最大力量在 90° ± 30°方向，最小力量在 180° ± 30°方向。

2）逆规散光：水平方向的屈光力较大，又称“反例”散光。最大力量 180° ± 30°方向，最小力量在 90° ± 30°方向。

3）斜散光：两条主子午线互相垂直，但均不在水平和垂直位置。而位于斜方向者称为斜散光。例如：最强子午线在 45°，最弱子午线在 135°。

（2）规则散光还可以根据屈光状态分类：

1）单纯近视散光：一条焦线落在视网膜上，另一条焦线落在视网膜前。

2）单纯远视散光：一条焦线落在视网膜上，另一条焦线落在视网膜后。

3）复性近视散光：两条焦线都落在视网膜前。

4）复性远视散光：两条焦线都落在视网膜后。

5）混合性散光：一条焦线落在视网膜前，另一条焦线落在视网膜后。

2. 不规则散光　各子午线力不同，均无一定规则，即使同一子午线因其扭曲不正，屈光指数又不一，其屈光力也不同。多由角膜病变引起明显的角膜变形，不能用镜片矫正。

3. 双斜散光　散光的两条主子午线不是垂直而是斜向交叉者称为双斜散光。

（三）散光的临床表现

1. 视力下降　散光眼的视力降低，在最高子午线上表现更为明显。高度散光在所有子午线上都可发生失用性子午线性弱视，弱视形成后具有发生斜视的倾向。混合性散光，尤其是散光的两条子午线上的屈光力基本相等者，常常表现为远视力及近视力均降低。

2. 视疲劳　由于散光眼视物模糊，为了看到清晰物像，散光患者会试图通过改变调节、半闭眼裂和斜颈的办法来矫正一部分视力，使物体看得清楚些。这种不断的精神紧张以及努力，更易引起视觉疲劳和视觉干扰症状。

四、屈光参差

两眼的屈光度数不对称且相差 2.50D，称为屈光参差。前述近视、远视和散光，都是针对单眼屈光不正而言的，屈光参差（不同视）则为双眼的问题。

（一）屈光参差的形成原因

1. 发育性屈光参差　出生即有或在后天正视化的过程中，两眼屈光参数发育不平衡，90% 的屈光参差为轴性，即双眼轴长的差异导致了屈光度的差异。

2. 后天性屈光参差　后天不良用眼习惯，如过度使用电子产品而导致用眼疲劳产生双眼屈光度差异。

3. 继发性屈光参差　由于疾病，手术或外伤引起的双眼屈光度差异。

（二）屈光参差的分类

1. 单纯远视屈光参差 一眼为正视，另一眼为远视。

2. 单纯近视屈光参差 一眼为正视，另一眼为近视。

3. 复性远视屈光参差 两眼都是远视，其度数不相等。

4. 复性近视屈光参差 两眼都是近视，其度数不相等。

5. 混合性屈光参差 一眼为远视，另一眼为近视。

（三）屈光参差的视力表现

1. 双眼视力 轻度屈光参差一般不影响双眼单视；两眼屈光每相差0.25D，可使两眼视网膜上成像大小相差0.5%。两眼视网膜像的大小相差5%是人眼的最大耐受限度，即两眼之间的屈光参差最大耐受度为2.50D，因而经常产生视疲劳综合症状。

2. 交替视力 两眼注视物体时，交替地只使用其中的一只眼。当两眼的屈光参差较高，而且融像已不可能时，两眼就会自行交替使用。交替视力易于发生在两眼视力都好的病例中。比如一眼正视或轻度远视，而另一眼为轻度近视，患者在看远时，习惯用正视或轻度远视的眼，看近时用近视的眼，很少用调节，也不用集合，所以会感觉很舒适。这种用眼方式丢失了双眼视单视，但由于双眼视网膜都有接受外界物像的机会，所以不会形成弱视。

3. 单眼视力 一眼的屈光缺陷较高，又合并视力降低，从幼儿时已开始剥夺了这只眼进行功能性锻炼的机会，倾向于变为失用性弱视眼，如果不予治疗，就变为外斜视。而另一较好的眼就成了唯一的依赖者，看远看近都使用，失去了双眼单视。多见于高度屈光参差，因此，应尽早给予适当的矫正。

4. 弱视 高度屈光参差所产生的弱视程度与年龄有关，年龄越小，弱视程度越深。应在儿童早期对屈光度高侧眼进行足够的或适当的部分眼镜矫正，尽量减少两眼屈光参差的差值，保持双眼单视功能。

5. 斜视 屈光参差本身并不引起斜视。尽管两眼存在着影像不等和像的清晰度不等，一眼的视网膜中央区物像可被抑制而形成失用性弱视，但视网膜周边部仍保持融合功能，维持着正常眼位。屈光参差患者如发生斜视，可能有其他原因，如屈光度高的一眼视敏度很低，视力模糊，并通常形成弱视，此时若无适当、及时的治疗，就会趋于分离而成斜视。

（四）屈光参差的矫正原则

屈光参差的矫正目的是提高视网膜像的清晰度，防止弱视的发生，建立正常的双眼单视功能。在儿童视觉发育可塑性的关键时期内，降低双眼屈光参差度，改善不良的视觉环境对视觉通路和视功能发育的影响是治疗严重屈光参差性弱视的前提条件。因此，对于有屈光参差的患者，应该早发现、早治疗，年龄越小，治疗效果越好。

思考题

1. 轴性近视眼，眼轴长改变1mm，矫正镜的顶焦度约需（ ）。
   A. 加 −3.00D　　B. 减 −3.00D
   C. 加 +3.00D　　D. 减 +3.00D
2. 近视眼依调节成分的参与与否，分为真性近视、混合性近视和（ ）。
   A. 假性近视　　B. 继发性近视
   C. 屈光指数性近视　　D. 先天性近视
3. 远视眼在看远时，由于物像落在（ ），可诱使调节。
   A. 视网膜上　　B. 视网膜前
   C. 视网膜后　　D. 晶状体上
4. 矫正到最佳视力的最低正镜度代表（ ）。
   A. 全远视　　B. 隐性远视
   C. 能动性远视　　D. 绝对性远视
5. 睫状肌生理张力所能代偿的远视度称为（ ）。
   A. 隐性远视　　B. 显性远视
   C. 能动性远视　　D. 绝对性远视
6. 下列散光类型属于顺规散光的是（ ）。
   A. +2.00DS/−1.00DC × 90
   B. +2.00DS/−1.00DC × 180
   C. +2.00DS/−1.00DC × 50
   D. +2.00DS/−1.00DC × 145
7. 下列散光处方中属于混合散光的是（ ）。
   A. +2.00DS/−1.00DC × 90
   B. +2.00DS/−3.00DC × 180
   C. −2.00DS/+1.00DC × 50
   D. −2.00DS/+2.00DC × 145
8. 发生屈光参差时，当两眼的物像大小超过（ ）时，不能融合。
   A. 1%　　B. 2%　　C. 3%　　D. 5%

9. 对于屈光参差患者，一般两眼屈光度差异超过（　　），可出现临床症状。
   A. 2.5D　B. 1.0D　C. 0.50D　D. 1.5D
10. 一眼正视或轻度远视，另一眼近视，视远、近物体时互相交替而视，很少用调节，因而不出现视疲劳症状，此为（　　）。
   A. 单眼视症　B. 双眼视症
   C. 交替视症状　D. 屈光参差

任务三　调节与集合相关知识

学习目标

知识目标：1. 掌握调节的相关概念。
2. 掌握集合的相关概念。

能力目标：1. 能正确计算所使用调节力。
2. 能正确计算所使用集合力。

素质目标：1. 学习应用调节及集合知识，为他人提供专业的咨询服务。
2. 培养精益求精、诚实可靠、专业自信的职业素养。

一、调节

对于正视眼，调节静止时，从无限远处物体发出的平行光线经过眼的屈光系统屈折作用之后在视网膜上形成焦点，因此看远清楚。而当物体由远移近时，近处物体发出的发散光线成像于视网膜后，使视网膜上形成模糊圈，所以此时看近不清。为了看清近处物体，人眼通过改变晶状体曲率来增加眼的屈光力，产生调节力，使近距离物体仍能成像在视网膜上达到明视，这个过程称为眼的调节（图 1-3-3-1）。

（一）调节机制

参加调节作用的主要组织有晶状体、睫状肌、悬韧带。当人眼看远处物体时，睫状肌松弛，悬韧带紧张，晶状体变扁平，屈折力减弱；看近处物体时，睫状肌收缩，悬韧带松弛，晶状体因为自身曲度原因而变凸，使眼内屈折力加强，即产生调节力。晶状体的弹性越好，变凸的程度越大，眼的调节能力越强。

（二）调节相关概念

1. 调节远点　为调节静止时，与视网膜黄斑共轭的物点。即人眼不动用调节的状态下，能看清的眼前最远一点。

远点 =1/ 屈光不正度

2. 调节近点　为动用最大的调节力时，与视网膜黄斑部共轭的物点。即人眼在动用最大调节力的状态下，能看清的眼前最近一点。

3. 调节范围　调节远点和调节近点之间的任何距离均可以运用不同的调节力达到明视，这个范围即调节范围。

4. 调节力　为调节作用时，因晶状体变化而产生的屈光力，以屈光度为单位。

调节力（D）=1/ 调节距离（m）

5. 调节幅度　注视远点和注视近点的屈光力之差为调节幅度（最大调节力）。

调节幅度（D）=1/ 调节远点（m）−1/ 调节近点（m）

（使用此公式计算时，眼前距离加负号，眼后距离加正号。）

而静态屈光不正即为远点距离的倒数，因此上述公式可变为：

调节幅度（D）= 屈光不正度（D）−1/ 调节近点（m）

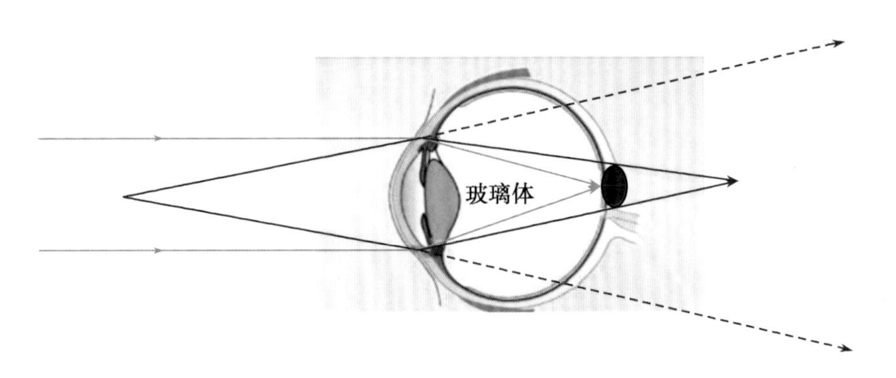

图 1-3-3-1　眼的调节

二、集合

当人眼注视远处物体时，双眼视轴平行，调节静止。而当物体移近时，双眼必须同时向内转动，使双眼视轴能正对近处物体，物体分别成像于双眼视网膜黄斑中心凹，这种作用称为集合。在看近发生调节与集合作用的同时，还伴有瞳孔缩小，三者均在动眼神经的支配下完成。因此，看近时同时发生的调节、集合及瞳孔缩小三种现象称为近反射三联运动。

集合相关概念

1. 集合近点 当注视物体逐渐向眼前移近时，双眼的内转程度会逐渐增大，当双眼集合到一定程度，物体再近时，一眼开始放弃集合而突然向外偏转，形成复视。因此，在没有发生复视之前的最近一点称为集合近点。集合近点距离以米为单位。

2. 集合角 集合程度的强弱用米角（Ma）表示，当注视眼前 1m 处物体时，两眼视轴与两眼中心垂线所夹的角如图所示，*C1RC2* 形成的角为 1Ma（图 1-3-3-2）。其中 *C1*、*C2* 分别为左右眼回旋点，*R* 为眼前 1m 处注视物，集合角就是注视距离的倒数，1Ma。即 Ma=1/ 集合距离（m）

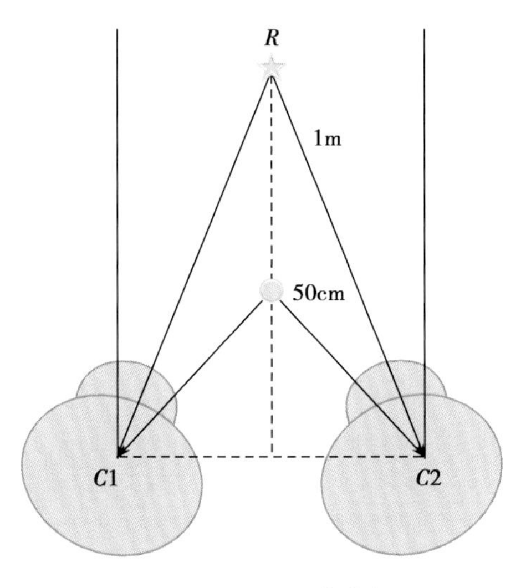

图 1-3-3-2 眼的集合角

例 1：注视 2m 距离处物体，则 Ma=1/2m=0.5Ma

例 2：注视 40cm 距离处物体，则 Ma=1/0.4m=2.5Ma

三、不同屈光状态与调节、集合的关系

1. 正视眼观察不同距离物体时，使用的调节与集合相匹配（表 1-3-3-1）。

表 1-3-3-1 正视眼与调节、集合的关系

正视眼	调节力	集合力
1m	1D	1Ma
40cm	2.5D	2.5Ma
20cm	5D	5Ma

正视眼看近时，所使用调节力 = 集合力，即正视眼的调节与集合相互匹配，因此不会产生视疲劳。

2. 近视眼观察不同距离物体时，使用的调节与集合不匹配（表 1-3-3-2）。

表 1-3-3-2 近视眼与调节、集合的关系

近视 -1.00D	调节力	集合力
1m	0D	1Ma
40cm	1.5D	2.5Ma
20cm	4D	5Ma

近视眼看近时，所使用调节力 < 集合力，即近视眼的调节与集合不匹配，因此近视患者会产生视疲劳、头痛的症状。

3. 远视眼观察不同距离物体时，使用的调节与集合不匹配（表 1-3-3-3）。

表 1-3-3-3 远视眼与调节、集合的关系

远视 +1.00D	调节力	集合力
1m	2D	1Ma
40cm	3.5D	2.5Ma
20cm	6D	5Ma

远视眼看近时，所使用调节力 > 集合力，即远视眼的调节与集合不匹配，因此，远视患者也会发生视疲劳的症状。

思考题

1. 正视眼拥有 2.50D 的调节力，其最远能看清的距离为（ ）。
   A. 25cm B. 30cm C. 40cm D. 50cm
2. 正视眼注视眼前 50cm 处的物体时，使用的调节力为（ ）。

A. 0D　B. 3D　C. 2D　D. 1D

3. –5.00D 的近视眼，其调节远点为(　　)。

A. 眼前 33cm　B. 眼后 33cm

C. 眼前 20cm　D. 眼后 20cm

4. 近视眼(–3D)注视眼前 33cm 处的物体时，使用的调节力和集合力分别为(　　)。

A. 0D，2ma　B. 3D，3ma

C. 2D，2ma　D. 0D，3ma

5. 关于远视眼的调节和集合的关系，下列哪一个选项正确？

A. 调节大于集合　B. 调节小于集合

C. 调节等于集合　D. 以上都不正确

培训项目四　咨询问诊

任务　咨询问诊

学习目标

知识目标：1. 屈光不正的配镜原则；
2. 特殊验光者的配镜原则；
3. 戴镜常识。

能力目标：1. 能给被检者合适的配镜处方；
2. 能解答关于验光配镜的疑问及介绍戴镜常识；

素质目标：1. 提高沟通表达能力；
2. 与被检者咨询问诊要耐心、仔细；
3. 在咨询中保持愉快心情；
4. 要尊重被检者，对被检者提出的问题应实事求是、准确回答。

任务驱动

案例描述：李某某，女，14岁，上课看黑板不清楚，学校体检右眼视力0.6，左眼视力0.5。

引出工作任务：李某某为什么会出现视物不清，如何验光，如何给予配镜处方？

一、屈光不正的配镜原则

验光的主要目的是给被检者一个配镜处方。达到良好的矫正视力、舒适的视觉、持久用眼、不会对眼睛产生伤害四个目标即为理想的配镜处方。准确验光度数不一定是被检者最合适的配镜处方，理想的配镜处方应有利于视功能健康发展。理想的配镜处方要综合考虑被检者的年龄、用眼需求、职业特点、戴镜情况等，才能为被检者提供个性化、合适的配镜处方。

（一）近视的配镜原则

近视配镜基本原则是选用最佳视力的最大正透镜度数，即最低度数的负透镜使被检者获得最佳的矫正视力。针对不同年龄段的近视，处方原则不同。

1. 儿童青少年　儿童青少年时期是近视高发且度数增长飞快的一个阶段，一旦出现近视，其近视度数很可能会逐年增加，直到成年之后才趋于相对稳定。

（1）避免过矫：这一年龄段的验光，要注意假性近视的鉴别，对于初次验光的儿童青少年，要进行睫状肌麻痹散瞳验光。假性近视，不需要配镜，嘱被检者适度用眼，放松调节，或者进行视觉训练等。由于儿童青少年近距离用眼多，他们的调节能力强，在验光时应尽量避免调节的干扰，防止近视过矫。如果出现近视过矫，易导致近视度数加深，是验光禁忌。

（2）避免欠矫：儿童青少年如果进行欠矫，会影响被检者的远视力，出现视远模糊，长时间的视远模糊容易导致近视度数加深，同时还可能影响被检者的调节功能、眼位等。

（3）应尽量足矫：对初次验光近视度数高或者换眼镜度数加深程度大而导致不能适应的被检者，可以进行分阶段矫正。先配戴欠矫眼镜，配合视觉训练，之后尽早换成足矫眼镜。还可推荐配戴角膜接触镜进行矫正，达到足矫目的。

2. 成年　成年人的近视度数基本稳定，视觉发育已完成，因此，在给予配镜处方的过程中不需要考虑视觉发育的问题，但是验光师需要考虑被检者的工作性质及其配镜需求等。为了达到清晰、舒适、持久的戴镜目标，在给成年人配镜时，一定要严格参考原镜处方，对于成年人，不建议轻易改变度数，以免导致戴镜舒适度下降，试戴调整要耐心谨慎，除验配框架眼镜外，还可考虑角膜接触镜或者屈光手术。

（1）充分考虑旧镜：若被检者对旧镜非常满意，则不要轻易更改原镜处方；如果被检者对旧镜不满意，则分析不满意的原因，进行处方调整并充分试戴。如视力不满意，可能是球镜、柱镜度数、柱镜轴位不准确，如舒适度不满意，则可能是由于屈光不正度、眼镜参数或双眼视功能等方面的问题造成的，要查找原因。

（2）充分沟通：要充分沟通来诊需求、配镜目的等，依据需求进行精准验光，给予合适的眼镜处方。

3. 中老年　中年人逐渐出现老视，视近困难，适应能力下降，配戴新度数眼镜时，适当降低矫正度数至逐渐适应后再过渡至全矫。通过试戴在舒适度与矫正视力之间作出折中选择，或根据被检者自身要求决定最终处方。对于老年人，验光师注意眼病及全身性疾病对近视的影响，如白内障性近视、糖尿病性近视。

（二）远视的配镜原则

基本原则是选用最高度数的正透镜使被检者获得最佳的矫正视力，应能区分显性远视和隐性远视，轻度远视无症状无须矫正，如果有视疲劳或内斜视应全矫配镜。远视伴有外斜视，可适当欠矫，伴有内斜视，则必须尽可能配足度数。

1. 儿童青少年　眼睛屈光状态正处于正视化的发展过程中。正视化是指出生时人眼几乎都是远视眼，随着眼睛结构的发育，远视度数逐渐下降，直到6~8岁变成正视眼的过程。我们把学龄前儿童的这种远视叫作生理性远视。生理性远视是正常的屈光状态，不需要进行矫正。若被检者的远视度数较大，已经超过了生理性远视度数，影响了眼部发育，可保留生理性远视度数进行矫正。双眼视功能问题，眼睛注视物体时动用调节带动了过度的集合，进而影响眼位，产生内斜症状，对于这种远视伴有调节性内斜的被检者，需要在散瞳状态下进行验光，对检查出的远视度数给予全部矫正。

2. 成年　低度数的远视不需要矫正。中高度度数的远视被检者，随着年龄增加，调节能力下降。被检者通常抱怨视近困难，误以为老视，其实是远视，注视近距离物体需要的调节量大，但是随着年龄的增长调节能力降低，所以显现出来和老视一样的症状。验光师可矫正显性远视，随调节力下降矫正部分隐性远视，需要时验配防疲劳眼镜（看近伴低度数ADD）。

3. 中老年　逐渐出现老视，视近困难，适应能力下降，调节能力下降，隐性远视逐渐暴露，应给予合适阅读附加镜，验配双光镜或渐变焦眼镜。

（三）散光的配镜原则

大多数人出生时都有散光，伴随正视化进程减低或消失。柱镜适应能力与年龄相关，年龄越大，适应能力越差，且存在个体差异。柱镜轴向的改变比度数的改变更难适应，柱镜轴向垂直和水平时比斜向容易适应。戴旧眼镜时间越长，越难适应新柱镜。

1. 儿童青少年　适应能力强，为避免弱视出现，散光大于1.00D都应配镜。对于中低度散光，配镜时应倾向足矫，对于高度散光，可分次矫正，初次配镜度数不应少于柱镜度的2/3。验光师须让家长明白戴镜矫正对视力提高的重要性以及散光度数未来的变化趋势。

2. 成年　不能全矫者，在视力影响不大的情况下可适当欠矫，也可采用分阶段矫正，在舒适度与矫正视力之间作出折中选择，以舒适为主。

3. 中老年　老年人新增散光，多和晶状体变化相关，以逆规散光多见，在视力影响不大的情况下，可不矫正或者欠矫。

二、屈光参差的配镜原则

双眼屈光度数不等者称为屈光参差，低于1.50D的屈光参差是属于生理性的。屈光参差的矫正目的是提高视网膜像的清晰度，防止弱视的发生，建立正常的双眼单视功能。儿童视觉发育可塑性强的关键时期内，降低双眼屈光参差度，改善不良的视觉环境对视觉通路和视功能发育的影响是治疗严重屈光参差性弱视的前提条件，如耐受力强，尽量全矫。对于有屈光参差的被检者，应该早发现、早治疗，年龄越小，治疗效果越好。

1. 儿童青少年　应尽早发现，尽早全部矫正。尤其注意矫正远视性屈光参差，这是防治屈光参差性弱视的关键。儿童双眼视力仍在发育，又由于外观上并无斜视，常会因未被重视而致漏诊。故屈光参差发生的年龄越小，弱视程度就越深。对于屈光参差被检者而言，屈光不正度数较高的眼睛视物模糊，在视觉发育时处于被抑制状态容易形成屈光参差性弱视，所以配镜时要遵守足度矫正的原则。虽然双眼放大率的不同也会带来不适，但由于儿童的适应力强，加上这一阶段主要以矫正和防止弱视为主，所以必须进行足度矫正。角膜接触镜则适用于高度屈光参差患儿。角膜接触镜降低了视网膜像大小的差异，应是高度屈光参差理想的矫正方法。但是要考虑儿童对角膜接触镜的依从性，因其配戴需一定的技术和良好的卫生习惯。

2. 成年　无自觉症状，视物又无困难，仍保持双眼视者，可不必配镜矫治。屈光参差者经检查为交替视力（如一眼正视或轻度远视，用于视远，另一眼近视，用于视近），虽无精确立体视觉，但未有任何不便，也无配镜要求，可不必配镜。此年龄段已经不存在产生屈光参差性弱视的问题，所以给予配镜处方的原则是兼顾视力矫正和舒适度。由于大多数被检者不能接受足度矫正所引起的不适，所以可欠矫或使用角膜接触镜进行足度矫正。当欠矫时，双眼的矫正视力不一致，可能影响其立体视，但是舒适度会有所提高。当使用角膜接触镜进行足度矫正时，可以兼顾舒适度和清晰度，是这一年龄段首选的屈光参差配镜方式。

3. 中老年　由于中老年患者的适应力下降，很多被检者形成了单眼视状态。给中老年进行配镜时应保留其单眼视状态，或者分别矫正被检者双眼的屈光不正，达到一眼矫正为视远清晰，一眼矫正为视近清晰，双眼可分别注视远近不同的物体。这样做的优点不会引起不适，而且患者也不需要额外配备老视矫正眼镜，但是单眼视没有正常的立体视，这是单眼视的缺点。

三、戴镜常识

（一）近视应该戴镜还是不戴镜？

儿童青少年出现真性近视，如果≤-1.00D 可在需要时戴镜，如果 >-1.00D 应该均戴镜；成人可根据舒适度和矫正视力选择是否戴镜。近视眼长期不戴镜会导致视近时所用调节量下降，调节可能出现退化，因此建议戴镜。

（二）高度近视应该选择什么镜片？

镜片材料主要有玻璃片、树脂片及 PC 片（聚碳酸酯片）三种。玻璃镜片的最主要缺点是镜片重，高度近视的戴镜者往往无法耐受，后两者由于质地轻可选用。近视用凹透镜进行矫正，凹透镜具有中间薄、边缘厚的特点，如果使用低折射率的镜片，镜片边缘厚，不美观，因此应选择高折射率镜片。

（三）高度近视应该选择什么镜架？

无框眼镜会凸显镜片边缘厚度，因此对高度近视，全框及半框镜架优于无框镜架。高度近视镜眼距对度数影响较大，建议选择鼻托可调整的眼镜框，以便调节镜眼距。同时，建议选择镜框偏小的眼镜架，避免镜片边缘过厚。

（四）老视应该选择什么眼镜？

老视应该进行精准验配，验配一副符合自己眼睛屈光不正度的老视镜，选择镜片时可以选择验配两副眼镜，一个用来看远，一个用来看近，也可以验配双光镜或者渐变焦眼镜，其优点是方便，一副眼镜既可看远也可看近。

（五）应该多久更换一次眼镜？

儿童青少年应半年检查 1 次，度数有增长则需换镜，成年人度数基本无变化，可 2 年更换 1 次。

培训项目五 配镜参数测量

任务一 焦度计使用

学习目标

知识目标：1. 了解焦度计的使用功能；
2. 确定镜片加工基准点和基准线；
3. 装成眼镜的光学参数测量。

能力目标：1. 会正确使用焦度计；
2. 会使用焦度计确定镜片加工基准点和基准线；
3. 会测量镜片光学参数。

素质目标：1. 爱护仪器，操作规范，精益求精；
2. 专业、细心。

任务驱动

案例描述：在眼镜进行装配加工前，要确定镜片的加工基准点和基准线；在镜片加工后、交付给顾客前，要进行产品质量检验。各项质量检验内容包括光学参数检验，该项检验需要使用焦度计。

引出工作任务：焦度计有哪些功能，如何使用焦度计，如何确定镜片的加工基准点和基准线，如何检测镜片光学参数？

一、焦度计概述

（一）焦度计的作用

焦度计主要用来测量镜片的顶焦度和棱镜效果，做出定位标记，适用于单焦、多焦、渐变焦及接触镜镜片。

（二）焦度计的发展及分类

早期的焦度计是目镜式焦度计，需要通过目镜观察焦度计中的成像，清晰后再进行读数，这对操作者的操作技能要求比较高。另外，目镜式焦度计的设计精度已不能满足现行国标要求。所以目镜式焦度计已经不可以作为产品检验使用。

目前使用的焦度计是电脑焦度计，因其功能多、读数客观、操作方便而普遍使用，且满足现行国标对产品检验的要求。

二、焦度计的结构和测量原理

（一）焦度计的组成结构

焦度计的结构如图 1-5-1-1 所示。

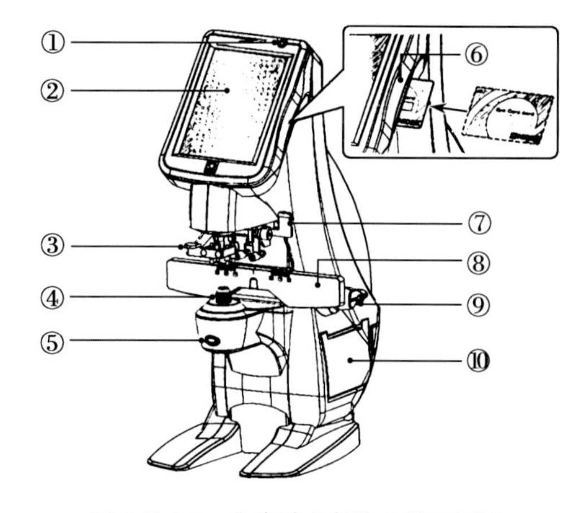

图 1-5-1-1 焦度计各部位名称及用途

①指示灯：指示设备处于开启还是关闭状态；②屏幕：观察界屏；③压片器操纵杆：操纵压片器；④镜片支座：放置待测镜片，也是测量的基点；⑤读取键：按下键，测量数据被锁定；⑥卡槽：插卡处；⑦打点器：标记镜片时使用；⑧靠板：测量配装眼镜时，两镜圈底部同时靠在靠板上，起定位作用；⑨靠板操纵杆：向前和向后移动靠板；⑩打印纸装夹处：放置打印纸。

（二）焦度计的常用参数设置

焦度计的功能可以在参数设置中进行设置，主要功能如下：

1. 阿贝数设置 不同折射率的镜片，要选用不同阿贝数测量才能数据精确。通常，镜片包装袋上会有阿贝数标注，镜片的阿贝数在30~60之间，镜片折射率越大，阿贝数越小，反之越大。

2. 步长按钮　测量步长有0.25D、0.12D、0.01D三挡，在进行产品最终检验时，要设定0.01D挡。

3. 柱镜符号（+/−）按钮　柱镜符号在"+"和"−"之间切换。

4. 棱镜基底选项按钮　可选择用上下内外法或360°法表示基底方向，并完成转换。

5. 自动读取键　可以设定当测量点对准某一范围时读数。

6. 左右测量（R/L）选择按钮　可以选择单一测量，也可以选择左右眼测量。通常对未割边镜片选用单一测量，而对装成眼镜，选用左右眼测量。

7. 打印按钮　执行打印被锁定的数据。

（三）焦度计测量原理

目前，焦度计测量点的设计有四点测量和多点测量，图1-5-1-2为四点测量原理。

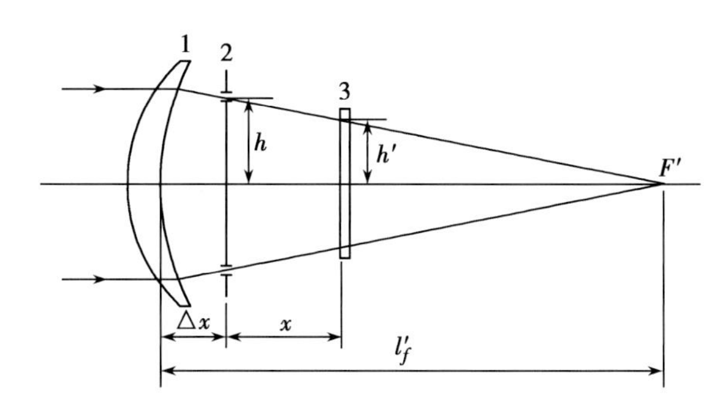

图1-5-1-2　焦度计测量原理

1：被测镜片；2：带孔光阑；3：光电位置探测器

由图中可以得出：

$$\frac{h}{h'}=\frac{l_f'-\Delta x}{l_f'-\Delta x-x}$$

$$l_{f'}=\frac{xh+\Delta x(h-h')}{h-h'}$$

$$F=\frac{1}{l_f'}=\frac{h-h'}{xh+\Delta x(h-h')}$$

式中，F：后顶焦度，单位D；x：光阑至光电位置探测器的距离，单位m；Δx：被测镜片后顶点至光阑的距离，单位m；h：光线在光阑处的高度，单位m；h'：光线光电位置探测器高度，单位m；l_f'：后顶焦距，单位m。

三、焦度计的使用操作

（一）操作前准备工作

1. 环境准备　室内正常照明，正常室温，设备洁净，不要放在空调直接气流吹到的地方，不要受到阳光直射或接近光源照射，桌面不要反光；

2. 用物准备　配镜订单、未割边镜片、装成眼镜、镜布、记号笔、直尺；

3. 开启设备　接通设备电源，初始化后，画面显示正确且亮度均匀，根据需要设置参数；

4. 镜片或眼镜要擦拭干净。

（二）测量未割边镜片光学参数及确定加工基准点和加工基准线

操作流程如图1-5-1-3所示：

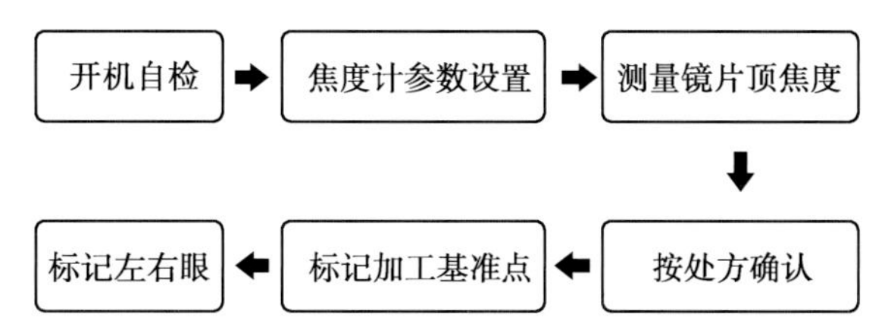

图1-5-1-3　确定加工基准点和基准线流程

对于未割边镜片，使用焦度计主要是用于测量镜片顶焦度，对于顶焦度合格的镜片，装配加工前要标记加工基准点和基准线。

1. 焦度计参数设置　阿贝数与镜片相吻合，步长0.01D，柱镜符号与处方同，棱镜基底表示方法与处方同，不自动读数，单眼测量。

2. 测量镜片顶焦度

(1) 将镜片凹面向下，中心放置在镜片支座上；

(2) 用压片器固定镜片；

(3) 轻抬压片器，移动或转动镜片，进行镜片对准，观察屏幕使目标（镜片光学中心）对准屏幕中心十字，放下压片器固定镜片；按读取键固定数值，可在屏幕上读取后顶焦度数值。

3. 标记加工基准点和基准线　对于处方中无棱镜镜片，当目标对准焦度计屏幕中心十字中心时，核对屏幕上的后顶焦度值是否与处方要求一致（包括球镜、柱镜和轴位），如果一致，按下打点器，在镜片上进行标记。

标记有三个点，中间的点是光学中心；标记的三个点连线与靠板平行，也是加工基准线。

取下镜片并翻转，在镜片凹面上半部分用笔标记左眼或右眼。

（三）测量装成眼镜光学参数

装成眼镜使用焦度计，主要用于测量镜片顶焦度（包括球镜、柱镜和轴位）是否满足处方中顶焦度要求，光学中心是否满足处方中瞳距要求，所以用焦度计读出顶焦度值并标记出光学中心位置，如图1-5-1-4所示。

1. 焦度计参数设置　阿贝数与镜片相吻合，步长0.01D，柱镜符号与处方同，棱镜基底表示方法与处方同，自动读数，自动测量左右眼。

2. 测量镜片顶焦度

（1）将配装眼镜正面朝上放置在镜片支座上，两镜圈底部同时靠在靠板上，两镜面水平；

（2）移动眼镜并观察屏幕，待屏幕上移动靶标对准屏幕中心十字中心，焦度计自动读数；

（3）左手扶住眼镜，右手按下打点器，标记镜片光学中心；

（4）如果需要判定眼镜是否合格，要根据国标的允差值进行判断。

3. 测量镜片光学中心位置

（1）用直尺测量两镜片光学中心水平位置；

（2）用直尺测量两镜片光学中心高度及差值；

（3）如果需要判定眼镜是否合格，要根据国标的允差值进行判断。

4. 测量接触镜镜片光学参数

（1）用接触镜片专用镜片支座替换镜片支座；

（2）选用测量接触镜测量模式；

（3）将擦干的接触镜片凸面向上放在镜片支座上，对准光学中心后读数。

5. 数据保存

（1）按下打印按钮，进行数据打印；

（2）当焦度计上插入卡时，按打印按钮，数据会保存到卡中；

（3）手写记录检验数据。

6. 操作后整理

（1）关闭设备：设备开关处于○位。

（2）相关物品收走，工作台保持洁净。

7. 注意事项

（1）如果设备长时间不用，请将电源从电源插座处断开；

（2）焦度计应定期校准。

8. 评分标准

（1）测量未割边镜片光学参数及确定加工基准点和基准线评分标准（表1-5-1-1）

（2）测量装成眼镜光学参数评分标准（表1-5-1-2）

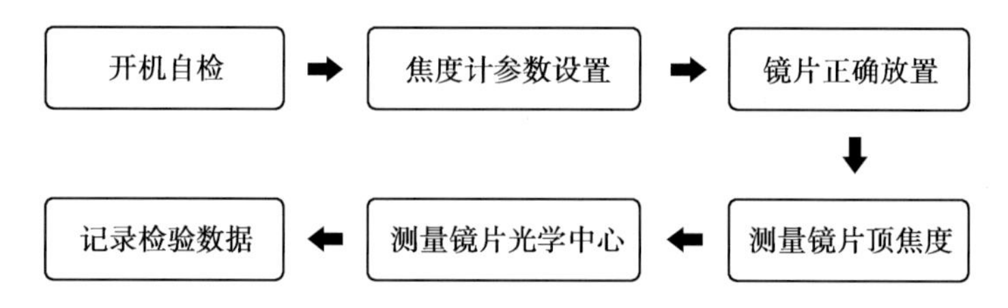
开机自检
焦度计参数设置
镜片正确放置
测量镜片顶焦度
测量镜片光学中心
记录检验数据

图1-5-1-4　测量装成眼镜光学参数流程

表1-5-1-1　测量未割边镜片光学参数及确定加工基准点和基准线评分标准

序号	考核内容	配分	考核要点	评分标准	扣分	得分
1	素质要求	10	1. 爱护仪器 2. 产品轻拿轻放 3. 操作规范，精益求精 4. 专业、细心	1. 损坏仪器，扣10分 2. 动作不爱惜产品，扣5分 3. 操作不规范，扣3分 4. 粗心，扣2分		
2	操作前准备	10	1. 检查环境照明 2. 仪器摆放 3. 开机自检 4. 测量步长0.01D 5. 镜片未擦拭干净	1. 环境照明不适，扣1分 2. 仪器摆放不平稳，扣2分 3. 开机自检操作不当，扣1分 4. 测量步长不是0.01D，扣3分 5. 镜片未擦拭干净，扣3分		

续表

序号	考核内容	配分	考核要点	评分标准	扣分	得分
3	操作过程	70	1. 镜片凹面向下放置 2. 放下压片器固定镜片 3. 将移动靶标对准屏幕上十字中心 4. 焦度计上的柱镜轴位读数与处方相符 5. 按下打点器打点 6. 在镜片内侧标记左右眼 7. 左右眼标记在镜片上方 8. 左右眼标记正确	1. 镜片放置错误，扣 5 分 2. 没有放下压片器，扣 5 分 3. 靶标没有对准屏幕中心十字中心，扣 5 分 4. 焦度计上的柱镜轴位读数与处方不相符，扣 5 分 5. 没有打点，扣 5 分 6. 不是在镜片内侧标记左右眼或未标记，扣 5 分 7. 左右眼标记不是在镜片上方，扣 5 分 8. 左右眼标记错误，扣 5 分		
4	操作后整理	10	1. 工具摆放整齐 2. 桌面没有杂物	1. 工具摆放不整齐，扣 5 分 2. 桌面有杂物，扣 5 分		
5	时间		4 分钟	到时结束		
6	合计	100				
7	备注		第 3 项为每一片的分数，两片得分累加			

表 1-5-1-2　测量装成眼镜光学参数评分标准

序号	考核内容	配分	考核要点	评分标准	扣分	得分
1	素质要求	10	1. 爱护仪器 2. 产品轻拿轻放 3. 操作规范，精益求精 4. 专业、细心	1. 损坏仪器，扣 10 分 2. 动作不爱惜产品，扣 5 分 3. 操作不规范，扣 3 分 4. 粗心，扣 2 分		
2	操作前准备	10	1. 检查环境照明 2. 仪器摆放 3. 开机自检 4. 测量步长 0.01D 5. 镜片未擦拭干净	1. 环境照明不适，扣 1 分 2. 仪器摆放不平稳，扣 2 分 3. 开机自检操作不当，扣 1 分 4. 测量步长不是 0.01D，扣 3 分 5. 镜片未擦拭干净，扣 3 分		
3	操作过程	70	1. 眼镜凹面向下放置 2. 两镜圈底部同时靠在靠板上 3. 放下压片器固定镜片 4. 将移动靶标对准屏幕上十字中心 5. 正确记录镜片顶焦度 6. 按下打点器打点 7. 正确测量并记录光学中心水平距离 8. 正确测量并记录光学中心垂直互差	1. 眼镜放置不正确，扣 5 分 2. 两镜圈底部没有同时靠在靠板上，扣 5 分 3. 没有放下压片器固定镜片，扣 5 分 4. 将移动靶标对准屏幕上十字中心，扣 5 分 5. 记录镜片顶焦度值每差 0.20D，扣 5 分 6. 没有按下打点器打点，扣 5 分 7. 测量光学中心水平距离记录每差 1mm，扣 2 分 8. 测量光学中心垂直互差记录每差 1mm，扣 5 分		

续表

序号	考核内容	配分	考核要点	评分标准	扣分	得分
4	操作后整理	10	1. 工具摆放整齐 2. 桌面没有杂物	1. 工具摆放不整齐，扣 5 分 2. 桌面有杂物，扣 5 分		
5	时间		4 分钟	到时结束		
6	合计	100				

思考题

1. 测量装成眼镜时，如果两镜圈底部没有同时靠在靠板上，会有哪些不利影响？
2. 将镜片凸面向下放在镜片支座上，测量出的数值与凹面向下一样吗？
3. 移动靶标对准屏幕上十字中心和没对准屏幕上十字中心，结果有什么区别？

任务二　瞳距测量

学习目标

知识目标：掌握瞳距的测量方法。

能力目标：1. 会用瞳距尺正确测量瞳距；

2. 会用瞳距仪正确测量瞳距。

素质目标：1. 仪表大方、举止得体、态度和蔼、耐心、细心；

2. 爱护仪器。

任务驱动

案例描述：制作眼镜时，需要将镜片的光学中心与眼睛瞳孔位置对准，这样才能达到正确的视觉效果。

引出工作任务：需要测量瞳距。

一、瞳距的概念及其应用

（一）瞳距的概念

1. 瞳距的定义　瞳距是指两眼瞳孔几何中心的水平距离。

2. 瞳距的分类

(1) 远用瞳距：看远时，两眼视轴平行，此时测量的瞳距是远用瞳距，记作 PD。

(2) 近用瞳距：看近时，两眼视轴内转，此时测量的瞳距是近用瞳距，记作 NPD。

(3) 单眼瞳距：由鼻梁中部到瞳孔中心的距离是单眼瞳距，右眼瞳距记作 RPD，左眼瞳距记作 LPD。

（二）瞳距在验配中应用

当眼睛通过镜片光学中心看物体时，没有棱镜产生，视觉效果最好；而没有通过镜片光学中心看物体时，视点处会有棱镜效果，眼睛需要运用聚散能力去克服不良影响，容易产生不适。因此，在眼镜定配时，要严格控制镜片的光学中心位置，要与瞳孔位置一致。

注：在各种镜片加工中，不一定是镜片的光学中心与瞳孔位置重合，应该是镜片的视点位置与瞳孔中心重合。对于初级阶段的单光镜片，镜片的视点位置就是光学中心。

二、瞳距尺测量瞳距

（一）测量流程

用瞳距尺测量瞳距流程如图 1-5-2-1 所示。

（二）瞳距尺测量远瞳距

1. 准备工作

(1) 环境准备：正常室内照明。

(2) 用物准备：瞳距尺、纸、笔。

2. 测量操作

(1) 检者和被检者相对而坐（或站）一臂距离，双方视线等高；

(2) 以右手拿尺为例，检者用拇指和示指拿瞳距尺；

(3) 将瞳距尺三角形缺口置于被检者鼻梁中部；

(4) 让被检者右眼注视检者左眼，检者用左眼读取被检者右眼瞳孔中心的刻度值（或被检者右眼的角膜内缘刻度值），如图 1-5-2-2 所示；

(5) 让被检者左眼注视检者右眼，检者用右眼读取被检者左眼瞳孔中心的刻度值（或被检者左眼的角膜外缘刻度值），如图 1-5-2-2 所示；

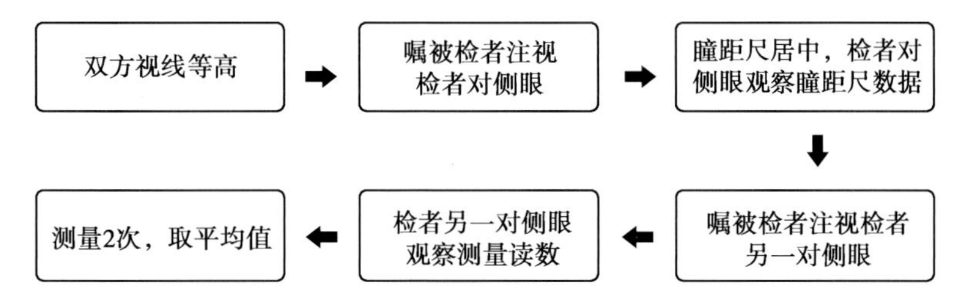

图 1-5-2-1　瞳距尺测量瞳距流程

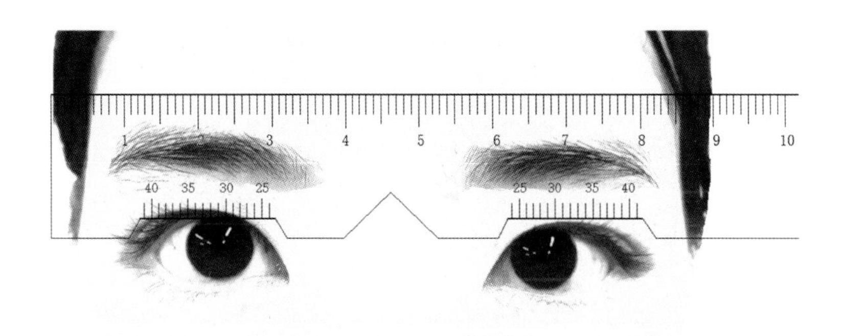

图 1-5-2-2　瞳距尺测量远瞳距示意图

(6) 由此可以读出被检者单眼瞳距或双眼瞳距；
(7) 2 次测量取平均值，较为准确。

3. 操作后整理　将瞳距尺归位。

4. 注意事项

(1) 动作要轻柔、准确；

(2) 如果在角膜边缘读数，当两眼角膜直径不等时，需要分别在每只眼的内侧和外侧读数，即左眼内侧到右眼外侧，左眼外侧到右眼内侧，取平均值。

5. 瞳距尺测量远用瞳距评分标准(表 1-5-2-1)

表 1-5-2-1　瞳距尺测量远用瞳距评分标准

序号	考核内容	配分	考核要点	评分标准	扣分	得分
1	素质要求	20	1. 仪表大方、举止得体 2. 态度和蔼、耐心、细心 3. 动作轻柔	1. 仪表不大方、举止不得体，扣 8 分 2. 没有态度和蔼、耐心、细心，扣 8 分 3. 动作粗鲁，扣 4 分		
2	操作过程	70	1. 双方相对而坐(或站)，相距一臂距离 2. 双方视线等高 3. 嘱被检者注视目标 4. 正确眼别读取数据 5. 测量 2 次 6. 读取数据准确并记录	1. 双方相距过近或过远，扣 10 分 2. 双方视线不等高，扣 10 分 3. 未嘱被检者注视目标，扣 10 分 4. 未用正确眼别读取数据，扣 10 分 5. 未测量 2 次，扣 10 分 6. 记录数据每差 1mm，扣 10 分		
3	操作后整理	10	将瞳距尺放回原处	瞳距尺没放回原处，扣 10 分		
4	时间		2 分钟	到时结束		
5	合计	100				

思考题

1. 如果检者只用一只眼读取被检者左右眼数据，结果会怎样？
2. 是否可以嘱被检者“平视前方”，然后进行测量？
3. 为什么不直接测量瞳孔中心位置？

（三）瞳距尺测量近用瞳距

1. 准备工作

(1) 环境准备：正常室内照明。

(2) 用物准备：瞳距尺。

2. 测量操作

(1) 检者和被检者相对而坐，双方视线等高，约40cm距离；

(2) 以右手拿尺为例，检者用拇指和示指拿瞳距尺；

(3) 将瞳距尺三角形缺口置于被检者鼻梁中部；

(4) 检者嘱被检者注视检者鼻尖；

(5) 检者用左眼读取被检者右眼瞳孔中心的刻度值(或被检者右眼的角膜内缘刻度值)，如图1-5-2-3所示；

(6) 检者用右眼观察被检者左眼瞳孔中心的刻度值(或被检者左眼的角膜外缘刻度值)，如图1-5-2-3所示；

(7) 2次测量，取平均值作为被检者的近用瞳距。

3. 操作后整理　将瞳距尺归位。

4. 注意事项

(1) 动作要轻柔、准确；

(2) 如果在角膜边缘读数，当两眼角膜直径不等时，需要分别在每只眼的内侧和外侧读数，即左眼内侧到右眼外侧，左眼外侧到右眼内侧，取平均值。

5. 瞳距尺测量近用瞳距评分标准(表1-5-2-2)

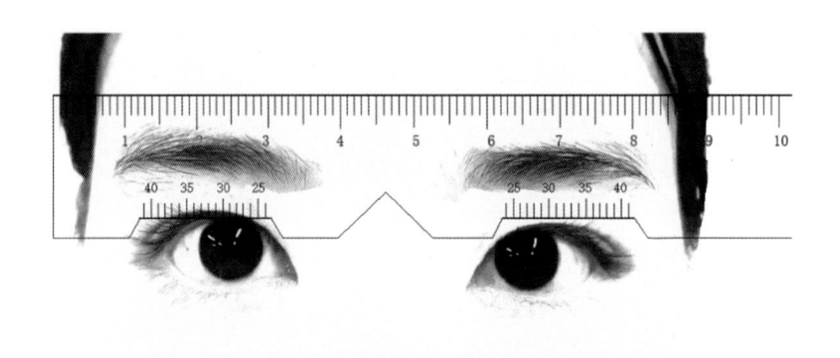

图1-5-2-3　瞳距尺测量近用瞳距示意图

表1-5-2-2　瞳距尺测量近用瞳距评分标准

序号	考核内容	配分	考核要点	评分标准	扣分	得分
1	素质要求	20	1. 仪表大方、举止得体 2. 态度和蔼、耐心、细心 3. 动作轻柔	1. 仪表不大方、举止不得体，扣8分 2. 没有态度和蔼、耐心、细心，扣8分 3. 动作粗鲁，扣4分		
2	操作过程	70	1. 双方相对而坐，相距40cm 2. 双方视线等高 3. 嘱被检者注视目标 4. 正确眼别读取数据 5. 测量2次 6. 读取数据准确并记录	1. 双方相距过近或过远，扣10分 2. 双方视线不等高，扣10分 3. 未嘱被检者注视目标，扣10分 4. 未用正确眼别读取数据，扣10分 5. 未测量2次，扣10分 6. 记录数据每差1mm，扣10分		
3	操作后整理	10	将瞳距尺放回原处	瞳距尺没放回原处，扣10分		
4	时间		2分钟	到时结束		
5	合计	100				

思考题

1. 近用瞳距是一成不变的吗？
2. 按照上述方法测量得出近用瞳距值，加工眼镜后，眼睛看近时是通过镜片的光学中心吗？

三、瞳距仪测量瞳距

（一）瞳距仪的结构

瞳距仪结构如图 1-5-2-4 所示。

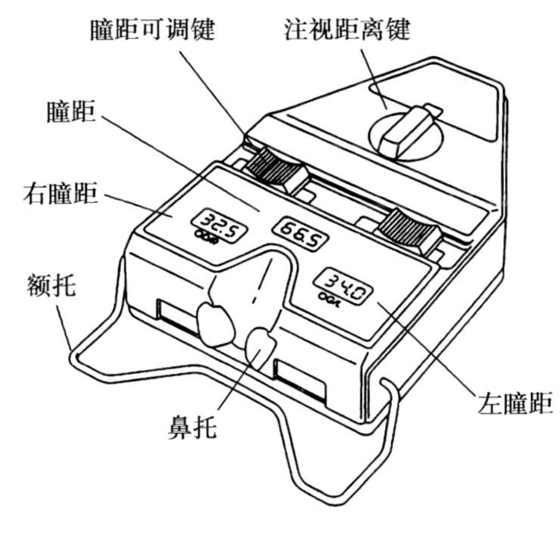

图 1-5-2-4　瞳距仪

（二）瞳距仪的设置

1. 测量远用瞳距时，将瞳距仪的注视距离键调整到∞位置；

2. 测量近用瞳距时，将瞳距仪的注视距离键调整到工作距离位置（如 25cm、33cm、40cm 等）；

3. 测量单眼瞳距时，如有需要（如有眼位偏斜等），可调节仪器下部的遮盖板键，遮盖一眼后进行测量。

（三）使用瞳距仪测量瞳距

1. 准备工作

（1）环境准备：正常室内照明。

（2）用物准备：瞳距仪、酒精棉球、镜布。

2. 测量操作

（1）测量前清洁瞳距仪的额托和鼻托；

（2）检者和被检者相对而坐，将瞳距仪的注视距离键调整到需要测量的位置（远用或近用）；

（3）打开电源开关；

（4）将瞳距仪的额头部和鼻梁部轻轻放置在被检者的前额和鼻梁处，被检者可轻扶瞳距仪；

（5）让被检者注视瞳距仪里面的光亮视标；

（6）检者通过观察窗，可观察到被检者瞳孔上的反射亮点，然后分别移动左右眼瞳距可调键，使瞳距指针与反射亮点对齐；

（7）读取瞳距仪上所显示的数值，可以分别读出瞳距（PD）、右眼瞳距（R）和左眼瞳距（L）。

3. 操作后整理　瞳距仪放回原处。

4. 注意事项

（1）观察窗或测量窗处，勿用手指触摸或堆积污垢；

（2）清洁时需用镜布及少许酒精轻轻擦净。

5. 瞳距仪测量远用和近用瞳距评分标准（表 1-5-2-3）

表 1-5-2-3　瞳距仪测量远用和近用瞳距评分标准

序号	考核内容	配分	考核要点	评分标准	扣分	得分
1	素质要求	20	1. 仪表大方、举止得体 2. 态度和蔼、耐心、细心 3. 动作轻柔 4. 爱护仪器	1. 没有仪表大方、举止得体，扣 5 分 2. 没有态度和蔼、耐心、细心，扣 5 分 3. 动作粗鲁，扣 5 分 4. 操作仪器不当，扣 5 分		
2	操作过程	70	1. 清洁瞳距仪额托部和鼻托部 2. 瞳距仪远近测量键设置正确 3. 让被检者注视目标 4. 读取数据准确并记录远近瞳距	1. 没有清洁瞳距仪，每个部位扣 5 分 2. 瞳距仪远近测量键设置不正确，扣 10 分 3. 没有让被检者注视目标，扣 10 分 4. 记录数据每差 1mm 扣 10 分		
3	操作后整理	10	1. 将瞳距仪电源关闭 2. 将瞳距仪归位	1. 没关闭瞳距仪电源开关，扣 5 分 2. 瞳距仪没放回原处，扣 5 分		
4	时间		2 分钟	到时结束		

续表

序号	考核内容	配分	考核要点	评分标准	扣分	得分
5	合计	100				
6	备注		记录数据扣分为远或近单项扣分，远近两项累加			

思考题

使用瞳距仪还可以测量哪些参数？

培训项目六 眼镜定配

任务一 眼镜检测

学习目标

知识目标：1. 熟悉国家标准中关于配装眼镜的主要质量指标与光学参数定义；
2. 熟悉国家标准中关于光学参数与尺寸的测量工具与方法；
3. 熟悉国家标准中关于配装眼镜外观质量的要求与检测方法。

能力目标：1. 能使用焦度计对配装眼镜进行光学参数的测定与标记；
2. 能使用直尺对配装眼镜的光学参数进行测量；
3. 能进行配装眼镜的外观质量与装配质检的检验。

素质目标：1. 科学严谨的工作作风；
2. 认真的学习态度。

任务驱动

案例描述：一副按照规定处方完成定配加工的配装眼镜被交到质检岗位进行质检。核对配镜单（处方单），仔细检查配装眼镜的商品信息是否符合，检测外观质量和装配质量，准确测量光学参数及尺寸的测量与标记，进行规范记录（表 1-6-1-1）。

引出工作任务：核对检查、检测标记、判断反馈：核对配镜单商品参数，检查装配质量等外观情况，测量顶焦度等光学参数，标记光学中心与测量水平、垂直参数，对照国标外观与装配质量要求。

一、相关知识

眼镜质量直接影响配戴者的视觉健康与发育，不合格眼镜不仅影响矫正效果，还可能导致视物变形、头晕等，因此，每副眼镜配发给顾客之前，都要依据国家标准《配装眼镜　第 1 部分：单光和多焦点》（GB 13511.1—2011）要求进行质检，并填写相应的检测记录单，只有每一点都符合国标要求的眼镜才是合格的眼镜。若质检不合格，则应采取相应的处理措施，不能将不合格眼镜配发给顾客。

（一）配装眼镜国标的术语和定义

1. 瞳距（PD）　双眼两瞳孔中心间的距离。配镜处方中有配戴者瞳距值。

2. 光学中心水平距离（OCD）　两镜片光学中心在两镜圈几何中心连线平行方向上的距离。用自动焦度计对镜片光心进行打点后使用瞳距尺测量。图 1-6-1-1 中的 O_1O_2 即为光学中心水平距离。

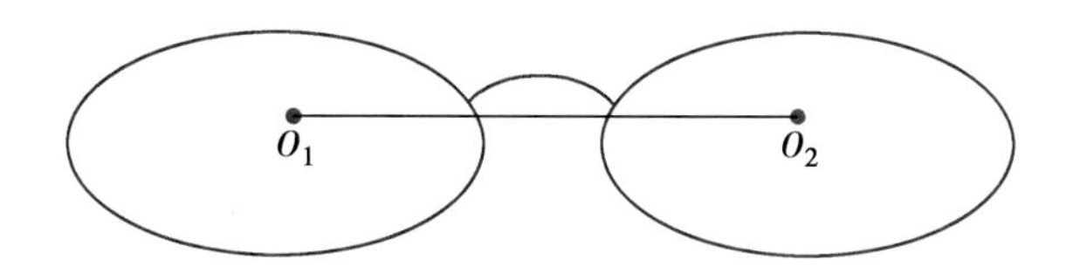

图 1-6-1-1　光学中心水平距离示意图

3. 光学中心水平偏差　光学中心水平距离的实测值与配镜处方中瞳距的差值。即 OCD-PD 的值。

4. 光学中心垂直互差　两镜片光学中心高度的差值，即图 1-6-1-2 的 O_1A 和 O_2B 的差值。

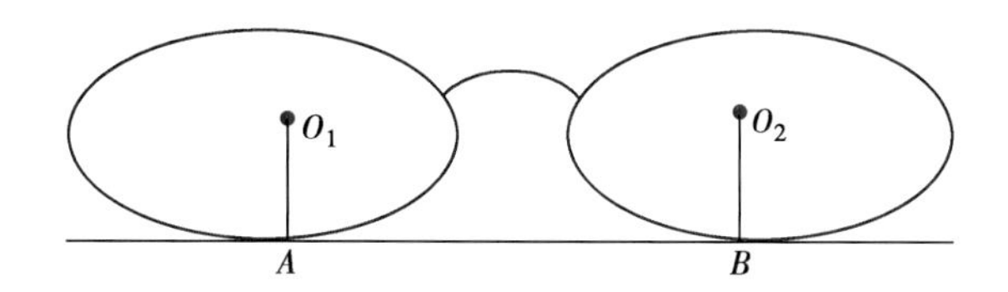

图 1-6-1-2　光学中心高度示意图

5. 定配眼镜　根据验光处方或特定要求定制的框架眼镜。

（二）定配眼镜检测所需仪器设备及用途

1. 自动焦度计（图 1-6-1-3）　检测左右镜片顶焦度，标记左右镜片光心和水平基准线。

2. 整形工具（图 1-6-1-3）　对有变形的定配眼镜进行标准整形。

表 1-6-1-1　质量检测记录表（样本）

<table>
<tr><th>处方度数</th><th colspan="2">球镜</th><th colspan="2">柱镜</th><th>轴位</th></tr>
<tr><td>右</td><td colspan="2"></td><td colspan="2"></td><td></td></tr>
<tr><td>左</td><td colspan="2"></td><td colspan="2"></td><td></td></tr>
<tr><td rowspan="2">双眼瞳距
mm</td><td rowspan="2">单眼
瞳距</td><td>R　mm</td><td rowspan="2">瞳高　mm</td><td rowspan="2">单眼瞳高</td><td>R　mm</td></tr>
<tr><td>L　mm</td><td>L　mm</td></tr>
<tr><td>实测度数</td><td colspan="2">球镜</td><td colspan="2">柱镜</td><td>轴位</td></tr>
<tr><td>右</td><td colspan="2"></td><td colspan="2"></td><td></td></tr>
<tr><td>左</td><td colspan="2"></td><td colspan="2"></td><td></td></tr>
<tr><td rowspan="2">双侧光心水平距
mm</td><td rowspan="2">单侧光心水平距</td><td>R　mm</td><td rowspan="2">基准线高
mm</td><td rowspan="2">单侧光心高度</td><td>R　mm</td></tr>
<tr><td>L　mm</td><td>L　mm</td></tr>
</table>

<table>
<tr><td>序号</td><td>配装眼镜质检项目</td><td>R</td><td>L</td></tr>
<tr><td>1</td><td>镜架表面质量</td><td></td><td></td></tr>
<tr><td>2</td><td>镜片表面质量</td><td></td><td></td></tr>
<tr><td>3</td><td>眼镜装配质量</td><td></td><td></td></tr>
<tr><td>4</td><td>整形要求</td><td></td><td></td></tr>
<tr><td>5</td><td>球镜度偏差值</td><td></td><td></td></tr>
<tr><td>6</td><td>柱镜度偏差值</td><td></td><td></td></tr>
<tr><td>7</td><td>轴位偏差值</td><td></td><td></td></tr>
<tr><td>8</td><td>光学中心水平偏差</td><td></td><td></td></tr>
<tr><td>9</td><td>光学中心垂直偏差</td><td></td><td></td></tr>
<tr><td>10</td><td>光学中心垂直互差</td><td colspan="2"></td></tr>
</table>

<table>
<tr><td>定配工
签名：</td><td></td><td>检验
日期</td><td></td></tr>
</table>

3. 瞳距尺　测量定配眼镜镜片光学中心水平距离和光学中心高度。

（三）定配眼镜国标要求

1. 镜片外观质量要求　左右镜片色泽一致。图 1-6-1-4A 左右片所镀减反射膜膜层颜色不同，右片为绿膜，左片为蓝膜，图 1-6-1-4B 右片有镀膜，左片未镀膜，为白片。要求以光心为中心，在直径 30mm 范围内没有出现可能有害视觉的各种疵病（如划痕、脱膜等），没有装配不当导致的崩边（图 1-6-1-5）。

2. 镜架外观质量要求　镜架表面光滑，没有明显擦伤，没有划痕及零部件缺失。图 4B 中镜架鼻托均有缺失。

3. 镜片顶焦度　使用自动焦度计测量定配眼镜左右镜片顶焦度，即镜片后顶点度。

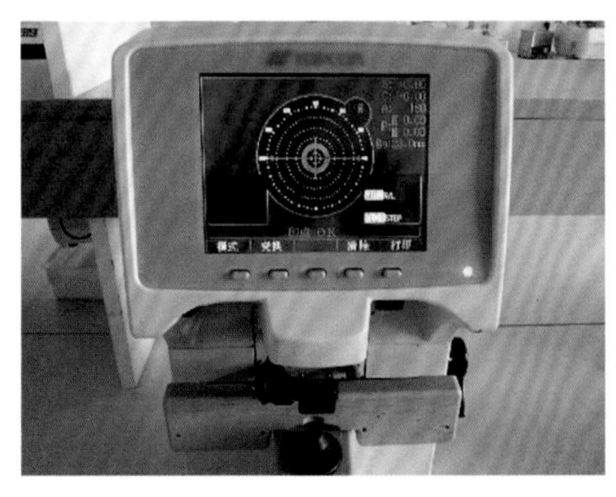

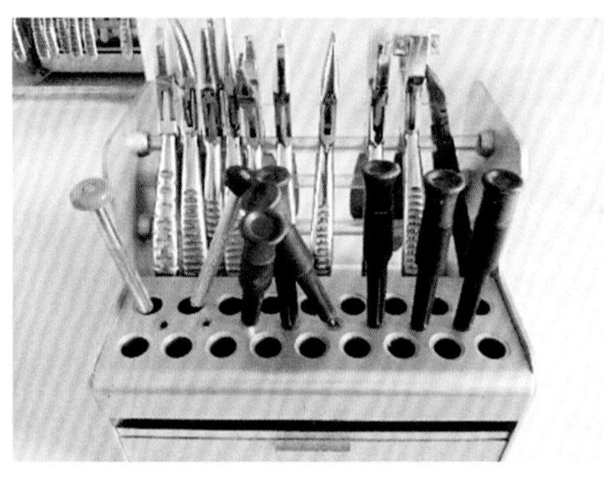

图 1-6-1-3　检测所需仪器

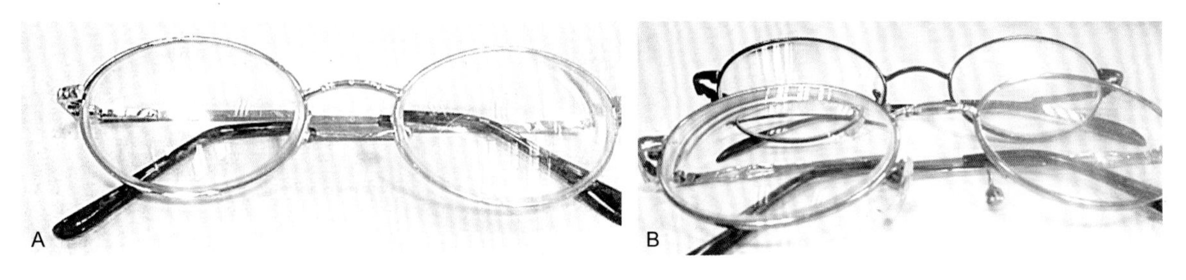

图 1-6-1-4　左右镜片膜层色泽不一

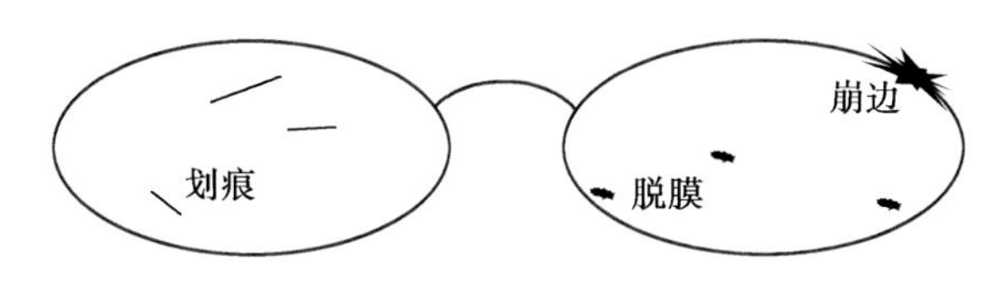

图 1-6-1-5　镜片外观质量示意图

4. 定配眼镜应力检测　塑料镜架和金属镜架不同，镜圈没有锁接管，无法通过锁接管处螺丝的松紧调整镜圈大小，且塑料的弹性小于金属，为了避免镜片从镜圈中脱落，镜片通常会偏大，但若镜片太大，易产生应力过强且不均匀，导致镜片成像变形出现配戴不适的情况。因此，有必要通过应力仪检测镜片应力大小，对应力异常的情况予以调整。

二、技能要求

见图 1-6-1-6。

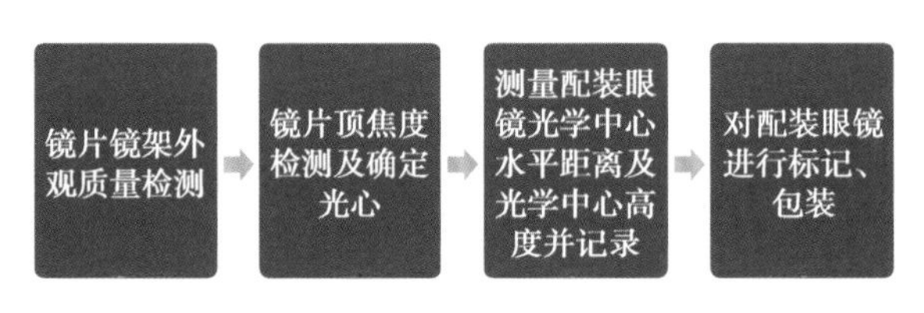

图 1-6-1-6　眼镜检测技能要求

（一）镜片镜架外观质量检测

目测镜片镜架外观是否符合国标要求(图 1-6-1-7)。

（二）镜片顶焦度检测及确定光心

见图 1-6-1-8。

1. 测定顶焦度　用自动焦度计检测定配眼镜与镜片检测一样，开机后先进行参数设置，选择单光镜片(图 1-6-1-9A)，测量精度设置为 0.01D(图 1-6-1-9B)。

检测时确保两镜圈下缘同时与挡板相贴，按先右后左的顺序，先检测右眼镜片，下压镜片夹固定镜片(图 1-6-1-9C)，移动镜架至屏幕中央出现长十字时，打点标记镜片光学中心(图 1-6-1-9D)并记录顶焦度检测结果(图 1-6-1-9E)，同法进行左片检测。

2. 测量光学中心水平距离及光学中心高度并记录　保持瞳距尺与镜架中梁平行，若左右光心均在瞳距尺边缘，直接测量左右镜片光学中心距离，即为光学中心水平距离(图 1-6-1-10)。

根据定义，光学中心水平距离指两镜片光学中心在镜圈几何中心连线平行方向上的距离。因此，用自动焦度计测量左镜片时，可根据十字视标位置判断左右光心是否在同一水平线上。

若左右光心不等高(图 1-6-1-11A)，需先移动镜架，找到与右片光心在同一水平线且与左片光心在同一垂直线上的点(图 1-6-1-11B)，打点标记，然后移动镜架至

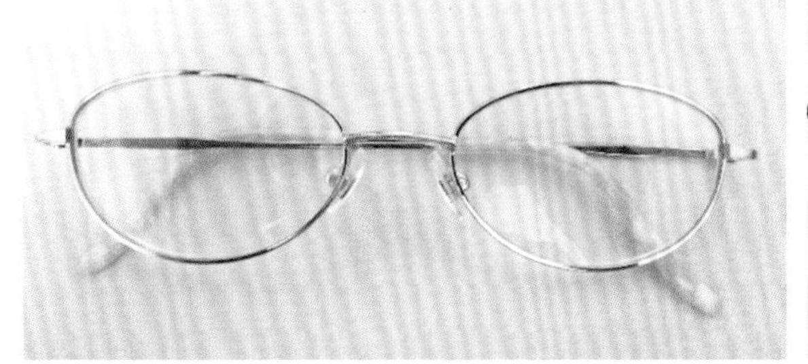
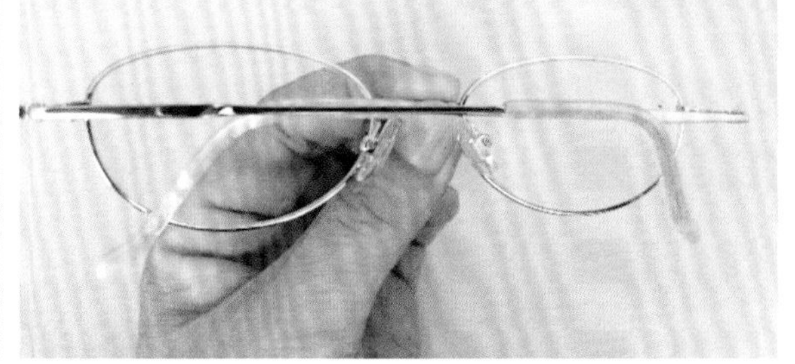
图 1-6-1-7　全面检查镜架外观质量

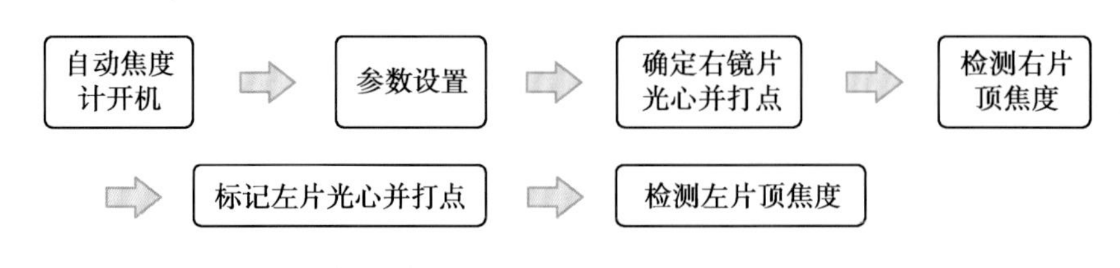

图 1-6-1-8　镜片顶焦度检测及确定光心

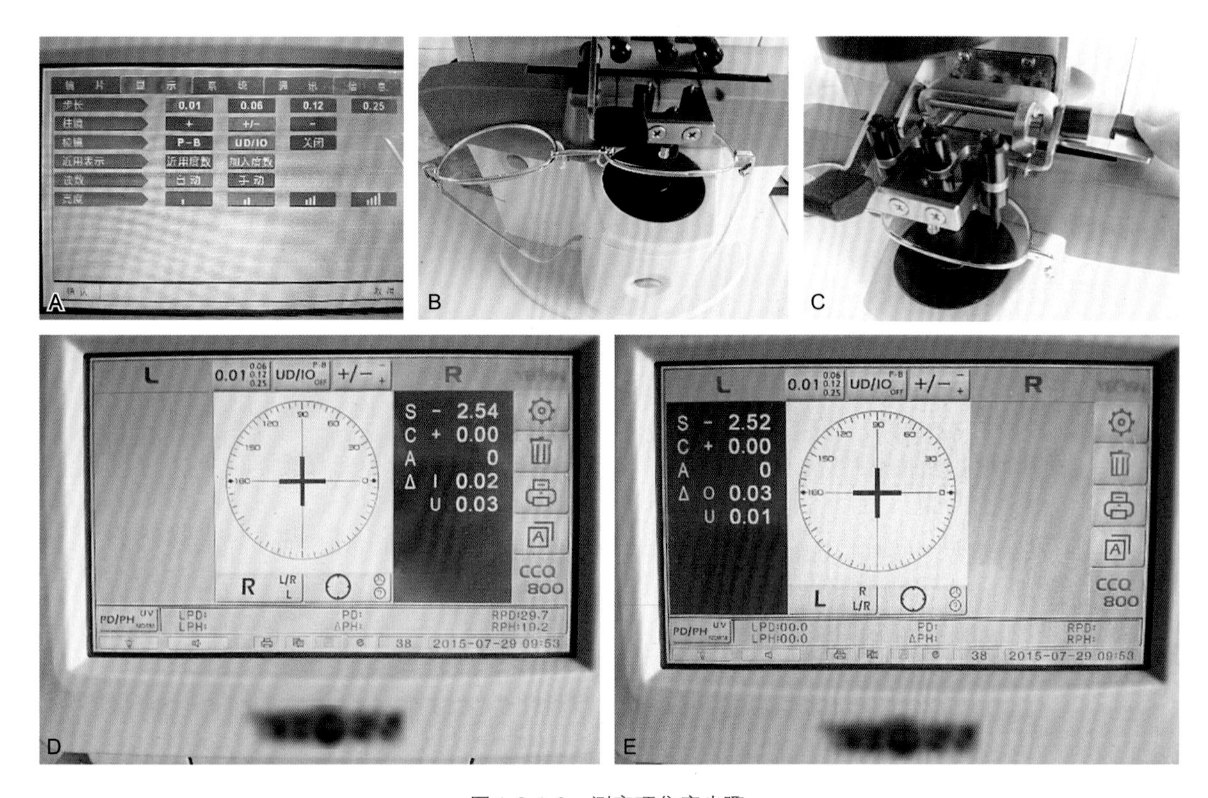

图 1-6-1-9　测定顶焦度步骤

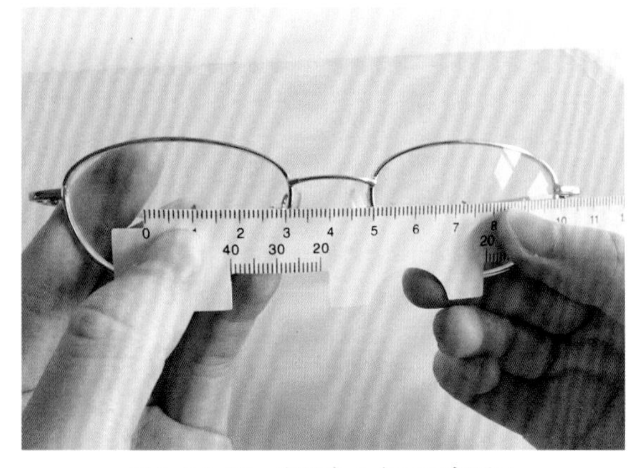

图 1-6-1-10　光学中心水平距离测量

光心处，再次打点标记（图 1-6-1-11C）。测量光心中心水平距离时，测两点在镜架几何中心平等方向（O_1O_2'）的距离（图 1-6-1-11D）。

过光心及基准点画水平基准线，以此为起点至镜圈内缘最低点的距离为光学中心高度。如图 1-6-1-11E 和 F 所示，先测右眼，再测左眼，将所测结果填入检测记录单中。

三、配装眼镜质量检测（初级）考核标准

见表 1-6-1-2。

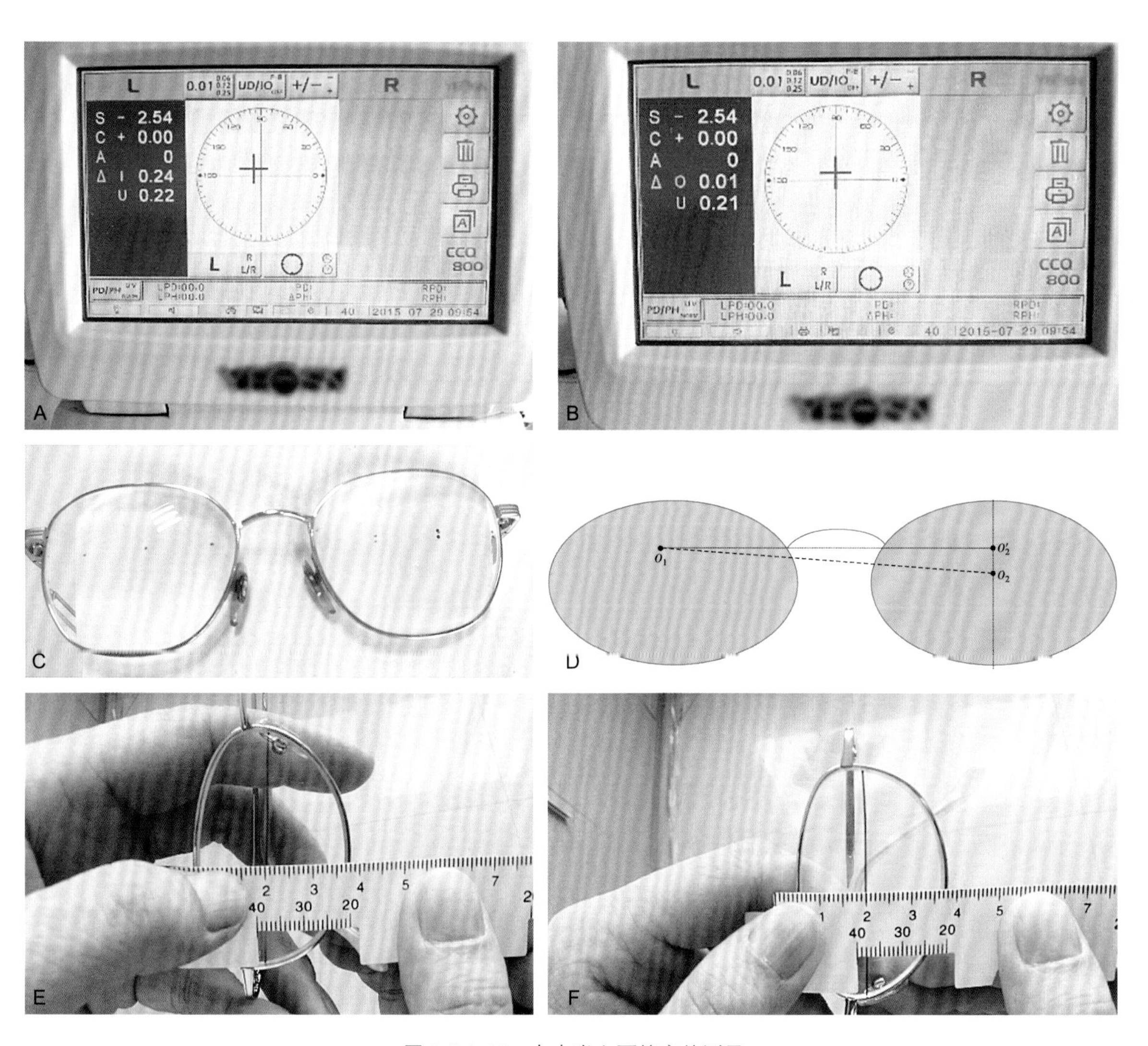

图 1-6-1-11　左右光心不等高的测量

表 1-6-1-2　配装眼镜质量检测（初级）考核标准

评分项目	分值	评分标准
配装眼镜装配质检	20 分	全框金属眼镜锁接管间隙≤0.5mm，镜片与镜圈几何形状一致、对称且无明显缝隙，各占 2 分；镜片外观色泽一致、无崩边，镜架表面无钳痕，无镀（涂）层剥落及明显擦痕，无零配件缺损，各占 4 分；不符合要求，分项目扣分
配装眼镜光学质检	50 分	光学中心单侧水平偏差 1mm，扣 10 分；偏差 2mm，扣 20 分 光学中心高度、互差偏差 1mm，扣 5 分；偏差 1mm，扣 10 分
配装眼镜整形质检	20 分	两镜面平整，左右两托叶对称，镜腿外张角标准对称，平放或倒伏均平整，身腿倾斜角标准对称，各占 4 分；不符合要求，分项目扣分
配装眼镜配送规范	10 分	产品信息标志齐全，眼镜光学参数标志齐全，相关说明内容齐全，各占 2 分；独立包装且做到防压、防潮，占 4 分；不符合要求，分项目扣分

思考题

1. 下列哪项不是配装眼镜质检的项目？
   A. 光心中心水平距　B. 光学中心高度
   C. 光学中心水平偏差　D. 镜架机械性能
2. 实际测量的光学中心水平距离与瞳距的差值是(　　)。
   A. 光学中心水平互差　B. 光学中心偏差
   C. 光学中心垂直互差　D. 光学中心水平偏差
3. (　　)就是两镜片光学中心高度的差值。
   A. 光学中心水平偏差　B. 光学中心水平互差
   C. 光学中心垂直偏差　D. 光学中心垂直互差
4. 测量光学中心水平距离所用的工具是(　　)。
   A. 瞳距仪　B. 定中心仪
   C. 焦度计　D. 瞳距尺
5. 用(　　)减去瞳距就是光学中心水平偏差。
   A. 光学中心高度　B. 光学中心水平距离
   C. 镜架几何中心距离　D. 镜架几何中心高度
6. 光学中心高度是光学中心到(　　)的距离。
   A. 镜架几何中心点　B. 镜圈上缘
   C. 镜圈内缘最低点　D. 光心正下方镜圈内缘
7. 光学中心水平偏差是指光学中心水平距离与(　　)的差值。
   A. 镜架几何中心距　B. 镜圈尺寸
   C. 鼻梁尺寸　D. 瞳距
8. 计算光学中心水平偏差时，无须知道(　　)。
   A. 光学中心水平距离　B. 瞳距
   C. 光学中心高度　D. 不一定
9. 眼镜产品合格证上，除了(　　)，其余均需标明。
   A. 镜架型号　B. 镜片顶焦度
   C. 瞳距　D. 眼镜价格
10. 散光配装眼镜在填写合格证时，配镜参数需填写(　　)。
    A. 球镜度　B. 柱镜度
    C. 轴向　D. ABC 均要

任务二　眼镜校配

学习目标

知识目标：1. 了解校配的目的和主要方法；
2. 掌握校配的基本选项与考虑因素；
3. 熟悉校配的工具类型与用途；
4. 熟悉金属及塑料眼镜架材料的校配特点与要求。

能力目标：1. 能校配眼镜水平位置；
2. 能进行金属眼镜水平位置、颞距、镜腿弯点长校配；
3. 能进行塑料眼镜水平位置、颞距、镜腿弯点长校配。

素质目标：1. 以人为本的服务态度；
2. 精益求精的工匠精神。

任务驱动

案例描述：一位顾客因眼镜配戴不适，前来眼镜门店寻求帮助，配镜师分析后，了解了配适不良的情况，确定校配的选项，选用合适的工具，对眼镜进行了校配与试戴调整，最终为顾客解决了问题。

引出工作任务：分析配戴不适：观察配适情况，确定校配的选项，分析镜架材料后选用合适的工具，按需求实施校配、试戴再调整。

一、相关知识

（一）校配选项的确定

1. 眼镜架水平位置

(1) 眼镜架整体抬高：戴上眼镜后，发现眼镜架整体抬高，镜片光学中心上移。观察发现为眼镜的鼻托叶间距过窄所致。如图 1-6-2-1 所示。校配项目：可用尖嘴钳调整鼻托梗的间距，使眼镜架整体位置下移。

(2) 眼镜架面位置降低：当戴上眼镜后，发现眼镜架下滑，眼镜架面位置降低。观察发现为眼镜的鼻托

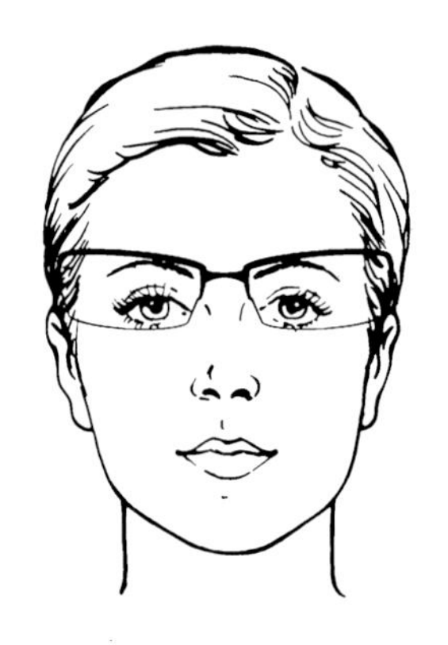

图 1-6-2-1　眼镜架整体抬高

叶间距过宽或者鼻托梗弯曲过度所致，如图 1-6-2-2 所示。校配项目：可用托叶钳调整托叶间距和托梗弯直度，使镜片中心位置上移。

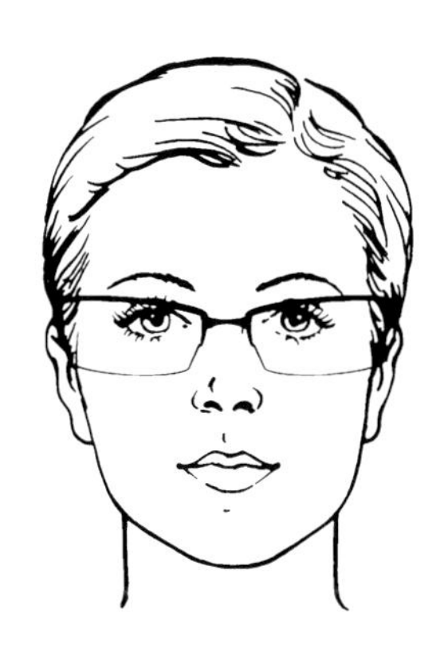

图 1-6-2-2　眼镜架下滑

(3) 眼镜架偏斜：戴上眼镜后，发现镜架的水平基准中心不在同一个水平位置，眼镜架偏斜，如图 1-6-2-3 所示，可观察戴镜者的两边耳位，是否存在一边高一边低。校配项目：可调整单侧镜腿的倾斜角度，使眼镜架趋于平衡。

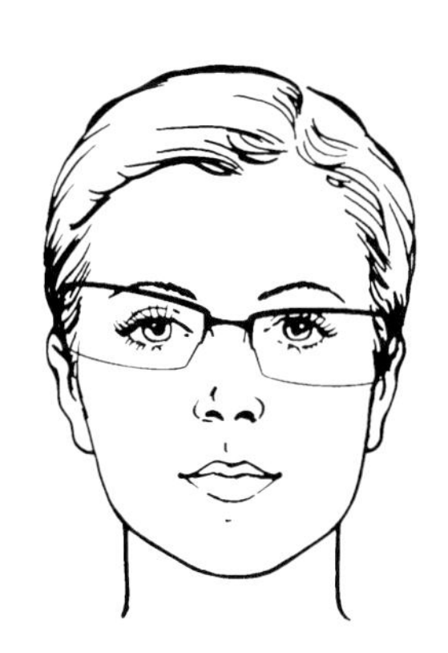

图 1-6-2-3　眼镜架偏斜

2. 眼镜架颞距

(1) 颞侧出现压痕：戴镜者戴镜后，眼镜架夹紧颞侧部位，出现压痕，如图 1-6-2-4 所示，并观察到眼镜面角有反翘现象，原因是眼镜架颞距过小。校配项目：加大镜腿的外展角度，使之松紧适度。

(2) 戴镜过松易掉下：戴镜者戴镜后，眼镜架与颞侧宽松，低头时镜架易掉下。其原因多是眼镜架颞距过大或镜架张角过大。校配项目：收小镜腿的外展角度，使之松紧适度。

3. 镜腿弯点长　戴上眼镜后，镜架易掉或耳朵压

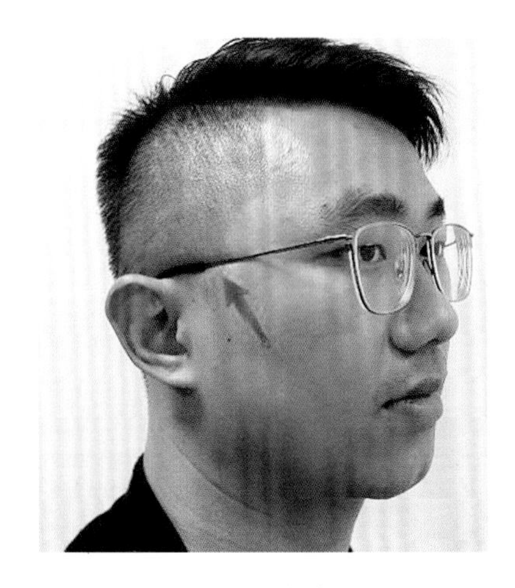

图 1-6-2-4　颞侧出现压痕

痛。观察发现戴镜者的镜腿弯点与耳朵弯曲不相适应，弯度不够(图 1-6-2-5)或弯度过分，或者弯点位置过前或过后。校配项目：使镜架附着力过松或过紧，调整两侧镜腿各自的弯点及弯点长度。

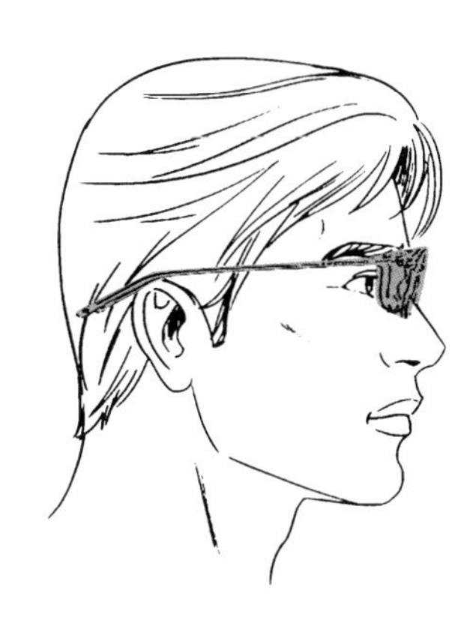

图 1-6-2-5　镜腿弯点弯度不够

（二）眼镜架的材料加工性能与校配工具

1. 塑料架眼镜的加工性能与校配工具

(1) 塑料架眼镜的加工性能：塑料架眼镜按照材料加工工艺分为板材架和注塑架。

1) 板材架：大部分以醋酸纤维为主要成分，混合色料、棉絮及其他纤维成分，先通过高温加压形成一定厚度的板状原材料，再通过切削形状与局部弯曲的工艺制作而成。其加工工艺的特点是材料热塑性能较好，对加热整形的效果较好，但不同原材料的热性能不一。

2) 注塑架：以各种不同成分的合成树脂为原材料，常温下呈固态颗粒状，通过高温高压变成液态，注射入钢材模具中，再迅速冷却成型的工艺制作而成。其加

工工艺的特点是材料的重量更轻,有较好的弹性和尺寸稳定性。

(2) 塑料架眼镜的校配工具

1) 塑料镜架眼镜的校配主要使用烘热器,对镜架需调整部位加温至变软的程度,用手调整该部位形状,使其达到眼镜校配的需要。

2) 烘热器的结构、工作原理

① 烘热器的结构:烘热器有多种形式。立式烘热器的外形和结构示意图见图 1-6-2-6、图 1-6-2-7。

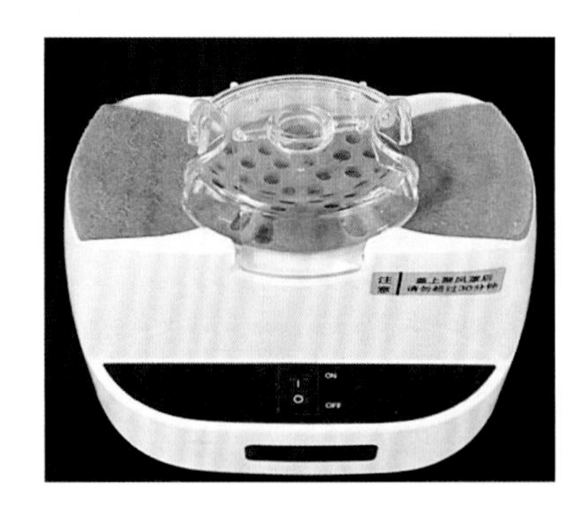

图 1-6-2-6　立式烘热器

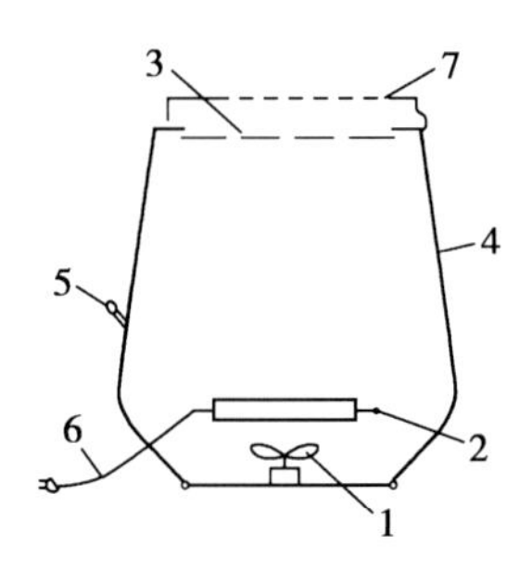

图 1-6-2-7　立式烘热器的结构示意图

1: 电扇; 2: 电热丝; 3: 导热板 4: 外壳; 5: 电源开关; 6: 电源线; 7: 出风口

② 烘热器的工作原理:电热元件通电后发热,小电扇将热风吹至顶部,热风通过导热板的小孔吹出,最高温度可达 130~145℃。

③ 烘热器的使用方法:a. 插上电源,接通电源开关。b. 预热 3 分钟左右,使吹出的气流温度达到 130~145℃。c. 烘热时需要上下左右翻动使其受热均匀。

④ 烘热器使用时注意事项:a. 使用时,要避免水或者杂物掉到烘热器的导热板上,以免损坏仪器。b. 不要长时间连续使用烘热器。c. 使用过程中要注意不要用手触碰出风口,以免烫伤。

2. 金属架眼镜的加工性能与校配工具

(1) 金属架眼镜的加工性能:用于生产眼镜架的金属材料有:铜合金、镍合金、铝合金、钛和钛合金、贵金属等。每种材料都具有不同的强度、柔软性、弹性、重量,其加工性能(切削、焊接性能、表面电镀处理性能)也有所不同。因其表面耐磨性、耐酸碱腐蚀性、抗氧化性不一,因此,金属材料尤其是中低档镜架采用的合金材料的表面通常都经过了电镀和喷漆等加工处理。

1) 铜合金:铜合金常见于低档眼镜整架和鼻托支架生产使用,由于其具有良好的柔软性、弹性和加工性能;表面因耐腐蚀性差,易氧化生锈,通常都经电镀喷漆表面处理。

2) 镍合金:镍合金常见于中档眼镜架整架生产使用,由于其机械性能优于铜合金,且具有更好的强度、弹性,表面耐腐蚀性好,不易生锈,焊接牢固。

3) 金及金合金:纯金,呈金黄色,比重为 19.3,是最重的金属之一,在大气中不会被腐蚀氧化。金比银柔软,有很好的延展性,故一般不用纯金做眼镜架材料,而采用金与银、铜等的合金。金合金材料表面硬度较高,一般无须进行表面处理,且有一定弹性。

4) 钛和钛合金:纯钛是一种银白色的金属,比重为 4.5。其重量轻为其最大的特点,且具有很高的强度、耐腐蚀性和良好的可塑性。与各种其他金属结合的钛合金,具有更优越的弹性、表面硬度、抗腐蚀性。

5) 铝合金:铝合金质轻、抗腐蚀性好,有一定硬度,有良好的冷成型特性,表面可处理成薄而硬的氧化层,可染成各种颜色。

(2) 金属架眼镜的校配工具:对金属架眼镜多方位校配,要了解各种常用眼镜调整钳的使用方法,才能进行有效的调整。常用校配工具组合如图 1-6-2-8 所示。

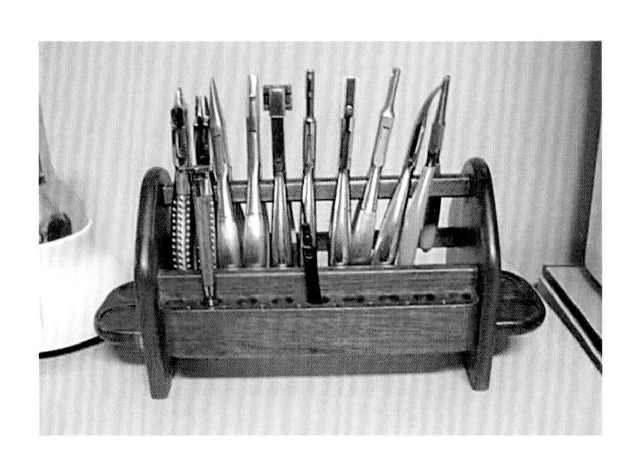

图 1-6-2-8　常用校配工具组合

1）调整鼻托：尖嘴钳（弯嘴钳）、托叶钳。

2）调整颞距：鼻梁钳、平圆钳、镜腿钳。

3）调整镜架面弯：鼻梁钳、平口钳。

4）调整倾斜度：镜腿钳、平口钳。

二、技能要求

操作流程见图 1-6-2-9。

（一）水平位置的校配

1. 整体位置偏高或偏低　排除整形不足引起的身腿倾斜角过大或过小对眼镜整体位置的影响，再调整鼻托。增加鼻托间距，使眼镜整体位置下移；减少鼻托间距，可使眼镜整体位置上移。

（1）金属眼镜水平位置高低的调整操作

1）用尖嘴钳加大鼻托的间距，使眼镜架中心位下移；减少鼻梁的间距，使眼镜架中心位上移。如图 1-6-2-10A 所示。

2）用托叶钳加大托叶面的间距，使眼镜架中心位下移；减少托叶面的间距，使眼镜架中心位上移。如图 1-6-2-10B 所示。

3）用尼龙钳夹住镜腿桩头部，做下倾角减少调整，使眼镜架中心位下移；做下倾角加大调整，使眼镜架中心位上移。如图 1-6-2-11 所示。

（2）塑料架眼镜水平位置高低的调整操作

1）用烘热器均匀加热鼻梁部分。

2）双手反握镜框边缘部，轻轻向颞侧两端拉动，微量放大调整鼻梁间距，如图 1-6-2-12 所示。

3）双手反握镜框边缘部，轻轻向鼻梁内端推动，微量缩小调整鼻梁间距。

4）若塑料眼镜架有活动鼻托，则用尖嘴钳夹住托梗部分调整鼻梁的间距位置。

2. 水平偏斜的调整　排除左右鼻托不对称导致的镜架水平位置偏斜的影响，再观察耳点。当戴上眼镜时，镜架的水平基准中心不在同一个水平位置，眼镜架偏斜，可观察戴镜者的两边耳位是否存在高低不一，通过调整单侧镜腿的倾斜角度，使眼镜架趋于水平。

（1）金属架眼镜倾斜度调整的操作：用平口钳、镜腿钳钳住桩头及镜腿前端，配合的另一手持镜圈辅助用力，根据左右耳点高度调整，耳点高要减少身腿倾斜角，反之，耳点低则增加，反复调整试戴，使配戴后镜架保持水平（图 1-6-2-13）。

（2）塑料架眼镜倾斜度调整的操作：用烘热器均匀加热框架桩头及周围部分。用拇指推压桩头部分，朝下压，可加大眼镜架面的前倾角，如图 1-6-2-14 所示。用示指顶压镜腿桩头下部，反向施压，可减少眼镜架面的前倾角，如图 1-6-2-15 所示。

（二）颞距的校配

1. 金属架眼镜颞距调整的操作

（1）颞距过小：戴镜者戴镜后，眼镜架夹紧颞侧，会出现压痕，要加大镜腿的外张角，使之松紧适度。用平

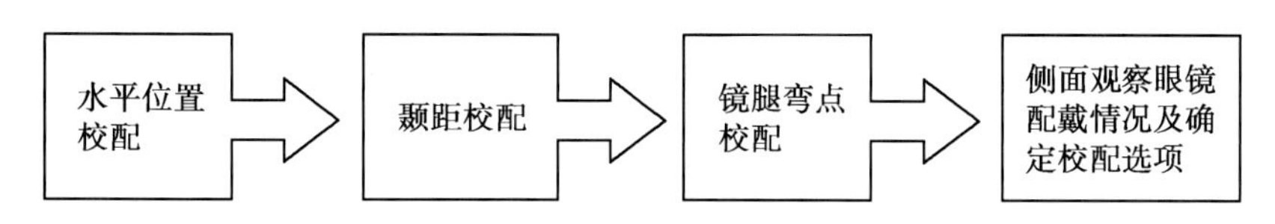

图 1-6-2-9　眼镜校配操作流程

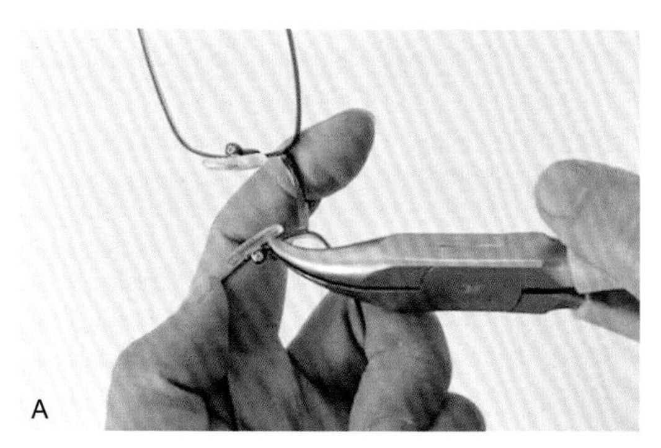

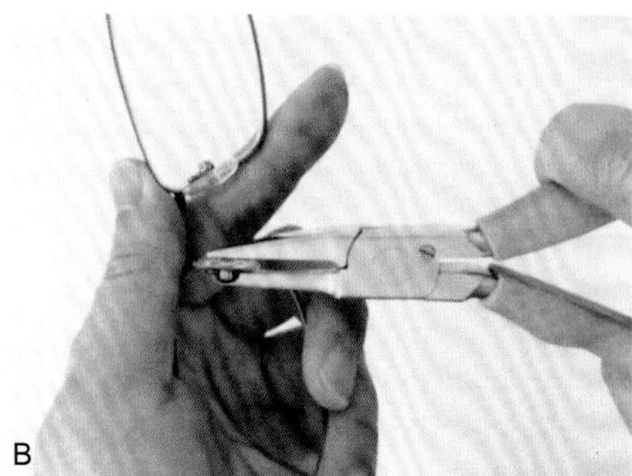

图 1-6-2-10　加大或减少鼻托间距（A）和加大或减少托叶的间距（B）

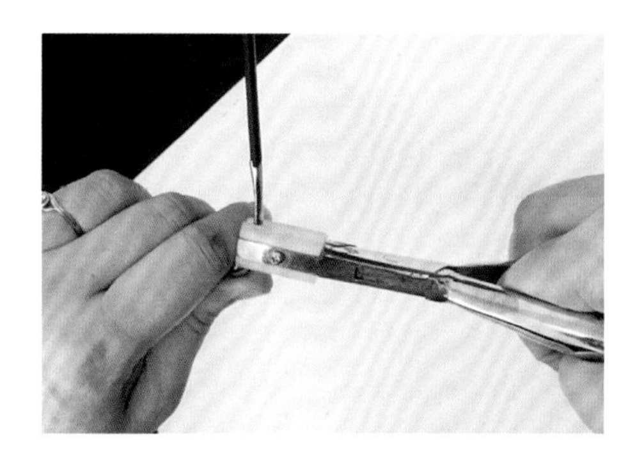

图 1-6-2-11　减少或增大倾角调整

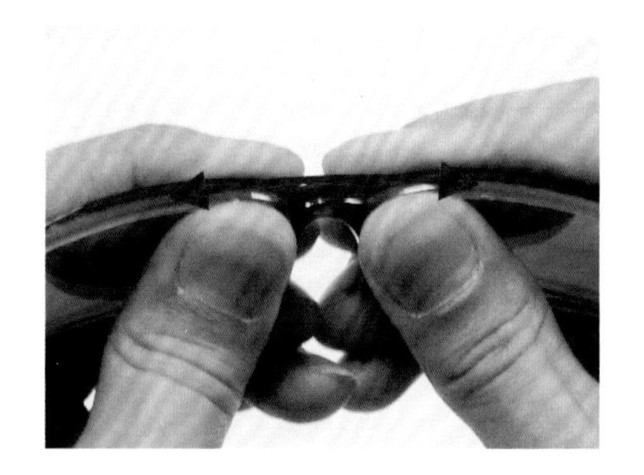

图 1-6-2-12　调整鼻梁间距

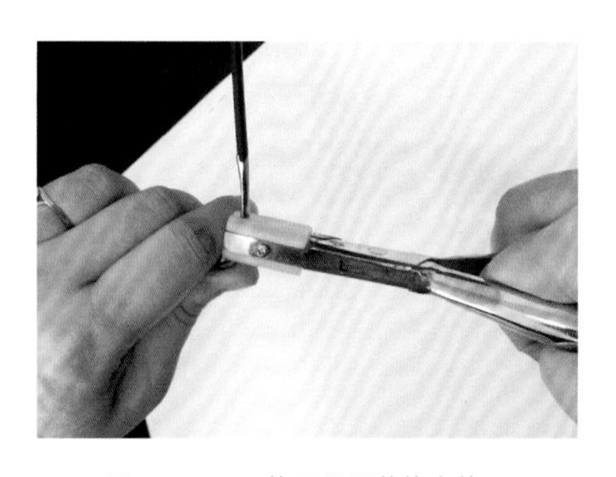

图 1-6-2-13　镜腿钳调整镜身镜腿

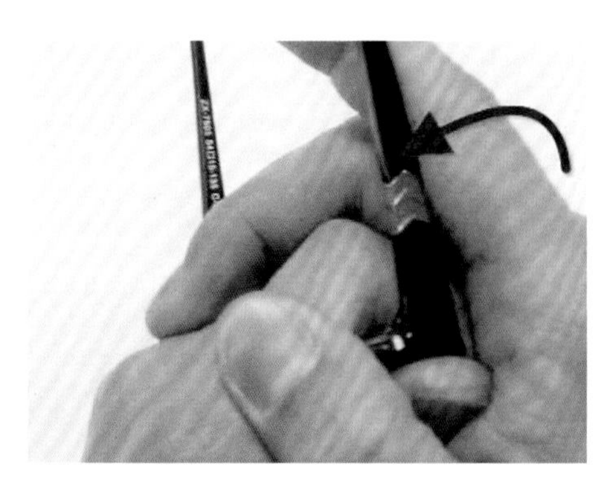

图 1-6-2-14　朝下压

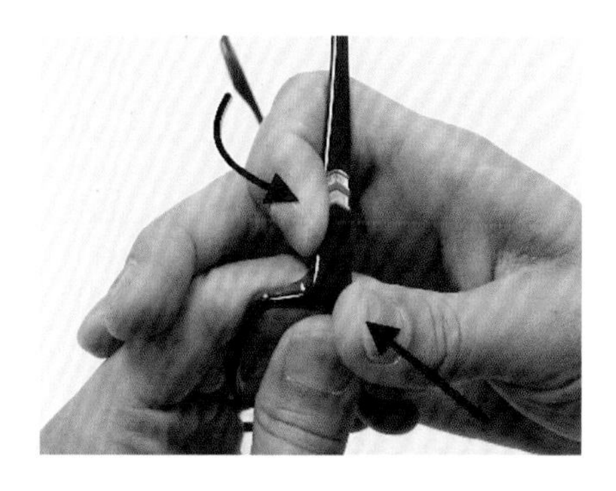

图 1-6-2-15　反向施压

圆钳或镜腿钳弯曲桩头部分,配合的另一手持镜圈辅助用力,调整左、右镜腿外张角至适度(图 1-6-2-16)。

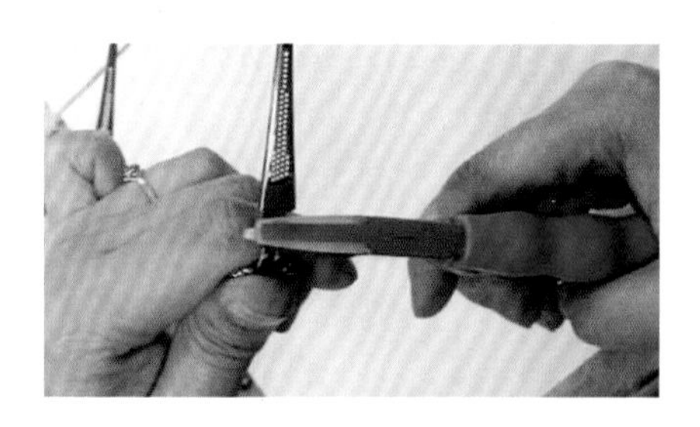

图 1-6-2-16　平圆钳调整镜身镜腿

(2) 颞距过大:戴镜者戴镜后,眼镜架镜腿与颞侧距离宽松,会导致低头时镜架易掉下,要收小镜腿的外张角使之松紧适度。调整工具与方法同前。

2. 塑料架眼镜颞距调整的操作　用烘热器均匀加热框架外缘铰链部分。单手紧握眼镜架面,另一手在框架桩头部分推压,可减少单侧镜腿的外张角度,如图 1-6-2-17 所示。单手紧握眼镜架面,另一手反推镜腿桩头部分,可放大单侧镜腿的外张角度,如图 1-6-2-18 所示。

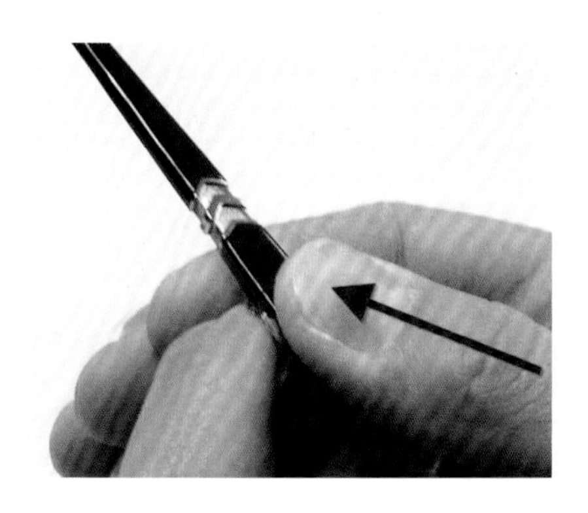

图 1-6-2-17　推压桩头

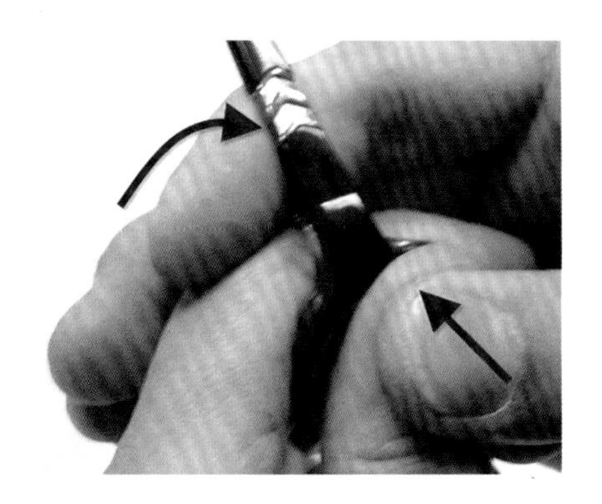

图 1-6-2-18　反推桩头

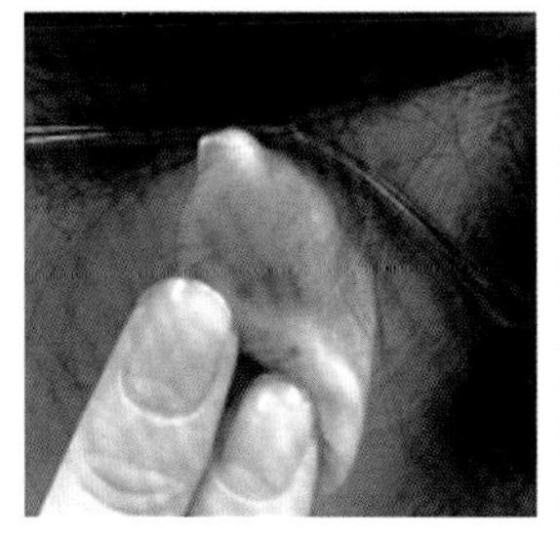

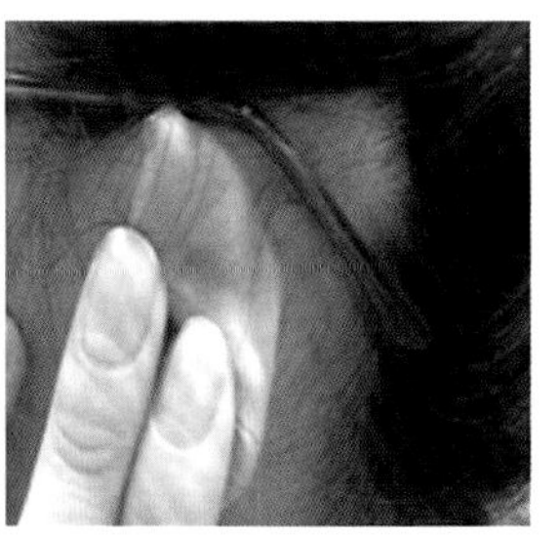

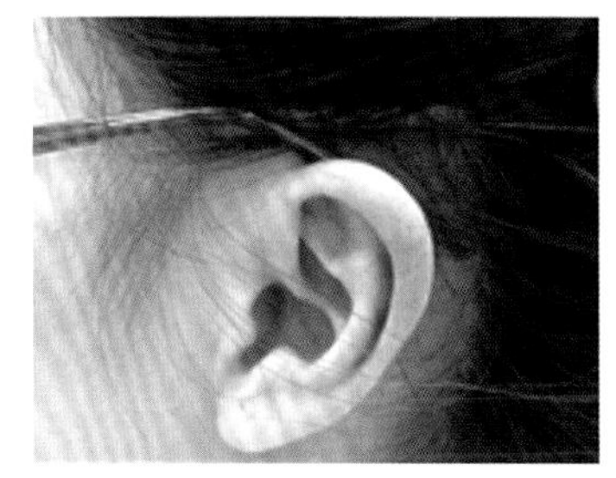

图 1-6-2-19　弯点长度配适

（三）镜腿弯点长度的校配

关于弯点长度，产生的配适问题包含：弯点长度太大会导致眼镜容易滑落；弯点长度太小会导致镜腿上抬、脚套压迫耳朵与头部的连接部位。理想的弯点位置为弯点与耳上点重合。弯点长度配适如图 1-6-2-19 所示。

用手弯曲镜腿，使左右镜腿的水平部分长度和弯曲部分长度基本一致，镜腿弯曲度也一致（图 1-6-2-20）。如镜腿套较厚、较长，可用烘热器先加热软化再进行调整。

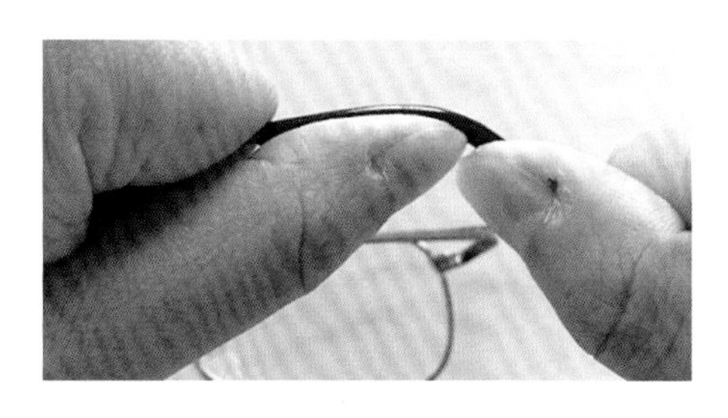

图 1-6-2-20　弯曲镜腿手法

三、眼镜校配（初级）考核标准

见表 1-6-2-1。

表 1-6-2-1　眼镜校配（初级）考核标准

项目	评分标准	配分
水平位置的校配	镜圈高度合适，瞳高约为镜圈高度 1/2+2mm 2/3> 瞳高 >1/2+2mm，扣 2 分；1/2+2mm> 瞳高 >1/2，扣 5 分；瞳高 >2/3 或 <1/2，扣 10 分	10
	左右镜圈高度一致，无水平偏移现象 左右镜圈高度不一致：相差≤1mm，扣 2 分；相差 1~2mm，扣 5 分；相差 >2mm，扣 10 分	10
	鼻托间距合适，受力点平衡 间距过小导致镜眼距过大且 <14mm，或间距过大导致镜眼距过小且未接触睫毛，扣 5 分；镜眼距≥14mm 或镜片内表面接触睫毛，扣 10 分	10
	托叶斜度合适，受力点平衡 斜度稍不合适未导致明显压痕，扣 5 分；斜度不合适而造成明显压痕，扣 10 分	10
颞距的校配	左右两侧外张角与颞距适合脸型 过小未导致明显压痕，扣 10 分；导致明显压痕，扣 20 分；过大未导致眼镜稳定性不佳，扣 10 分；导致眼镜稳定性不佳，扣 20 分 镜腿侧弯适合头部特征 占 10 分，不适合酌情扣分	30

续表

项目	评分标准	配分
镜腿弯点长度的校配	左右两侧弯点位于耳上点 各占 10 分，不合适酌情扣分 镜腿末端形态吻合头部特征 各占 5 分，不合适酌情扣分	30
得分		

思考题

1. 舒适眼镜是指配镜者配戴后，________、________、________的眼镜。校配是指将合格眼镜根据配镜者的________、________及________等因素，加以适当的调整，使之达到舒适眼镜要求的操作过程。
2. 眼镜在脸上的位置一般以________与镜________相切为好。眼镜位置过低、过高的主要原因是________、________、________不合适。
3. 外张角过大，会造成眼镜的颞距________；外张角过小，会造成眼镜的颞距________。

培训项目七 商品知识

任务一 光学镜架

第一部分 光学镜架基础认知

学习目标

知识目标：1. 掌握光学架结构；
2. 掌握光学架分类；
3. 掌握光学架主要材料及特征；
4. 掌握光学架主要框型及特征。

能力目标：1. 能够使用光学架组成部分的专业术语；
2. 能够推荐光学架类别并对应客户需求；
3. 熟悉主要材料并具备相关销售能力；
4. 能够区分主要框型并具备相关销售能力。

素质目标：1. 形成基础认知，培养正确工作价值观；
2. 激发学习兴趣，引导积极的进取心态。

任务驱动

场景描述：位于某市步行街的一家眼镜店近期扩招了很多新员工，小严就是今年春节后新上岗的店员，今天刚好轮到他上班，看见一位商务着装的中年顾客独自走了进来，马上迎了上去。

小严："先生你好，想配什么眼镜呀？"

顾客："我也不知道，我先看看。"

小严："我们这里高中低档次的镜架都有，你先看看有没有喜欢的。"

顾客："要不你帮我挑几款？"

随后小严拿出了五种新款镜架罗列在柜台上，顾客试戴了其中两款，接下来连珠炮似地发问："这两副眼镜看起来和别的没什么两样，为什么贵这么多？这副眼镜是什么材料做的，结实吗？这两副眼镜除了样子不一样还有哪里不同？你说这副好，到底好在哪里？"

面对顾客的提问，小严顿时紧张了起来，心中暗想我只是刚入职的新人，哪知道那么多！

作为新员工的小严缺乏一定的专业知识，这不仅会影响到顾客当下的消费体验，更重要的是顾客从此对该门店的专业印象必将大打折扣！所以，日常工作中看似简单的销售沟通却是在考验配镜师的专业基本功。

本任务首先从镜架的结构、材质、框型着手，使学员掌握对不同镜架的区分能力，提升工作中的推荐水平及信心。

一、光学架结构

光学架结构示意图见图 1-7-1-1。

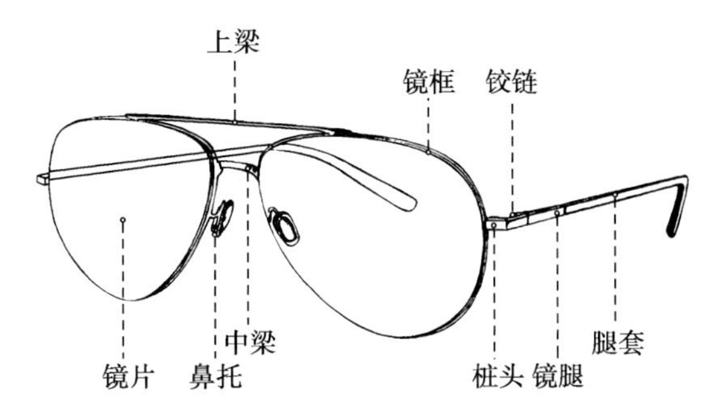

图 1-7-1-1　光学架结构展示

光学镜架包括前镜面和镜腿两部分。

（一）镜架前镜面各结构

1. 镜框　左右两个镜框，通常以沟槽及螺丝固定镜片。设计成不同形状、颜色可供选择，同时不同的镜圈尺寸可满足不同脸型的配戴需求，镜框是展示眼镜风格的基本结构。

2. 中梁　连接左右镜框或直接与镜片固定连接（如无框），如是飞行员框型，则会增加上梁设计。目前，很多厂家为减少配戴受损及变形问题，会在中梁部分采用加宽或双梁设计，以确保配戴安全性。

3. 鼻托　与鼻部接触的关键部分，起到支撑及稳定镜架的作用，使配戴不易滑落、晃动，其形状及角度往往决定了顾客配戴的舒适度。塑胶类镜框（板材或

TR90)的鼻托大多是固定的,金属镜框的鼻托多为可调型,可根据顾客的不同需求进行选择。

4. 桩头　镜框与镜腿的连接点,是调整镜腿与侧面部贴合度重要的着力点,同时对整体镜架结构起到一定的稳定作用。

（二）镜架腿各结构

1. 铰链　通过螺丝连接桩头与镜腿的一个关节位置,对镜腿起到张合作用。从功能可区分为弹簧铰链或固定铰链,螺丝铰链及无螺丝铰链。

2. 镜腿　打开时与桩头相连,配戴贴合侧面部,起到固定镜框的作用。可分为金属或胶类材料,同时可增加材料弹性以及弧度来提升配戴舒适性。

3. 脚套　装配在镜腿末端,通过弯度钩挂耳郭,起到固定配戴作用。可根据侧脸的长度进行适当调整。

二、光学架分类

按样式可分为全框、半框、无框。

（一）全框眼镜(图1-7-1-2)

最常用的一种类型。特点是牢固、易于定型,可遮蔽一部分镜片厚度。由于镜片周边被镜圈完全包裹,适合配装各种屈光参数的镜片。

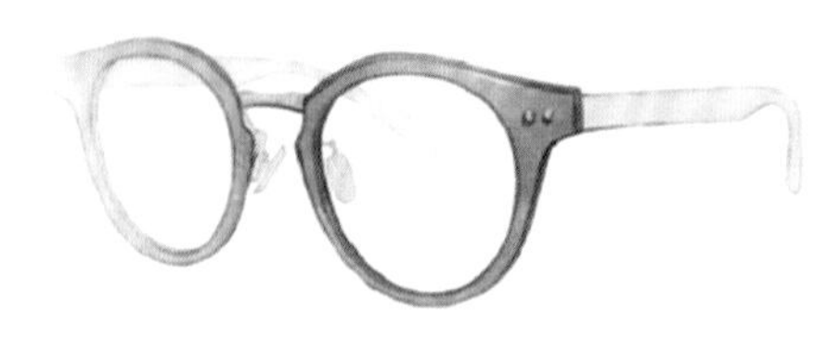

图1-7-1-2　全框眼镜

（二）半框眼镜(图1-7-1-3)

用尼龙丝做部分框缘,镜片经特殊加工,将其下缘磨出凹槽,使尼龙丝嵌入凹槽中,形成无底框的式样。重量轻,给人轻巧别致的感觉,也较为牢固。

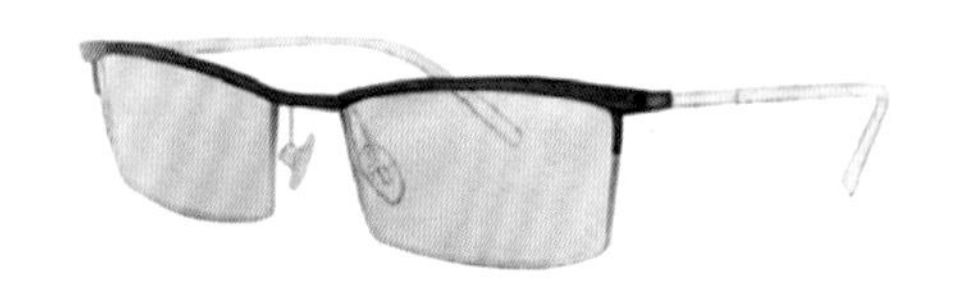

图1-7-1-3　半框眼镜

（三）无框眼镜(图1-7-1-4)

这类镜架没有镜框,只有中梁和镜腿部分,一般在镜片双侧进行打孔,通过螺丝固定连接镜片、中梁及镜腿。无框镜架更加轻巧、别致,但强度较差。

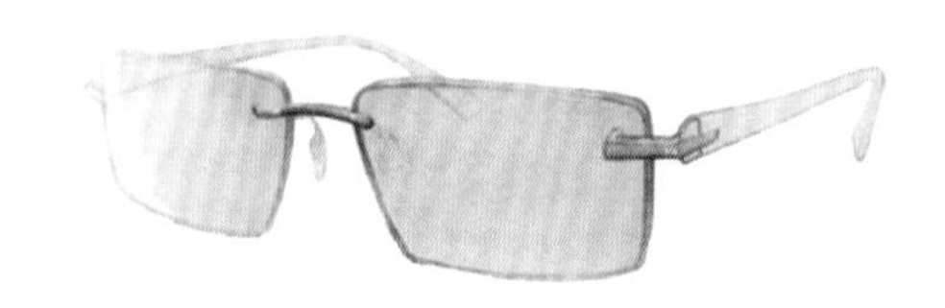

图1-7-1-4　无框眼镜

如上所述,在销售过程中应从消费者舒适、功能、安全牢固的配镜需求出发,给出不同的推荐建议(图1-7-1-5)。

顾客需求	对应产品		
轻盈舒适	全框	半框√	无框√
安全牢固	全框√	半框√	无框
美观实用	全框√	半框	无框

图1-7-1-5　需求及对应产品

如顾客配镜需求为轻盈、舒适,建议推荐半框或者无框的产品。

如顾客希望配戴的眼镜更加安全、牢固,那么无框产品应尽量避免,以全框、半框产品为主。

如顾客光度较高或存在屈光参差的问题,从美观角度看,应以全框产品为佳。如选择无框或半框产品,则会暴露侧面的镜片厚度。

所以看似简单的镜架分类,也需根据顾客需求进行客观建议,这样一方面可提升配镜师的专业形象,另一方面也是减少顾客投诉的关键因素。

三、光学架主要材料及特征

生产制造镜架的材料分为三大类:天然材料、金属类材料及塑胶类材料。

（一）天然材料

1. 牛角　多为水牛角,具有坚固耐用、防过敏、防静电特征。但制作工艺要求高,以人工加工为主,所以无法大批量生产。具备较高的工艺价值,所以价格不菲。

材料对温度敏感，容易变形，冬天更易变脆，甚至一摔就断。除高端品牌的牛角眼镜以外，其他低端产品重量过重，同时需要日常保养及维护，所以目前市场中牛角镜架较少出现。

2. 玳瑁 为海龟科动物玳瑁的甲。玳瑁产于热带、亚热带沿海地区，其背甲的角质板表面光滑，呈现褐色和淡黄色相间的花纹，具有清热解毒功能。

玳瑁作为镜架材料具有独特的光泽，且质轻、耐用，易加工、抛光，对皮肤低敏、无刺激；同时，冷时极脆、易变形，需热水浸泡加温、施压后进行调整（切忌高温烘烤及超声波清洗）。

玳瑁已被列入《国家重点保护野生动物名录》，属于国家重点保护珍贵、濒危野生动物。非法收购、运输、出售玳瑁、玳瑁制品的行为属于违法行为。目前，玳瑁镜架在市场中也较少出现。

（二）金属类材料

1. K金 K金具有一定延展性，几乎不会发生氧化变色问题，具有一定保值收藏价值。由于纯金（24K）材质柔软，所以用金制作镜架时，需添加其他金属以增加强度和韧性。

例如，18K金说明镜架中纯金（24K）的含量为18/24，如镜架总重40g的话，金含量为18÷24×40=30g。

2. 钛 又称太空材料，呈银白色。材质轻（其密度4.506g/cm^3，约为铁的一半），但强度位于金属之首，同时兼具耐温差、耐腐蚀等性能。自20世纪50年代以来，其在航天、军工精密部件、海洋船舶及生物医疗领域中广泛运用。

从20世纪80年代初开始，该材料运用于眼镜行业。通过采用特殊工艺，钛架表面电镀牢固，长时间配戴不易出现变色、脱色问题，同时，对人体亲和性佳（仅少数人群对钛有过敏性），所以近年来越来越多的白领精英将其作为首选的镜架材料。

目前，市场上钛金属可分为纯钛、钛合金、β钛合金及记忆钛四种。

纯钛（钛含量达到99%以上）塑性好，但强度最低，在眼镜中运用最广，只要设计形状尺寸下能满足强度要求的部位或者零件都用纯钛。

钛合金中，其他合金含量达到10%~30%，强度、弹性优于纯钛。因其不含镍，所以对皮肤不易过敏，成本也高于纯钛。

β钛合金（β钛）指纯钛（占70%）和钴、铬等稀有金属（占30%）混合后形成的一种特殊合金，具备超轻、弹性佳的特征，同时可制作出非常纤细的金属形状，如鼻中、镜腿部分。

记忆钛混合了镍和钛制成的合金，比一般钛合金轻约25%。0℃以下具有形状记忆（可以制作任意形状），0~40℃间表现为记忆特性（极高弹性），当用力弯曲后放松，记忆合金便会变回原状（95%），其材料弹性超过β钛。

纯钛、钛合金、β钛及记忆钛都具有钛的基本性能（轻、耐腐蚀），区别只是其中合金元素含量不一，以达到更好的使用性能。

一般，可通过眼镜上的标识了解对应钛材质及运用位置（表1-7-1-1）。

表1-7-1-1 钛金属眼镜架的标识

材质/位置	标识
纯钛/镜框+镜腿	Titan-P或Ti-P，Pure Titanium
纯钛/镜框	Front-Titan-P或F-Ti-P
纯钛/镜腿	Temple-Titan-P或T-Ti-P
钛合金/镜框+镜腿	Titan-C或Ti-C
钛合金/镜框	Front-Titan-C或F-Ti-C
钛合金/镜腿	Temple-Titan-C或T-Ti-C

纯钛镜架用100%TITANIUM或PURE TITANIUM在镜腿或镜片上标识；β钛架用Beta Titanium或β Titanium标识，不同厂家在写法上略有差别。

3. 不锈钢 是一种含铁、铬、镍的合金材质，其中铬含量一般为12%~38%。材质形状纤薄；具有高弹性、耐腐蚀特征，长时间配戴皮肤不易过敏；同时比一般合金材料更轻、更牢固。不锈钢因其良好的机械性能成为新发展起来的镜架材料。

4. 铝镁合金 是以镁为主要添加元素的铝合金。铝镁合金超轻（仅次于钛架），硬度高、不易变形，抗腐蚀性好、长时间配戴不易褪色，金属表面易着色，可呈现色泽度很强的质感。其是目前综合性能仅次于钛架的镜架。

5. 镍合金 又称蒙乃尔合金，以镍、铜为主，另含铁、锰、锡等其他元素制成。耐腐蚀性能佳；机械性能优良，易于加工；弹性稍逊。其在欧美非常盛行，被广泛用于中高级镜架制造，一般用于镜圈部分。

（三）塑胶类材料

1. 板材 棉毛（第一次轧棉后剩余材料）经化学处理成粉状，溶解于醋酸中，加入塑化剂和一定的染料；经过滤程序，在高温高压状态下制成大块板状，然后切割成适当大小的条状或切片。故通称为板材。

板材是如今比较盛行的一种镜架材料。在外形美观表现方面，板材优于任何一种材质。板材作为新型塑料，材料表面色泽剔透、光泽度佳，具有其他材质无法比拟的配戴质感；不容易变形，具有较高的配戴强度；但重量较重。

2. TR 材料　将熔化的原料高压注入金属磨具，通过加热注塑成型。该材质的特性与板材形成互补。TR 材质轻盈，比其他树脂材料轻约 1/3；具有超韧性，不易变形，有效提升顾客配戴舒适度。

3. 塑钢　也称为钨钛，近几年较为普及。强度及表面硬度比 TR 好，柔韧性比 TR 略低；质轻；因强度高，可做出最接近金属镜架的超细镜框，但掌握这项技术的企业还不多；对表面喷漆工艺要求很高，所以技术不过关的厂商生产的塑钢镜架容易产生脆断、表面掉色等问题，影响顾客的配戴体验。

对不同材料性能的了解，有助于为顾客推荐适合的产品。那么何为适合？并不是价格更贵的 K 金或钛金属就是最佳的选择，通过性能对比表（表 1-7-1-2）看，每一种材质都有一定的优势及不足，而作为专业配镜师，需要在了解顾客的基础需求上进行针对性的推荐，这样我们的介绍才能更有说服力。

接下来，根据消费需求及解决对策进行对应材质的推荐，如图 1-7-1-6 所示。

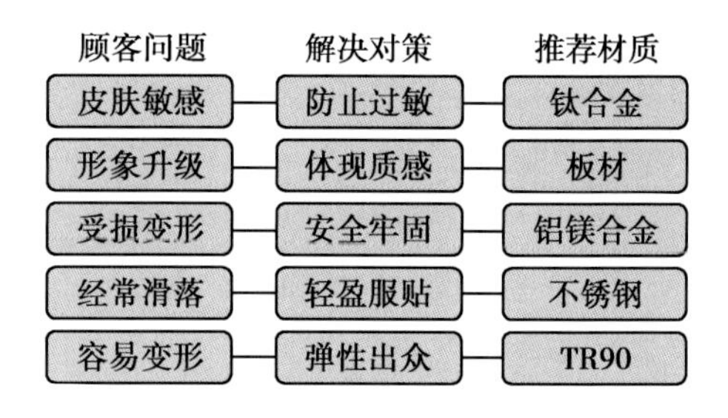

图 1-7-1-6　需求及对应方案

四、光学架主要框型及特征

随着现代生活水平的不断提高，国人的美学理念也在不断升级。眼镜由过去的矫正视力及起防护作用的物品，已转变为装饰搭配、提升形象的重要工具。所以，现在的框型种类也变得越来越多。目前主流的框型款式见表 1-7-1-3。

以上均为目前的主流框型，当然一些厂商也会推出较为异类的形状如菱形、心形等，这些更多地作为时装镜搭配款式。那么面对那么多的框型，应该如何进行区分及推荐呢？

从年龄看框型搭配，一般成熟的顾客会更加倾向于稳重简约类框型，如矩形、椭圆等；而年轻人为了增

表 1-7-1-2　各材质综合性能对比

材料	钛架	不锈钢	铝镁	镍合金	板材	TR90	塑钢
关键词	质轻、耐腐蚀、防过敏	质轻、纤薄、弹性佳	质轻、坚固、质感	硬度高、不易变形	质感、成型性好，防过敏	韧性好、质轻	韧性较好、强度高
轻盈	☆☆☆☆☆	☆☆☆☆	☆☆☆☆	☆☆☆	☆☆	☆☆☆☆☆	☆☆☆☆☆
耐腐蚀	☆☆☆☆☆	☆☆☆	☆☆☆☆	☆☆☆	☆☆☆☆☆	☆☆☆☆☆	☆☆☆☆☆
韧性	☆☆☆☆	☆☆☆☆	☆☆	☆☆☆	☆☆☆	☆☆☆☆☆	☆☆☆☆
质感	☆☆☆	☆☆☆	☆☆☆☆	☆☆☆	☆☆☆☆☆	☆☆☆	☆☆☆
强度	☆☆☆☆☆	☆☆☆	☆☆☆☆☆	☆☆☆☆	☆☆☆☆☆	☆☆☆	☆☆☆☆

表 1-7-1-3　主流框型及描述

框型	关键词	款式描述
圆形	复古	为早期成型眼镜的形状。现在受复古潮流影响，被年轻消费者奉为时尚单品，极简设计款式。该框型相对挑人，一般比较适合脸部立体感较强的消费人群
椭圆形	成熟	椭圆形风格稍显成熟，也是较为经典的框型，在早期经典款中运用较多。随着现代设计风格的不断更新，该类框型出现的频率会逐步减少

续表

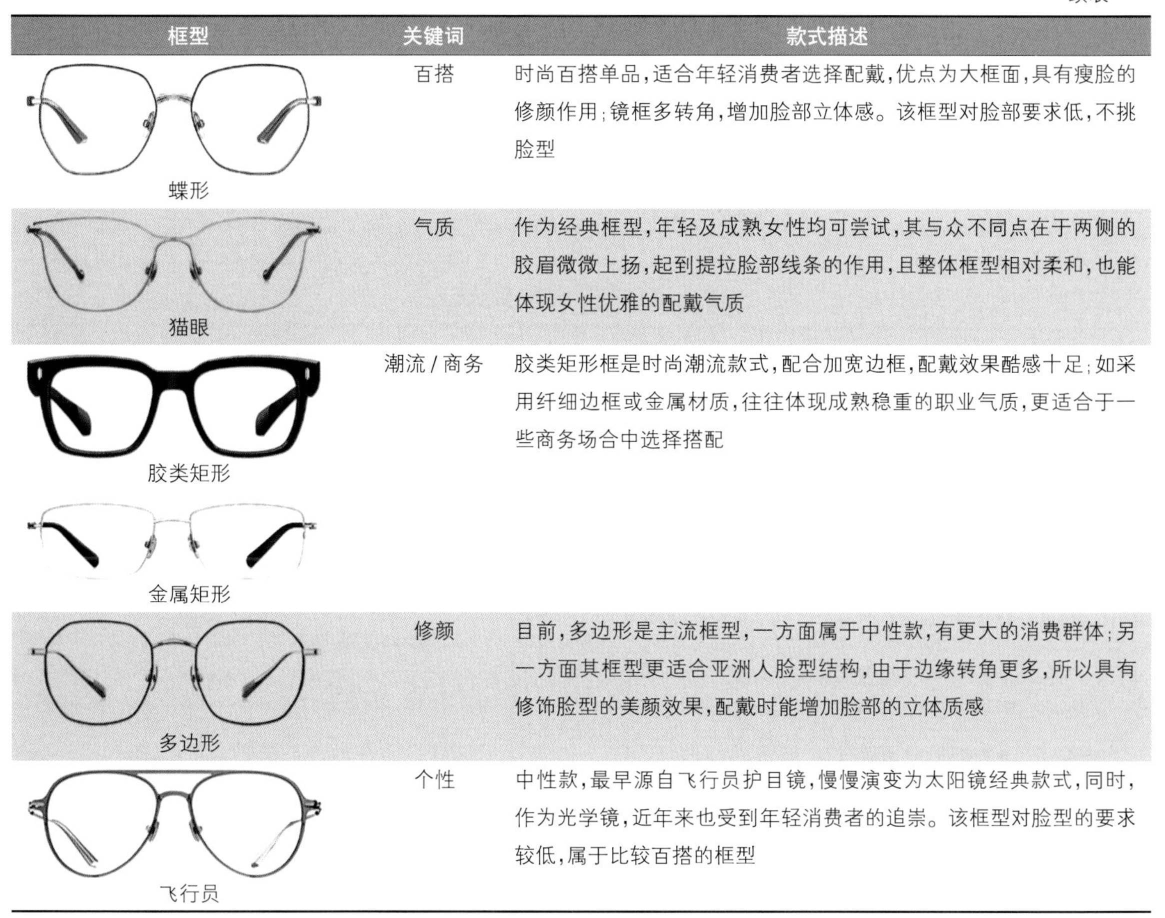

框型	关键词	款式描述
蝶形	百搭	时尚百搭单品，适合年轻消费者选择配戴，优点为大框面，具有瘦脸的修颜作用；镜框多转角，增加脸部立体感。该框型对脸部要求低，不挑脸型
猫眼	气质	作为经典框型，年轻及成熟女性均可尝试，其与众不同点在于两侧的胶眉微微上扬，起到提拉脸部线条的作用，且整体框型相对柔和，也能体现女性优雅的配戴气质
胶类矩形 金属矩形	潮流／商务	胶类矩形框是时尚潮流款式，配合加宽边框，配戴效果酷感十足；如采用纤细边框或金属材质，往往体现成熟稳重的职业气质，更适合于一些商务场合中选择搭配
多边形	修颜	目前，多边形是主流框型，一方面属于中性款，有更大的消费群体；另一方面其框型更适合亚洲人脸型结构，由于边缘转角更多，所以具有修饰脸型的美颜效果，配戴时能增加脸部的立体质感
飞行员	个性	中性款，最早源自飞行员护目镜，慢慢演变为太阳镜经典款式，同时，作为光学镜，近年来也受到年轻消费者的追崇。该框型对脸型的要求较低，属于比较百搭的框型

加配戴效果，则会选择更多转角的框型，如多边形、蝶形、胶类矩形。

从场合看框型搭配，在商务、办公场合，男性会偏向于简约金属方框，女性则会挑选突显气质的猫眼框型；在休闲、度假场合，一般强调的是与众不同、个性造型，偏向于会选择飞行员款、蝶形框型。

从光度看框型搭配，如果顾客光度较深，为了能够达到较好的美薄效果，建议选择线条柔和、框型较小的产品，如圆框、椭圆形镜框；如果光度较浅，那么可视个人爱好选择，方案会更多。

思考题

1. 一副光学架分为前镜面及镜腿两部分，前镜面组成部分包括：镜框、中梁、鼻托、(　　)。
   A. 铰链　B. 镜腿　C. 桩头　D. 脚套
2. 当面对一位高度近视顾客(屈光度≥-6.00D)时，从美观角度出发，会以(　　)作为首推框型。
   A. 全框眼镜　B. 半框眼镜
   C. 无框眼镜　D. 以上均可
3. 目前，生产镜架材料主要分为三大类：天然材料、金属类材料、(　　)材料。
   A. 橡胶类　B. 塑胶类
   C. 人工类　D. 仿生类
4. 钛合金凭借其优异的材料性能越来越受到市场消费者的喜爱，优点主要为(　　)。
   A. 韧性好、质轻
   B. 质感、成型性好，防过敏
   C. 质轻、耐腐蚀、防过敏
   D. 色泽剔透、质感佳
5. TR 材质舒适轻盈，比其他树脂材料轻约(　　)，能提供顾客更好的配戴体验。
   A. 3/4　B. 1/4　C. 1/3　D. 1/2
6. (　　)材料优点：表面色泽剔透、光泽度佳，具有其他材质无法比拟的配戴质感。
   A. TR　B. 牛角　C. 板材　D. 塑钢

7. 如一顾客偏向于金属镜框，同时表示日常出汗、出油问题严重，过往几副眼镜均会产生腐蚀皮肤问题，此时，您会以（　　）作为首推材质。
A. 镍合金　B. 铝镁合金
C. 不锈钢　D. 钛合金

8. 随着国人美学理念的不断升级，眼镜款式也日益丰富，其中，多边形为当下年轻人选择的热门框型，以下不属于该框型特征的是（　　）。
A. 中性款，覆盖更多消费人群
B. 两侧眉部微微上扬，突出配戴气质
C. 更适合亚洲人脸型
D. 转角更多，修饰脸型

第二部分　脸型及风格识别

学习目标

知识目标：1. 掌握不同脸型镜架的选择方法；
2. 掌握不同风格镜架的选择方法；
3. 掌握不同生活方式镜架的选择方法；
4. 掌握特殊职业和需求下镜架的选择方法。

能力目标：1. 判断脸型特征及具备相关推荐能力；
2. 区分顾客风格及具备相关推荐能力；
3. 掌握不同生活场景中对应推荐话术；
4. 能够区分特殊职业及需求的眼镜产品特征。

素质目标：1. 通过美学搭配，引发学习动机，促进学习积极性；
2. 通过实践理论，培养学员爱岗敬业的职业精神。

任务驱动

场景描述：新员工小严在掌握了一定的基础知识后，对镜架介绍感觉信心满满。这天接待了一位穿着时尚的年轻顾客，小严向这位顾客推荐了知名品牌 ×× 新款，并且凭借之前所学知识详细介绍了这款产品的材质及特征。谁知这位顾客挥挥手，表现出一副不耐烦的样子。

顾客：“我对这些不感兴趣，这款产品我戴好看吗？”

小严：“哦……，这款产品挺好看的，很合适你！”

顾客随手又挑选了一款。

顾客：“那么这款呢，两款哪个好？”

小严：“我觉得都挺好的，都是新款……”

顾客：“这款适不适合我脸型，会不会太大呀？”

小严：“你脸型比较圆，所以这个挺适合……”

没等小严说完，顾客放下眼镜，看了小严一眼就离开了。

小严原以为掌握了一些基本知识就足以面对顾客的任何挑战，其实不然。一些顾客选购眼镜偏重于配戴舒适性，他们更愿意听到的是一些专业知识，如材料说明；一些年轻顾客会更加偏向于配戴美观度，那么这时候我们与顾客沟通的应该是脸型、风格搭配话术；当然，有一些顾客是在特殊场合下所产生的特殊需求，那么我们是否也能提供正确的产品以及专业的话术呢？

所以接下来通过脸型、风格、生活场景、特殊场合四种搭配方式为大家进行讲解。

一、不同脸型眼镜选择（表 1-7-1-4）

表 1-7-1-4　脸型种类、描述及框型建议

脸型	关键词	脸型描述	对应框型
圆形脸	线条柔和、减龄	亚洲人脸部特征，脸型线条相对柔和，缺少棱角。脸部轮廓简单匀称，同时，该脸型的顾客视觉更显年轻，具有减龄的优点	多边形、矩形等线条比较硬朗的框型，配戴能增加脸部立体感 同时选择垂直框高偏小、桩头位置较高的镜框，能起到拉长脸型的效果

续表

脸型	关键词	脸型描述	对应框型
长形脸	显脸瘦	该脸型显瘦，立体感较强，同时脸部上下比例偏长	飞行员、圆形框型，转角较柔和的矩形也可尝试，通过圆润的框型线条起到柔化脸部棱角的效果 选择垂直框高偏大，同时桩头位置较低的框型，能适当压缩脸型比例
椭圆形	完美脸型	又称鹅蛋脸，骨架并不格外突出，脸部线条优美，属于中国古典美女气质	轻松驾驭不同框型
心形脸	显脸小	又称瓜子脸，但并非完美。由于额头饱满较宽，颏部（俗称：下巴）尖，上下比例略显失衡。面部线条相对柔和，显脸小	加宽胶框、蝶形、猫眼、飞行员 该脸型由于存在上宽下窄、比例失衡的问题，所以选择框面较大或者细节点突出的镜架，可隐藏脸部不足，转移视觉注意力
方形脸	欧美范脸型	脑门较宽，咬肌突出，脸型偏短。同时整体线条感明显，轮廓分明，具有欧美脸型特征	椭圆、猫眼、飞行员 柔和的框型能中和脸部线条，柔化脸部棱角。由于方形脸给人厚重的感觉，为了避免更加笨重，不宜选择边框过厚、过粗的镜框
菱形脸 / 钻石脸	立体感	该脸型线条感强，特征为两颞侧凹陷，颧骨部分较高，颏部较尖	猫眼、飞行员、蝶形 为了削弱面部过于棱角分明，选择具有柔和边缘的镜框。同时，垂直框高偏大的镜框能遮盖突出的颧骨，弱化颞侧凹陷的问题

通过以上内容，进一步了解各种脸型及其特征，并且能推荐对应框型。另外在挑选镜框时注意三点：

1. 上框、下框限制高度　上框不宜超过眉骨之上，下框不宜低于鼻翼中部（图 1-7-1-7）。

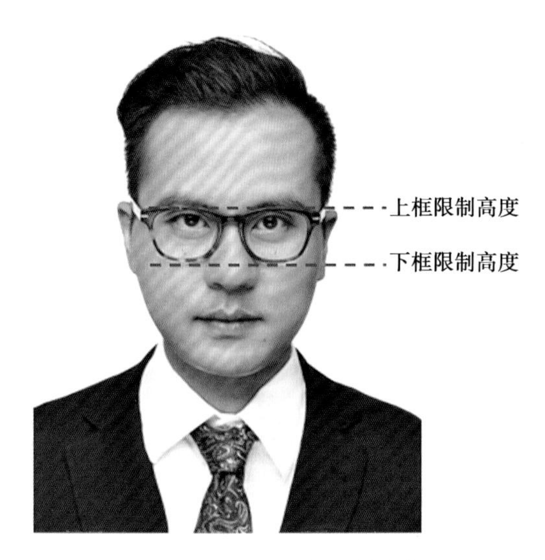

图 1-7-1-7　上、下框限制高度

2. 快速识别及搭配要点　简单来说，圆脸、方脸这类偏短的脸型，镜框的垂直框高应偏小一点儿；长脸、心形、菱形脸型偏长，选择的镜框框高应大一点儿。脸部线条圆润的选择棱角分明的框型，脸型立体有型的选择相对柔和的框型。记得一句话，“脸型缺什么，框型就补什么”。

3. 款式与脸型搭配　半框及无框眼镜下圈是无框形态，所以配戴时对脸型起到延伸的效果，更加适合短脸顾客；全框眼镜下圈起到分割线的作用，能适当压缩脸型比例，更加适合长脸顾客。

综上所述，一副合适的眼镜对脸型起到一定的美化修饰作用，但框型并不是越大越好，而是能够协调脸型比例，修饰脸部的不足，这样才能搭配出增强脸部美感的效果。

同时，当我们面对不同脸型的顾客时，更多表达的应是其脸型的优点（如关键词），并通过友好的话术拉近与顾客之间的距离，进而使其能听从你的推荐建议。脸型无法改变，但赞美可以加分！

二、不同风格眼镜选择

实际工作中，我们会遇到不同类型的顾客，有的穿着精致，有的轻松休闲打扮，不同风格的顾客选择镜框的需求应是不同的。应首先学会辨识顾客风格特征及相关需求，接下来才能进行针对性推荐（表 1-7-1-5）。

学会准确辨识顾客风格和快速推荐相应产品，这

表 1-7-1-5　风格描述及对应产品选择

风格	描述及推荐	产品展示
知性优雅风	风格描述：该类型顾客偏成熟，衣着考究，妆容精致。无论服装还是配饰都体现着精致品味，他们更追求生活高格调 配镜需求：体现精致细节及配戴质感，与自身气质相符合 推荐关键词：质感、细节点缀	气质猫眼 精致眉框
复古学院风	风格描述：该类型以学生群体为主。其衣着穿戴清新靓丽，展示年轻人的青春与活力。妆容及颜色搭配以素雅为主，不会过于夸张 配镜需求：无须太过时尚，但需体现个性自我 推荐关键词：透色、复古转角	清新透色 复古转角

续表

风格	描述及推荐	产品展示
经典商务风	风格描述：该类顾客日常以商务职业装为主，高频的工作节奏形成了他们简单有效的穿衣风格，同时，他们也希望以更轻松、舒适的穿搭来应对各种职场压力 配镜需求：体现质感，同时简约、适戴 推荐关键词：金属眉框、舒适减压	金属眉框 商务无框
休闲舒适风	风格描述：该类型客户最为常见，一般以圆领套衫、牛仔裤这种简单穿搭为主。衣着颜色无须过于鲜艳，他们更在意的是舒适、自然、无拘无束的感觉 配镜需求：舒适百搭，适合多场合配戴需求 推荐关键词：舒适材质、百搭框型	舒适 TR 框 百搭基础款
个性潮流风	风格描述：该类型客户以嘻哈、朋克这类大胆潮流的穿搭风格为主：宽松的服装配合印花图案，并且还配有一些醒目的配饰。他们崇尚的是个性、自由主义 配镜需求：个性，展示“我们不一样”的风格特点 推荐关键词：oversize 大框、颜色醒目、个性元素	个性大框 时尚撞色

两点要素缺一不可。辨识顾客风格，需不断加以练习，建议可以先从身边熟悉的人开始，判断他们的穿衣风格，了解他们的选镜需求，从而熟能生巧，慢慢引至顾客层面。另外，做到快速推荐，需先完成柜台产品布置及优化工作。如将光学架的陈列预先按照优雅、休闲、复古、潮流、商务五大风格进行区格展示，判断顾客风格后及时捕捉对应产品，这样一来推荐工作就会变得更加有效、准确。

三、不同生活方式眼镜选择

随着国人审美观念的不断升级，越来越多的顾客意识到眼镜可以不止一副。当生活场景发生变化时，眼镜的材料、款式、需求也可以是不一样的。接下来以切换场景结合眼镜款式进行分类说明（表 1-7-1-6），并讲解对应话术。

表 1-7-1-6　场景需求及搭配款式、对应话术

场合	需求	搭配产品	对应话术
商务场合	质感：商务场合多以职业装束为主，眼镜款式必须与其气质相符 简约：框型以简约设计为佳，体现冷静、稳重气质 细节：强调精致细节，体现非凡品位	金属眉框	- 这款产品采用加宽上眉设计，视觉效果质感十足 - 整体框型简约有型，更适合商务场合配戴 - 鼻中及镜腿部分细节精致，提升品质设计感

续表

场合	需求	搭配产品	对应话术
居家日常	舒适：材质轻盈，卸下工作负担，享受生活乐趣 百搭：不挑脸型随性搭配，居家素颜轻松应对	透色 TR 款	- 采用轻盈 TR 材质，舒适配戴无压力 - 镜腿 β 钛材质，弹性十足，不易变形，不会夹脸 - 透色镜框搭配转角细节，清新自然，素颜“神器”
聚会派对	个性：戴出与众不同的闪耀效果，细节点缀增加设计亮点 舒适：轻盈材质，长时间配戴不会疲劳，时刻保持最靓状态	个性时尚款	- 纤细金属材质，轻盈无感，适合长时间配戴 - 镜圈采用双色工艺，增加视觉层次感 - 首创独特猫耳镂空设计，个性时尚，参加派对不用担心“撞款”
旅游度假	大框：出门旅行离不开拍照，瘦脸“神器”必不可少 色彩：度假一般以靓丽服装为主，镜框颜色需与之匹配	渐变色大框	- 大框造型，起到瘦脸、小脸作用，同时框型能够协调脸型比例，戴出 V 脸效果 - 渐变色镜框，颜色靓丽，能够提亮肤色，起到一定减龄作用
运动	安全：运动中避免不了磕磕碰碰，安全牢固是保持状态的重要因素 亲肤防滑：材质亲肤，运动时出油、出汗不会影响配戴感受，同时在高强度运动中也要避免滑落	活力运动款	- 根据亚洲人脸型特征，专业设计面弯曲线，更贴合脸部轮廓，提升运动体验 - 中梁加宽设计，降低正面冲撞伤害，保护面部安全 - 高强度铝镁材质，轻盈坚固；镜腿为亲肤橡胶，配戴舒适兼具安全防滑作用

通过以上内容，我们掌握了不同场景的配镜需求，以及对应推荐款式及话术。本部分重点在于场景的设置（生活不止以上五种场景），并结合话术使顾客产生联想，引发购买欲望。另一方面，可不断加深消费者眼镜饰品化的概念，即根据不同的生活状态进行搭配及选择，将来，我国巨大的配镜潜力会充分被释放。

四、特殊职业和需求下镜架的选择

眼镜除日常配戴用途外，其作用也在日趋多元化，以满足不同特殊职业及场景下的特定需求（表 1-7-1-7）。

表 1-7-1-7　特殊类眼镜及描述

功能类型	产品	照片	用途及描述
眼部防护	游泳镜——防水	游泳镜	泳镜是游泳运动中的一种器材，好的泳镜具有高性能防雾、100% 抗紫外线、优异密封功能，对眼睛起到保护、预防伤害的作用 目前，较多专业厂商可提供近视泳镜，但多以 1.00D 阶梯一跳的常规光度为主

续表

功能类型	产品	照片	用途及描述
眼部防护	护目镜——防强光/防爆镜	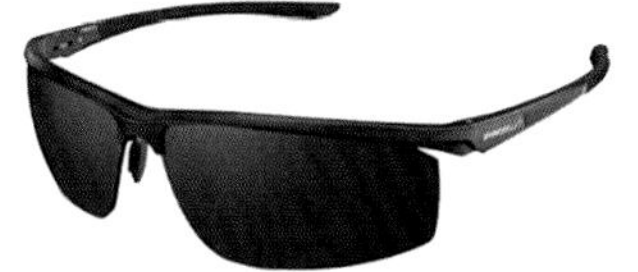 护目镜	该类型运用于特警装备中，镜片除具有防爆功能外，可吸收某波长的光线，而让其他波长光线透过，所以镜片呈现一定颜色，减轻或防止眼睛受到特定光线伤害 另外还有其他如电/气焊、防激光/射线、防微波专用护目产品
	医用防护镜——防菌	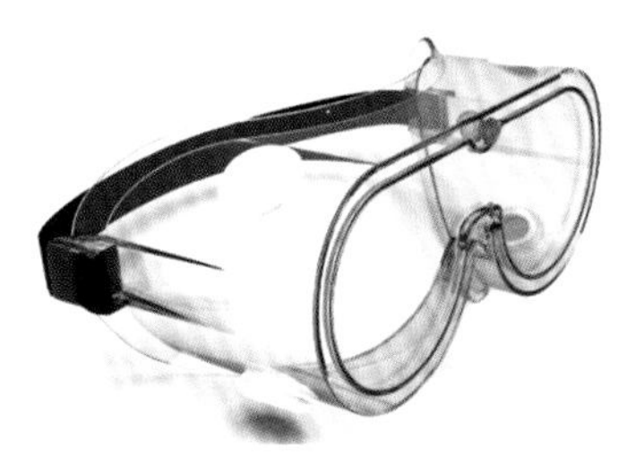 医用护目镜	相对于普通护目镜，医用产品具备更好的包裹性，尺寸也较大 医用护目镜防御病毒的主要机制是隔离，能够全面阻挡飞沫、体液、血液等液体的飞溅，从而阻断病毒传播，也可以减少病毒从眼球感染的概率。在抗疫中该产品发挥了有效且积极的作用
其他特殊场景	3D 眼镜	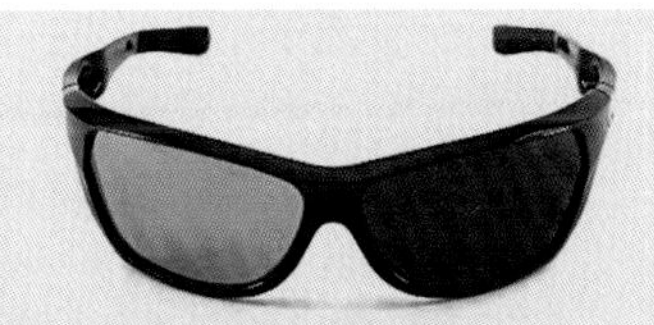 3D 眼镜	3D 眼镜是在看电影时配戴的一种装备，在 3D 眼镜的帮助下，我们可以欣赏到立体、现实感强的 3D 电影画面，犹如身临其境 过去，电影院会为观众提供免费的 3D 眼镜，但随着大家的卫生健康要求越来越高，更多人选择自带 3D 眼镜 目前市场产品可分为互补色 3D（红蓝 3D、红绿 3D）、快门式 3D、偏光式 3D、时分式 3D 眼镜
	VR 眼镜	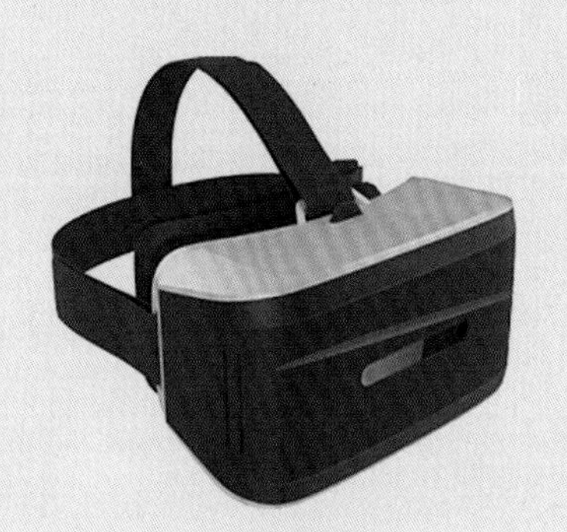 VR 眼镜	VR 眼镜采用虚拟现实技术，利用头戴式显示设备将人对外界的视觉、听觉封闭，使用户产生一种身在虚拟环境中的感觉。其原理是左右眼屏幕分别显示左右眼的图像，人眼获取这种带有差异的信息后在大脑中产生立体感 市面大多 VR 眼镜是需要借助手机的，将手机放入 VR 眼镜中，在手机中下载相应的 APP（不同的品牌有其自主的手机软件）便可进行使用
	蓝牙智能眼镜	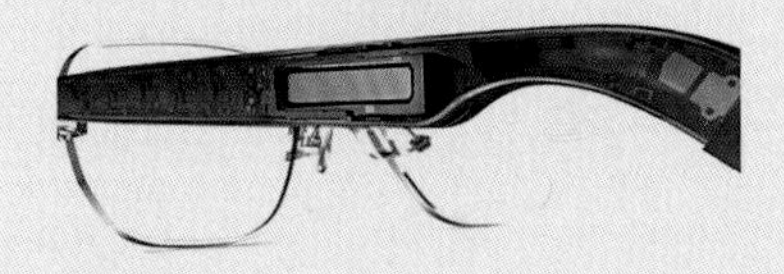 蓝牙智能眼镜	与手机相连，实现头戴式交互功能。目前市场上有较多类型产品，低端的智能蓝牙眼镜只具备蓝牙耳机的功能，即基本接听电话和收听音乐功能。而高端智能眼镜配高清摄像头，能拍照录影；通过蓝牙、WiFi 和手机连接，还能语音和手势滑动控制，无须按键操作；可接打电话、导航、听音乐，充当行车记录仪，拍照能实时分享 一般有太阳镜和近视镜两种选择，配戴后极具未来科技感。未来，该类产品将不断升级，将实现智能分析场景，具备 AI（增强现实）功能，不过目前这种应用还不成熟，技术普及还需时日

通过以上知识，眼镜不仅具有矫正视力、美学搭配的基础功能，还为我们提供如运动、工业、医学防护等特殊使用功能。放眼未来，穿戴眼镜会让我们享受到更多的智能及便捷，相信随着科技生活的日益升级，眼镜产品还会为我们带来更多惊喜和期待。

思考题

1. 在众多脸型中，圆脸在日常生活中较为常见，其主要特征为(　　)。
   A. 脸部上下比例长，立体感强，脸型显瘦
   B. 额头饱满较宽，颏部尖，显脸小
   C. 脑门较宽，咬肌突出，脸型偏短
   D. 脸部结构简单匀称，线条柔和，显年轻
2. 当面对长形脸的顾客，推荐镜架时尽量避免(　　)。
   A. 镜框垂直偏大　　B. 桩头位置偏高
   C. 框型线条柔和　　D. 全框镜架
3. 面对一位成熟稳重的商务型顾客，为更好匹配其穿搭风格，选择镜框要素为(　　)。
   A. 质感、简约、精致细节
   B. 个性、潮流、与众不同
   C. 贴合、防滑、安全牢固
   D. 随性、透色、舒适百搭
4. 如顾客是一位户外拓展教练，经常参与如爬山、徒步等运动。挑选镜架时应该切合其生活场景以及实际需求，以下哪项为非必要推荐要素？
   A. 中梁部分加宽设计
   B. 眼镜采用高强度材质
   C. 镜腿材质亲肤防滑
   D. 多边形框型，修饰脸型
5. 为配合光学架具有更好的推荐针对性，在产品展示及布置上建议分为潮流、商务、休闲、复古、(　　)五大风格。
   A. 优雅　　B. 个性　　C. 酷炫　　D. 沉稳
6. 脸型辨识及推荐——引入眼镜店销售场景
   (1) 分组要求：两人一组，其中一人扮演顾客，另一人扮演配镜师。
   (2) 道具要求：每组一面镜子，5~8 款样架(不同框型)。
   (3) 练习要求
      1) 配镜师分析顾客脸型，并表述脸型特征；
      2) 挑选一款适合的眼镜并推荐顾客进行试戴；
      3) 分享该框型优点以及与顾客的相匹配点；
      4) 以上内容通过表格填写及口头表述进行呈现。

小组 ______

脸型分类	脸型特征	推荐框型	推荐理由及说明

      5) 教师就练习结果进行指导、归纳及总结。
7. 风格辨识及推荐——引入眼镜店销售场景
   (1) 分组要求：两人一组，其中一人扮演顾客，另一人扮演配镜师。
   (2) 道具要求：每组一面镜子，5~8 款样架(不同款式及类型)。
   (3) 练习要求
      1) 配镜师分析顾客目前穿衣风格，并表述对应配镜需求；
      2) 选择 1~2 款镜架并推荐顾客试戴；
      3) 讲解该款式优点以及与顾客相匹配点；
      4) 以上内容通过表格填写及口头表述进行呈现。

小组 ______

风格类型	对应需求	推荐品牌及型号	推荐理由及说明

      5) 教师就练习结果进行指导、归纳及总结。

第三部分　产品推荐及相应话术

学习目标

知识目标：1. 熟悉镜架销售——有效开场；
　　　　　2. 学会镜架销售——有效推荐及话术。

能力目标：1. 掌握镜架销售的开场话术，并能灵活运用、举一反三；
　　　　　2. 能分析及判断消费需求并组织对应话术。

素质目标：1. 通过实战能力提升，加强对本职工作的认同感；
　　　　　2. 促进学员对国人视觉健康的服务意识。

任务驱动

场景描述：通过 3 个月的销售实习锻炼，小严对于顾客脸型及风格的识别能力虽然有了很大的进步，但在一些日常销售过程中还是会遇到问题。一天中午，

见一位着装优雅的女士进入门店，小严迎了上去。

小严："女士你好，想配什么眼镜呀？"

顾客："我先看一下！"

小严："你想配什么价位的？"

顾客："我也不知道，要不你帮我挑几款看看？"

接下来，小严根据顾客的脸型及穿衣风格选了五款镜框，罗列在托盘上向顾客进行展示。

顾客："好像看上去都差不多，有什么区别呀？"

小严："这几款我是按照您的脸型、穿着挑选的，而且都是今年最新款，你刚刚戴的两款可是明星同款呢。"

顾客："呵呵……我这个年纪不追星了，你觉得我戴这几款可以吗？"

小严："不错呀，你自己喜欢什么款式？"

顾客："你是专业的，你帮我挑一下！"

小严："要不你自己看一下哪款喜欢，我帮你拿。"

顾客看了一圈，始终没有找到自己中意的产品，于是离开了眼镜店。

在以上的案例中，小严的主要问题如下：首先，开场语言未能打动顾客；其次，推荐缺乏吸引点，原因在于未能准确判断顾客的特征及需求，导致推荐的产品没能勾起顾客的兴趣；再次，销售话术不足，在销售中始终处于被动状态。

在日常工作中，我们会面对不同的客户类型，但有一点可以肯定，顾客的买点必须与产品卖点相匹配才能实现最终成交，那么，顾客的买点该如何获取？推荐话术该如何表达？接下来，通过开场、推荐形成话术体系及套路，强化销售实战能力。

一、镜架销售——有效开场

眼镜销售相比于其他行业，更侧重于专业化的展示及体现，所以开场是否能够打动顾客，决定了之后的销售能否顺利进行。

（一）错误的开场方式

- "您好！您要配什么眼镜？"或"您想配多少价位的？"

问题分析：开场目的是为之后沟通交流进行铺垫，所以开场话术一定要简单明了。多数顾客对自己购买眼镜的款式以及价位是没有任何概念的，如销售一开场就让顾客陷入深思，那就好像在与顾客之间树立了一道无形的墙体。

- "您好，需不需要帮您介绍一下？"或"需要帮忙吗？"

问题分析：这样的开场是比较普遍的。但多数顾客进店后都存在一定的戒心，试想一下，当我们问出这句话以后，是不是更多的顾客回答"我只是看看"？所以，这也属于无效开场。

- "您要是喜欢的话可以试一下。"

问题分析：这句话看似没什么问题，但时机把握不对就有问题了。前面已经让顾客产生戒心，紧接着又鼓励顾客试戴，自然会给顾客造成更大的压力，除非这款眼镜顾客真的喜欢，否则，这句开场也会增加顾客的负担。

- "这款眼镜很适合您。"

问题分析：在顾客试戴的情况下，销售突然冒出这句话，一方面顾客会觉得很唐突，另一方面，如果你说不出一个所以然的话，顾客反而会降低对该产品的兴趣，潜意识会产生是不是落入销售圈套的想法。

（二）正确的开场方式

正确的开场需要达到三个目的：增进关系、简单明了、目标明确。

1. 专家开场

- "您好！我是视光配镜师 ××（姓名），从事专业配镜工作 × 年了，我可以为您推荐一副合适的眼镜！"

2. 新品开场

- "您好！这是我们刚到的本季最新款镜架，我来为您介绍！"
- "小姐，您眼光真好，这款正是当下最流行的镂空花纹款镜架，很配合您时尚的气质。"

3. 促销开场

- "小姐，我们专卖店正好在促销，现在买是最划算的时候！"
- "先生，您运气真好，现在优惠酬宾活动，最低八折。"

4. 赞美开场

- "您好，您真有眼光，您手里这款 ×× 镜架是我们刚到的新款！"
- "小姐，您气质真好……"

5. 唯一性开场

- "我们做活动的时间就剩这两天了，过了就没有优惠了，所以现在买是最划算的时候，不然您就要多花几百元，您说是吗？"

确定以上开场话术的目的及意义，可根据不同顾客类型进行选择，同时也能组合运用，做到举一反三，为后期的销售成交打下良好的基础。

二、镜架销售——有效推荐及话术

完成开场后，进入下一个环节——有效推荐，推荐的目的是让顾客对产品产生兴趣。但是顾客兴趣从何而来？所以推荐的前提必须是建立在顾客需求的基础上，这时，需要我们通过彰显专业的方式来完成。

彰显专业的方法：问问题、下定义。

1. 问问题　试想一下，在医院就诊时，医生前期通过问诊来了解我们以往的饮食习惯、疾病特征、过往及家族病史等，并且通过医学检查进一步对病情进行确诊及判定，所以，作为专业的配镜师，同样也要做好问诊工作。那么问什么可以体现我们的专业呢？举几个例子提供大家参考：

- “您的光度大致多少？”

目的：对光度的了解可作为镜架的初期选择依据，如顾客的光度较深（如 >-4.00D），尽量挑选全框类镜架；如顾客的光度很深（如 >-6.00D），则镜框尺寸尽量偏小，并且以加宽边框的镜架为宜；如光度较浅（如 ≤-4.00D），那么可提供顾客更多的选择范围。

- “您购买这副眼镜更多是在什么场合下配戴？”

目的：确定使用场景及需求，因为有时顾客现下的穿着并不代表其真正的使用场景。参考顾客的回答，将他们的需求更聚焦化，进一步提供更加适合的产品及话术（可参考前文不同生活方式眼镜选择的内容）。

- “您配眼镜最在乎的是什么，款式、舒适还是安全性？”

目的：将顾客的配镜需求再进一步聚焦，通过闭锁性的问题让顾客进行选择，这样一来对之后的推荐才能做到有根有据、客观有理。

以上三个问题仅提供参考，在实际工作中，我们还能发现其他更加有效的话术，其目的都是挖掘顾客显性及隐性需求，为下一步推荐做好一定的准备。

2. 下定义（图 1-7-1-8）

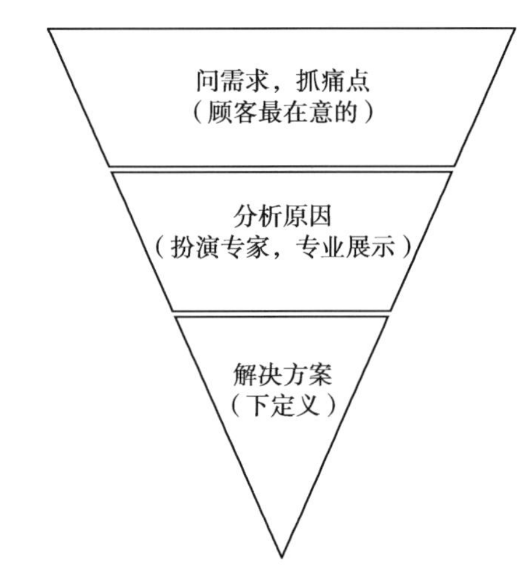

图 1-7-1-8　下定义“三步曲”

根据以上环节层层推进，通过沟通总结顾客配镜需求点，提供对应话术（表 1-7-1-8）。

三、扩展知识

“试戴为王”。推荐过程中，试戴是一项非常重要的环节，试想一下，顾客如果连试戴兴趣都没有，那么成交将无从谈起，所以试戴率是作为门店业绩提升的一项重要指标。那么，如何有效增加顾客的试戴率？接下来提供四点技巧：

表 1-7-1-8　顾客需求及分析、推荐话术

需求点	原因分析及话术	推荐话术
时尚美观	“其实适合您的时尚单品还是挺多的，具体需要根据您的脸型以及配戴环境进行挑选”	“这款采用复古温莎圈设计，自带花纹，属于经典英式复古款，低调品质不失流行时尚。” “这款延续经典飞行员基础上首推双梁光学镜架，大框型设计，时尚个性，扮酷利器。”

续表

需求点	原因分析及话术	推荐话术
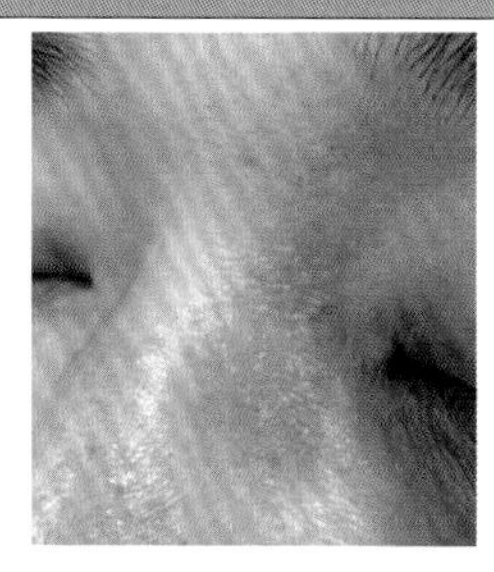 鼻梁压迫	“镜架本身有一定的重量，加上镜片的话，对一些皮肤娇嫩的女生来说，鼻梁压痕就会越加明显”	“该款采用钛金属镜架 + 纤细β钛金属镜腿，“轻”上加“轻”材质，配戴更轻盈，减少鼻梁压迫。” “该款采用舒适 TR 材料，配戴更轻便，并且鼻托部分使用最新生物陶瓷材料，与皮肤更亲和，不会出现过敏问题。”
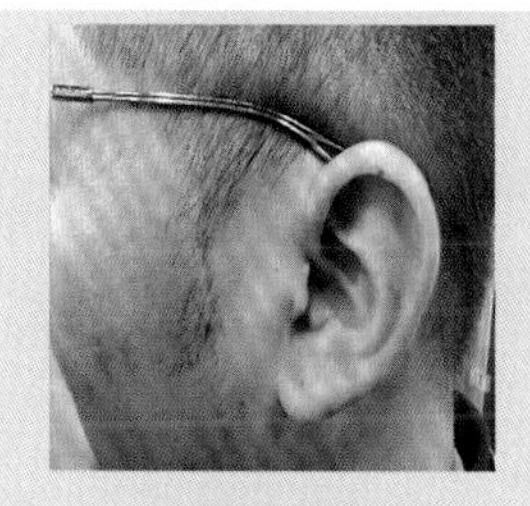 尺寸不适	“镜架尺寸过小，长时间配戴会挤压您两颞侧，不仅会导致夹痕、耳郭破损，而且会引发头痛等不适问题”	“同款大小框尺寸可选，对于不同脸型的顾客，可提供更多选择范围。” “这款加大尺寸升级版，适合较大脸型顾客。”
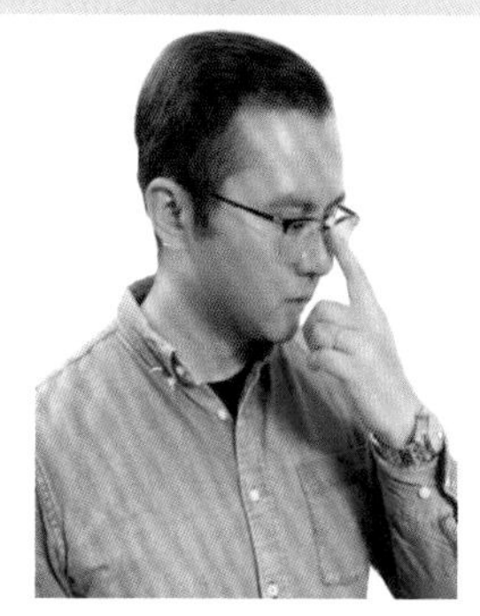 经常滑落	“您之前的眼镜偏大或偏重，加上出汗的因素，可能导致经常滑落，所以接下来您应该选择轻便舒适的镜架”	“这款镜腿首次采用碳纤维材料，材料本身非常轻便（比金属铝还轻），并且镜腿防滑设计，能够减少滑落现象。” “这款镜腿采用环抱式设计，镜腿构成一定的弧度，更加贴合侧脸轮廓，配戴更服帖更舒适。”
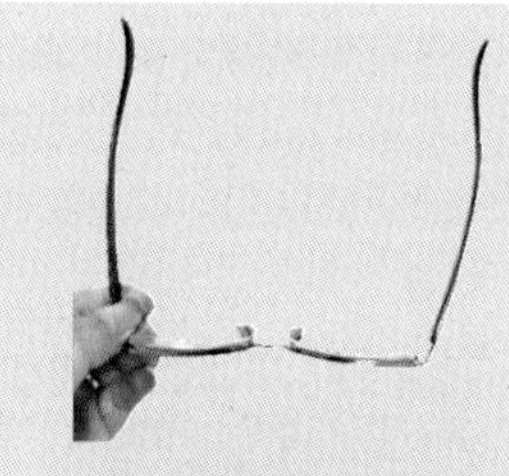 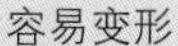 容易变形	“镜架易变形，除了材料本身因素，还和我们日常生活习惯有关系，比如单手摘戴或受到挤压、冲击，所以镜架材料的耐受度及柔韧性是您应该关注的方面”	“这款镜腿采用β钛，韧性出众不易变形，同时由于弹性十足，所以哪怕单手摘戴也能减少变形、受损情况。” “轻薄板材镜腿设计，采用金属插芯技术，解决了传统板材容易变形的问题，配戴更牢固。”
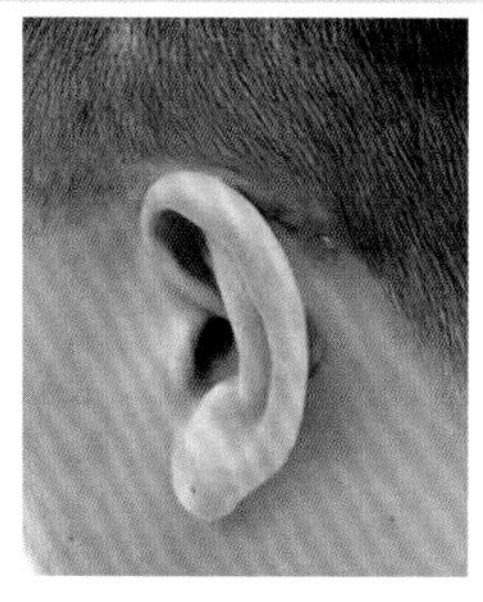 金属过敏	“少数配戴者对于合金中镍金属过敏，加上夏天接触雨水、汗液概率增加，所以会导致过敏症状”	“该款采用最新医疗金属材料，该材料对皮肤不会产生任何过敏问题，配戴更舒适、更安全” “这款产品无论是镜圈还是镜腿均采用优质板材，材质温润光泽、耐磨持久，长时间配戴不会使皮肤产生任何过敏问题”

1. 三款原则　首次推荐产品的时候，托盘内提供的眼镜数量切不可过多，否则会拉低产品档次，另一方面也增加顾客选择压力，所以首推三款是比较理想的，款式轻松区分，同时视觉效果一目了然。

2. 快速呈现　把握顾客意向的时机，快速把产品呈现在顾客面前。产品在柜台内或者在配镜师的手中，哪怕你介绍得再好，顾客很难会有试戴的冲动。所以，一定要在最短的时间内，把顾客的意向款式呈现在他（她）的面前并邀请其试戴。

3. 巧用肢体　推荐过程中的肢体语言非常重要。怎么才能让顾客尽可能快地进行试戴呢？答案是合理运用适当的肢体语言。配镜师嘴里喊："要不试戴一下吧"，不如抬起手，给顾客做出帮助其配戴的动作，同时说："这边有镜子您看看效果"。在增加产品与顾客接触机会的同时，也可以显示镜架搭配后的初步效果。

4. 赞美原则　在顾客试戴的过程中，要配合适当的赞美，增加顾客的正向信心。但赞美注意不要过于刻意，切忌出现"好漂亮""好适合"这些空洞语言，可采用"您眼光真好，这款是当下最流行的款式""这款镜框采用透色元素，正好搭配您白皙的肤色"，以上话术既突出产品与顾客的适合度，同时无形中又赞美了顾客的眼光及肤色。

当然在试戴中，会遇到顾客不愿配合，这种情况下为体现产品效果，可通过配镜师自己配戴来向顾客展示。如本人不适合该款，可邀请身边的同事来展示，总之，尽可能试戴并配合得体的销售话术，才能将产品的优势最大化呈现。

思考题（场景模拟）

有效开场＋专业推荐——引入眼镜店销售场景

(1) 分组要求：两人一组，其中一人扮演顾客，另一人扮演配镜师。

(2) 道具要求：每组一面镜子，5~8 款样架（不同框型及款式）。

(3) 练习要求

1) 配镜师面对顾客完成专业开场（可选择课程要求方式开场，也可按照实际情况开场，但需符合增进关系、清晰明了、目标明确三点要素）；

2) 完成顾客需求探寻话术（提出不少于两个有效问题）；

3) 选择适合镜架并推荐顾客试戴；

4) 根据顾客脸型、配戴场景及实际需求进行卖点讲解；

小组编号	适合(√)	不适合(×)	理由及建议

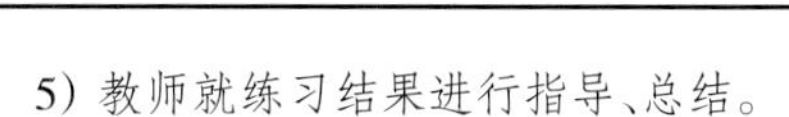

5) 教师就练习结果进行指导、总结。

案例分享：小镜框和大镜框的故事

【场景描述】

一位 38 岁的顾客来店配镜。问诊中了解到顾客有 20 多年的框架眼镜戴镜史，无全身性和眼部疾病，因旧镜配戴太久，想重新换一副眼镜。对于配镜没有特别的要求，只要看得清楚、戴着帅就行。

为顾客重新验光，验光度数和旧镜配镜度数相同，故按照旧镜给予了顾客配镜处方光度。顾客的脸型比较饱满，结合顾客喜好，选择了一副偏方形但棱角不是特别分明的镜架。

顾客配戴 1 周后回店投诉，新眼镜配戴没有旧镜清晰，开车状态下会更明显一些，看周边的物体也没有以前清晰了。通过与顾客的沟通和复查，发现顾客配镜光度和配戴参数不存在问题。于是让顾客在店里模拟了一下旧镜和新镜在走路、看手机、坐着看远和看近物体转换的场景体验，发现顾客在使用新旧镜时，无论是远处视物，还是近处视物都习惯用眼睛转动在看物体，而头部转动较少。顾客的旧镜框是一副偏圆形、较大的镜框，而新镜是一副偏方形的小镜框。注意观察顾客的配戴情况后，了解到顾客在使用新镜时，如果不转动头部就不能达到旧镜的视力清晰度和视觉效果。

【问题处理】

根据以上情况分析，顾客应该是配戴镜架从大镜框换成小镜框，造成镜片随框导致周边变小，减少了可视区域。因脸型原因，顾客对新镜架特别满意，不愿重新选择镜架，故引导顾客在日常工作、生活中如何使用新镜架观看物体。1 周后电话回访，顾客告知已基本适应新镜架的使用方法，清晰度也有所提高，但还是有轻微不适感，半个月后电话回访，顾客告知新镜配戴已无不适，开车时对视野清晰度的影响也不明显了。

【经验分享】

这个小故事提示我们，在给顾客选配镜架时，除了适合顾客的脸型和气质，了解顾客的配戴习惯和使用方法也是很重要的，同时也提醒我们在给顾客选择镜架时，需考虑镜架形状和镜架大小转换可能给顾客带来的不便，提前做好与顾客的沟通。

任务二　光学镜片

学习目标

知识目标：1. 了解镜片材料的物理特性和光学特性；
2. 了解镜片各种膜层的功能、生产工艺和性能评估方法；
3. 了解镜片的球面像差及非球面镜片设计原理。

能力目标：1. 能够展示镜片材料、膜层特性，突出镜片性能优势；
2. 能够通过各种镜片参数大致判断镜片材料、膜层质量；
3. 能够展示变色镜片、防蓝光镜片等特殊膜层镜片的特性及性能优势。

素质目标：1. 具有热爱科学、实事求是的价值观，对于商品性能不能夸大其词；
2. 具有创新意识，能根据日常工作中遇到的问题，寻求创新解决方案；
3. 加强职业道德意识，树立爱岗敬业、团结协作的职业精神。

任务驱动

案例描述：顾客张某，28 岁，某公司职员，近视眼，原来所戴眼镜度数为：R：−5.50　L：−5.00/−0.50 × 90，镜片品种为：某品牌 1.56 非球面镜片。到店想配一副更加时尚、看起来薄一些的眼镜，经验光度数不变，R：−5.50　L：−5.00/−0.50 × 90，双眼矫正视力均为 1.0。另经过沟通交流，该顾客也想买一副太阳眼镜旅游时配戴，但配太阳眼镜时就要戴角膜接触镜（隐形眼镜），顾客主诉她对隐形眼镜过敏，一戴就眼睛痒。

作为一名配镜师，面对这样的顾客，如何完成以下工作任务？

1. 选择何种镜片材料和设计才能满足顾客对“薄”的要求？

2. 选择何种膜层，给顾客太阳眼镜的体验？

3. 如何向顾客展示镜片材料、膜层和设计特性，突出优势，满足顾客需求？

一、光学镜片的材料

（一）材料历史

1. 水晶时代　有关眼镜的起源，各国有着不同的记载和说法，但普遍都认同最早的眼镜诞生于 13 世纪中叶的欧洲。因为缺乏均质的材料，最早的眼镜大多使用石英、水晶，乃至宝石和较为洁净的琥珀进行手工打磨制成透镜，以发挥放大的视物效果。因为材料的特殊性，那时的眼镜也只能被社会阶层顶端的王公大臣或富甲一方的商贾配戴。

2. 玻璃时代　天然介质很快被光学玻璃所取代。随着玻璃生产、加工技术的发展，眼镜也开始能够提供更多的功效。17 世纪初伽利略发明了望远镜，对光学玻璃的性能提出了新的要求。高质量的均质玻璃让镜片能够被更加细致地打磨成多种透镜，更加精确地矫正视力。时至今日，仍然有极少一部分人日常配戴玻璃镜片。现代用作镜片材料的玻璃折射率在 1.52 左右，阿贝数在 50 以上，但沉重、易碎的特性让玻璃镜片很难满足现代日常需要。

3. 树脂时代　20 世纪是石油的时代。石油不仅为内燃机和工业生产提供了近乎无穷的动力，以石油为基础的化工产业也蓬勃发展。从石油中提取成分制成的树脂材料，因其更好的光学性能、安全加工性和轻薄的物理特性取代了玻璃，20 世纪 90 年代后半期，我国树脂材料的市场份额也大幅度增加。

（二）树脂材料特性

1. 1.50 折射率 ADC 材料　最早的树脂镜片材料主要是 ADC（丙烯基二甘醇碳酸酯）材料，也就是我们今天常说的 CR-39（1.50 折射率 ADC 材料 RAV 7™ 也跟 CR-39 一样拥有极大的市场份额）。ADC 树脂作为镜片材料的阿贝数较高，光学性能优异。但存在一个很大的缺点，因为其折射率较低只有 1.50，度数高的镜片无论如何都难以避免厚重。因此，众多化学公司一直以来都在以打造更薄的镜片为目标，全力致力于替代 ADC 树脂的高折射率镜片材料的开发。

2. 1.56 折射率 DAP 材料　20 世纪 80 年代，市场上开始出现了 DAP 材料（diallyl phthalate，邻苯二甲酸二烯丙酯)的镜片。DAP与ADC几乎同样轻便、便宜，但同时提高了折射率，有着1.56折射率的DAP材料开启了中折射率材料的时代。DAP材料的劣势在于镜片强度差、抗老化性能低，所以在大量生产时难以进行有效的质量管理，良品率不足。但是由于其低廉的价格，时至今日，DAP材料仍在亚洲地区大量使用。DAP材料从2000年开始逐渐在我国普及，目前我国生产并消费了世界上最多的中折射率镜片。

3. 1.59折射率PC材料　PC又称聚碳酸酯，就是我们日常生活中最为常见的塑料，在镜片行业的应用比较另类。PC镜片的最大优势在于抗冲击力强、安全性也强，护目镜、防护面具等功能性镜片多用PC制成。美国FDA抗冲击测试最为严格，所以在美国本土销售的镜片大多使用强度最大的材料。但同时，PC镜片并不能像其他材料一样通过固化工艺制成，而是通过注塑工艺制成。注塑的过程是将熔融的PC利用压力注入镜片模具中，冷却成型得到想要的镜片。塑料在注塑冷却过程中难免会出现不均匀的结构，所以注塑成型的镜片都具有内应力，会影响镜片的光学性能。PC镜片在偏光片下容易呈现出彩虹状的纹理，内应力的现象非常明显。同时，PC镜片的阿贝数只有28，成像清晰度劣势明显。

PC镜片虽然在安全性能方面优势突出，但是由于高内应力和低阿贝数，其在光学性能方面的劣势也同样明显。所以，现在除了特定国家的市场，PC镜片的市场份额比较低。

4. 1.60折射率亚克力　亚克力的优点在于相对成本低廉、方便加工，但是亚克力镜片的阿贝数只有32，在1.60折射率的材料中相对光学性能较低。此外，由于亚克力材料本身强度较低，所以在抗冲击性和镜片抗变形方面存在着比较大的问题。

5. 高折射率聚氨酯

(1) 1.60折射率MR-8™：1987年，三井化学推出聚氨酯高折射率镜片材料，取名为MR-6™，后经过不断改良，研发出MR-8™材料以及其他的高折射率MR系列材料。MR-8™的折射率为1.60，阿贝数为41，在高折射率、高阿贝数的同时，也有着极佳的抗冲击性及抗静压负荷性，在安全性上给人们提供了极大的保障。同时，优秀的柔韧性和易加工能力使得镜片表面在打孔、割边的时候也很难发生碎裂，镜片掉落时也不容易发生崩边情况，是无框、半框眼镜及钻石切边眼镜的优秀材料。用该材料制成的镜片不仅更加轻薄，也更加强韧耐用，相较于前MR™时代的树脂材料而言有了全面的超越。

(2) 1.67折射率MR-7™、MR-10™：MR-7™和MR-10™材料的折射率达到了1.67，制作高度数镜片更为轻薄，其中MR-7™的热变形温度为85℃，MR-10™为100℃。染色性好的MR-7™可以适用于时尚的渐进染色等方面的操作，推荐用于太阳镜和时尚眼镜的使用。而耐热性好、稳定性强的MR-10™多用于车房加工镜片使用。

(3) 1.74折射率MR-174™：MR-174™的折射率达到1.74，能够做出极薄的镜片，适合追求镜片轻薄以及想购买最高级产品的消费者。同时，不同于其他原材料主要提取自石油，MR-174™的原材料主要提取自植物，是一款环境友好型材料。时至今日，MR-174™仍然在引领着尖端树脂镜片发展的前沿潮流。

（三）材料性能横向对比

1. 光学物性　光学物性是镜片材料的基本性质，与镜片在日常生活中的各种光学现象相符合。通过镜片的光学物性来评判镜片的好坏，主要看其折射率、阿贝数、光学性能等方面是否能够将各自优势发挥到最大化。

(1) 折射率：我们都知道在度数相同的情况下，制作镜片所使用的材料折射率越高，镜片的厚度就可以做得越薄、越美观，但同样度数下，不同折射率的镜片之间的厚薄到底有多大差距？只有通过直观对比才可发现。

分别将折射率为1.60的MR-8™镜片和折射率为1.74的MR-174™镜片与折射率为1.50的镜片进行厚度比较，需注意：三种镜片同为−6.00D光度(图1-7-2-1)。

可以看出，折射率为1.50的−6.00D光度镜片像啤酒瓶底一样厚，高度近视人群配戴后不仅会感觉厚重、压鼻梁，且材料会对镜架选择有所限制。折射率为1.60的MR-8™镜片和折射率为1.74的MR-174™镜片分别在厚度上做了很大改观，实现了镜片的更轻、更薄。

(2) 阿贝数：阿贝数是表示透明介质色散能力的指数。镜片材料规定的阿贝数范围通常在30~60。一般来说，阿贝数与材料的色散力成反比，即介质的折射率越大，色散越严重，阿贝数越小；反之，介质的折射率越小，色散越轻微，阿贝数越大。图1-7-2-2中，可发现在折射率和阿贝数之间的平衡上，折射率为1.60的MR-8™镜片实现了两者的良好结合，阿贝数为41。

试验中，我们将折射率为1.60的MR-8™镜片与同等折射率的不同材质镜片的阿贝数进行对比分析(图1-7-2-2)，发现同时拥有高折射率和高阿贝数的MR-8™镜片的光学性能高于其他树脂材料，视觉成像性能优异。

在不同材料的色散试验中，通过以MR-8™(阿贝

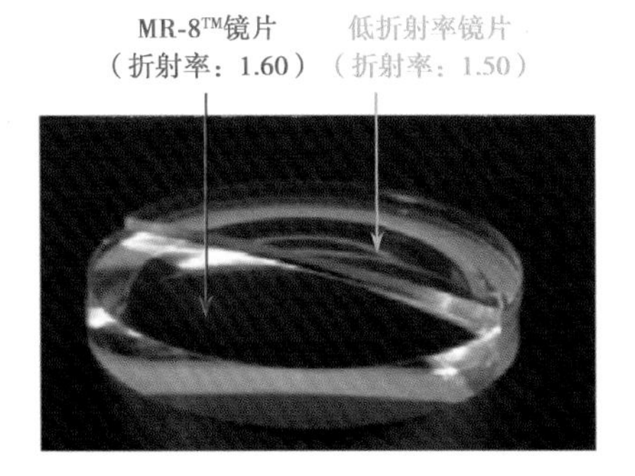

图 1-7-2-1　材料厚度对比

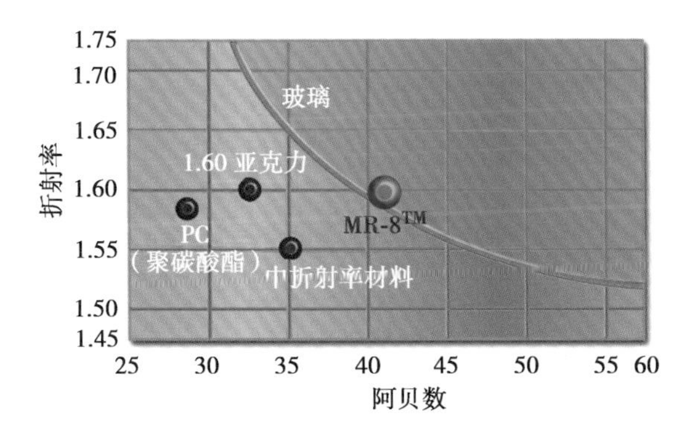

图 1-7-2-2　不同折射率阿贝数对比

数 41）为代表的高阿贝数材料视物后，视觉清晰（图 1-7-2-3A）；而通过 PC 镜片（阿贝数 28~30）这样的低阿贝数的镜片后，会形成如图 1-7-2-3B 一样的彩虹现象，造成视线模糊。由此可见，具有高阿贝数的 MR-8™ 材料可以把镜片的棱镜现象（色散）降低到最小，从而给配戴者提供舒适的视觉感受。

（3）内应力：利用偏光膜和白光源的直行尼科耳法开展内应力测试（图 1-7-2-4），可看出，通过在玻璃模具中均匀聚合而成的 MR™ 系列树脂与通过注塑成型方法生产的 PC（聚碳酸酯）镜片相比，采用 MR™ 系列材料生产的镜片的内应力极小，在消除内应力的同时能

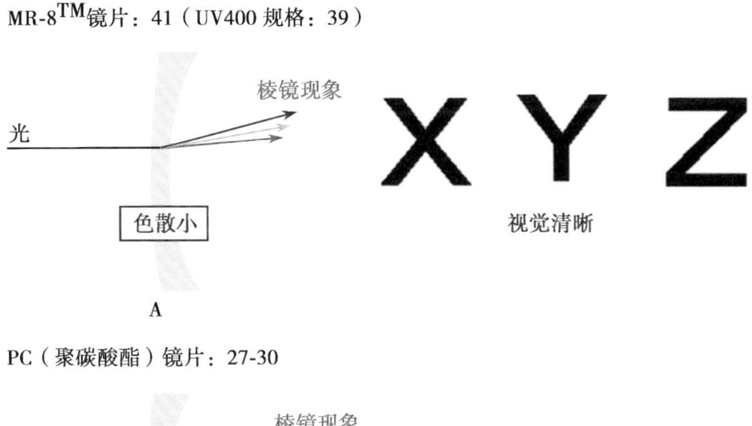

图 1-7-2-3　不同材料的色散试验

A. 阿贝数高、色散小、视觉清晰的情况；B. 阿贝数低、色散大、视觉模糊的情况

够提供清晰的视觉感受。

2. 机械强度　机械强度指金属或非金属材料在载荷作用下抵抗变形和破坏的能力。除了有拉伸强度，还有抗弯强度、抗压强度、抗扭强度、抗剪强度。在镜片生产领域，我们更多对比的是机械强度中的抗压强度和拉伸强度。

（1）抗冲击性：进行 FDA 落球测试对比 MR-8^{TM} 材料所制镜片与其他材料所制镜片(1.60 亚克力、1.50ADC 镜片等）在抗冲击性方面的差异。将重量接近 0.56 盎司的 5/8 英寸直径的钢球从 50 英寸高度（1 盎司≈28.35g，1 英寸≈2.54cm）垂直落在底座处的镜片上，MR-8^{TM} 镜片无任何损伤，而其他材料镜片出现了裂痕，甚至穿孔，由此可见 MR-8^{TM} 镜片的抗冲击性能更加优异(图 1-7-2-5)。这将大大提高人们在戴镜方面的安全性。

◀ 视频　镜片落球测试比较

（2）抗静压性能：在静压负荷试验(用来测试最小坚固度的准静压试验，图 1-7-2-6）中，把 MR-8^{TM} 镜片与其他材料所制镜片（1.60 亚克力材料、1.56DAP 材料）分别放在底座的钢板上。将 100N 的力匀速施压在镜片上 10 秒后，分别检测镜片表面所发生的变化，发现 MR-8^{TM} 镜片表面没有被压裂的痕迹，而其他类别的镜片上则出现了不同程度的裂痕，可见 MR-8^{TM} 材料显示出了优异的抗静压性能。

◀ 视频　镜片静压测试比较

（3）拉伸强度：如今，大众对于无框眼镜及异形镜框的追求度越来越高，镜片是否可以适用于这类型的加工，一定程度上取决于镜片材料的拉伸强度是否强大。图 1-7-2-7A 示拉伸试验。通过观察发现，MR-8^{TM} 镜片的钻孔未发生变形，且拉力达到 72kg 时，MR-8^{TM}

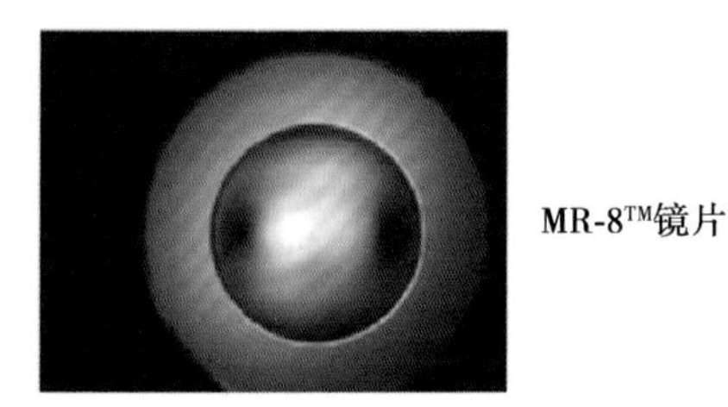

MR-8^{TM}镜片

无内应力产生

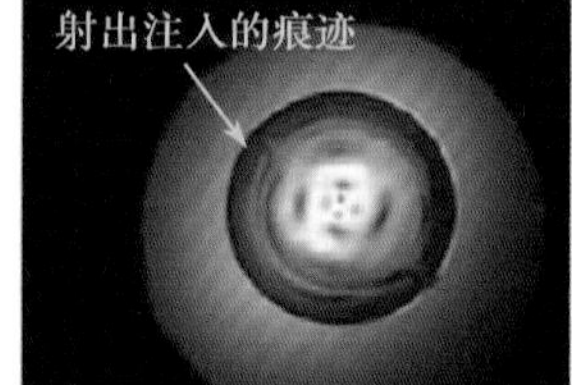

PC（聚碳酸酯镜片）

严重的内应力产生

图 1-7-2-4　不同材料内应力对比

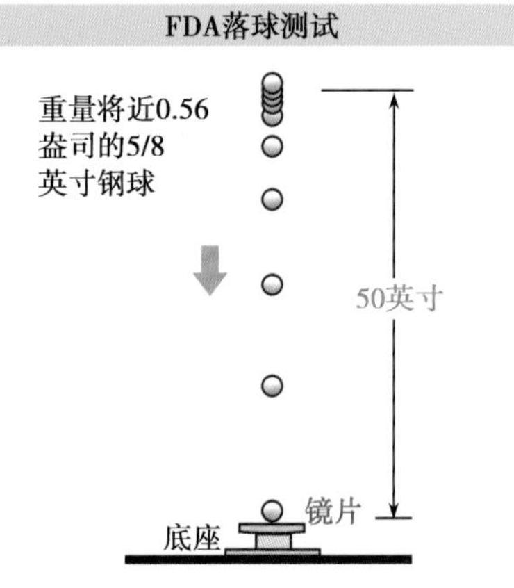

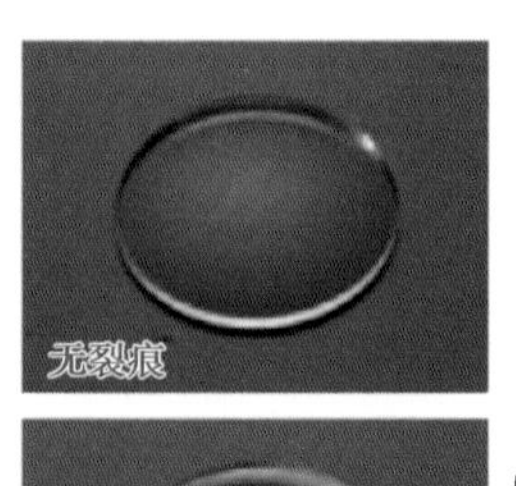

MR-8^{TM}镜片

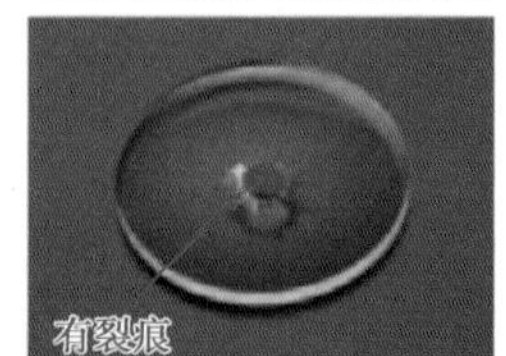

中折射率以及1.60亚克力的镜片出现破损

ADC镜片出现裂痕

MR-8^{TM}镜片具有高抗冲击性

图 1-7-2-5　镜片抗冲击性试验

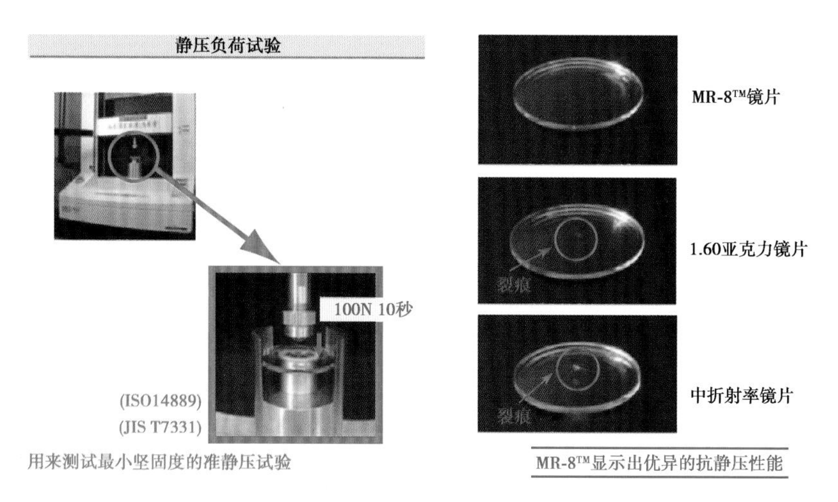

图 1-7-2-6　静压负荷试验

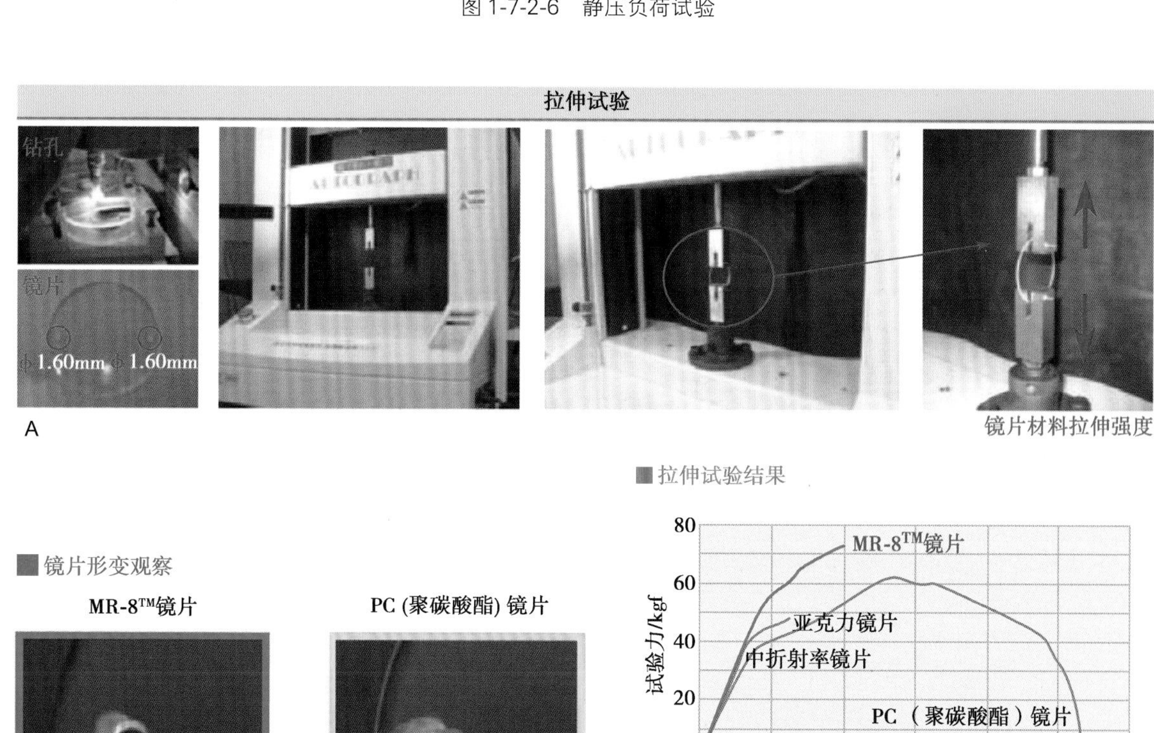

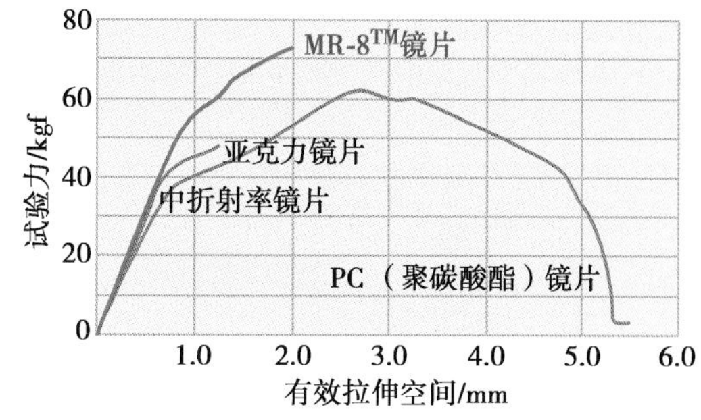

图 1-7-2-7　拉伸试验及结果

A. 拉伸试验；B. 拉伸试验结果

镜片才破裂，而其他材料的镜片在更小的拉力作用下便已破裂。由此可见，MR-8™ 镜片具有优异的拉伸强度（图 1-7-2-7B）。

◀ 视频　镜片拉伸试验对比

（4）“蝶泳”试验：在无框眼镜的“蝶泳”试验中（图 1-7-2-8），重复摆动镜架、镜腿，测试发现 1.60 亚克力镜片在 18 000 次重复摆动镜腿的试验后发生崩边，在 18 020 次时，鼻颞侧出现裂痕，18 100 次时完全破损，而 MR-8™ 镜片却在 30 000 次的重复试验后才破损，更进一步证实了 MR-8™ 被公认为最适于制造无框眼镜的材料。

3. 耐候性　塑料制品因受到阳光照射、温度变化、风吹雨淋等外界条件的影响，会出现褪色、发黄、龟裂、粉化和强度下降等一系列老化的现象。其中，紫外线照射是促使塑料老化的关键因素。耐候性指的是材料抗老化的性能。

（1）抗老化性：耐候性测试采用 QUV 试验（图 1-7-2-9），将 MR-8™ 镜片与 1.56 中折射率材料的镜片及 1.60 亚克力材料的镜片分别置于 50℃的专业仪器设备中进行检测。在实验设备中，通过调整温度、湿度、紫外线照射的强度，在短时间内模拟出镜片在自然条件下长时间过后的老化情况。在 100 个小时的试验时间之后，发现 MR-8™ 的颜色变化很小，镜片依然非常透亮，但是另外两种材料分别出现了不同程度的发黄现象。通过专业试验间接模拟观察不同镜片在长期使用后颜色变化的情况，可以看出，相比于其他材料的镜片，MR-8™ 具有更加优异的抗老化性，镜片不容易发黄。

（2）耐热性：耐热性指的是镜片耐高温的程度好坏，镜片耐热性反映到实际使用上主要有两方面：膜层兼容性和车房的加工性。

观察镜片是否能够在高温的状态下保持稳定的特性，将 MR-8™ 镜片与 PC 镜片及 ADC 镜片分别置于 80℃与 90℃的烤箱中 15 分钟。试验后发现（图 1-7-2-10），MR-8™ 镜片膜层表面无任何变化，但是其他材料的镜片分别出现了不同程度的裂痕。优秀的耐热性使 MR-8™ 的膜层在极其恶劣的条件下也不容易发生膜层的皲裂和脱落。另外，MR-8™ 出色的耐热性也使其能够很好地承受在车房加工的过程中产生的高温，使镜片不容易发生光度的偏移。

（3）膜层耐久性：开展基盘目试验中（也叫百格试验，图 1-7-2-11）测试不同镜片膜层的耐久性。在膜层上切割十字格图形，再利用胶带剥离膜层，在显微镜中观察镜片的膜层是否会被胶带所剥离。如图 1-7-2-11 所示，MR-8™ 镜片没有发生剥离，但 1.56 中折射率材料的镜片及 1.60 亚克力材料的镜片都出现了大范围的

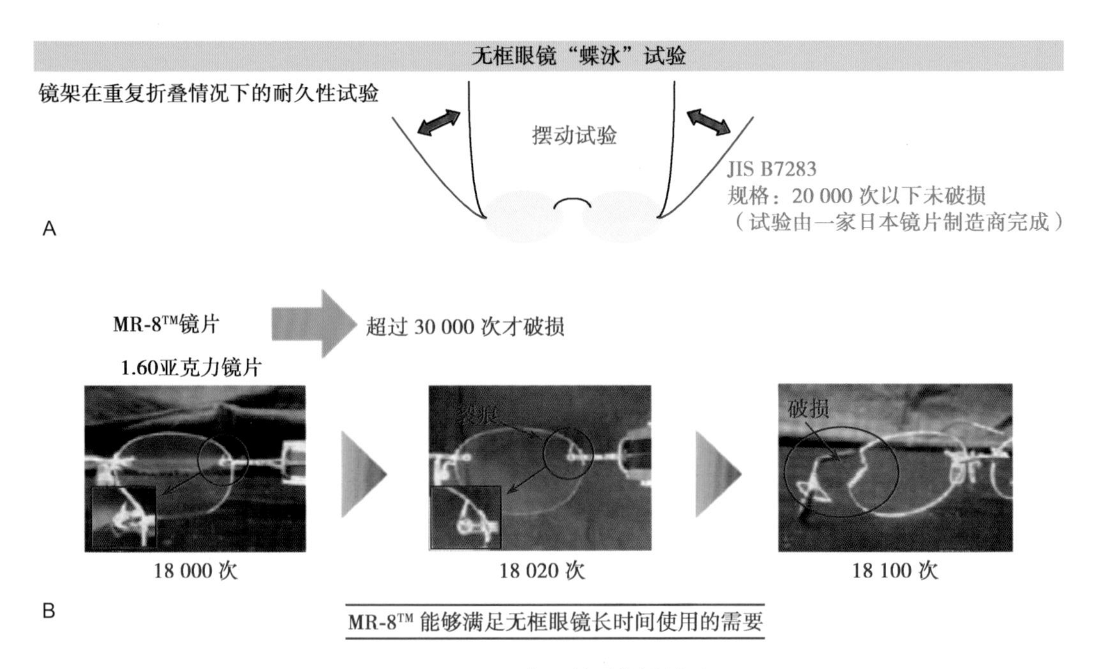

图 1-7-2-8　无框眼镜“蝶泳”试验

■ QUV试验：0.50W/m²，50℃，100小时

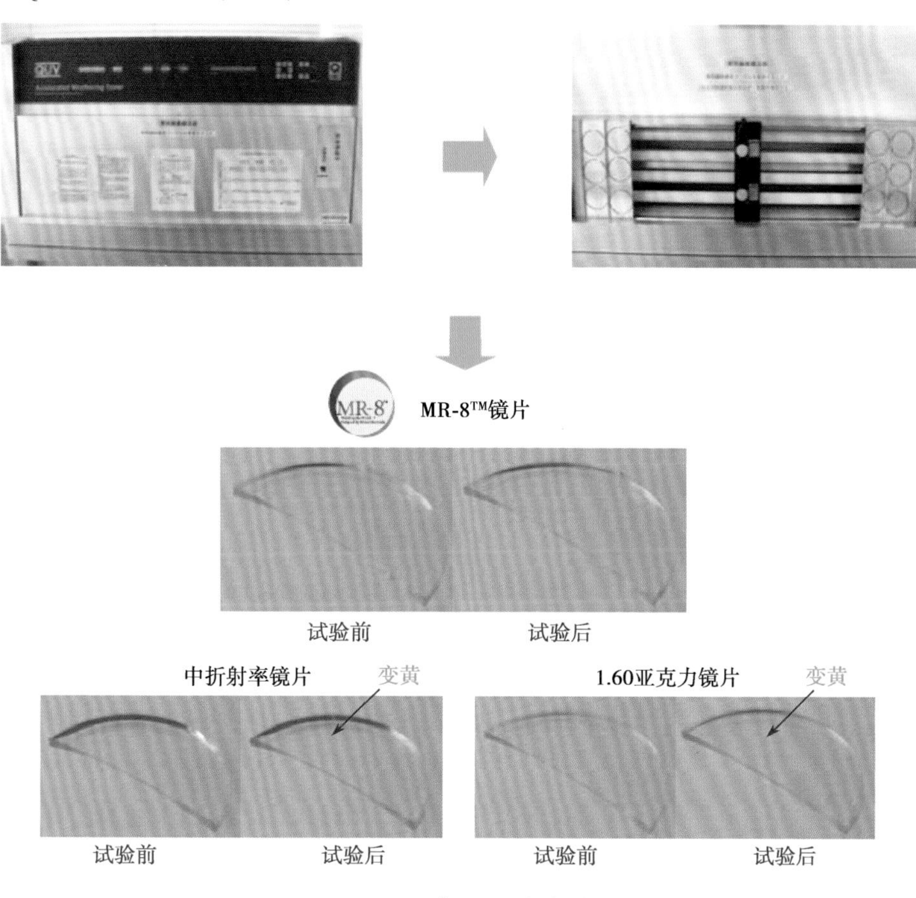

图 1-7-2-9　镜片的耐候性试验

■ 试验条件：在 90℃ 的烘箱内放置 15 分钟

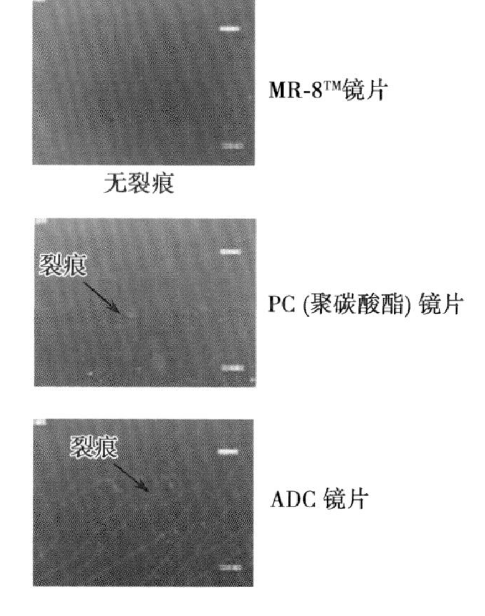

■ 试验条件：在 80℃ 的烘箱内放置 15 分钟

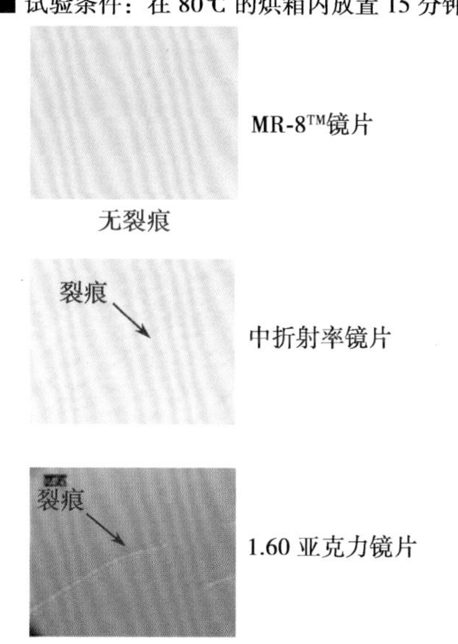

图 1-7-2-10　镜片的耐热性试验

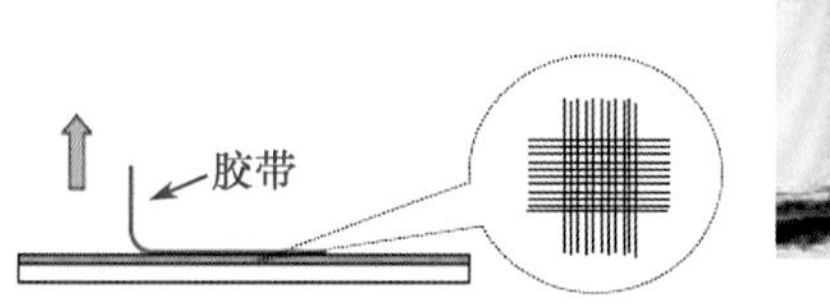

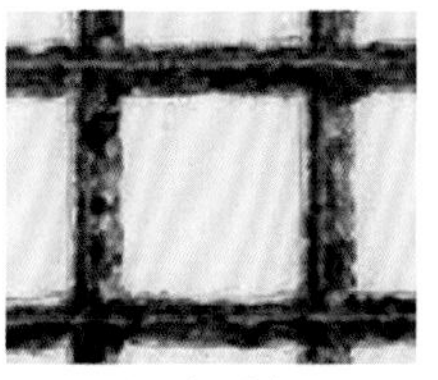
没有剥离
MR-8™镜片
MR-8™镜片显示出与膜层非常出色的相容性
眼镜配戴者能够持久感受长期不变的高性能镜片膜层的优势

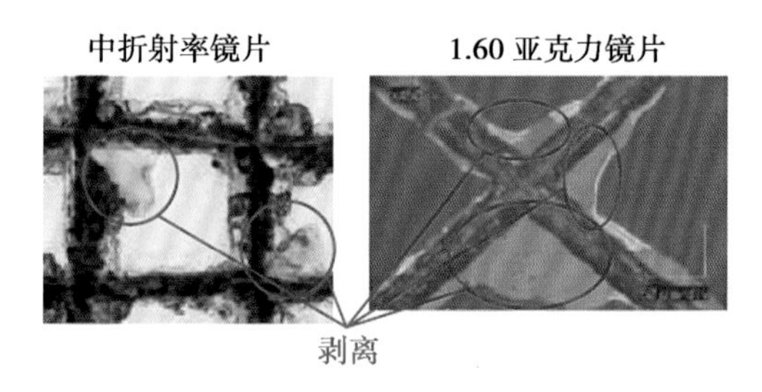

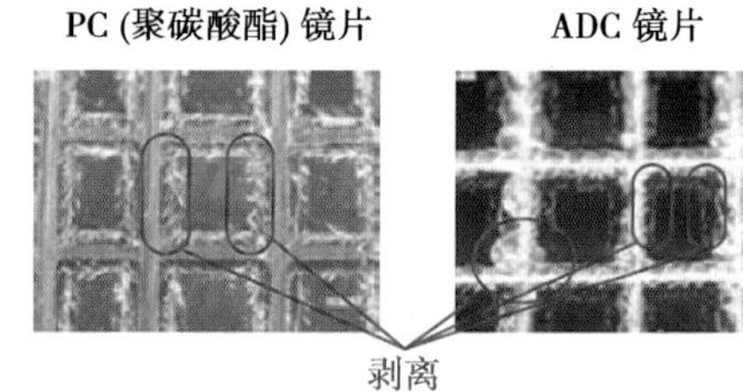

图 1-7-2-11　百格试验

剥离，而 PC 镜片和 ADC 镜片则出现了比较毛糙的撕裂剥离。由此可见 MR-8™ 镜片显示出了与膜层非常出色的相容性。能够为配戴者提供更好的体验。

表 1-7-2-1 为上述镜片材料的性能数据对比。

二、光学镜片的表面处理

众所周知，我国的眼镜行业经过多年的发展，玻璃镜片基本上已经退出了市场舞台，树脂镜片铺天盖地占据了每个人视野。但是树脂镜片也有与生俱来的缺陷——硬度低、易划伤。为了获得更好的性能，树脂镜片的表面处理技术也得到了空前的发展，各种加硬膜层、防反射膜层、防水层、防油层等在一定程度上弥补了树脂镜片的缺陷，同时也增强了树脂镜片的性能。而正因为各个厂家的膜层处理技术不同，导致同样材料、同样设计的镜片价位有着天壤之别。那么，什么样的膜层具有优异性能呢？一个好的膜层要具备一定的物理性能和化学性能。其中，物理性能包括：抗划伤性、稳定性、吸附性能；光学性能包括：透光性能、与片基的兼容性、镀膜后剩余反射光的颜色。这些性能体现在消费者选择树脂镜片时的关注点：镜片是否耐划伤，是否容易清洁，是否耐酸碱和汗水腐蚀，是否耐高温、低温、高湿度等极端环境，透光率如何，是否容易脱膜，膜层颜色是否喜欢等。总之，这些都是衡量一个镜片好坏的标准。

树脂镜片镀膜膜层结构有加硬膜、减反射膜，以及各种功能性顶膜等。具体膜层结构见图 1-7-2-12。

表 1-7-2-1　不同镜片材料的性能数据对比

	MR™ 系列				其他			
	MR-8™	MR-7™	MR-10™	MR-174™	亚克力（1.60）	中折射率	ADC	玻璃
折射率	1.60	1.67	1.67	1.74	1.60	1.55	1.50	1.52
阿贝数	41	31	31	32	32	34~36	58	59
热变形温度/℃	118	85	100	78	88~89	–	84	>450
抗冲击性	★★★	★★★	★★★	★★	★★	★★	★★	★
抗静压负荷性	★★★	★★★	★★★	★★	★	★	★★	★★

所有测试均采用三井化学特定测试方法完成，测试结果不作为产品规格的保证值

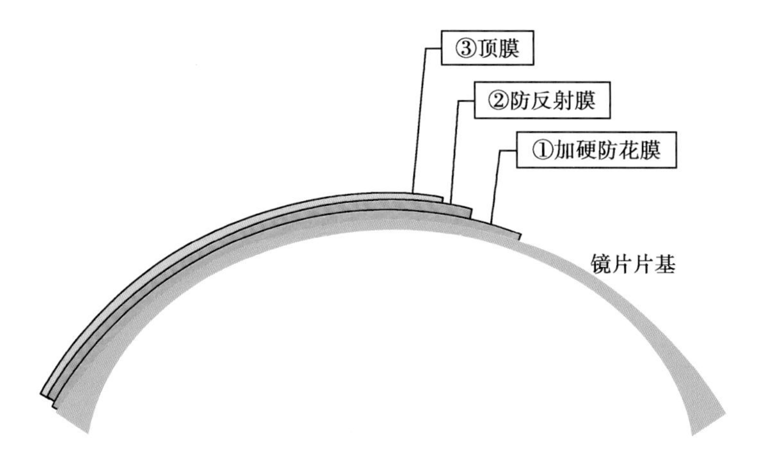

图 1-7-2-12　膜层结构

下面就每种膜层的性能特点、生产工艺和性能评估，结合对未来膜层技术的思考进行详细讲解。

（一）加硬膜（hard coating）

1. 加硬膜的性能特点　树脂镜片由于密度低而非常轻，配戴也很舒适，但却有个缺点：由于表面硬度不高，容易被划伤。镜片表面的划伤不仅会引起散射，导致视觉模糊，也有外观上的缺点。为了弥补这个缺点，树脂镜片被选择使用加硬膜保护层。一般树脂镜片的加硬层是包含了聚硅氧烷（含硅和有机聚合物）的有机材料，大约 2μm 厚。所以，加硬膜层的优点是：能较长时间保持光学品质和外观，使镜片表面更能抗划伤，镜片的耐用性大大增加。

2. 加硬的生产工艺　加硬层的生产工艺有两种：浸泡法和旋涂法。浸泡法属于所谓的湿化学法，把做好的镜片裸片（没有经过处理的镜片）浸泡在含有加硬物质的加硬液里一定的时间，加硬分子会侵入镜片的表层或附着在镜片的表面，让镜片的表面硬度增加，具备耐划伤的功能。旋涂法是把加硬液滴到高速旋转的镜片上，利用离心力的作用把加硬液均匀覆盖到镜片表面，这种工艺做出的加硬层比较薄，所以硬度一般，只用于特殊结构的镜片。大部分的树脂镜片加硬都是采用浸泡法。下面就浸泡法的加工工艺进行详细介绍。

（1）加硬液的成分：一种多组分的高分子溶液，以有机硅为主，固化后形成透明的黏膜，黏附在片基表面，起增透和增硬的作用。加硬液的质量和加硬液中各种物质的含量决定了镜片加硬后的耐划伤程度。目前，每个厂家加硬液的成分配比是不同的，属于商业机密，所以这也决定了不同厂家的产品表面的硬度也会有所不同。

（2）加硬液的保存与使用：加硬液应在低温下保存、运输，使用温度一般在 18~20℃。

（3）加硬液的折射率：加硬液的折射率应和光学树脂片基相近，否则加硬膜层与片基相容性不好，镜片容易脱膜。不同折射率的镜片加硬液的成分也应该不同，不过，有的厂家为了节约成本，使不同折射率的镜片共用一种加硬液，导致镜片的加硬膜容易脱落。另外，加硬液折射率与基片不相近时，在外观上容易产生干涉现象，导致镜片不美观。

（4）调色中和剂：有的加硬液本身为微黄色，固化后呈现浅黄色，为此加入一些蓝色调色剂进行中和，可以克服加硬镜片的泛黄问题。但是蓝色的中和剂加入过多会影响镜片的透光率，所以，不要误以为镜片泛黄就是老化、质量不好的镜片，而看起来清透的（加入蓝色调色剂较多时镜片看起来会是淡蓝色）镜片一定是很好的镜片。其实这两种镜片很容易辨别，只要看一下镜片的侧面就可以知道，如果侧面看镜片有蓝色的底色，说明加入的蓝色中和剂太多了。

（5）加硬的固化条件：一般选择 100~120℃加热 1 小时。

（6）浸泡法加硬生产工艺流程（图 1-7-2-13）：清洁镜片→预处理→清洗→浸泡→初检→固化→检查→包装。

1）清洁镜片：主要目的是使镜片表面更干净，同时把不适合加硬的镜片挑出。

2）预处理：采用一定浓度的热碱溶液进行表面处理，包括加硬后初检不合格的镜片重新脱膜处理。

3）清洗：把镜片表面的残余预处理的碱溶液洗掉，然后把表面洗干净。镜片表面的干净程度决定了加硬膜的附着力。清洗后再进行干燥。

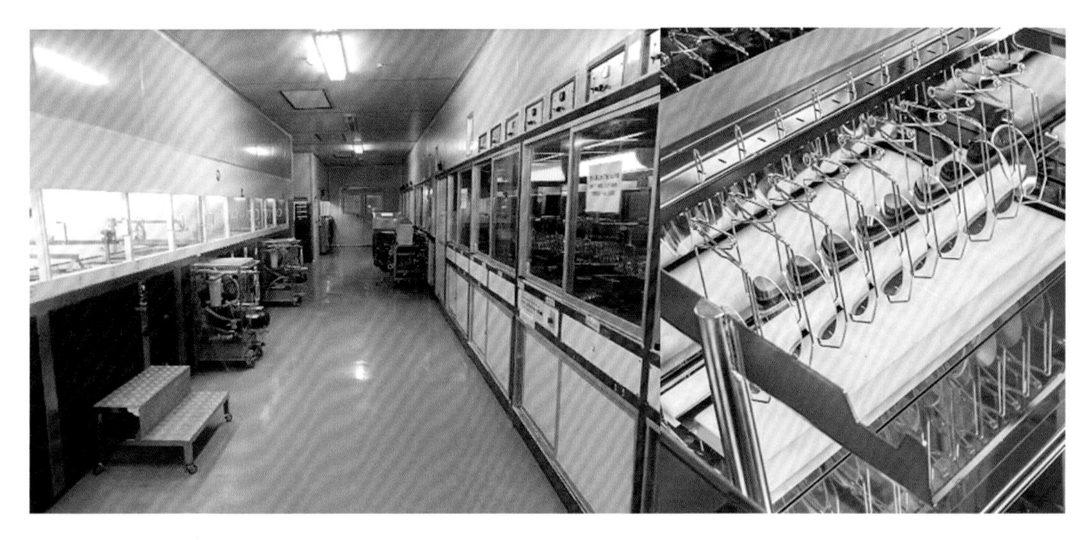

图 1-7-2-13　镜片加硬车间及镜片加硬槽

4) 浸泡：把清洗干净的镜片浸在加硬液中，同时以一定速度提升镜片架或者下降加硬液槽，使镜片表面涂敷一层一定厚度的均匀加硬液，然后进入预固化通道。

5) 初检：将预固化的镜片逐一进行检查，按技术标准将不合格的镜片返回预处理。

6) 固化：将初检合格的镜片送至固化箱进行二次固化，固化时间和温度由不同加硬液的性能决定。

7) 对固化好的镜片再次进行检查，排除不符合技术标准的镜片。如果销售的仅仅是加硬处理的镜片，则进入包装运输环节，进入销售渠道。如果还要加膜，则进入加膜工序。

3. 加硬膜的性能评估　镜片硬度(耐划伤性能)测试方法有两种。

(1) 磨砂试验(图 1-7-2-14)：将镜片置于盛有沙砾的容器内(规定了沙砾的粒度大小和硬度)，固定在放置沙砾装置的底部，用沙砾覆盖在眼镜片表面，平行晃动在镜片上形成擦伤。在一定的控制下来回摩擦，总共需要 600 个来回的摩擦。结束后用雾度仪测试镜片摩擦前后的光线漫反射量，并且与标准镜片比较。

(2) 钢丝绒试验(图 1-7-2-15)：用规定型号的钢丝绒，在一定的压力和速度下(大概 750g 的负荷，100 次 / min，1 个往复运动为 1 次)在规定的镜片样品表面上摩擦一定的次数(大概在 1 000 次)，然后用雾度计测试镜片摩擦前后的光线漫反射量，并且与标准镜片比较。当然，也可以手工操作，对两片镜片用同样的压力摩擦同样的次数，然后用肉眼观察和比较。

现行国标规定的镜片最低耐磨要求是：样品经摩擦后，不应有可见的磨损(线状、面状磨损)；一般，强调镜片具有耐磨特性的镜片，其要求是：雾度值应≤0.8%。

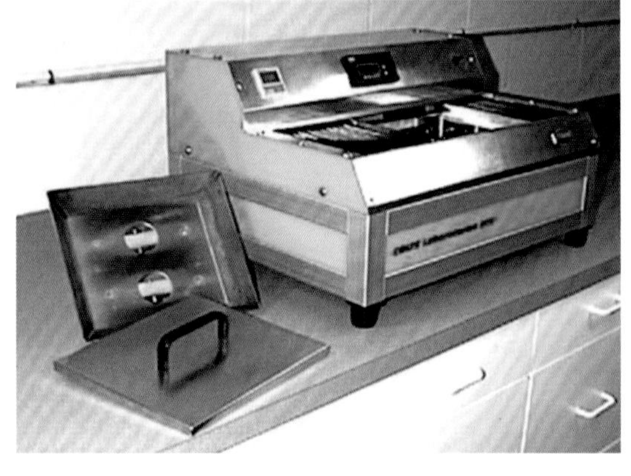

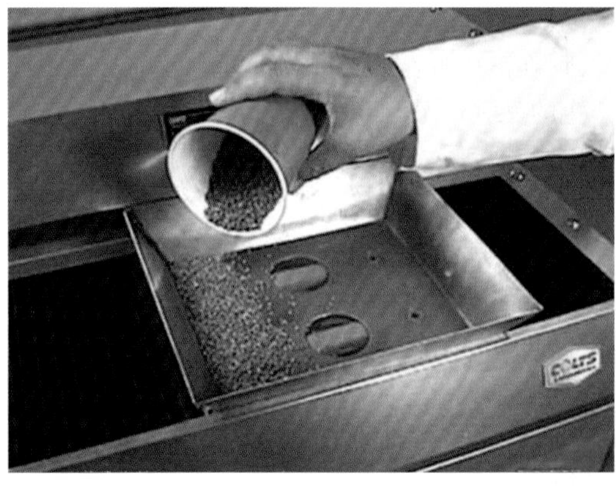

图 1-7-2-14　镜片磨砂试验

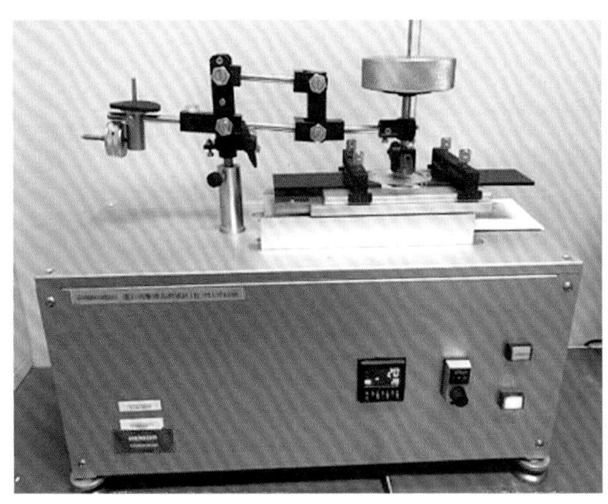

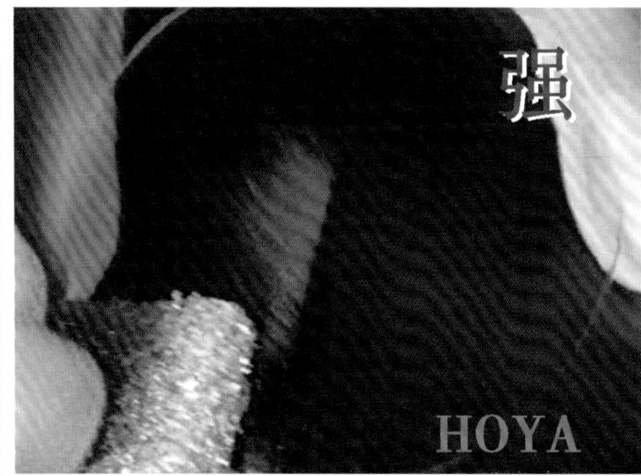

图 1-7-2-15　钢丝绒试验

（二）减反射膜（AR coating）

1. 减反射膜的性能特点　光线通过镜片的前后表面时，不但会产生折射，还会产生反射。这种在镜片前表面产生的反射光会使别人看戴镜者眼睛时，看到的是镜片表面的一片白光。拍照时，这种反光还会严重影响戴镜者的美观度。另外，眼镜光学理论认为眼镜片屈光力会使所视物体在戴镜者的远点形成一个清晰的像，也可以解释为所视物的光线通过镜片发生偏折并聚焦于视网膜上，形成像点。但是，由于屈光镜片的前后表面的曲率不同，并且存在一定量的反射光，它们之间会产生内反射光。内反射光会在远点球面附近产生虚像，也就是在视网膜的像点附近产生虚像点，俗称“鬼影”，非常影响视物的清晰度和舒适性，所以镀减反射膜的目的是增加镜片的可见光透光率、减少镜面反射，增加镜片视物的舒适性。

2. 减反射膜的生产工艺　减反射膜以光的波动性和干涉现象为技术理论基础，两个振幅相同、波程相差 1/4 的光波叠加，就可以互相抵消。减反射膜就利用了这个原理，在镜片的表面镀上减反射膜，使得膜层前后表面产生的反射光互相干扰，从而抵消反射光，达到减反射的效果。

树脂镜片镀膜从技术上来讲要比玻璃镜片的难度高，玻璃材料能够承受 300℃以上的高温，而树脂镜片在超过 100℃时便会发黄，随后很快分解。可以用于玻璃镜片的减反射膜材料通常为氟化镁（MgF_2），但由于氟化镁的镀膜工艺必须在高于 200℃的环境下进行（否则不能附着于镜片的表面），所以树脂镜片并不采用它。20 世纪 90 年代以后，随着真空镀膜技术的发展，利用离子束轰击技术使得膜层与镜片的结合程度得到改善，而且提炼出的像氧化钛、氧化锆等高纯度金属氧化物材料通过蒸发工艺镀于树脂镜片表面，可达到良好的减反射效果。下面对树脂镜片的减反射膜镀膜技术进行介绍。

（1）镀膜前的准备：镜片在接受镀膜前必须进行预清洗，这种清洗要求很高，达到分子级。在清洗槽中分别放置各种清洗液，并采用超声波加强清洗效果。当镜片清洗完后，放进真空舱内。在此过程要特别注意避免空气中的粉尘再黏附在镜片表面，所以对于镀膜镜片生产车间的空气质量有非常高的要求（图 1-7-2-16）。完成清洗工序后即可进行减反射膜的镀膜。

（2）真空蒸镀工艺：也称为等离子阴极真空喷镀技术，如图 1-7-2-17 所示。首先把清洗好的镜片放在

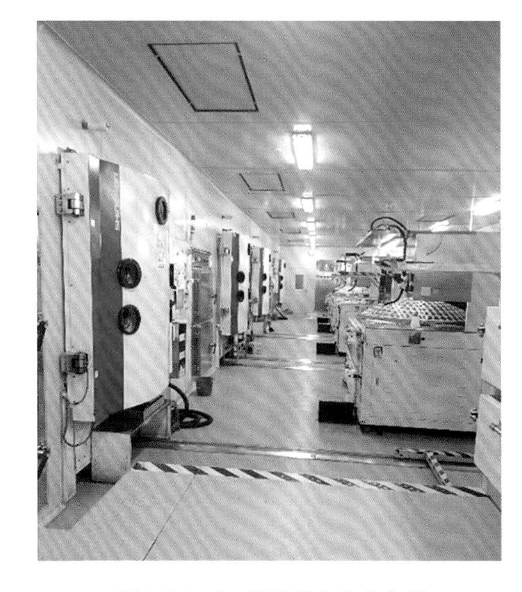

图 1-7-2-16　镀膜镜片生产车间

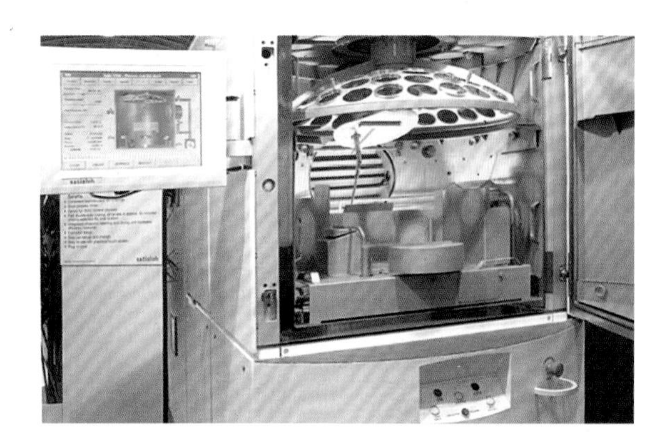

图 1-7-2-17　真空镀膜机内部及工作原理示意图

镀膜机空腔中的镜片放置架上，然后把机器内部抽成真空状态，开启电子枪，让镀层材料分子具有高速冲击性，产生出非常强的黏合力，覆盖在镜片表面，形成均匀膜层。

镀减反射膜层的目的是减少入射光线在镜片表面上的反射，但并不可能做到 100% 消除反射光线，镜片表面也总会有残留的颜色。但哪种残留颜色是最好的，其实并没有一定的标准，以个人对颜色的喜好为主。目前市场中最多的是绿色色系的膜层。

3. 减反射膜的性能评估

(1) 膜层的光透射比：镀减反射膜层的目的是减少入射光线在镜片表面上的反射，增加镜片的透光率，所以镀好减反射膜的镜片首先要测试的指标就是镜片的光透射比（图 1-7-2-18）。光透射比是指 380~780nm 的可见光透过镜片的光通量与入射光通量之比。现行国标要求：普通光白片的透射比一定要大于 80%。但一般知名厂家的镀减反射膜镜片的透射比都远远大于该值，一般都在 95% 以上。

(2) 膜层的均匀性：真空蒸镀工艺能够保证将纯质的镀层材料镀在镜片的表面。不过，在蒸镀过程中，要对镀膜材料的化学成分及膜层的厚度进行严密控制，

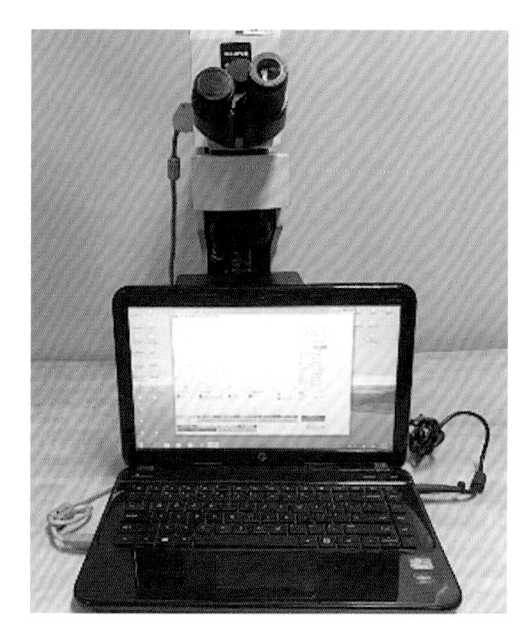

图 1-7-2-18　光透射比的检测

如果发现有的镜片膜层颜色不均匀，呈现出水波纹状或者呈现出彩色的条纹（图 1-7-2-19 中的镜片 B、D），表明在镀膜过程中膜层厚度控制不好，导致膜层厚度不均匀。现行国标规定了镜片的设计基准点和以基准点为中心的直径约 30mm 圆周处的光反射比差值应该小于 0.3%。

(3) 膜层的牢固性：对眼镜片而言，膜层的牢固性也是至关重要的，是镜片质量的重要指标。现在有许多针对膜层牢固性的物理、化学测试方法。这些测试方法包括：盐水试验、蒸发试验、去离子水试验、钢丝绒摩擦试验、溶解试验、黏着试验、温差试验和潮湿度试验，等等。镜片的国家标准中，测试膜层牢固性主要采用的是黏着试验。测试方法如下：先把样品镜片放置在温度为 40℃左右的恒温电热水浴锅的架子上保持 16 个小时，然后取出在室温下放置 30 分钟，清洗擦干

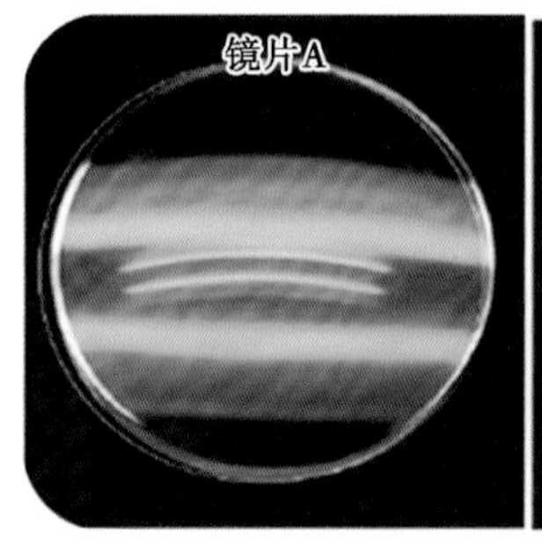

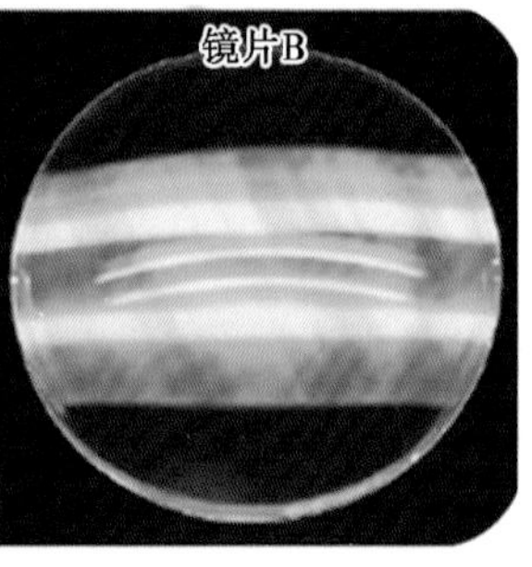

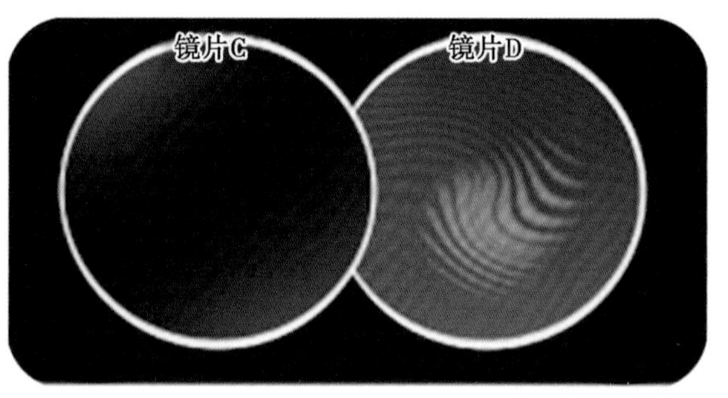

图 1-7-2-19　镀层好与不好的镜片对比

后用特制的刀具以均匀的力在镜片的先后表面形成两个网格区域(图 1-7-2-20),每个小方格是 1mm × 1mm 的大小,共划出 100 个这样的小方格,然后用软毛刷清扫网格区域,用特定的透明胶带黏附网格区域并压平,使胶带和镜片接触良好,拿住胶带悬空的一端,以向上接近 90°的角度快速撕离胶带,重复做 2 次后检查镜片上是否有膜层脱落。现行国标规定:减反射膜有部分脱落的方格数应小于 15%,同时不应该有任何一个方格整个脱落。

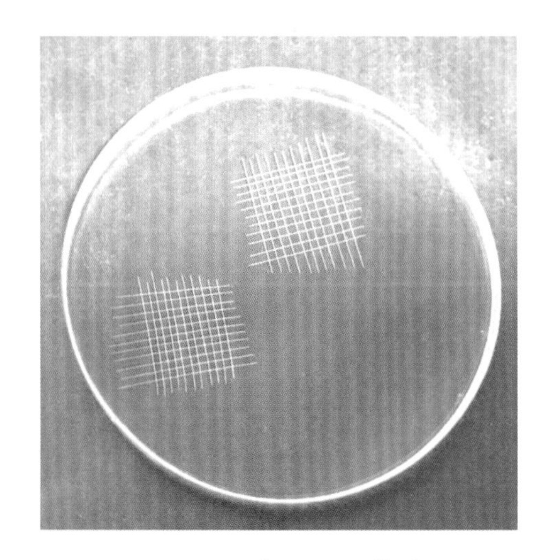

图 1-7-2-20　镜片膜层网格试验

(三)顶膜

顶膜顾名思义就是镀在镜片的最外面的膜层,以增强树脂镜片的耐用性,并具备各种特别的功能。这些顶膜根据所具备功能的不同有各种各样的名称。目前最常用的有:防水防油防尘易洁膜、防雾膜、防蓝光膜。顶膜的生产工艺和减反射膜的一样都是用真空蒸镀的方法。不过其性能评估的方法根据所具备性能的不同也会不同。下面就这些常见的膜层进行一一介绍。

1. 防水防油防尘易洁膜　镀有减反射膜的镜片一般比不镀膜的镜片更容易吸附灰尘,像指纹或水垢之类的污垢和痕迹,在镀膜镜片上更加明显,这样会削弱膜层的减反射特性。易洁膜致密的分子结构让镜片表面变得光滑,很难黏着灰尘和污垢粒子。另外,易洁膜比减反射膜具有更好的憎水性:一滴水滴落在镜片表面显示收缩成球形的特性,表明水分子之间吸引力将大于水和镜片膜层表面的黏附力,而易洁膜对于镜片表面的作用是减少镜片材料和水滴之间的黏附力,当水滴接触镜片表面时,它才能保持球形。现在市场中,各品牌的易洁膜有着各种各样的商品名称,但其功能主要为易清洁作用和增强镜片本身的耐划伤性。

易洁膜的材料以氟化物为主,有两种加工工艺,一种是浸泡法,一种是真空蒸镀,而最常用的方法是真空镀膜。当减反射膜层完成后,再将氟化物镀于减反射膜上。易洁膜可将多孔的减反射膜层覆盖起来,减少水、油与镜片的接触面积,达到镜片不容易沾染污渍、容易清洁的目的。

易洁膜的性能评估一般使用水滴测试(图 1-7-2-21),评估水滴和镜片表面的接触角的大小;以及静电测试,检测镜片表面的静电指数(图 1-7-2-22)。因为这些附加功能不是屈光矫正镜片必需的,所以国标中对这方面的性能要求没有特别规定,不过各厂家都有自己内部的技术要求和评估测试方法。

对于普通没有特定功能的树脂镜片而言,理想的表面处理应该是包括防划伤膜、多层减反射膜和防污易洁顶膜的复合膜。通常防划伤膜镀层最厚,为 3~5μm,多层减反射膜的厚度约为 0.3μm,易洁顶膜镀

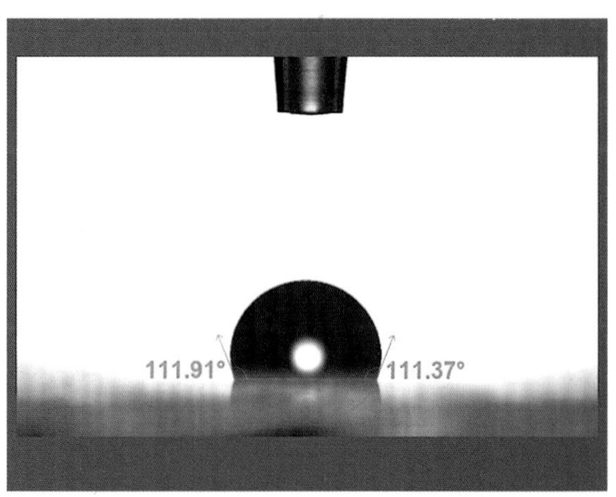

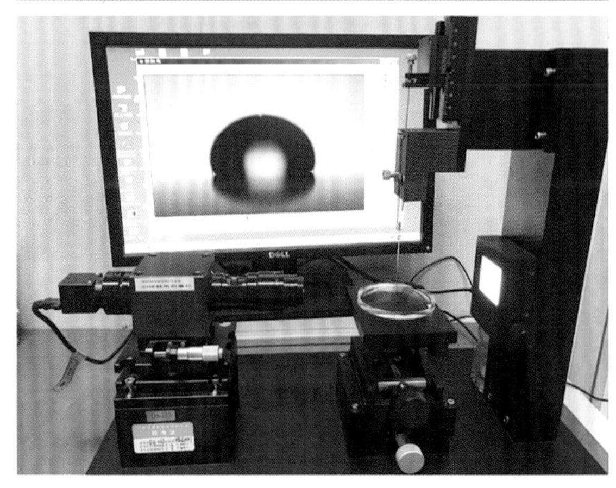

图 1-7-2-21　水滴接触角测试

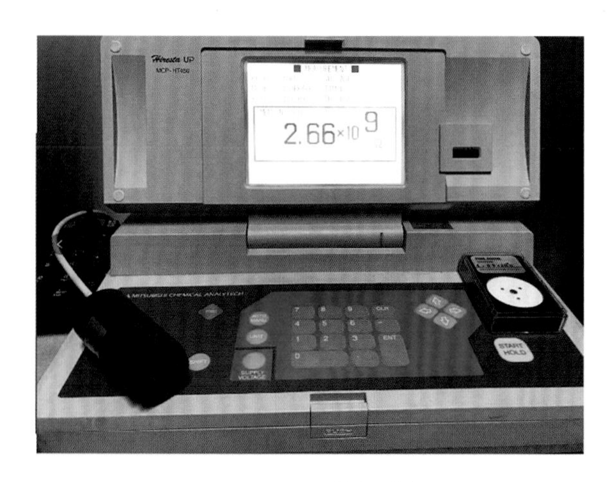

图 1-7-2-22　静电测试

层最薄，为 0.005~0.01μm。一般的复合膜工艺如下：在镜片的片基上首先镀上具有有机硅的耐划伤膜，预清洗后再采用高硬度的二氧化锆（ZrO_2）等材料进行多层减反射膜层的真空蒸镀，最后再镀上具有 100° 以上接触角度的顶膜。复合膜技术的研制成功把树脂镜片的表面处理技术带到了一个新的高度。

2. 防蓝光膜　高能蓝光不仅存在于自然光中，也大量存在于电脑显示器、数码电子产品显示屏、手机、电视，甚至汽车车灯、霓虹灯中，充斥着我们的日常生活。在人们频繁大量使用这些电子屏幕时，大量蓝光频繁作用在眼睛组织中，对人眼产生一定的危害。膜层防蓝光技术就是在镜片表面镀上阻隔高能量屏幕蓝光的膜层，让这部分蓝光无法透过镜片进入人眼，进而达到保护眼睛的目的。膜层防蓝光技术并不是把这部分蓝光完全阻挡，而是减少这部分蓝光对眼睛的照射，从而减弱这部分蓝光通过日积月累对眼睛的伤害。另外，因为利用的是膜层防蓝光技术，所以防蓝光镜片表面的膜层颜色是蓝色的。

防蓝光膜层的性能评估一般是用分光光度计来测量镜片蓝光波段的透射比情况（图 1-7-2-23）。一般，具有防蓝光性能的镜片，并不是所有蓝光光谱都不能透过，而是对 380~445nm 光谱能量比较高的这部分蓝光的透光率比较低。最近几年，随着蓝光镜片产品的售卖量增加，国家相关机构也相继出台了防蓝光性能的相关指标。行业标准《眼镜镜片　光学树脂镜片》（QB/T 2506—2017）中，规定了只要镜片的蓝光透射比低于 0.93 就可以。另外，《蓝光防护膜的光健康和光安全应用技术要求》（GB/T 38120—2019）中定义了有害蓝光和有益蓝光，对每个不同波段的蓝光透射比都进行了详细的规定（表 1-7-2-2）。现在市面上的防蓝光镜片一般都符合其中一个标准指标。

3. 光致变色膜　光致变色膜就是在镜片的表面涂上一层复合变色材料，该材料遇到紫外线照射时，就会产生化学变化，颜色变深，切断紫外线照射后，重新恢复无色透明。这种随照射光的强度自动改变透光率的特性，可将矫正和防护两种功能结合起来，方便有屈

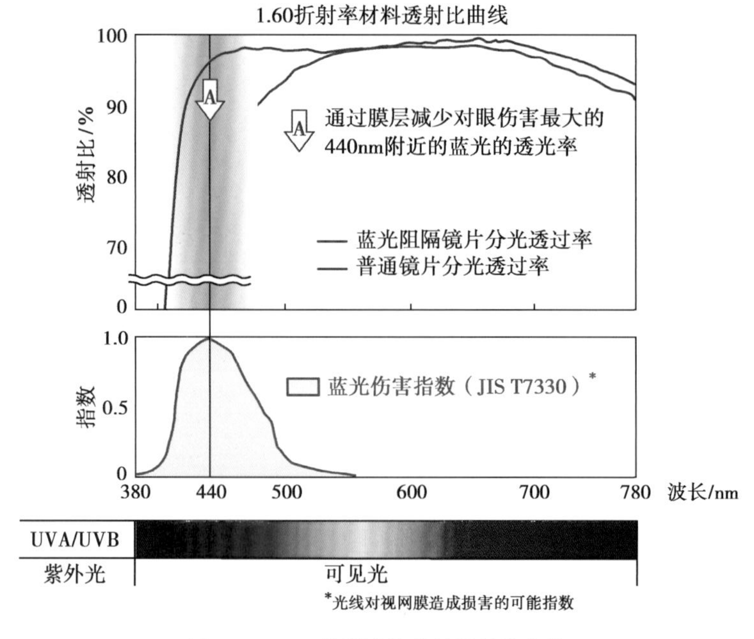

图 1-7-2-23　防蓝光镜片的透射比曲线

表 1-7-2-2　蓝光防护膜的光透射比要求

光谱范围 λ/nm	光透射比要求
385≤λ<415	<75%
415≤λ<445	≤80%
445≤λ<475	>80%
475≤λ<505	>80%

光不正的配戴者户内、户外转换时配戴使用。这种膜层变色因为是在屈光矫正的镜片表面涂上了一层厚度均匀的膜层，所以，它的变色浓度不受镜片屈光度高低的影响。但变色镜片的变色速度、变色浓度与紫外线的照射量和环境温度有关，紫外线量越多，变色浓度越深、速度越快；温度越高，变色浓度越浅。所以，在冬天下雪后的晴天变色的浓度最深，而在温度较高的夏天，变色浓度会比较浅。另外，变色微粒是有活性和寿命的，在使用一段时间之后，变色微粒逐渐失去活性，镜片的底色会越来越深，而且镜片最深时的浓度变浅，也就是变色幅度随着变色活性的减退而变小。在正常配戴的情况下，一般变色镜片的使用寿命是 3~4 年。

总结一下光致变色树脂镜片的特点：

- 光致变色树脂镜片的变色不会随屈光度数的加深，而出现镜片中央与周围深浅不一的情况，弥补了片基变色的不足。
- 片基是树脂材料，质轻且抗冲击性强，所以这种镜片特别适合用于各种屈光不正且经常户内、户外转换的配戴者使用。

对于光致变色镜片膜层的评估，现行国标中规定了变色浓度（光透射比）和变色 / 褪色快慢（响应值）。光透射比方面：变色镜片在褪色状态下应该和光白片一样，可见光（380~780nm）的透射比应该大于 80%，在变色状态下要符合太阳眼镜的透射比要求；在响应值方面：褪色状态下的光透射比和按规定要求的光源照射 15 分钟后变色状态下的光透射比之间的比值不应小于 1.25。

（四）光学镜片的光学设计

1. 球面镜片及球面像差

（1）球面镜片：球面设计镜片是指凸面、凹面使用球面的镜片，但是凸面或凹面的任何一面使用球面、另外一面使用环曲面的散光镜片，在设计的分类上也被列入球面设计的镜片中。现在日常所配戴的眼镜镜片都采取新月形设计，但因为人眼通过镜片看物体时并不总是通过镜片的光学中心，当人眼转动看向周边时，眼睛的视轴和光轴不重合，就会产生像差。为了让球面镜片的像差更小一些，镜片的弯度要根据抑制像差的法则（Tscherning 椭圆 *）制作成较大的弯度（图 1-7-2-24）。但是镜片的弯度越大其厚度越厚，美观性不佳。为了让镜片轻薄、美观，同时尽量减少像差，生产厂家都采取了折中的方法：一定范围内的度数共用一个弯度。比如，对于某一个品种 -2.00~-4.00D 之间的负镜片都使用 6.00D 面弯的坯料，假设 6.00D 的面弯对于 -3.00D 的负镜片来说，最符合抑制像差的法则（Tscherning 椭圆），用 6.00D 弯坯料制作的 -3.00D 像差最小，而 -2.00~-4.00D 中其他的度数显然不适合，像差就会增大，但依然在人眼可以接受的范围内。所以，对于球面镜片来讲，有时我们发现相同折射率的相同度数，有的厂家生产的比较厚，有的厂家就比较薄，其实就是在选择坯料时不一样。根据抑制像差法则，镜片前表面的弯度越大，镜片的像差越小，所以，相同度数、相同折射率的两个镜片相比，虽然厚的镜片不美观，但是像差少、成像效果好。

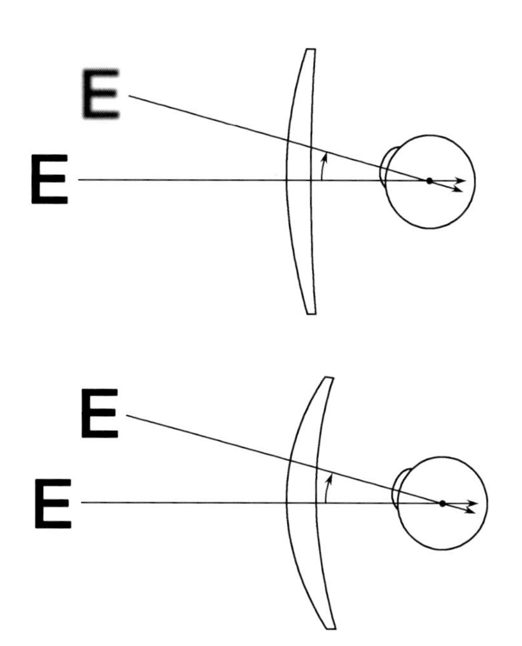

图 1-7-2-24　不同弯度的球面镜片周边像差对比示意图

*Tscherning 椭圆：对于眼球旋转 30° 时的视线，求得无像差条件下的镜片前表面的弯度。如图 1-7-2-25 所示，其条件为椭圆状，称为 Tscherning 椭圆。图中的横坐标为镜片的度数（D），纵坐标表示前表面弯度（D_1）。实线椭圆为远用（近视）眼镜、虚线的椭圆为近用（远视）眼镜无像差的条件。比如制作 -5.00D 的远用（近视）眼镜时，镜片前表面弯度（D_1）使用 +6D 或 +18D 的弯度，可视为无像差的镜片。从图中我们可以看出，无像差的镜片一般前表面的弯度都比较大。

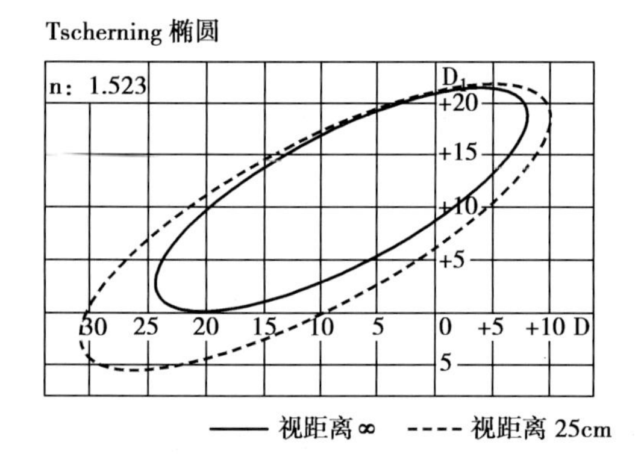

图 1-7-2-25　Tscherning 椭圆

(2) 球面像差：在研究理想的球面镜片成像时，一般把透过镜片成的像看成一个点，可是事实并非如此。现实中物体通过镜片后所成的像与原物本身会产生很多的偏差，称为球面像差(图 1-7-2-26)。球面像差根据像差类型的不同又分为：球差、畸变、彗差、像场弯曲、像散，这些又统称为高阶像差。这些像差都发生在镜片的周边(远轴光线)，而人眼的瞳孔相对于镜片来说都比较小，所以当眼睛平视透过镜片(镜片的光轴与眼睛的视轴重合时)，进入瞳孔的光线几乎都是近轴光线，所以高阶像差对人眼成像的质量影响不大。但如果眼睛转动，视轴与光轴斜交时，这些像差就会影响视觉质量，要重点改善。

2. 非球面镜片　随着科技的发展，人们生活水平和生活质量的提升，非球面镜片以其较高的性价比逐渐受到戴镜者的青睐。现在市场中球面镜片的销售已经比较少了，销售的镜片几乎都是非球面设计的了。因为在消除像差方面，球面镜片除选择高阿贝数的镜片材质外，就只能改变镜片的弧度，为此，球面设计的镜片像差补正是有限的。而非球面镜片通过不同的设计手法可最大限度地补正像差，镜片弧度的选择区域

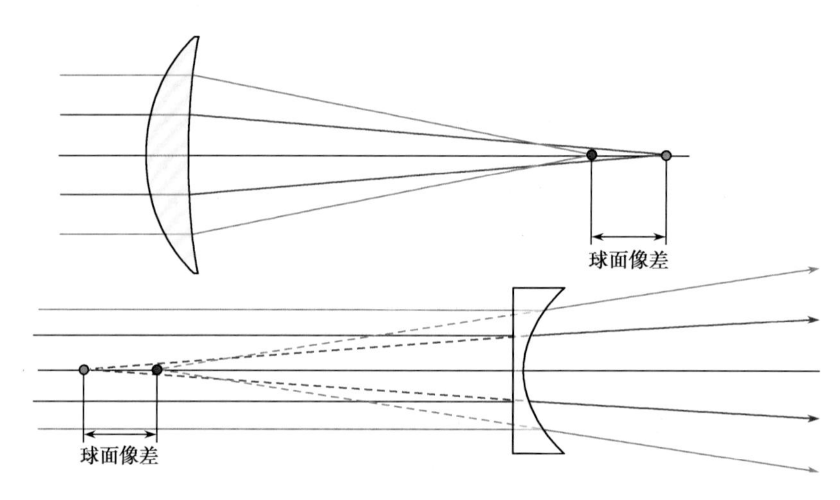

图 1-7-2-26　球面像差形成示意图

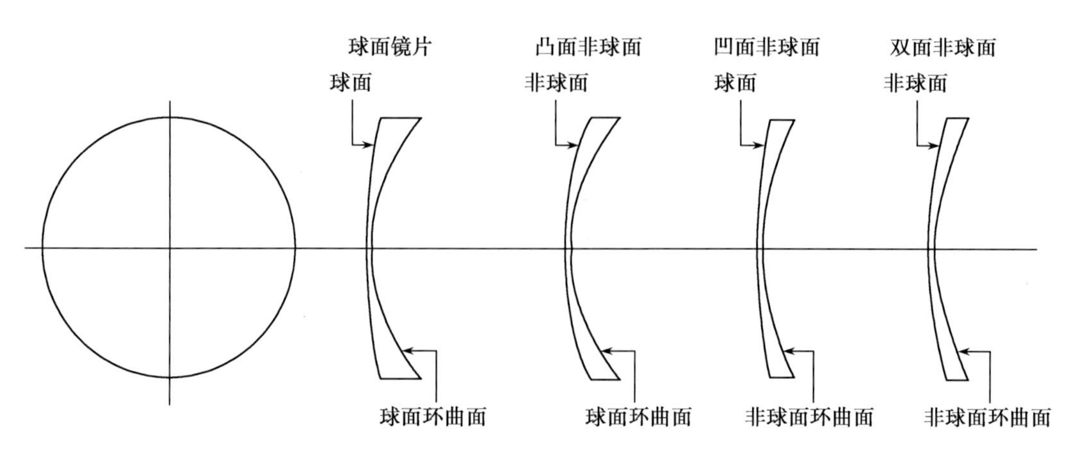

图 1-7-2-27　镜片设计分类示意图

也扩大了，选择小弯度镜片成为可能。非球面设计的镜片不但光学性能更好，镜片也可变得又薄又轻。

非球面设计镜片分为单面非球面和双面非球面，而单面非球面又分为前表面(凸面)非球面和后表面(凹面)非球面(图 1-7-2-27)，双面非球面又分为标准化双面非球面和个性化双面非球面。

(1) 单面非球面(凸面非球面)：凸面非球面镜片俗称外非镜片，是一种在镜片的前表面(凸面)上采用旋转轴对称设计的非球面镜片，在设计上大多采用小的镜片弯度，再用非球面的设计修正像差。镜片的后表面仍然是正常的球面或者环曲面设计，目前市场中的绝大部分中低端的非球面都是凸面非球面。

(2) 单面非球面(凹面非球面)：对于没有散光的镜片而言，普通的外非镜片可以解决镜片引起的球面像差问题，然而对于散光透镜而言，普通外非设计可以解决球面像差的问题，但是却无法解决由内表面环曲面(TORIC)所引发的像差，如果将内表面的环曲面设计成非球面，也就是环曲面非球面化(ATORIC)，就可以解决内表面散光引起的像差。相对于凸面非球面镜片不能进行充分的散光镜片像差修正，凹面非球面镜片通过使用 ATORIC 设计，对散光镜片的各主径线及其他各方向的屈光可进行充分的像差修正，尤其是自由曲面(free-form)研磨设备的使用，让这种理想化的设计成为现实，所以，凹面非球面镜片的成像质量比凸面非球面镜片更加优异。这种凹面非球面又俗称为内非镜片。

(3) 标准化双面非球面：双面非球面，顾名思义是指镜片的外表面和内表面均采用非球面设计的镜片，可进行高度的像差修正，成像质量比单面非球面要好很多。但一直以来，因为凹面非球面的加工难度比较大，所以双面非球设计的镜片产量低，价格比较昂贵。近几年，随着自由曲面(free-form)研磨技术的不断发展与成熟，内非镜片以及双非镜片的批量化生产变成一种可能。特别是日本，双非镜片已经普及到 1.50 折射率。双面非球镜片的轻薄美观以及无与伦比的成像逼真度和清晰度已经得到了全世界视光工作者以及广大消费者的一致好评。

(4) 个性化双面非球面：随着 free-form 电脑数控车床技术在镜片研磨生产中的应用，很多精细化的设计都可以生产出来。所以，为了追求更高的视觉质量，尤其是对高度近视、高度散光、双眼屈光参差或者眼镜配戴姿势不太规范的配戴者，会预先采集配戴者的各种配戴数据，模拟计算出配戴标准化双面非球面眼镜产生的像差，然后对其像差进行修正设计，再把修正设计融入原来的非球面设计中，使镜片非球面化达到真正的个性化。

关于光学镜片的三要素就全部介绍完了。镜片的材料、表面处理和光学设计共同构成了一款可以配戴的眼镜镜片，是眼镜镜片的主要价值所在。通过这些知识的学习，大家可以看到一枚透明的镜片中包含了太多的科技含量以及研发、生产人员的探索和努力，大家还会觉得镜片很贵吗？

思考题

1. 匹配连线题

材料	折射率	阿贝数	热变形温度
MR-8	1.50	36	118℃
CR-39	1.55	41	100℃
MR-10	1.60	32	84℃
中折射率	1.67	58	

2. 现行国标规定的镜片最低耐磨要求是：样品经摩擦后，不应有可见的磨损(线状、面状磨损)，一般强调镜片具有耐磨特性的镜片，其要求是雾度值应(　　)。
   A. ≤0.8%　　B. ≤0.9%
   C. ≥0.8%　　D. ≥0.9%
3. 对于镜片的膜层质量，现行国标规定：减反射膜有部分脱落的方格数应(　　)，同时不应该有任何一个方格整个脱落。
   A. <5%　　B. <10%　　C. <15%　　D. <20%
4. 具有防水防油功能的膜层，其镜片和水滴(油滴)的接触角应该为(　　)。
   A. 90°以上　　B. 100°以上
   C. 110°以上　　D. 120°以上
5. 在《蓝光防护膜的光健康和光安全应用技术要求》(GB/T 38120—2019)中规定了有害蓝光和有益蓝光，其中有害蓝光的波段为(　　)。
   A. 385~415nm　　B. 385~445nm
   C. 445~475nm　　D. 445~505nm
6. 在行业标准《眼镜镜片　光学树脂镜片》(QB/T 2506—2017)中，规定了只要镜片的蓝光透射比(　　)就可以。
   A. 低于 0.90　　B. 低于 0.93
   C. 低于 0.95　　D. 低于 0.98
7. 请从下面选项中选出不属于单色光球面像差选项。
   A. 像散　　B. 色差　　C. 彗差　　D. 畸变
8. 目前非球面镜片的种类包含(　　)。(多选题)
   A. 个性非球面　　B. 双面非球面
   C. 自由非球面　　D. 单面非球面

案例分享：变色镜片的销售

【场景描述】

一位配戴眼镜的男士进店，询问有没有在近视眼镜上戴的太阳镜夹片，但是店里没有。店员想：顾客需求的商品店里没有，如果如实告知顾客，可能会走单，有没有其他转化的机会呢？

【问题处理】

如实告知店里没有夹片，但是建议顾客尝试戴隐形眼镜，再戴太阳镜，顾客嫌麻烦。再次建议顾客可以定制有度数的近视太阳镜，顾客表示很有兴趣。经过一番试戴，顾客挑中了自己喜欢的太阳镜款式，但是觉得近视太阳镜在室内还是黑的，有些场合不适合，而戴两副眼镜就很麻烦。根据顾客的这一问题，最终告知，最合适他的是变色镜片，室外像太阳镜一样，室内就像近视镜一样，非常方便。顾客一听立刻决定选择变色镜片。

顾客接着询问了镜片变色的原理，想看看什么样的、如何变色的。我们用店内的变色镜片演示道具给顾客一一做了展示，顾客当即下了订单。

【经验分享】

1. 有时候在推荐时，我们虽然知道最合适顾客的方案是什么，但是要按着顾客的认知一步一步来。当顾客相应了解到每种镜片之间的差异，才能顺理成章地让顾客更容易接受最合适的方案。成功的销售不是单纯推销，而是要做好消费者爱眼知识教育。

2. 变色镜片的技术类型（膜变、基变、混合技术，紫外线变色还是光致变色等）和变色条件（紫外线强度、光照度、温度等），不同技术的变色深度和褪色速度都是不同的，要提前给顾客详细讲明白。

3. 结合使用场景选择变色技术。比如车内配戴变色镜片时，紫外线变色技术要慎选，因为可能车窗贴了防紫外线膜而到车内时变色失效。再比如光致变色镜片在室内会有淡淡底色，要提前告知顾客。

任务三　角膜接触镜基础知识

学习目标

知识目标：1. 了解角膜接触镜及护理产品的分类和相关基础知识；

2. 了解角膜接触镜和护理产品的安全保管知识。

能力目标：能够多方面展示角膜接触镜的特性，突出商品特点。

素质目标：1. 具有热爱科学、实事求是的价值观，对于商品性能不能夸大其词；

2. 加强职业道德意识，树立爱岗敬业、团结协作的职业精神。

任务驱动

案例描述：顾客赵×，24岁，互联网行业从业人员，平时经常加班至深夜。长期配戴 -4.50D 月抛型水凝胶角膜接触镜（隐形眼镜），有时会觉得眼睛累，累的时候视力不太好。来店了解之前配戴的隐形眼镜有无促销优惠。

通过邀请顾客进行检查，验光师发现赵×目前的屈光状态为：

R：$-4.50/-0.75\times90$　1.0

L：$-4.25/-1.25\times90$　1.0

双眼结膜二级充血，角膜未见异常。

作为一名配镜师，面对这样的顾客，如何完成以下工作任务？

1. 了解顾客目前配戴隐形眼镜时的使用习惯，结合顾客的情况，简要介绍和解释各种隐形眼镜的材质、性能和特点。

2. 向顾客介绍隐形眼镜目前的促销活动。

一、接触镜的发展历史

1508年，达·芬奇（Da Vinci）在著作 *Codex of the Eye* 中表述了与接触镜类似的原理，被认为是第一个有记录的描述“接触”镜的人。20世纪40年代，角膜接触镜被制作出来，进入角膜接触镜时代。之后，角膜接触镜的材料和设计不断发展，21世纪初，新一代硅水凝胶材料研发成功，新型高透氧角膜接触镜材料可用于连续配戴。

二、角膜接触镜的分类

角膜接触镜从材料上可以分为硬性角膜接触镜（硬镜）和软性角膜接触镜（软镜）。

（一）硬性角膜接触镜

目前所用的硬镜一般是指硬性透气性角膜接触镜，也叫 RGP（英文 rigid gas permeable 的缩写），即透气性硬质材料，由质地较硬的疏水材料制成，其透氧性较高。由于硬镜和角膜之间有一层泪液镜，所以矫正散光的效果比较好。一些特殊设计的硬镜还可以用于某些眼疾患者的视力矫正，比如圆锥角膜、不规则散光等。

角膜塑形镜（俗称 OK 镜，英文 orthokeratology 的缩写）是硬性角膜接触镜的一种，是特殊设计的高透氧性的硬镜，近年来试验证实，角膜塑形镜可以控制青少年近视度数的发展，故多用于青少年近视防控。但由验配比较复杂，使用不当会引起严重的并发症，应严格控制使用，应在医疗机构中由专业的医疗人员进行规范的验配。

（二）软性角膜接触镜

软性角膜接触镜由含水的高分子化合物制成，由于材料柔软、亲水，因此，软性角膜接触镜具有良好的可塑性、初戴舒适性，并具备相当的透氧性以保证配戴期间的角膜生理需求。软性角膜接触镜的材料特性和设计是根据人眼前部解剖和生理、人眼屈光矫正的需求而确定的。科学验配是保证眼睛健康、安全、舒适的前提。因此，本部分内容将重点阐述与软性角膜接触镜（下文角膜接触镜即软性角膜接触镜）相关的知识。

角膜接触镜参数的定义

（1）基弧：基弧为角膜接触镜镜片后表面光学区的曲率半径，它的单位用毫米（mm）来表示。曲率半径具有以下的特征：曲率半径越大，基弧也就越大，表示镜片越平；曲率半径越小，基弧就越小，表示镜片越弯（图 1-7-3-1）。

（2）直径：主要表示角膜接触镜两端的一个最大距离，直径的大小很直观，从外观上即可看出角膜接触镜的大小（图 1-7-3-1）。

（3）中心厚度：中心厚度是镜片中心内外曲面的垂直距离，这一参数同样会在镜片的外包装上标记，一般以 −3.00D 的镜片中心厚度来计算，这意味着镜片屈光度不同，其中心厚度实际上也不同，所以不同厂家在表示镜片厚度时必须要以同样的标准进行统一（图 1-7-3-1）。

（4）光学区：一般来说，角膜接触镜的直径在 14mm 左右，但并不是整个镜片都可以视物，只有中央区域即中间对应瞳孔大小的区域才能够视物，这个区域被称为光学区（图 1-7-3-1）。

（5）含水量：角膜接触镜材料由含有许多亲水化学基团的聚合物构成，这些基团能与水分子反应或吸附水分，使材料具有一定的吸水性并包含水分，角膜接触镜的含水量一般在 30%~80%。

（6）透氧系数（*Dk* 值）：表示镜片材料透氧性好坏的标准，*Dk* 值越高，材料的透氧性越好，*Dk* 值越低，材料的透氧性也就越差。

（7）氧传导性（*Dk*/*t*）：氧通过一定厚度特定镜片的实际速度称为氧的传导性，人们习惯于将 −3.00D 作为负镜片系列屈光度的中间值。镜片厚度增大，氧传导性降低。

（8）弹性模量：弹性模量为一常数，表示一种材料在承受压力时保持形态不变的能力。弹性模量低的材料对压力抵抗能力小，容易变形；而弹性模量高的材料则能更好地抵抗压力，保持原形态。

（9）屈光度：即角膜接触镜的处方。角膜接触镜镜片直接贴附在角膜表面，而框架眼镜在角膜顶点前 10~15mm，所以，同样情况配戴框架眼镜和角膜接触镜

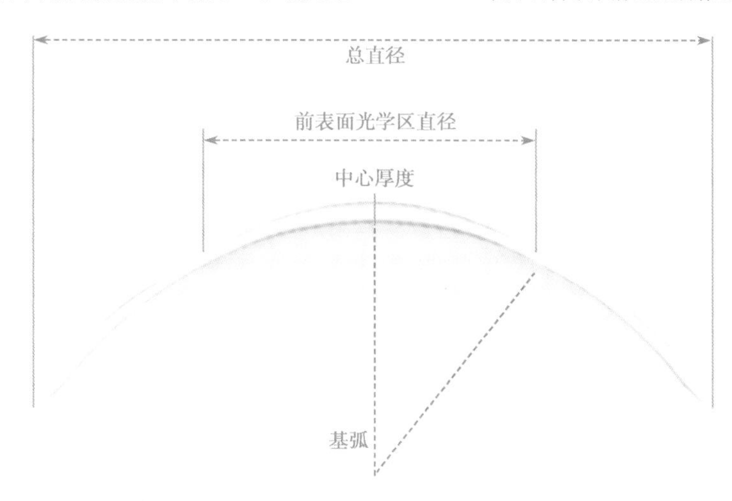

图 1-7-3-1　角膜接触镜参数定义

的度数是不一样的。为了达到相同的矫正效果，屈光度低于 ±4.00DS，框架眼镜与角膜接触镜度数相差很小，可忽略距离效应；屈光度高于 ±4.00DS，则要考虑镜片的距离效应。

三、角膜接触镜发展趋势

进入 21 世纪后，现代高科技的发展为角膜接触镜的研究提供了更多的途径，比如材料、设计等，主要包括：

1. 硅水凝胶材料的开发和应用　材料的发展和改进使得高透氧成为可能，因此新一代硅水凝胶镜片通过美国 FDA 批准进入市场。

2. 验配和设计的个性化　随着人们对人眼角膜形态的了解，人眼球光学性质包括像差方面的认识以及人们对视觉的个体要求等研究的深入，镜片配戴和设计的个性化成为需求并具备一定的可行性，例如散光角膜接触镜、像差中和系统设计等。

3. 多种类型的选择　除屈光矫正目的外，角膜接触镜还应用于特殊矫正或治疗，如角膜屈光手术后角膜疾病的治疗，各种抗紫外线、美容目的、运动目的等的镜片，选择更广泛。应用多焦点角膜接触镜进行近视防控和矫正老视，也将成为人们普遍的选择之一。

四、角膜接触镜护理产品

目前市场上的角膜接触镜护理液产品主要包括三种：多功能护理液、双氧护理液和润眼液。

1. 多功能护理液　多功能护理液是将护理镜片各个步骤所需要的成分集合为一体，包含了清洁、湿润、消毒、祛除沉淀、冲洗和储存等几乎全部功能。

2. 双氧护理液　多数多功能护理液都可以有效完成镜片的日常清洁护理。但是对付顽固的棘阿米巴原虫及某些有害细菌和真菌，双氧护理液具有更加切实可靠的效果。

3. 润眼液　润眼液又名润滑液，有很好的润眼作用。在干燥环境中，角膜接触镜配戴者会感到眼部干燥感、烧灼感、异物感。点眼后，可减少沉淀物在镜片上聚积，使眼部感觉舒适，视觉清晰度增加。

五、角膜接触镜和护理产品的安全保管

角膜接触镜和护理液产品应在门店内相对独立的区域陈列，并保持储存环境干燥、阴凉，无腐蚀性气体。角膜接触镜作为三类医疗器械，必须符合医疗器械管理相关要求，参照产品说明书或者包装标示进行储存。

思考题

1. 关于镜片氧传导性（*Dk/t*）参数，以下说法正确的是（　　）。
   A. 所有镜片含水量越高，*Dk/t* 越高
   B. 对于散光镜片，无须特别关注镜片 *Dk/t*
   C. *Dk/t* 描述了镜片材料透氧性能的高低
   D. *Dk/t* 描述了镜片氧传导性的高低
2. 关于角膜接触镜的优点，以下说法错误的是（　　）。
   A. 由含水的高分子化合物制成
   B. 相较于硬性角膜接触镜，软性角膜接触镜初戴舒适度较佳
   C. 配戴不会加重干眼症状
   D. 镜片透氧性与材料的含水量和镜片厚度有关
3. 主要表示角膜接触镜两端的一个最大距离是（　　）。
   A. 基弧　　B. 直径
   C. 光学区　　D. 中心厚度
4. 以下哪项是目前市场上的角膜接触镜护理液产品？
   A. 多功能护理液　　B. 润眼液
   C. 双氧护理液　　D. 以上都是
5. 以下关于隐形眼镜储存环境的说法，错误的是（　　）。
   A. 干燥卫生　　B. 无腐蚀气体
   C. 要求避光　　D. 阴凉通风

任务四　太阳镜

学习目标

知识目标：1. 太阳镜基础知识；
　　　　　2. 太阳镜功能及销售方法。

能力目标：1. 能够展示商品全貌，突出不同太阳镜的特点；
　　　　　2. 能够和顾客沟通，根据顾客需求推荐最适合顾客情况的太阳镜；
　　　　　3. 能够告知顾客太阳镜使用及保养知识。

素质目标：1. 具有热爱科学、实事求是的价值观，对于

商品性能不能夸大其词；

2. 加强职业道德意识，树立爱岗敬业、团结协作的职业精神；

3. 强烈的进取心，不畏困难，灵活应对工作中的挑战。

任务驱动

场景描述：随着夏季的来临，人们对太阳镜的需求也越来越强烈。一位顾客来到店里想为自己选购一副太阳镜，浏览货品后发现店里的太阳镜从外观上看都差不多，但是价格差异却很大，他也不知道自己适合什么样的太阳镜。

作为一名配镜师，面对这样的顾客，该如何完成以下工作任务？

1. 详细了解顾客对太阳镜的风格或品牌要求，顾客配戴太阳镜的场合及功能要求，并推荐最适合他的款式。

2. 可以从太阳镜的材质和功能的角度解释价格差异的原因。

3. 告知顾客太阳镜的保养知识。

一、太阳镜基础知识

（一）太阳镜片材料分类及特征

见表 1-7-4-1。

（二）太阳镜片材料参数及性能对比

见表 1-7-4-2。

（三）太阳镜基础膜层及功能

见图 1-7-4-1。

表 1-7-4-1　太阳镜片材料分类及特征

材料类别	材料展示	材料特征
玻璃材料	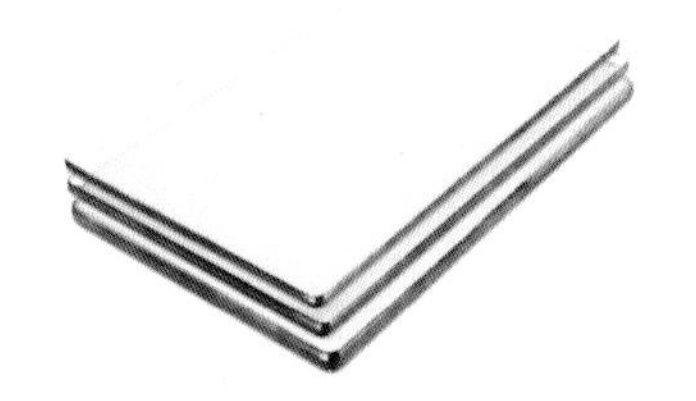	耐磨且光学性能比较好，大部分的玻璃镜片都做了加硬处理，不易破碎，比重大，配戴较重
CR-39	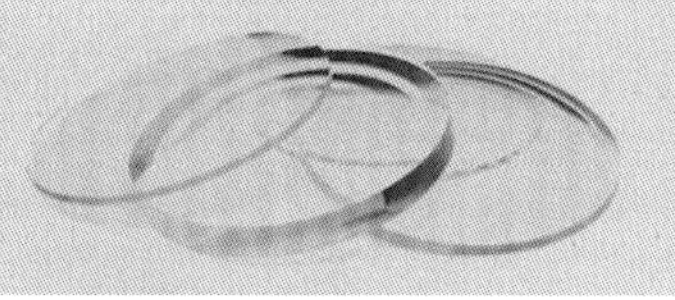	又称哥伦比亚树脂，世界上第一副树脂镜片就是用 CR-39 制成的。易于着色、轻盈、抗冲击、不易破碎，是时尚太阳镜主流材料之一。缺点是相对于玻璃镜片，树脂镜片的耐磨性略差
尼龙	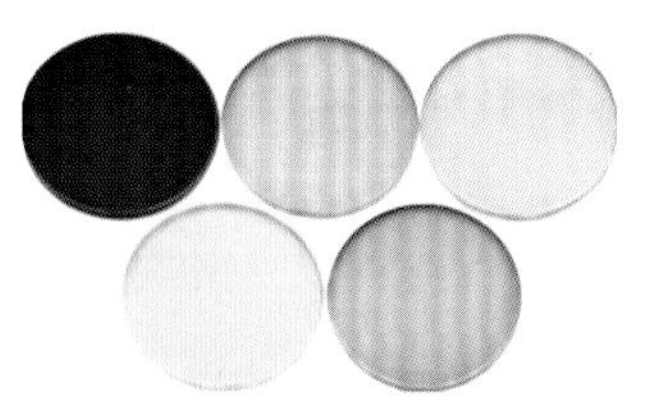	有较高的弹性和优良的光学品质，抗冲击性能极强，具有专业的防护功能，加工性能优于 PC 镜片，是高档太阳镜的首选
PC	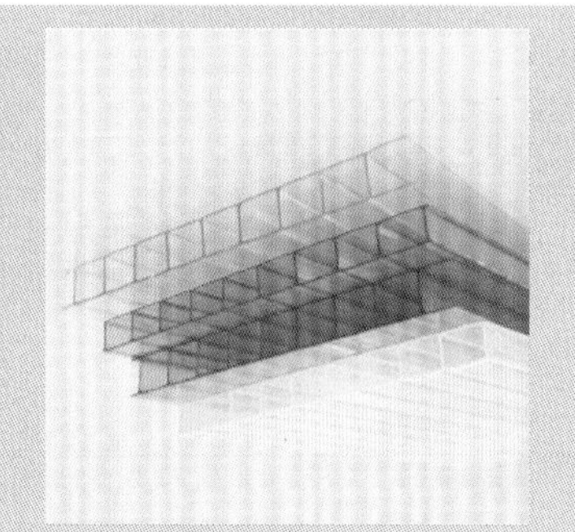	又称太空片、宇宙片。抗冲击性好、不易破碎、安全系数高、易于着色、轻盈，多用于儿童太阳镜。缺点：加工性能低，表面耐磨系数低于 CR-39

续表

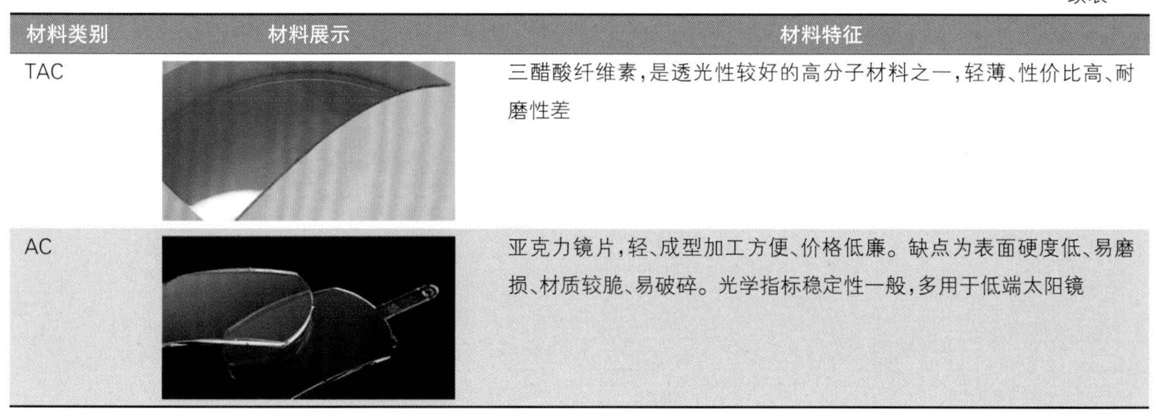

材料类别	材料展示	材料特征
TAC		三醋酸纤维素，是透光性较好的高分子材料之一，轻薄、性价比高、耐磨性差
AC		亚克力镜片，轻、成型加工方便、价格低廉。缺点为表面硬度低、易磨损、材质较脆、易破碎。光学指标稳定性一般，多用于低端太阳镜

表 1-7-4-2　太阳镜片材料参数及性能对比

材料性质	玻璃镜片	CR-39	尼龙镜片	PC 镜片	TAC 镜片	AC 镜片
阿贝数	58.7	58	52	30	41	57.5
比重	2.53g/cm^3	1.32g/cm^3	1.02g/cm^3	1.22g/cm^3	1.20g/cm^3	1.19g/cm^3
抗冲击性	低	中	高	高	中	低
特点	光学性能稳定 耐磨、不易划伤 偏重	光学性能优异 不易碎 较轻	光学性能优异 抗冲击性强 超轻	光学性能一般 抗冲击性超强 不耐磨、易划伤	光学性能不稳定 易变性 成本低	光学性能较好 表面易划伤 易发黄 易碎裂

注：阿贝数也称色散系数，用来衡量透明介质的光线色散程度。阿贝数越大，色散越轻微，镜片的光学性能越好，视物越清晰；阿贝数越小，色散越严重，镜片的光学性能越差。

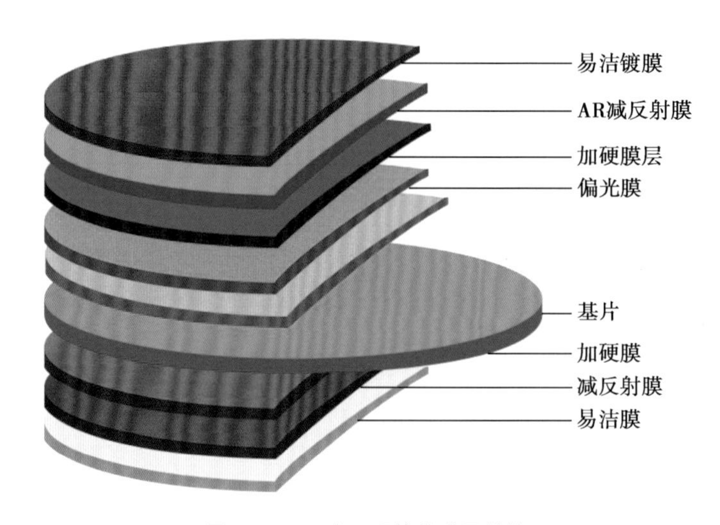

图 1-7-4-1　太阳眼镜的膜层结构

1. 偏光膜　阻隔杂光、眩光，视物更清晰（注：无偏光功能的太阳镜没有偏光膜）。

2. 加硬膜　增加镜片耐磨性能，延长使用寿命。

3. AR 减反射膜　减少反射光，外表更美观，增加透光率，视物更清晰。

4. 易洁镀膜　防水、防油污，镜片不易脏、好打理。

（四）近视太阳镜验配的注意事项

近视太阳镜是一种具备近视镜与太阳镜两者功能的眼镜，通过镜片染色的方式将近视镜与太阳镜合二为一，能帮助用户在解决近视视物问题的同时，既能阻挡紫外线，又有超高颜值。

近视太阳镜验配的注意事项如下：

1. 在选择品牌镜片进行染色时，需要计算所需镜片的最小直径，如果所需最小直径大于该品牌镜片直径，则需要更换镜片品牌。所需最小直径 = 镜框横径 + 中梁间距 – 顾客瞳距 + 镜框斜径 +4（加工误差值）。

2. 特殊工艺生产的太阳镜因生产技术限制无法定制近视太阳镜，具体请参考厂家说明。

3. 定制近视太阳镜时需考虑顾客光度，因太阳镜尺寸大于光学架，所以光度过高会出现镜片过厚而不美观的现象。一般建议近视度数≤6.00D，散光度数≤2.00D 效果最佳。同时需要根据顾客的光度选择相应的折射率，保证镜片实用美观。

4. 基弯过大的款式不建议定制近视太阳镜，避免发生配戴头晕、不舒适的现象，一般建议选择基弯≤4D 的款式。

5. 在销售近视太阳镜时，需要和顾客沟通好色差问题，避免因沟通不到位导致的顾客投诉、退单等情况。导致近视太阳镜色差的主要因素有：近视太阳镜与平光太阳镜所用镜片材料不同；近视太阳镜带有光度，平光太阳镜没有光度，染色后的效果略有差异；近视太阳镜为定制产品，而平光太阳镜为批量生产；带有镜面膜的太阳镜因观看角度不同也会有外观上的差异，建议顾客多角度观看。

（五）太阳镜的保养知识

1. 配戴时要谨慎，请用双手抓住镜腿来摘戴眼镜，不要单手摘戴，否则太阳镜容易变形、松动。另外，也不要把太阳镜架在头顶，以免造成眼镜变形。

2. 眼镜不戴时应小心取下，放置时应先从左边镜腿（以配戴面为标准）折起来，并将镜面朝上，用镜布包好，并置于眼镜盒内。慎防镜片与镜框被硬物划伤或长时间挤压。

3. 使用时尽量不要让太阳镜沾上汗液、香水、化妆品、药品等含有化学成分的物品，因为这些物品会损害镜片，还会使镜架褪色或变形。一旦沾上，请及时清洗。

4. 在炎热的天气里，有车族的朋友若将太阳镜乱丢在车内仪表板上，可能会造成太阳镜脱膜、裂膜，影响太阳镜的使用，同时也会因温度过高造成太阳镜变形。

5. 如果镜片上有灰尘，用清水冲掉灰尘后使用纸巾吸干水分即可。不可用镜布干擦眼镜，避免灰尘划伤镜片；如果镜片上有油渍或指纹，可用超声波清洗机、中性清洁剂进行清洗，然后用纸巾吸干水分即可。

6. 偏光太阳镜不可使用超声波清洗，避免镜片脱膜、裂膜；带有镜面膜的太阳镜应避免长时间用超声波清洗机清洗，避免镜面膜损坏。

二、太阳镜功能及销售方法

（一）太阳镜分类及对应特征

1. 按照染色工艺不同分类　见表 1-7-4-3。

浅色、全色、渐进色、镜面膜配戴效果展示见图 1-7-4-2~ 图 1-7-4-5。

2. 按照镜片颜色分类　见表 1-7-4-4。

表 1-7-4-3　不同染色工艺的太阳镜片

镜片类别	镜片工艺	透射率	使用环境
浅色片	使用浅度染色工艺，色彩丰富，适合与各类服饰搭配使用，有很强的装饰作用，符合当下流行趋势	1~2 类	适合遮阳、室内、服饰搭配
全色片	通过吸收 85% 的可见光，确保了更好的视觉清晰度和色彩对比度，展现自然视野	2~3 类	适合阳光较强时使用，特别是夏天烈日环境
渐进色	树脂镜片通过精确的化学浸渍工艺，实现了由深到浅的浓淡过渡，时尚摩登	2~3 类	适合阳光较强时使用
镜面膜	镜片表面的反射镜镀膜由先进的工艺制成，以高温金属氧化物分子级技术融合到镜片上，个性炫酷，防止强光反射，视物更清晰	2~3 类	适合阳光强烈时使用，如沙滩、高原等

注：太阳镜按照透射比可分为四类，可根据顾客的使用环境进行推荐。

1 类：浅色太阳镜，透射比 43%~80%，一般装饰用；

2 类：浅色遮阳镜，透射比 18%~43%，室内或多云天气使用；

3 类：遮阳镜，透射比 8%~18%，大部分太阳镜都属于这个级别；

4 类：特殊用途太阳镜，透射比 3%~8%，驾驶要求透射比大于 8%，所以不能开车用，多用于滑雪、电焊等。

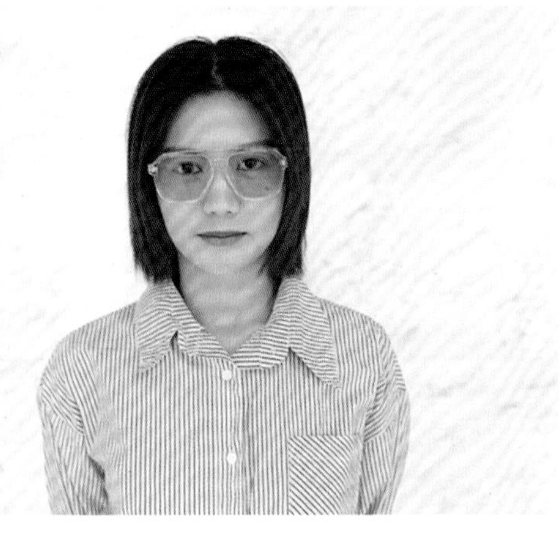

图 1-7-4-2　浅色片配戴效果

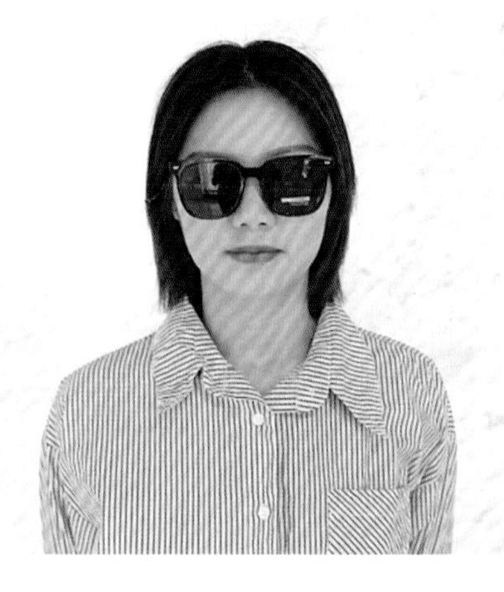

图 1-7-4-3　全色片配戴效果

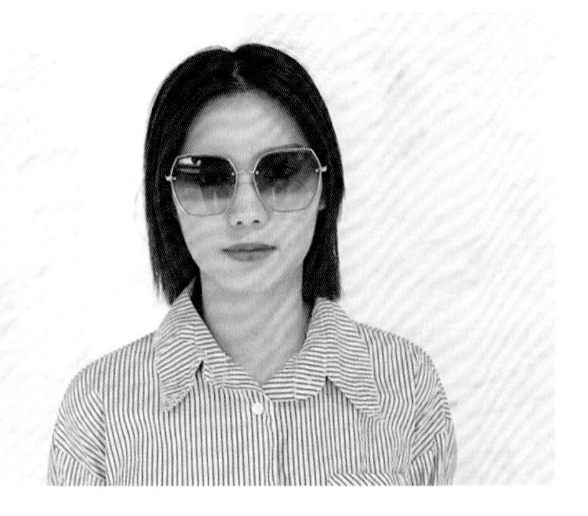

图 1-7-4-4　渐进色配戴效果

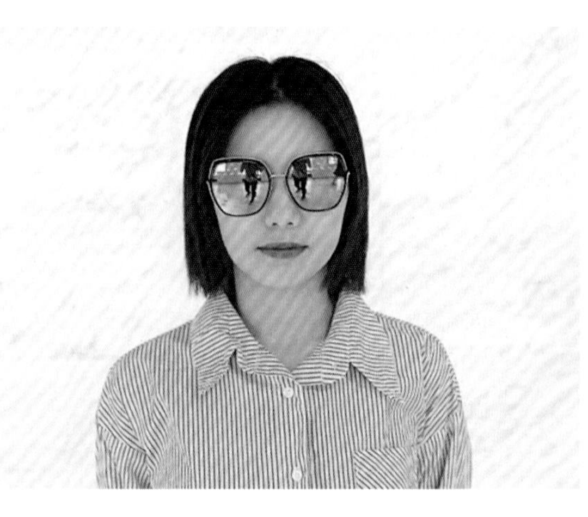

图 1-7-4-5　镜面膜配戴效果

表 1-7-4-4　不同颜色的镜片及功能

镜片类别	镜片展示	镜片功能
单色系		灰色系：看物体只会变暗，不会有明显色差，呈现真实自然的感觉
		绿色系：增加绿色光的透过，产生清凉舒适的感觉，适合眼睛容易疲劳的人使用
		茶色系：可以改善视觉对比度和清晰度，适合阴雨或多雾天气配戴
		黄色系：在多雾或黄昏时刻可以提高对比度，提供更精准的视像，有增亮的效果
水银系		表面采用高密度的镜面镀膜，更多地反射可见光，适合户外运动人士
浅色系		装饰性镜片，提亮肤色，满足顾客时尚潮流的配戴需求

注：不同颜色的镜片功能不同，可根据顾客的使用环境、配戴用途推荐最适合的镜片颜色。

（二）偏光镜片的特征及适用人群

1. 偏光镜片的原理及特征　偏光镜片是只允许自然光中某一特定偏振方向的光穿过的镜片。偏光镜片能够有效地排除和滤除光束中的散射光线，使光线能于正轨之透光轴投入眼睛视觉影像，使视野清晰自然。与百叶窗帘的原理相同，光线被调整成同向光而进入室内，自然使景物看起来柔和而不刺眼，同时也可以保护眼睛不受紫外线的伤害。

效果对比见图 1-7-4-6 和图 1-7-4-7。

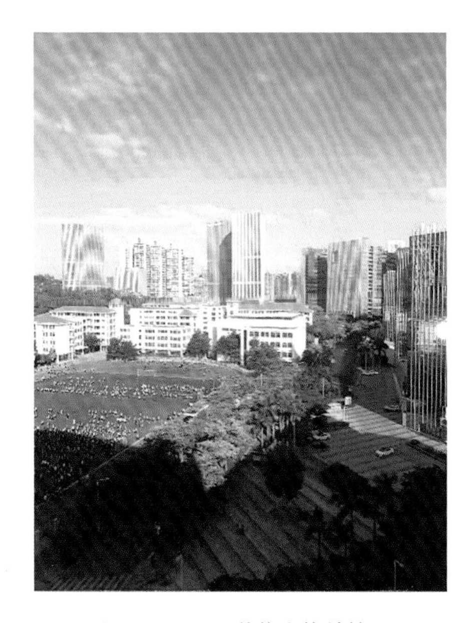

图 1-7-4-6　配戴偏光镜前效果

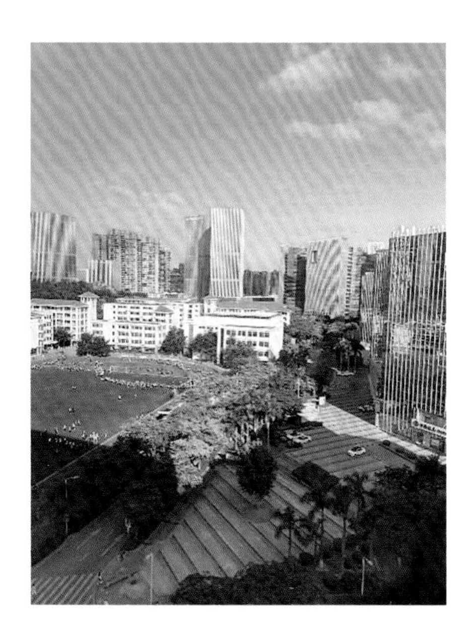

图 1-7-4-7　配戴偏光镜后效果

2. 偏光镜片的适用人群　偏光镜片能滤除诸多不规则光干扰，避免眩光、刺目等现象的发生，更好地保护眼睛。适用于户外环境中配戴，是驾车、钓鱼、滑雪、旅游等场景的较佳选择。

（三）太阳镜有效推荐及参考话术

1. 太阳镜框型区分与脸型搭配

(1) 蝶形框：女士太阳镜常见框型之一，简约百搭，修饰脸型。配戴蝶形框可突显女性优雅气质。适合任何脸型配戴（图 1-7-4-8）。

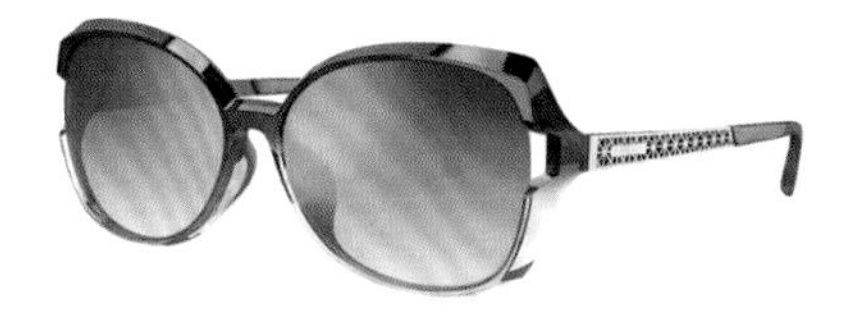

图 1-7-4-8　蝶形框

(2) 圆形框：线条柔和，配戴圆形框可以打造可爱俏皮的气质，适合方形脸、菱形脸、鹅蛋脸和心形脸配戴（图 1-7-4-9）。

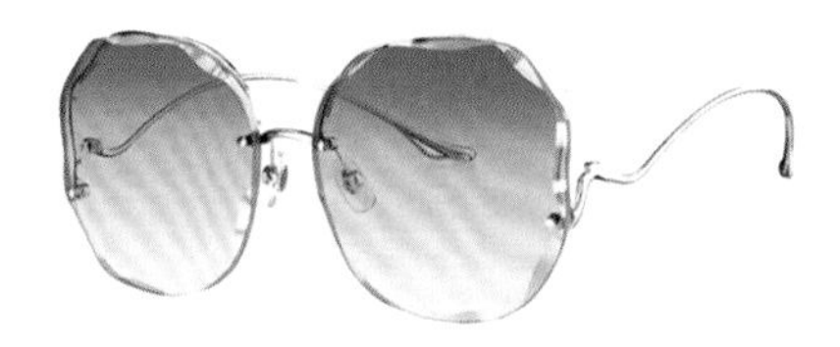

图 1-7-4-9　圆形框

(3) 方形框：太阳镜经典框型之一，简约百搭，修饰脸型。适合圆形脸、菱形脸、心形脸和鹅蛋脸配戴（图 1-7-4-10）。

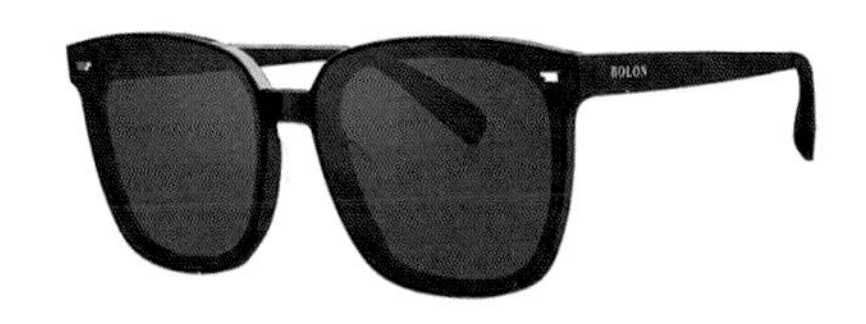

图 1-7-4-10　方形框

(4) 猫眼框：女款复古框型，线条微微上扬，可以提拉面部线条，打造减龄可爱的感觉。适合方形脸、菱形脸、心形脸和鹅蛋脸配戴（图 1-7-4-11）。

(5) 飞行员框：男士经典框型之一，最早源于美国电影《壮志凌云》（*Top Gun*），经典百搭，适合方形脸、菱形脸、心形脸和鹅蛋脸配戴（图 1-7-4-12）。

(6) D 形框：由飞行员框演变而来，相比飞行员框

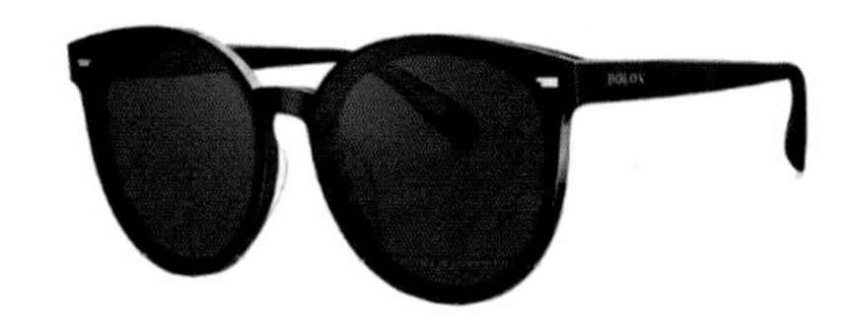

图 1-7-4-11　猫眼框

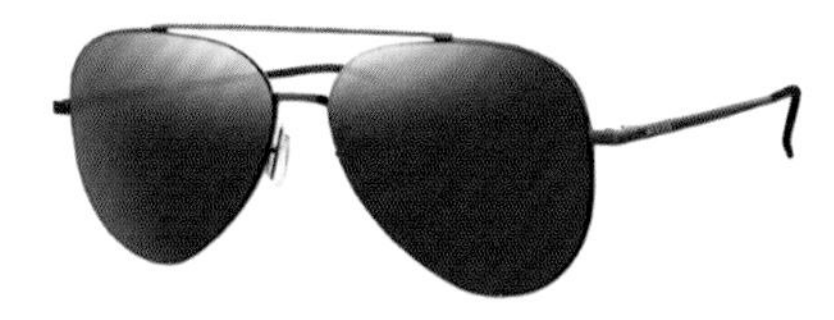

图 1-7-4-12　飞行员框

转角更多，线条更硬朗。适合圆形脸、菱形脸、心形脸和鹅蛋脸配戴（图 1-7-4-13）。

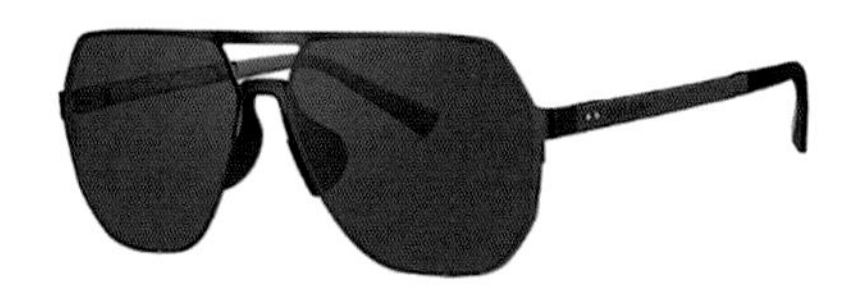

图 1-7-4-13　D 形框

2. 消费者需求了解　我们可以通过提问的方式进行需求了解，以便推荐最适合的产品。主要从以下三个方面进行提问：消费者对品牌或风格的需求，消费者对配戴场合的需求，消费者对太阳镜功能的需求。

（1）品牌或风格：请问您喜欢什么品牌 / 风格的太阳镜，喜欢时尚潮流的风格还是经典优雅的风格呢？或者您平时的穿搭是什么风格呢？推荐和顾客穿搭风格相符的太阳镜。

（2）配戴场合：请问您平时经常配戴太阳镜的场合是什么，是旅游配戴吗？日常出行配戴可推荐简约百搭的款式，旅游拍照配戴可推荐时尚个性的款式。再根据顾客的脸型推荐适合的框型。

（3）功能：请问您平时经常驾驶吗？需要驾驶，推荐配戴偏光太阳镜，否则推荐非偏光太阳镜。

3. FABE 产品卖点讲解　通过提问的方式了解顾客对太阳镜的需求后，根据需求推荐适合的款式，如顾客是旅游配戴，则可以推荐时尚潮流风格的太阳镜；如果顾客是驾驶配戴，则推荐具有偏光功能的太阳镜等。然后邀请其试戴，使用顾客利益推销法（FABE）进行产品卖点讲解。

（1）F（Feature）——产品的特征：太阳镜的框型、颜色、材质、品牌等客观存在的特点。

（2）A（Advantage）——特征带来的优势：太阳镜的特征具有的优势，如超轻、超弹、不过敏等。

（3）B（Benefit）——优势能够带给消费者的利益：如配戴更安全、使用更长久等。

（4）E（Evidence）——证据：列出证据佐证以上说法，可以从销量、顾客未取走的眼镜、员工自用和店铺陈列道具进行佐证。话术参考：这款太阳镜具有偏光功能（F）；可以阻隔不规则光线，避免眩光、刺目现象的发生（A）；驾驶时配戴这款太阳镜能够看清楚前方的车辆和红绿灯，拥有更加清晰舒适的视觉体验，驾驶的环境也更加安全（B）；您的眼光真好，这一款太阳镜这个月已经销售了十几副了（E）。

思考题

1. 以下哪种太阳镜镜片装饰性强，适合室内或与各类服饰搭配使用？
   A. 浅色片　　B. 全色片
   C. 偏光片　　D. 镜面膜镜片
2. 以下哪种镜片材料的抗冲击性最好，多用于儿童太阳镜当中？
   A. CR-39　　B. 尼龙材料
   C. PC 材料　　D. TAC 材料
3. 以下哪一种镜片材料是高档太阳镜的首选？
   A. 玻璃材料　　B. PC 材料
   C. AC 材料　　D. 尼龙材料
4. 以下哪种镜片材料比重最小、配戴最轻？
   A. 玻璃　　B. 尼龙　　C. PC　　D. CR-39
5. 一位顾客平时眼睛比较容易疲劳，他适合配戴什么色系的太阳镜片呢？
   A. 黄色系　　B. 灰色系
   C. 粉色系　　D. 绿色系
6. 加硬膜的作用是（　　）。
   A. 增加镜片的透光率　　B. 防水防油污
   C. 增加镜片耐磨性　　D. 镜片更美观
7. 关于太阳镜的正确清洗方法，以下说法错误的是（　　）。
   A. 单手摘戴太阳镜容易导致变形、松动
   B. 偏光太阳镜必须用超声波清洗
   C. 不可用镜布干擦镜片
   D. 如果镜片上有油渍或指纹，可用中性清洗剂清洗后用纸巾吸干水分
8. 偏光镜片的适用场景是（　　）。
   A. 室内使用

B. 夜晚驾驶使用

C. 白天驾驶、钓鱼等场景使用

D. 电焊使用

9. 镜片最小直径公式：所需镜片最小直径＝镜框横径＋中梁间距－（　　）＋镜框斜径＋4（加工误差值）。

A. 顾客瞳距　　B. 顾客瞳高

C. 镜腿长度　　D. 中梁间距

10. 以下哪一项不属于近视太阳镜验配的注意事项？

A. 特殊工艺生产的太阳镜如钻石切割、镜片一体式切割等不能定制近视太阳镜

B. 选择镜片之前需计算所需镜片最小直径，如最小直径大于该品牌镜片的直径，则需要更换镜片

C. 建议选择基弯≤4 的款式定制近视太阳镜

D. 度数越高，定制的近视太阳镜镜片边缘越薄

11. 一位老顾客到店调整太阳镜。顾客表示眼镜配戴总往下滑，配镜师小李与顾客沟通后得知顾客平时喜欢把太阳镜架在头上。如果你是小李，请向顾客说明太阳镜保养知识。

12. 一消费者到店选购太阳镜。配镜师经过需求了解后为他推荐了一款高清尼龙偏光镜片的太阳镜，请使用 FABE 销售法讲解尼龙镜片以及偏光功能的优势。

13. 一消费者想要购买近视太阳镜，他所选择的太阳镜尺寸为 62 □ 18-145，镜框斜径经测量后为 45mm，顾客瞳距为 62mm，所选品牌镜片的直径为 70mm，请计算定制太阳镜所需镜片最小直径并判断是否需要更换镜片。

任务五　品牌介绍

学习目标

知识目标：1. 了解各镜片品牌的历史、规模、品牌所蕴含的理念、精神；

2. 了解各镜架品牌的历史、规模、品牌所蕴含的理念、精神；

3. 了解各角膜接触镜（隐形眼镜）品牌的历史、规模、品牌所蕴含的理念、精神。

能力目标：1. 能够向顾客介绍各镜片、镜架、隐形眼镜品牌价值；

2. 能够帮顾客挑选最符合顾客价值观的眼镜品牌；

3. 能够向顾客介绍各品牌产品的科技优势。

素质目标：1. 具有热爱科学、实事求是的价值观，对商品性能不夸大其词；

2. 加强职业道德意识，树立爱岗敬业、团结协作的职业精神；

3. 强烈的进取心，不畏困难，灵活应对工作中的挑战。

任务驱动

案例描述：一位穿着时尚的顾客到店内配镜，在挑选镜架及镜片时，她发现差不多相同款式的镜架，价格却差别很大；镜片更是这样，相同功能的镜片，看着都是无色透明的，最便宜的五六百，最贵的上万元。顾客希望店里工作人员能帮忙介绍一下这其中的区别。

作为一名配镜师，面对这样的顾客，该如何完成以下工作任务？

1. 给顾客介绍镜架各品牌的风格特点和品牌价值。

2. 给顾客介绍镜片各品牌的产品优势和品牌价值。

一、镜架品牌

眼镜门店中，通常有 30~50 个数量不等、不同类别、不同价位的品牌眼镜，如何快速掌握这些品牌，以及如何将不同的品牌推荐给适合的顾客？这一节的学习将帮助大家快速地建立镜架的品牌定位概念。

首先我们需要清晰地知道，品牌类别通常是以不同市场定位进行划分的，会大致分为（图 1-7-5-1）：珠宝品牌、经典奢侈品牌、时尚奢侈品牌、时尚设计品牌、生活方式 / 运动方式品牌与专业眼镜品牌，每一种品牌类别都有其独有的特征、顾客需求，以及市场定位，从而组成和呈现出丰富多彩的眼镜产品。

1. 珠宝品牌　在市场顶端、植根于高端价值的珠宝品牌；设计特征是追求完美的极具辨识度的独特品牌元素；卓越品质、精湛工艺、品牌传承、服务与体验都成为产品购买的驱动力；通常减少产品季节性特征，以持续销售的畅销款作品元素为主；面向拥有最强消费能力、对品质极其苛刻的绝对奢华顾客群体，性别均衡；该顾客群体通常成熟优雅、个性鲜明、注重工艺与创新；珠宝品牌强调优选的高端分销渠道，因此授权门店数量极少。

2. 时尚奢侈品牌　被全球媒体广泛报道、享负盛

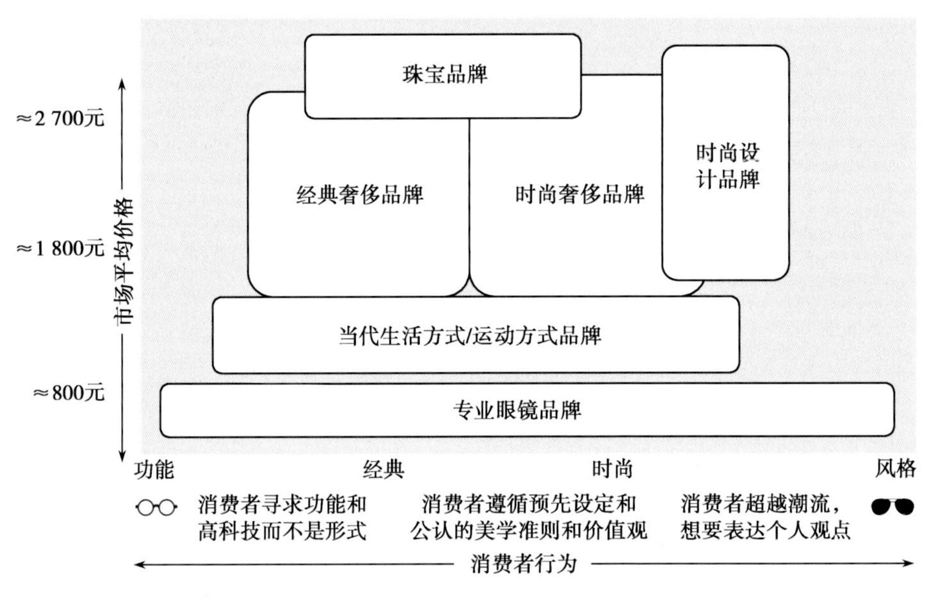

图 1-7-5-1　品牌市场定位图

誉的时尚品牌，通常主品牌以皮具箱包、鞋履服饰为主；受到更多明星、时尚达人和追求时尚的消费者追捧，受众主要为女性；根据时装季推出季节性系列产品；品牌声誉、logo（标志）和时尚潮流成为主要的购买驱动力；更高比例的全新产品，更短的生命周期，更新速度快；口碑，以及名人、KOL（关键意见领袖）、时尚博主等成为重要推动因素；富裕的都市人群，喜爱当代潮流风向标，中高收入群体，不受年龄及性别限制；性感浪漫，收放自如，追求自由，自我意识强。

3. 经典奢侈品牌　以体现低调优雅、轻松时尚而闻名的标志性品牌；品牌风格更趋向经典不过时、更好的中性风格；产品质量、功能和标志性的永恒设计是关键的购买驱动因素；产品弱化季节性特征，通常光学产品表现更出色；支持以产品为中心的“讲故事”和个性化，以吸引消费者；通常以喜爱品质、材质等实用特征的顾客，尤其是男性顾客群体为主。

4. 时尚设计品牌　具有个性鲜明的设计风格和设计理念；设计并非全部迎合消费者的需要，更趋向于引导消费者的观念；产品更新不仅只随时装季变化，更多以品牌设计师的主题而更新；面向追求不同极致个性的人群；以中高价位段为主。

5. 当代生活方式 / 运动方式品牌　价格亲民的时尚或运动生活方式定位；产品设计以日常时尚风格或者运动需求为主；20 多岁和 30 多岁的追求闲适街头风格或者运动需求的消费者；更主流的分销渠道，适合大部分门店。

6. 专业眼镜品牌　以专业生产的眼镜产品为主打的品牌；品牌风格更趋向经典不过时、更好的中性风格；产品设计首先以眼镜配戴的实用性为主，再结合其他潮流个性元素；质量、功能和标志性的永恒设计是关键的购买驱动因素；产品弱化季节性特征，通常光学产品表现更出色；以配戴眼镜的顾客群体为主；价位段广泛，适合大部分门店。

而每一个品牌的内部，有时也会将品类细分为不同的系列，打造不同的风格特征以对应不同价位与不同人群的需求。以阿玛尼（Armani）集团为例，其集团内部还会细分为：高端的 GIORGIO ARMANI、中高端的 EMPORIO ARMANI（简称 EA）、大众的 ARMANI JEANS（简称 AJ）、入门的 Armani Exchange（简称 A/X）。

不同的品牌，市场定位不同，价位由高至低变化，人群面会由窄至广分布。品牌分销会随门店等级的不同，覆盖种类不同的人群，品牌分销的覆盖面与数量也不同。通常，社区店的眼镜品牌以专业类品牌、当代品牌与经典奢侈品牌为主；以此类推，位于一线商圈的门店，品牌种类则会更丰富，价位段更广泛。

二、镜片品牌

眼镜镜片一定要装配到眼镜镜架上才能配戴，因而并不属于直接消费品，所以大部分镜片品牌并不为普通大众熟知。面对眼镜零售店内繁多的镜片品牌，一般消费者选择镜片品牌时都会听从配镜师的推荐，所以配镜师应该具备非常丰富的镜片品牌知识，了解品牌产品的产地、产品独特的功能及最佳的适合人群、可以交付的产品度数范围、交货期等，才能给配戴者更加全面的意见和建议。综合来看，目前市场中的镜片品牌大致的分类如下（图 1-7-5-2）：

一般附加价值高的品牌，其本身有着非常强的镜片研发能力，无论在镜片的光学设计还是镜片膜层处理等方面都有独创性，使产品具有某一特殊功能，比如抑制近视进展、辅助老视人群在看远清晰的同时兼顾看近的功能、膜层的抗菌或者防雾等特性。这些创新科技令眼镜镜片功能更加优异，视物更加清晰逼真，同时更加轻薄耐用。不过，目前这些独创性的镜片专利技术大多掌握在国外的品牌生产商手中。国内的镜片品牌一般都是利用成熟的镜片生产技术，对某一类镜片进行大规模生产，具备非常强的生产能力，虽较国外品牌镜片附加价值低，但整体产品性价比很高，是各种镜片技术的追随者。所以说，我们是眼镜镜片的生产大国，但不是镜片生产强国，国内品牌要想进行跨越式发展，还必须加强镜片的研发能力，我们的相关院校也要培养更多的专注眼镜光学方面的人才。

从品牌知名度上看，镜片品牌又分为消费者品牌和行业品牌。消费者品牌，顾名思义就是消费者熟知的品牌，一个特点是：该品牌旗下除眼镜镜片外，还有其他的消费者品类产品，一般都是多元化经营，比如手表、照相机等。而行业品牌就是在行业内有一定的知名度但普通消费者了解得不多的品牌。眼镜镜片的大部分品牌都属于此类，这和眼镜镜片不属于终端消费品有关，而且眼镜镜片配戴是否舒适清楚、能不能有良好的配戴体验与眼镜店的验配技术是否强相关，所以，以往眼镜镜片很少会直接面向消费者做一些宣传活动，一般都是面向眼镜零售店来进行推广介绍，这样造就了很多行业品牌。不过，这几年随着新零售的崛起和数字营销的普及，很多行业品牌开始了自己的线上销售渠道直接面向消费者，很多有独特功能的眼镜镜片品牌正逐渐被消费者认知。

三、角膜接触镜（隐形眼镜）品牌

自 20 世纪 70 年代，第一片商业性隐形眼镜问世以来，隐形眼镜市场取得了长足的发展。据 *Contact Lens Spectrum* 年度报告，截至 2019 年，软性隐形眼镜市场规模已达近 90 亿美元。

伴随市场的不断扩大，软性隐形眼镜在材料（水凝胶、硅水凝胶），配戴使用方式（日抛、月抛、半年抛等）和多元化设计（球镜、散光、彩片等）方面，已经发展出丰富的产品，满足配戴者多元的消费需求。

- 更多新型材料发展并应用：从水凝胶材料至成功地将突破隐形眼镜透氧限制的硅水凝胶材料商业化，开创了隐形眼镜健康配戴的新时代。
- 更短的镜片更换周期，提供了更大的健康舒适收益：各大生产商均推出了以日抛、月抛为代表的短周期更换产品。其能有效降低镜片沉淀物对眼健康和配戴舒适度的影响，已经成为市场主流。
- 更好的镜片设计不断改善配戴体验：随着人们对材料认知的深入和工艺技术的不断发展，更多优化

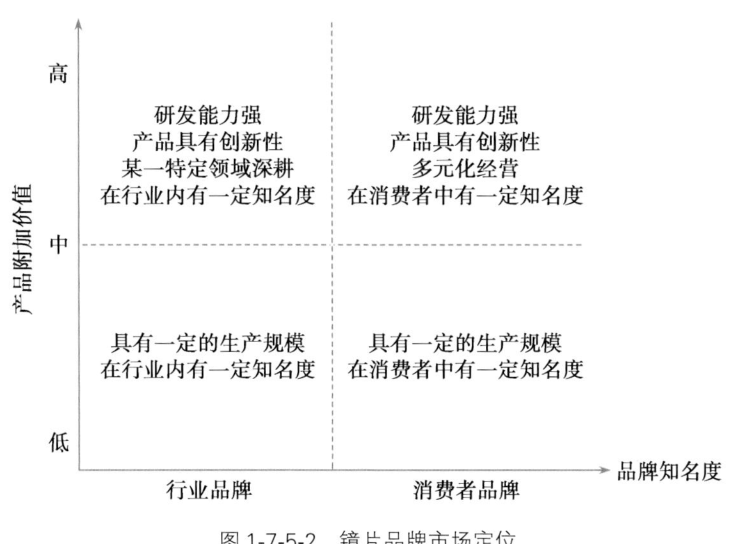

图 1-7-5-2　镜片品牌市场定位

配戴体验的设计被应用到软性隐形眼镜中。

此外，在亚洲市场，尤其是中日韩等国，通过配戴隐形眼镜改变虹膜的颜色、大小，而改变配戴者眼睛的视觉效果成为一种流行元素，在软性隐形眼镜中添加色素的虹膜放大镜片（彩片）也成为软性隐形眼镜市场的一个重要产品品类。

隐形眼镜属于三类医疗器械，生产准入门槛较高，市场上产品的品牌集中度也较高。目前，全球范围的软性隐形眼镜生产主要集中在四大生产商——强生、库博光学、爱尔康和博士伦，其是硅水凝胶、短周期、散光等功能化镜片的主要供应商和行业趋势引领者。在中国，软性隐形眼镜主要生产商除了四大国际品牌，还有海昌、卫康、艾爵等优秀本土品牌，进一步丰富了消费者对隐形眼镜镜片产品的选择。

培训项目八 眼镜美学

任务一 美学基础知识

学习目标

知识目标：学习基本的美学知识。

能力目标：1. 了解美的定义；

2. 了解美的不同形式；

3. 学会美的基本法则；

4. 正确引导顾客镜框搭配。

素质目标：树立正确的审美思维。

任务驱动

日常的眼镜销售当中，我们会发现顾客对于眼镜的挑选会有各种各样的误区，比如：

- 方配圆，圆配方，我是圆脸，我要选方的（几乎所有女士都认为自己是大圆脸）。
- 框越大越遮脸，所以越大越好。
- 戴眼镜太难看了。

为什么会出现这么多的误区？是不是我们自己的美学知识还不足够？我们是否能够引导顾客正确挑选眼镜呢？通过学习，我们来一一解开这些异议与误区。

在正式开始分享美学知识之前，问问大家，有没有经常看到身边人配戴眼镜的尺寸过大，或者脸型与镜框造型不太匹配？又或者，在自己每天换衣服的同时希望找副眼镜搭配，却无从下手？

现代管理学之父德鲁克（Peter F. Drucker）说过：我们在各领域都处于知识危机和审美危机中。眼镜行业同样如此，我们无处不在地存在着审美危机。无论是我们的门店布局、产品陈列、节日装饰，还是为顾客推荐眼镜，作为专业的配镜师，我们需要有正确的审美，才能在销售中正确引导顾客，并且有理有据地表明为什么这样的美是合适的，又为什么这样是不够美的，我们怎样能搭配得更美……因此，美学知识的学习非常必要！

我们将通过美学基础知识与眼镜美学搭配的学习来帮助大家了解、学习和掌握必要的美学知识，提高时尚专业的销售能力，进而提升审美思维。

一、美的定义

我们常说“爱美之心人皆有之”，追求美是人类的天性。千百年来，人类对于美的追求孜孜不倦。而眼镜已经不仅仅是矫正视力的一种工具，也成为人们衬托五官美的一种重要修饰。在当今社会，眼镜更成为整体造型美的一种搭配、完善与提升。

在日常的眼镜销售工作中，顾客经常会说“帮我选一副好看又适合我的眼镜”，也就是一副让顾客戴起来更美的眼镜。不仅如此，我们的门店陈列布局、橱窗装饰，甚至是日常的衣着打扮、化妆技巧，无疑都涉及关于美与美的感知。

从古到今，从西方到东方，人们对于美的解释如此多面和复杂。古希腊哲学家苏格拉底认为“美是相对的”，即没有永恒绝对的美；美就是适合，每一件东西对于它的目的服务得很好，就是善的和美的，服务得不好就是恶的和丑的。如一对情侣在月夜下互相倾诉爱慕，那么，这时他们看当时的月亮就是“人月两团圆”；如果这对情侣在月夜下争吵，那么他们也许会认为“都是月亮惹的祸”，所以美是相对的。同在古希腊，数学家、哲学家毕达哥拉斯认为宇宙由数组成，科学的世界和美的世界也按照数组构成。美学就是表现在数量比例上的对称与和谐，因此他认为，“美就是和谐”。另一边，古罗马天主教思想家圣奥古斯丁说，美是上帝无上的荣耀与光辉；俄国文学作家车尔尼雪夫斯基说，美是生活；中国古代的道家则认为，天地有大美而不言。

这样看来，美的定义和解释确实复杂多面，更有些晦涩难懂，也许我们可以这样简单来理解，凡是能够使我们感到和谐的都能够称得上“美”，历经千年发展，美被总结为这样或那样的形式而表现出来。我们了解了这些形式，也就对美的理解更进一步。

因此，我们暂且以这个方式来定义它：美，就是一种有意味的形式。

“什么是美”其实是一个可以深入研究的课题，对于眼镜从业者而言，我们就不过多去深究美学的历史背景、哲学范畴和精神范畴，我们将更多地从生活美学角度上浅谈，以便大家有一个基本的了解，同时能在眼镜销售中开展实际的应用。了解和掌握美的定义和形式，让我们具备正确的审美，从而使我们在为顾客推荐眼镜的美时，更有引导性，更有理有据。

二、美学的形式法则

美是有意味的形式。让我们感觉美的事物，都是由一些形式组织而成，经历了时间的沉淀，这些形式，也被人们总结和归纳出来。

那么让我们想想，令人印象深刻的美的作品有哪些？

是梵高(Vincent Willem van Gogh)的《向日葵》？中国的敦煌飞天壁画？还是达·芬奇(Da Vinci)的《蒙娜丽莎》？一切让我们感觉到美的事物，虽然外形、材质、构成等各有差异，但都能触发我们的感官，唤醒我们对美的感知。经历千百年的发展与总结，美的展现已经被总结出一些规律与形式，人类也拥有了一套基本的审美思维。掌握这些形式，能提升我们对于美感表达的理解，指导我们更好地去创造美的事物，并将这些形式运用于眼镜搭配中。将美的形式落实到实际应用中，一定会让大家受益匪浅。

美的形式法则，是人类在创造美的形式、美的过程中，对美的形式规律的经验总结和抽象概括，这些形式多种多样。在眼镜美学知识中，我们首先学习关于美的七个核心展现形式：对称、平衡、对比调和、节奏韵律、比例、渐变、错觉。

（一）对称

同形同量的组合，以中心线划分，上下或左右相同，如蝴蝶、鸟类的双翼、对生的叶子，等等。对称给予人一种稳定、圆满与和谐的感觉。对称美学正是始于自然。比如人体有两只手、两只眼睛、两条腿，失去一个，大家就会感觉不完整；比如城市行政区域规划中很多城市都有一条中轴线的道路，左右两边对称式地规划开发；再比如我们的眼镜，有左右两个相同的圈型，都体现了一种对称式的美学。相对地，如果我们看到左右镜圈形状不一样的设计，这就是一种不对称的形式，更展示眼镜极致独特的美学表现。

（二）平衡

平衡是以视线的平衡中心为基本点，视力感官上的力度均衡。平衡与对称有所不同，平衡指的是运用大小、色彩、位置等差别来形成视觉上的均等。听起来有点儿深奥，其实平衡感给人带来的视觉就是：看着舒服。比如，中国传统道学里的阴阳平衡学说“八卦阵”，就是平衡感的表现。平衡原则使用很常见：当出现事物的左右大小不一致时，平面设计时通常就会通过色彩轻重、内容疏密等手法进行视觉上的补充平衡，令其不会一边倒。比如，室内装饰中经常利用灯光的明暗互补作用，以降低大空间与小空间之间的落差；在门店装修中，实色墙面穿插镜子背柜的相互补充，使实心空间增加延伸与通透感，达到悦目的视觉平衡，提升眼镜陈列的魅力；再如，门店眼镜前柜的密集式陈列与中岛放大单品的焦点式陈列，带来疏密有致的感观等，都是平衡原则的设计与运用。

（三）对比调和

对比，也称对照，能有助于认识物与物之间的区别。一般性质相反且相似要素较少的事物就可表示出对比的现象来。对比会给人带来区分强化和弱化的视觉感受，因此，具有较强的感染力，使人产生丰富的心理感受，还能使人强化印象或改观印象等，如新旧对比、黑白对比、形状对比等。

在眼镜搭配的美学运用当中，当顾客有需要完善脸型、改变造型、使人印象深刻等强烈需求时，我们经常使用对比原则作为准则，大家经常说“圆脸配方框”“方脸配圆框”，就是对比美学的运用。

与对比原则刚好相反，还有一个调和原则，又称为和谐原则。对比原则强调差异，而调和则强调的是差异程度小、视觉近似的要素。调和原则能使整体各部位质感统一和谐，在差异当中趋向于同一和一致，使人感到融合、协调。因此，调和原则的使用能够给人带来连贯、配套、缓和、舒适、亲切的感受。

在眼镜搭配的美学运用当中，掌握调和原则能帮助顾客打造眼镜与整体造型的最佳匹配度。比如，一位工作于国家机关单位的男士，经常以黑色制服工作形象出现，那么挑选一副方正的黑色板材矩形框匹配他的造型，就属于调和原则的应用，这样能更加强化他的职业形象，给人带来忠诚和信任的职业感觉。除了造型搭配，我们还能运用调和原则更好地展开门店陈列的色彩搭配。举例来说，如果道具的广告画面是红色调，旁边三支陈列架摆放同一色系的三款暖色调镜片太阳镜，按照由浅到深的颜色摆放。这样陈列色彩调和后，整体感就会更强，也更显高级。

（四）节奏韵律

节奏与韵律本来是用于形容音乐的词语，也可以体现在各种设计形式当中。

音乐的节奏是利用时间上的间隔，使声音的高低强弱呈现出有规律的反复，而形成了节奏。音乐的节奏与韵律能够建立具有动势的秩序，是体现音律的动感与活力的方式之一，其最根本的特点是反复。音乐的节奏富于理性，而韵律则富于感性。

节奏与韵律通常在平面设计与陈列结构当中运用得相当多，在眼镜的设计当中，如品牌太阳镜片上均匀斜印 logo（标志），就属于韵律感的设计，独具个性。

在我们的眼镜门店陈列、节日促销展示以及品牌橱窗的设计当中，眼镜陈列三支架与两支架的高低错落的规律性摆放，颜色和造型间隔性重复，都属于韵律感设计，会带来流动感、生动、活泼又吸引眼球的良好效果。只要大家细心观察，常常都能发现韵律感的美。同样，当大家需要调整橱窗陈列或者开展活动陈列的时候，也可以多参考与运用节奏韵律的美学形式，增加眼镜商品的吸引力。

（五）比例

在自然界中，静止的物体都是按力学的原理以安定的形态存在着。因此，不论平面图案还是立体图案，都要有安定以及合适比例的原则。例如器皿造型上的长、宽、高的关系，器物的局部与局部之间、局部与整体之间都应有一定的比例关系。一般来说，我们对于比例的评判，都以人体的尺度作为标准，根据使用的便利而制订的。因此，正确、合适的比例给人带来舒适感；放大、强调的比例给人以冲击感，放大感受。

在眼镜搭配的美学运用当中，非常热门的素颜“神器”镜框正是以放大比例设计的。最常见的一款超大黑色方形板材光学镜，有立体加粗的镜框线条，尺寸通常比面宽大一些。刻意放大的镜圈比例在配戴上脸后，会马上让人强烈感受到镜圈在脸上的存在感，从而弱化对脸部细节的关注，配戴者即使不化妆也仍然造型感满满，深受年轻人的喜爱。

（六）渐变

渐变是逐渐变动的意思，就是一连串的类似，即形象在调和的阶段中具有一定顺序的变动，是动态延伸的变化。最常见的，月亮由刚显露出的月牙形渐变成圆形，太阳东升到逐渐西下光线的移动，以及春夏秋冬一年四季的变化，都是一种自然性顺序的渐变。渐变的形态可以降低视觉噪声，带来易接受、简洁、舒服的感觉。

在眼镜搭配的美学运用当中，渐变原则是一个容易推动顾客提高接受度的法则。例如，我们可以推动顾客去尝试和接纳一些其原本不敢尝试的造型或者色彩。如想要让保守的女性顾客尝试更多的彩色太阳镜造型，可以尝试从渐变颜色镜片的款式开始推荐。对顾客日常配戴来说，上深下浅的渐变镜片色调比纯色调饱和度低，更显柔和，这样的彩色系镜片更百搭，顾客也更易接受。

（七）错觉

我们看事物时，常注意其最强的部分，或有变化的部分，这时在视觉上会引起以这部分为中心的统一感觉，这种感觉称为统觉。错觉对应统觉，是人的眼睛观察物形或色彩时，由于受到形、光、色的干扰，加上人们的生理、心理原因而误认物像，产生与实际不符的判断性视觉误差。比如，当下非常热门的网红打卡的三维动漫画馆，打破了立体绘制与二维视觉界限，让观者视觉与平衡感产生错觉：可能是一个深渊的大窟窿，一只猛兽飞扑而来，又或者站在爆发的火山口……栩栩如生的画面让事物看起来跃框而出，这正是错觉艺术的体现。错觉能让人感觉到趣味感、丰富感，调动起兴奋的感受。

错觉在生活中的应用也很常见。我们来玩个常识小游戏。请问，通常服饰上衣里的细条纹图案显瘦，还是宽条纹图案更显瘦？

经常逛街试衣服的朋友们肯定知道答案吧？细条纹比宽条纹更显瘦，无论是横条纹还是竖条纹，都适用这个准则。而且，横条纹要比竖条纹更显瘦。很多人误以为竖条纹更显瘦，感觉竖条纹长长细细的，应当让身段更细长才对，然而事实恰恰相反。在视觉上，眼睛视觉关注着横条纹图案，就会错觉身段显得颀长。最后，条纹图案越细越显瘦。这些都是错觉法则带来的视觉效果。

错觉艺术也可以运用于眼镜的设计当中，利用眼镜轮廓、造型以及镜片的不同结合，而产生错觉修饰作用。比如，太阳眼镜镜圈与镜片之间以镂空设计，有前后距离的错层结构，再叠加渐变色彩镜片之后，就能够从视觉上达到让眼眶纵深而呈现有立体感的错觉。使用错觉艺术设计的眼镜款式通常会使人感觉造型突出，带来前卫极致的风格。大家以后接触各式各样的不同眼镜款式时，多多触摸、配戴，都可以从不同的角度来观察到不同的设计美学。

通过学习，大家有没有发现，美学的形式法则其实在我们的身边无处不在，当我们了解、学习和掌握了之后，我们能拥有更好的对美的感知，才能够打造和呈现更好的美的形式。

案例分享：眼镜设计中的美学

【场景描述】

工作中，眼镜设计师需要设计一款面向女性群体的眼镜，产品定位于优雅与时尚兼顾。从设计方面来说，需要考虑的因素有很多，比如人体工程学、材质、颜色和镜框。而其中直接影响到顾客购买因素的就是“这款眼镜我戴起来好不好看”，也就是不同人对于美观或者说美学的认知。

【问题处理】

材质选择目前主流的金属材质，其在视觉观感上看来会更亮眼，同时显得更加精致，符合大众审美的标准。

在镜框的颜色上，为了满足不同肤色人的需求，设计了金色和玫瑰金两种颜色，均有提亮肤色的作用，符合亚洲人的肤色特征，并且在女性消费者中，亮色眼镜往往会更加符合女性的偏好。

接下来是框型，从脸型搭配上来看，无外乎相关的美学要求：修饰脸型、强化优点和调和缺点。于是在框型上选择了较为百搭的蝶形框，并且在边侧的镜框上做了细微的弧线改动，营造出一种海浪的效果。这么做是为了修饰面部轮廓，使得脸部线条匀称和精致。

镜片颜色采用了彩虹渐变色、灰紫渐变色、蓝粉透紫色等多场景镜片，满足顾客对于衣服的搭配，无论是调和色还是对比色都可以轻松搭配。同时，镜片也做了钻石切边处理，能够使镜片在不同角度下呈现出不同的光泽，镜片与镜框做了错层设计，多层次、立体地体现面部美感。

【经验总结】

眼镜设计中体现的美学是多种多样的，从材质和谐到颜色和谐，应符合目标人群审美定位，以美观获得顾客的青睐。

【讲师点评】

拥有正确的审美，根据产品特点结合美学知识，提升对眼镜设计的感知力，帮助顾客呈现各式各样的美。

任务二　眼镜美学搭配——框型与脸型

学习目标

知识目标：1. 掌握不同框型与脸型的搭配；

2. 学习面部其他自然特征的眼镜搭配方式。

能力目标：1. 能分析顾客脸型特点；

2. 根据顾客脸型快速找到搭配的框型；

3. 掌握根据面部其他自然特征的搭配技巧；

4. 解答异议，给出适合的搭配建议；

5. 使用正确的语言进行介绍。

素质目标：提升顾客的五官之美。

任务驱动

案例描述：刘××，女性，30岁，保险公司经纪人。工作时穿制服，平时喜欢休闲时装品牌，刚换了一台新车，目前没有太阳镜。

个人特征：心形脸、白皮肤、黑色头发、黑色眼睛。

购买需求：需要一副提升形象和气质的太阳镜。

引出工作任务：为客户挑选一副既具有功能性，更具有修饰作用的太阳眼镜。

1. 找到心形脸适合匹配的框型。

2. 根据顾客面部的其他自然特征推荐合适的眼镜。

接下来，我们通过对眼镜美学搭配知识的学习来满足顾客的需求。

第一部分　眼镜框型

通常，顾客进入门店挑选眼镜时，我们最容易判断与依据的就是其自然特征，也就是天生的容貌特点来进行推荐。因此，在眼镜美学搭配的初级模块，我们首先需要学会分析顾客的自然特征与眼镜之间的搭配方式，让眼镜更能提升顾客的五官之美。

一、镜框结构

眼镜框以结构形式来划分，分为全框眼镜、半框眼镜、无框眼镜（图1-8-2-1）。

（一）全框眼镜

全框结构是镜片的四周都由镜框包围。

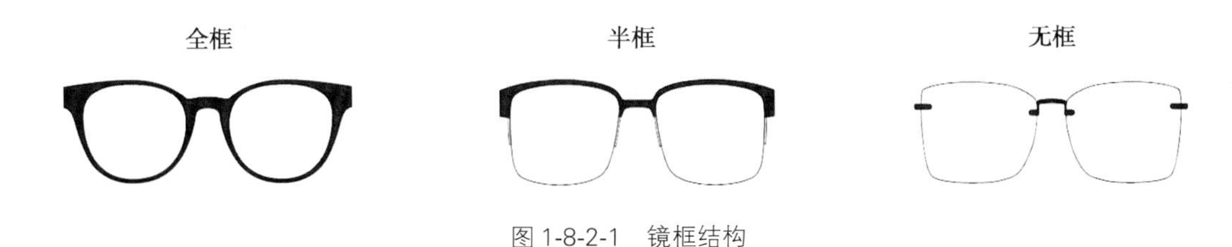

图 1-8-2-1 镜框结构

配镜时全包裹镜片，能够更好地遮盖度数镜片厚度，同时长时间使用保持更好的耐用稳定性。作为美学搭配时，全框结构的存在感最强，最能够修饰脸型，是最强的改变造型利器。

（二）半框眼镜

半框结构的镜框只有镜片的上半部分固定在镜框上。

半框眼镜能在为镜片提供结构稳定性的同时，还能比全框款式提供更广阔的视野。因为是半包裹式镜片，配完镜片时下半框会稍显镜片厚度，因而对于镜片材质及厚度的要求比全框结构更高一些。作为美学搭配时，半框结构强化眉毛上方的设计，可以修饰上半部分脸型的弱点（如高眉骨或颞侧凹陷）。同时，半框结构因为可以把视线聚焦于脸部上方位置，也可弱化高颧骨的存在感。中梁平直的半框结构能体现中性阳刚气质；彩色半框结构还能提升整体年轻感。

（三）无框眼镜或纯镜片

镜片四周没有固定材料，镜片通过螺丝或铆钉连接鼻梁和镜腿。

配镜时，无框结构可以允许轻微改变镜片形状及尺寸，无框包裹会显镜片厚度，因此，对于镜片材质及厚度需特别注意。作为美学搭配时，无框结构从正面看基本不遮盖脸部线条，让脸部显得干净、高级。

不同的镜框结构有其各自的优缺点，销售时主要还是关注镜框结构的优点并侧重修饰点，同时需要结合顾客的视力情况、个人喜好以及场合需求等实际情况。每一款镜框结构都有它的独特之处，关键是看配戴者怎么去配戴它，在什么职业或者场合使用更合适。

二、眼镜框型分类

框型是指镜框的外形与形状，不同眼镜框型可以搭配和修饰消费者的不同脸型。我们提供两种框型分类方式，大家可以综合运用。

（一）以形状分类

眼镜框如果以镜框外形来划分，可以基本分为九大框型：圆形、PANTOS（潘托斯）、方形、矩形、椭圆形、飞行员（水滴形）、猫眼、蝶形，以及不规则形（图 1-8-2-2）。每一种框型均有其独特的设计特点，下面来一一剖析。

1. 圆形　这里指的是正圆形框，它是最早出现眼镜时的初始形状。配戴时焦点正居于眼球前方，特别适合镜片的打磨与匹配。说起圆形框的造型风格，大家脑海里一定有溥仪皇帝或者哈利·波特这些配戴圆框眼镜的经典印象。在眼镜还是稀罕物品的年代，眼镜只有王公贵族能够使用，是当时最时尚的物件之一。圆形框也是学生时代最常使用的框型之一。不过，时尚就是一场轮回，随着复古风的大热，历史悠久的圆形框现在又重回潮流，是当下的热门圈型。圆形框小巧的镜片不会大面积遮盖脸部，能使配戴者露出健康的苹果肌。对于喜欢复古风、可爱风或者“暖男”气质，希望让自我风格变得有亲切感的人群，可以推荐这样的

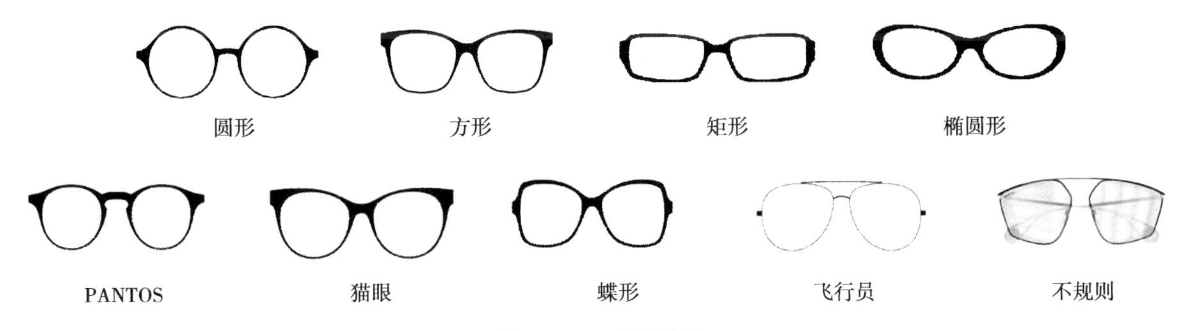

图 1-8-2-2 框型分类

框型。

2. PANTOS（潘托斯）　PANTOS（潘托斯）是正圆形框的演变，趋向于一种上宽下收的倒三角式的圆形。PANTOS 相比正圆形，既有正圆形的圆润线条与镜片适配度，又相较正圆形更能修饰脸型，因此，更适合大部分人群的审美需求。PANTOS 造型更加的现代、时尚，融合了建筑线条与时装精神，既可以打造未来感，又可以呈现复古文艺的不同风格。

3. 方形　镜框的宽度与高度趋向相等、方方正正的眼镜形状，通常被称为方形框。方形镜框的框面比圆形框更大，配镜合适的话能够呈现更好的视觉范围，因此，还可配渐进镜片、驾驶型镜片等。方形框的大尺寸造型，能更大面积修饰脸部中庭部分，适合中庭长和鼻梁较长的人。而方形框规规矩矩的造型感，通常会呈现出休闲、青春的风格。

4. 矩形　镜框的宽度大于高度，方正但窄扁一些的眼镜形状，通常被称为矩形框。矩形框立线较短，是配老视镜的最佳圈型，也适合高度数镜片。矩形框配戴上脸时，基本呈现出横向修饰的延伸感。在美学搭配上，矩形框比方形框更加内敛和规矩，同时也给人带来端正、权威感和信任感。

5. 椭圆形　椭圆形是由圆形演变的长圆形，比圆形扁，又比矩形圆润。椭圆形线条感柔和、横向修饰，配戴上脸有种清秀感。椭圆形镜框通常尺寸适中，适合配高度数及老视镜等多种类型镜片。配戴起来不仅舒适美观，还有种文人的优雅气质，很适合打造斯文、清秀、亲和的风格。

6. 猫眼　猫眼款是镜框外两侧为最高点，中梁及镜框下方一般带有弯曲弧度，从上至下呈现向下向内收缩的趋向造型。猫眼镜框拥有上扬式的大线条，戴上之后在视觉上拉宽上半张脸及拉长脸型，能够遮挡不饱满的颞侧，同时对比下半张脸变小，凸显和收窄颏部，有倒三角式的修饰感。配戴猫眼眼镜能够强烈地修饰轮廓，自动呈现 V 脸效果。猫眼款眼镜修饰效果强烈，特别能呈现女性妩媚、自信、和强大气场，彰显女性魅力。

7. 飞行员　飞行员款顾名思义，最初是为美国空军飞行员设计的太阳镜款式。按其形状来看，又称为泪滴形或水滴形。超大的镜面设计能帮助遮挡日光、屏蔽热能，使飞行员保持良好清晰视力。当年，美国空军飞行员试用后给予极大好评，随即迅速在全美军中流行。美国五星上将道格拉斯·麦克阿瑟（Douglas MacArthur）将军留下的经典照片中，脸上正配戴着飞行员款眼镜；流行歌神迈克尔·杰克逊在演唱会上配戴飞行员眼镜的扮相也广为人知；好莱坞影星汤姆·克鲁斯在他主演的经典空战电影《壮志凌云》中配戴飞行员眼镜的帅酷造型，更是在当年掀起了美国全民的参军爱国热潮。随后，飞行员款眼镜逐渐风靡全球，在时尚界掀起了中性酷炫的眼镜风潮，至今经久不衰。

飞行员款眼镜配戴起来有向下修饰的作用，能很好遮盖与修饰较长的脸型。如今，飞行员款既有太阳镜也有光学镜，配戴时兼具帅气与舒适性，呈现中性阳刚风格，是当代最具标志性的眼镜造型之一。

8. 蝶形　蝶形镜框外侧立线长、内侧立线短，造型感觉正像蝴蝶的一对大翅膀。蝶形镜框属于大镜框的类别，因此如果用于配度数镜片，对度数和镜片材质等要求相对较高。蝶形框上脸时，就像两个横向的 V 字组合“><”，视觉延伸线由外往里收缩，脸部外围被遮挡更多，露出更多中心部位，类似化妆中的高光效果。因此，蝶形框修饰脸型的效果极佳，在让脸型瞬间看起来更小的同时，面部露肤更多的中间部位会更让脸型显得立体。

9. 不规则形　不规则形镜框不属于常规的镜框造型，畅销的款式通常由几何多边形或多样化的直线和曲线构造而成，还有一些特别的个性形状，如爱心、星星等凹造型的款式。这里仅重点介绍市面畅销的几何不规则镜框。

我们拿到不规则形的镜框时，请不要第一眼看到心理上就拒绝，感觉难以配戴。其实，不规则镜框线条感丰富，上脸后修饰效果更为明显。因为东方人群的脸部线条通常比较扁平，而不规则镜框的多样化线条正好能弥补并提升脸型立体感。只要选好尺寸，不规则镜框通常比常规镜框更能匹配大部分消费者的脸型。通常，线条感越丰富的镜框反而越不挑脸型。

（二）以线条走向分类

如果用最简易的线条大框架划分，镜框可以分为直线型镜框与曲线型镜框。大家应该容易快速判断理解，比如：矩形属于直线型镜框，而圆形则属于曲线型镜框。

以线条走向的镜框分类汇总如图 1-8-2-3 所示。

1. 直线型镜框　直线型镜框的特点是有棱角与突出线条轮廓，配戴时能让脸部更有立体美感。

直线型镜框包括：方形、矩形、几何不规则形、蝶形。

2. 曲线型镜框　曲线型镜框展现出更柔和的轮廓，没有明显转折角度，可弱化脸部线条感，提升精致度。

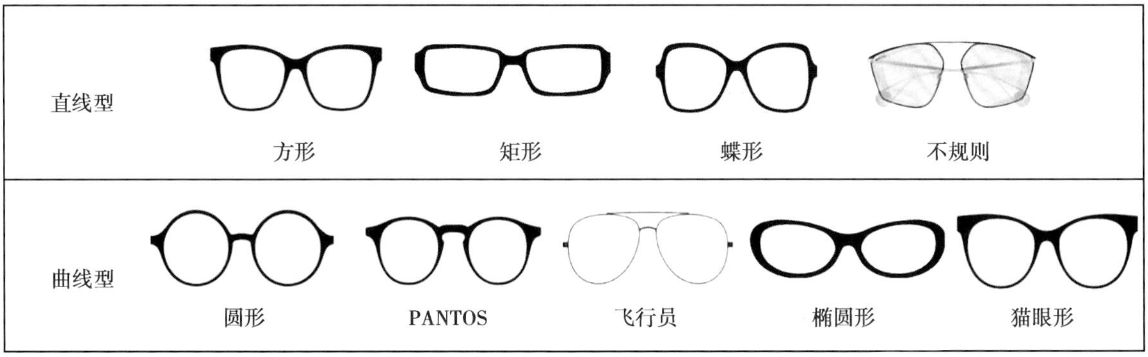

直线型	方形	矩形	蝶形	不规则	
曲线型	圆形	PANTOS	飞行员	椭圆形	猫眼形

图 1-8-2-3　直线型与曲线型镜框

曲线型镜框包括：圆形、PANTOS（潘托斯）、飞行员、椭圆形、猫眼。

这种分类方式可以快速地匹配脸型轮廓。因为我们的脸型也有相似的分类方式，通常可以分为棱角型脸型和圆润型的脸型，以对比原则即可快速进行匹配。

第二部分　如何辨别脸型

在了解了镜框的形状之后，我们再来详细聊聊脸型。

脸型是指面部的轮廓，可以通过不同的分类方法进行分类，不同方向（正看和侧看）的脸型也是有区别的。脸型的分类方法很多，下面是几种常见的脸型分类法。

形态法：将人类的脸型分为十种：①圆形脸型；②椭圆形脸型；③卵圆形脸型；④倒卵圆形脸型；⑤方形脸型；⑥长方形脸型；⑦梯形脸型；⑧倒梯形脸型；⑨菱形脸型；⑩五角形脸型。

字形法：中国人根据脸型和汉字的相似之处的一种分类方法，通常将脸型分为八种：①国字形脸型；②目字形脸型；③田字形脸型；④由字形脸型；⑤申字形脸型；⑥甲字形脸型；⑦用字形脸型；⑧风字形脸型。

三维立体法：人的脸型是一个立体的三维图像，因此也应该从侧面来进行观察。根据人的正侧面轮廓线，将人的脸型分为六种：①下凸形脸型；②中凸形脸型；③上凸形脸型；④直线形脸型；⑤中凹形脸型；⑥和谐形脸型。

如果大家有兴趣深入了解，可以继续自行搜索更多的信息。在这里，我们还是从实用美学角度出发，整合为最常用、最简单的脸型形状来分类，以方便大家快速掌握。

那么，究竟如何来辨别脸型形状呢？这里我们提供三种方式，大家需要常常练习，才能慢慢熟悉和掌握，并找到最适合自己运用的方式。

一、连线法

打开一张露出额头的素颜照片，找到脸部轮廓最外侧的八个点：发际线中间、左右额头、左右颧骨、左右下颚线、颏部连起来（图 1-8-2-4），得出的形状，就是你的脸型。

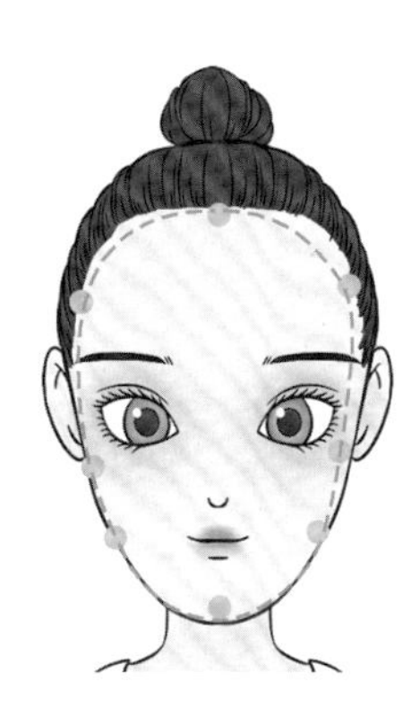

图 1-8-2-4　连线法

二、比较法

第一步：找到面部横向的三条线：额头宽度、颧骨宽度和下颚宽度，对这三条脸部横线的位置进行测量比较（图 1-8-2-5、图 1-8-2-6）。

第二步：找到面部最长纵轴线：头顶到颏部的距离。

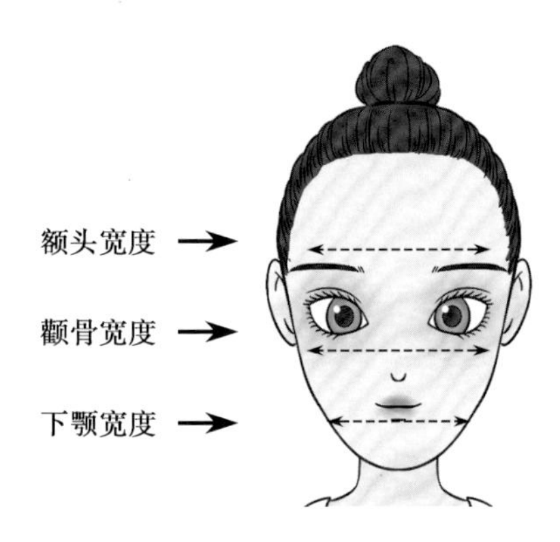

图 1-8-2-5　比较法一

第三步：将这些线条尺寸进行相互比较，即可以分辨不同脸型。

通过比较法，我们可以将脸型划分为七种类型（图 1-8-2-7）：

1. 椭圆形脸　又叫鹅蛋脸，被称作标准脸型。脸宽约为脸长的 2/3，脸部线条比较柔和流畅，颏部较圆润。鹅蛋脸是传统审美的最佳脸型，基本上，任何形状的镜圈都能配戴，是百搭的脸型。

2. 圆形脸　脸部中垂线比较接近颧骨连线；前额最宽处、颧骨最宽处与下颚最宽处距离接近；脸部线条比较柔和圆润，咬肌明显，颏部较圆润。圆形脸一般给人可爱甜美的感觉，很减龄。

3. 心形脸　又称倒三角形脸、瓜子脸。额头连线明显大于下颌骨连线，即额头宽、颏部尖。额头较宽，脸部外侧线条柔和，脸颊较饱满，颏部较尖翘（颏部尖型或偏圆形）。心形脸比 V 脸亲和，同时又显高级，非常耐看，属于人见人爱的“女主角”脸型。

4. 菱形脸　菱形脸又称钻石型脸，通常颞侧凹陷，

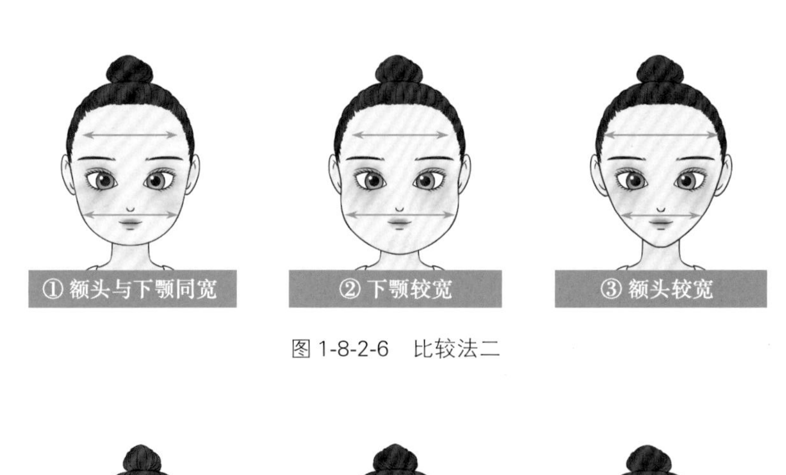

图 1-8-2-6　比较法二

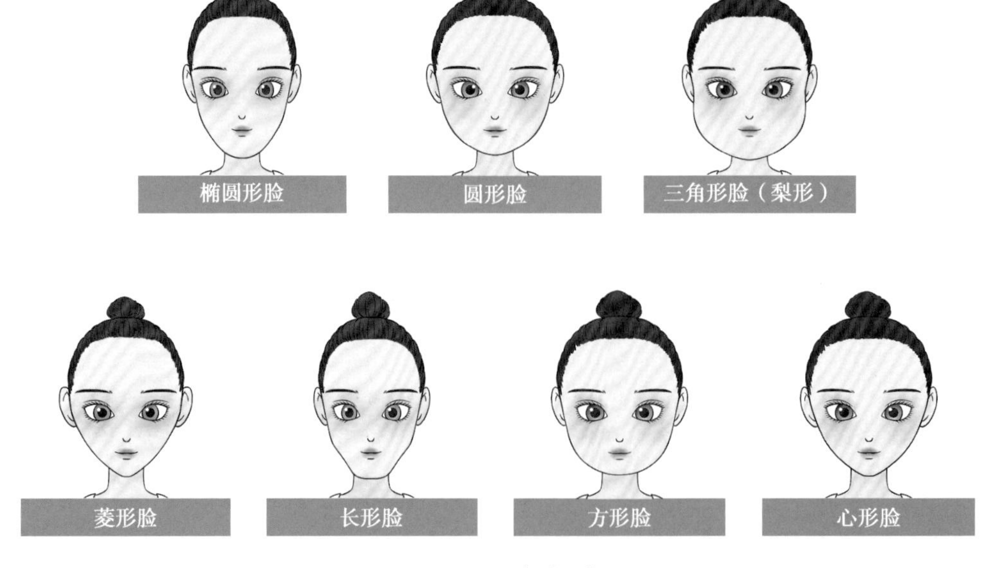

图 1-8-2-7　脸型分类

颧骨高，上额窄，颏部尖。脸部立体感明显，搭配不同发型能使面部富于变化，菱形脸会给人留下高冷和强大的气场感。

5. 三角形脸　又称梨形脸。额头窄，下颌宽，咬肌较突出。整体轮廓呈现上窄下宽的正三角形，颏部呈圆形。经过修饰的梨形脸会整体给人感觉端正、大气。

6. 方形脸　下颌骨菱角比较明显，颏部一般呈方形。短方脸纵向距离比较短，且棱角分明。方形脸给人自信执着的印象，呈现出高级感。

7. 长形脸　长形脸比椭圆形脸略长，脸部轮廓有棱角，额头、颧骨、下颌骨宽度基本相同。长方脸又称国字脸，脸型上下落差较大，横向距离小。长形脸给人威严、正气感。

三、下颚线判断法

这是最简易的判断方法，因为通常顾客的脸型会有发型遮挡，这个时候我们可以根据鼻子以下形状，主要根据是下颚线轮廓和颏部进行判断（图 1-8-2-8）。

1. 圆润型脸型　下颚线条圆润，无论是偏圆形还是偏椭圆，只要无明显的轮廓感，都可称为圆润型脸型。

2. 棱角型脸型　下颚线条突出明显，无论是偏方还是偏三角形，都可称为棱角型脸型。

我们快速分类出棱角型或圆润型的两种不同脸型（图 1-8-2-9），再利用对比原则就可以为顾客快速挑选出对应造型的镜框。

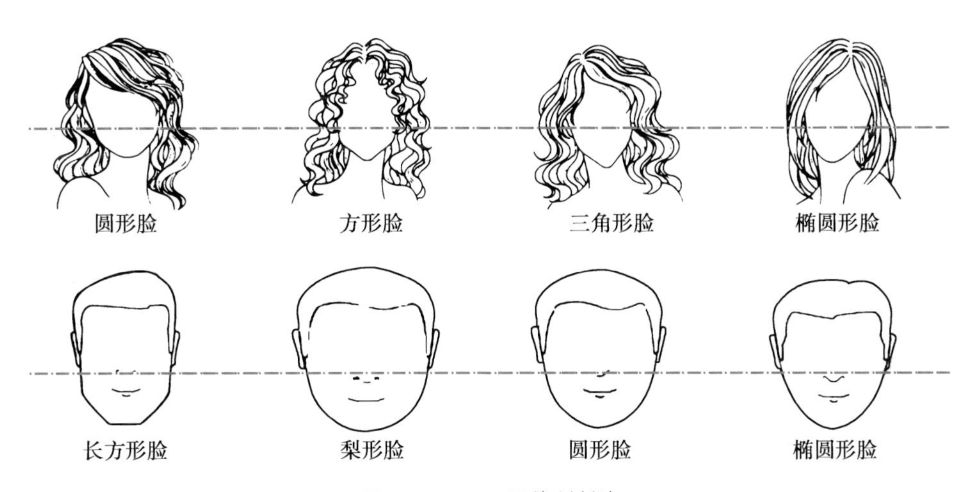

图 1-8-2-8　下颚线判断法

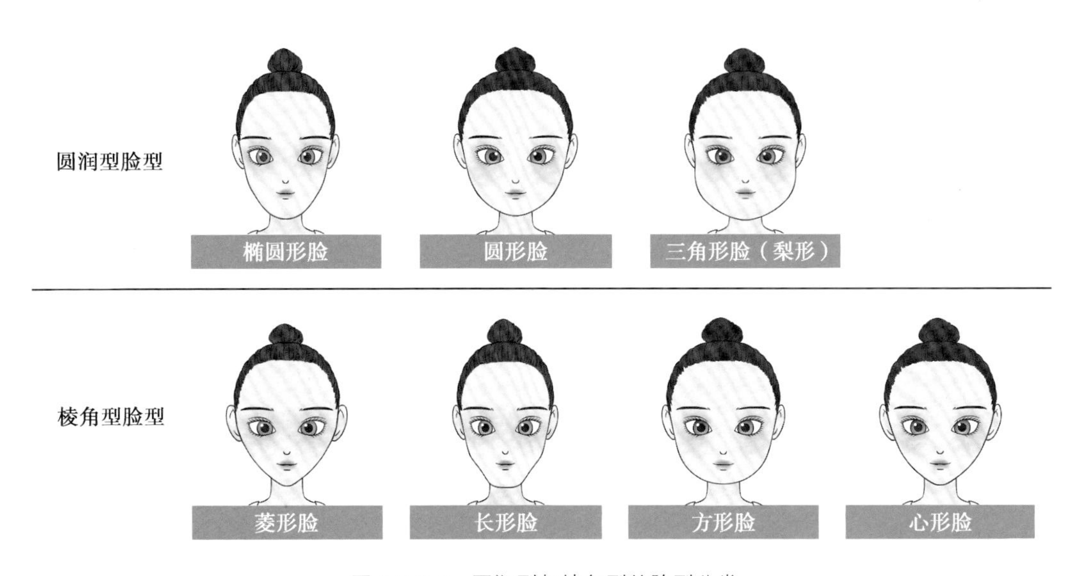

图 1-8-2-9　圆润型与棱角型的脸型分类

思考题

请找到身边7位相识的老师或同学：
1. 判断他们属于什么脸型？
2. 详细说出你的判断标准。

第三部分　框型与脸型的搭配

大家都知道，我们脸上除五官之外，眼镜是最重要的。不仅近视矫正离不开它，日常造型、希望提升气场或者改变形象也离不开它。眼镜款式选得好，颜值与魅力值提升十倍不止。因此，我们必须掌握眼镜造型的搭配能力。

一、脸型与框型如何搭配

在详细了解了框型与脸型的不同特点之后，我们来进一步学习如何搭配脸型与框型，让我们的脸型更显完美、颜值更高。

根据脸型选择镜框圈形的时候，选择美学知识当中的对比原则或调和原则进行搭配（图1-8-2-10），都没有绝对的对与错。只是通常在真正的销售当中，运用对比原则进行搭配的情况更多一些，因为对比原则更能够修饰脸型弱点，放大脸部的优点。大家常说的方配圆、圆配方，正是基于对比原则。但对比原则并不是唯一的搭配准则。用调和原则，也就是圆脸戴圆形镜框是否可以呢？答案是肯定的。当我们需要继续放大顾客的个人特色，或是满足不同场合需求或顾客的个人喜好，当然都可以选择。比如，担任公司领导层的方形脸男士，在工作的场合依然喜欢配戴矩形框的眼镜，给人暗示一种权威和端正感觉。所以需要综合顾客喜好和场合等不同需求综合运用不同的搭配准则。关于场合风格等的搭配知识，我们后续会在中高级的美学搭配篇章中继续进一步分享。

对比原则能取长补短，放大优势，是最基本也最为快速的搭配原则。在此我们重点分析以对比原则进行脸型与框型的搭配，注意仅为建议，大家的学习重点还是在于掌握脸型与镜框的优劣特点，多分析为什么这样搭配更好或者怎样搭配更适合，并且最重要的是，在日常销售当中经常实践和总结。

前文分析到，框型和脸型如果以大框架线条的方式区分，脸型可以分为棱角型与圆润型，框型可以分为直线型与曲线型。使用对比原则的搭配方式为：棱角型的脸更适合搭配曲线型镜框，圆润型的脸更适合搭配直线型镜框。在这个基本思路的基础上，再根据脸型的大小、眉眼位置、鼻子尺寸、中庭分布还有整体感觉，加以细化的修饰，让眼镜真正成为适合顾客五官的完美配饰。

（一）圆润型的脸

圆润型的脸更宜搭配直线型镜框。圆润型的脸型包括：椭圆形脸、圆形脸与三角形脸（梨形脸）。

1. 椭圆形脸搭配框型建议　椭圆形脸非常百搭，几乎可以搭配任何圈型（图1-8-2-11）。

2. 圆形脸搭配框型建议　圆形脸脸部线条饱满，一般脸长较短，因此可以搭配带有棱角型设计或者有拉长效果的眼镜（图1-8-2-12），同时不建议配戴向下修饰（如飞行员框型）或者立线较长的曲线型框型。

3. 三角形脸（梨形脸）搭配框型建议　梨形脸上窄下宽，搭配镜框时重点修饰颧骨上方，迁移视线重点。造型设计为上宽下窄的眼镜框大多都比较合适（图1-8-2-13），注意避免窄版设计的镜框。

（二）棱角型的脸

棱角型的脸更宜搭配曲线型镜框。棱角型的脸型包括：心形脸、菱形脸、方形脸与长形脸。

1. 方形脸搭配框型建议　方型脸轮廓分明极具现代感，搭配镜框时以柔和线条为主（图1-8-2-14）。

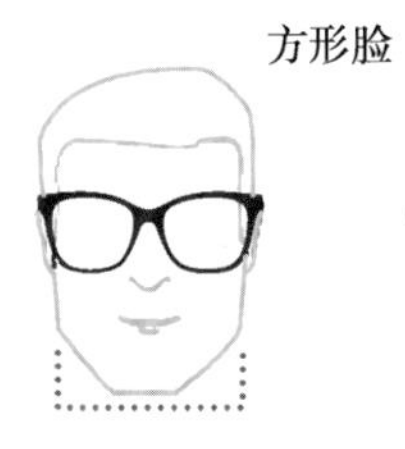
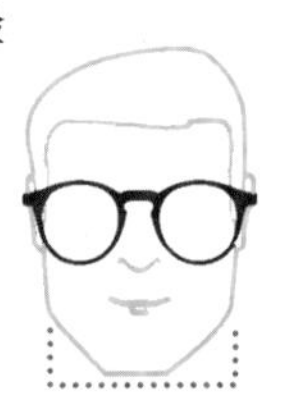
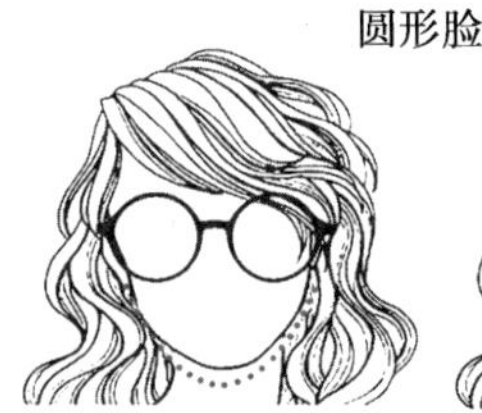
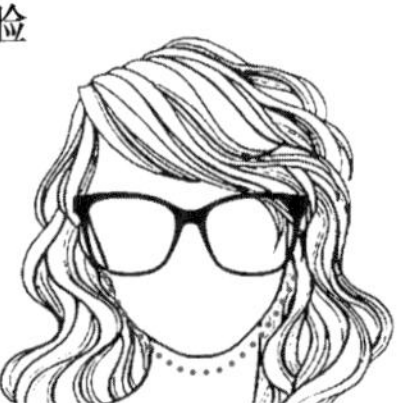

图1-8-2-10　以调和原则或对比原则进行搭配的不同示范

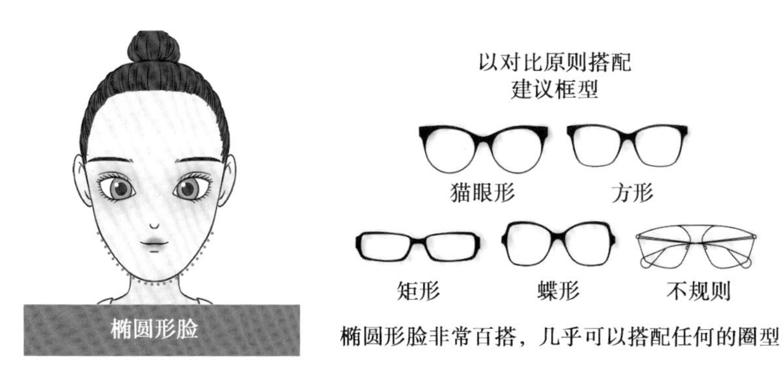

图 1-8-2-11　椭圆形脸建议搭配的框型

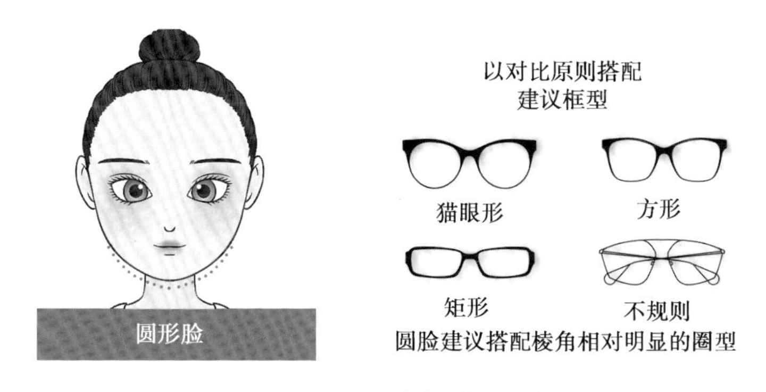

图 1-8-2-12　圆形脸建议搭配的框型

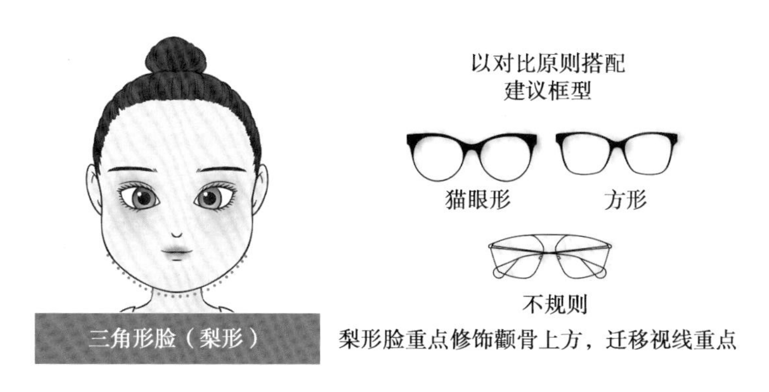

图 1-8-2-13　三角形脸建议搭配的框型

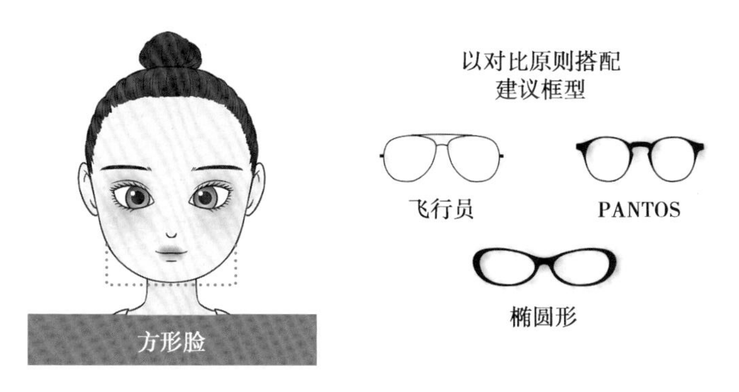

图 1-8-2-14　方形脸建议搭配的框型

2. 长形脸搭配框型建议　长形脸同样轮廓立体、棱角分明,相对方形脸会更长一些。搭配眼镜时重点修饰脸部下方,迁移视线重点,选择立线较长、中梁较粗或者双梁的镜框,最能修饰脸部狭长感(图1-8-2-15)。

3. 心形脸搭配框型建议　心形脸的典型特征是宽额头、尖颏部。比例协调的心形脸就是瓜子脸,同样也是非常百搭的脸型(图1-8-2-16)。

4. 菱形脸搭配框型建议　菱形脸的脸型也属于高级脸,搭配眼镜时重点平衡脸部中间颧骨最宽处,露出完美的颏部,会让面部轮廓更显精致(图1-8-2-17)。

(三)其他自然特征的搭配方式

眼镜除能修饰脸部的外部线条轮廓之外,也能够进一步提升脸部的内部比例与结构,提升脸型的精致美感。因此,在镜框搭配时还需要注意更多的细节。

1. "三庭五眼"原则　提升脸部整体美感的搭配方式是根据什么原则进行修饰的呢?首先,可以借取在整容与化妆行业中最重要的依据之一:"三庭五眼"原则。

"三庭五眼"是脸长和脸宽的标准比例,不符合这个比例就会与理想型脸型产生差距。最简单的"三庭

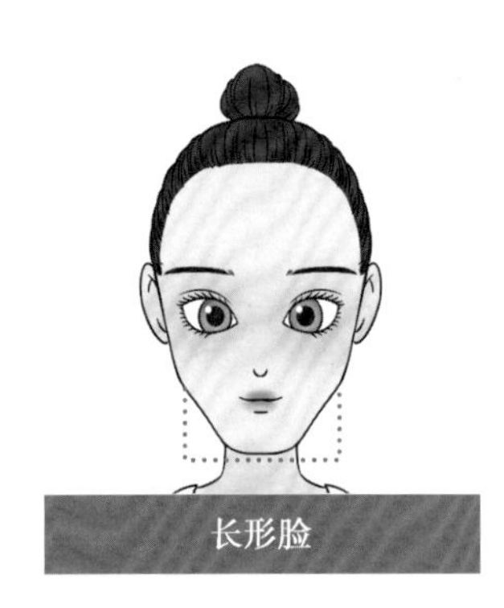

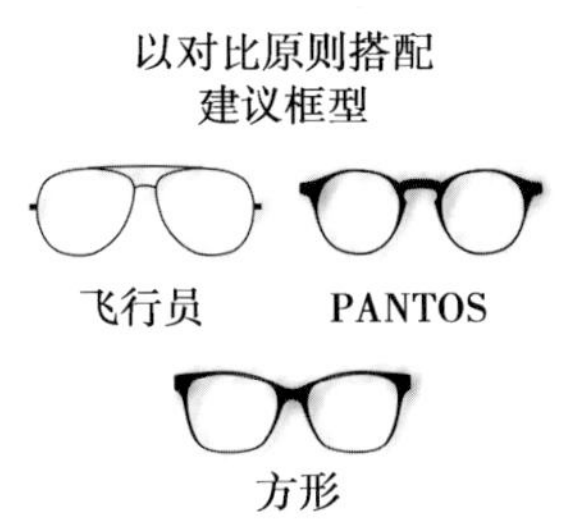

图1-8-2-15　长形脸建议搭配的框型

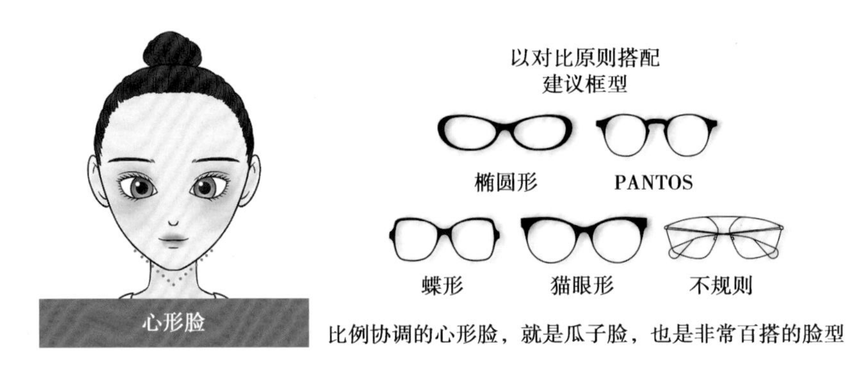

图1-8-2-16　心形脸建议搭配的框型

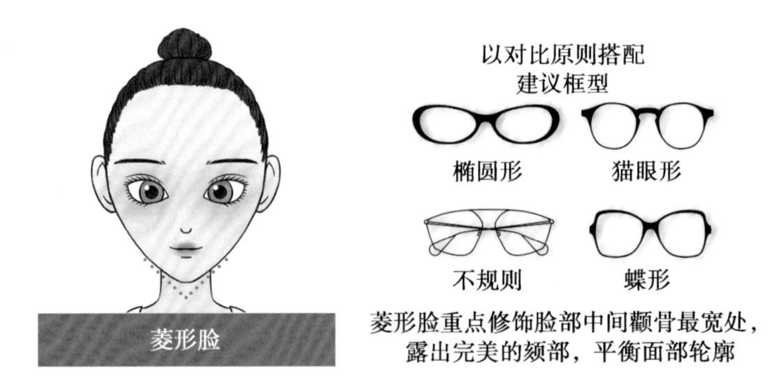

图1-8-2-17　菱形脸建议搭配的框型

五眼”就是把头部上下分为三等分，宽度分为五等分。所以在修饰面部细节时，尽量向标准的“三庭五眼”去靠拢。

“三庭”：将从额头发际线到下颚为脸的长度，分为三等分。由发际线到眉毛，眉毛到鼻尖，鼻尖到下颚为“三庭”。

“五眼”：理想的脸宽为五个眼睛的长度，就是以一个眼睛长度为标准，从发际线到眼尾（外眼角）为“一眼”，从外眼角到内眼角为“二眼”，两个内眼角距离为“三眼”，从内眼角到外眼角又一个眼睛长度为“四眼”，从外眼角到发际线为“五眼”。所以大家在用眼镜修饰面部细节时，可尽量向标准的“三庭五眼”去靠拢。

如图 1-8-2-18 所示，下庭明显短于上庭和中庭。面部下庭较短的人适合向上修饰的镜框，猫眼款镜框就是能够视觉上移的造型，让“三庭”比例看起来更完美。

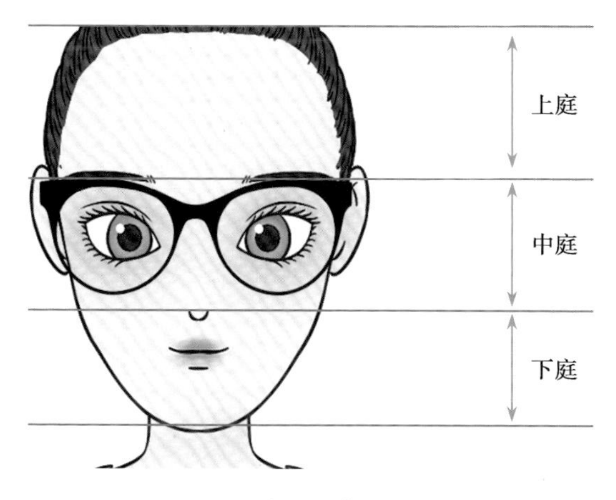

图 1-8-2-18 下庭短适合向上修饰的镜框

2. 脸部细节的修饰 除了关注“三庭五眼”原则，用眼镜还能够进一步提升脸部精致度，遮盖一些小缺点。脸部需要注意的搭配细节包括：眉毛、鼻子大小、是否有黑眼圈、颧骨是否突出、脸长等。这时候可以结合镜框的中梁、桩头位置及镜腿宽度等眼镜的不同设计细节来进行精挑细选。

（1）眉毛：镜框上梁应刚好在眉毛的下方且与其形状基本相同，眉毛最好不要从眼镜透出来。眉毛还分浓眉毛或淡眉毛，一般来说，浓密的眉毛适合相对轻薄一些的金属框，细长眉毛适合稍粗一点的镜框，整体质感会更一致。

（2）黑眼圈：想要弱化眼睛周围的黑眼圈，建议选择全框、半厚、色彩清淡的镜框，镜框尺寸应稍微遮住下方的黑眼圈，避免选择无框、半框或黑色粗框的眼镜。

（3）鼻子：如果顾客的鼻子较大，更适合中梁厚、双梁或有装饰中梁的偏厚重一些的款式；如果顾客的鼻子较短，为使鼻子显立体和纤长，可选择中梁偏上、尺寸纤细的款式。

（4）脸长：希望缩短脸长，可选择粗镜框以及厚镜腿的搭配；短脸型的人士如果希望延长脸长，可选择纤薄、高贴合和简洁装饰的镜腿。

二、搭配常见问题

1. 尺寸匹配问题 很多的女性顾客在选择眼镜时都会要求遮脸，这时，建议配戴大框还是小框更好？如何引导顾客接纳我们的建议呢？

通过专业知识的学习，大家应该清晰知道，配戴眼镜时框越大就越好并不正确，这是很多顾客尤其女性顾客的认知误区。

超大的镜框非常遮脸，能够让脸看起来更小，但对于舒适度而言绝对不够。很多顾客购买了超大的太阳镜，但只有上脸的一刻用来拍照，当大步走动而导致眼镜无法固定在脸上的时候，眼镜再好看也不愿意戴了，放在家里落灰。而超大的光学镜则会透过镜片反衬出五官的缺点，镜片还会厚重，也不一定是好的选择。

在顾客挑选眼镜的当时，配镜师应该给出专业的建议，为顾客选择尽量适合脸部尺寸又能达到美感效果的镜框。一般而言，合适的宽度尺寸是指镜框宽度最好与两侧颞侧宽度基本一致。

如何测量眼镜大小是否匹配脸部尺寸？给大家一个可参考又可以与顾客互动，说服和打动他/她的测量方式——三指测量法：

（1）戴上脸后，能够看到眉毛，眉毛与镜架之间有一指左右的间距；

（2）鼻子与内镜框之间放得下两根手指（单边测量，左右均可）；

（3）外镜框下方跟颧骨之间，可以放下三根手指（单边测量）。

2. 边框粗细问题 “同样的框型，选择细框好看还是粗框好看呢？”这是在光学镜的搭配当中使顾客常常陷入纠结的选择问题。

一般来说，光学镜的细框眼镜可以让视线聚焦五官，光学粗框眼镜可以让视觉聚焦脸型。如果顾客的颜值高，脸型、眼睛较为美观，那么细框眼镜任意挑，还能呈现提升气质。但反之，如果顾客希望弱化脸部的缺点，提升精致度，就可以挑选粗一些的镜框，转移视线，弱化对于脸部的关注度，达到整体的平衡。

不过眼镜的造型多种多样，有许多眼镜的巧妙设计已经能基本同时解决这些问题。

比如多边形的细边框光学镜（图 1-8-2-19），细的边框本来适合精致脸型，但它设计时增加了上宽下窄的几何线条，以线条的丰富和变化，来平衡细边框的弱点，优化脸型，突出其优点，所以这种巧妙的几何线条设计基本是人人上脸都好看。

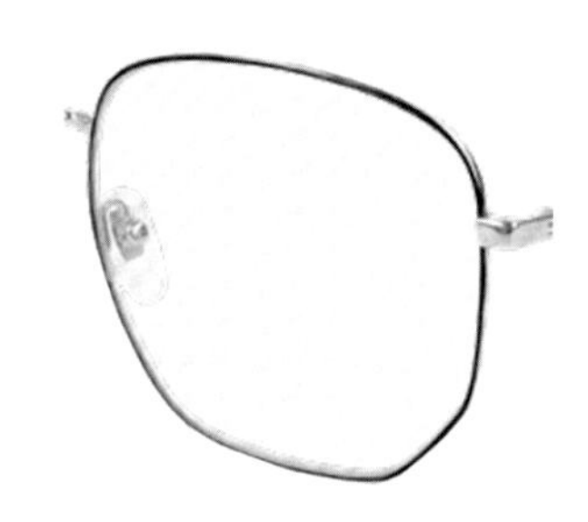

图 1-8-2-19　几何多边形细框光学镜

总之，对于眼镜美学搭配，一定要先了解基本的原则，然后拿出眼镜多戴多试，多分享交流心得，销售时才能更得心应手。

思考题

请根据学习，判断自己或身边朋友配戴的眼镜是否存在误区？具体有哪些误区？并给予适合的眼镜搭配建议。

案例分享：对顾客有效判断，结合美学知识促进成交

【场景描述】

周日下午，一位寻常打扮的年轻男性在眼镜店门口犹豫良久后进店，直奔墨镜专区。店员主动上前接待邀请顾客试戴中意的款式后，顾客默默离开了店铺。半小时后该顾客重新返店，店员依旧热情招呼，但是这次并没有积极上前，而是保持一定的距离，询问顾客是想自己看还是送人。顾客小声说到给自己配，但是自己脸大，戴出来应该不好看，所以随便看看。店员轻声回复，表示可以试着戴戴看，或者可以指出中意的款式，店员帮忙参考是否适合。但顾客的腼腆和稍许自卑导致不愿试戴。如果想完成这单销售，店员该怎么做？

【问题处理】

顾客去而复返，表明顾客是有一定需求或有中意款，但由于性格问题不愿过多试戴，并且对于自己的风格和搭配特性是没有一定认知的。于是：

1. 探寻需求及喜好：保持适当距离，给顾客一定安全感，逐步开始询问需求，引导顾客说出喜好方向。

2. 判断脸型与风格：通过顾客本身的风格（外貌）特色定位风格。了解到顾客面部偏大量感，为直线型，“三庭五眼”比较均匀。骨相明显的脸型其实五官是比较立体的，面部比例非常标准，很多款式都适合。用这些专业的语言为顾客进行分析，适当鼓励及赞美来增强顾客自信度。刚刚顾客看中飞行员款墨镜，款式相对经典且不张扬，是完全可以驾驭的。

3. 引导性鼓励主动试戴：表示试戴效果不理想，不购买也是没有关系的，并且可以验证我们的建议是否有效。如果不去尝试，没有办法判断，最终可能错过自己喜欢的单品。

4. 利用美学原理（动静、量感、线型比例、色彩）分别对人与产品进行分析，并阐述匹配理由。直线型脸型阳刚大气，给人信任感，搭配同样经典大气的飞行员款，可以让优点更加突出。不用过多语言，眼镜就能代表你的内心（通常腼腆的人都不善于表达），过程中多利用美学语言对顾客进行赞美（强调有效性）。

【经验分享】

1. 分析顾客类型，找准风格定位再进行推荐会事半功倍。

2. 利用美学原理，对顾客本身的穿着、长相等外在特征进行专业赞美（最好有理有据），着重强调有效性。

【讲师点评】

利用美学知识展开详细的产品介绍，应专业而有说服力。

案例分享：眼镜美学搭配的意义

【场景描述】

某雨天午后，门店进来一位穿着时尚的顾客。当时，在门口接待的是门店才转正没多久的一位配镜师，见顾客进来非常热情地接了上去，询问道：“老师，有什么可以帮你？”顾客说：“我随便看看。”这位配镜师观察还是很仔细，说：“老师戴的是隐形眼镜，今天是要配框架吗？”顾客说：“我还从来没戴过框架呢，想配一副框架，你看我适合戴哪种？”结果配镜师一连拿了四副顾客都不满意，笑着离开了。当时，店长问顾客怎么走了，配镜师说，可能是进店躲雨的。大家就各忙各的，没有在意这件事。

【问题处理】

1. 挖掘顾客真正的需求。

2. 通过专业度引发好感。

3. 结合美学搭配知识与不同使用场合大胆进行推荐。

过了一阵，顾客又来了，店长一看是回头客，亲自接待了她。

店长热情询问道："美女，你好，看框架吗？"

顾客："是的，但我不知道选什么样的，刚刚给我选的那几副我觉得都不好看，也不适合我。"

店长："您的度数大概多少度？"

顾客："500 多度，跟度数有关系吗？"

店长："是的呢，度数高的呢，选无框的、框型大的效果就要差一些，不过你这度数还好，镜架的选择很广。美女皮肤好白，就选颜色浅点儿的紫色，还有这种淡酒红色、经典黑……"边说边拿了两副让顾客试戴，又继续说你的脸型有点儿偏圆，就不要选择大的圆框。

顾客点点头表示赞同，说道："你再帮我选两副，我再比较一下。"

店长："您不光长得漂亮，气质也好，还这么会穿搭，穿得又时尚又好看。"

顾客："其实平时我比较喜欢穿休闲装，今天是去开订货会。"

店长："你去开会的时候适合这种板材的，时尚又大气，不夸张，镜腿有不明显的品牌标志和衣服也搭配，关键戴着很好看。"店长又让顾客戴着到全身镜前看，说道："你看和整体也很搭呢。"

顾客笑了笑，又照了照镜子，感觉比较满意。

店长从她的穿戴和交谈中知道顾客经济条件好，又说道："你平时喜欢穿休闲的，这一副金属框的是 ×× 的新款，戴着很轻，你试试。你平时戴这副很合适，简单又低调。而且这款材质是线钛的，韧性好，不掉漆，皮肤接触部分不过敏，这个品牌也是专门做眼镜的呢。"

最后顾客成交了两副眼镜。

【经验分享】

由此可见美学知识的重要。学会和顾客沟通，根据顾客的脸型、生活挑选镜架，是销售成功的关键所在，也会为门店带来稳定的客源。

【讲师点评】

运用正确的美学搭配知识进行赞美，尤其对于女性顾客而言，能大大提升成功率。

案例分享：从搭配细节挑选眼镜款式

【场景描述】

不同的脸型适合不同形状的镜框，但是常常我们喜欢的和我们适合的背道而驰。某天，一对母子到店里面配镜。该少年约 15 岁，个子较壮，脸型偏圆。在选择镜框时，配镜师建议少年选择棱角比较明显的镜框，会更适合他。但是少年坚持说自己喜欢圆形的镜框，配镜师推荐的镜框他根本不愿意试戴。少年自己试了好几副圆形镜框，发现上脸后效果果然不好，比较泄气，就赌气说店里面的镜框都不好看，要去其他店里挑选。

【问题处理】

这时，店长过来询问少年为什么要去其他店选，少年说他喜欢圆形的镜框，但是我们这里的圆形镜框都不好看。店长看了配镜师和少年自己试戴的几副镜框后，从柜台里面拿出一副上框比较平，桩头处有棱角，但是框呈圆形的镜框交给少年试戴。少年一试觉得非常适合自己，瞬间显得自己不再那么青涩了，框型也是自己比较喜欢的款式。最后少年的母亲为他购买了这副眼镜。

【经验分享】

有时候我们给顾客选择镜框时比较照本宣科，其实可以适当灵活一点儿，这样我们的销售过程会比较顺利，顾客感受也会比较愉悦。

【讲师点评】

对圈型熟悉和了解，通过圈型线条细节变化的专业推荐，能引领顾客成功购买。

培训项目九 眼镜营销

任务一 眼镜销售基础

学习目标

知识目标：1. 了解顾客心理过程；

2. 了解顾客心理在销售中的应用。

能力目标：1. 能识别顾客基本购买心理；

2. 将顾客的买点和卖点在实战中应用。

素质目标：1. 关心顾客，理解销售，精益求精；

2. 专业、细心。

任务驱动

在实际销售工作中，不同的顾客在面对不同产品时，会表现出各种各样的购买行为。理解、认识顾客的购买心理，掌握如何应对不同层面的顾客，是很有意义的。

引出工作任务：如何把握顾客心理。

一、顾客心理过程分析

在AIDMA模型（图1-9-1-1）下，从消费者角度可以看到消费者们从不知情者变为被动了解者，再变为主动了解者，最后由被动购买者变为主动购买者的过程。从心理学角度分析认为，在这一过程中，人的认识过程是接受、储存、加工和理解各种信息的过程，也是人脑对客观事物的现象和本质的反应过程。顾客的心理活动首先是从对商品的认识过程开始的。顾客的认识活动过程是指顾客自己的感觉、知觉、记忆、想象、思维等活动对商品的品质属性以及各方面的联系的综合反应过程，具体分为两个阶段，即认识形成阶段和认识发展阶段。

顾客对商品认识的形成阶段是指顾客通过自己的各种感觉器官获得有关商品的各种信息及其属性的资料的过程，主要包括感觉和知觉两种心理活动。

（一）感觉在销售活动中的应用

1. 感觉使顾客获得对商品的第一印象。感觉是顾客认识商品的起点，是一切复杂心理活动的基础。第一印象的好与坏、深刻与否，往往决定着顾客是否购买某种商品。在顾客购买活动过程中，每一步都需要感觉来提供具体的信息来源，而后进行其他的心理活动，从而获得对商品的全面认识。

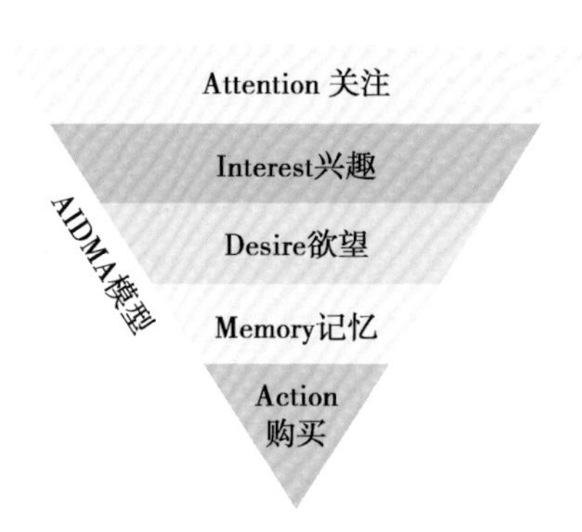
Attention 关注
Interest兴趣
Desire欲望
Memory记忆
Action
购买
AIDMA模型
图1-9-1-1 AIDMA模型

2. 顾客的感觉阈限制约着经营刺激信号。俗话说“耳听为虚，眼见为实”。对于商品的认识和评价，顾客首先相信的是自己对商品的感觉。但不同的客体刺激对人所引起的感觉是不相同的，而相同的客体刺激对不同的人引起的感觉也不相同。

（二）知觉在营销活动中的应用

1. 知觉的选择性有助于顾客确定购买目标。可使顾客在众多的信息和商品中能够快速找到符合自己既定购买目标的信息和商品，同时排除那些与既定购买目标不相符合的信息和商品。这就要求销售人员能够迅速探索出顾客的兴趣点和利益点，将有效的信息传递给顾客，从而利用顾客知觉的选择性达成交易。

2. 利用知觉的理解性与整体性提高广告宣传效果。根据知觉的理解性这一特点，企业在广告中要针对购买对象的特性。在向顾客提供信息时，其方式、方法、内容、数量必须与信息接受人的文化水准和理解能力相吻合，保证信息被迅速、准确地理解。根据知觉整体性这一特点，在广告设计中，把着眼点放在与商品有关的整体上，使顾客获得充足的信息，形成一个整体、协调的商品形象。

二、顾客购买的原因

顾客的认知和心理就像一个“黑箱”，如果不能运用合适的工具来认识这个“黑箱”的工作原理的话，就很难或根本不可能将可以观察到的顾客的购买行为转变成“有意义的”销售认识和行动。这样一来，采取有效行动与顾客进行“有意义的”沟通和互动，参与顾客的价值形成和交换过程中的实际能力将受到极大的限制。

多年来，销售人员一直在寻找这个“黑箱”，他们希望知道有些顾客在看到商品展示后就购买产品，而有些顾客则不买的原因。到底这个“黑箱”中的什么思维过程促使顾客买与不买呢？一般而言，潜在顾客通常都会遇到各种销售展示，他们会以某种方式内在化地考虑这些信息，然后作出购买决策。这一内在化的过程就称为“黑箱”。我们无法看透顾客的心思，也就是说，销售人员可以施加刺激（销售展示），然后观察潜在顾客的行为，但是却无法目睹潜在顾客的实际决策过程。

图 1-9-1-2 描述了典型的顾客购买行为模型，该模型亦被称为刺激—反应模型。

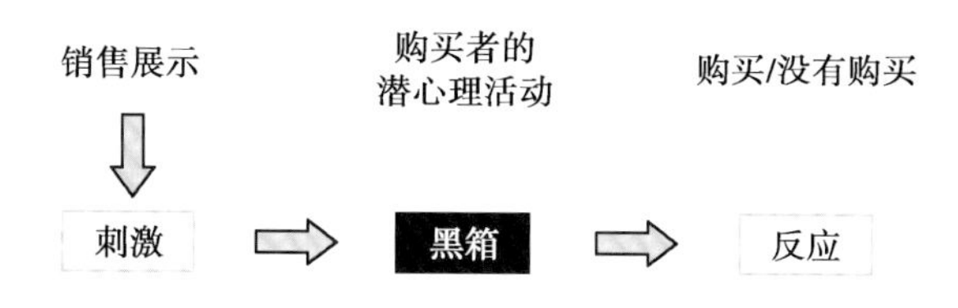

图 1-9-1-2 购买行为的刺激—反应模型

销售人员对顾客施加刺激（销售展示）后，顾客会产生一种反应（购买决策）。利用这一模型，销售人员试图尽可能多地了解使潜在顾客做出反应的心路历程。目前的研究已经知道：

1. 人们购买的原因有两种：实用的（理性的）和心理的（情感的）。

2. 销售展示过程中，销售人员可以借助于特定的方法来确定潜在顾客的想法。

3. 购买者在作出购买决策时会考虑某些因素。

三、买点和卖点

顾客购买和使用的是自己认同的“利益”——顾客自己的买点和他们的“逐利”行为本身所需要的社会认同——顾客自己的卖点。买点和卖点是顾客自己的行为目的和需要，是产品购买和使用的具体价值表现。它们决定着你销售的是什么，如何才能取得销售成功。

一个例子非常能够说明关于买点和卖点的实际意义。一位年轻的女士很想做一款被发型师说得非常“时髦前卫”的造型，这款造型上的一些让她感到“时髦前卫”的信息就是她的买点。但是，这位希望追求“时髦前卫”的年轻女士却生活在一个非常保守的人文环境里，所以，尽管她非常渴望这款发型带给自己“时髦前卫”，最后还是在犹豫中放弃了冲动的念头。这时，这款造型“时髦前卫”的地方就不是她本人的卖点——她无法将自己的“逐利”行为“卖得出去”（比如，得不到丈夫、父母的认同或其他她所必需的社会认同或赞赏）。

购买行为学引入顾客自己的买点和卖点概念，是基于决定人的行为倾向性的两方面因素考虑的。谈到价值形成和交换，我们必须考虑人的个体属性，因为任何利益的形成和交换必然涉及一个个具体的顾客本人的利益，这是其一；其二是人的社会属性，顾客的具体购买行为往往需要获得必要的社会认同，在很多情况下，顾客获得必要的社会认同甚至别人的赞赏，是顾客获得自己其他重要利益（买点）的重要手段。对于一个具体的关键人来说，买点和卖点可以相同，也可以不同；可以与具体的产品或服务直接相关，也可以与具体的产品或服务没有直接的关系。像我们这本书所介绍的其他知识点一样，顾客自己的买点和卖点也应该是销售专业本身应该关注的工作内容。

案例分享：如何让顾客放心

【场景描述】

周二晚下班前的最后一个小时，客流量已经非常少了。在最后一个小时进店顾客非常少的情况下，店员在店铺门口迎宾，刚好一位戴眼镜的男士从店铺门口路过，店员以店铺 5 折活动喊宾，吸引顾客注意。当时该顾客就进店了，到店后在折扣区看产品。店员主动给顾客清洗眼镜，清洗眼镜时发现顾客镜片磨损比较严重，且镜架也比较陈旧了。同顾客交流得知，顾客是外地来本地旅游的，于是同顾客介绍了本地好玩的地方、特色美食，整个过程氛围非常开心。顾客也告知这副眼镜已戴了 2 年多，当时购买价格在 1 000 多元，现在感觉看得不是很清楚了。清洗眼镜后，征得顾客同意后给顾客更换了鼻托，并进行了眼镜调试。主动邀请顾客验光，查看度数是否有变化。验光后发现顾客度数有 50 度的上升，建议顾客重新配一副眼镜，并介绍了店铺目前的活动。顾客比较动心，但因为他是外地人，担心售后不方便。面对这样的问题，员工该如何解决？

【问题处理】

1. 了解顾客用眼的需求度，挖掘顾客痛点、放大痛点，让顾客意识到镜片磨损比较严重，有脱膜现象，继续戴对视力有影响。以专业知识去说服顾客，并以店铺活动吸引顾客心动购买。

2. 主动告知顾客所在城市的分店地址，配镜可享受全国联保，售后无忧。

3. 主动介绍会员福利，邀请顾客加入会员。给顾客展示店铺日常会员维护、回访记录，让顾客了解店铺日常对会员的回访情况，更加信任我们。

4. 进行产品介绍。推荐的镜片配戴更加舒服，产品清晰度更好，寿命更长，耐磨程度更强。

最终成交，完成当日目标。顾客临走前说，本来只是路过，没有想过要配眼镜，但觉得我们的服务非常好，所以才购买。

【经验分享】

1. 制订目标的重要性：让员工有压力、不松懈。

2. 门店迎宾的重要性：吸引顾客进店。

3. 优质的服务是成交非常重要的因素之一（主动清洗眼镜、调试、邀请验光等）。

4. 会员制和售后让顾客觉得消费有保障。

5. 非销话术的应用：不要一开始就对顾客进行产品推销，应先让顾客放下戒备心理，创造一个愉悦的环境，更容易成交。

案例分享：好的眼镜

【场景描述】

门店工作有时候也得"看天吃饭"。今天的天气就不算太好，下着雨。如果这种时候都有人来店配镜，那么只能说明这个人真的是迫切需要。在这样的天气下，我们的分店迎来了这样一对顾客。一对中年夫妻，女士是陪着先生来配镜的，先生拖了一个买菜车，上楼梯时，买菜车还"咔哒咔哒"响着，这声音也吸引了配镜师的注意。配镜师见女士撑着伞，便主动上前帮女士把伞收好并放到沥水的篮子里。

夫妻俩一进店便对配镜师说，现在先生的眼镜看不清楚，要重新配一副眼镜。配镜师听后，说道，"先给您检查度数吧，然后根据眼睛的实际情况来选镜。"顾客欣然接受。在收银台办理验光手续时，顾客说，"验光还要收费呀？以前都不收的，我配眼镜还要我交钱验光吗？"配镜师礼貌解释，"验光一直都收费，以前是交一次费，提供一本验光卡，之后可以验多次。"顾客回想起来便接受了，随后跟着视光师去验光室里进行检查。

好一会儿之后，顾客拿着视力检查报告单出来了，知道自己不仅近视度数增加，而且还有了老视。所以，以前的眼镜看远处和近处都不太清楚。

这时，拿着报告单的先生对配镜师说，"我想配一副好一点儿的眼镜。"配镜师回答道，"好的，请您到这边来看一下镜片吧。"配镜师根据顾客的度数打算推荐一副渐进片，因为顾客需要更优质的，便拿出了高级品牌的镜片价格表，打开价格表给顾客进行推荐。配镜师推荐了 ×× 品牌的一款镜片，介绍它具有远中近都能看的优势，还具备防蓝光对眼底伤害的功能，把这位先生的购买欲完全调动起来了。先生就对他的爱人说，"就要这个吧！"他的爱人点了点头，说了一句，"眼镜我又没戴过，你戴着舒服就行了。"然后，他的爱人问了一句，"这镜片多少钱？"配镜师报价，"4 280 元，现在有优惠活动，待会儿选好镜架，可以享受 7.8 折。"

此时，他的爱人说了，"这么贵啊！以前买一副眼镜才几十块钱，验光也不要钱，现在你们是在抢钱吗？你们眼镜真是暴利！走，老头，不在这里配了。"说完便拉着先生，拖着买菜车，拿好伞急匆匆走了。就这样，配镜师还没回过神，痴痴地看着他们离开了，心里还在回想着顾客那句——"我想配一副好一点儿的"……

【经验分享】

这个案例以前、现在或许未来都还会上演，每个人对"好一点儿"的定义肯定是不一样的，千万别用自己以为的好一点儿来衡量别人的需求。

案例分享：剖析顾客心理，成就高额大单

【场景描述】

周日傍晚七点半左右，一对穿着朴素的母女来到我们分店试戴镜框，我习惯性地上前主动帮助顾客清洗眼镜。擦干镜片时，发现顾客的镜片有爆膜现象，蓝紫色的膜层上没有找寻到镜片品牌 logo。通过我的友好询问得知，眼镜也才仅仅用了 1 年而已。

通过愉快的聊天了解到，女儿 18 岁，性格大大咧咧，高材生，在美国读生物学专业，对款式没有特别高的要求。妈妈性格温文尔雅，非常随和。

通过对顾客的了解，运用娴熟的话术推荐了当季流行款的卖点，顾客快速选好了镜框。同时了解到，旧

镜价格5 000元以上，且女儿对度数增长有抗拒心理。最终，通过以下做法解决了顾客疑虑，完成16 707元大单。

【问题处理】

首先在聊天过程中发现，女儿害怕度数增长而不想验光，并且表示旧镜度数够用。于是本人做了以下两点：

1. 极力安抚顾客情绪，让顾客不用担心，并表示如果感觉镜片清晰度够用，年龄也到了18岁，度数基本上不会增长了。

2. 从专业角度告知顾客：从对您负责的角度出发，还需测一下旧镜矫正视力是否能达到国标1.0。

做完以上服务以及经过讲解如何保护眼睛的知识后，妈妈跟女儿说："听到了不，要多听哥哥的话学会怎么保护眼睛！"这句话能确认顾客的信任度已经非常高了，所以下面进行了镜片推荐：

1. 顾客旧镜镜片不差，所以首先推荐了高端品牌系列，详细生动地讲解了该镜片缓解疲劳、预防度数加深等优点，观察到妈妈对我的讲解听得非常认真，并且提出了问题，说明妈妈更加在意的是产品的功能以及给女儿带来的好处。

2. 通过讲解，妈妈已经明白了该镜片的原理，我看到妈妈的面部表情比较平淡，顺势翻到了另一系列，进行了科学曲率以及亚洲私人订制的讲解。妈妈提出问题："哪一个功能对女儿更好呢？"我二话不说翻到了一款更高级的系列，给顾客进行解答："如果说对您的女儿好，这一款肯定是最好的。因为这一款结合了前面两种镜片的所有优点。"妈妈看到价格后眼睛瞪了一下，我心头一阵紧张，运用立刻邀请女儿测量面弯倾斜角等定制数据的方式来引导顾客顺势买单。

虽然，从头到尾妈妈没有说"就这个"三个字，但也达成了成交。

【经验分享】

1. 看似是顺风顺水的销售，实际上背后需要庞大的非销话术、深度挖掘了解顾客心理，以及专业知识宝库来做支撑。

2. 细节的服务在高端销售中是十分重要的。

任务二　眼镜商品推介

学习目标

知识目标：了解顾客利益点。

能力目标：能把握顾客的利益点推荐产品。

素质目标：1. 关心顾客，理解眼镜推介，精益求精；

2. 专业、细心。

任务驱动

在实际销售工作中，顾客的需求是多样、多变、隐蔽和复杂的。对每一个顾客而言，他的特殊利益需求点一旦被你发现，就要紧紧抓住，这是成功销售的关键。

引出工作任务：如何识别顾客利益点。

识别顾客利益点

在眼镜销售过程中，我们可以发现顾客的需求是多样的、多变的、隐蔽和复杂的，对每一个顾客而言，他的特殊利益需求点一旦被你发现，就要紧紧抓住，这是成功销售的关键。

顾客在购买过程中一定有其购买理由，即使有些商品也许事先也没有想到要购买，但是一旦决定购买时，总是有一些理由支持着去做这件事。这些理由就是顾客最关心的利益点。充分了解顾客购买眼镜有哪些可能的理由，能够帮助我们提早找出顾客关心的利益点。

以下的原因常常促使顾客购买眼镜：

1. 眼镜给顾客的整体印象　每一款眼镜留给顾客的整体印象是不尽相同的，例如：低端眼镜留给顾客的印象是便宜；中端眼镜留给顾客的印象是性价比；高端眼镜留给顾客的印象还包括超越眼镜以外的象征作用。

2. 产品的质量　眼镜产品不同于普通的消费品，它的质量直接影响其功效。戴一副伪劣眼镜，相当于吃一副假药，顾客对这个利益点是十分重视的。例如，钻晶镜片的高耐磨性一直是顾客购买的重要理由。

3. 安全、安心　眼镜的另外一个功能是心灵窗户前的一道安全屏障。为什么树脂镜片很快替代了玻璃镜片？其安全性是极其重要的理由。当前，学生PC片的抗击打能力又成为家长为孩子选择眼镜的理由。树脂镜片优质的加硬技术又是使顾客安心使用的重要理由。

4. 人际关系　人际关系也是一项购买的重要理由。经过朋友、同学、老师、亲戚等介绍而迅速购买商品的例子不胜枚举。

5. 便利　便利也是顾客在购买时的一个重要理

由。为什么大凡生意比较好的眼镜店都开在市区比较好的地方,就是这个道理。

6. 兴趣、嗜好 有一部分顾客购买眼镜是因为对某一种款式的兴趣;也有一部分顾客是因为对某一品牌的爱好,因为他们认为品牌是一种优越感;还有一部分顾客有收藏的嗜好。这些都是他们购买的理由。

7. 服务 服务分为售前服务、售中服务和售后服务。服务也是顾客关心的利益点之一。因为服务好而吸引顾客络绎不绝的眼镜零售企业有很多。把服务当作品牌的卖点,往往更有利于销售人员销售。

案例分享:蓝光不“难”

【场景描述】

晚上8点左右,一位戴眼镜的白领女性顾客走进店铺,很直接地问我们的导购:“你们这里有防蓝光镜片吗?什么是防蓝光镜片?有什么作用?”

面对顾客这种目标性极强的提问,我们的导购该如何接待及讲解才能让顾客相信这款产品对她是有用的呢?

通过以下处理,最后顾客成功购买了某高级品牌数码型防蓝光镜片。

【问题处理】

先解决顾问提出的专业性问题:什么是蓝光、蓝光的影响,以及解决方案有哪些。

1. 蓝光一般指波长385~505nm的高能可见光,波长短、能量高、穿透力强。

2. 蓝光无处不在:户外阳光是蓝光的主要来源,室内LED灯、电脑、手机和其他数码设备的显示屏也发出大量的蓝光。

3. 蓝光有好也有坏:385~445nm波长的蓝光被公认为可能导致视网膜受损的有害蓝光;而445~505nm波长的蓝光,则有调整昼夜节律的作用,人的睡眠、情绪、记忆力等都与之相关。

4. 我们的眼睛不太擅长阻挡蓝光,长期接触有害蓝光可能会增加患视疲劳及眼底病变的风险。比如,睡前看手机,接受过多的蓝光,昼夜节律紊乱,导致夜晚失眠、白天疲劳,以及增加与昼夜节律相关的全身性疾病的风险。蓝光高能短波的特性,使其更容易散射,不容易聚焦,导致视疲劳。

5. 所以,选择防蓝光镜片是必要的,而选择也是有标准的。不是所有打着防蓝光的镜片都是合格的,一定要选择符合国标的防蓝光镜片,才能保障眼健康。

引导顾客做视力检查,发现度数没有增加,但是通过正相对调节(PRA)检查发现,PRA<-2.50D,存在视疲劳。

试戴感受给信任加分:通过试戴架,让顾客看近时增加+0.75D的试戴片,发现眼部的紧张感瞬间得到放松。

从顾客的眼角(细纹)以及妆容(涂了防晒霜、擦了眼霜)发现,顾客有较强的健康保护意识,结合蓝光的国标以及某镜片双面防UV的专利膜层设计推荐,顾客最后成交。

【经验分享】

1. 针对这种目标性极强的顾客,需要采用正面积极、耐心的态度去面对和接待;

2. 产品的推荐要在专业认可的基础上,把顾客的痛点解决后再进行推荐,否则会引起顾客的反感;

3. 在讲解专业时,要有缜密的表述思维:是什么?有什么影响?解决方案有哪些?

4. 说得再好,不如让顾客一起感受:体验式(验光、试戴)、回顾式(场景代入)效果最直接。

案例分享:利润是满足顾客需求后的自然结果

【场景描述】

周一下午7点左右,一位年轻、穿着时尚的女性顾客神色匆忙走进店铺,拿着一副方形金属大框光学镜,希望我们能帮忙调校。接过眼镜发现,由于挤压造成的变形已经影响戴镜,且顾客表示非常着急用,也比较赶时间,希望我们能帮忙。因该眼镜非我们品牌的眼镜且变形比较严重,店员担心在调校的过程中出现意外,但看到顾客着急,表示愿意帮忙,同时也告诉顾客,调校眼镜的过程可能存在风险,顾客也表示接受,万一损坏不追究任何责任。

最终,店员顺利帮顾客调好眼镜,且顾客也看到变形后的眼镜的确存在随时可能再次变形及断裂的可能性。最终,顾客成功在店配了一副备用镜,且因为对店员调校技术及服务的认可,添加了我们微信,日后成为了品牌忠实粉。

【问题处理】

1. 急顾客所急,了解顾客的真正需求点:该顾客由于近视度数较高,平时对眼镜的依赖性非常大,所以唯一的眼镜出现问题不能配戴,才会如此着急。

2. 站在顾客的角度,真心帮顾客所需:先表明调校有风险，但是看顾客如此着急，愿意帮顾客解决，让顾客感受到店员的真诚，取得了第一份信任。

3. 换位思考，风险归避：站在顾客角度了解顾客的用镜情况（平时习惯丢三落四，经常找不到眼镜，而度数高不能不戴眼镜），引导顾客思考，如果再次遇到这种情况，该如何避免同样的问题发生。最后顾客表示：可以准备一副备用眼镜在家，以备不时之需。

4. 只推荐对的，禁忌盲目推贵：根据顾客的时尚度推荐了一副性价比较高（备用镜要考虑价格的亲民性）的浅色板材款作为备用镜（考虑到顾客时尚度高，已经有金属材质眼镜，以及当下流行趋势在板材款，结合时下的一些穿搭热度介绍给顾客带来的好处）。

5. 强调连锁门店较多，增值服务有保障：不管在任何城市，只要同品牌门店就可以享受同样的免费增值服务。

6. 让顾客产生黏性：基于现在的年轻人平时疏于对眼镜的保养和存放意识，建议顾客添加品牌微信，并表示可享受不定时提醒她返店保养的服务，以此拉进和顾客关系。最终，由于顾客经常返店以及朋友圈常推送新品分享，这位顾客在太阳镜上市后也在门店购买了两副太阳镜，并经常跟身边的朋友夸赞我们的增值服务好，带朋友一起来购买。

【经验分享】

1. 挖掘顾客的需求点，放大顾客的需求。

2. 强调品牌优势，连锁门店较多，增值服务更有保障。

3. 销售虽然简称卖货，但不能为了卖货而卖货，要站在顾客的需求点上，得到顾客的认同。

4. 建立信任，针对性维护顾客个人档案，制造第二、第三、第四次销售。

案例分享：好的营销策略的重要性

【场景描述】

我们常常会遇到无法完成公司下达的销售任务的情况，于是埋怨任务要求太高。在我们的某家旗舰店，眼镜款式非常多，顾客进店的选择也多，平时每一种品牌的镜架都在售卖，销量都较均衡。

但某天，公司下达了销售任务，规定这个店的某品牌月销量要达50副，配镜师一听，直呼不可能完成。大家怨声载道，过了1个星期，统计数量显示只卖了2副。

店长这下着急了，心想这样下去怎么完成得了任务。于是晨会时再次强调了销售任务的奖惩规定，但配镜师纷纷表示不是不想卖，是确实没人买。

【问题处理】

经过深思熟虑，店长立马作出了战略调整。首先，对该产品进行了重新陈列，专门放置在大柜台上，在店门口显眼处贴上了漂亮的海报；其次，针对该品牌进行了专业的产品培训，从品牌的设计理念、发展历史、所用材质等，让配镜师对该产品有了全新的理解；最后，制订了一系列任务达标的奖励机制。

最终，该产品的销售效果果然如预期一样的好，1个月后还超额完成了任务。

【经验分享】

好的营销策略不但能给店铺带来意想不到的收益，还能给店员增加动力和士气。

案例分享：识别顾客利益点

【场景描述】

一对夫妻进入店铺，男士戴一副金属镜架。男士眼镜被压到，现在配戴不舒适，店员主动提出帮先生看一下能否调试。调试过程中了解到，顾客眼镜配戴1年左右，双眼度数 -4.75D。现在眼镜明显变形，且镜片有很多细小的划痕，镜片品牌不详。顾客抱怨，自己平时比较忙，眼镜变形之后也没有第一时间调试，平时眼睛看电脑就很累，眼镜变形后戴了几天，眼睛实在太累才来找眼镜店调试。女士也证实了男士的说法。

面对的问题：顾客主诉眼睛特别疲劳且自己很忙，面对眼镜变形的情况不能及时解决问题。店员要如何把握顾客的抱怨并产生销售？

【问题处理】

在听到顾客抱怨时，店员表示很理解先生的难处，但是健康还是第一位的，建议男士可以免费验光，复查一下眼睛情况。验光中进一步了解顾客日常生活需求和需要解决的问题。

告诉顾客眼睛疲劳的原因，引起顾客注意：长期看电脑近距离工作，眼睛持续调节得不到放松，并且电脑的蓝光加重疲劳，同时伤害眼底健康，甚至加重近视度数。眼镜变形也会影响眼睛。

暗示、放大顾客痛点：这些问题得不到解决，不但影响眼睛健康，还会影响工作注意力。工作越忙，越是需要排除其他方面的影响。同时告知顾客健康的用眼方式。

给顾客提出解决问题的方案：使用弹性好、不易变形的 ×× 系列镜架，结合 ×× 品牌下加光防疲劳和防蓝光的镜片帮助放松眼睛调节。

【经验分享】

1. 主动引起顾客说出日常用眼的不满处，并让顾客感受到你的关心，增加顾客的信任度。

2. 积累眼健康知识，从顾客在意的点给出合理建议，让顾客感受到我们的专业。

3. 把握顾客需求点，利用我们的产品精准解决顾客遇到的问题，提升顾客信任度，增加复购概率。

培训项目十 门店管理

任务一 商品管理

学习目标

知识目标：1. 掌握商品陈列规则；
2. 掌握库存管理知识；
3. 掌握角膜接触镜和护理液安全保管知识。

能力目标：1. 能够完成商品上货任务；
2. 能够合理摆放商品；
3. 能够清点当日货位商品数。

素质目标：对商品管理工作的重要性有深刻的认知。

任务驱动

小林和芳芳是同一家眼镜店的配镜师，两人分别在A、B班，并且都被指定为成品老视镜销售展示区域的商品管理责任人。作为商品管理责任人，她们必须做好管辖区域的商品陈列、清点、维护以及商品台账记账工作，并且每天交接班时要进行以上工作核对及交接，以分清责任。

由于小林和芳芳私交很好，彼此之间非常信任，久而久之就觉得每天进行商品清点交接的工作完全没有必要。所以不管对方的统计数字是多少，另一方都照样抄写下来。

结果，有一个月的盘点却出现了状况：公司委派物流部和财务部的人员对盘点结果进行抽查，抽到这家店的成品老视镜柜台时，发现账物不符，实物少了一副！

小林和芳芳顿时慌了手脚，因为距离上一次核实盘点数据已经隔了数月，现在要找出来丢失的这一副到底是什么时候发生的、怎么发生的，已经无从着手了，甚至连责任归属都无法确认。

最后，公司对小林和芳芳进行了警告处分，并且由两人分摊丢失货品的赔偿责任，最要命的是，根据公司相关规定，她们二人所在的班组当月都无法参加先进班组的评选，同事们或多或少有些埋怨。

吃一堑长一智，从此以后，小林和芳芳开始重视日常商品清点工作及交接工作，这样不仅可以分清责任，同时也能够尽早发现问题，从而找出问题的原因，亡羊补牢。

这个案例告诉我们，商品管理是门店顺畅运营必不可少的环节，是每一位配镜师的必修课，也是配镜师不可推卸的一项责任。

一、商品陈列

（一）商品陈列的原则

商品陈列的目的是刺激消费者的购买欲望，促使其采取购买行动，提升销售量，提高产品及企业形象。

商品陈列应体现以下原则：

1. 吸引力原则　能够吸引消费者的眼球并引发注意；

2. 重点突出原则　将公司的主打产品、主题营销活动内容最大限度地呈现给消费者；

3. 便利性原则　商品陈列应方便顾客拿取，方便顾客试戴；

4. 价格显示原则　价格标签必须要标识清楚、展示醒目；

5. 先进先出原则　先到商品或效期较短的商品优先陈列，并陈列在最前端以便于销售；

6. 关联陈列原则　考虑季节性、不同节日节气的商品关联组合陈列。

（二）商品陈列的标准

1. 柜台货品（镜架、太阳镜、老视镜等）摆放

（1）横向：常规120cm的柜台横向摆7排，排与排的间隙平均为4cm。

（2）纵向：每一排镜架数量6~8支，以平均摆7支为佳（具体需由公司统一规定）。

（3）低柜：由前到后，尺寸较小的靠前摆放；高柜：由上到下，尺寸较小的放在下方；颜色由浅到深。

（4）摆放时，镜架先合左腿再合右腿。

（5）所有商品按品牌、按系列分别摆放。

（6）对于品牌方提供柜台陈列道具的部分品牌，

需参考陈列示范，结合店内环境和柜台尺寸进行合理摆放。

2. 价签、标签的摆放　价签是价格标签的简称，主要内容一般包括：商品编号、品名、产地、规格、等级、计价单位、价格等内容。标签分为两种，一种是厂商提供的标签，另一种是企业统一制作的标签；通常是“一架一签”。

（1）低柜：价签通常是一排一签，放置在最前面；有时为了提高美观度，也可以一个系列放一个价签；同样放置在最前面，居中摆放。

（2）高柜：一个系列放一个价签，并且放在同一侧。

（3）价签应与相对应的产品共同摆放，确保无差错。

（4）若使用公司机打标签（含条码），统一固定在右侧镜腿上，并以价格朝内（视公司具体规定，统一朝外亦可）。

（5）若使用厂商吊牌，则统一摆放在右侧镜腿上。若有公司机打标签和厂商吊牌同时使用的情况，公司机打标签放在左侧镜腿，厂商吊牌放在右侧镜腿。

（6）促销活动价签摆放在对应参加活动的商品范围。

3. 柜台下的物品存放　一般存放与商品配套的镜盒、镜布、质量卡、吊牌等。平时应整理有序，为顾客展示结束后，要及时收回，按标准重新摆放。有时也存放空白价签、价目册、计算器等物品，应设定一定的摆放秩序，并且在每次使用完毕后放回原位。

4. 道具的使用

（1）柜台内商品道具、立卡应和同品牌商品配套使用。

（2）道具的作用是引导消费者注视商品，起到醒目和突出的作用。

（3）道具是商品陈列的辅助品，不能喧宾夺主，转移消费者对陈列商品的注意力。

（4）道具形状不宜过大或过小，应与商品及柜台的整体有协调性。

（5）定期维护道具，保障道具能够正常工作，如损坏或者电源无电，要及时处理。

二、库存管理

通常，眼镜零售服务企业的商品库存分为总仓和分仓。

总仓设于公司总部，一般指定专人负责管理；分仓设于门店店内，由店长或者店长指定的人员任管理员，称为门店商品管理人员。商品从总仓发到门店，称为发货；商品从门店退回总仓，称为退仓。

（一）总仓仓库管理

1. 商品收货及入库

（1）需严格按照公司商品入库验收的标准和流程进行作业。

（2）仓库管理人员核实送货单的品名、数量与实物是否相符，并对商品外观、包装等进行抽样 / 全部检查；由仓库管理人员在送货单签字确认实收数量；如发现实物与送货单不符，需向上级主管汇报，依据公司要求处理实物与货单不符的情况。理想情况下，验收合格、符合要求的产品确认收货入库，不合格或不符合要求的产品查明不符原因后，退货或报上级主管依据实际情况解决。原则要求入库货品必须保障送货单与订单一致，实物品名、数量与送货单一致，另外实物无质量问题，包装、配件完整。

（3）仓库管理人员对已入库的商品进行分区、分类摆放，不得随意堆放，如无特殊情况需在当天内完成。

（4）仓库管理人员需将到货商品中的不合格品检出，放在指定的不合格品区，待上级主管确认最终处理办法（退货或报损）。

2. 商品出库

（1）需严格按照公司商品出库的标准和流程进行作业。

（2）仓库把应出库的商品按出库单配好，并由配送人员或门店收货人员签名、仓库管理人员签名确认后方可让商品出库。

（3）出库单必须注明几个关键要素：发货单位、收货单位、品类、品名、型号、数量、发货人、发货日期、发货单号、配送员，其他要素也可依据管理需求添加。

（4）商品出库的原则是先进先出。

（5）任何人无权让没有办理相关手续的商品出库。

3. 退货处理　瑕疵品、滞销品等在供应商退换货范围内的，经上级主管同意，仓库管理人员核对退货商品的品名和数量无误后，办理退货手续；并严格按照公司商品退货标准和流程进行作业。

4. 商品报损处理　报损商品是指在仓储或销售过程中，因出现破损，过保质期，外包装破损（损坏、溢漏、严重变形）或部件缺损等品质问题，影响正常销售而必须折价处理或废弃的商品。

（1）需严格按照公司商品报损标准和流程进行作业。

（2）仓库管理人员每月将报损商品统计上报上级

主管;经主管审核同意后方可进行报损处理。

(3) 仓库管理人员核对报损商品的品名和数量无误后,办理相关的报损手续。

(4) 报损时需区分报损原因,并按不同类型的商品分开保管。

(5) 报损商品的处置分为报废和再利用;操作时需填写相应单据。

5. 货物管理

(1) 货物的品质维护:货物在收货、点数、入库、搬运、摆放、归位、存放、储存、发货过程中应遵守安全原则,做到防损、防水、防蛀、防晒等安全措施。

(2) 每天检查货物信息,如发现储位不对、账物不符、品质问题等情况应及时反馈和处理。

(3) 保持货物的正确标识,由仓库管理人员对错误标识及时更正。

(4) 货物的单据、账目由仓库管理人员保存。每月的单据应分类保管好,原则上单据保管1年,在此期间不得销毁;做到账物一致。

(5) 对于货物验收过程中所发现的有关数量、质量、规格、品种等与实物不相符的现象,仓库保管人员有权拒绝办理入库手续。

6. 货物盘点

(1) 仓库货物盘点由财务部门和物流部门拟定盘点计划时间表和盘点流程。

(2) 盘点时保证做到盘点数量的准确性、公正性,严禁弄虚作假、虚报数据。盘点过程中,严禁更换不同的盘点人员,以免少盘、多盘、漏盘等。

(3) 盘点分初盘、复盘,但所有的盘点数据都需盘点人员签名确认。

7. 商品台账

(1) 仓库管理人员需按照公司要求建立电脑商品台账和手工账(一些企业已取消了手工账)。

(2) 仓库管理人员应认真学习公司进销存软件的使用,提高操作熟练度。

(3) 及时将发生的商品进销存单据录入电脑,登记入手工账。

8. 仓库的安全、卫生管理

(1) 仓库管理人员每天对仓库区域进行清洁整理工作,并将仓库内的物料整理到指定的区域内,达到整洁、整齐、干净、卫生、合理的摆放要求。

(2) 仓库内保持安全通道畅通,不可有堆积物,保证人员安全。

(3) 仓库内严禁烟火,严禁非仓库管理人员非工作需要进入仓库。

(4) 上下班关闭窗户并及时锁上仓库门。

(二)分店(分仓)库存管理

存放在门店库存内的所有商品称为分店库存商品。

1. 补货

(1) 门店商品管理人员依据销售情况以及库存上、下限标准,及时向总仓提交补货单,申请补货。

(2) 一般为每周补货1次,特殊情况可以缩短每次补货的间隔。(也有企业规定由总仓根据门店销售情况通过进销存管理系统定期生成自动补货单,进行补货。)

(3) 总仓根据补货单的要求评估库存合理度情况下,向门店进行商品发货,如总仓库存商品无法满足门店补货需要,则需与门店协商或申请采购。

2. 收货　接收从总部发货来的商品(包括加工完毕的装配眼镜),依据验收流程要求,做到单据相符(订单与发货单一致),单据与实物相符(发货单与实物相符),实物质量合格,包装及配件完整,再做签收。

3. 上货(出样)

(1) 收到货品后需安排上货,即将特定商品摆放至指定货位进行陈列、销售。

(2) 上货时需遵循陈列标准进行。

(3) 如货位暂时没有空缺,可将商品存放在门店仓库中,待出现对应的货位空缺时再安排上货。

4. 退仓

(1) 根据总仓指令将指定商品退回总仓,或遇门店发现残损品、顾客退回的商品(无法二次销售)等情况需退仓,核实商品品名和数量,填写退仓表单,进行退仓。

(2) 门店无权对商品进行报损处理,必须退仓后由仓库管理人员统一处置。

(3) 原则上,分店与分店之间不能进行直接调拨,调出方需将商品退仓,再由总仓进行调拨(出库)。

5. 出样商品的管理　将商品展示给消费者浏览,称为出样。

不同企业对于出样商品的安排各不相同,有些企业出样商品即出售商品,在顾客选择之后将出样商品直接销售;也有一些企业,出样商品仅供出样,顾客选择之后从库存商品中销售给顾客。

门店出样商品的管理通常是分区责任制,不同区域或不同品类的出样商品交给不同人员负责,比如中低档镜架、高档镜架、太阳镜、角膜接触镜(隐形眼镜)和护理产品等分别指定专人负责;或者店铺的中岛、两侧边柜、后场分别指定专人负责。以上责任人安排必须以书面形式加以明确。

指定区域/品类的负责人需负责本区域/品类内出样品的上货、陈列、维护、清点等工作。

每天，每个区域/品类的负责人上班时要及时清点所管理出样商品的数量，与商品台账进行核对；下班前进行同样工作。清点时发现数量不符，立刻向店长汇报并且寻找出账实不符的原因。

为了提高这项工作效率，建议在陈列时尽量采取相同的陈列标准，如“横七竖八”，从而缩短每日清点货位商品数的时间。

6. 盘点　分仓的盘点工作需在财务部或财务部选定的监盘人员监督下进行。

7. 商品台账

(1) 仓库管理人员需根据公司要求建立电脑商品台账和手工账（一些企业已取消了手工账）。

(2) 仓库管理人员应认真学习公司进销存软件的使用，提高操作熟练度。

(3) 及时将发生的商品进销存单据录入电脑，或登记入手工账。

8. 仓库管理　一些有条件的门店会设立一个门店仓库，如场地条件不允许，可以将柜台下面的储物空间作为仓库使用。

仓库管理的相关要求参考总仓的仓库安全、卫生管理。

三、角膜接触镜和护理液的安全保管

角膜接触镜和护理液属于三类医疗器械，其仓储保管有特定的要求（可参照当地政府监管部门政策要求）。

1. 仓储保管管理制度

(1) 各级仓库保管员要认真学习医疗器械仓储保管知识，熟悉商品属性和储存要求，熟悉所管库房的储存条件设施、设备，按照“五防”（防火、防潮、防尘、防鼠、防虫）要求，保证库存商品安全有效。

(2) 入库商品必须要有检验员签字才能入库，对标识模糊和包装破损等不符合规定的，要及时与质检员联系，符合规定后方可入库。

(3) 产品入库时保管员应该对厂名、品名、规格、数量、效期、批号、包装标识等进行复核，发现问题应及时与质检部门联系。

(4) 入库商品应根据其自然属性分类、分批存放，留有间距确保产品质量和安全。

(5) 严格执行商品存放区域色标管理规定：合格品储存在绿区（合格区），待验品储存在黄区（待验区），不合格品储存在红区（不合格区）。

2. 进、出库复核管理制度

(1) 医疗器械出库应贯彻“先进先出、先生产先出、效期接近先出”的原则，做好按批号发货。

(2) 医疗器械进库需有完整的采购档案，认真检查采购记录，票据、账卡、货物是否相符。

(3) 医疗器械出库必须有出库凭证，无出库凭证禁止发货。

(4) 保管员接到出库凭证后要及时按出库内容分类、配货。

(5) 商品出库复核完毕，按出库凭证上品名、数量等确认无误后，在出库凭证上签字，以备核查。

(6) 凡不合格产品，一律不准出库销售。

(7) 效期商品采购，严格按照“勤进快销，供需平稳，经营有序”的原则，防止库存积压造成不必要的损失。

3. 使用合规的管理软件　按照相关规定，经营三类医疗器械的企业应使用符合相关管理制度的管理软件进行入库、出库等登记工作。具体操作办法可参照软件使用说明书。

任务二　店面形象管理

学习目标

知识目标：1. 熟悉店铺环境知识；

2. 掌握商品维护方法。

能力目标：1. 能够做到窗明几净、商品清洁整齐；

2. 能够备齐售货用品并放在指定位置。

素质目标：具备爱岗敬业、专业细致的素质。

任务驱动

小明今天心情很低落，因为今天有一笔眼看就要成交的业务，最后竹篮打水一场空。

事情经过是这样的：

今天中午，小明接待了一位中年女性顾客，从衣着打扮和形象气质看，这是一位颇为讲究的消费者。于是，小明向这位顾客推荐了一款法国品牌的高端镜架，这是一款专为成熟女性设计，工艺考究并配有水钻装饰的镜框。这位顾客试戴之后非常满意，但这时顾客提出一个让小明“绝望”的要求。这位女士说：“这个款式我很喜欢，但是这副眼镜一看就是旧的，我不希望花4 000块买副旧眼镜，麻烦你帮我拿一副新的来。”

大家都知道，大多数眼镜店为了控制库存、提高商品动销率，对于高端镜框往往都是只放一件样品不备库存的。所以，顾客提出的要求成为“mission impossible”（不可完成的使命）。于是，小明立刻向这位女士解释，这款眼镜是新到店的，并不是旧眼镜。

顾客回应说：“你自己看看，这个镜片上灰蒙蒙的，镜框、镜腿都脏兮兮的，怎么不是旧眼镜。”小明边道歉边说：“这副眼镜真的到店没多久，上面之所以有灰尘和指纹是我平时没有保养，我帮您清洗一下您再看，就知道我没欺骗您。”

这位顾客还是不能接受，她说：“如果你在我来之前就把这副眼镜搞干净，我没话说；现在，你当着我的面清洗，等于承认这是旧的，我不能接受。这样吧，你问厂家订一副新的，到货后通知我，我来买，行吗？”

小明无奈地答应了顾客的要求。送走顾客之后，他向公司商品部要求订货，结果公司反馈说，这款眼镜供应商那边已经售罄，无法补货，建议顾客选其他款。小明只得硬着头皮和顾客联系告知进展，结果顾客的答复是“已经在其他店选到满意的款式了”。

其实，公司一直要求门店要保持陈列样品的整洁度，及时发现瑕疵及时处理，无法处理的也可以在厂家约定的调换货周期内进行调换。但门店在执行这项工作时，往往“三天打鱼两天晒网”，到最后干脆“连网都不晒了”。

所以，要带领大家学习一下店铺环境和商品维护的方法。

一、店铺环境维护

随着眼镜店、视光中心、眼科诊所、眼科医院越开越多，视光服务及眼镜零售已经是典型的“买方市场”了；市场商品供给量逐步超过需求量，卖者降低销售条件，想方设法将自己的商品销售出去。这种竞争不仅表现在价格上，而且表现在质量、式样、功能、服务、交货期、包装等方面。所以，消费者对于店内服务的专业度、购物环境、服务细节的要求也越来越高。

大家都知道，人和人的交往中第一印象尤为重要，而当顾客走进一家眼镜店时，也受到第一印象的影响。有一位配镜师曾经发过这样一个牢骚：“顾客是来配眼镜的，又不是来检查你地扫得干不干净的。”而在消费者眼中却是：“如果连扫地这样简单的工作你都做不好，怎么让我相信验光配镜如此复杂的工作你能胜任呢？”所以，日常店务的意义就是给顾客一个美好的第一印象。

（一）店铺环境维护的意义

店铺环境的良好维护是进店顾客对服务信任的起点，是品牌形象的第一印象，是店务工作中最基本的工作之一。如果柜台内商品摆放得凌乱无章，如果在接近新年的时候，门店还悬挂着中秋活动的广告，如果柜台、地上、货架子上随处可见灰尘、水渍、污渍，试问，如果你是消费者，看到这样的门店，你的心情会是愉快的吗？你还有进去购物的欲望吗？你还信任这家店能带给你值得信赖的服务吗？作为配镜师，保持店铺环境干净、整洁是必要的工作之一。其实，只要每天花费很少的时间，就能为你的现场加分，为你的产品、为你的品牌形象加分，同时也为你的销售业绩加分。

（二）店铺环境维护的执行要领

店铺环境维护要做到“干净、整洁、舒适、细节”这四大要领。

1. 干净　干净是店铺环境最基本要求，要求要把营业场地各个区域清理干净，包括做到店内地面、通道、货架、橱窗、洗手间等店内所有环境无垃圾、无污迹、无纸屑、无杂物、无灰尘等。其次要将门窗、玻璃、广告招牌、展示框及演示道具擦拭明亮，将顾客使用的镜子擦拭干净并放在合适的位置。

2. 整洁　在干净的基础上要保障整洁，店内道具、宣传书画册子、顾客档案、工作文件、验光所需装备，员工个人物品、桌椅等都需按规定归位摆放，保证整洁。

3. 舒适　在以上基本要素达标后，还要关注员工及顾客在店内环境的舒适度，这样才能保障员工的工作效率及顾客停留时的舒适感。具体包括保持室内新鲜空气流通，检查营业照明灯有无故障闪烁，工作所使用的工具能够迅速找到并使用，道具及宣传物品摆放能否被顾客迅速识别及使用等。

4. 细节　最后，店铺环境围护维护并非一项机械工作，而是一项用心关注细节的工作。在以上基本要素做到时，还需要对突发情况进行及时响应和细致处理。如遇当日停电，要准备好其他照明光源。在清洁完毕后，主动巡视，以免忽略了某些卫生死角。在服务顾客过程中，不断调整店内环境细节布置，让顾客及同事心情愉悦地在舒适的环境中享受服务或提供服务。

二、店铺商品维护

（一）商品维护的要求

门店商品维护的要求可以归纳为“保质、保量、保鲜”，并且还要方便顾客挑选、方便店员销售：

1. 保质　杜绝不合格商品、三无商品出现在卖场中；

2. 保量　既要保证门店商品陈列的丰富程度，又要满足顾客的购买需求，不少货，不断货；

3. 保鲜　保持陈列商品的光鲜度；

4. 方便顾客挑选　易于取拿，商品标识和相关产品说明让顾客一目了然；

5. 方便店员销售　商品的吊牌与实物相符，商品编码和价格清晰可见。

（二）商品维护的执行要领

1. 营业前，检查、准备好商品

(1) 复点过夜商品：配镜师上班的第一件事，就是要对照商品台账，根据商品平时的摆放规律，将过夜商品进行过目清点和检查，以明确责任。

(2) 备足商品：零售行业有一句行话叫“断货无异于自杀”。因此，配镜师在检查核对前一天所剩商品的基础上，应根据经营商品的特点和最近销售规律及市场的变化，备齐、备足当天所需的商品，以保持货架品种齐全、数量充足。

(3) 检查商品质量：在复点、添补货物验收时，一定要认真检查商品有无残损、变质等情况，避免出售后造成退货的麻烦。

(4) 检查商品价格标签：开始营业前，配镜师要对商品的价格标签进行逐个认真检查。对于附带价格标签的商品，要检查价格标签是否齐全，有无缺签；对于开架陈列的商品，则要做重点检查，避免出现有货无价或有价无货的情况。

2. 营业中，及时补货和维护商品整洁　由于销售过程中顾客的挑选，商品势必会变得较为凌乱。配镜师要充分利用短暂的空闲时间，快速地把放乱、拉乱的商品整理、归类、放置好；及时检查商品的销售情况，如发现货架上的商品已售完或将要售完就要及时补充，使所售的商品保持数量充足、品种齐全；有新产品进来，要及时验收，验收后的商品要快速陈列到货架上；变价时要制作商品价签；此外，还可利用空闲时间盘点所销商品，为交接班做准备。

3. 营业后，清点商品　根据商品台账，全面清点当日商品销售数量及所剩的商品数量；如果发现某种商品售完或数量较少，要及时补充。如果库存无货，应及时向公司订货，做到不断货。

（三）日常保养眼镜的注意事项

1. 保养太阳镜片及光学镜架衬片时，不要用镜布擦拭，有浮灰就用吹尘器，有明显指纹、油渍时，必须用清水清洗或每周固定1天对眼镜做1次超声波的清洗（特殊材质和设计的太阳镜请慎用）；

2. 从立架上取下眼镜时，一定要将镜腿上提，然后水平将货品取出，避免拿下和放上时将镜腿擦伤，同时，姿势和力度一定要注意；

3. 擦拭道具时，一定要将其陈列的货品全部拿下，同时注意道具周围货品的安全，检查道具是否能正常使用；

4. 当货品镜腿为天然材料（皮革、木质等）时，不得放入品牌双孔扦式道具展示，避免将皮革擦伤、木腿严重变形；

5. 发现陈列的眼镜变形，应交由店内专业人员调校，调校后的商品需用清水清洗过后方可入柜，过程中必须有相应的保护措施，使用镜布、调整盘等；

6. 顾客试戴过的眼镜，如有明显汗渍或其他残留物，在顾客离开后，进行眼镜的清洁保养；

7. 高端商品的拿取，建议员工使用干净手套，放置托盘中；

8. 使用清洁道具，保证抽屉边缘处及死角处的卫生及时清理；

9. 保持桌面和陈列物品上干净，无手指印，收尾工作及时，随时检查整理；

10. 桌面和镜子等需保持无灰尘、无指纹。

思考题

1. 请根据本任务内容，设计一张门店商品、物料交接表。
2. 除教材中所列出的商品维护方法之外，你还能想到哪些方法保持商品的新鲜度，避免产生瑕疵？

任务三　现金管理

学习目标

知识目标：了解现金收缴知识。

能力目标：1. 能够整理票据并完成交接程序；

2. 能够准确地完成现金的清缴。

素质目标：具备诚实守信、严谨细致的素质。

任务驱动

某眼镜店曾经发生这样一个恶性事件。

当时，该店推出一项促销活动，内容是：消费者配镜满600元返300元的代金券。

活动内容下达到门店后，在店长的带领下，大家很快理解了活动的目的，并且熟悉了操作流程：顾客选购时，门店引导顾客消费600元的倍数，成交后到收银台领取相应的代金券并由顾客或配镜师签字。谁也未曾想到，就在这个过程中，出现了问题。

一位配镜师接待一位购买太阳镜的顾客时，顾客非常爽快，选好了商品付了钱转身就离去了。当这位配镜师替顾客把代金券领出来，发现顾客已经离店了。于是，她将两张代金券放入口袋。当时她的想法是，万一顾客回忆起还有券没领而回到店里，她就把券交还顾客。可是，直到打烊，这位顾客也没有回来。那一天是星期日，店里非常忙，没有人留意到这位配镜师收了两张代金券。

回到家，这位配镜师和自己的姐姐说起了这件事，她的姐姐怂恿她隐瞒此事，如果顾客迟迟不回来领券，干脆用600元代金券给她姐姐去换一副太阳镜。

她们的计划得逞了。于是，她的姐姐就让她瞅准机会再截留一些代金券，给她的姐夫买眼镜和太阳镜。

就这样，这位配镜师在错误的泥潭里越陷越深，门店活动进行的2个月里，她私吞顾客的代金券面值累计达到3 000元。

俗话说：若要人不知，除非己莫为。终于有其他同事以匿名举报的方式向公司揭发了这位配镜师的行为。公司管理部查实后，对该员工作出立即解聘的处罚。

接到公司的解聘通知后，这位配镜师着急了，因为她很喜欢这份工作，平时和同事相处得也还不错。于是，她提出，愿意归还侵占的公司钱财并接受一定的处罚，来保留现在的这份工作。

最终，公司没有接受她的条件，因为这次犯错性质恶劣、情节严重，公司希望借此向全体员工释放一个信号：对这类过失，公司是零容忍的。

在这位配镜师到公司退还制服、办理离职手续的时候，她跑到自己的店长面前，对店长说："我恨你！"

这位店长觉得很委屈，因为在这件事情中，店长也被公司连带责罚，理由是"监管不力"，未能及时发现员工的贪污行为。为什么当事人还要恨她呢？

被开除的员工说：如果她第一次拿顾客的代金券的那一天，店长在打烊前要求大家将未被领取的代金券交给收银统一处理，如果店长从一开始就不允许配镜师代顾客领券而要求务必是顾客本人签收代金券，那么，她将没有机会犯错。

一、顾客不同支付方式的应对

1. 现金（人民币）　需要做好唱收唱付工作：大声读出所收顾客的金额和找零金额。

注意收取钱款时鉴别真伪，遇到伪钞或不能断定的钱币，礼貌地请顾客换一张钱币。

2. 现金（外币）　请外宾尽量使用人民币，如无人民币则允许外币消费。现阶段企业一般只收美金和欧元。

查询目前美金汇率（以当日中国银行外汇汇率表为准）。

收取顾客外币时注意查验真伪，无法判断时，建议邀请顾客到银行兑换成人民币。找零时，按汇率换算找人民币。

3. 电子支付（支付宝、微信等）　使用公司提供的收款码或者电子支付的POS机（电子付款机）进行收银；收到"到账信息"后方可完成收银工作。

4. 银行卡　使用企业配备的POS机进行刷卡，注意操作程序并确认已到账。打印小票单，一联顾客签名保留，一联交由顾客自行保管。

5. 现金券　顾客出示由企业发放的现金券时，注意区分不同现金券的使用说明：有的不限消费金额，可以全额抵用；有的要求消费满一定金额方可使用。

核对现金券的面额以及是否带有公司印章，发现可疑的现金券应及时上报。收取现金券并且已经核销后，应立即在现金券上加盖"已使用"的印章，并且登记现金券的编号。

6. 电子优惠券　企业会通过美团、大众点评、微店、淘宝（天猫）等渠道发售电子优惠券，如遇顾客使用上述优惠券进行支付时，应使用相应的核销软件（小程序）进行核销，并注意使用方法。

二、门店的现金收缴程序

门店如设置了专职收银人员，必须由收银员执行收银工作；如遇收银人员休假，则应由店长或其他指定人员代理其工作。如果未设置专职收银人员，一般采用"谁销售谁收银"的原则。

所有参与收银的人员、财务人员要认真学习，严格执行企业现金管理的有关规定，不断提高业务素质，自觉做好现金收缴工作。

收银人员在收银工作中，首先要做好自身安全，妥善保管好所收现金和支票，决不允许携带公款从事工作以外的活动。

财务分管票据的管理人员，要严格控制掌握收银人员票据领用情况，并做好登记。对收银票据，通常情况下一次只允许领用一本，等结清后再发放，严禁多本使用。同时掌握收银交费情况，如发现留存的现金超过规定的限额，要采取措施，催其交款。

收银人员应在规定时间(一般为每日，个别企业可以延长至隔天或者每周)整理现金日报表，核对无误后将现金与报表一起交给财务人员，或存入企业指定的账户，并将存款凭证与报表一起交给财务人员。

财务会计、出纳人员要对收到的现金及时入账，做到日清日结。对超过库存限额的部分要及时存入企业指定银行账户。

出纳人员送款或提款时，要向分管领导汇报，涉及金额在一定金额以上的，出纳人员要提前汇报，分管领导安排专人护送。

定期或不定期地组织有关人员进行检查，各部门要加强自查、巡查考核力度，发现问题及时处理，杜绝一切漏洞，确保现金管理严格有序。

三、票据管理

开具发票时，须遵循以下流程：开发票时，在指定开票系统内规范操作，输入正确开票内容、金额，核对发票编号与系统编号一致；注意本公司发票只限开“眼镜或与眼镜直接相关的商品”，遇顾客有特殊要求，应请示主管解决；发票上必须有公司发票章；注意发票快开完时及时向财务申领；注意开过发票的企业保存联妥善保管。

思考题

1. 如果消费者提出要在发票上注明商品的产地，并且和商品吊牌上标注的产品不符，请问此时我们可以为顾客开具这样的发票吗？
2. 如果当天发现营业款短缺，作为店铺管理负责人，你会如何处理？

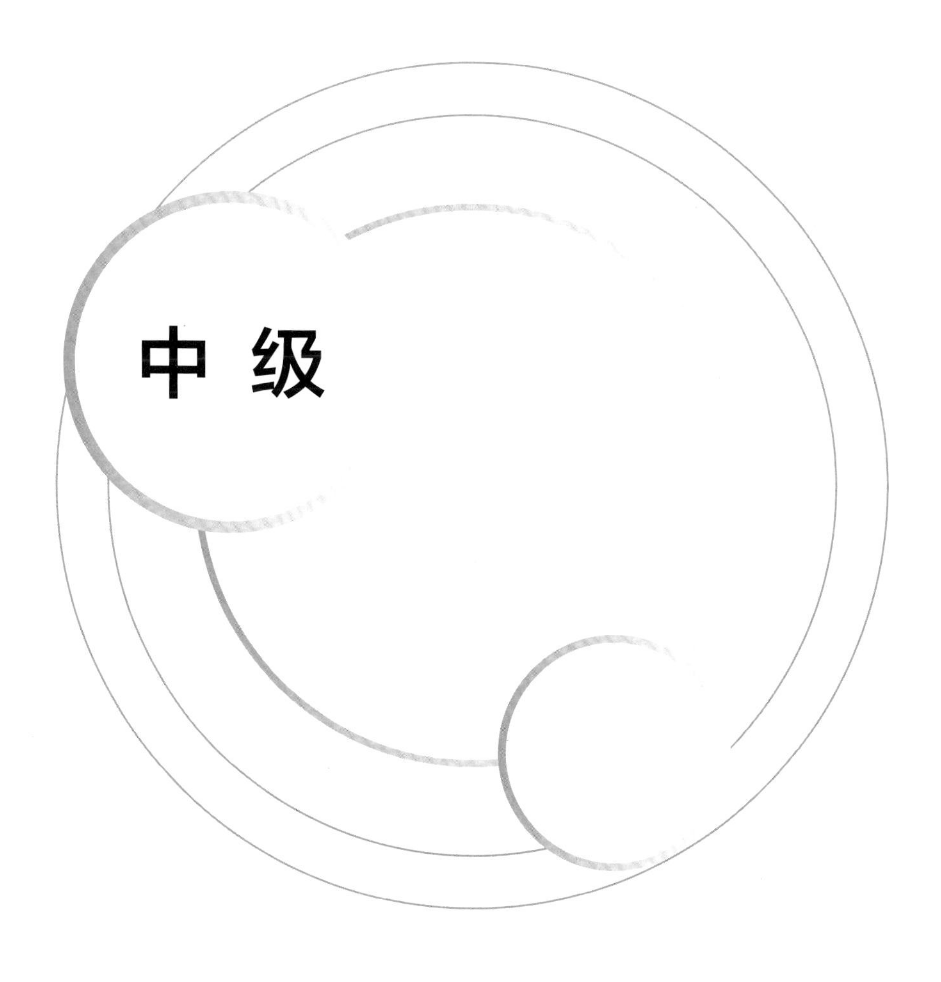

中级

培训项目一 配镜参数测量

任务 瞳高、镜眼距、前倾角的测量

学习目标

知识目标：1. 瞳高的概念及意义；
2. 镜眼距的概念及意义；
3. 前倾角的概念及意义。

能力目标：1. 会用撑片标记法测量瞳高；
2. 会用直尺测量镜眼距；
3. 会用直角尺测量前倾角。

素质目标：仪表大方、举止得体、态度和蔼、耐心、细心。

任务驱动

案例描述

1. 在进行眼镜定配加工时，眼睛瞳孔位置和镜片的加工基准点精准对位很重要，否则会产生不必要的棱镜效果，因此需要提供瞳孔的水平方向数据和垂直方向数据。水平方向瞳距的测量前面内容已讲述，下面讲述瞳孔在镜圈上高度位置的测量。

2. 镜眼距是指镜片后面到角膜前面的距离。镜眼距的不同，镜片的光学效果不同，会影响矫正视力效果，因此有必要控制镜眼距。

3. 眼镜的前倾角应符合人的面孔特征和使用习惯，也会影响光学效果，不同的镜片对前倾角的要求也不同，个性化镜片的设计也需要提供前倾角等数据，因此需要进行前倾角的测量。

引出工作任务：瞳高的测量、镜眼距的测量、前倾角的测量。

一、瞳高、镜眼距、前倾角的概念及其应用

（一）瞳高

1. 瞳高的概念　瞳孔中心至镜圈最低点下缘内侧的距离。

2. 瞳高的应用　眼镜定配加工时，瞳高的位置决定镜片加工基准点在垂直方向的位置。

（二）镜眼距

1. 镜眼距的概念　镜片后顶点到角膜前面的距离。

2. 镜眼距的应用　配镜时注意镜眼距要正确，否则会对矫正视力产生影响。通常镜眼距数值为12mm。

（三）前倾角

1. 前倾角的概念　前倾角是镜面与垂直方向的夹角。

2. 前倾角的应用　个人配戴习惯不同，前倾角也不同；通常身腿倾斜角是10°~12°；有些个性化设计的镜片需要镜架前倾角数据。

二、测量方法

（一）撑片标记法测量瞳高

1. 准备工作

(1) 环境准备：正常室内照明。

(2) 用物准备：笔灯、记号笔、直尺。

2. 测量操作

(1) 通过直尺或瞳距仪测量出瞳距数值后，在镜架撑片上用细竖线标记瞳孔水平位置。

(2) 被检者戴上撑片上标记好瞳距竖线的镜架，并将镜架校配好。

(3) 检者与被检者相对而坐一臂距离，视线等高。

(4) 笔灯置于检者左眼颞侧等高位置，让被检者注视检者左眼。

(5) 检者左眼观察被检者右眼反光点的高度位置，并在撑片上做横线标记，标记时执笔手没执笔的手指可以轻触被检者头部，起手部稳定作用。

(6) 同样方法，笔灯置于检者右眼颞侧等高位置，进行被检者左眼瞳高位置观察并标记。

(7) 取下镜架，整理瞳孔高度位置水平线，与标记好瞳距的竖线相交成十字线，标记线要细而清晰。

(8) 十字线交点即为被检者瞳孔位置，必要时可以进行核对。

(9) 用直尺测量十字线交点到镜圈底部的距离，即瞳高尺寸。

3. 操作后整理　笔灯、记号笔放回原处。

4. 注意事项

(1) 如果标记水平位置，笔灯要放在注视眼下方，并标记竖线。

(2) 如果标记垂直位置，笔灯要放在注视眼颞侧等高，并标记横线。

(3) 不要长时间用笔灯照射被检者眼。

5. 衬片标记法测量瞳高评分标准(表 2-1-1-1)

思考题

1. 为什么如果标记水平位置，笔灯要放在注视眼下方，而如果标记垂直位置，笔灯要放在注视眼颞侧等高位置？
2. 为什么标记线要细十字线？
3. 为什么在标记瞳孔位置前要先进行校配？

(二) 测量镜眼距

1. 准备工作

(1) 环境准备：正常室内照明。

(2) 用物准备：直尺。

2. 测量操作　从顾客侧面，测量角膜前面到镜片后面之间的距离。测量方法如图 2-1-1-1 所示。

3. 操作后整理　将直尺放回原处。

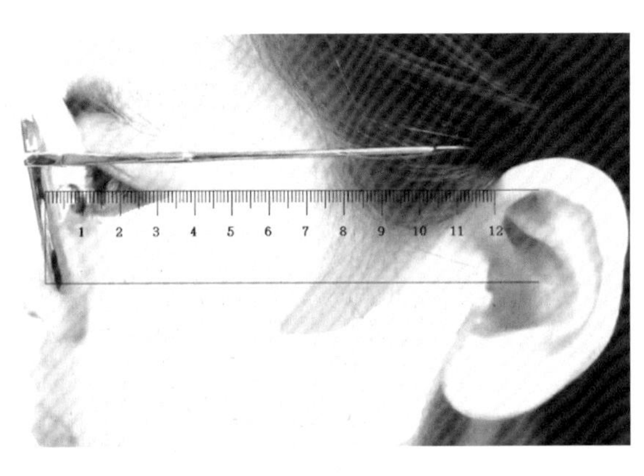

图 2-1-1-1　镜眼距测量示意图

表 2-1-1-1　衬片标记法测量瞳高评分标准

序号	考核内容	配分	考核要点	评分标准	扣分	得分
1	素质要求	20	1. 仪表大方、举止得体 2. 态度和蔼、耐心、细心 3. 动作轻柔	1. 没有仪表大方、举止得体，扣 6 分 2. 没有态度和蔼、耐心、细心，扣 8 分 3. 动作粗鲁，扣 6 分		
2	操作过程	70	1. 眼镜校配 2. 双方坐姿 3. 嘱被检者注视方向 4. 检者笔灯位置 5. 标记手势 6. 标记形状 7. 瞳孔位置标注正确 8. 瞳高尺寸测量正确	1. 镜面、身腿倾斜角、镜腿外张角、弯点位置、镜腿托叶等部位调整不到位，扣 1~20 分 2. 没有双方相距一臂以上距离，扣 5 分，视线不等高，扣 5 分 3. 没有嘱被检者注视有笔灯的眼，扣 5 分 4. 笔灯没有位于注视眼颞侧等高位置，扣 10 分 5. 执笔手没有以被检者头顶部为支撑，扣 5 分 6. 标记不是清晰细十字，扣 10 分 7. 每差 1mm，扣 2 分，共 5 分 8. 每差 1mm，扣 5 分		
3	操作后整理	10	1. 笔灯放回原处 2. 记号笔放回原处	1. 笔灯没放回原处，扣 5 分 2. 记号笔没放回原处，扣 5 分		
4	时间		12 分钟	到时结束		
5	合计	100				

4. 测量镜眼距、前倾角评分标准(表 2-1-1-2)

思考题

镜眼距的大小会影响镜片矫正视力吗?

(三)测量镜眼距、前倾角

1. 准备工作

(1) 环境准备:正常室内照明。

(2) 用物准备:直角测量尺(图 2-1-1-2)。

2. 测量操作 用前倾角测量尺进行测量,测量尺和测量方法如图 2-1-1-3 所示。测量时两直角边要保持水平和垂直,前倾角测量尺上角度的原点要对准镜腿与镜身的交点处。

3. 操作后整理 将直角测量尺放回原处。

4. 测量镜眼距、前倾角评分标准(表 2-1-1-3)

表 2-1-1-2 测量镜眼距、前倾角评分标准

序号	考核内容	配分	考核要点	评分标准	扣分	得分
1	素质要求	20	1. 仪表大方、举止得体 2. 态度和蔼、耐心、细心 3. 动作轻柔	1. 没有仪表大方、举止得体,扣 6 分 2. 没有态度和蔼、耐心、细心,扣 8 分 3. 动作粗鲁,扣 6 分		
2	操作过程	70	位于顾客侧面,用直尺测量镜片后顶点到角膜前面之间的距离	测量数据每差 1mm 扣 10 分		
3	操作后整理	10	直尺放回原处	直尺没放回原处,扣 10 分		
4	时间		3 分钟	到时结束		
5	合计	100				

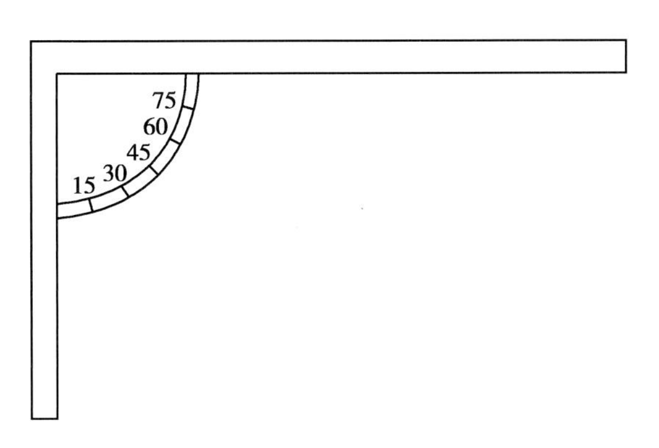

图 2-1-1-2 直角测量尺

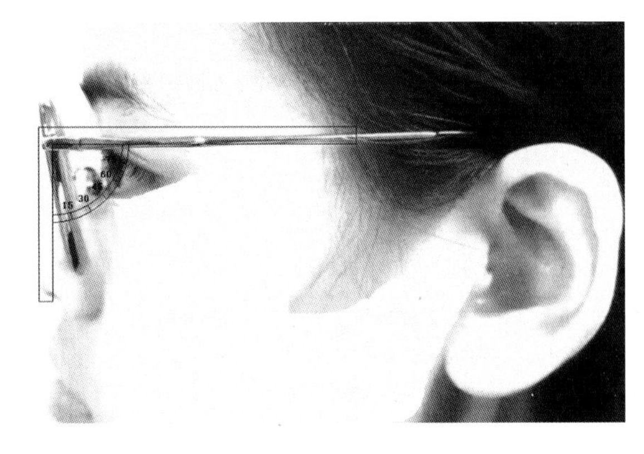

图 2-1-1-3 前倾角测量示意图

表 2-1-1-3 测量镜眼距、前倾角评分标准

序号	考核内容	配分	考核要点	评分标准	扣分	得分
1	素质要求	20	1. 仪表大方、举止得体 2. 态度和蔼、耐心、细心 3. 动作轻柔	1. 没有仪表大方、举止得体,扣 6 分 2. 没有态度和蔼、耐心、细心,扣 8 分 3. 动作粗鲁,扣 6 分		
2	操作过程	70	1. 直角尺的两边要水平和垂直放置 2. 正确读出镜身与垂直方向的倾斜角度	1. 直角尺的两边没有水平和垂直放置,扣 20 分 2. 测量数据每差 1°扣 10 分		
3	操作后整理	10	将直角测量尺放回原处	直角测量尺未放回原处,扣 10 分		
4	时间		3 分钟	到时结束		
5	合计	100				

思考题

镜面角的大小会影响矫正视力的哪些方面？

案例分享

【场景描述】

杨某，男，41岁，原眼镜配戴三四年，眼镜片严重磨损，镜架略有变形，想重新配一副镜片，原眼镜配戴无不适。

原镜度数：R：-4.50/-0.50×130；L：-4.50/-0.75×15；PD：68mm。

电脑验光：R：-4.50/-0.75×130；L：-4.50/-1.00×15；PD：68mm。

按原镜度数验配了一副1.67非球面防蓝光镜片。

顾客取镜后第二天到店投诉不舒服、不清楚。

【问题处理】

按原眼镜度数配镜怎么能不舒服、不清楚呢？经过与顾客沟通发现，顾客主诉向前看还可以，用余光向侧面看时不清楚，斜着看东西就会出现模糊。

用焦度计检测新镜片光学中心：R：-4.50/-0.50×130；L：-4.50/-0.75×15。

检测镜片边缘，右眼球镜度数-4.41D，左眼球镜度数-4.40D。

用焦度计检测旧镜光学中心：R：-4.50/-0.50×130；L：-4.50/-0.75×15。

检测镜片边缘：右眼球镜-4.75D，左眼球镜-4.76D，新镜片与旧镜片的球镜互差近0.35D。

顾客的旧眼镜是球面镜片。球面镜片两面均为球面，每面的表面曲率半径相同，用焦度计测量球面镜片的光学中心度数，与边缘度数相比，光学中心的度数小于边缘的度数。

非球面镜片没有统一的曲率半径，其设计是光学中心到边缘部分屈率半径不断变化，有些非球面镜片的设计是光学中心的度数高于镜片边缘的度数，顾客由球面镜片转成非球面镜片，当用余光向侧面看东西时，会出现视物不清楚、不舒服的现象。

指导顾客配戴眼镜的正确方法，用镜片的光学中心看物体，看侧面物体时习惯转头，用头动代替眼动，减少用余光看物体时的不适。

向顾客科普球面镜片与非球面镜片的区别，消除顾客适应新眼镜的心理障碍。

【经验分享】

验配过程中光度准确是前提，有的时候按照原镜度数配镜也会有配戴不适的情况，像球面镜片转换为非球面镜片、镜架角度变化、膜层改变、折射率变化等。这就需要配镜师具备详细的问诊、良好的沟通能力和过硬的专业知识，才能给顾客提供更好的服务，配出清新、舒适的眼镜。

培训项目二 眼镜定配

任务一 眼镜加工工艺

学习目标

知识目标：1. 掌握材料的分类及性能，熟悉公差及基本术语，熟悉螺纹连接的基本类型；
2. 熟知光学玻璃镜片和树脂镜片的加工工艺；
3. 熟知塑料镜架、金属镜架的加工工艺；
4. 熟知不同镜片和不同类型眼镜的加工工艺。

能力目标：1. 能识别材料的性能对零部件使用性的影响关系；
2. 能说出常用材质镜片的加工工艺；
3. 能说出常用材质镜架的加工工艺；
4. 能说出不同镜片和不同类型眼镜的加工工艺流程。

素质目标：1. 热爱祖国，热爱社会主义；
2. 遵纪守法，遵守行业规范；
3. 爱岗敬业、诚实守信；
4. 努力学习、刻苦钻研、团结协作；
5. 坚持匠心、精益求精。

任务驱动

案例描述：马××，女，12岁，小学五年级，低中度近视，午休时不小心戴镜睡着了，突然意识到并惊醒，查看被压眼镜，发现一切正常，仍可以正常配戴，欣喜。

引出工作任务：为什么眼镜被压后，镜片和镜架没有发生变形导致无法正常配戴呢？镜片和镜架的材质有哪些特殊性能呢？

一、眼镜相关机械基础知识

（一）材料的性能

一副眼镜细分可由十余几个零部件组成，不同的零部件依据功能需要、设计特点等会选用不同的材料制成。眼镜的组成材料按其化学成分不同可分为金属材料和非金属材料两大类。其中，金属材料又分为黑色金属材料和有色金属材料；非金属材料又分为天然非金属材料和人造非金属材料。不同的材料具有不同的性能和用途。

1. 机械性能　机械性能又称力学性能，指在外力作用下，材料所表现出来的一系列特性和抵抗外力的能力。表征材料机械性能的指标有强度、硬度、弹性、塑性、韧性和疲劳等。

（1）强度：材料在外力作用下，抵抗产生塑性变形和破坏的一种特性，也就是抵抗外力而不致失效的能力，有抗拉强度、抗弯强度、抗压强度、剪切强度等。材料的强度越大，越不易被破坏。

（2）硬度：材料抵抗更硬的物体压入的能力。根据测定方法不同，常用的硬度指标有布氏硬度（HB）、洛氏硬度（HR）和维氏硬度（HV）等。硬度指标越大，表示材料的硬度越高，抗划痕能力越强。

（3）弹性：材料受外力作用时产生变形，当外力去除后能恢复原来形状的性能，材料在弹性范围内，应力与应变的比值，称为弹性模量，是工程上用来衡量材料刚度的指标。弹性模量数值越大，材料的刚度越大。

（4）塑性：材料在外力作用下，产生永久变形而不致引起破坏的性能，材料的塑性通常用断后延伸率和断面收缩率来表示。这些数值越大，表示材料的塑性越好，有利于锻压、拉伸、冷拔等成型工艺。

（5）韧性：材料抵抗冲击载荷的能力，俗称冲击韧性。冲击韧性越好，材料越不易发生脆性断裂，用在眼镜上，该材料就越安全。通常镜片材质的冲击韧性优先级顺序是：聚碳酸酯（PC）> 普通树脂 > 玻璃。

（6）疲劳：材料在小于强度极限的重复交变应力（大小和方向不断改变）作用下发生断裂的现象。疲劳的性能指标是疲劳极限，指材料在规定的交变载荷循环次数下不断裂的最大应力。通常，材料的疲劳极限越高，耐用性也越好。

2. 物理性能　材料的物理性能主要有密度（比重）、熔点、导热性、热膨胀性、导电性等。零件的用途不同，对材料的要求也不同。例如要减轻眼镜的质量，可选用密度小而强度高的钛金属；塑料眼镜架软化温度低，在加热整形时要特别注意。

3. 化学性能　材料的化学性能是指材料在室温或者高温时抵抗各种腐蚀性介质侵蚀的能力。主要指标有耐酸性、耐碱性、抗氧化性等。

4. 工艺性能　工艺性能指材料是否容易被加工成型的特性，是物理、化学、机械性能的综合指标。按工艺方法的不同，可分为铸造工艺性、可锻工艺性、冲压工艺性、可焊工艺性、切削工艺性等。材料的工艺性能直接影响零件的制作方法和产品质量。

（二）公差配合与互换性

1. 互换性　在机器或产品装配时，对于同一规格的零件任取其中一件，无须做任何的修配就能进行装配，并能满足使用性能。这种零部件的技术特性称为互换性。这些零部件称为互换性零部件。

2. 加工误差与公差　要使零件具有互换性，就必须保证零件几何参数的准确性。但实际生产过程，由于设备精度、刀具磨损、测量误差以及人工操作水平等因素的影响，相同规格零件的几何参数不可能绝对准确无误。零件加工后的几何参数（尺寸、形状和位置等）所产生的差异称为加工误差。要使零件具有互换性，就要允许零件的几何参数有一个变动量，也就是界定允许加工误差的一个范围，这个允许的加工误差的变动量即为公差。

3. 相关术语

(1) 尺寸：以特定单位表示线性尺寸的数值称为尺寸，包括直径、半径、宽度和中心距等，但不包括用角度表示角度量。

(2) 基本尺寸：设计人员根据零件的使用要求、材料、结构等，通过计算或试验而确定的尺寸，也称为设计尺寸。它是机械零件加工给定的尺寸。

(3) 实际尺寸：通过测量加工后的零部件获得的尺寸称为实际尺寸。

(4) 极限尺寸：允许尺寸变动范围的两个界限值称为极限尺寸，分为最大极限尺寸和最小极限尺寸，实际尺寸必须在最大极限尺寸和最小极限尺寸之间，否则生产的零部件就是不合格的。

(5) 尺寸偏差：某一尺寸（实际尺寸或极限尺寸）减其基本尺寸所得的代数差称为尺寸偏差。

1) 最大极限尺寸减其基本尺寸所得的代数差成为上偏差。

2) 最小极限尺寸减其基本尺寸所得的代数差成为下偏差。

3) 实际尺寸减其基本尺寸所得的代数差成为实际偏差。实际偏差必须在上下偏差范围内，否则就是不合格。

(6) 尺寸公差：最大极限尺寸减最小极限尺寸之差的绝对值，也是上偏差与下偏差之差的绝对值，它是实际尺寸允许的变动量，简称公差。根据尺寸类型，公差分为形状公差和位置公差。

(7) 公差带：以基本尺寸为零线，由上下偏差的两条平行直线所限定的区域称为尺寸公差。为简化起见，用图表示公差带，称为公差带图。

(8) 配合：指基本尺寸相同、互相结合的孔和轴的公差带之间的关系。根据相互结合的孔、轴的公差带的不同情况，其配合分为间隙配合、过盈配合、过渡配合。

1) 间隙配合：具有间隙（包括最小间隙为零）的配合，即孔的下偏差大于等于轴的上偏差。

2) 过盈配合：具有过盈（包括最小过盈为零）的配合，即孔的上偏差小于等于轴的下偏差。

3) 过渡配合：可能具有间隙或过盈的配合，即轴的上偏差小于孔的上偏差但大于等于孔的下偏差，且轴的下偏差小于等于孔的下偏差，亦即孔的公差带和轴的公差带有交集。

（三）视光设备常见连接与传动

1. 带传动　借助带与带轮之间的摩擦传递运动和动力的装置，如：手工磨边机通过带传动机构带动砂轮旋转对镜片实施磨削加工。

2. 齿轮传动　两轮轮齿直接接触传递运动和动力的机械装置，又叫啮合传动，在视光设备中应用较多，如自动磨边机中的模板踏板齿轮传动结构（图 2-2-1-1）和镜片轴进退齿轮机构（图 2-2-1-2）、镜片打孔机中的

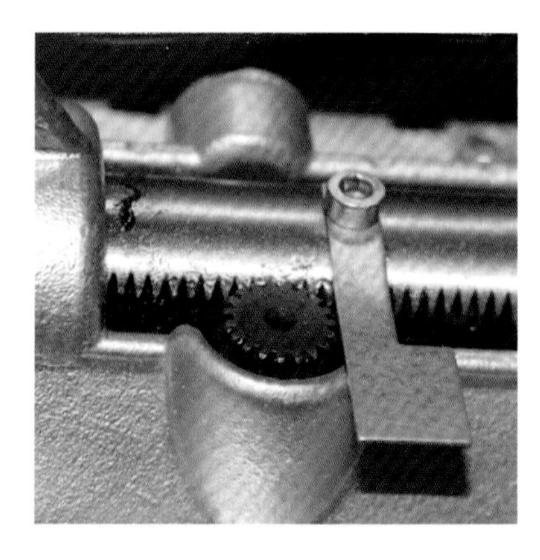

图 2-2-1-1　模板踏板齿轮传动机构

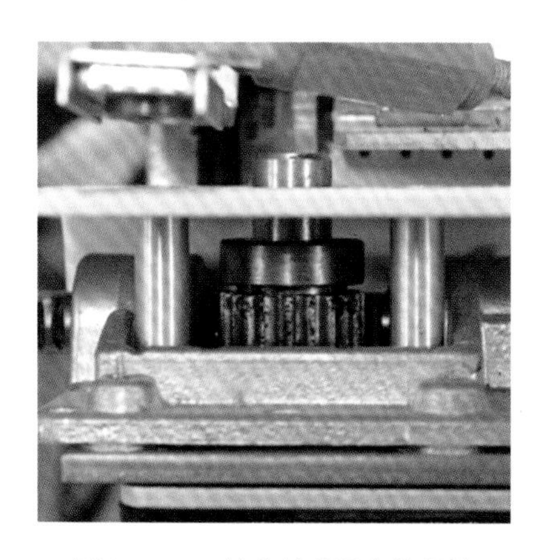

图 2-2-1-2　镜片轴进退齿轮机构

钻孔针上针头和扩孔针齿轮传动机构、电脑验光仪升降台齿轮齿条机构、角膜曲率计刻度齿轮齿条机构、同视机画片高度齿轮齿条机构，等等。

3. 螺纹连接　螺纹连接是指利用具有螺纹结构的零件将需要相对连接固定的零件连接在一起。螺纹连接件有螺栓、螺柱、螺钉、螺母和垫圈等。螺纹连接件多为标准件，使用时按国标选择同一规格的零件进行更换即可。螺钉在眼镜架的锁紧管、铰链处应用较多，多为非标准件，但在行业中有统一的尺寸规定，仍具有互换性。

二、眼镜片加工工艺

（一）玻璃镜片加工工艺

1. 光学玻璃镜片的热加工　大批量光学玻璃镜片目前是采用连续熔化一次成型工艺加工成镜片毛坯，生产工艺流程为：配料→熔炼→压型→退火→检测→入库。

（1）配料：影响光学玻璃镜片质量的因素很复杂，而原料的配制是主要的影响因素，必须严格加以控制。配料称量时，极小的误差都会引起折射率及性质的改变，配方称量采用万分之一精度的磅量秤进行称量，原料按配方称量后，在混料机中混合均匀后装袋。

（2）熔炼：熔炼包括熔化、澄清、调整均匀、分配四个工步。

1）熔化：用电、煤气或天然气加热池炉，使原料熔化为黏液态。

2）澄清：原料熔化后产生大量气泡，必须进行脱泡处理，气泡上升速度与玻璃液黏度成反比，而黏度与温度成反比。提高温度使黏度下降来加快脱泡。

3）调整匀化：调整是指降温来增高玻璃黏液度，使其满足成型要求的黏度。匀化是指把澄清池中温度高而黏度小且料质不均匀的玻璃液在调整匀化池中充分搅拌，使其料质均匀并达到光学质量的要求。在调整匀化池中是一边降温，一边不停搅拌。

4）分配：玻璃液由铂金供料管精确控制温度，以调节玻璃黏液的黏度及流量，流出后用特种钢的剪刀切成要求重量的料滴。

（3）自动压型：具有合适黏度及质量要求的玻璃液料滴，被注入模具型腔内，经自动压型机压制成镜片毛坯。

（4）退火：镜片毛坯从装置取出使其脱离模具再进入网带退火炉，镜片毛坯重新被加温到退火温度，保持一段时间，然后按照控制的速度降温以消除镜片的内应力。

（5）检测入库：镜片毛坯退火消除内应力后，进行各项光学、物理特性及外观质量的检测，剔除不合格产品。检测的主要项目有：折射率、阿贝数、内应力、条纹、气泡、直径、曲率、中心厚度、边缘厚度等。

2. 光学玻璃镜片的冷加工　光学玻璃镜片冷加工生产工艺流程为：镜片毛坯→粗磨（铣削）→精磨→抛光→检测入库。

（1）毛坯：在批量生产中，采用型料毛坯进行加工，以减少研磨工作量，一般毛坯凸面镜度与加工镜度相近，毛坯凹面镜度小于加工镜度。

（2）粗磨（铣削）：国内外先进的粗加工采用铣磨机床进行单片磨削。其磨削原理为：金刚石磨轮轴线与镜片工作轴轴线成一夹角，相交于原点，各自绕轴线旋转，两个运动结合在一起，就铣磨出镜片所需的球面的曲率半径。球面屈光度的变化只要调整夹角即可。

（3）精磨、抛光：精磨与抛光采用同一种设备，只不过磨料不同。精磨采用金刚石丸片，抛光采用聚氨酯、氧化铈抛光片。

（4）散光片的研磨

1）环曲面铣磨原理：环曲面加工时，镜片在工件轴上旋转，砂轮在自身轴转动的同时又随拖板作圆弧摆动，以此磨削产生环曲面。

2）环曲面精磨与抛光：环曲面精磨与抛光采用的磨具也是环曲面，研磨时，运动轨迹沿两个主子午线方向滑动，与镜片环曲面接触，进行精磨与抛光。

（5）检测入库：镜片进行各项光学、物理特性及外观质量的检测，剔除不合格产品。

（二）树脂镜片加工工艺

1. 热固性树脂 CR-39 镜片的加工工艺　热固性树

脂 CR-39 镜片的生产工艺流程为：配料→模具准备→注塑→烘箱固化→脱衬圈→烘干→开合取片→去应力→检测。

(1) 配料：把 CR-39 单体（液态）与催化剂 IPP（微量）混合，搅拌均匀。

(2) 模具准备：模具由凸模、凹模、衬圈、夹子组成。凸凹模均由光学玻璃制造，凸模工作面曲率决定镜片凹表面镜度，凹模工作面曲率决定镜片凸表面的镜度。

(3) 注塑：把配好的 CR-39 混合料注入模具凸凹模型腔内，排放在烘架上。

(4) 烘箱固化：把注好料挂在烘架的模具推入烘箱，在适当的温度中，烘一定时间，使 CR-39 液体固化。

(5) 脱衬圈：从烘箱内取出模具后，去除夹子、衬圈，并对凸凹模及之间镜片外边缘进行清洗。

(6) 烘干：把清洗后的凸凹模中间的镜片放入烘箱，烘干水分。

(7) 开合取片：趁热打开凸凹模，取出镜片放在烘架上。把凸凹模工作表面用压缩空气吹干净，重新组装模具。

(8) 烘箱去应力：把开合取出的镜片放入烘箱，加热到一定温度，保温一段时间，然后随炉冷却，以减少 CR-39 镜片的内应力。

(9) 检测：把去应力后的 CR-39 镜片送到检测部门按标准对镜片进行测试，主要项目有屈光度、表面粗糙度、气泡、厚度、直径等。

2. 热塑性树脂 PC 镜片的加工工艺　热塑性树脂镜片的生产工艺流程为：用注塑机把热塑性树脂及添加剂加热熔融后，注入金属模具的镜片型腔。冷却后开模取出镜片，送入烘箱去应力即成。PC 镜片、PMMA（有机玻璃）镜片、PS（聚苯乙烯）等镜片都是用此方法制成。

三、眼镜架加工工艺

（一）塑料镜架加工工艺

1. 铣削成型——醋酸纤维板材眼镜架生产工艺　醋酸纤维板材眼镜架，有些地区称为铣型架。在实际销售中，有些眼镜店营业员把板材镜架（铣型镜架）介绍为有别于塑料镜架的另一类镜架，甚至否认板材镜架就是塑料镜架的一种。其实，板材镜架（铣型镜架）与注塑镜架同属塑料镜架大类。

板材镜架（铣型镜架）是用切削加工生产方法成型的塑料眼镜架，即把塑料板材根据模型用专用铣刀仿型铣削成型，制成眼镜架的镜框与镜腿。

(1) 镜框的成型：把塑料板开成条料→把条料落料成镜框块料→铣刀仿铣内圈→仿铣外圈→仿铣鼻梁→仿铣反面→仿铣正面→滚光→粗抛光→热置铰链→装角花→装托叶。

(2) 镜腿的成型：开料→落料→射芯→仿铣外形→滚光→粗抛光→热置铰链→装角花→铣去多余桩头。

(3) 镜架的组装：镜框 + 镜腿→装螺钉→弯腿→精抛→整形→检验→包装→入库。

2. 注塑成型——注塑眼镜架生产工艺　注塑眼镜架的生产工艺是把塑料树脂粒子加入注塑机，电热熔融后注射入镜架模具的型腔，冷却后取出成型镜框、镜腿的生产方法。

(1) 镜框的成型：注塑机将熔融的塑料黏流液沿喷嘴注入模具→保压→冷却→开模取出眼镜框→清除浇口→滚光→抛光→热置铰链。

(2) 镜腿的成型：注塑→保压→冷却→开模取出镜腿→清除浇口→滚光→抛光→热置铰链→切除多余桩头。

(3) 镜架的组装：镜框 + 镜腿→装螺钉→弯腿→精抛→整形→检验→包装→入库。

（二）金属镜架加工工艺

1. 眼镜零部件的加工制作

(1) 眼镜圈：成型边丝→绕圈成型（手动、气动或全自动）→整形。

(2) 镜腿：圆盘线材→校直→落料→腿部减径→切头→清洗干燥→冲扁桩头→切头尾→铣开封槽→退火→抛光→桩头压弯。

(3) 鼻梁：圆盘线材→校直→落料→压弯→压花→滚光→清洗干燥→双刀铣边。

(4) 其他辅件：锁紧块、铰链、托叶、托叶梗等小零件，许多工厂都是外协加工或市场购买。

2. 焊接

(1) 镜圈焊接及后处理：①镜圈被装上夹具定位→焊锁紧块→镜圈压弯；②两镜圈被装上夹具定位→焊鼻梁→焊托叶梗；③锁紧块 V 形切割（角度 120°）。

(2) 镜腿焊接及后处理：①镜圈被装上夹具定位→在开封处焊铰链；②镜圈被装上夹具定位→铣合口（铣断铰链处镜腿开封）→桩头铣边。

(3) 镜圈与镜腿焊接后处理：①镜圈、镜腿被装上夹具定位→焊桩头；②上锁紧块螺钉→整理；③镜架滚光→抛光。

3. 电镀

(1) 电镀作用：增加金属眼镜架的光亮度、耐腐蚀性和硬度，改变金属原有色泽，保持金属感，给眼镜架"穿"一件漂亮而时尚的外衣。

(2) 电镀原理：把被镀眼镜架接上阴极，浸入电镀液中，在直流电作用下，电镀液中的金属镀层阳离子移向阴极上的被镀件，形成致密的电镀层。

(3) 电镀流程：活化金属架表面→底镀层→中间镀层（光亮铜、光亮镍）→表面镀层（镀K金、镀黑铬等）。

(4) 电镀注意事项：①电镀时，各镀槽要保证时间和电镀液浓度，使电镀层厚度达到规定要求；②被镀件出槽时，必须严格清洗，避免不同性质的电镀液互相污染；③在电镀各过程中，不得用手指擦拭镜架镀层与镀层间的结合力。

4. 最终组装

(1) 装托叶、装衬片。

(2) 装脚套、加温弯曲脚套。

(3) 整形：①俯视镜圈，上下边丝重叠，误差不超过1mm；②镜圈倾斜度7°~15°，外张角80°~95°，水平弯曲角175°~180°；③两镜腿接头角一致，做到三平（正放平、倒放平、镜腿合拢平）。

(4) 包装入库。

四、配装眼镜加工工艺

（一）不同类型眼镜片眼镜加工工艺（以全框眼镜架为例）

1. 单焦点眼镜片眼镜加工工艺　确认单焦点眼镜配镜订单→核对镜片、镜架→确定单焦点镜片加工基准→制作模板→确定单焦点眼镜移心量→确定加工中心（中心仪移心上吸盘）→磨尖边→倒安全角（根据需要选择）→抛光（根据需要选择）→安装→整形→一副合格眼镜。

2. 双焦眼镜片眼镜加工工艺　确认双焦眼镜配镜订单→核对双焦镜片及其装配用镜架→确定双焦镜片加工基准→制作模板→确定双焦眼镜移心量→确定加工中心（中心仪移心上吸盘）→磨尖边→倒安全角（根据需要选择）→抛光（根据需要选择）→安装→整形→一副合格眼镜。

3. 渐变焦眼镜片眼镜加工工艺　确认渐变焦眼镜配镜订单→核对渐变焦镜片及其装配用镜架→确定渐变焦镜片加工基准→制作模板→确定渐变焦眼镜移心量→确定加工中心（中心仪移心上吸盘）→磨尖边→倒安全角（根据需要选择）→抛光（根据需要选择）→安装→整形→一副合格眼镜。

（二）不同类型眼镜架眼镜加工工艺（以单焦点镜片为例）

1. 全框眼镜架眼镜加工工艺　确认配镜订单→核对镜片、镜架→确定镜片加工基准→制作模板→确定移心量→确定加工中心（中心仪移心上吸盘）→磨尖边→倒安全角（根据需要选择）→抛光（根据需要选择）→安装→整形→一副合格眼镜。

2. 拉丝眼镜架眼镜加工工艺　确认配镜订单→核对镜片、镜架→确定镜片加工基准→制作模板→确定移心量→确定加工中心（中心仪移心上吸盘）→磨平边→倒安全角→抛光（根据需要选择）→镜片开槽→安装（上丝）→整形→一副合格眼镜。

3. 打孔眼镜架眼镜加工工艺　确认配镜订单→核对镜片、镜架→确定镜片加工基准→制作模板→确定移心量→确定加工中心（中心仪移心上吸盘）→磨平边→倒安全角→抛光→镜片打孔→安装→整形（通常边安装边整形）→一副合格眼镜。

思考题

1. 材料的强度和硬度的区别？韧性和疲劳的区别？
2. 简述玻璃镜片的加工工艺流程。
3. 简述CR-39树脂镜片的制造工艺流程。
4. 醋酸纤维眼镜架的制造工艺有哪几种？试叙述其异同。
5. 试叙述拉丝眼镜架眼镜与打孔眼镜架眼镜的加工工艺异同。

任务二　眼镜加工

学习目标

知识目标：1. 掌握眼镜的验光处方、配镜订单的内容及格式，熟知国家标准中关于眼镜片、眼镜架的质量和部件装配精度的要求；

2. 熟知眼镜定配的工艺流程，掌握模板制作、加工中心确定、镜片磨边、倒安全角、安装的操作方法。

能力目标：1. 能读懂眼镜的配镜订单，会分析其处方，能核对出库商品；

2. 会制作模板；
3. 能使用焦度计、中心仪、磨边机等设备对镜片进行加工与安装；
4. 能对安装后的眼镜进行整形，使之达到合格眼镜要求。

素质目标：1. 着装整洁，仪表大方，举止得体，态度和蔼；
2. 字迹书写规范端正，内容填写正确无空缺；
3. 拿放镜架、镜片姿势正确，轻拿轻放，勿接触光学中心区；
4. 仪器操作规范，旋转部位力度适中，勿用手、硬物接触透镜；
5. 仪器用完关闭电源，及时清理仪器和桌台废物；
6. 热爱祖国，热爱社会主义；
7. 遵纪守法，遵守行业规范，爱岗敬业、诚实守信；
8. 努力学习、刻苦钻研、团结协作，坚持匠心、精益求精。

任务驱动

陈××，男，15岁，中学生，活泼好动，喜欢踢足球，最近主诉上课时看不清黑板上的字迹，于是到视光中心进行验光配镜。经检查，验光师开具的验光处方如下：

*** 眼镜验配中心　NO. 00029**

姓名 陈×× 　性别 男 　年龄 15 　职业 中学生 　日期 ××年××月××日

		球镜 SPH	柱镜 CYL	轴位 AXIS	棱镜 PRISM	基底 BASE	视力 VISION
远用 DV	右眼 OD	-1.75					1.0
	左眼 OS	-1.25					1.0
近用 NV	右眼 OD						
	左眼 OS						

瞳距（PD）：远用 61 mm　近用____mm

验光师（签名）：×××

通过沟通和挑选，陈××最终选择定配一副金属全框眼镜，所选眼镜架的规格尺寸为47-18-135，所选镜片为折射率1.60的普通树脂加硬加膜镜片。

作为一名眼镜定配人员，在接到验光师开具的验光处方以及顾客其他相应的配镜信息后，应如何完成以下定配一副眼镜的各项工作任务呢？

1. 准确理解或分析配镜加工单（或处方）。
2. 核对眼镜片、眼镜架等出库商品。
3. 选用或制作模板。
4. 科学、准确地确定加工中心。
5. 使用半自动或全自动磨边机等设备进行镜片加工、安装。
6. 按照配装眼镜整形要求对安装后的眼镜进行整形，使其成为合格眼镜。
7. 使用焦度计和其他工具对配装眼镜进行光学参数检验和外观检验。
8. 针对具体配镜者的配戴效果进行个性化校配，使其配戴舒适美观。

由上，眼镜定配人员要完成一副全框眼镜的定配，其工作流程如下图2-2-2-1所示。

一、接单

（一）分析配镜加工单（或处方）

1. 阅读验光处方　验光处方是由眼科医生或验光师根据顾客的病理、功能、屈光不正等因素进行检查，以治疗和矫正视力为目的而开具的处方，也是眼镜加工定配的重要依据。准确无误地理解验光处方的内容，并通过处方确定配镜订单、规范书写配镜订单是眼镜定配工作的第一个环节，是实现验光目的，使顾客配戴清晰、舒适、持久眼镜的开端，因而正确分析验光处方很重要。不同的医疗机构验配中心、视光中心、眼镜店等的眼镜处方格式可能不尽相同，但所包括的项目内

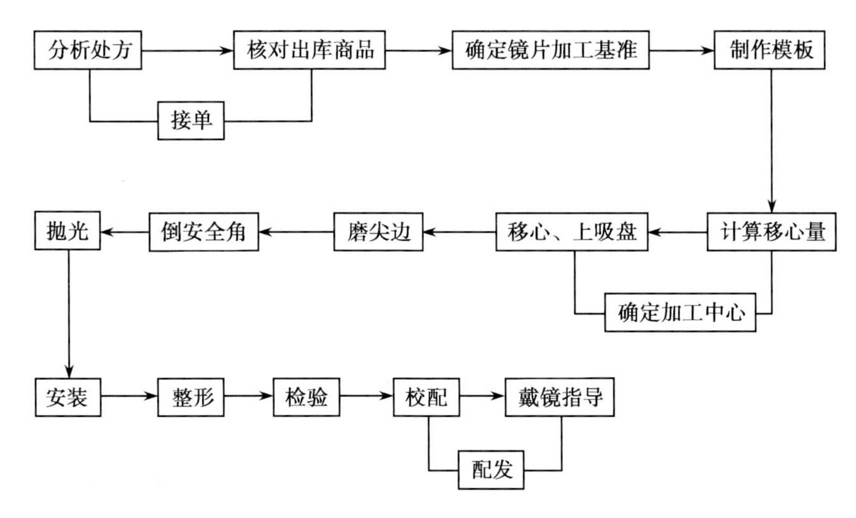

图 2-2-2-1　全框眼镜定配工作流程

容基本相同。作为眼镜专业人士应该对各类处方有所了解,以便正确识别。

以任务描述中的案例为例,看到该验光处方后,我们应从以下几个方面进行分析:

(1) 处方的格式:验光处方的格式目前主要有表格式和便笺式两种,上述案例中的处方为单一远用表格式处方。表格式处方中各项内容填写规范、清楚易懂;而便笺式处方虽书写要求同表格式处方,但内容填写则较简单,如下述便笺式处方:

远用　右眼:-1.75D
　　　左眼:-1.25D　瞳距:61mm

或　DV　RE:-1.75D
　　　　LE:-1.25D　PD:61mm

或　DV　OD:-1.75D
　　　　OS:-1.25D　PD:61mm

又如双眼屈光状态相同时,便笺式处方可写为:

远用　双眼:-1.75D　瞳距:61mm

或　DV　BE:-1.75D　PD:61mm

或　DV　OU:-1.75D　PD:61mm

(2) 顾客的基本信息:顾客的基本信息包括顾客的姓名、性别、年龄、职业、日期、联系方式等,通过基本信息可以初步估测镜架、镜片的款式和材质等。例如,处方中顾客为中学生,则推荐的镜型为塑料全框或金属全框,加硬加膜树脂镜片。

(3) 顾客的屈光状态及其相关信息:从处方中的球镜度数、柱镜度数及轴位、棱镜度数及基底方向、配镜用途、最终达到的矫正视力这些信息,我们可以判定出该顾客的屈光状态。若只有负球镜度数,则代表屈光状态为近视;若只有正球镜度数,且配镜目的是远用,则代表屈光状态为远视,如果配镜目的是近用,则代表屈光状态为老视,俗称"老花";若存在柱镜度数,则代表屈光状态有散光存在,轴位数值表示散光主子无线出现的方向;若处方中还有棱镜度数及基底方向,则代表该顾客的屈光状态还存在斜视(斜视或隐斜)。例如,案例中顾客的验光结果为看远,且只有负球镜度数,则屈光状态为单纯近视。

通过处方中的瞳距数值我们可以知道配装出来眼镜的光学中心水平距离应是多少,结合顾客具体的水平方向屈光度数查出配装眼镜的光学中心水平距离允许的偏差范围,再根据顾客所选的镜架尺寸规格计算或测量出镜架几何中心水平距离,从而可以计算出加工时水平移心量数值,再根据顾客的瞳高、配镜用途和镜架尺寸确定垂直移心量,从而使配装眼镜镜片的光学中心水平距离与瞳距一致、光学中心高度与瞳高一致,进而保证装配出来的眼镜达到所要求的光学效果。

从处方中的验光视力数据我们可以知道顾客戴镜后的矫正效果。若矫正视力≥1.0,则说明通过配戴眼镜视力可以矫正到正常范围;若矫正视力 <1.0,则说明顾客眼睛存在一定问题,仅通过配戴眼镜视力矫正不到正常范围。

处方中的医师签名和检查日期可以帮助工作人员和顾客明确这次的配镜时间、推断下次的检查时间,以及获得检查医师的相关信息。

2. 书写配镜订单　配镜订单就是定配眼镜过程中使用的货单,以保证定配眼镜各环节顺利正确进行。配镜订单的内容、格式因不同眼镜店、不同配镜部的业务范围、经营管理方式的不同而各有不同,但大体包括以下几部分内容：①客户资料：编号、姓名、性别、职业、联系电话、地址、订货（定镜）和交货（取镜）日期等；②验光数据：验光处方中的配镜用途、球镜度数、柱镜度数及轴位、棱镜度数及基底方向、下加光度、远 / 近用瞳距数值等信息；③定镜品种：眼镜架的型号、货名、价格，眼镜片的型号、货名、光度、直径、折射率、设计、价格等；④加工要求：多为加工工艺要求，如：拉丝、钻孔、染色等，此外也有其他要求，如：加急、寄货、先付订金或欠款等；⑤工作过程记录：发料、加工、检验、收货、发货人等签名或工号。

作为一名眼镜定配人员，不仅要具备读懂验光处方的能力，同时还要具备确定并规范书写配镜订单的能力，以满足岗位职业技能的需求。书写眼镜配镜订单的基本步骤如下：

(1) 准备配镜订单及笔，明确该眼镜店或配镜部配镜订单的项目及其内容。

(2) 阅读验光处方，明确顾客的配镜用途和屈光度要求。

(3) 确认顾客挑选的眼镜架品类。

(4) 确认顾客挑选的眼镜片品类。

(5) 填写配镜订单

1) 填写客户资料：对客户资料要逐项认真填写，其中编号、姓名、联系电话、订货（定镜）日期、交货（取镜）日期为必填项，目的是加工过程中，必要时能及时联系顾客，以及便于为顾客提供售后服务和建立客户网络信息等工作。

2) 抄录或翻录验光处方：根据验光处方内容在配镜订单上选择确定远用或近用，按照先右眼后左眼顺序规范填写左右眼的球镜度数、柱镜度数及轴位、棱镜度数及基底方向、下加光度、远 / 近用瞳距数值。注意：眼镜度数值要求保留两位小数，小数点及小数点后两位小数不能缺省；轴位要求不加度的符号“°”，以免误解为“0”；不规范验光处方应做翻录处理后再填写。

3) 填写定配眼镜片的型号、货名、直径、折射率、镜片设计、加膜、零售价、应收金额、实收金额或欠款金额等信息。

4) 填写定配眼镜架的型号、品牌、品种、零售价、应收金额、实收金额或欠款金额等信息。

5) 填写加工项目及要求：根据镜架、镜片信息及顾客要求填写加工项目及内容，包括开槽（拉丝）、钻孔、倒安全角、抛光、染色、留唛（加工时保留镜片上的激光品牌刻印）等。

6) 核对眼镜片、眼镜架的收款金额，填写加工费，填写合计应收、实收、欠款金额数据。

7) 检查核对配镜订单全部内容。

依据任务描述中顾客陈 ×× 的验光处方内容及所选镜架镜片信息，对应的配镜订单书写如下：

××眼镜店配镜单

No. 000001—××

姓名__陈××__　日期__××__年__××__月__××__日　连锁店名________

性别__男__　职业__学生__　取镜日期__××__年__××__月__××__日　电话__×××-××××××××__

发料地点________　销售方式________

会员卡号________　装配地点________　营业员号________

		品种	球镜	柱镜	轴位	零售价	眼镜片实收	欠款金额
远用☐ 近用☐	右	××1.56	−1.75			××	××	××
	左	××1.56	−1.25			××	××	××

瞳距__61__mm　眼镜片直径__65__mm　特殊工艺费__无__

货号	品种	零售价	眼镜架实收	欠款金额
××××××××	××金属全框	×××	×××	×××

加工说明________　加工费__××__　快件费__无__

应收合计__×××__　实收合计__×××__　欠款合计__×××__

开单________　加工________　检验________　发货________

（二）核对出库商品

眼镜定配人员拿到库房派发的眼镜片、眼镜架后要对其进行加工前核对，确认待加工镜片、镜架与配镜订单内容一致、质量合格，防止发生不必要的损失，以保护消费者和企业的利益。具体核对内容及顺序如图2-2-2-2所示。

1. 核对眼镜片

（1）按订单对镜片进行配前核对：查看订单，根据订单内容逐项核对眼镜片包装袋上的指标：品牌、顶焦度、折射率、直径、中心厚度、色散系数等。取出镜片，查看镜片上的品牌印记，确认镜片品牌。

（2）确定待加工未割边镜片（毛片）最小直径：眼镜定配中，在镜片磨边加工前要先确认所发未割边镜片（毛片）的直径是否满足割边尺寸大小需求，能否足够加工，避免造成镜片直径尺寸偏小，局部镜片边缘切割不到，镜片报废的情况。

由透镜的光学性质可知，所有眼用透镜都是由大小不同的三棱镜按一定的规则排列组成，正球面透镜是由底相对的大小不同的三棱镜旋转组成，负球面透镜是由顶相对的大小不同的三棱镜旋转组成，入射光线只有通过球面透镜的光心时才不发生偏折；否则，光线通过球面透镜光心以外的点入射时出射光线就会发生偏折，会有棱镜效应，物像就会偏离物体原本的方位。所以，在配装加工单光眼镜时，为减小戴镜者视物时的棱镜效应，需尽量使配戴者的视线穿过镜片的光学中心视物。

若顾客配戴所选眼镜架，瞳孔和镜架几何中心正好对正，加工时镜片光学中心与镜架的几何中心重合，则视物时不会承受棱镜效应，该镜片在眼前达到所要的最佳光学效果。此种情况下，所需未割边镜片最小直径 d= 最大镜圈内径 d'+ 磨边加工余量 Δ，即可加工出瞳孔和镜片光心完全对正的眼镜。

若顾客配戴所选眼镜架，瞳孔和镜圈几何中心不能对正，两者间水平距离为 X，X=［镜架几何中心距（FPD）－瞳距（PD）］/2。若加工后仍要满足瞳孔和镜片光心完全对正，则光心需从镜架几何中心处水平偏移 X 距离，这样才能使光心与瞳孔对正，视物时不受棱镜效应。这种情况下，所需未切割镜片最小直径 $d=2\times(d'/2+X)$+ 磨边加工余量 Δ= 最大镜圈内径 $d'+2X$+ 磨边加工余量 Δ，即可加工出瞳孔和镜片光心完全对正的眼镜。

综上，所需未切割镜片最小直径 d 计算公式如下：

$$d=d'+2X+\Delta$$
$$=d'+(\text{FPD}-\text{PD})+\Delta$$

其中，d：未切割镜片所需最小直径；

d'：镜圈最大内径，通常用镜圈尺寸代替；

FPD：镜架几何中心距；

PD：瞳距；

Δ：加工余量（2mm）。

案例：某顾客，验光处方是R：-3.25DS，L：-3.25DS，PD：58mm，选用镜架尺寸为52 □ 16-137，试确定制作此眼镜所需镜片尺寸。

解：由已知得 FPD=52+16=68mm，PD=58mm，d'=52mm

$$d=d'+(\text{FPD}-\text{PD})+\Delta$$
$$=52+(68-58)+2$$
$$=64\text{mm}$$

答：所需未割边镜片最小直径为64mm。

另，若经计算，所需未割边镜片最小直径 d 偏大，

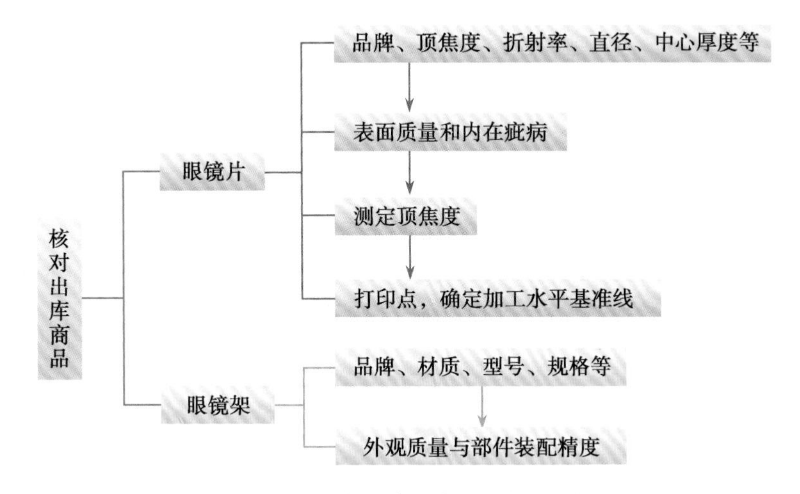

图2-2-2-2　核对出库商品内容及顺序

略大于库存最大镜片直径，可考虑《配装眼镜 第1部分：单光和多焦点》(GB 13511.1—2011)中对应的光学中心水平允差，加工出瞳孔和镜片光心不完全对正，但偏差在允差范围内的合格眼镜，以满足顾客所选镜片和镜架的需求，同时能保障配镜价格经济实惠。

案例：某顾客的验光处方为R：-1.50DS，L：-1.75DS，PD：66mm，选配的镜架为58 □ 19-140，库存镜片的最大直径为70mm，问该副眼镜能否加工？

解：所需未割边镜片的最小直径为：

$$d=d'+(FPD-PD)+\Delta$$
$$=58+(58+19-66)+2$$
$$=71(mm),>70mm$$

《配装眼镜 第1部分：单光和多焦点》(GB 13511.1—2011)规定见表2-2-2-1。

表2-2-2-1 定配眼镜的两镜片光学中心水平距离偏差

顶焦度绝对值最大的子午面上的顶焦度值/D	光学中心水平距离允差
0.25~0.50	0.67△
0.75~1.00	±6.0mm
1.25~2.00	±4.0mm
2.25~4.00	±3.0mm
≥4.25	±2.0mm

案例中顾客眼睛最大屈光度为左眼-1.75DS，由上述《配装眼镜 第1部分：单光和多焦点》(GB 13511.1—2011)可知，顶焦度绝对值最大的子午面上的顶焦度值在1.25~2.00D范围内，光学中心水平允差为4mm，即实际加工出的眼镜，其光学中心水平距离和瞳距的差值≤4mm，即为合格眼镜。

因此，在加工时，可以让瞳孔和镜片光学中心不完全对正，光学中心水平距离和瞳距的差值控制为最大允差值4mm，则所需未割边镜片的最小直径变为：

$$d=d'+(FPD-PD-4)+\Delta$$
$$=58+(58+19-66-4)+(2\sim3)$$
$$=67\sim68(mm),<70mm$$

答：该副眼镜可以加工。

(3) 检查镜片表面质量和内在疵病：《配装眼镜 第1部分：单光和多焦点》(GB 13511.1—2011)和《眼镜镜片 第1部分：单光和多焦点镜片》(GB 10810.1—2005)中规定：镜片表面应光洁，透视清晰，表面不允许有橘皮和霉斑；在以基准点为中心，直径30mm的区域内不能存在影响视力的霍光、螺旋形等内在的缺陷。

在明视场消光黑背景(图2-2-2-3)下，检验灯使用15W荧光灯或40W灯泡，将眼镜片置于光源前300mm左右，移动镜片，不借助于放大光学装置，用肉眼目测检查：眼镜片表面有无崩边、划痕，眼镜片内在有无超过标准允许的条纹、气泡、霍光(跳光)以及色泽不均匀等质量问题。

(4) 测定单光球面镜片顶焦度，确定镜片光心并打印点标记：用自动焦度计来测定未切割球面镜片顶焦度与包装袋和配镜订单内容是否一致。检测时，为防止左右镜片混淆，应坚持先右片后左片的原则。在测定镜片顶焦度合格的基础上确定镜片光心并打印点标记。

用来测定镜片顶焦度的设备是焦度计，又称屈光度计、查片机、镜片测度仪等。市场上先后使用的焦度计主要有望远式焦度计、投影式焦度计和自动式焦度计，如图2-2-2-4所示。前两种是基于调焦成像的原理，而自动焦度计是基于自动对焦的原理。前两种由于受人眼的分辨力及光学系统成像等主、客观因素的影响，其刻度间隔一般为0.12D或0.25D，而自动焦度计由于设计原理先进、分辨力高、测试精度可达0.01D。现行配装眼镜国家标准规定，焦度计的检测精度不得低于0.01D。所以，前两种焦度计已退出历史舞台，只在教学中还会介绍，而自动焦度计是目前广泛使用的一种

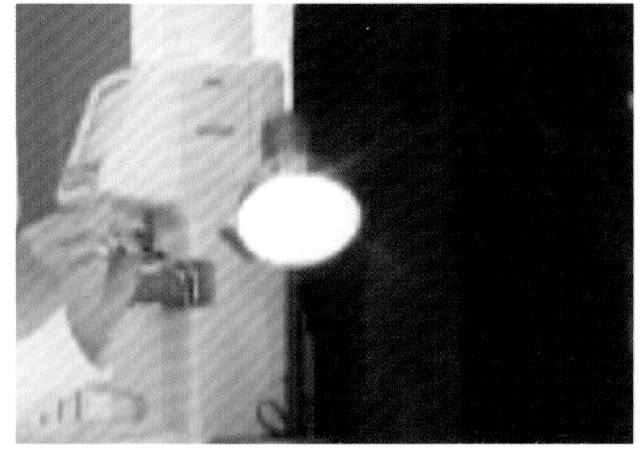
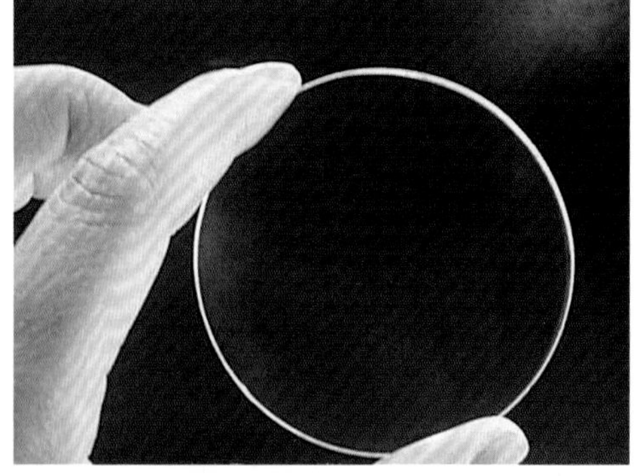

图2-2-2-3 眼镜片表面质量和内在疵病检查

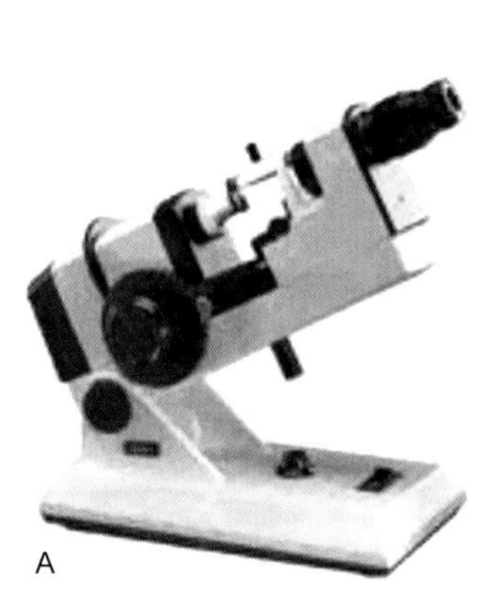
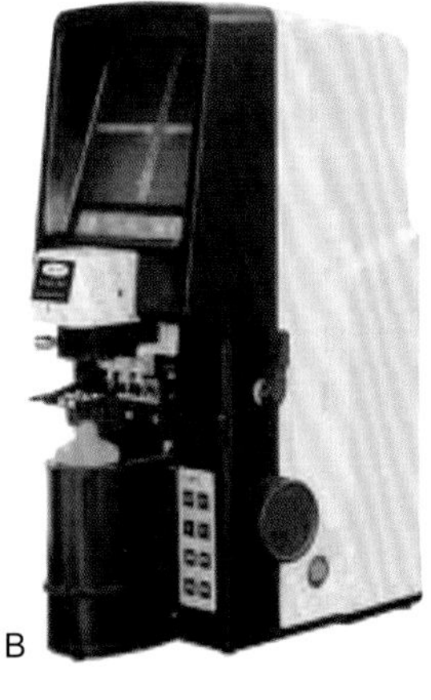
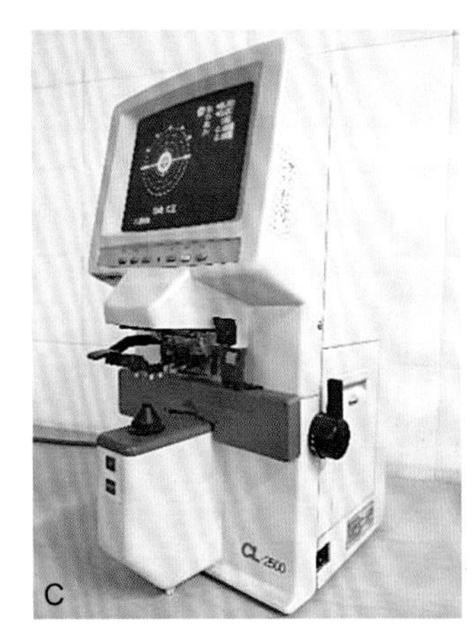

图 2-2-2-4 常见焦度计
A. 望远式焦度计；B. 投影式焦度计；C. 自动焦度计

焦度计。

自动焦度计采用自动调焦，将光学信号转换成电信号，经转换后由液晶显示图像和测试的结果，再由打印系统自动打印数据。与望远式焦度计相比，自动焦度计操作简便，能准确快速地测量出待测镜片的顶焦度等参数。

在使用自动焦度计时，应先对相关的参数进行设置，在未放置待测镜片前，设备的球镜度、柱镜度、轴位及棱镜度读数均应为 0。自动焦度计的主要组成结构及功用如图 2-2-2-5 所示。

自动焦度计测定单光镜片顶焦度和光心并打印点标记确定加工基准的操作如下：

1）取下焦度计测量帽及测量支架上任何异物。

2）接通电源，打开焦度计开关，进行预热。

3）设置参数，主要是阿贝数、测量精度和柱镜表示形式。

在使用自动焦度计之前，应对其进行参数设置。该项设置只需在首次使用或参数更改时设置。自动焦度计在设置后能自动将其设为默认状态，以后每次启动都以该值为准，除非人为再次改变其设置。主要参数设置内容包括：

• TM，光线透过率接通设置：有些仪器有，有些没有，选择要即可。

• LENS，选择测量镜片类型：NORMAL，一般镜片；NORMAL（CAP），一般镜片（加垫片）；SOFT CONTACT，软性角膜接触镜；HARD CONTACT，硬性角膜接触镜。

• PROGRSAVE，选择渐进镜片：测量渐进镜片时选择该项目。在不易判断镜片为单焦镜片或渐进片时，也可选择该项判别。

• STEP，选择测量步长：有 0.01D/0.12D/0.25D 三挡可供选择。现行国家标准要求 0.01D 测量精度。

• PRISM，选择棱镜测量表示方式：没有显示；【X-Y】以直角坐标值表示棱镜度和基底方向；【P-B】以极坐标形式表示棱镜度和基底方向；【mm】用 mm 显示表示棱镜度和基底方向。

• CYLINDER，选择散光表示方式：可选择默认“-”值、默认“+”值、设定为混合散光“MIX”。

• ABBE，阿贝数选择：30~40、40~50、50~60 三挡，可按照镜片袋上具体标识的阿贝数值进行设置；若没有标识，一般低折射率镜片选择 50~60，中折射率镜片选择 40~50，高折射率镜片选择 30~40。

• PRINTER，选择打印：在测量后打印数据。

• AUTO OFF，自动关机：在一段时间不使用时，选择自动关机。ON，开；OFF，关。

4）检测人员端坐在焦度计前，将待测镜片凸面朝上放置在镜片台支架上，抬起并放下固定支架将镜片固定住，右手转动镜片挡板移动柄，让挡板缓缓靠住待测镜片，同时检测人员左手扶住镜片，使镜片保持水平状态（图 2-2-2-6）。

5）右手轻抬压片器，防止刮伤镜片，左手移动镜片，如图 2-2-2-7 所示。当镜片光学中心距离靶标较远时，显示屏上光标显示为细十字“+”；当镜片光学中心接近靶标时，显示屏上靶标显示为“○”形靶标，同时屏幕下方会出现“接近中心”提示；当光学中心与靶标对正时，显示屏上光标细十字“+”的水平线会变长，同时屏幕下方会出现“对准中心”提示，如图 2-2-2-8 所示。记录光学中心与靶标对正时屏幕上显示的待测镜片的各项光学参数（图 2-2-2-9）。

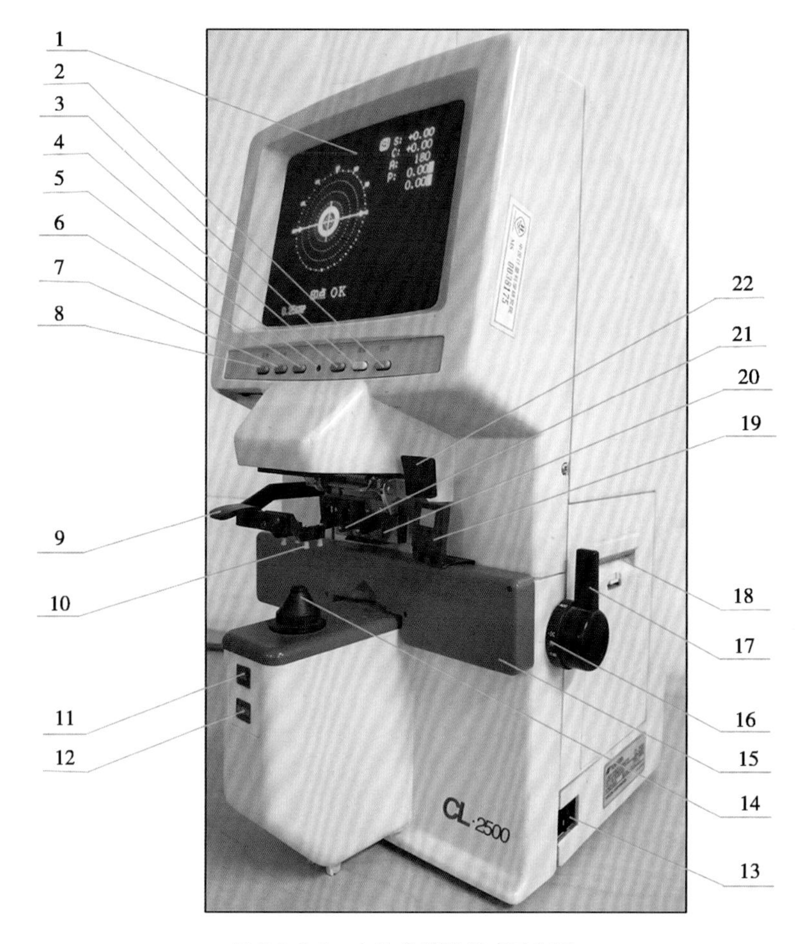

图 2-2-2-5　自动焦度计组成示意图

1. 液晶显示屏；2. 打印或退回键；3. 清除或子菜单上移键；4. 右眼镜片或子菜单下移键；5. 电源指示灯 6. 左眼镜片或退回键；7. 变换或菜单上移键；8. 菜单开或菜单下移按键；9. 压片器把手；10. 压片器镜片定位销；11. 记忆键；12. 加度数键；13. 电源开关；14. 镜片测量支座；15. 镜片挡板；16. 挡板移动刻度盘；17. 挡板移动把手；18. 打印机；19. 光心距测量机构；20. 印点机构墨盒；21. 印点机构打印头；22. 印点机构打印把手

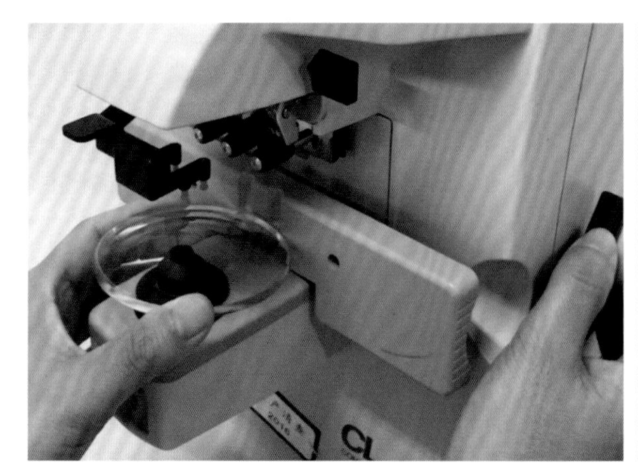

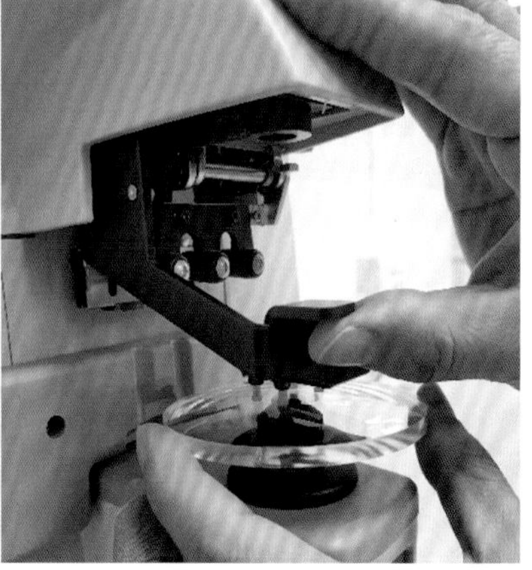

图 2-2-2-6　镜片固定在镜片台上

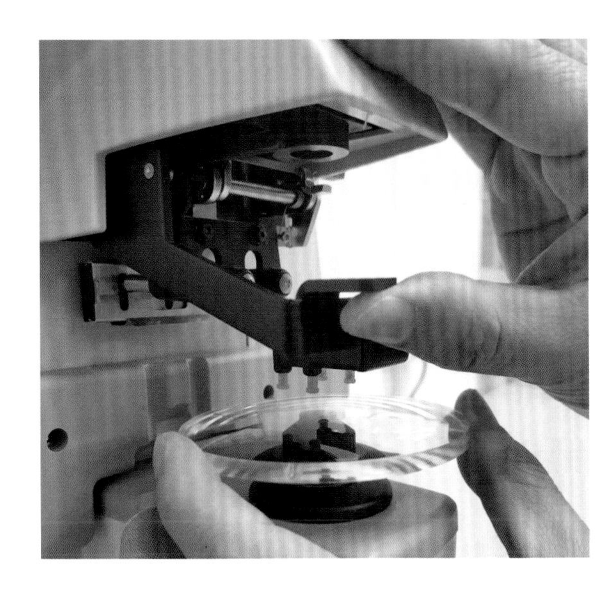

图 2-2-2-7　轻抬压片器移动镜片

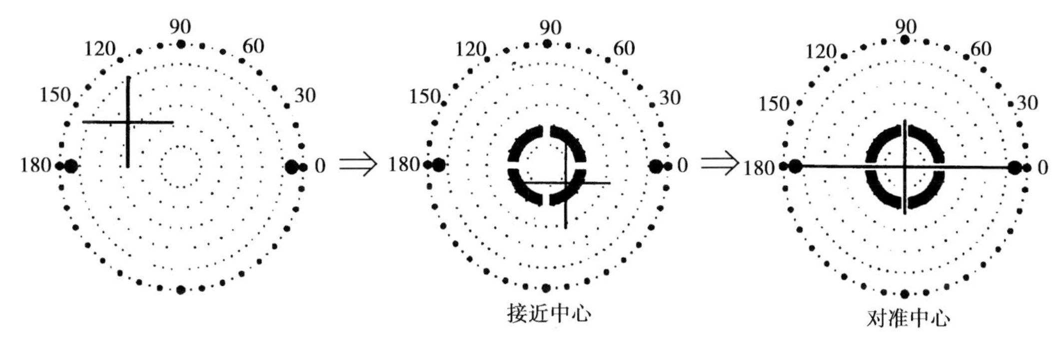

图 2-2-2-8　测量开始→光心接近→光心对准

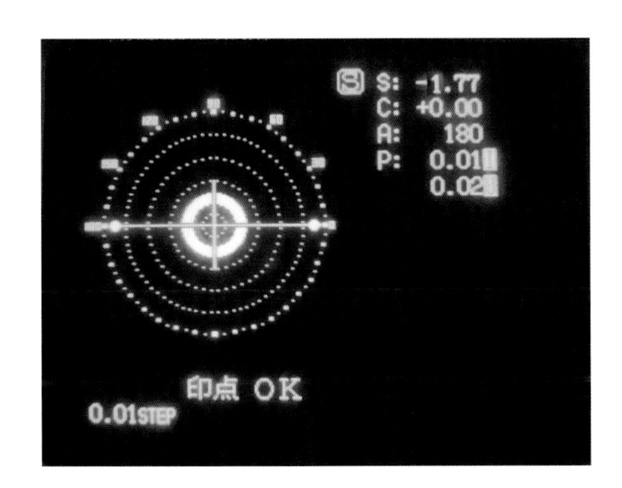

图 2-2-2-9　测量球镜片顶焦度与光心界面

固定镜片，查看屏幕上的球镜度数值与订单内容是否一致，柱镜及轴位数值是否是 0 或允许的偏差范围。如图 2-2-2-9 所示，被检右眼镜片的球镜顶焦度数值为 DS=-1.77D，处方为 DS=-1.75D，满足《眼镜镜片　第 1 部分：单光和多焦点镜片》（GB 10810.1—2005）规定的 0≤球镜度≤3.00 则允差为 ±0.12D 的要求；柱镜和棱镜度测量值均为零，也满足要求。所以该镜片光学参数合格。

6）左手扶住镜片，右手用打点器在眼镜片上印点，中间点即为单光球面镜片的光学中心，即加工基准点，三印点连线即为水平加工基准。

7）抬起镜片固定夹，取下镜片，将镜片沿水平面旋转 180°，用记号笔在三印点上方画一个水平向外的箭头，并写上“R”，以标明左右片、鼻侧和上下，如图 2-2-2-10。

8）重复步骤 4）~7），完成左眼镜片的顶焦度、光心和水平加工基准的确定。

（5）双焦镜片确定加工基准

1）平顶双焦镜片：沿子镜片切口最上端做水平切线，即子镜片水平基准线。以子镜片切口中心点为基点做垂直线，即子镜片垂直基准线。子镜片水平基准线与垂直基准线的交点作为镜片的基准点即子镜片顶点（图 2-2-2-11）。

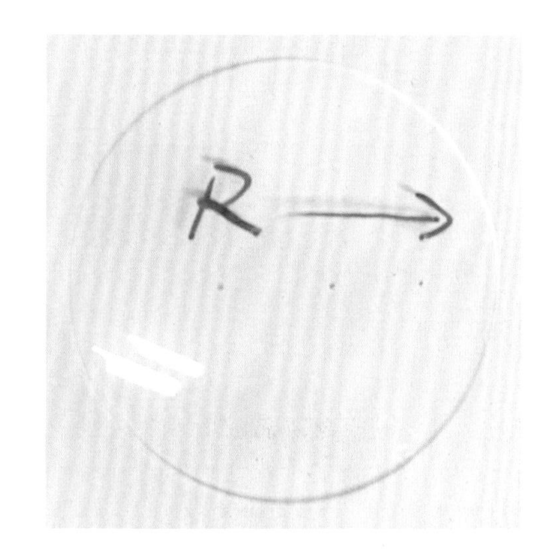

图 2-2-2-10　在打好印点的镜片做标记

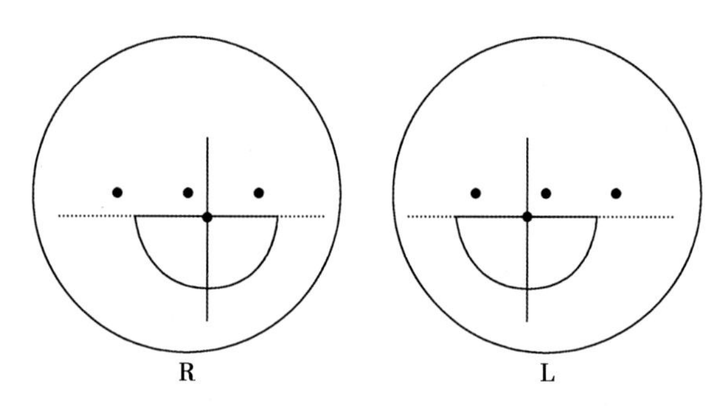

图 2-2-2-11　确定平顶双焦镜片加工基准

2）远用屈光度含有散光的圆顶双焦镜片：首先使用焦度计点出远用的光学中心和远用加工基准线（方法和普通散光眼镜确定方法相同），将此远用加工基准线水平向下平移，当和子镜片相切时停下来，此切点就是子镜片顶点，切线就是子镜片的水平加工基准线（图 2-2-2-12）。

3）远用屈光度没有散光的圆顶双焦镜片：首先确定远用光学中心位置（远用区为平光时，以镜片几何中心点代替此位置）；然后将子镜片放在远用光学中心正下方，根据左右，眼镜片分别向左和右旋转镜片（一般需要旋转 10°左右），旋转时以远用光学中心为旋转中心点；旋转过程中子镜片最高点在变化，当远用光学中心和子镜片最高点在水平方向的距离为远用和近用瞳距差值的一半时停下来，此时最高点就是子镜片顶点，过最高点做一条水平切线就是子镜片水平基准线（图 2-2-2-13）。（例如远用瞳距为 68mm，近用瞳距为 63mm，则旋转后远用光学中心和子镜片最高点在水平方向的距离应为 2.5mm。）

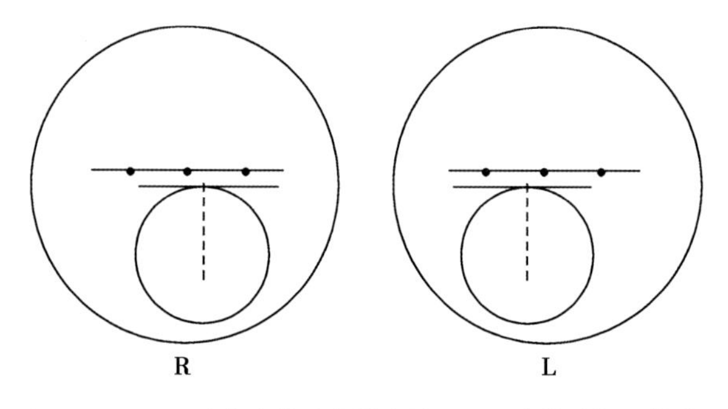

图 2-2-2-12　确定主镜片含散光的圆顶双焦镜片加工基准

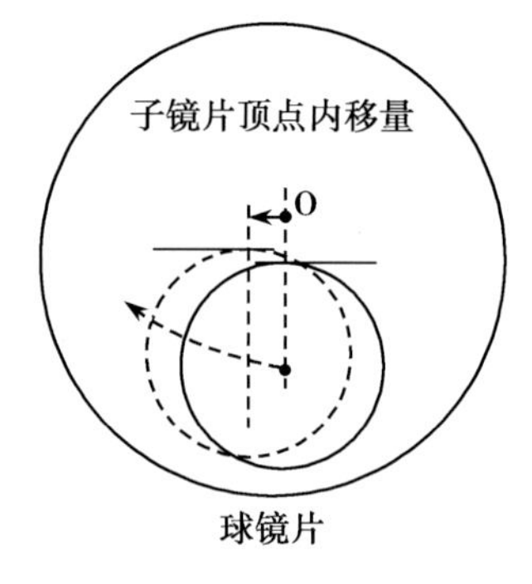

图 2-2-2-13　确定主镜片没有散光的右眼圆顶双焦镜片加工基准

（6）渐变焦镜片确定加工基准：首先能准确识别渐变焦镜片上的所有标记（配装基准点、附加顶焦度、制造商信息、远用基准点、近用基准点、配适点、棱镜基准点及表面中心、水平配装基准线），其中配适点即为渐变焦镜片加工基准点，水平配装基准线即为渐变焦镜片水平加工基准线（图 2-2-2-14）。

2. 核对眼镜架

（1）按订单对眼镜架进行配前核对：查看订单，根据订单内容逐项核对眼镜架的品牌、型号规格、颜色等，防止错发。眼镜架的型号规格、品牌、材质、产地等一些信息分别印刻在眼镜架的两镜腿内侧，如图 2-2-2-15 所示。

各厂家的眼镜架两镜腿内侧标记的格式及表达形式有所差异，但基本内容相同，眼镜定配人员应具备正确识读镜腿内侧标记内容的能力。眼镜架镜腿内侧标记及其对应含义示例如表 2-2-2-2 所示。

（2）检查眼镜架外观质量与部件装配精度：不借助于放大镜或其他类似装置，目测检查眼镜架外观质量与部件装配精度，防止不合格产品流入加工工序。手持眼镜架，从各角度检查：

1）眼镜架的外观，其表面应光滑、色泽均匀，没有

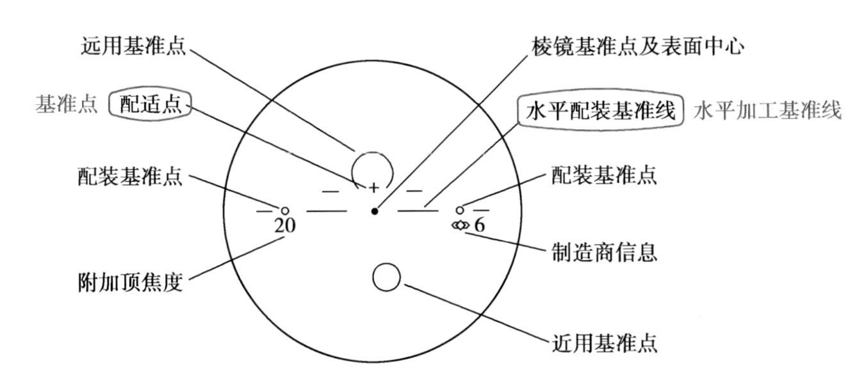

图 2-2-2-14 确定渐变焦镜片加工基准

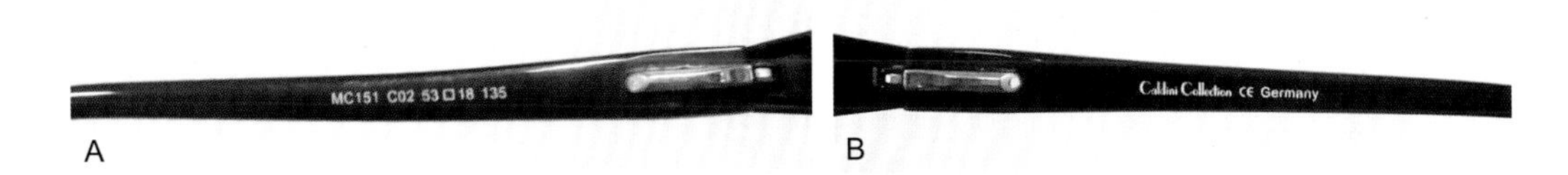

图 2-2-2-15 眼镜架镜腿内侧标记
A. 左腿内侧标记；B. 右腿内侧标记

表 2-2-2-2 镜腿内侧标记及其对应含义

眼镜架 1#	左腿	标记	EELINAA FRAME　JAPAN　0.5GOLD
		含义	品牌　日本设计　0.5μm 厚镀金材料
	右腿	标记	929　52 □ 17-138　C02
		含义	型号　方框法测量：镜圈尺寸 52mm 鼻梁尺寸 17mm 镜腿尺寸 138mm　色号
眼镜架 2#	左腿	标记	MC151　C02　53 □ 18 135
		含义	型号　色号　方框法测量：镜圈尺寸 53mm 鼻梁尺寸 18mm 镜腿尺寸 135mm
	右腿	标记	Caldini Collection　CE　Germany
		含义	品牌　欧盟工业品认证　德国设计
眼镜架 3#	左腿	标记	C9　W-1825　46 □ 18-130
		含义	色号　型号　方框法测量：镜圈尺寸 46mm 鼻梁尺寸 18mm 镜腿尺寸 130mm
	右腿	标记	Rabbit
		含义	品牌
……	……		……

ø≥0.5mm 的麻点、颗粒和明显擦伤，焊点应光滑、无毛刺，镀层应无皱褶、毛疵、变色、腐蚀点和剥落。

2）鼻梁、鼻托、桩头等各镜架连接部位应无裂缝、无断痕，全框镜圈锁紧管与螺钉配合良好。

3）左右镜圈应对称，身腿倾斜角应基本符合要求，镜腿开闭自如，不因自重在开 / 闭过程中的任意点上向下关闭（弹簧铰链镜腿除外）。

4）用精度优于 0.1mm 的线性测量器具进行测量，检查眼镜架的尺寸规格标称值与实际尺寸是否一致，镜圈尺寸和鼻梁尺寸允许偏差范围为 ±0.5mm，镜腿长度允许偏差范围为 ±2.0mm。

（三）自动式焦度计确定单光镜片加工基准点和水平加工基准线操作训练

1. 准备工作

（1）环境准备：室内光线适度，桌面整洁。

（2）用物准备：单光镜片、直尺、记号笔、自动式焦度计。

2. 自动式焦度计确定单光镜片加工基准操作流程见图 2-2-2-16。

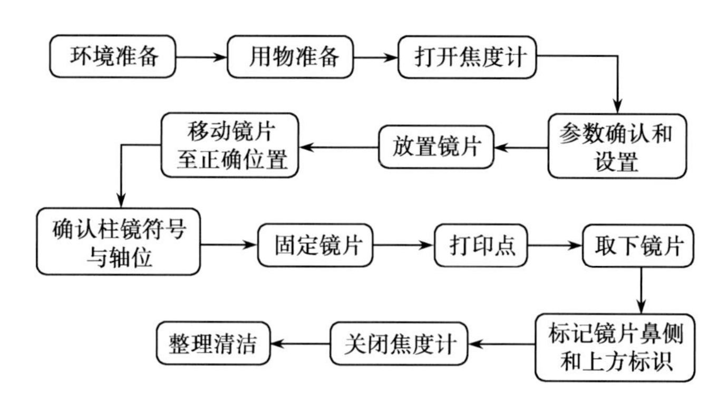

图 2-2-2-16　自动式焦度计确定单光镜片加工基准操作流程

3. 操作后整理

(1) 将镜片、目标十字、直尺、记号笔、散光轴位盘等用物归还原位。

(2) 将桌面、地面清理干净。

4. 注意事项

(1) 开机前取下焦度计测量帽及测量支架上任何异物。

(2) 打印点前确认：显示屏上中心环处显示"○"形靶标、光标细十字"+"变为大十字、同时屏幕下方会出现"对准中心"或"印点 OK"提示、柱镜符号与轴位满足处方要求。

5. 自动式焦度计确定单光镜片加工基准评分标准　见表 2-2-2-3。

表 2-2-2-3　自动式焦度计确定单光镜片加工基准评分标准

序号	考核内容	配分	考核要点	评分标准	扣分	得分
1	素质要求	10	1. 着装整洁 2. 操作熟练、严谨、规范 3. 团队合作	1. 着装不整，扣 3 分 2. 操作不规范，扣 4 分 3. 无团队意识，扣 3 分		
2	操作前准备	10	1. 桌面整洁 2. 用物准备齐整	1. 桌面杂乱，扣 5 分 2. 用物准备不完整，排放不整齐，扣 5 分		
3	操作过程	70	1. 正确开机 2. 确认和设置测量精度 0.01D 3. 正确放置镜片 4. 移动镜片至处方要求位置 5. 正确固定镜片 6. 正确打印点 7. 规范取下镜片 8. 规范标记镜片鼻侧和上方标记	1. 错误开机或开机前未取走测量支架上的异物，扣 8 分 2. 测量精度设置不是 0.01D，扣 8 分 3. 镜片未凹面向下放置，扣 8 分 4. 柱镜符号和轴位与处方要求不符或处方变换后仍不符错误，扣 12 分 5. 未正确用挡板和压片器固定镜片，扣 8 分 6. 未正确操作印点机构打点，扣 8 分 7. 未抬起压片器取下镜片，扣 8 分 8. 未在镜片上方画指向鼻侧水平箭头标记鼻侧和上方标记，扣 10 分		
4	操作后整理	10	1. 将单光镜片、直尺、记号笔等用物归还原位置 2. 将桌面、地面清理干净	1. 用物未归还原位，1 物扣 1 分 2. 桌面、地面未清理干净，扣 5 分		
5	时间		5 分钟	1. 超时 1 分钟，扣 2 分 2. 超时 5 分钟，停止操作		
6	合计	100				

思考题

1. 自动式焦度计与目测法的优缺点？
2. 处方 -1.50DC×78，用自动式焦度计确定镜片加工基准点和水平加工基准线时注意什么？

二、制模板

使用半自动磨边机对镜片进行磨边加工，需要有与镜圈或衬片形状和大小一致的实物模板。通常待销售的新的拉丝眼镜架和打孔眼镜架厂家都自带模板，但全框眼镜架通常没有原厂模板，以及旧框换新片或其他原因造成模板缺失，都需要眼镜定配人员自己制作模板。

制作模板是眼镜加工制作中的一道重要工序，尤其是对半自动磨边机加工全框眼镜更是不可缺少的一道工序。模板的形状、尺寸大小是保证磨边成功的关键，模板的质量直接影响着眼镜制作的结果。适用于半自动磨边机全框眼镜模板制作的方法主要有用塑料模板坯料手工制作模板、模板机制模板、用模板打孔机在原镜衬片 / 原镜片上打孔制模板；适用于拉丝和打孔眼镜模板制作的方法有用塑料模板坯料手工制作模板、用模板打孔机在原镜衬片 / 原镜片上打孔制模板。全自动磨边机不需要实物形式的模板，因而不需要刻意制作模板，只需要通过扫描仪扫描原厂模板、衬片、原镜片、全框眼镜架镜圈来获得磨边时仿形的二维或三维图形数据。

（一）手工模板坯料制模板

对于尺寸大、面弯大、强度小、脆性大的衬片，不适宜打孔后做模板，否则在加工过程中易破裂，造成镜片磨边失败。此时可选择用塑料模板坯料手工制作模板。

1. 操作准备　焦度计、带衬片全框眼镜架、模板坯料（图 2-2-2-17）、直尺、记号笔、裁纸刀、尖嘴钳、剪刀、锉刀。

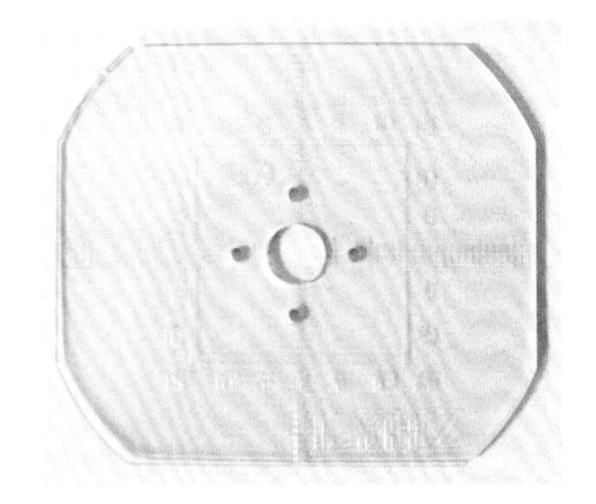

图 2-2-2-17　模板坯料

2. 操作步骤

（1）镜架整形，达到合格眼镜要求。

（2）在整形好镜架的衬片上做水平参考线。

1）方法 1：将整形好带衬片的眼镜架放到焦度计测量支架上，左右镜框均与镜片台接触，目测衬片的近似中心位置位于测量头并打印点，三印点连线即可作为水平参考线，如图 2-2-2-18 所示。

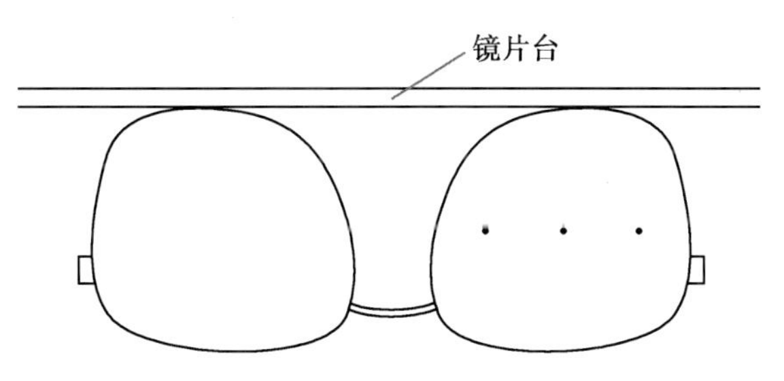

图 2-2-2-18　利用焦度计印点机构在衬片上做水平参考线

2）方法 2：若焦度计无墨或没有焦度计，也可利用整形好合格镜架的对称性，用直尺同时抵住左右桩头或其他左右眼相同位置，在衬片上画一条直线作为水平参考线，如图 2-2-2-19 所示。

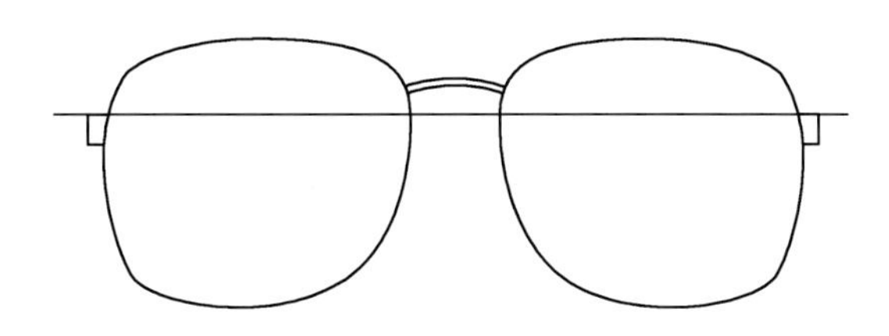

图 2-2-2-19　利用眼镜架对称性在衬片上做水平参考线

（3）卸下衬片，凸面朝上，将衬片放在模板坯料上，如图 2-2-2-20 所示。两者相对放置位置依据镜架尺寸测定方法而定，两者须一致。

1）基准线法：移动衬片，使衬片上下边缘最高点、最低点与模板坯料垂直中心线上相交的刻度值上下对称相同，同时衬片左右边缘与模板坯料水平中心线相交的刻度值左右也对称相同，且衬片上水平参考线与模板坯料上的水平中心线平行，如图 2-2-2-21 所示。初学者可用记号笔紧贴衬片外缘在模板坯料上画出衬片的轮廓线。

2）方框法：移动衬片，使衬片上下边缘最高点最

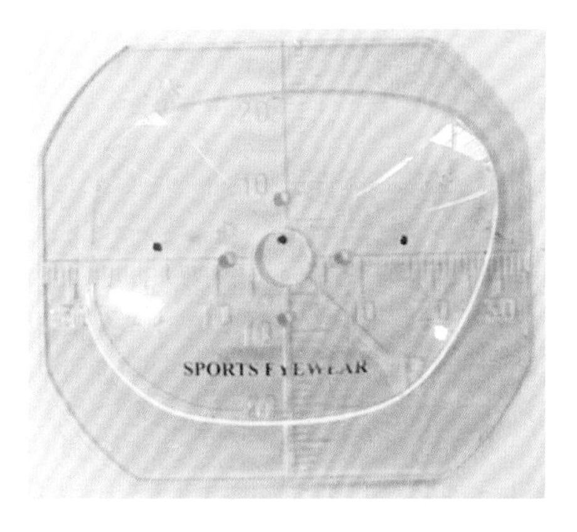

图 2-2-2-20　做好水平标记的衬片放置于模板坯料

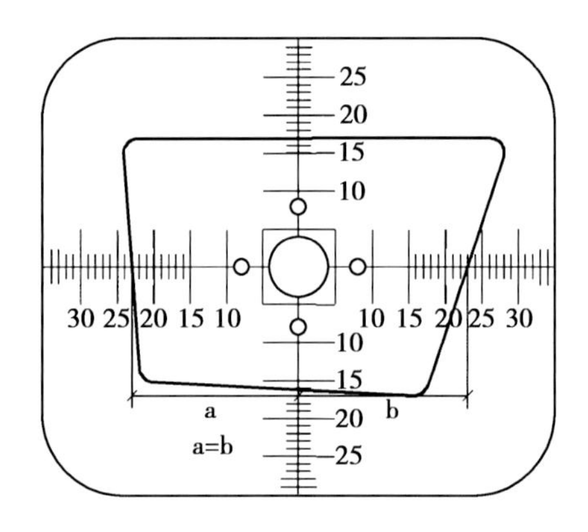

图 2-2-2-21　基准线法衬片和模板坯料相对放置

低点与模板坯料垂直中心线上相交的刻度值上下对称相同，同时衬片左右边缘最突出点与模板坯料水平中心线相交的刻度值左右也对称相同，且衬片上水平参考线与模板坯料上的水平中心线平行，如图 2-2-2-22 所示。

(4) 将衬片和模板坯料叠合在一起并保持(3)中两者相对位置，用裁纸刀将多余模板坯料进行裁剪，用尖嘴钳将多余模板坯料弄掉，用剪刀剪去衔接处较大多余部分。

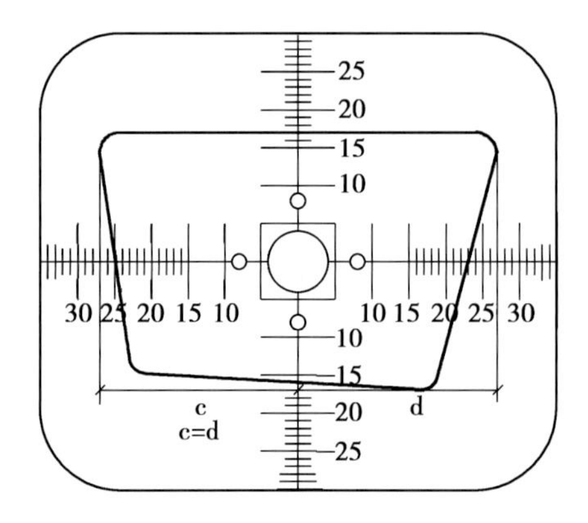

图 2-2-2-22　方框法衬片和模板坯料相对放置

(5) 用锉刀对裁剪后的模板边缘进行修整、倒角，消除毛刺，防止其刮伤镜架。

(6) 将模板与衬片进行比对，检查吻合程度，必要时进行整修，直至形状和大小均满足要求。

(7) 模板检查无误后，用油性记号笔在其上标注左右眼及鼻侧、近眉框方向，如图 2-2-2-23 所示。

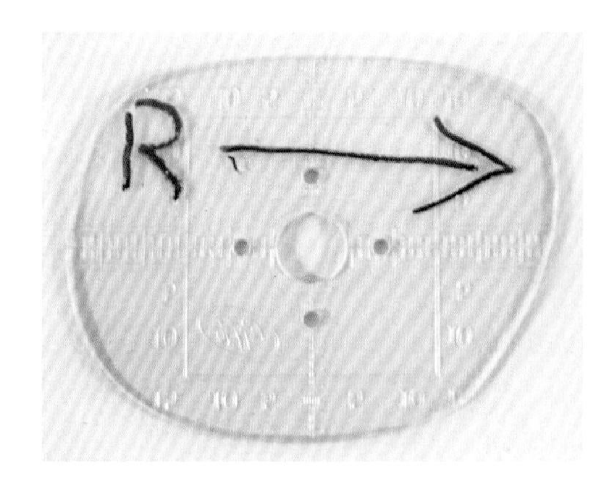

图 2-2-2-23　在衬片上做标记

(二) 模板机制模板

半自动磨边机加工全框眼镜中，在缺少模板与衬片时，有模板机的情况下可考虑使用模板机制作模板，因为模板机制作的模板其基准与边缘形状远远精准于手工制作的模板。但它只适用于加工全框眼镜模板制作，所用模板坯料(见图 2-2-2-17)是带有定位孔和刻度的专用塑料板。模板机外形见图 2-2-2-24。

模板机上部为镜架工作座。由连体夹子、前后定位板、坐标面板、夹紧螺丝等组成。模板机中间部由定位钉，模板顶出杆、顶出按钮、切割刀具、压力调整装置，模板大小调整装置，模板基准线轴位调整装置及操纵手柄等组成。模板机下部为封闭箱体由电机、传动装置等组成；能同步旋转，保证了模板与镜圈的一致性。

模板机制作模板的操作如下：

1. 操作准备　模板机、模板坯料、全框眼镜架、锉刀、记号笔。

2. 操作步骤

(1) 放置模板坯料：取一块模板坯料放置在模板工作台上，找出模板坯料水平方向的定位孔镶嵌在模板工作台的定位钉上，模板坯料的顶出孔镶嵌在模板工作台的顶出杆上。

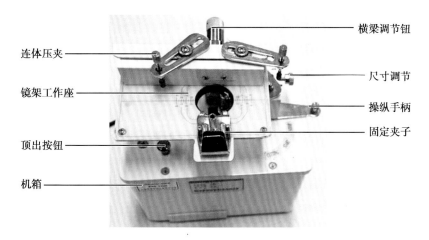

图 2-2-2-24　模板机

(2) 放置镜架

1) 取下镜架工作台放于中心坐标板上,将镜架两镜腿朝上放置在镜架工作台上,眉框靠近前后定位板。

2) 镜架工作台上有纵、横坐标的刻度线,用来确定镜架的位置。

镜架垂直方向位置放置:观察镜架工作台上的刻度,当镜圈的上下边框最高点和最低点所处的纵向坐标刻度值相同时,说明镜架在垂直方向上已经居中。转动定位板位置调节螺母,使定位板位置移动并轻触两镜圈上缘,则镜架的纵向位置已调好,保证了基准线位于上下边框的中间。

镜架水平方向位置放置:手持镜架左右移动,当镜圈的颞侧和鼻侧边框所处的横向坐标刻度值相同时,镜架的水平方向位置也已调好,这样就保证了镜圈的几何中心与模板坯料的几何中心一致。确定镜架水平位置的放置方法也有方框法和基准线法两种。①方框法:根据方框法定义,镜架水平方向须取最大尺寸。将镜架如图 2-2-2-25 所示放置,取水平方向最大尺寸 $a+b$,且 $a=b$,这时制作出的模板中心是方框法的几何中心,如图 2-2-2-25 所示。②基准线法:根据基准线法定义,镜架水平方向取水平基准线的尺寸。将镜架如图 2-2-2-26 所示放置,取水平方向基准线尺寸 $c+d$,且 $c=d$,这时制作出的模板中心是基准线法的几何中心,如图 2-2-2-26 所示。

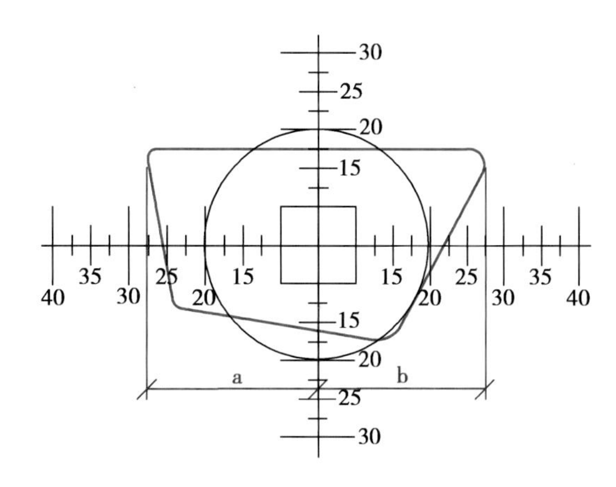

图 2-2-2-25　方框法放置镜架

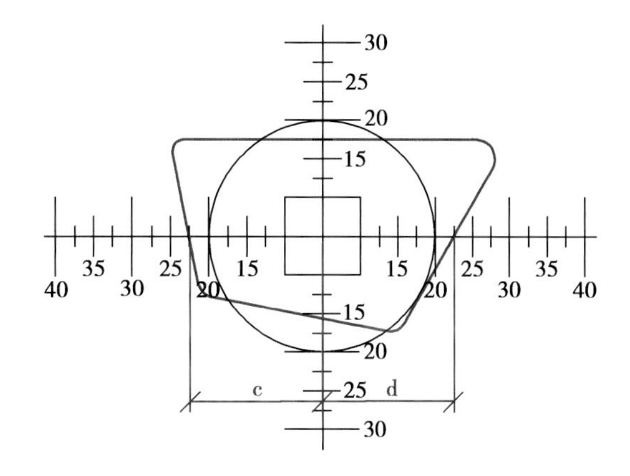

图 2-2-2-26　基准线法放置镜架

(3) 固定镜架:一只手扶住镜架,防止其移位,另一只手转动定位板位置调节螺母,使定位板位置移动并轻触两镜圈上缘,然后用连体夹子夹住镜圈下缘,一个夹紧螺钉直接压在鼻梁上,另一个夹紧螺杆压在桩头处,这样通过五点将镜架固定,基本消除镜架的移动、转动和镜圈的变形,如图 2-2-2-27 所示。

(4) 切割模板:将操纵手柄扳到预备位置(ON),把仿形扫描针嵌入镜圈沟槽内,然后将操纵手柄扳到切

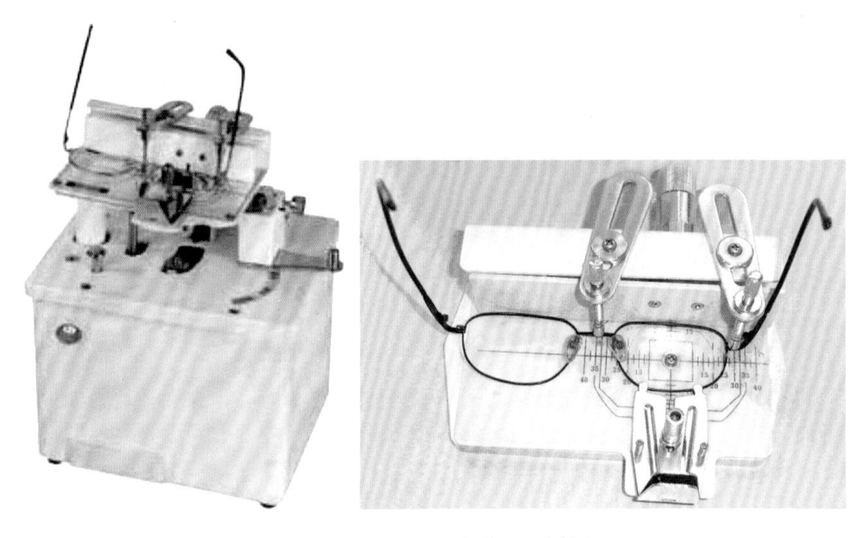

图 2-2-2-27　放置、定位、固定镜架

割位置(CUT),模板机开始工作。仿形扫描针绕镜圈旋转 1 周完成模板切割。

(5) 取出模板:模板切割完毕后,把操纵手柄扳至停止位置(OFF),按下顶出按键,使模板被顶离模板工作台,取出模板及其废料。

(6) 修整模板:①用锉刀对模板边缘进行倒角,防止其刮伤镜架;②将模板装入镜圈,检查模板与镜圈的吻合程度,必要时进行微量整修,保证模板与镜圈的完全吻合,并松紧适度。

(7) 标记模板:模板镶嵌入镜圈检查无误后,在取下模板之前,用油性记号笔标注左右眼、鼻侧和上下标记,以免差错。

(三)模板打孔机制模板

拉丝眼镜、打孔眼镜半自动加工中,在无厂家自带模板的情况下,需要定配工自己制作模板。适用于半自动磨边机装配拉丝眼镜、打孔眼镜制作模板的方法主要有:手工模板坯料制模板,前面已讲;模板打孔机制模板,下面进行讲述。

对于镜圈尺寸较小、衬片或原镜片完好的半框眼镜架、打孔眼镜架可以用模板打孔机在其上打孔制作模板,模板打孔机结构如图 2-2-2-28 所示。

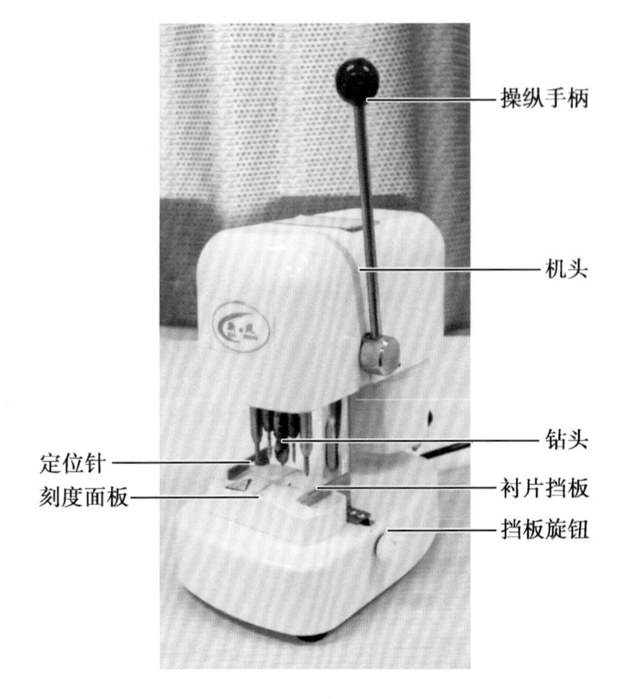

图 2-2-2-28　模板打孔机结构

模板打孔机制模板的操作步骤如下:

1. 准备好模板打孔机(图 2-2-2-29)、带衬片半框眼镜架或打孔眼镜架、直尺、记号笔、焦度计备用。

2. 确定衬片的几何中心和水平中心(基准)线

(1) 将经过整形带衬片的全框眼镜架放到焦度计测量支架上,左右镜框均与镜片台接触,目测衬片的近似中心位置并印点,三印点连线作为水平参考线。若没有焦度计,也可以利用镜架的对称性,用直尺同时抵住左右桩头画一条直线作为水平参考线。

(2) 将镜架左右眉框同时抵住桌台边缘,用直尺测量衬片垂直方向最大尺寸位置,并标记其中点。然后过中点画一条与三印点平行的水平线,此水平线即为基准线法的水平基准线,同时也是方框法的水平中心线,该水平线的中点即为衬片的基准线法几何中心。

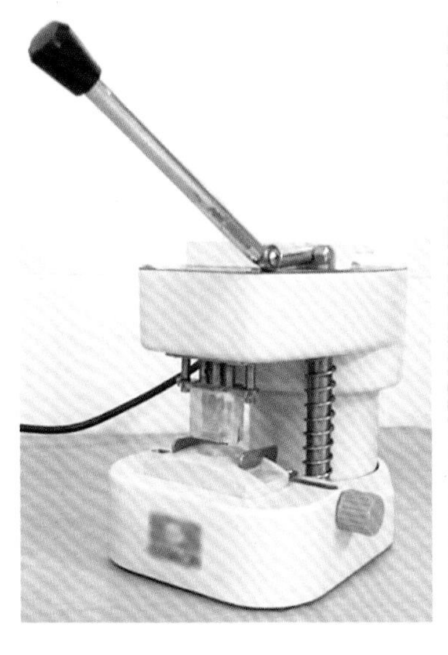
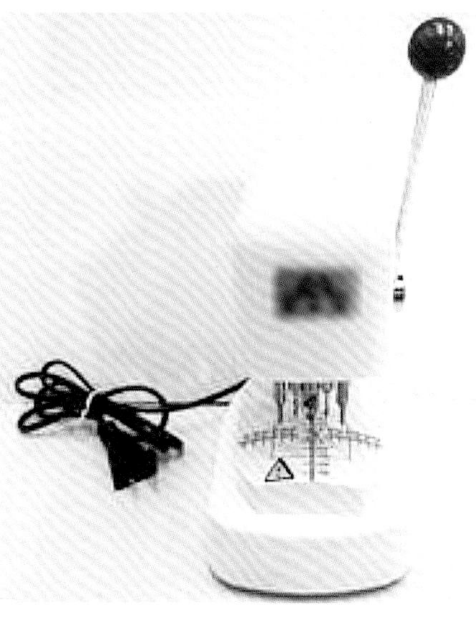

图 2-2-2-29 两种模板打孔机

(3) 在衬片上标注左右眼及上下方向:磨边时为分清左右眼、上下及鼻侧方向,可在模板的鼻侧上方画一指向鼻侧的箭头,既指明左右眼又指明鼻侧和近眉框方向。

(4) 衬片打孔

1) 把衬片从镜架上卸下来。

2) 将衬片放置在模板打孔机的工作台上,并使衬片的水平中心(基准)线与工作台的水平中心线对齐,如图 2-2-2-30 所示,固定衬片。

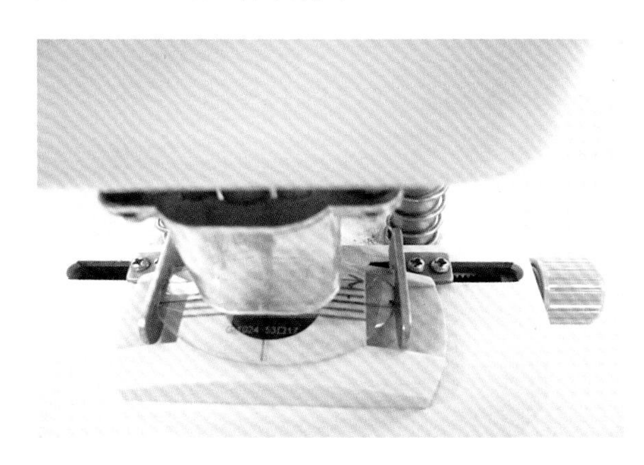

图 2-2-2-30 衬片在模板打孔机工作台上放置与固定

3) 接通模板打孔机电源,确认衬片放置位置正确,一只手扶住衬片,另一手按下操纵手柄,进行打孔。压力适中,过大易将衬片压裂压碎,过小则打不通,甚至树脂镜片还可能被高速转动的钻头熔化。

4) 确认钻通,松开手柄,停止打孔。

(5) 取下衬片,检查打孔位置,两定位孔是否在水平中心(基准)线上,且相对于几何中心对称,如图 2-2-2-31 所示。

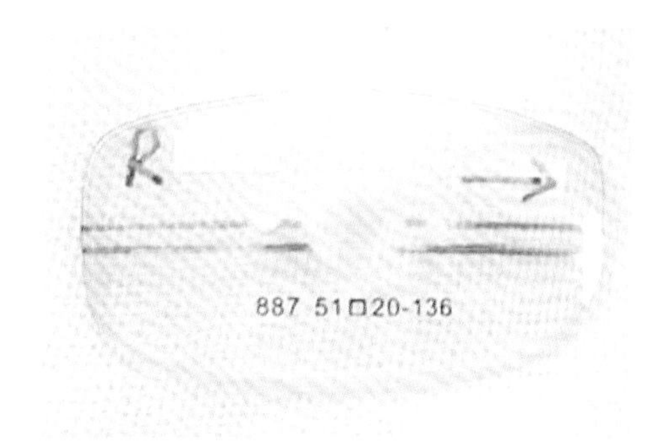

图 2-2-2-31 检查衬片打孔位置

(四)制模板注意事项

1. 衬片上所画水平线一定要保证水平,否则所画水平线不水平,会影响散光镜片装配后的矫正效果。

2. 制模板的方法和镜架尺寸的测量方法两者一定要一致。

(五)手工模板坯料制模板操作训练

1. 准备工作

(1) 环境准备:平整的桌面。

(2) 用物准备:全框眼镜架、模板坯料、直尺、记号笔、裁纸刀、尖嘴钳、剪刀、锉刀、焦度计。

2. 手工模板坯料制模板操作流程

见图 2-2-2-32。

3. 操作后整理

(1) 将裁纸刀、尖嘴钳、剪刀、锉刀、焦度计等工具归还原位置。

(2) 将模板坯料废料清理干净。

(3) 将桌面、地面清理干净。

4. 注意事项

(1) 衬片上所画水平线一定要水平，否则会影响散光镜片装配后矫正效果。

(2) 衬片在模板坯料上放置位置方法和镜架尺寸的测量方法两者要一致。

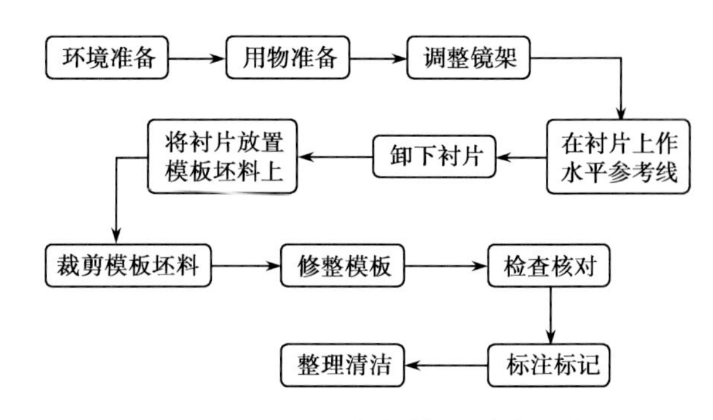

图 2-2-2-32　手工模板坯料制模板操作流程

5. 手工模板坯料制模板评分标准(表 2-2-2-4)

表 2-2-2-4　手工模板坯料制模板评分标准

序号	考核内容	配分	考核要点	评分标准	扣分	得分
1	素质要求	10	1. 着装整洁 2. 操作熟练、严谨、规范 3. 团队合作	1. 着装不整，扣 3 分 2. 操作不规范，扣 4 分 3. 无团队意识，扣 3 分		
2	操作前准备	10	1. 桌面整洁 2. 用物准备齐整	1. 桌面杂乱，扣 5 分 2. 用物准备不完整，排放不整齐，扣 5 分		
3	操作过程	70	1. 调整镜架 2. 在镜架衬片上作水平参考线 3. 卸下衬片 4. 将衬片放置在模板坯料上 5. 裁剪模板坯料 6. 修整模板 7. 检查核对 8. 标注标记	1. 未调整至合格眼镜，扣 5 分 2. 衬片未在镜架上画线，扣 2 分 3. 衬片上画线不水平，扣 3 分 4. 卸衬片方法错误，扣 5 分 5. 衬片在模板坯料上放置位置错误，扣 20 分 6. 衬片在模板坯料上放置位置方法与镜架尺寸测量方法不一致错误，扣 10 分 7. 裁剪模板坯料操作错误，扣 5 分 8. 锉刀使用错误，扣 2 分 9. 边缘不光滑，扣 3 分 10. 形状和大小不满足要求，扣 10 分 11. 未标注标识，扣 5 分		
4	操作后整理	10	1. 将裁纸刀、尖嘴钳、剪刀、锉刀、焦度计等工具归还原位置 2. 将模板坯料废料清理干净 3. 将桌面、地面清理干净	1. 用物未归还原位，1 物扣 1 分 2. 模板坯料废料未清理，扣 2 分 3. 桌面、地面未清理干净，扣 2 分		
5	时间		10 分钟	1. 超时 1 分钟，扣 2 分 2. 超时 5 分钟，停止操作		
6	合计	100				

思考题

1. 模板坯料的特点?
2. 偏心模板和中心模板的异同?

三、确定加工中心

（一）镜架几何中心水平距离的确定

定配眼镜,获取镜架几何中心水平距离的方法可以通过读取镜架的尺寸规格标注计算得出,必要时需要通过测量镜架得出。

1. 根据尺寸标注计算镜架几何中心水平距离　镜架的尺寸规格通常标记在镜腿内侧、衬片甚至鼻梁上。眼镜架尺寸的标注有多种形式,在世界各地分别采用,但最为常用的有基准线法和方框法。

(1) 基准线法标注:在尺寸规格标注中,镜圈尺寸和鼻梁尺寸用符号"–"连接表示的是基准线法标注。

例如:48–17–136 或 48–17 136,其中 48 表示镜圈尺寸 48mm,17 表示鼻梁尺寸 17mm,136 表示镜腿尺寸 136mm。据此,镜架几何中心水平距离计算如下:

镜架几何中心水平距离 = 镜圈尺寸 + 鼻梁尺寸
= 48 + 17
= 65(mm)

(2) 方框法标注:在镜架的尺寸规格标注中,镜圈尺寸和鼻梁尺寸用符号"□"连接表示的是方框法标注。

例如:53 □ 17–138 或 53 □ 17 138,其中 53 表示镜圈尺寸 53mm,17 表示鼻梁尺寸 17mm,138 表示镜腿尺寸 138mm。据此,镜架几何中心水平距离计算如下:

镜架几何中心水平距离 = 镜圈尺寸 + 鼻梁尺寸
= 53 + 17
= 70(mm)

2. 测量镜架几何中心水平距离　对于旧框换新片的顾客,当原镜架上的尺寸规格标注已磨损辨别不清时,或者其他原因造成定配眼镜架上的尺寸标注不清时,以及定配渐变焦眼镜时,都需要实际测量镜架几何中心水平距离。

(1) 测量位置:测量的精确位置应是镜圈沟槽底部,但实际测量时为便于操作,通常采取镜圈边缘,如图 2-2-2-33 所示。当涉及颞侧时,应从颞侧内缘量取,因为颞侧外缘连着桩头,有可能会因款式设计的需要而有宽度的变化,容易导致测量不精确。

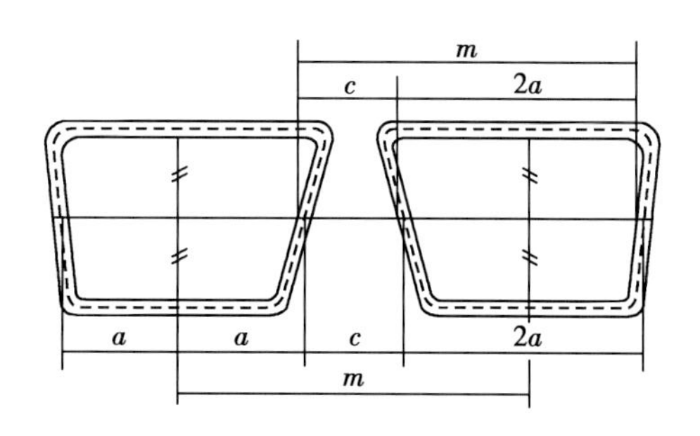

图 2-2-2-33　镜架尺寸测量位置

(2) 测量方法:首先用基准线法或方框法找出镜圈的几何中心,然后用直尺沿水平中心(基准)线测量右眼镜圈几何中心至左眼镜圈几何中心之间的水平距离,即为镜架几何中心水平距离。

1) 方框法:方框法测量镜架几何中心水平距离如图 2-2-2-34 所示,其中 o 是镜圈的几何中心,$2a$ 是镜圈尺寸,c 是鼻梁尺寸,m 是镜架几何中心水平距离。

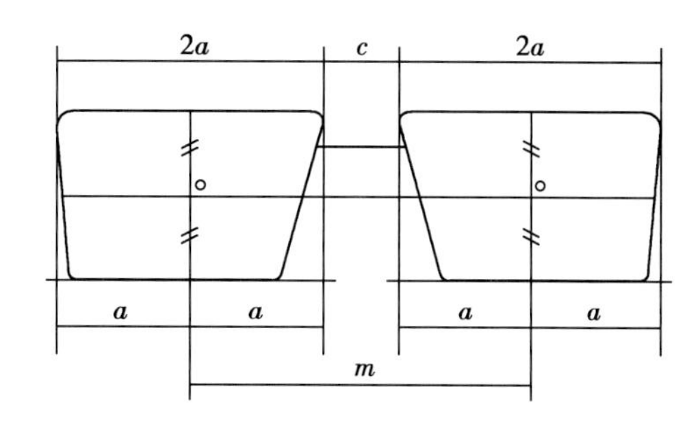

图 2-2-2-34　方框法测量镜架几何中心水平距离

由于在数值上,镜架几何中心水平距离 m= 镜圈尺寸 $2a$+ 鼻梁尺寸 c,所以实际工作中方框法测量镜架几何中心水平距离,也可用直尺水平放置测量右眼镜圈鼻侧突出位置至左眼镜圈颞侧最突出位置的水平距离,即为 m,如图 2-2-2-35 所示。

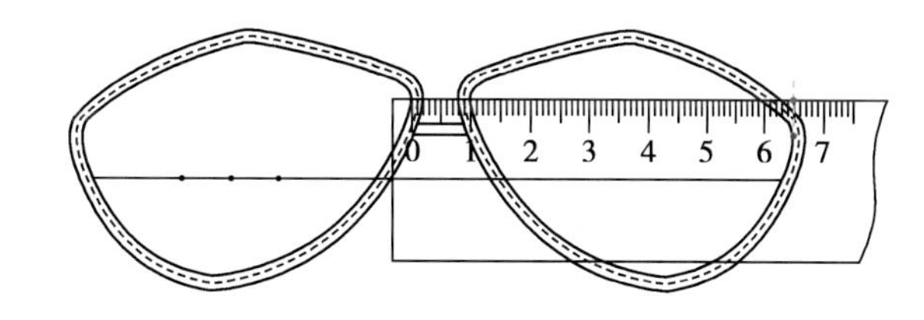

图 2-2-2-35　方框法测量镜架几何中心水平距离

将经过整形好的带衬片的全框眼镜架放到焦度计测量支架上,左右镜框均与镜片台接触,打印点,将三印点连线作为水平参考线。(若无焦度计,也可以利用镜架的对称性，用直尺同时抵住左右镜圈同位置点画一条直线作为水平参考线。)

将直尺的零刻度放置在右眼镜圈鼻侧内缘最突出位置，保持直尺与衬片上的水平参考线平行，用视线读取左眼镜圈颞侧内缘最突出位置的刻度数值，该数值即为方框法测量的镜架几何中心距。

2）基准线法：基准线法测量镜架几何中心水平距离如图 2-2-2-36 所示，同样，o 是镜圈的几何中心，$2a$ 是镜圈尺寸，c 是鼻梁尺寸，m 是镜架几何中心水平距离。

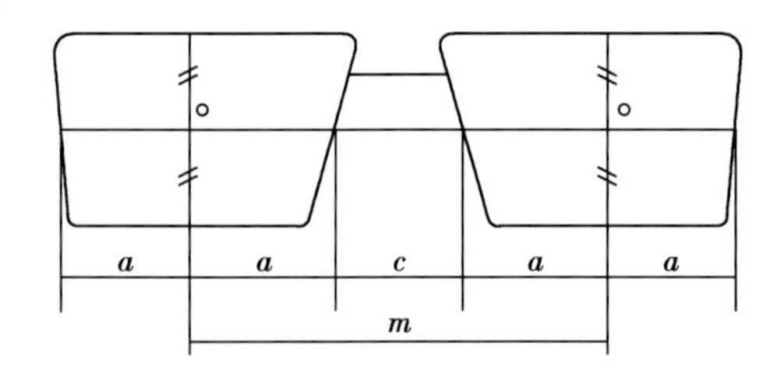

图 2-2-2-36　基准线法测量镜架几何中心水平距离

同理，由于在数值上，镜架几何中心水平距离 m= 镜圈尺寸 $2a$+ 鼻梁尺寸 c，所以实际工作中基准线法测量镜架几何中心水平距离，通常用直尺沿水平基准线测量从右眼镜圈鼻侧内缘位置至左眼镜圈颞侧内缘位置的水平距离，即为 m，如图 2-2-2-37 所示。

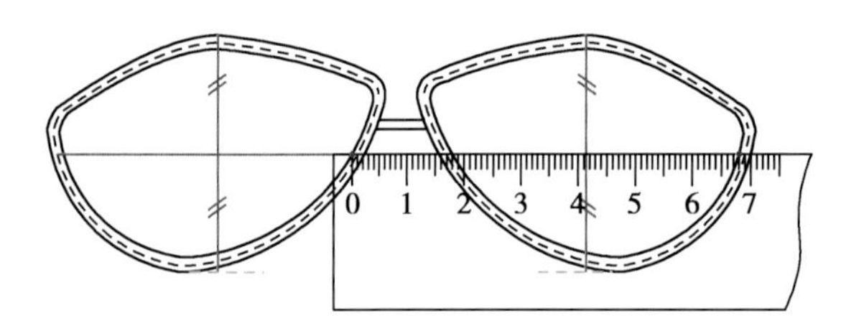

图 2-2-2-37　基准线法测量镜架几何中心水平距离

（二）计算移心量

在配装加工单光眼镜时，为减小戴镜者视物时的棱镜效应，需尽量使配戴者的视线穿过镜片的光学中心视物。加工时，镜片的光学中心与镜架的几何中心重合往往不能满足上述要求。因此，在镜片加工时，一定要根据瞳距、瞳高、眼镜的使用功能（远用、近用）以及镜架尺寸，确定相应的光学中心水平距离（应和瞳距一致）、光学中心垂直高度（应和瞳高一致），再以镜架几何中心为基准来确定镜片光学中心相对于镜架几何中心的位移量及方向。当镜片的光学中心位于镜架几何中心以外的位置时，称之为移心。镜片移心，包括水平移心和垂直移心两个方面。

1. 水平移心　水平移心是指为使左右镜片光学中心水平距离与瞳距相一致，将镜片光学中心以镜架几何中心为基准，沿其水平中心线进行移动的过程。水平移心的目的是满足瞳距的需要，如图 2-2-2-38 所示。

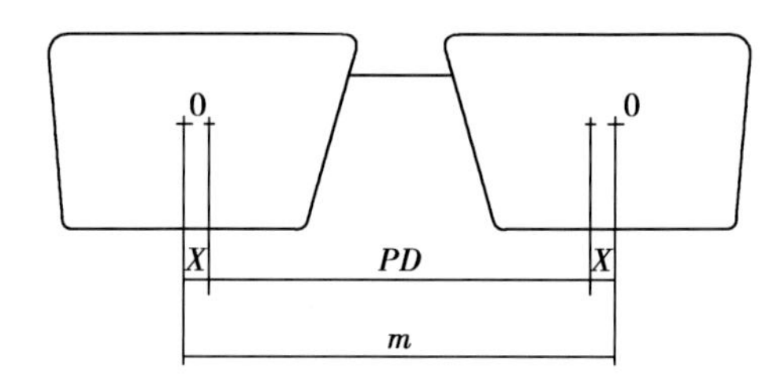

图 2-2-2-38　水平移心

水平移心量（X）=（镜架几何中心距 – 瞳距）/ 2

=（m – PD）/ 2

当 X>0 时，即 m>PD，光学中心向鼻侧移动。

当 X<0 时，即 m<PD，光学中心向颞侧移动。

当 X=0 时，即 m=PD，无须移动。

以上是单光眼镜水平移心量的计算，双焦和渐变焦眼镜的水平移心量则有所不同。

双焦眼镜的水平移心量（X_N）=（镜架几何中心距 – 近用瞳距）/ 2，在中心仪上移动的是双焦镜片的子镜片顶点。

渐变焦眼镜的水平移心量则需要分别计算单眼的水平移心量，即水平移心量（X_R 或 X_L）= 镜架几何中心距 / 2–RPD 或 LPD，在中心仪上移动的是渐变焦镜片的配适点。

2. 垂直移心　垂直移心是指为使镜片光学中心高度与眼睛的视线在镜片垂直方向上相一致，将镜片光学中心以镜架几何中心为基准，沿其垂直中心线进行移动的过程量。垂直移心的目的是满足瞳高及顾客的戴镜习惯的需要，如图 2-2-2-39 所示。

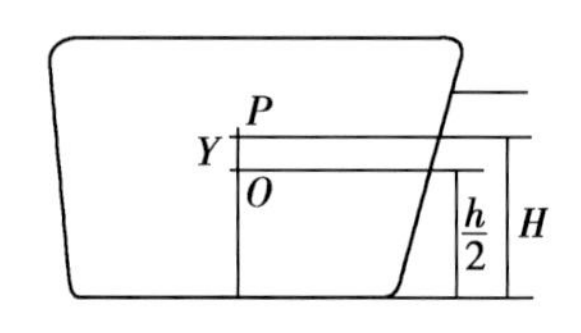

图 2-2-2-39　垂直移心

垂直移心量（Y）= 镜片光学中心高度 –（镜圈垂直高度 /2）

= H – h/2

当 Y>0 时，即镜片光学中心高度大于镜圈几何中心高度，光心向上方移动。

当 $Y<0$ 时，即镜片光学中心高度小于镜圈几何中心高度，光心向下方移动。

当 $Y=0$ 时，即镜片光学中心高度等于镜圈几何中心高度，光心无须移动。

在单光眼镜实际配装加工中，通常不去测量瞳高来计算垂直移心量，而是根据经验综合给出一个垂直移心值。根据戴镜时眼镜前倾角与眼睛视轴的关系、戴镜习惯以及镜圈的大小，通常，远用眼镜的镜片光学中心高度一般位于镜架几何中心水平线上 0~2mm 处，近用眼镜的镜片光学中心高度一般位于镜架几何中心水平线下 0~2mm 处。

以上是单光眼镜垂直移心量的确定，双焦和渐变焦眼镜的垂直移心量确定如下：

双焦眼镜的垂直移心量（Y_N）= 子镜片顶点高度 −（镜圈垂直高度 /2），在中心仪上移动的是双焦镜片的子镜片顶点。

渐变焦眼镜的垂直移心量则需要分别计算单眼的垂直移心量，即垂直移心量（Y_R 或 Y_L）= 镜架几何中心距 / 2− RPH 或 LPH，在中心仪上移动的是渐变焦镜片的配适点。

（三）中心仪移心、上吸盘，确定加工中心

中心仪是与半自动 / 全自动磨边机配套使用的一类仪器，用来确定镜片加工中心和安装吸盘。不同品牌型号的半自动磨边机，其配套的中心仪不同，但主体结构基本相同，均由机座、视窗、刻度面板、吸盘座、压杆、照明灯等组成，如图 2-2-2-40 所示。

中心仪移心、上吸盘的工作原理是将打好印点的镜片放在中心仪的刻度面板上，在标准刻度面板的中心水平基准线和垂直基准线上移动镜片的光学中心至水平和垂直移心量处，此时刻度面板中心所对镜片位置即是镜片的加工中心，吸盘将被安装在此处。

以远用单光球面镜片、右眼、内移 2mm 为例，在中心仪上确定加工中心和安装吸盘的操作：

1. 打开中心仪电源开关，照明灯亮，照亮视窗。
2. 操作压杆，将吸盘架转至左侧位置。
3. 将标准模板（右眼）嵌装入中心仪刻度面板的定位销中，见图 2-2-2-41。
4. 设置水平移心位置：转动中线调节旋钮，通过视窗观察，使红色中线偏离刻度面板中心垂直基准线右侧 2mm，见图 2-2-2-42。
5. 将打好印点的右眼镜片凸面向上放置在中心仪刻度面板上。
6. 设置垂直移心位置，确定加工中心：通过视窗观察，找出刻度面板水平线族中偏离中心水平基准线上方 2mm 的那条水平线，移动镜片，使镜片的中间印点（光学中心）与红色中线和这条水平线的交点重合，同时，三印点均在这一条水平线上，见图 2-2-2-43，此时刻度面板中心所对的镜片位置即为镜片的加工中心。
7. 通过视窗观察，确认模板的大小是否在未切割镜片边缘之内，且满足与镜片边缘最小距离≥2mm，见图 2-2-2-44，否则需调换镜片直径系列。
8. 分清吸盘方向，定位孔与定位针对齐，将吸盘装入吸盘座。
9. 操作压杆，将吸盘座连同吸盘转至中心位置，按下压杆，将吸盘附着在镜片加工中心位置上。
10. 松开压杆，取出镜片，完成右眼镜片加工前的

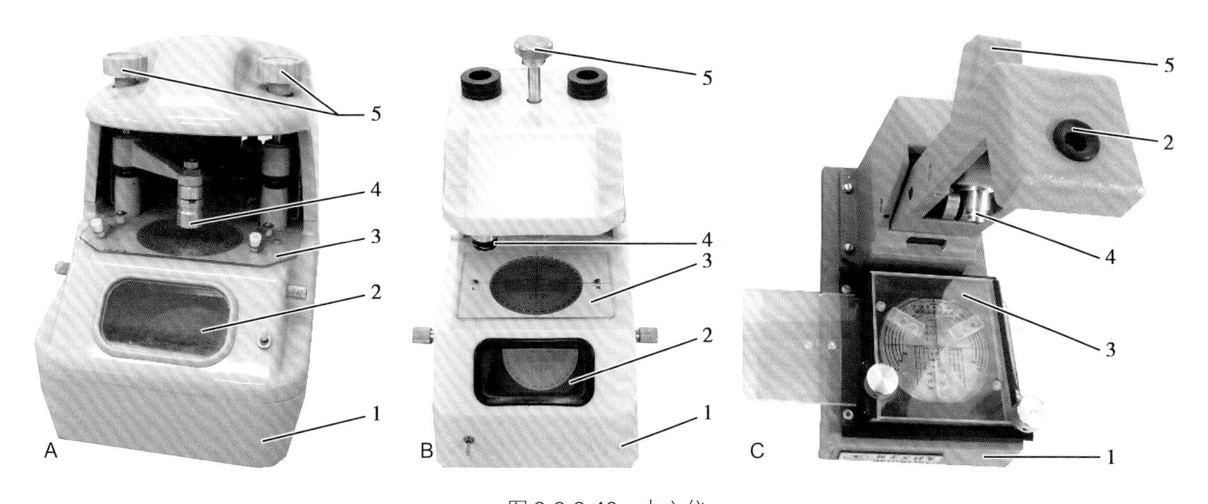

图 2-2-2-40 中心仪

1. 机座，2. 视窗，3. 刻度面板，4. 吸盘座，5. 压杆

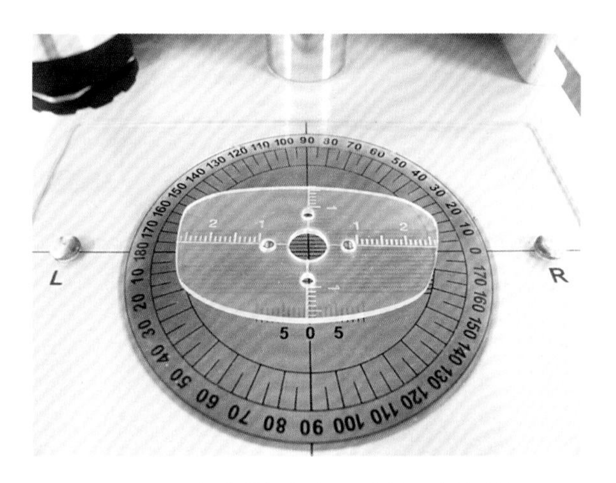

图 2-2-2-41　标准模板在中心仪刻度面板上的放置

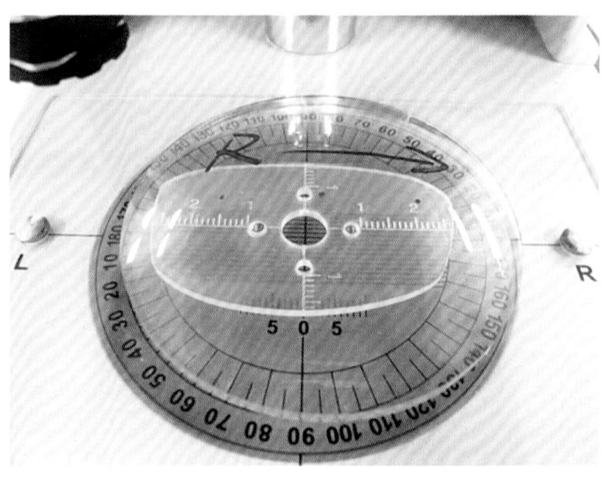

图 2-2-2-44　确认镜片直径

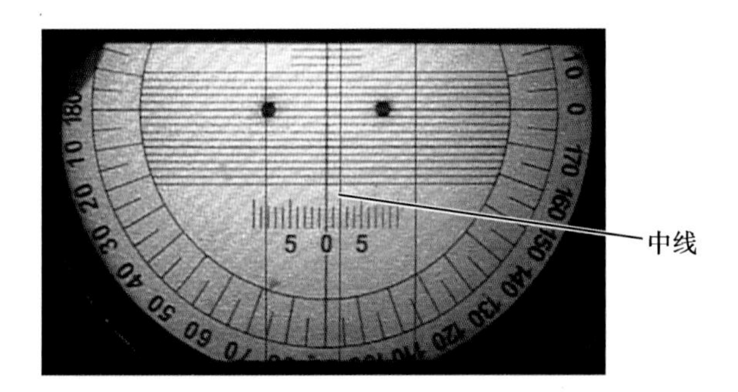

图 2-2-2-42　红色中线右移 2mm

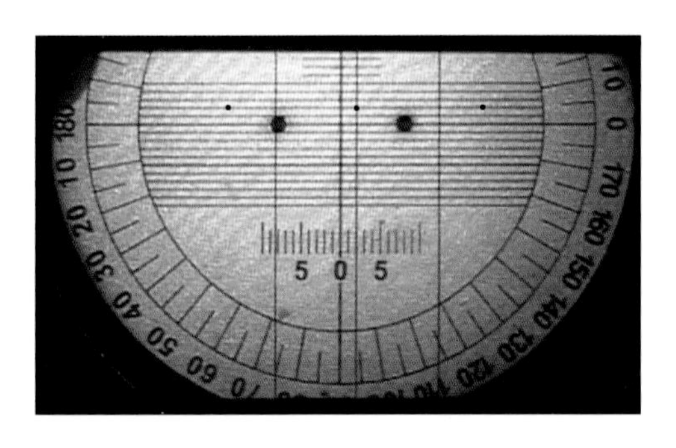

图 2-2-2-43　加工中心的确定

定中心和上吸盘工作。

11. 将标准模板沿水平方向翻转 180°，重新嵌入中心仪刻度面板上。

12. 重复步骤 4~10，完成左眼镜片的移心和上吸盘。

（四）确定加工中心操作训练

1. 准备工作

(1) 环境准备：平整的桌面。

(2) 用物准备：中心仪、做好加工基准的镜片、模板、吸盘、吸盘贴。

2. 确定加工中心操作流程　见图 2-2-2-45。

3. 操作后整理

(1) 将模板、吸盘、吸盘贴等物归还原位置。

(2) 将吸盘贴废料清理干净。

(3) 将桌面、地面清理干净。

4. 注意事项

(1) 在中心仪刻度面板嵌装标准模板时，其方向要与所加工眼镜片的方向一致。

(2) 判定镜片能否够磨后，若模板影响镜片平稳放置，则可以取走模板，然后再对镜片上吸盘。

(3) 安装吸盘时一定要分清吸盘方向，同时注意吸盘的定位与中心仪吸盘座的定位对齐。

5. 确定加工中心评分标准（表 2-2-2-5）

思考题

1. 中心仪中线的作用及移动特点？
2. 中心仪镜片换眼别移心上吸盘时注意什么？

四、磨边

眼镜定配中镜片磨边加工的设备主要有手动磨边机、半自动磨边机和全自动磨边机。半 / 全自动磨边机操作简便，磨边质量好，尺寸精度高，光心、轴位定位精确，虽然价格较贵，但随着经济水平的提升和人们对眼镜配镜质量要求的日益提高，目前，一些大的验配中心或眼镜店连锁机构主要使用全自动磨边机，一些中、小型眼镜店多使用半自动磨边机。手动磨边机已逐步被

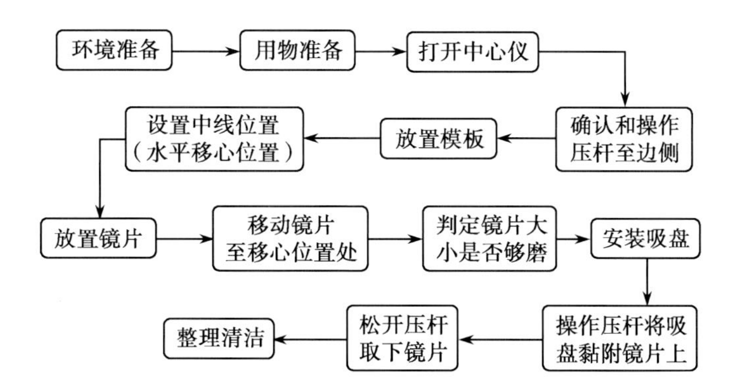

图 2-2-2-45　确定加工中心操作流程

表 2-2-2-5　确定加工中心评分标准

序号	考核内容	配分	考核要点	评分标准	扣分	得分
1	素质要求	10	1. 着装整洁 2. 操作熟练、严谨、规范 3. 团队合作	1. 着装不整，扣 3 分 2. 操作不规范，扣 4 分 3. 无团队意识，扣 3 分		
2	操作前准备	10	1. 桌面整洁 2. 用物准备齐整	1. 桌面杂乱，扣 5 分 2. 用物准备不完整，排放不整齐，扣 5 分		
3	操作过程	70	1. 打开中心仪 2. 确认观察窗视图无遮挡 3. 放置模板 4. 设置中线位置 5. 放置镜片 6. 移动镜片至移心需求位置 7. 核对镜片直径大小 8. 安装吸盘 9. 将吸盘黏附在镜片上 10. 取下安好吸盘的镜片 11. 关闭电源	1. 未打开中心仪电源开关或打开后照明灯不亮，仍继续操作，扣 5 分 2. 未将吸盘架转至边侧位置，扣 5 分 3. 未设置中线至水平移心量位置处，扣 5 分 4. 镜片凸面放置，扣 5 分 5. 镜片光心未移至水平移心量位置处，扣 10 分 6. 镜片光心未移至垂直移心量位置处，扣 10 分 7. 镜片加工基准线未保持水平，扣 10 分 8. 吸盘与吸盘座定位结构连接不当，扣 10 分 9. 按压杆上吸盘时未扶住镜片，扣 5 分 10. 未正确取下安好吸盘的镜片，扣 2 分 11. 未关闭电源，扣 3 分		
4	操作后整理	10	1. 将模板、吸盘、吸盘贴等归还原位置 2. 将吸盘贴废料清理干净 3. 将桌面、地面清理干净	1. 用物未归还原位，1 物扣 1 分 2. 吸盘贴废料未清理，扣 4 分 3. 桌面、地面未清理干净，扣 3 分		
5	时间		5 分钟	1. 超时 1 分钟，扣 2 分 2. 超时 5 分钟停止操作		
6	合计	100				

半/全自动磨边机所取代，其现在主要用在倒安全角、局部片型修改等一些镜片辅助加工上。

（一）半自动磨边机磨边

1. 半自动磨边机的工作原理　仿形磨边，仿形对象是实物型的模板。

2. 半自动磨边机的功能结构　半自动磨边机的品牌、型号不同，其外观和操作也不尽相同，但结构功能基本相同，主要由压力调节装置、镜片材质类型调节装置、镜片磨边尺寸调节装置、倒边种类及位置调节装置组成。

（1）压力调节装置：半自动磨边机较手动磨边机磨削压力大，磨削量大，提高生产效率，但砂轮寿命将显著缩短。磨削压力的大小应随镜片的硬度及厚度等不同调整，大致的标准是磨削时无火花产生。光学玻璃镜片与光学树脂镜片的片基硬度相差很大，磨削压力也应有所区别，一般磨削光学树脂镜片应减轻磨削压力。

（2）镜片材质类型调节装置：针对光学玻璃镜片与光学树脂镜片硬度差异，目前，绝大部分自动磨边机除磨削压力变化外，还有玻璃、树脂的不同专用砂轮，来提高加工效率和磨削质量。另外，针对不同物化性质的树脂镜片，磨边条件也会有所不同，如冷却水、磨削方式等。

（3）镜片磨边尺寸调节装置：根据镜架材质的种类（塑料、金属）不同、镜圈沟槽的深浅不同、衬片的松紧程度不同，磨边时可通过尺寸调节装置上下微调，使被加工镜片尺寸较模板尺寸放大或缩小。另外，不同的磨边机，其设备自身的尺寸校正值也不尽相同，不是均为零；同时，随着砂轮的磨损，此值还会变动，磨边时也需考虑，进行相应的尺寸缩放调整。

（4）倒边种类及位置的调节装置：考虑镜架类型（全框架、半框、无框），镜片的屈光度数，装架后的美观等因素，需调整镜片进入组合砂轮的成型V槽的位置，来达到所需平边或尖角边的要求，以及尖角边尖角位置的要求。

3. 半自动磨边机的外部与操作结构　半自动磨边机的厂家品牌不同，其外观也会有所不同，操作结构设计布局位置和具体操作略有差异，但主体操作结构的种类基本相同，功能作用也相同，基本都包括：

（1）机头：夹紧镜片并带动/转动镜片在金刚砂轮上磨削。

（2）观察窗：防护盖，隔离加工仓与操作者，防尘减噪防冷却水飞溅，并通过此处观察镜片磨削情况。

（3）照明灯：照亮观察窗，便于观察镜片磨削情况。

（4）出水口：砂轮冷却水出口。

（5）磨边机支撑脚：有四只，支撑磨边机并可调节水平位置。

（6）吸盘托：在转轴的一端，安放黏附有吸盘的镜片。

（7）卡头：在转轴的另一端，可关闭和打开，与吸盘托一起固定和松开镜片。

（8）模片夹：安放并固定模板。

（9）模片承载台：当模板接触载台时，表示该镜片已削磨完毕，接触指示灯亮。

（10）控制面板：集成磨边前和磨边中各控制按键（如：开机自检初始化、磨边缩放尺寸、倒边类型及位置、镜片材质、磨边模式、卡头开与关、启动磨边、重磨、急停等）。有些磨边机这些按钮不是集中在一块控制面板上，而是分散设置。

（11）弯度调节器：控制磨边方式下，磨尖边时需根据镜片基弯进行弯度调整，以保证高弯镜片正常磨边。

（12）水掣：控制磨边过程中冷却水的流量。

4. 半自动磨边机磨尖边的操作步骤　由于半自动磨边机磨边顺序是自动转换，磨边质量由机器控制，所以在半自动磨边机上进行操作，重点是模板、镜片的安装和磨削加工前各控制调节按钮的预选，这些都将直接影响被加工镜片的磨边质量，在加工中要给予重视。

半自动磨边机磨尖边的操作步骤如下（以依视路M机磨削全框眼镜树脂镜片为例）：

（1）开机：机头抬起，接通电源，打开仪器开关，按初始化键，设备自检。自检结束，尺寸LED窗口显示“0.0”表示自检结果正常，见图2-2-2-46。

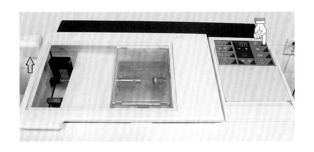

图2-2-2-46　开机自检初始化

（2）装夹模板（图2-2-2-47）：将紧定旋钮拧松，打开压盖；取下设备上原有模板，按正确方向装上与待磨镜片相匹配的新模板，把模板嵌安在模板轴上的两定位销上；放下压盖，拧紧紧定旋钮，固定模板。

（3）装夹镜片（图2-2-2-48）：打开镜片卡头；把装好

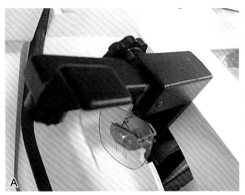
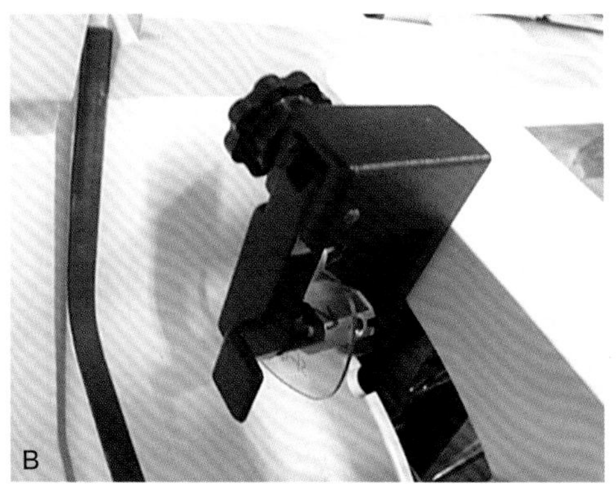

图 2-2-2-47　装夹右眼镜片模板
A. 更换新模板；B. 固定模板

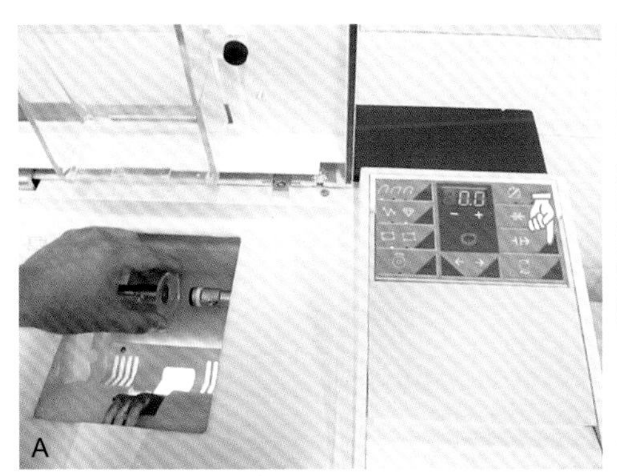
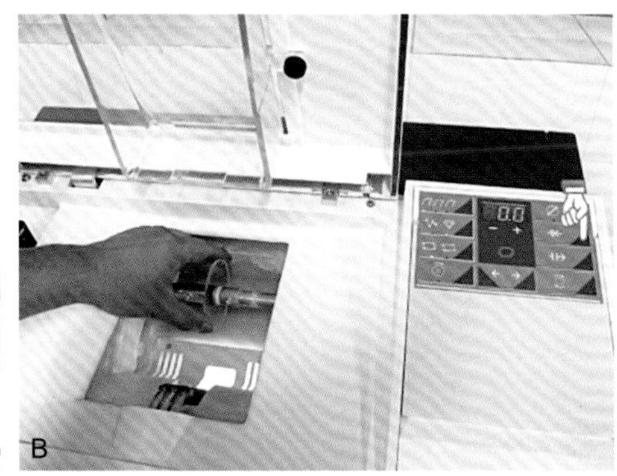

图 2-2-2-48　装夹镜片
A. 打开镜片卡头；B. 关闭镜片卡头

吸盘的镜片嵌按在镜片轴吸盘托上的键槽内，保证吸盘上的定位孔及凹凸牙型要与转轴上吸盘托内的定位钉及凸凹牙型对准；关闭镜片卡头。

（4）磨边参数设定（图 2-2-2-49）

1）设置镜片磨边尺寸：依据镜架情况、模板大小、砂轮的磨损情况及机器自身修正值等因素，设置适合的尺寸缩放值。

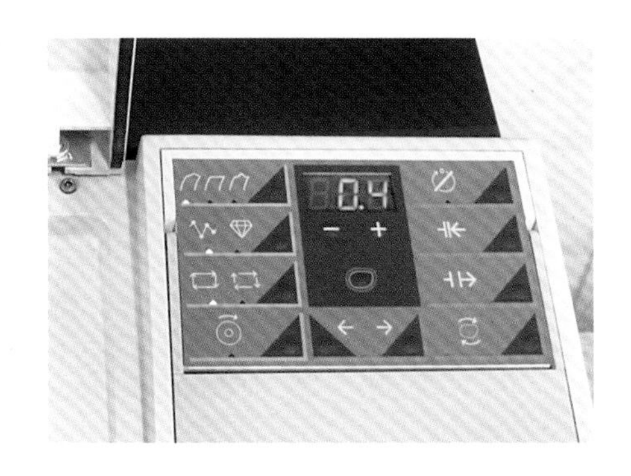

图 2-2-2-49　模板参数设定

2）设置倒边类型及位置：操作时，根据镜架类型（全框、半框、无框）相应选择尖边或平边按钮。案例中是金属全框眼镜且镜片度数较低，选择自然尖边；若镜片度数较高则选择控制尖边；若为拉丝眼镜或打孔眼镜则选择平边。

3）镜片材质的设定：目前，大部分半自动磨边机都有镜片材料（玻璃、树脂、PC）选择按钮，来保证磨削质量与效率，操作时根据被加工镜片的材料进行选择。案例中选择树脂镜片。

4）磨边模式的设定：半自动磨边机有自动磨边模式和控制磨边模式两种。案例中选择自动磨边模式。自动磨边模式，粗磨完后自动进行精磨，磨边结束自动抬起机头。控制磨边模式，高弯镜片、高度数镜片、检修模式时选择此模式，粗磨完后机头抬起并暂停，需手动调节细磨位置，然后再启动磨边继续磨边。当边型设定为控制尖边时，则必须选择控制磨边模式。

(5) 启动磨边(图 2-2-2-50):上述内容设定正确后,按磨边启动键,待冷却水正常出水后关好防护盖观察窗,扳下机头,开始磨边。

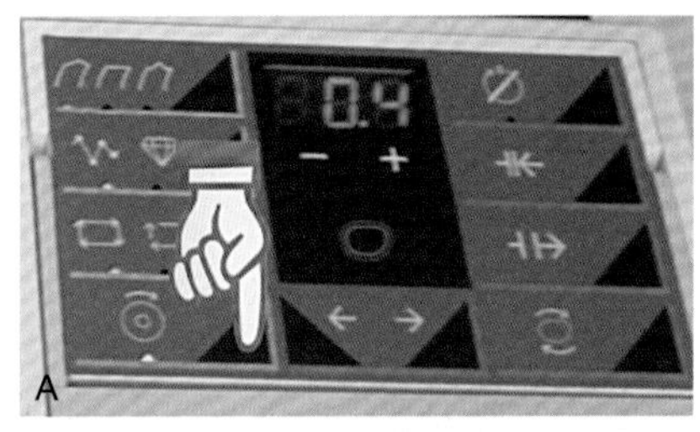

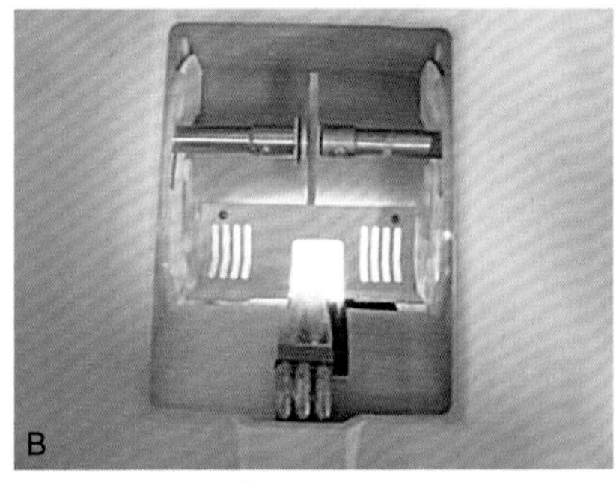

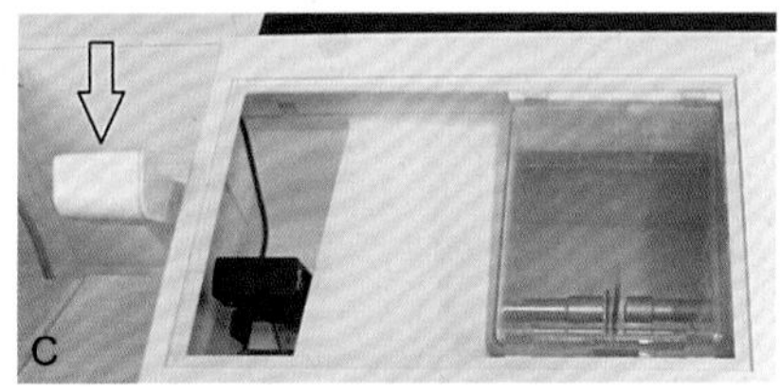

图 2-2-2-50　启动磨边

A. 按磨边启动键;B. 冷却水;C. 扳下机头

(6) 控制尖边位置与弯度的设置:控制尖边、控制磨边模式下(图 2-2-2-51),粗磨完成后,镜片抬起,自动与细磨 V 槽砂轮对齐后,即停止磨边。此时需要手动设置控制尖边位置与弯度,然后再启动磨边。

(7) 监控磨边过程:启动磨边后,镜片在摆架带动向下与磨边砂轮接触进行磨削,当初磨平边完成后,镜片轴移至细磨区进行倒边和精磨。磨边全过程结束后,摆架自动抬起,镜片脱离砂轮,并向右移动到原位。

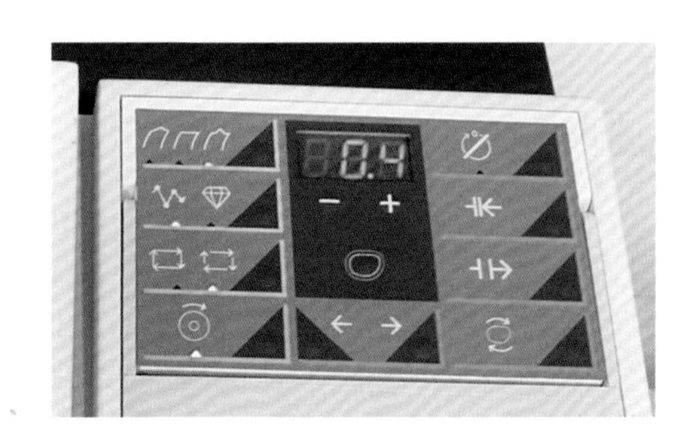

图 2-2-2-51　控制尖边、控制磨边模式

在自动磨边全过程中,要监控磨边进展情况,当出现模板破损、镜片松动、镜片磨边形状错误、冷却水流量过小、冷却水消失、机器报错等现象时,及时按初始化键停机,甚至关闭仪器电源开关,以免造成设备、人员等严重损失。

(8) 磨边结束,比对检查:上推机头,打开防护盖,一手持镜片,一手按卡头打开键,取出镜片。先不要卸下吸盘,检查镜片磨边质量、形状、大小(图 2-2-2-52)。若尺寸偏大,则可以把镜片重新安装,设定适合的磨边尺寸进行重磨,或在手动磨边机上进行局部修磨。若偏小,则只能换片重新加工。

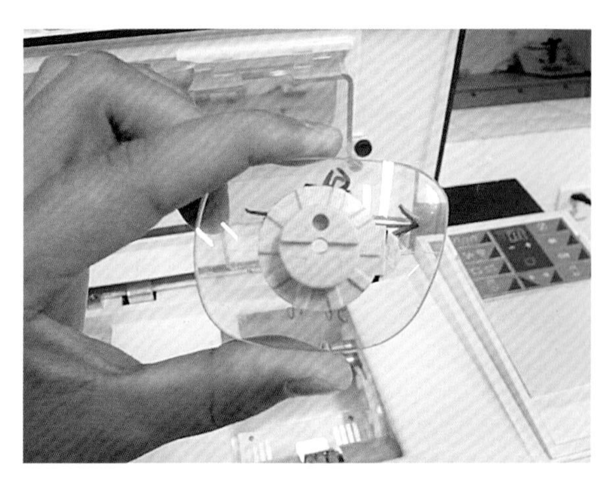

图 2-2-2-52　检查磨边镜片的形状与大小

比对,试装,确认磨边镜片符合要求后,用专用取吸盘的钳子卸下吸盘(图 2-2-2-53),把吸盘和磨边镜片分别放好以备后用。

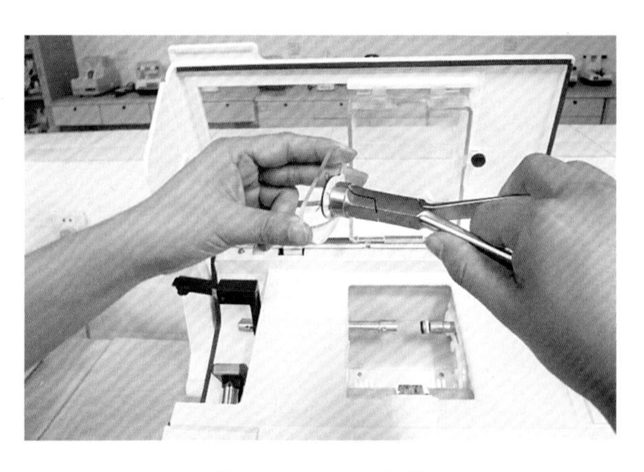

图 2-2-2-53　卸吸盘

5. 半自动磨边机使用注意事项　为增加磨边机的使用寿命，保障镜片磨边质量，在磨边机使用过程中有一些事项要注意和遵守。

(1) 为了使粗磨区砂轮平均磨损，在使用中旋转调节砂轮粗磨区位置旋钮或键入位移指令，使磨削位置左右移动，提高粗磨区砂轮的寿命。

(2) 加工中，冷却水要充分流动。冷却水过少，会出现火花，使金刚石砂轮的寿命、锋利度会显著下降，同时还会引起镜片破损。冷却水过多则飞溅出盖板，影响加工环境的整洁。

(3) 冷却水要经常更换，减少水中的磨削粉末对镜片表面质量和砂轮寿命的影响，并避免管路堵塞。更换冷却水时，同时清扫喷水嘴和水泵的吸水口，保证工作时冷却水的顺畅流动。

(4) 吸盘双面贴(或真空吸盘)使用时，不要沾上磨削粉末，否则安装时会擦伤镜片。

(5) 吸盘双面贴(或真空吸盘)使用时，不要沾上水，否则会使吸盘与镜片的吸附力下降，甚至造成磨边过程中镜片滑移，致使磨削镜片与撑片不一致。

(6) 磨削完成后，在未确认镜片尺寸与衬片或镜框尺寸大小完全一致前不要卸下吸盘，若镜片尺寸稍大时，则可重新上机进行二次研磨，吸盘不移动，光学中心位置不会改变。

(7) 装夹镜片时，一是要保证吸盘的孔及凹凸牙型与磨边机转轴吸盘托内的柱及凸凹牙型吻合，二是要保证夹头关闭到位，使夹头上的橡皮顶块夹紧被加工镜片的凹面。

(8) 及时对磨边机进行清洁保养工作，随时擦去机器上的灰尘和镜片粉末，对滚动、滑动的轴承处按保养说明加注润滑油，保证机器灵活正常工作。

(二) 倒安全角

镜片成型磨削后，凸凹表面边缘出现棱角，装配眼镜时棱角部易产生应力集中而崩边，配戴者受外力撞击后皮肤易被棱角边刮伤，所以须在镜片凸凹表面边缘进行倒棱去锋，称为倒安全角，简称倒角或倒棱。有些全自动磨边机集成有倒安全角装置，选中此选项，镜片磨边后自动倒安全角。没有此项功能的全自动磨边机和所有半自动磨边机，镜片磨边后需要用手动磨边机(图 2-2-2-54)进行手动倒安全角。

1. 手工磨边的意义　虽然现在镜片磨边加工的主流设备是半自动或全自动磨边机，但手动磨边机仍是眼镜定配中必不可少的设备之一。具体原因有如下几点：

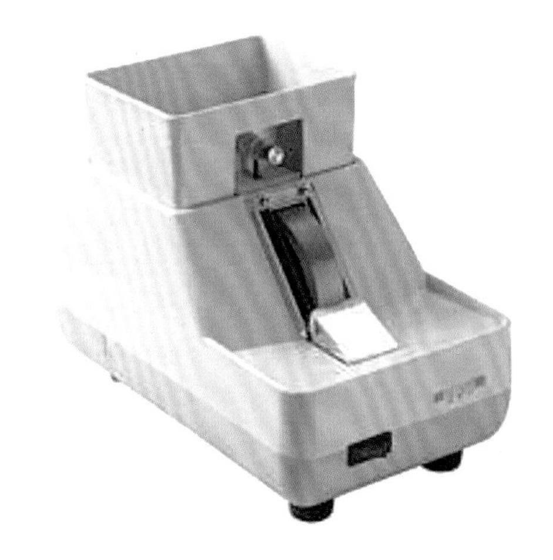

图 2-2-2-54　手动磨边机

(1) 配合半自动和部分全自动磨边机，对磨边后的镜片边缘进行倒安全角。

(2) 对磨边后镜片边缘过厚的镜片，尤其鼻颞侧，影响到装框和严重降低美观的，用手动磨边机进行减薄和美化倒棱。

(3) 旧片换新框眼镜的加工，或半自动和全自动磨边后镜片局部需要修正的，用手动磨边机对镜片进行改型。

(4) 目前仍是国家职业技能标准眼镜定配工(初级)要求掌握的镜片加工设备之一。

2. 手动磨边机的使用　手动磨边机结构比较简单，由电动机、带轮、传动带、砂轮、水槽、电源开关等组成。通电后，电动机转动，通过传动机构带动砂轮旋转，操作者手持镜片与高速旋转的砂轮接触，摩擦磨削，通过吸满水的海绵与砂轮接触来冷却。

手动磨边机结构简单，成本也相对较低，核心部件是金刚石砂轮，以手工操作为主，需要操作者自身控制磨边压力、速度和磨片质量，从而也要求操作者有较高的手工磨边技能，需要勤学苦练的积累与提炼。

(1) 手动磨边机的使用方法

1) 开机前：检查砂轮磨损情况、海绵是否缺失；蓄好冷却水，打开冷却水开关旋钮，使其匀速滴落至海绵上。

2) 接通电源，打开仪器开关，砂轮旋转，检查其转动是否匀速正常。调节冷却水流量，以砂轮上不飞溅水雾为宜。

3) 待轮面全部润湿后，双手持镜片与砂轮接触进行磨边，如图 2-2-2-55 所示。用左、右手拇指和示指捏住镜片，右手用力为主，左手助力，磨边同时旋转镜片。

4) 磨边过程中，镜片经常与模板进行比对或试装，

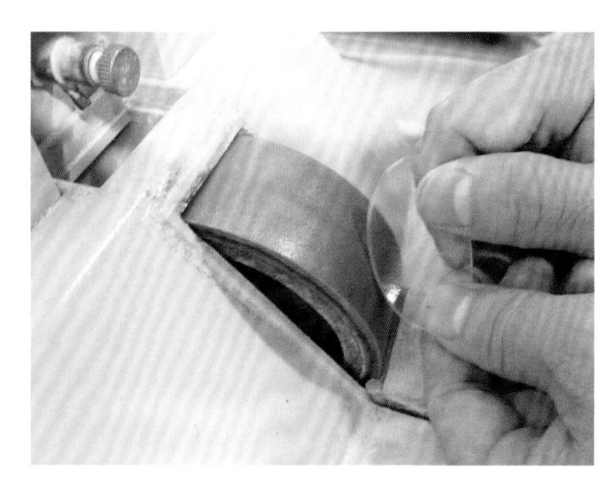

图 2-2-2-55　手动磨边

以检验镜片的磨边质量、尺寸大小及形状是否达到要求，避免过度磨削。

5）磨边结束，关闭仪器和冷却水，切断电源，清理磨边机及实验桌台。

（2）手动磨边姿势根据被加工镜片在磨削时镜片与砂轮的相对位置可以分为水平磨边（横磨）、垂直磨边（竖磨）和倾斜磨边三种：

1）水平磨边（图 2-2-2-56）：磨边时镜片边缘与砂轮轴线平行。该磨边方式下，双手可放置于砂轮下方的机壳台面上，使磨边平稳，且镜片与砂轮接触面积大，磨边效率高，同时可使砂轮面均匀磨损。水平磨边方式多用于磨平边，也有利用镜片的水平位与砂轮轮面的弯面夹角来磨尖边的。

2）垂直磨边（图 2-2-2-57）：磨边时镜片边缘与砂轮轴线垂直。为使砂轮面平均磨损，在某一位置磨削若干镜片后，左右移动磨削位置，以提高砂轮的使用寿命。

3）倾斜磨边（见图 2-2-2-55）：磨边时镜片边缘与砂轮轴线倾斜。该磨边方式可使砂轮面均匀磨损。倾斜磨边方式多用于磨尖边和倒安全角。

3. 手工倒安全角

（1）安全角的要求：与边缘成 30° 角，宽约 0.2~0.5mm，用手垂直触摸倒棱边缘，无刮手感觉（图 2-2-2-58）。

（2）操作：一般用垂直或倾斜磨边姿势，把成型镜片的凸凹表面边缘各连续旋转轻磨一两周即可。

（3）注意事项：倒棱量应适量。如前表面倒棱过量，非常影响美观；如后表面倒棱过量，旋涡更加明显，从外观上给对方的感觉比实际度数要深。

（三）抛光

抛光是指将磨边砂轮在镜片边缘留下的磨削沟痕去除，使镜片边缘表面光滑。抛光主要是指对无框或半框眼镜的镜片进行抛光，全框眼镜的镜片通常不做抛光处理。但对于全框眼镜片的边缘局部进行了手工减薄、美薄倒棱的则需要抛光处理，以及度数较高、镜片边缘露在镜圈外边较多、看起来外面有一圈白边的全框眼镜，顾客提出抛光要求的，也需进行抛光。

用来抛光的设备是抛光机，由电动机和一或两个抛光轮组成。电动机带动抛光轮高速旋转，镜片边缘与涂有抛光剂的抛光轮接触产生摩擦，逐渐将镜片边缘表面抛至平滑光亮。抛光的具体操作：

1. 将成型尖边镜片的两面贴上抛光纸。
2. 用倒边机或模板去除镜片表面多余的抛光纸。
3. 将镜片按仪器图示方向装在抛光机上。
4. 打开抛光机开关，抛光轮转动。
5. 将抛光剂涂在抛光轮上，见图 2-2-2-59。

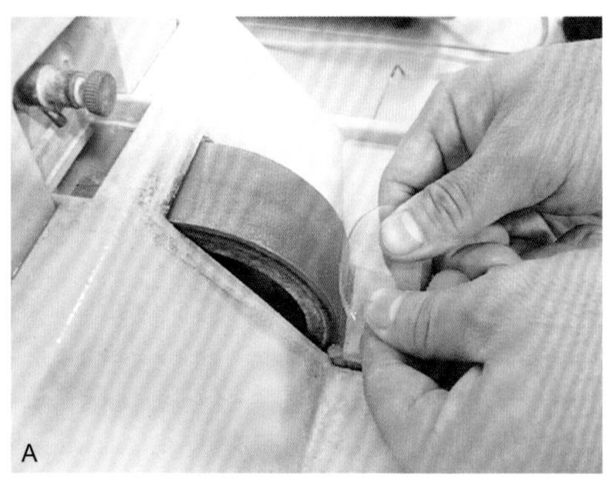

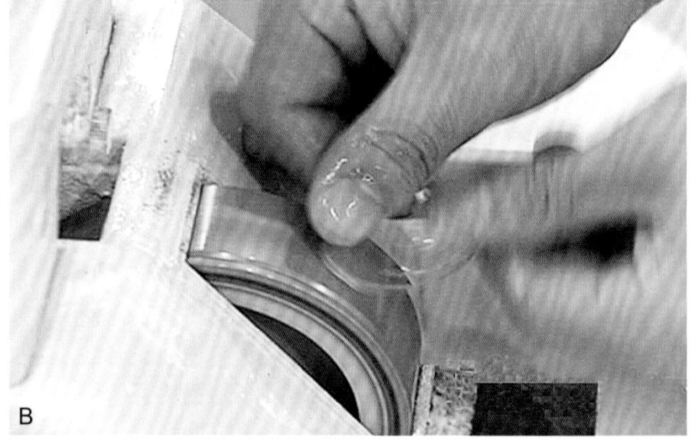

图 2-2-2-56　水平磨边

A. 磨平边；B. 磨尖边

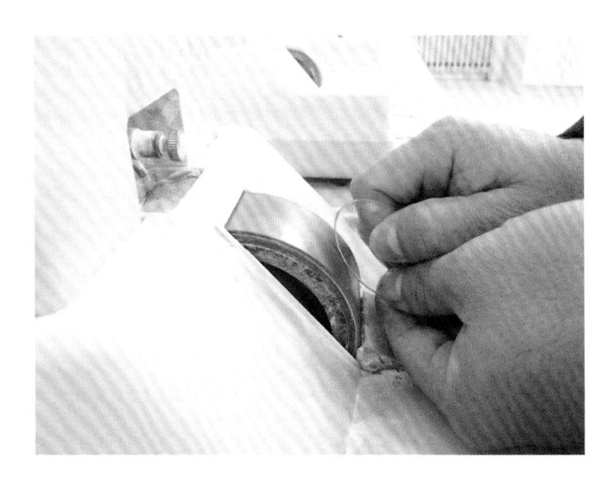

图 2-2-2-57　垂直磨边

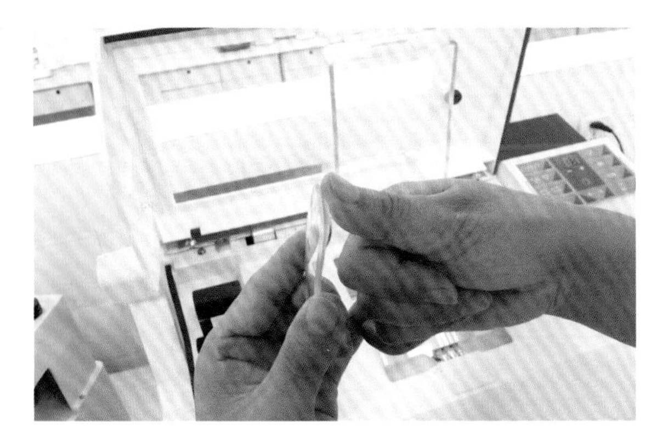

图 2-2-2-58　检查倒棱情况

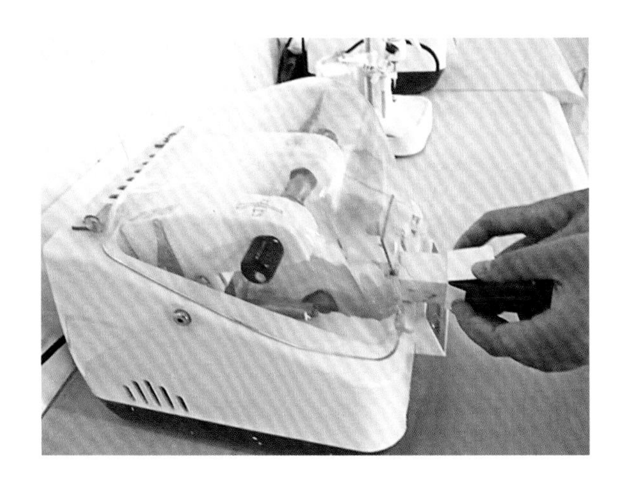

图 2-2-2-59　涂抛光剂

6. 镜片边缘垂直与抛光轮接触进行抛光，见图 2-2-2-60，至要求亮度后关闭仪器开关，停止抛光。

7. 取下镜片，去除抛光纸，对镜片进行清洁。

将经过磨边、倒棱、抛光一系列工序的成型镜片与

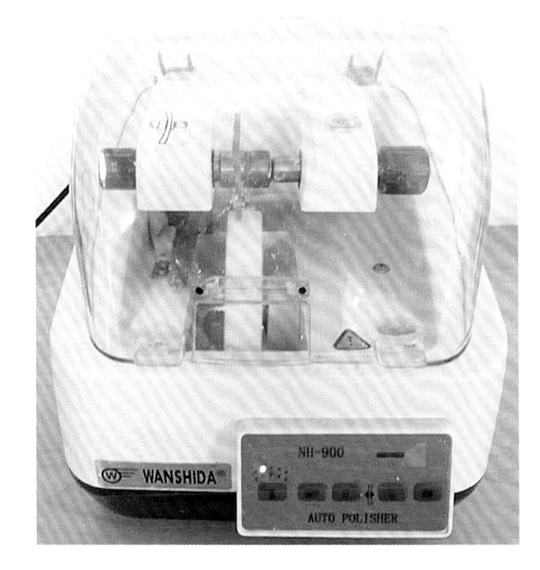

图 2-2-2-60　镜片抛光

衬片或模板、镜架进行比对，确认最终镜片的形状、大小是否正确，确认无误后再进行正式安装。否则进行修正，甚至重新取片加工。

（四）全自动磨边机磨边加工

全自动磨边机由扫描仪、中心仪和磨边机组成，全自动磨边机的品牌型号不同，磨边机与扫描仪、中心仪的组合形式也有所不同，有的扫描仪、中心仪和磨边机连体，有的扫描仪、中心仪与磨边机分体。分体的通过数据线连接全自动磨边机各组成仪器。

使用前，准备好所用物品，连接好磨边机和扫描仪间数据线，接通电源，打开各设备开关，仪器初始化自检。初始化之后，屏幕出现布局界面，加工仓仓门开启，检查砂轮。待一切正常后，开始镜片的加工。

1. 扫描　目前，全自动磨边机扫描仪的扫描方式分机械扫描和光学扫描两种类型。机械扫描可以扫描模板、衬片（或原镜片）、全框镜圈；光学扫描（即拍照扫描）衬片（或原镜片）。光学扫描相对比较就简单，这里我们主要介绍机械扫描。

（1）扫描模板

1）将模板放置在模板放置单元上。

按住模板放置单元上方的白色按钮，向里推进模板，见图 2-2-2-61。松开白色按钮，锁定模板。

2）将模板放置单元放置在扫描仪上。

打开扫描仪盖子。向前拖动下方滑块，使模板放置单元处于模板放置单元支座上。将模板放置单元的两颗销钉对准模板放置单元支座上的圆形小孔。模

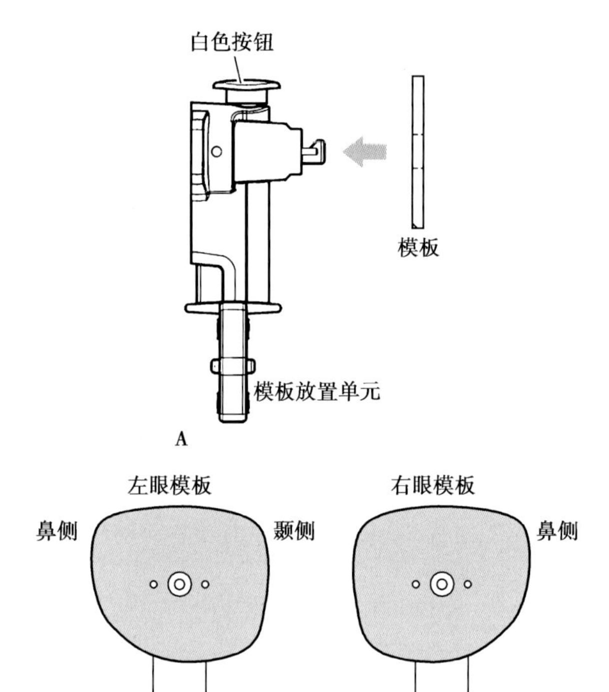

图 2-2-2-61　将模板放置在模板放置单元上

A. 将模板放置入模板放置单元；B. 正面观察模板放置情况

板放置单元被磁铁固定在模板放置单元支座上，见图 2-2-2-62。

3）按"Ⓛ"按键或"Ⓡ"按键，扫描针显露出来，开始对左眼或右眼模板进行扫描，见图 2-2-2-63。

4）扫描完成后，扫描针被自动储存，拆下模板放置

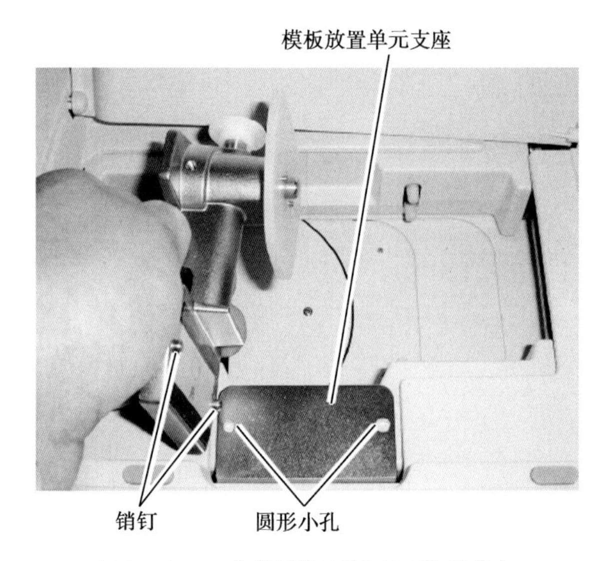

图 2-2-2-62　将模板放置单元置于扫描仪上

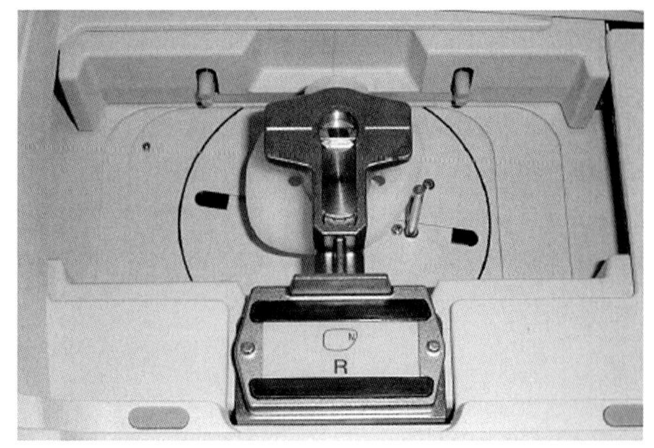

图 2-2-2-63　扫描模板

单元，并存放好。

（2）扫描衬片（或原镜片）：扫描衬片和扫描原镜片操作一样，这里以衬片扫描来介绍。

1）将吸盘定位在衬片的凸表面：①利用焦度计在衬片的近似中心印点标记出水平基准；②将双面胶带贴在吸盘上；③使用中心仪将吸盘定位在衬片的凸表面。定位衬片时，使得衬片上的印点标记与吸盘上的凹槽取向对齐，见图 2-2-2-64。

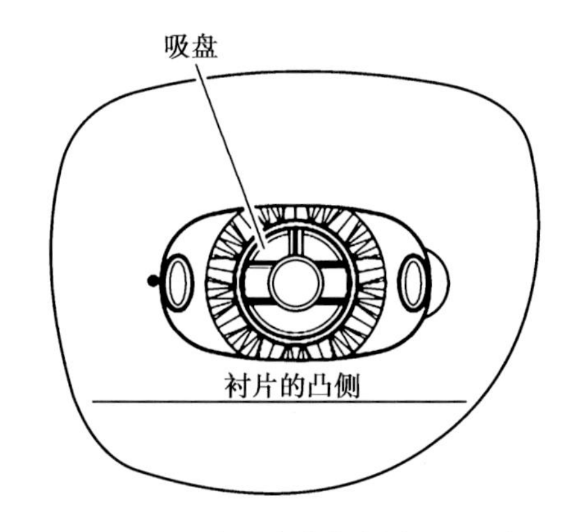

图 2-2-2-64　将吸盘定位在衬片的凸表面

2）将衬片放置在模板放置单元上。

按住模板放置单元上方的白色按钮，放置衬片，见图 2-2-2-65；松开白色按钮，锁定衬片。

3）将模板放置单元放置于扫描仪上。

4）按"Ⓛ"按键或"Ⓡ"按键，开始对左眼或右眼衬片进行扫描。

5）扫描完成后，拆下模板放置单元，并存放好。

（3）扫描全框镜架

1）将镜架置于扫描仪之中（图 2-2-2-66）：①打开扫描仪盖子。②放置镜架的顶部。向前拖动下方滑块，

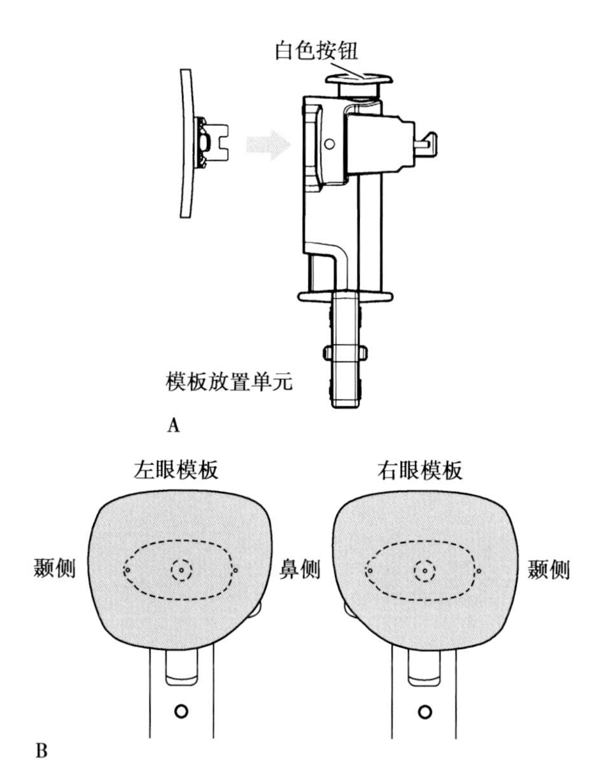

图 2-2-2-65　将衬片放置在模板放置单元上

A. 将衬片放置在模板放置单元上；B. 正面观察衬片放置情况

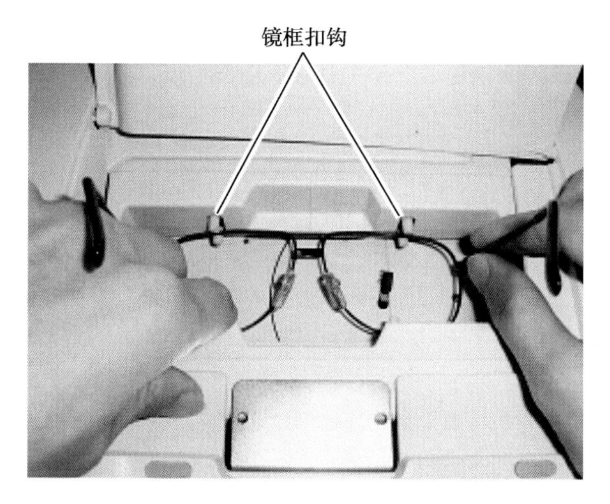

图 2-2-2-66　将镜架置于扫描仪中

将镜架顶部固定在上方滑块上的镜框扣钩之间。③放置镜架的底部。缓慢释放下方滑块，将镜架底部置于下方滑块上的镜框扣钩之间。④向左或向右移动镜架，使镜架处于扫描仪的近似中心处。

2）开始扫描（图 2-2-2-67）。按双眼或单眼扫描按钮。当镜架被解除固定时，扫描即完成。

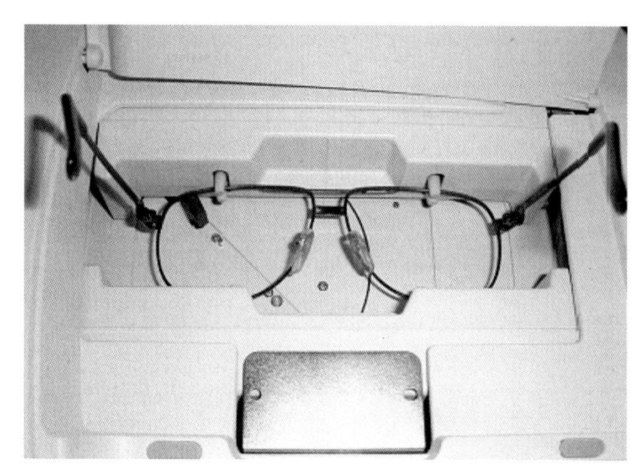

图 2-2-2-67　扫描镜架

3）调用扫描数据。按数据调入按钮，镜片形状显示在屏幕上。

4）向前拖动下方滑块，以解除镜架固定，取出镜架。

注意：①对于低刚度镜框（如：镜框较薄的镜架），仅执行衬片扫描。否则可能发生变形，以致无法获得低刚度镜框的正确数据结果。②左右眼镜框形状不对称的，执行单眼扫描。③镜架面弯较大、不能将两镜圈同时平稳放置于扫描箱的，执行单眼扫描，并需要一只手扶着镜架使被扫描镜圈处于水平状态，见图 2-2-2-68。

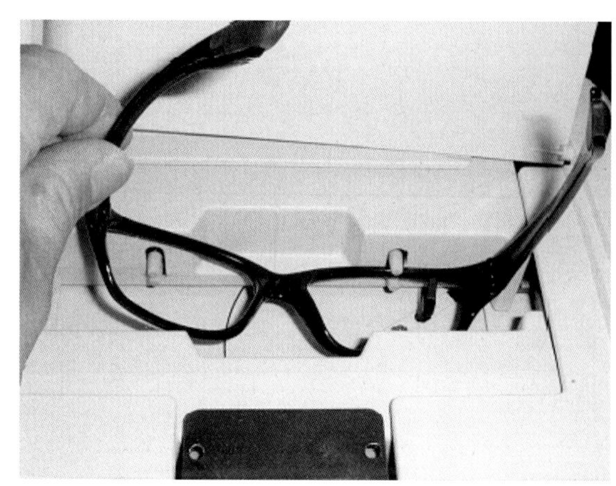

图 2-2-2-68　扫描大弯度镜架

2. 确定加工中心

（1）显示片型数据：中心仪自动加载扫描形状数据，并显示在布局界面上，见图 2-2-2-69。

（2）设置加工条件

1）设置镜片材料、镜片类型、镜架类型、是否对镜片进行抛光、安全倒角等加工条件。

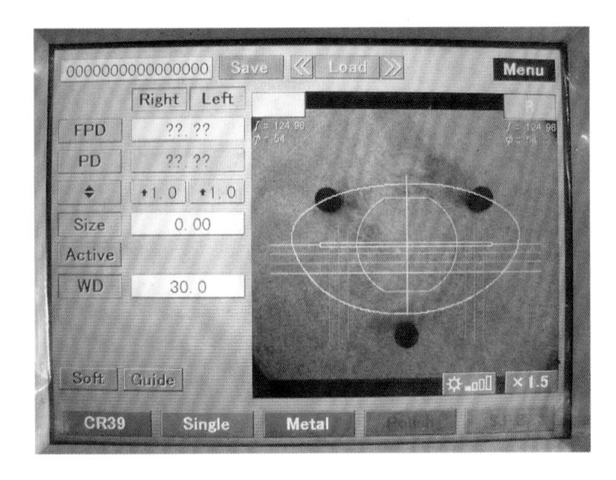

图 2-2-2-69　显示片型数据

2）若镜片度数较高，可开启引导式加工模式，设置具体的尖边或开槽位置。

3）对于玻璃镜片、PC 镜片、高折射率镜片、超滑膜镜片等，还可选择软加工模式。

（3）输入单光镜片的镜片布局数据。眼镜的加工条件和布局数据的设置见图 2-2-2-70。

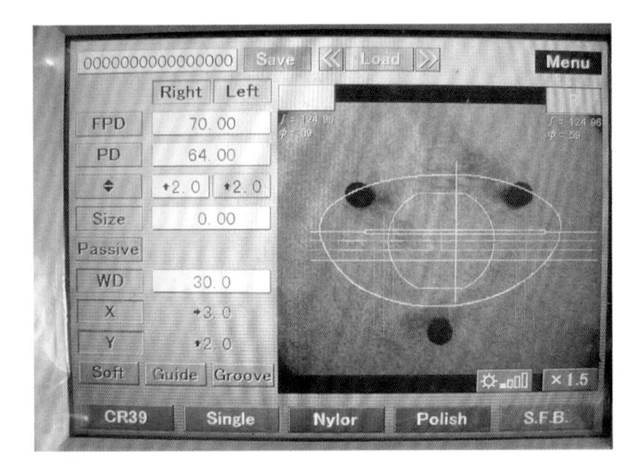

图 2-2-2-70　设置半框眼镜加工条件和布局数据

（4）按照处方确定镜片加工基准点（光心、子镜片顶点、配适点）和水平加工基准线。

（5）将贴有双面胶带的吸盘放置在杯托中。

（6）将镜片放置在镜片支座上，凸侧朝上。

（7）利用镜片夹夹住镜片。

（8）使镜片上的中心点标记与对准标尺的中心对齐，同时使镜片上的三印点标记与水平标尺平行，定位镜片。

（9）安装镜片吸盘。

（10）将安装好吸盘的镜片标明左眼镜片或右眼镜片，并存放好。

3. 全自动镜片加工

（1）导入形状数据。

（2）输入单光镜片的布局数据

（3）设置加工条件。布局数据和加工条件在中心仪上已经设置无须更改的，这里可省去操作。加工镜片的布局数据和加工条件见图 2-2-2-71。

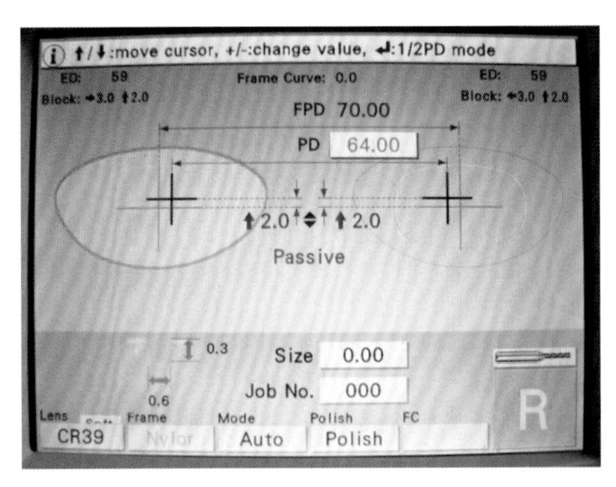

图 2-2-2-71　布局数据和加工条件

（4）磨边

1）检查加工模式：镜框类型为“半框”，模式为“自动”。

2）将装好吸盘的镜片放置在吸盘托上。

3）按“”按键卡住镜片。

4）按“”按键开始加工。

仓门关闭，自动完成厚度测量、粗磨、细磨、安全修边、抛光、镜片开槽（与磨边机机型有关）、镜片打孔（与磨边机机型有关）。加工完成，仓门自动打开。

5）按“”按键解除镜片定位，将加工好的镜片从加工仓中取出。

（5）检查镜片偏差或尺寸。

（6）按 R/L 按键，切换至加工另一侧镜片，采用相同的方式进行加工。

（7）拆下镜片吸盘。

（8）使用后清洁与检查。

4. 比对　将加工完毕的镜片与模板进行比对，检查其磨边质量、形状、尺寸和对称性；将其置于镜架半框中，观察吻合情况。

（五）镜片开槽

对于半自动磨边机加工的半框眼镜装配用平边镜片，或无自动开槽功能的全自动磨边机加工的平边镜片，还需要使用开槽机在镜片平边加工出一定深度和宽度的凹槽，以安装尼龙丝，和镜框一起固定镜片。

1. 开槽机的结构原理　通常，镜片开槽机由机头、调节台和壳体三大部分组成。壳体内部安装有两台电动机，一台电动机用于带动机头结构中镜片夹块转动，另一台电动机带动弧形件金刚石锯片切割磨轮相对于镜片夹头反向快速转动，从而使固定在左右夹头间的镜片边缘表面上开挖出一定宽度和深度的沟槽。

镜片开槽机的结构基本相似，如图 2-2-2-72 所示。

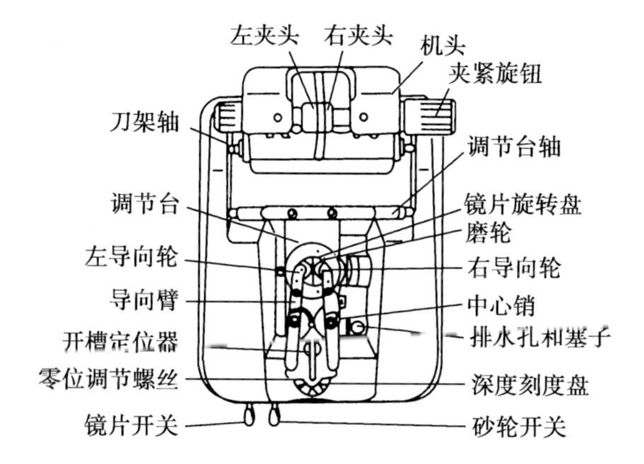

图 2-2-2-72　镜片开槽机的结构

2. 镜片开槽

(1) 确定槽型：在开槽之前，首先要根据镜片的顶焦度、屈光性质和镜片设计来确定镜片开槽的类型。镜片开槽的槽型有三种：中心槽、前弧槽、后弧槽，如图 2-2-2-73 所示。中心槽适用于边缘厚度相同的薄镜片，如平光镜片、中度以下远视镜片或轻度近视镜片；前弧槽适用于镜片边缘较厚的镜片，如高度近视镜片、高度近视合并高度散光镜片；后弧槽适用于高度远视镜片、双光镜片。

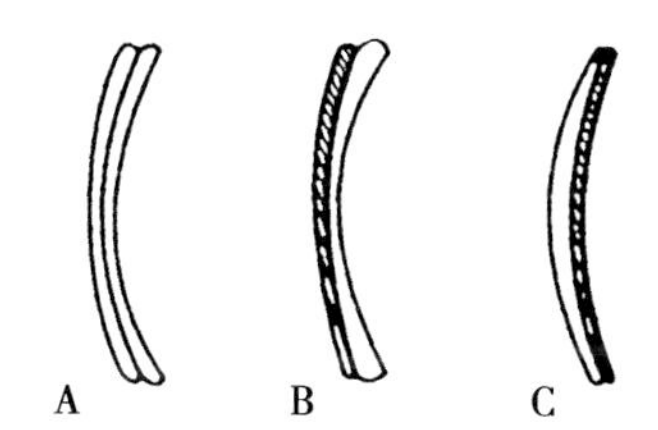

图 2-2-2-73　镜片开槽的槽型
A. 中心槽；B. 前弧槽；C. 后弧槽

(2) 装夹镜片：顺时针旋转右侧夹紧旋钮，右夹头打开，按仪器机头上提示的镜片安装图安装镜片（图 2-2-2-74），逆时针旋转右侧夹紧旋钮，右夹头关闭，固定镜片。

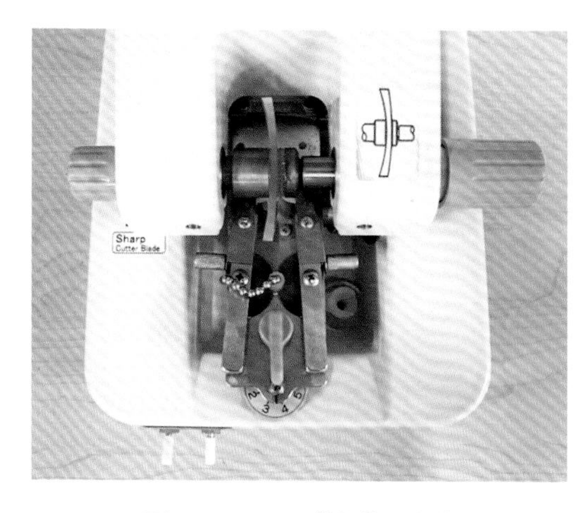

图 2-2-2-74　开槽机镜片安装

(3) 设置槽型

1) 设置中心槽（图 2-2-2-75）：①提起调节台，将弹簧挂钩两端插入下面标有"C"记号的两个连接点孔中；②将中心销插入两导向臂之间的中心孔；③将开槽定位器旋到中心位置。

2) 设置前弧槽（图 2-2-2-76）：①提起调节台，将弹簧挂钩插入标有"F"记号和"C"记号的两个连接点孔中；②使中心销悬空，勿使其插入两导向臂之间的中心孔中；③将开槽定位器旋到前导向臂位置。

注意：为了保证装配的牢固度，要求前弧槽与镜片前表面的距离不小于 1.0mm。

3) 设置后弧槽（图 2-2-2-77）：①提起调节台，将弹簧挂钩插入标有"R"记号和"C"记号的两个连接点孔中；②使中心销悬空，勿使其插入两导向臂之间的中心孔中；③将开槽定位器旋到后导向臂位置。

(4) 将调节台下方的海绵充分润湿，以在开槽过程中起到冷却作用。

(5) 将装好镜片的机头慢慢放下，打开导向臂，将镜片放至两导向轮之间的切割轮上。调整镜片位置，使镜片边缘最薄处接触切割轮。

(6) 将开槽深度调节旋钮转至 0~1 之间的位置，将镜片开关拨至"ON"，使镜片在磨轮上旋转，观察槽痕位置是否正确，否则前弧槽和后弧槽转动开槽定位器，调整开槽位置至所需，中心转动导向臂上的调节旋钮（图 2-2-2-78）调整开槽位置至所需。

(7) 将开槽深度调节旋钮转至 3~4 位置，将切割轮开关拨至"ON"，对镜片进行开槽，见图 2-2-2-79。

(8) 待镜片旋转 1 周或听到开槽声音发生突变后，关闭切割轮开关，再关闭镜片开关。

(9) 打开导向臂，抬起机头。

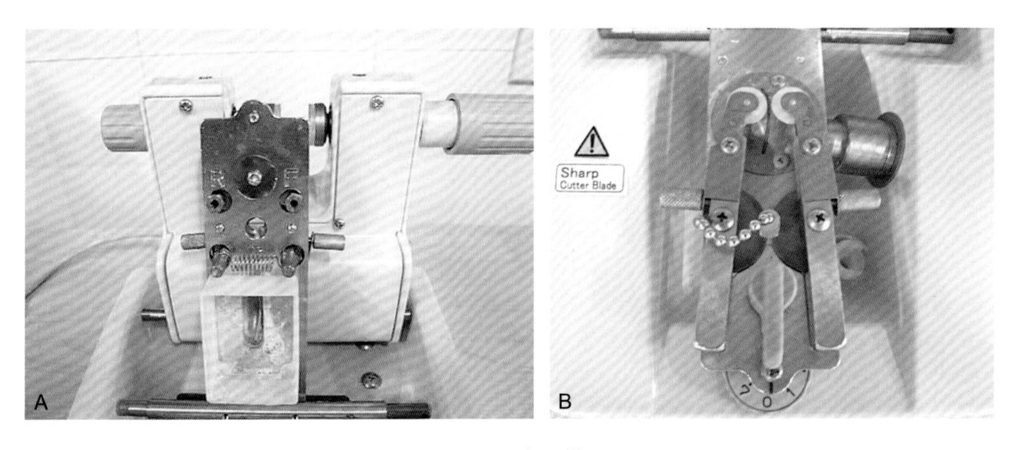

图 2-2-2-75　中心槽设置
A. 中心槽弹簧挂钩设置；B. 中心槽定位器设置

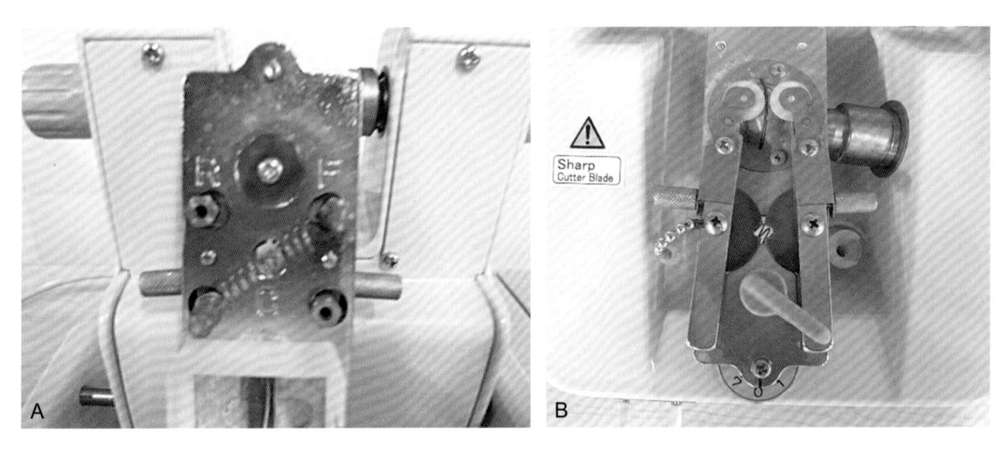

图 2-2-2-76　前弧槽设置
A. 前弧槽弹簧挂钩设置；B. 前弧槽定位器设置

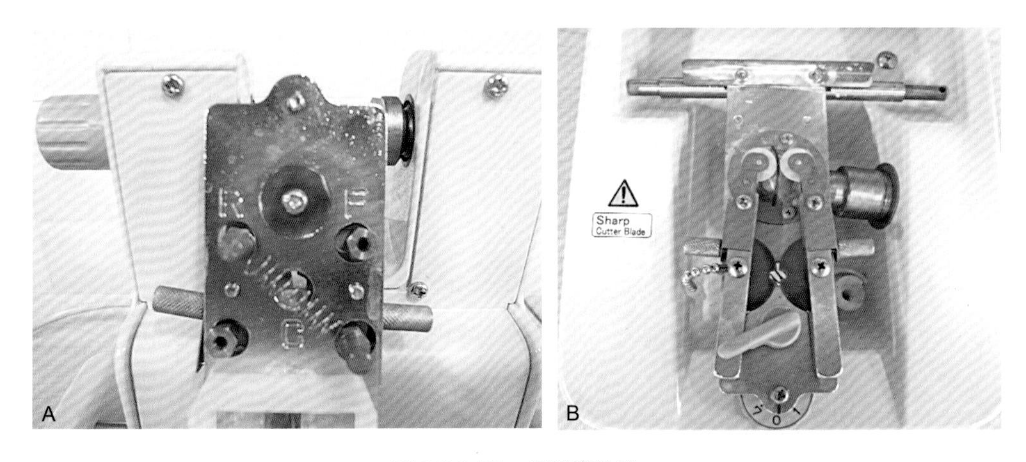

图 2-2-2-77　后弧槽设置
A. 后弧槽弹簧挂钩设置；B. 后弧槽定位器设置

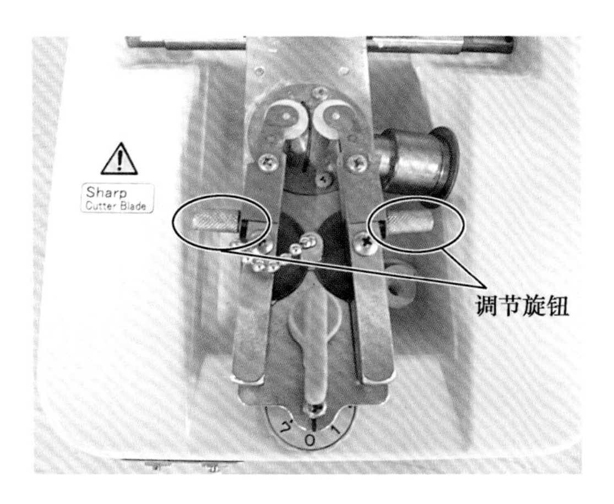

图 2-2-2-78　导向臂上的槽位调节旋钮

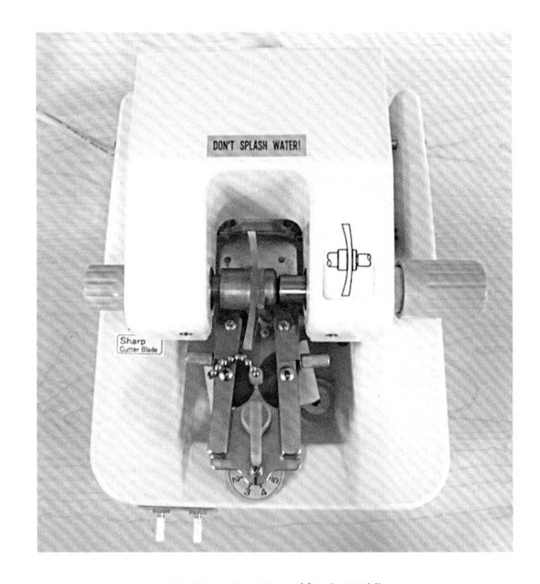

图 2-2-2-79　镜片开槽

(10) 左手拿住镜片边缘，右手打开镜片右夹头，取出镜片。

(11) 检查开槽深度是否符合要求，否则重新设定开槽深度，槽型槽位不变，重新开槽，至满足要求。

(六) 镜片打孔与锯槽

对于半自动磨边机加工的打孔眼镜装配用平边镜片，或无自动镜片打孔功能的全自动磨边机加工的平边镜片，还需要使用钻孔机在镜片上加工出一定直径的通孔，以同螺丝、螺母、垫片等配装来固定镜片。对于凹口孔(图 2-2-2-80)，除钻孔外，还需要锯槽。

1. 镜片钻孔

(1) 钻孔机的结构原理：钻孔机是通过一台电动机带动上下两个钻孔针和一个扩孔针同时高速旋转，

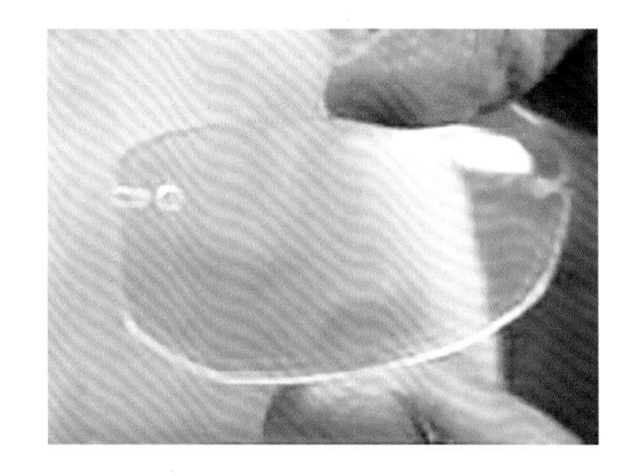

图 2-2-2-80　凹口孔无框镜架衬片

从而对镜片进行钻孔和扩孔。上下两个钻孔针顶尖相对，尖向下的钻孔针可跟随手柄上下移动，当其移动至最低端时，上下钻孔针间的最小间隙以 0.1mm 为最佳。上下两个钻孔针用来对镜片进行预钻孔。扩孔针用来对镜片进行成型钻孔，其扩孔范围为 0.8~2.8mm，用扩孔调节器可调节扩孔直径大小，每刻度增量为 0.2mm。加工时可根据螺丝直径大小来选择相应的扩孔直径。

镜片钻孔机的结构基本相似，如图 2-2-2-81 所示。

(2) 镜片钻孔

1) 根据镜片材料的特性和桩头、鼻梁架在镜架上

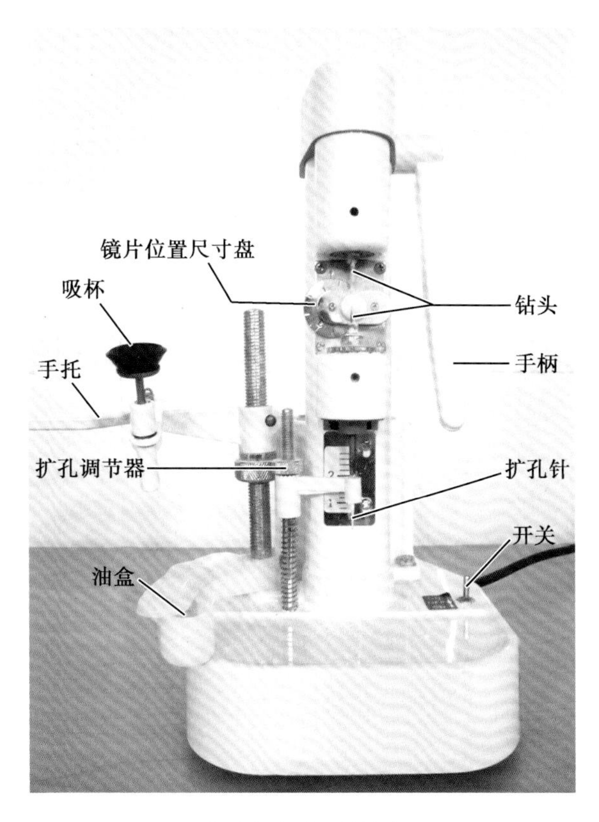

图 2-2-2-81　钻孔机

的位置，选择不同的打孔方式和打孔始面。

选择打孔方式：①普通树脂片打孔时，可直接两面钻孔到底。②PC 镜片钻孔时，不要一次钻孔到底，应该慢慢反复钻几次。③玻璃片：对玻璃镜片打孔时，需将镜片的反面朝上钻孔，并不断滴加钻孔油。

选择打孔始面：①桩头和鼻梁架在镜片前表面的打孔镜架，从镜片前表面开始开孔。②桩头和鼻梁架在镜片后表面的打孔镜架，从镜片后表面开始开孔。

2）将调整好的无框镜架利用自动焦度计在左右衬片近似中心位置印点标记，过三印点连线做水平参考线，见图 2-2-2-82。

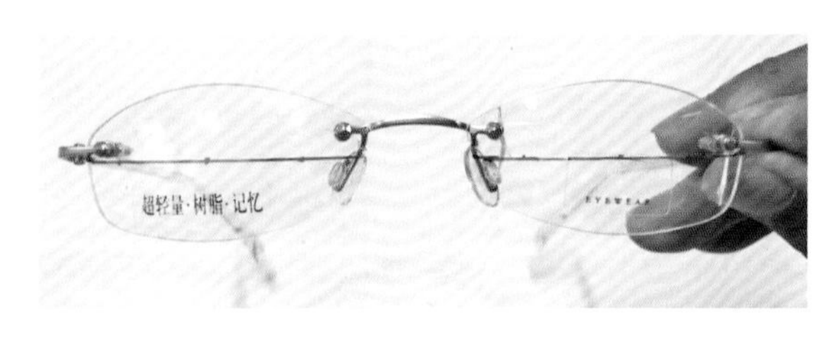

图 2-2-2-82　做衬片的水平参考线

3）将待钻孔镜片与原衬片叠合，两者均打孔面朝上，用油性记号笔在镜片上标记出与衬片重合的水平基准线位置并画出该水平基准线。

4）保持镜片与衬片叠合、基准线和基准线重合，用油性记号笔通过衬片上的孔隙以垂直投影的位置在镜片上做钻孔点标记，见图 2-2-2-83。

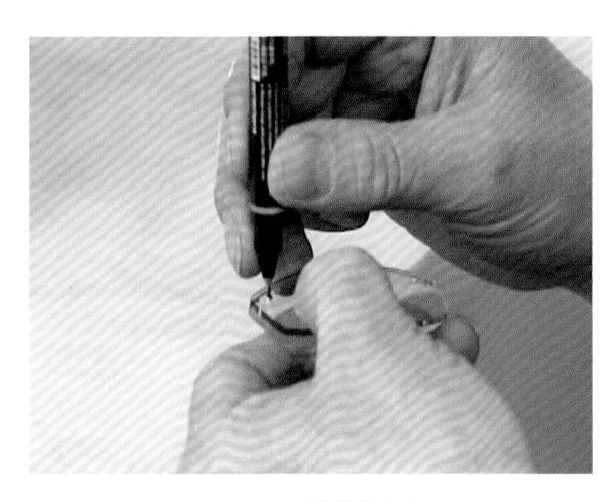

图 2-2-2-83　做钻孔点标记

5）用镜片边缘抵住垫片，调节镜片位置尺寸盘，使钻头正好对准镜片上的鼻侧点标记，见图 2-2-2-84。

6）按下手柄，先在镜片的点标记上轻轻钻一小孔，

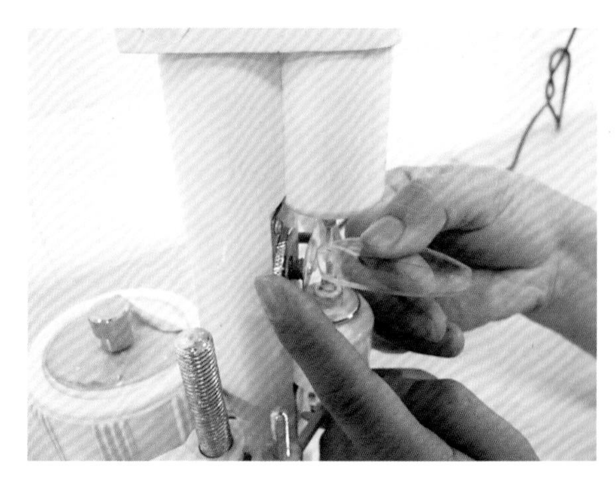

图 2-2-2-84　调节镜片位置尺寸盘

然后检查小孔的位置是否正确，并进行修正，至钻孔位置正确。

7）钻孔位置调整好后，打开开关，按下手柄，进行钻孔，见图 2-2-2-85。

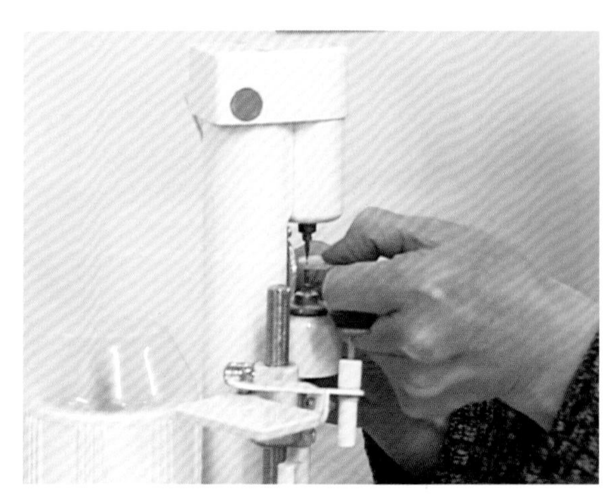

图 2-2-2-85　钻孔

8）转动扩孔调节器螺旋，使调节器达到扩孔所需尺寸的最终位置。将扩孔针插入镜片的钻孔中，把镜片慢慢向上提起，直至镜片接触到扩孔调节器。

9）将镜片翻转，从钻孔的另一端再进行扩孔。

10）重复上述步骤对镜片的另一侧进行钻孔。

2. 镜片锯槽　为防止无框眼镜配戴过程中螺纹连接易松动的现象，增强无框眼镜的牢固度，有些无框眼镜的镜片在颞侧钻孔兼开槽。对于这类无框眼镜片，除钻孔外，还需要开槽。

（1）无框眼镜片锯槽设备：无框眼镜片锯槽的设备，有的是打孔机兼备锯槽功能，有的是专用的无框眼

镜片锯槽机，具体见图 2-2-2-86。当然，特殊情况下也可以用镜片开槽机来加工。

无框眼镜片锯槽的原理与半框眼镜片开槽的原理类似，通过电动机带动金刚石锯片切割磨轮高速旋转，进而将与之接触的镜片锯槽。

(2) 镜片锯槽

1) 用直尺测量确认锯槽口径大小与深度。通常，无框眼镜片锯槽机可以锯口径分别为 0.8mm 和 1.0mm 的两种凹槽。

2) 将钻好孔的镜片与衬片重叠，按照衬片槽位在镜片上做锯槽标记。

3) 选择与锯槽口径一致的切割轮片，眼睛垂直俯视开槽处，调整镜片锯槽标记位置，使其与锯片对齐。

4) 打开锯槽机开关，双手捏住镜片，实施开槽，见图 2-2-2-87。

5) 将锯槽镜片与衬片比对，检查锯槽位置；与桩头或鼻梁部试装，检查锯槽深度与宽度。否则，进行修正。

（七）半自动磨边机磨边操作训练

1. 准备工作

(1) 环境准备：平整的桌面。

(2) 用物准备：中心仪、做好加工基准的镜片、模板、吸盘、吸盘贴。

2. 半自动磨边机磨边操作流程 见图 2-2-2-88。

3. 操作后整理

(1) 将取吸盘专用钳、模板、吸盘、吸盘贴等物归还原位置。

(2) 将吸盘贴废料清理干净。

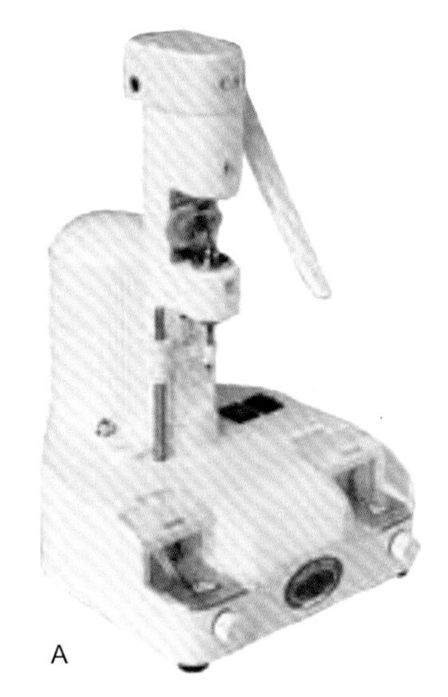

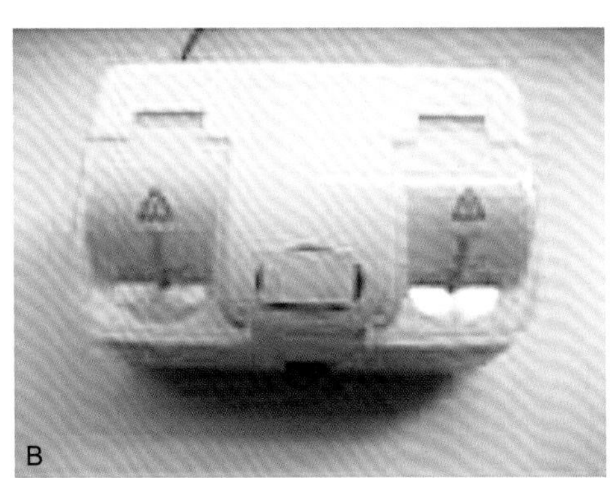

图 2-2-2-86 无框眼镜片锯槽设备
A. 打孔锯槽一体机设备；B. 锯槽设备

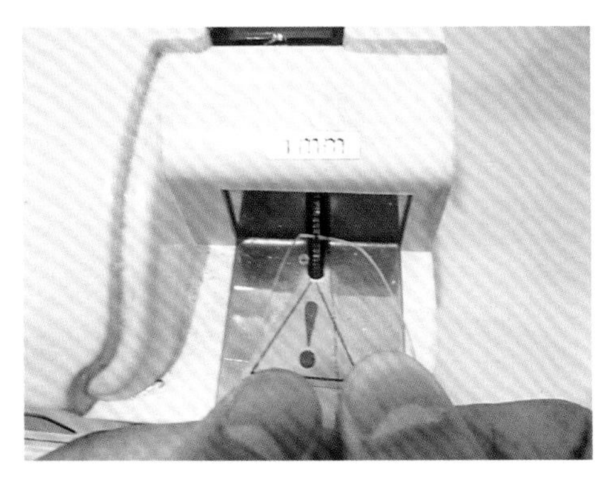

图 2-2-2-87 锯槽

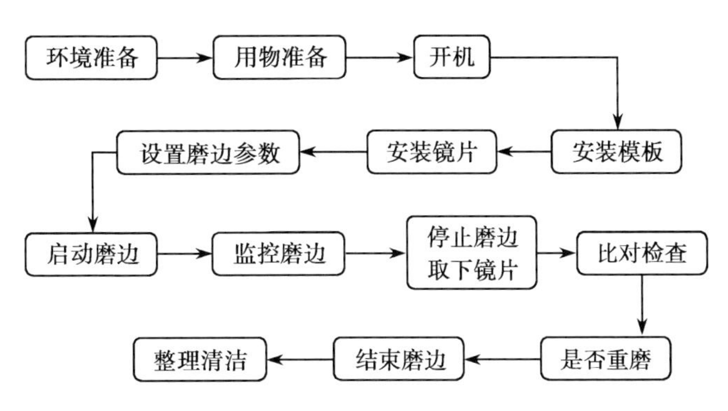

图 2-2-2-88 半自动磨边机磨边操作流程

(3) 将桌面、地面清理干净。

4. 注意事项

(1) 磨边尺寸的设置要综合考虑多因素影响:磨边机本身修正值、制作的模板大小、镜架类型与沟槽深浅、衬片在镜架内的松紧程度等。

(2) 模板、镜片一定要安装准确和到位,否则会造成磨边失败。

(3) 磨边过程不可掉以轻心,一定要监控磨边过程,尤其对于老旧磨边机,若出现异常,及时停机,避免造成设备、人员、物料等严重损失。

5. 半自动磨边机磨边评分标准(表 2-2-2-6)

表 2-2-2-6　半自动磨边机磨边评分标准

序号	考核内容	配分	考核要点	评分标准	扣分	得分
1	素质要求	10	1. 着装整洁 2. 操作熟练、严谨、规范 3. 团队合作	1. 着装不整,扣 3 分 2. 操作不规范,扣 4 分 3. 无团队意识,扣 3 分		
2	操作前准备	10	1. 桌面整洁 2. 用物准备齐整	1. 桌面杂乱,扣 5 分 2. 用物准备不完整,排放不整齐,扣 5 分		
3	操作过程	70	1. 打开半自动磨边机 2. 安装模板 3. 安装镜片 4. 设置磨边参数 5. 启动磨边 6. 监控磨边 7. 停止磨边,取下镜片 8. 比对检查 9. 重磨 10. 结束磨边	1. 未能正确开机,扣 5 分 2. 模板方向安装错误各扣 5 分 3. 模板安装不到位各扣 5 分 4. 吸盘与洗盘托安装不到位,扣 5 分 5. 镜片未卡紧,扣 5 分 6. 磨边尺寸设置错误,扣 5 分 7. 倒边种类设置错误,扣 5 分 8. 镜片材质设置错误,扣 5 分 9. 磨边模式设置错误,扣 5 分 10. 未能正确启动磨边,扣 5 分 11. 磨边过程中擅离职守,扣 2 分 12. 未能正确取下镜片,扣 5 分 13. 未比对检查磨边形状与大小,扣 2 分 14. 重磨操作错误,扣 2 分 15. 不能正确卸下吸盘,扣 5 分 16. 未取走模板,扣 2 分 17. 后面无人使用磨边机,未关闭电源,扣 2 分		
4	操作后整理	10	1. 将模板、吸盘、吸盘贴等归还原位置 2. 将吸盘贴废料清理干净 3. 将桌面、地面清理干净	1. 用物未归还原位,1 物扣 1 分 2. 吸盘贴废料未清理,扣 4 分 3. 桌面、地面未清理干净,扣 3 分		
5	时间		10 分钟	1. 超时 1 分钟,扣 2 分 2. 超时 5 分钟,停止操作		
6	合计	100				

思考题

1. 金属全框眼镜镜片安装时镜圈弯度调整的时间点?
2. 塑料全框眼镜镜片安装与金属全框眼镜镜片安装,镜圈弯度的调整时间点一样吗?

(八)手动磨边机倒安全角操作训练

1. 准备工作

(1) 环境准备:平整的桌面,有上下水槽。

(2) 用物准备:上下水槽齐全的手动磨边机、磨好边的镜片。

2. 手动磨边机倒安全角操作流程　见图 2-2-2-89。

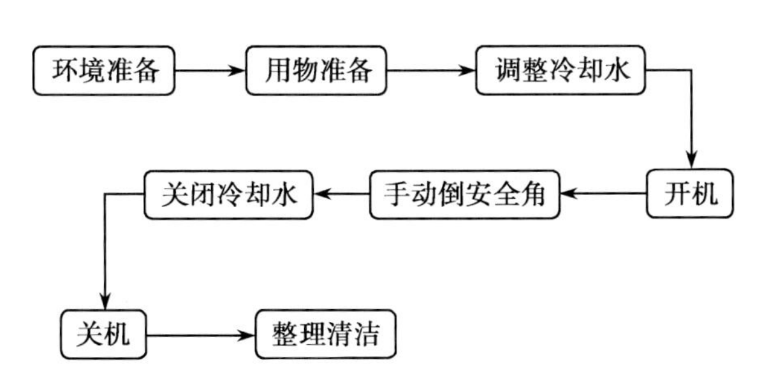

图 2-2-2-89　手动磨边机倒安全角操作流程

3. 操作后整理

(1) 将冷却水槽、收废水槽的废水清理干净，并将冷却水槽、收废水槽归还原位。

(2) 将磨边机、桌面、地面清理干净。

4. 注意事项

(1) 倒安全角时，注意镜片和砂轮的接触角度，过大或过小均不宜，或造成倒角位置不适宜，或造成倒角边宽度过大，均不满足倒安全角要求。

(2) 倒安全角亦是一种磨边，操作时也需要保持砂轮湿润，以便起到冷却作用。

(3) 操作手动磨边机时，长头发应束起，防止头发缠绕砂轮的意外发生。

5. 手动磨边机倒安全角评分标准（表 2-2-2-7）

思考题

1. 手动磨边的意义？
2. 全自动磨边机镜片磨边就不需要手动磨边机了吗？

五、安装

全框眼镜安装指将磨边后的镜片装入镜圈沟槽内并固定的过程。镜圈材质不同，安装的原理、方法和要求也不尽相同。

表 2-2-2-7　手动磨边机倒安全角评分标准

序号	考核内容	配分	考核要点	评分标准	扣分	得分
1	素质要求	10	1. 着装整洁 2. 操作熟练、严谨、规范 3. 团队合作	1. 着装不整，扣 3 分 2. 操作不规范，扣 4 分 3. 无团队意识，扣 3 分		
2	操作前准备	10	1. 桌面整洁 2. 用物准备齐整	1. 桌面杂乱，扣 5 分 2. 用物准备不完整，排放不整齐，冷却水槽水位不够，扣 5 分		
3	操作过程	70	1. 调整冷却水流量 2. 打开手动磨边机 3. 砂轮表面润湿 4. 镜片棱边接触砂轮倒安全角 5. 检查倒安全角效果 6. 关闭冷却水 7. 关闭手动磨边机	1. 未调整冷却水流量以滴状流出，扣 10 分 2. 未能正确开机，扣 5 分 3. 倒边时砂轮表面未充分润湿，扣 10 分 4. 倒边时镜片与砂轮接触位置不正确，扣 10 分 5. 倒安全角效果仍刮手，扣 10 分 6. 倒安全角效果倒边宽度过大，扣 10 分 7. 倒边结束未关闭冷却水，扣 10 分 8. 倒边结束未关闭手动磨边，扣 5 分		
4	操作后整理	10	1. 将冷却水槽、收废水槽的废水清理干净，并归还原位置 2. 将磨边机、桌面、地面清理干净	1. 未清理冷却水槽、收废水槽的废水，各扣 2 分 2. 冷却水槽、收废水槽未归还原位，1 物扣 2 分 3. 磨边机、桌面、地面未清理干净，扣 2 分		
5	时间		3 分钟	1. 超时 1 分钟，扣 2 分 2. 超时 3 分钟，停止操作		
6	合计	100				

在安装过程中还要注意镜圈弯度和镜片弯度匹配的问题。眼镜片的弯度是指镜片表面的弯度，用镜面镜度（D）来表示。镜度越大，镜片的弯度也越大。反之则相反。加工制作负透镜眼镜时，通常是以镜片的凸面为基准面来进行磨边加工；加工制作正透镜眼镜时，通常是以镜片的凹面为基准面来进行磨边加工。眼镜架的弯度是指镜圈的弧度。通常镜架的弯度是以5~6D 为基准来进行设计和加工。在安装时，要调整镜圈的弯度，使镜圈的弯度与镜片的弯度相吻合，这样保证装片后镜架不变形，且镜片在镜圈中所受应力均匀。

（一）塑料全框眼镜架的安装

1. 安装原理　利用塑料材料热塑性的特性，将镜圈加热变软，随即将镜片装入镜圈沟槽内，待冷却收缩后，使镜片紧固在镜圈槽内完成安装。

2. 安装要求

（1）严格控制加热温度，避免烤焦镜架。

（2）镜身和镜圈不得出现焦损、翻边和扭曲现象。

（3）镜片形状、大小应与镜圈形状、大小相吻合，不得出现缝隙现象。

（4）左右眼镜片和左右镜圈的几何形状要完全对称。

3. 安装加热设备烘热器（图 2-2-2-90）。

4. 烘热器的使用　烘热器主要用于塑料镜架及混合镜架塑料部件的加热软化。使用操作如下：

（1）插上电源，接通烘热器电源开关。

（2）预热，使吹出的气流温度达到 130~145℃。

（3）烘烤需要软化的部位，上下左右翻动使其受热均匀。

（4）用手弯曲，感觉软化程度。

（5）重复（3）~（4）至达到软化要求。

5. 安装操作

（1）装片加工前对镜片和镜架的检查。

（2）打开烘热器并预热。

（3）手持镜架，均匀地加热镜圈。

（4）当镜圈加热至能前后弯曲时，趁着镜圈软化，将镜片按鼻侧部—上端部—耳侧部—下端部的基本顺序，慢慢用力将镜片全部装入镜圈槽内。边嵌入镜片边用手指调整镜圈弯度，使镜框弯曲度与镜片尖边弯度一致。

（5）确认镜片是否全部、准确地装入镜圈槽内。

（6）用自来水冷却镜架，固定镜片，取下吸盘。

6. 注意事项

（1）使用烘热器之外的加热设备，如电炉丝或煤油灯加热时，勿将镜架靠近火源，以免烧焦或燃烧。如遇镜架烧焦燃烧时，立即吹熄或放入水中，不得随意乱扔。

（2）加热要适度。过热，镜框缩小，表面失去光泽，严重时还会引起表面损伤，产生气泡等。

（3）加热要均匀。在镜片尺寸过大，镜圈又没有加热均匀的情况下，容易出现翻边现象，使镜片边缘外露。

（4）使用电热器后，应随手关掉电源。

（二）金属全框眼镜架的安装

1. 安装原理　金属全框眼镜架的安装原理是利用金属螺纹结构的可拆连接。将镜架桩头处连接镜圈的锁紧管螺丝松开，镜圈内缘尺寸变大，借机把镜片装

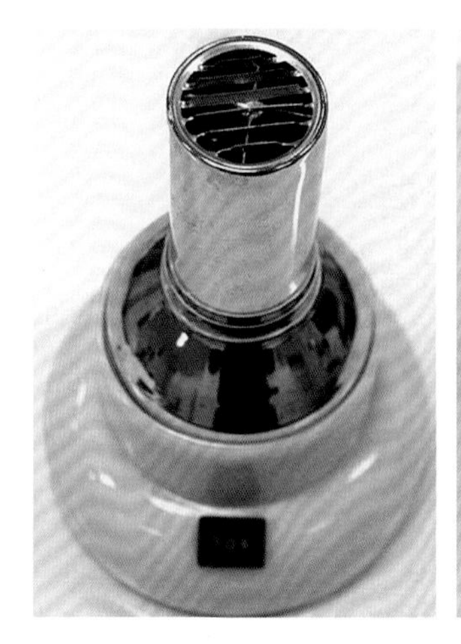

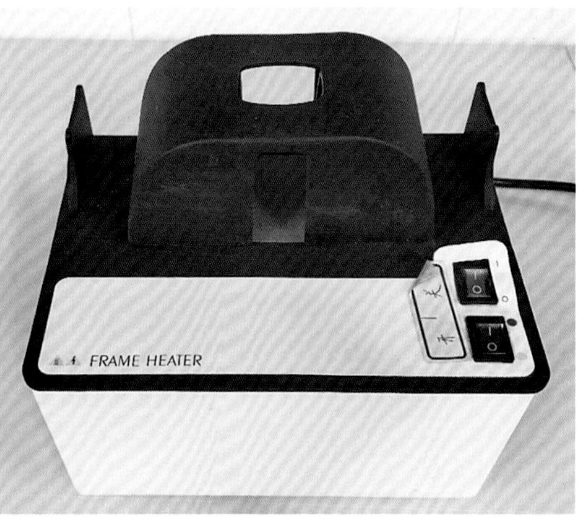

图 2-2-2-90　两款外形不同的烘热器

入镜圈槽内，再将锁紧管螺丝拧紧，使镜片固定在镜圈槽内。

2. 安装要求

(1) 镜片外形尺寸大小应与镜圈沟槽尺寸相一致。

(2) 镜片的几何形状应与镜圈的几何形状相一致，且左右眼对称。

(3) 镜片装入镜圈槽内，其边缘不能有明显缝隙、松片等现象。

(4) 镜圈锁紧管的间隙不得大于 0.5mm。

(5) 镜片装入镜圈后，不得有崩边现象。

(6) 镜架的外观不得有钳痕、镀层剥落以及明显的擦痕。

3. 安装工具　螺丝刀、框缘钳等(图 2-2-2-91)。

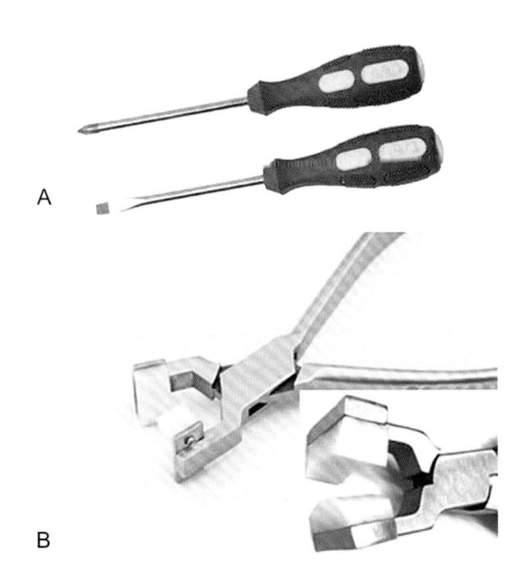

图 2-2-2-91　金属全框眼镜安装工具
A. 螺丝刀；B. 框缘钳

4. 安装操作

(1) 装片加工前对镜片和镜架的检查。

(2) 对带有“眉毛”的金属架(图 2-2-2-92)，将“眉毛”拆下来，与镜片上缘弯度进行比对，确认是否吻合。如果两者的弯度不符，加热“眉毛”，调整其弯度与镜片的弯度相一致。

(3) 检查镜圈的弯度与镜片的弯度是否吻合。通常镜圈的弯度是以 5~6D 为基准来进行设计加工。镜圈的弯度与镜片的弯度相吻合，镜片装入后镜架不变形，且镜片在镜圈中所受应力均匀。如两者的弯度不相符，则使用框缘钳调整镜圈的弯度使之与镜片的弯度相一致，见图 2-2-2-93。

(4) 拧松锁紧管螺丝。注意无须将镜圈全部打开，要少许留几扣连接锁紧管。

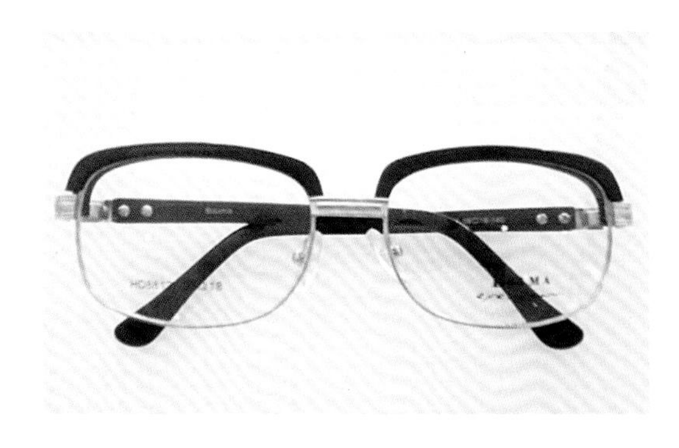

图 2-2-2-92　带“眉毛”金属架

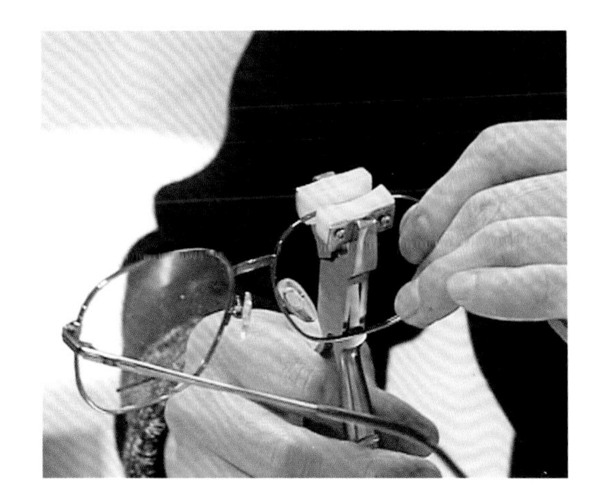

图 2-2-2-93　使用框缘钳调整镜圈弯度

(5) 将镜片按照先眉框后鼻侧、下缘、颞侧的顺序装入镜圈沟槽内，用手捏紧锁紧管使其闭合，检查镜片与镜圈的形状、尺寸是否全部吻合。如吻合，轻轻拧紧锁紧管螺丝。松开和拧紧锁紧管螺丝的操作见图 2-2-2-94。

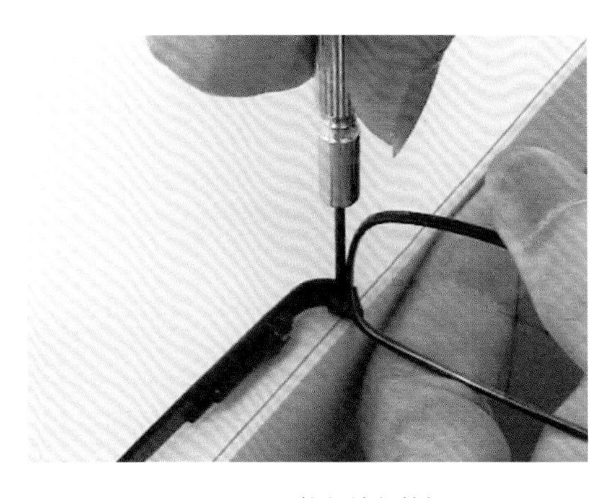

图 2-2-2-94　拧紧锁紧管螺丝

(6) 检查确认装配质量,有无应力过强、过弱或局部应力不均,有无明显缝隙、镜片松动、崩边等现象,外观有无钳痕、擦痕、镀层剥落。发现问题及时调校修正,甚或重新换片加工。

(三) 拉丝眼镜架的安装

半框眼镜的安装是指将磨边开槽后的镜片装入镜圈和尼龙丝之间进行固定。

1. 安装

(1) 将镜片试装入半框镜架的镜圈内,检查镜片与镜圈的形状、大小吻合情况。若存在偏差,能用手工磨边机修正的,则使用手工磨边机进行局部磨边修正,并做抛光处理;不能用手工磨边机修正的,则需要重新取片加工。

(2) 将镜片嵌装入半框镜架的镜圈内,确认镜片与镜圈配合良好,尤其鼻侧和颞侧的上丝位置与镜片沟槽配合正确。

(3) 用左手扶住固定镜片和镜圈,用一根辅助丝带向外、向下拉镜架下部的尼龙丝,从镜架的一侧拉至另一侧,直至将镜架下部的尼龙丝嵌入镜片下半部分的沟槽内,见图 2-2-2-95。

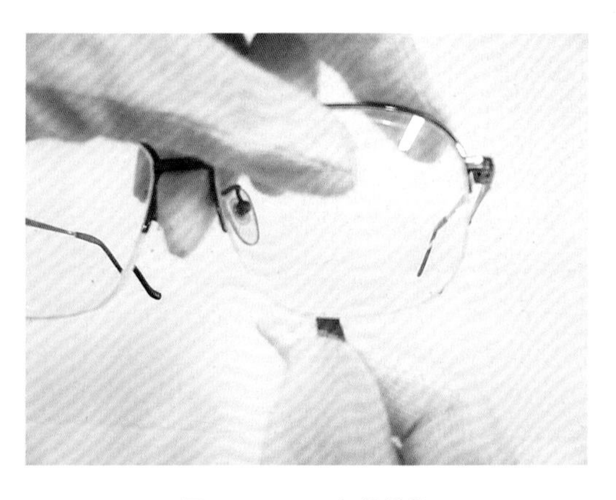

图 2-2-2-95　上丝操作

(4) 用辅助丝带在镜片下缘向下拉尼龙丝,若出现 1.5~2.0mm 的缝隙为松紧度宜,见图 2-2-2-96。

(5) 抽出辅助丝带,检查并清理沟槽内有无遗留丝带线等杂物。

(6) 检查确认装配质量,有无应力过强、过弱或局部应力不均,有无明显缝隙、崩边等现象,外观有无钳痕、擦痕、镀层剥落,是否需要进行必要的整形操作。

2. 更换尼龙丝

(1) 用圆嘴钳将旧尼龙丝从上丝孔处拆下来。

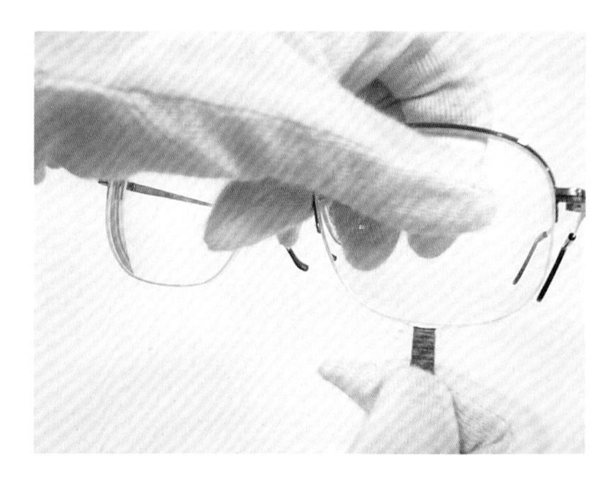

图 2-2-2-96　检查尼龙丝松紧度

(2) 用圆嘴钳将新尼龙丝的一端固定在鼻侧的上丝孔处。

(3) 将镜片试装入半框镜架的镜圈内,将新尼龙丝从鼻侧开始嵌入镜片沟槽内,至镜片下缘中部把尼龙丝拉直至镜腿,并剪断。

(4) 取下镜片,将新尼龙丝的另一端固定在镜圈颞侧的上丝孔处。

(5) 将镜片嵌装入半框镜架的镜圈内,确认镜片与镜圈配合良好,尤其鼻侧和颞侧的上丝位置与镜片沟槽配合正确。

(6) 用左手扶住固定镜片和镜圈,用一根辅助丝带向外、向下拉镜架下部的尼龙丝,从镜架的一侧拉至另一侧,直至将镜架下部的尼龙丝嵌入镜片下半部分的沟槽内。

(7) 用辅助丝带在镜片下缘向下拉尼龙丝,若出现 1.5~2.0mm 的缝隙为松紧度宜。

(8) 抽出辅助丝带,检查并清理沟槽内有无遗留丝带线等杂物。

(9) 检查确认装配质量,有无应力过强、过弱或局部应力不均,有无明显缝隙、崩边等现象,外观有无钳痕、擦痕、镀层剥落,是否需要进行必要的整形操作。

(四) 打孔眼镜架的安装

打孔眼镜是通过螺钉、螺母把镜片与鼻梁、桩头连接起来以固定镜片的眼镜。由于打孔处的薄弱及内应力的存在,打孔眼镜在使用过程中最容易在镜片的钻孔处损坏。为克服这一难题,装配打孔眼镜时,在钻孔处安放塑胶套管,在镜片的前后表面钻孔处加装垫片,以保证打孔眼镜的质量与使用寿命。

1. 打孔眼镜的安装　首先准备好六角套筒、整形钳等工具,然后进行安装。

（1）检查眼镜片的磨边质量与尺寸式样。

（2）检查镜片上的钻孔是否与鼻梁、桩头处的螺孔相适合，如不符合要求则应返工修正。

（3）将镜片放置在镜架上，用螺钉将镜片与鼻梁和镜腿连接在一起，同时必须在镜片前后表面加垫片（垫片可以使挤压在镜片上的力均匀分散，镜片不易破裂；另外，当摘戴眼镜或眼镜受到外界撞击时，力不会直接传到镜片上，垫圈起到保护镜片的作用）。

镜片与鼻梁和镜腿安装的顺序为先装鼻梁，再上左右腿。

1）右眼镜片鼻侧方的钻孔与鼻梁架连接，见图2-2-2-97。

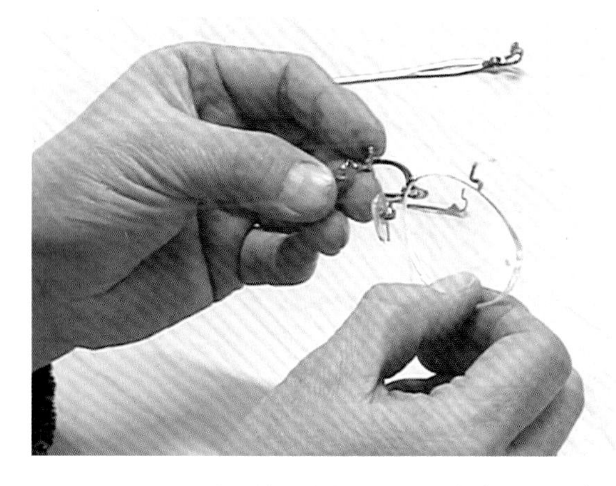

图 2-2-2-97　右眼镜片鼻侧方的钻孔与鼻梁架连接

2）左眼镜片鼻侧方的钻孔与鼻梁架连接，见图2-2-2-98。

在连接过程中应随时检查：镜面角是否在170°~180°的范围内、散光轴向正确与否、两镜片是否在同一水平高度上、两镜面是否在同一水平面上、左右镜片是否对称。

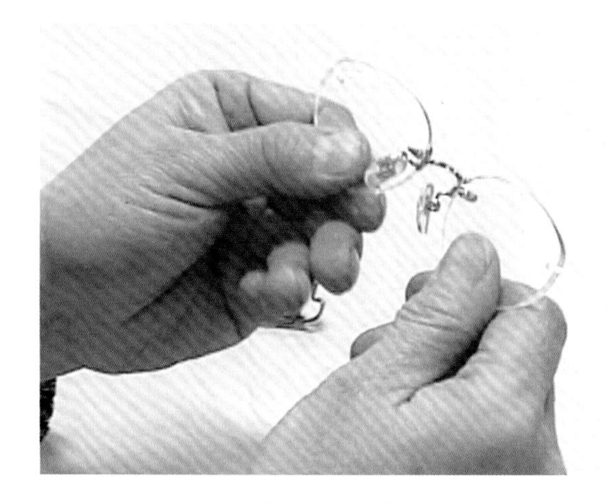

图 2-2-2-98　左眼镜片鼻侧方的钻孔与鼻梁架连接

3）右眼镜片颞侧方的钻孔与右桩头连接，达到镜腿水平折叠，见图2-2-2-99。

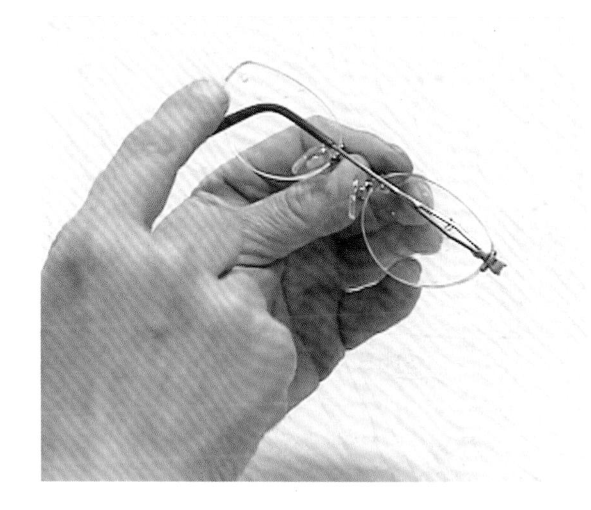

图 2-2-2-99　右眼镜片颞侧方的钻孔与右桩头连接

4）左眼镜片颞侧方与左桩头连接，保持两镜腿平行并且重叠，整体对称，见图2-2-2-100。

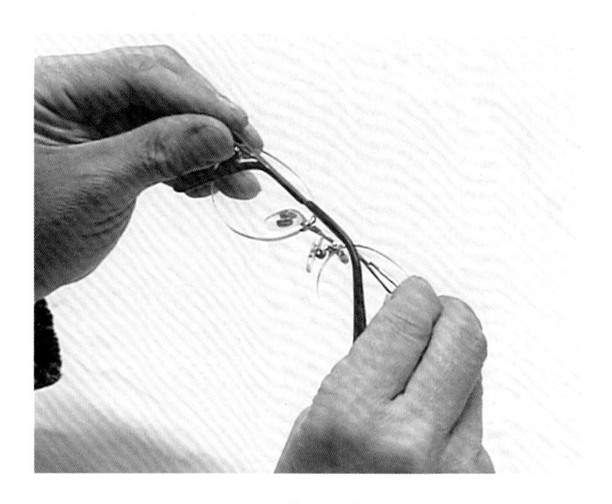

图 2-2-2-100　左眼镜片颞侧方与左桩头连接

（4）镜片镜架装好后调整眼镜。

2. 打孔眼镜连接松动的处理　打孔眼镜在装配和使用过程中最容易出现的问题就是镜片与镜架处连接松动。

松动的原因及处理：

（1）螺钉、螺母没有拧紧导致镜片松动：用打孔眼镜专用的内六角套筒拧紧螺钉螺母。若拧紧后仍松动，寻找其他原因。

(2) 镜片钻孔直径太大:用打孔眼镜专用的内六角套筒拧下螺母,取下镜片,更换新的较厚的塑料套管和垫片,重新安装。若这样处理后仍存在松动,则换片重新钻孔加工。

(3) 钻孔位置与镜片边缘过近:钻孔位置与镜片边缘过近,即钻孔位置有偏差,则镜架鼻侧、颞侧的卡叶不能很好地与镜片边缘吻合,起不到很好的定位作用。可通过加强各连接部位的固定来弥补此不足。如仍存在松动,则换片重新钻孔加工。

(五)金属全框眼镜安装操作训练

1. 准备工作

(1) 环境准备:平整的桌面,桌面有直角边。

(2) 用物准备:眼镜架、磨好边并倒完安全角的镜片、螺丝刀、烘热器、整套整形工具。

2. 金属全框眼镜安装操作流程　见图 2-2-2-101。

3. 操作后整理

(1) 将螺丝刀、烘热器、整套整形工具清理干净,并归还原位。

(2) 将桌面、地面清理干净。

4. 注意事项

(1) 拧松镜圈锁紧管螺丝时,无须将螺丝全部打开,少许留几扣,以便于高效安装固定镜片。

(2) 镜圈锁紧管螺丝的松紧程度一定要适当,在装入镜片后,锁紧螺丝时,不要用力过大,否则,螺丝过紧会造成镜片崩边和破损。

5. 金属全框眼镜安装评分标准(表 2-2-2-8)

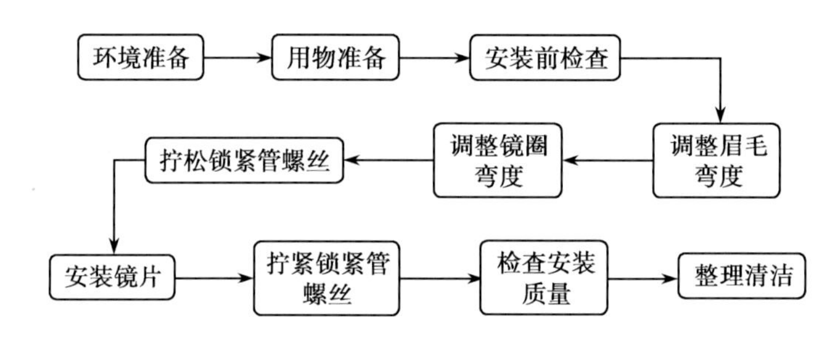

图 2-2-2-101　金属全框眼镜安装操作流程

表 2-2-2-8　金属全框眼镜安装评分标准

序号	考核内容	配分	考核要点	评分标准	扣分	得分
1	素质要求	10	1. 着装整洁 2. 操作熟练、严谨、规范 3. 团队合作	1. 着装不整,扣 3 分 2. 操作不规范,扣 4 分 3. 无团队意识,扣 3 分		
2	操作前准备	10	1. 桌面整洁 2. 用物准备齐整	1. 桌面杂乱,扣 5 分 2. 用物准备不完整,排放不整齐,扣 5 分		
3	操作过程	70	1. 安装前检查镜片 2. 安装前检查镜架 3. 调整镜圈和“眉毛”弯度 4. 拧松锁紧管螺丝 5. 安装镜片 6. 拧紧锁紧管螺丝 7. 检查安装质量	1. 安装前未对镜片进行检查(尖边、倒安全角、左右片对称、形状大小与镜架吻合、表面质量等),扣 10 分 2. 安装前未对镜架进行检查(左右对称度、表面质量、连接精度等),扣 10 分 3. 未拧松锁紧管螺丝直接安装,扣 20 分 4. 螺丝刀未垂直螺孔,扣 10 分 5. 镜片安装完未拧紧锁紧管螺丝,扣 10 分 6. 拧紧锁紧管螺丝过紧造成崩边,扣 10 分		

续表

序号	考核内容	配分	考核要点	评分标准	扣分	得分
4	操作后整理	10	1. 将螺丝刀、框缘钳等工具归还原位置 2. 将桌面、地面清理干净	1. 未将螺丝刀、框缘钳等工具归还原位，1 物扣 2 分 2. 桌面、地面未清理干净，扣 4 分		
5	时间		3 分钟	1. 超时 1 分钟，扣 2 分 2. 超时 3 分钟，停止操作		
6	合计	100				

思考题

1. 金属全框眼镜镜片安装时，镜圈弯度调整的时间点？
2. 塑料全框眼镜镜片安装与金属全框眼镜镜片安装，镜圈弯度的调整时间点一样吗？

六、眼镜整形

眼镜整形是眼镜定配加工过程中非常重要的一个环节，在进行眼镜整形之前，我们先来学习整形工具的种类、用途和使用方法。

（一）整形工具的种类、用途和使用方法

1. 烘热器

(1) 烘热器的结构原理：烘热器的形式有多种，但基本结构均是由电热元件和风扇组成。电热元件通电后发热，小电扇将热风吹至顶部，热风通过导热板的小孔吹出，温度在 130~145℃。

(2) 烘热器的操作使用步骤：①插上电源，接通电源开关；②预热 3 分钟左右，使吹出的气流温度达到 130~145℃；③烘烤镜身，上下左右翻动受热均匀；④用手弯曲；⑤烘烤镜腿，上下左右翻动使其受热均匀；⑥用手弯曲。重复③~⑥。

镜架烘热见图 2-2-2-102。

(3) 注意事项：①勿将水珠滴落在导热板上以免损坏仪器；②不要长时间连续使用。

2. 整形钳

(1) 圆嘴钳：用于调整鼻托支架。圆嘴钳及其使用见图 2-2-2-103。

(2) 托叶钳：用于调整托叶的位置角度。托叶钳及其使用见图 2-2-2-104。

(3) 镜腿钳：用于调整镜腿的角度。镜腿钳及其使用见图 2-2-2-105。

(4) 鼻梁钳：用于调整鼻梁位置。鼻梁钳及其使用见图 2-2-2-106。

(5) 平圆钳：用于调整镜腿张角。平圆钳及其使用见图 2-2-2-107。

(6) 无框架螺丝装配钳：用于无框镜架装配。无框架螺丝装配钳及其使用见图 2-2-2-108。

(7) 框缘调整钳：用于镜圈弯弧调整。框缘调整钳及其使用见图 2-2-2-109。

(8) 整形钳的联合使用：用两把整形钳调整镜架的某些角度。两把整形钳的联合使用如图 2-2-2-110 所示。

3. 螺丝刀　用于紧固螺丝。见图 2-2-2-111。

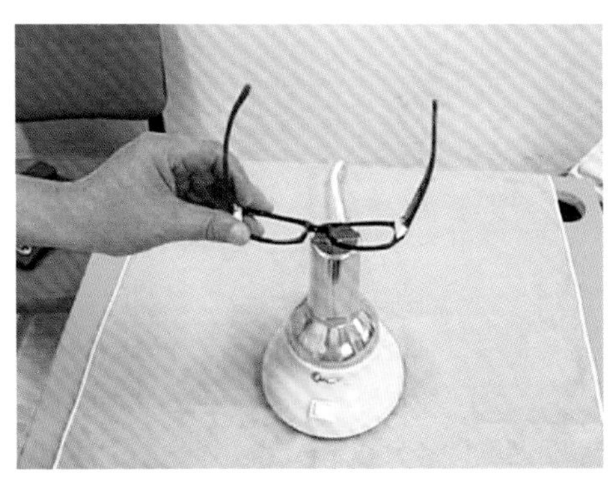
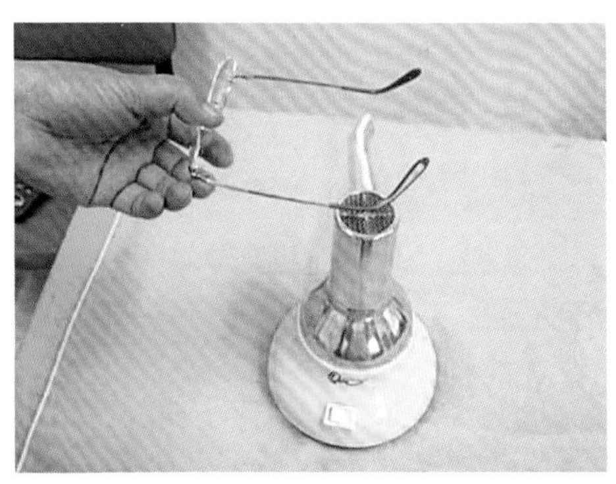

图 2-2-2-102　镜架、镜腿烘热

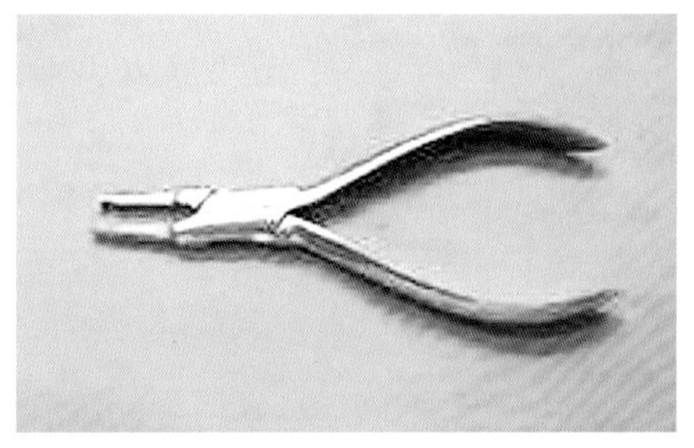
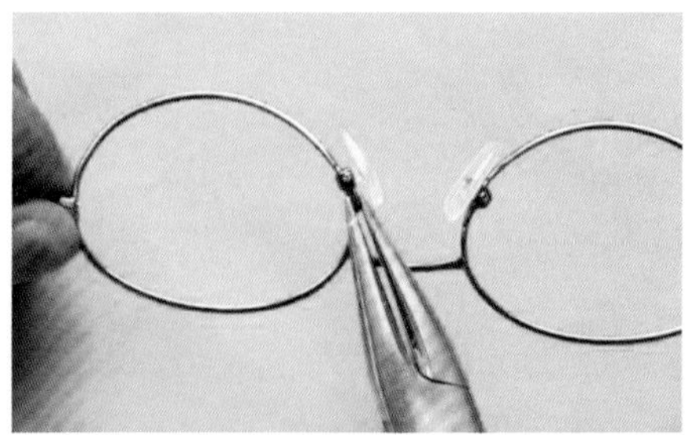

图 2-2-2-103　圆嘴钳及其使用

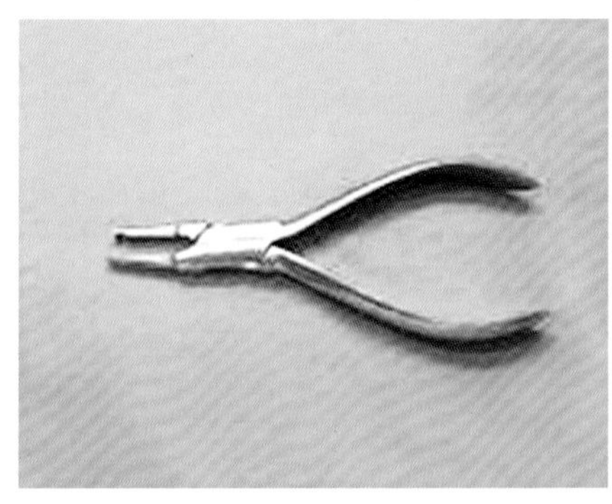
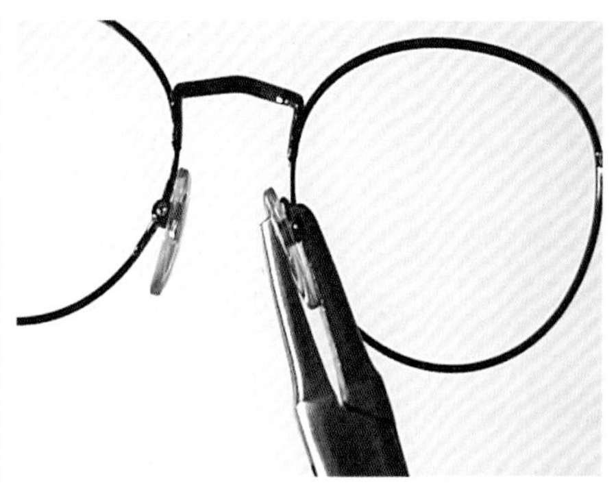

图 2-2-2-104　托叶钳及其使用

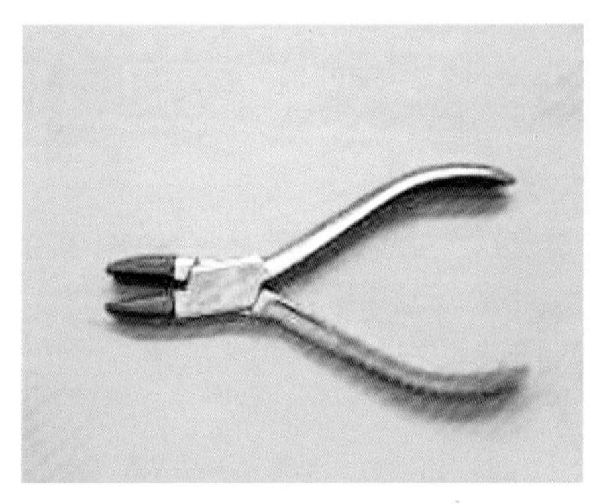
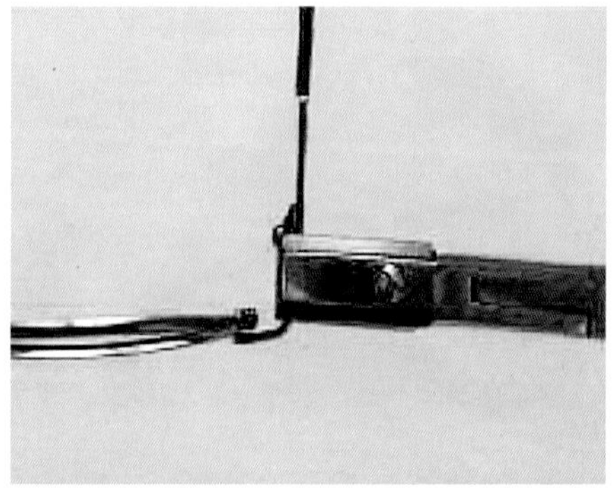

图 2-2-2-105　镜腿钳及其使用

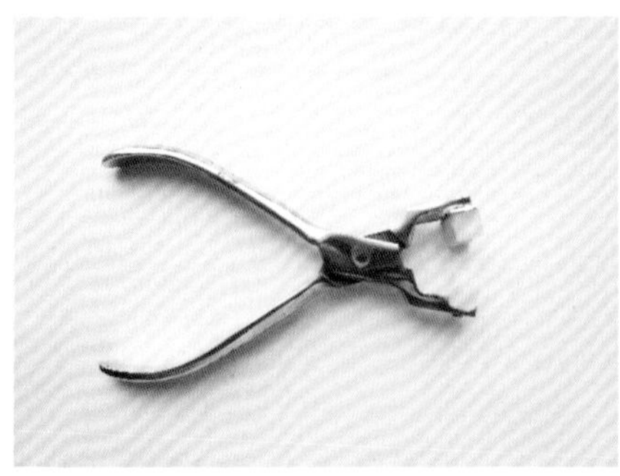
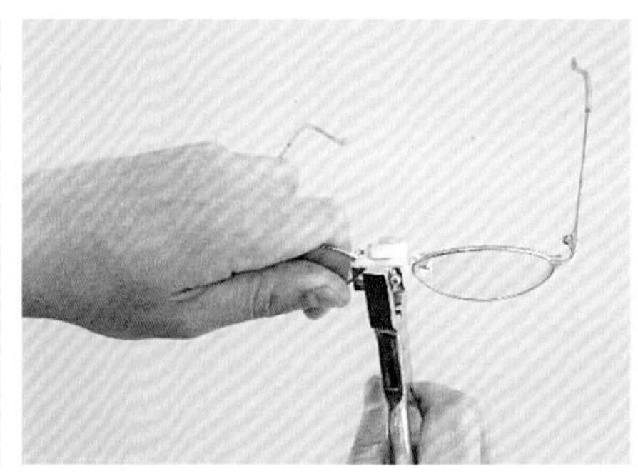

图 2-2-2-106　鼻梁钳及其使用

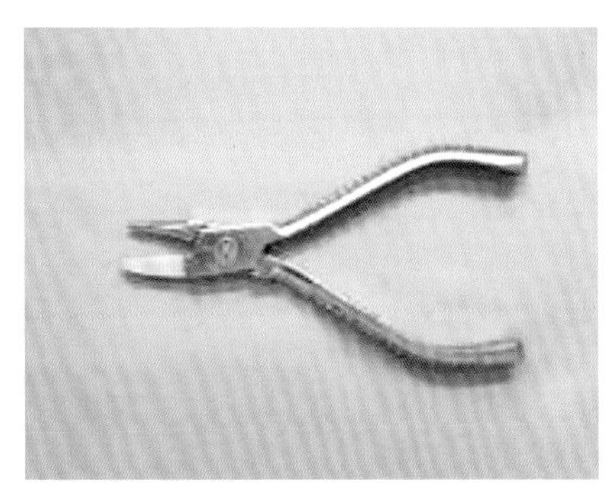
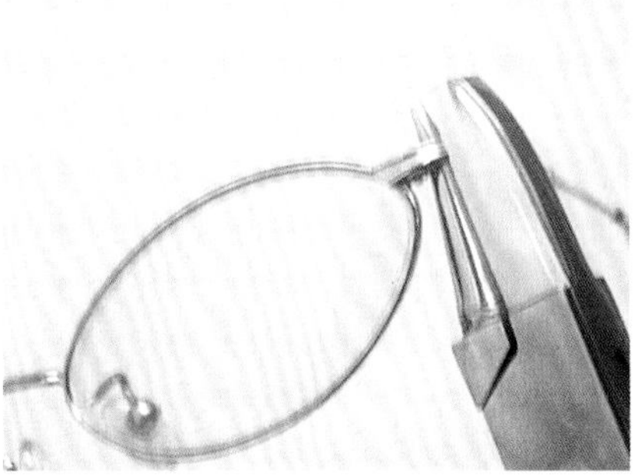

图 2-2-2-107　平圆钳及其使用

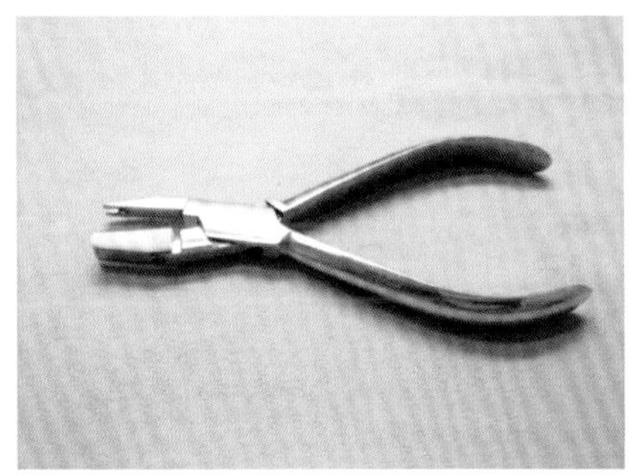
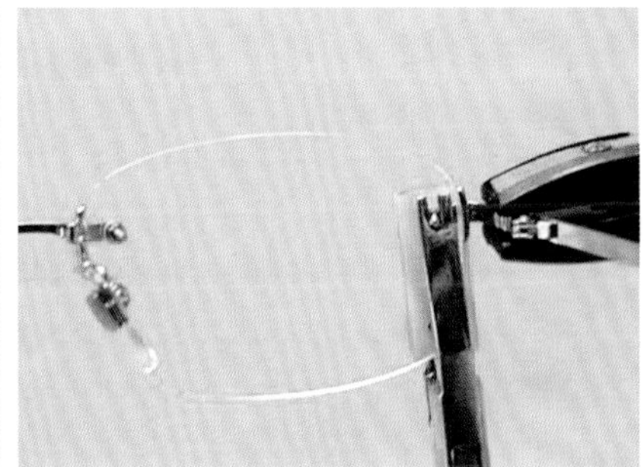

图 2-2-2-108　无框架螺丝装配钳及其使用

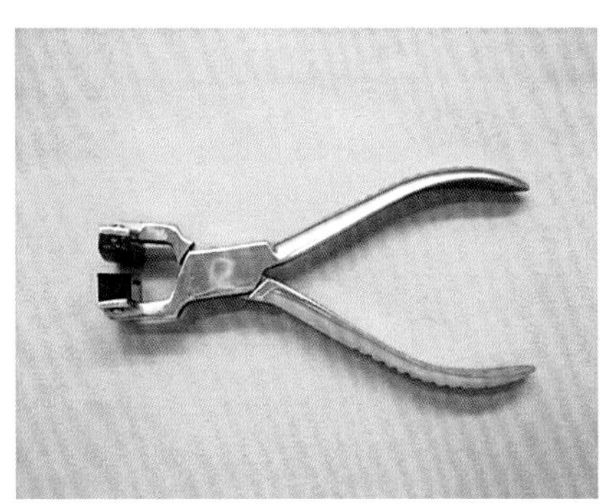
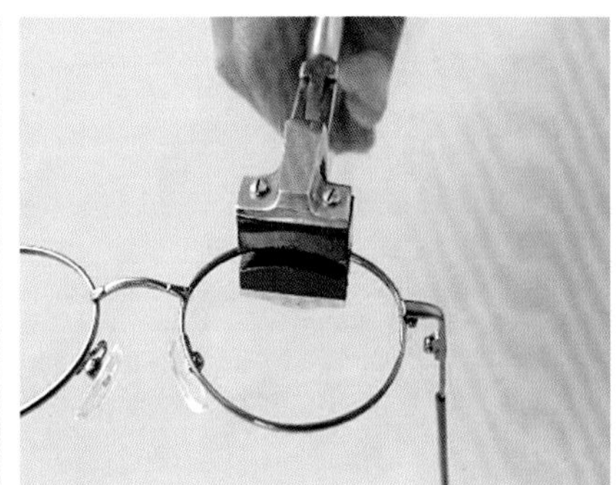

图 2-2-2-109　框缘调整钳及其使用

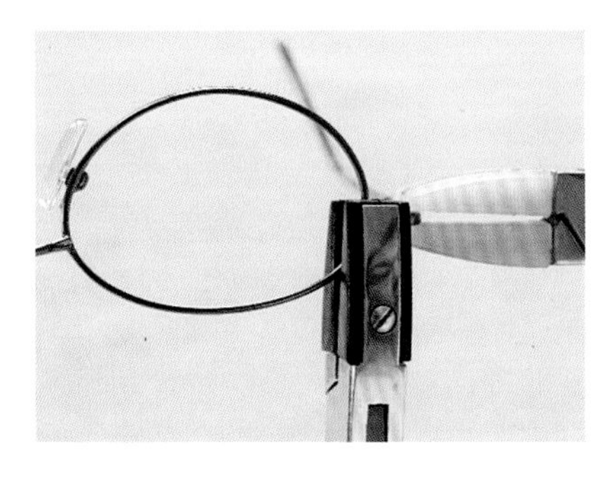

图 2-2-2-110　两把整形钳的联合使用

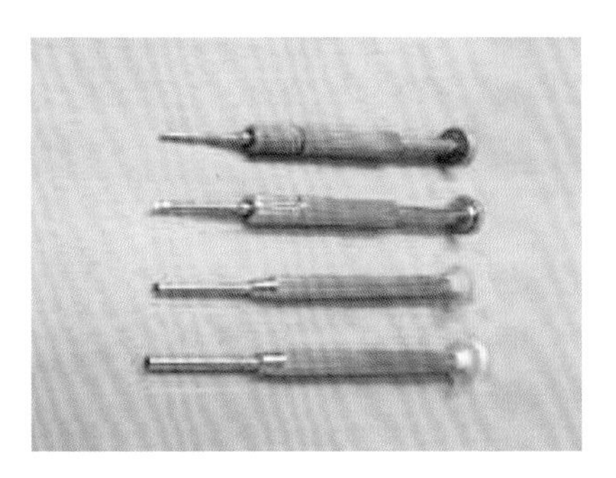

图 2-2-2-111　螺丝刀

（二）配装眼镜的整形要求

1. 配装眼镜左、右两镜面应保持相对平整。

2. 配装眼镜左、右两托叶应对称。

3. 配装眼镜左、右两镜腿外张角 80°~95°，且左右对称。

4. 两镜腿张开平放或倒伏均保持平整，镜架不可扭曲。

5. 左右身腿倾斜角偏差不大于 2.5°。

6. 双侧镜腿弯点长、垂长、垂俯角、垂内角相等。

7. 调整镜腿铰链螺丝松紧适度，交替开合镜腿，既能方便开合又有微弱的阻挡感，在张开镜腿的情况下，左右轻微晃动镜架，镜腿能保持原位状态不变。

整形完成后，眼镜应达到如下状态：①张开镜腿平放在水平面上，镜圈下部边缘与镜腿末端四点均应接触平面。将镜腿张开倒置于平面上，镜圈的上缘及镜腿的耳上点四点均应接触平面。②两镜腿合拢，镜腿要接触镜圈下缘，相互平行相叠或者仅有极小的夹角，交点位于中间且角度相等，见图 2-2-2-112。

（三）整形操作步骤和方法

1. 整形操作整体原则　对眼镜的整形要遵循从前至后的总原则：首先调整镜身，俯视观察左右两镜面的平整度、镜面角大小、鼻托对称性，必要时进行调整至满足要求；将镜架平放和倒伏，观察身腿倾斜角情况，必要时进行调整至满足要求；调整镜腿外张角；最后是弯点和垂长的相关调整。

2. 金属全框眼镜的整形　根据整形要求，对上述案例中顾客所配金属全框眼镜进行如下调整，使之成为合格眼镜。

（1）镜面调整

1）用平口钳及鼻梁钳调整，使金属架的左右两镜面保持相对平整。

2）使镜面角调整在 170°~180° 范围内，见图 2-2-2-113。

（2）鼻托调整

1）用圆嘴钳调整鼻托支架左右鼻托支撑对称，见图 2-2-2-114。

2）用托叶钳调整托叶，使左右托叶对称。托叶调整见图 2-2-2-115。

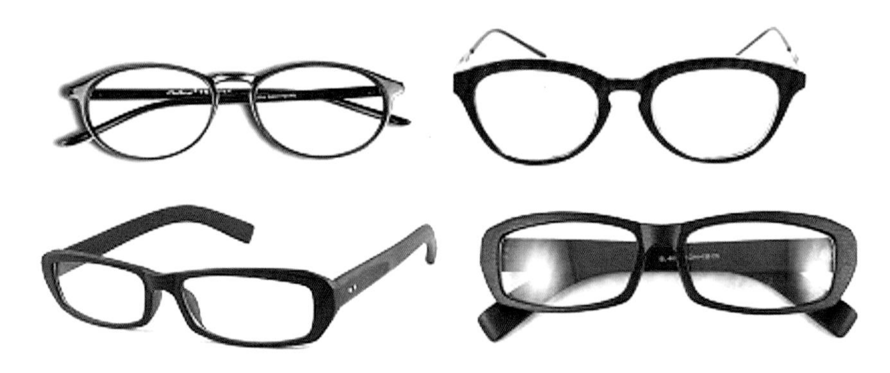

图 2-2-2-112　眼镜整形后状态

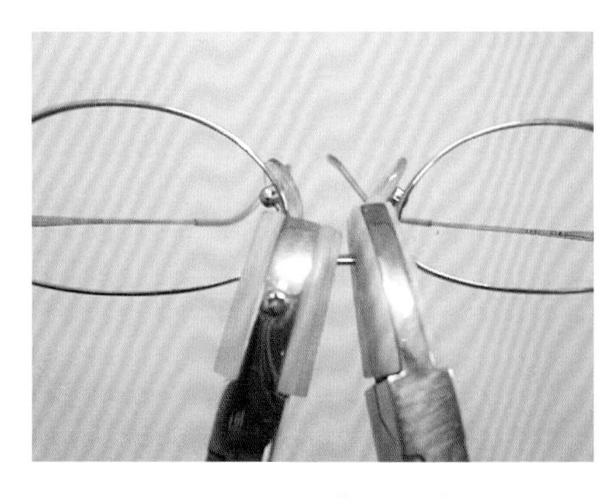

图 2-2-2-113　镜面角调整

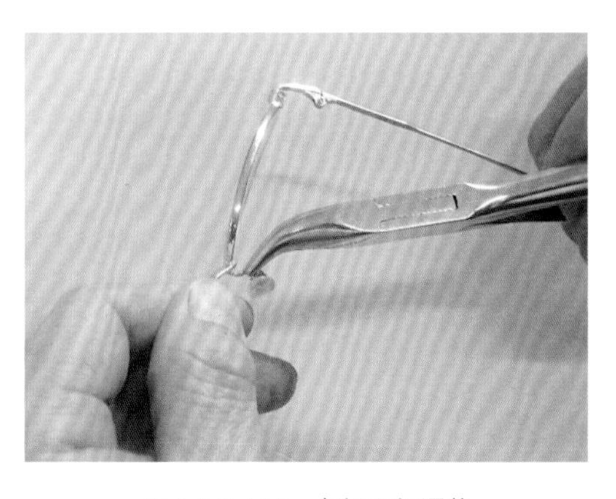

图 2-2-2-114　鼻托支架调整

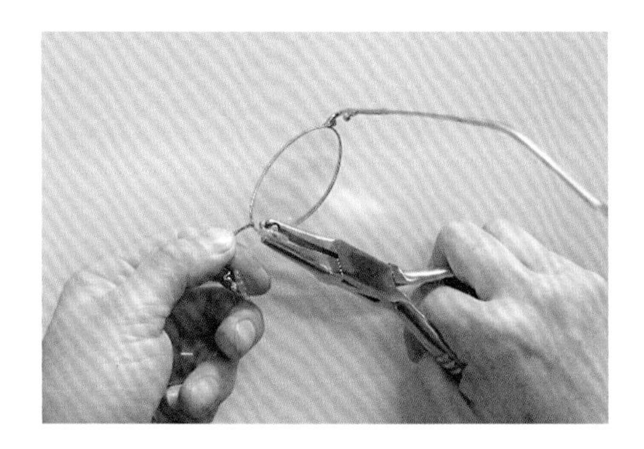

图 2-2-2-115　托叶调整

(3) 镜身镜腿的调整

1）用平口钳、镜腿钳或用手使镜身与镜腿位置左右一致，且左右身腿倾斜角偏差小于 2.5°，见图 2-2-2-116。

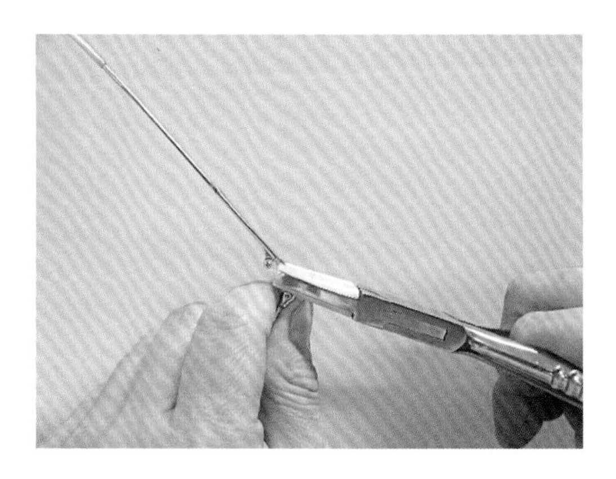

图 2-2-2-116　调整身腿倾斜角

2）用镜腿钳弯曲桩头部分，使镜腿的张角为 80°~95°（用量角器测）并使左右镜腿对称。调整镜腿张角见图 2-2-2-117。

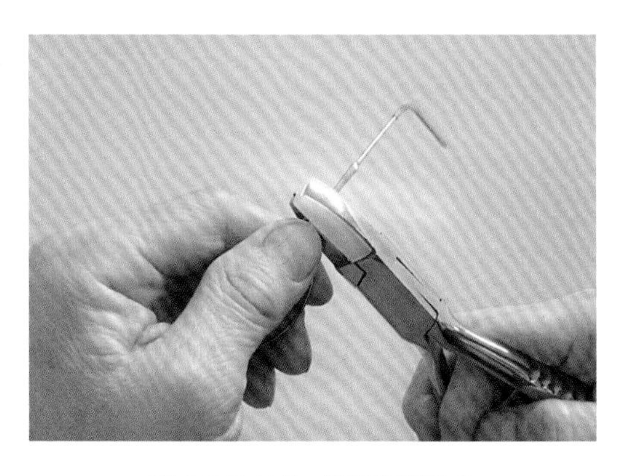

图 2-2-2-117　调整镜腿张角

3）弯曲镜腿，使左右镜腿的水平部分长度和弯曲部分长度基本一致，镜腿弯曲度也一致，见图 2-2-2-118。

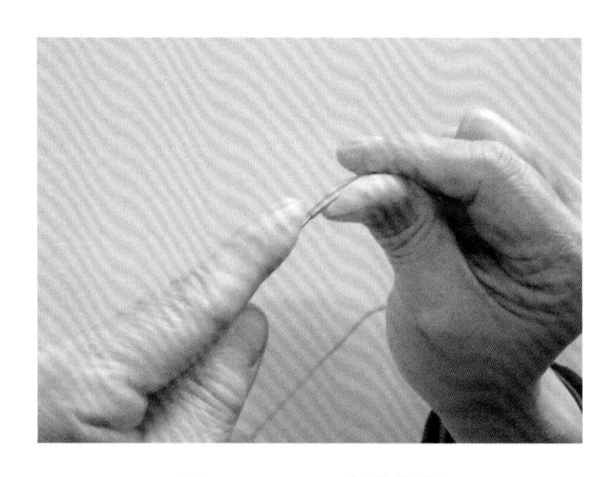

图 2-2-2-118　弯曲镜腿

4）两镜腿张开平放于桌面上，左右镜圈下方及镜腿后端都接触桌面，可调整镜身倾斜度及镜腿弯曲来达到，见图 2-2-2-119A。

5）两镜腿张开倒伏于桌面上，左右镜圈上缘及镜腿上端部都与桌面接触，可调整镜身倾斜度来达到，见图 2-2-2-119B。

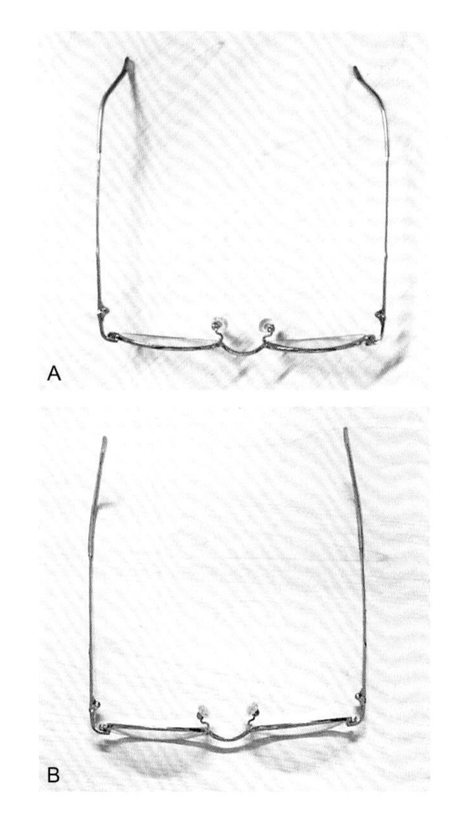

图 2-2-2-119　两镜腿张开平放（A）、倒伏（B）于桌面

(4) 镜腿调整:左右镜腿收拢置于桌面,基本平稳,镜腿接触镜圈下缘,正视时,左右大致一致。否则可调整镜腿的平直度或弯曲度来达到要求,见图 2-2-2-120。

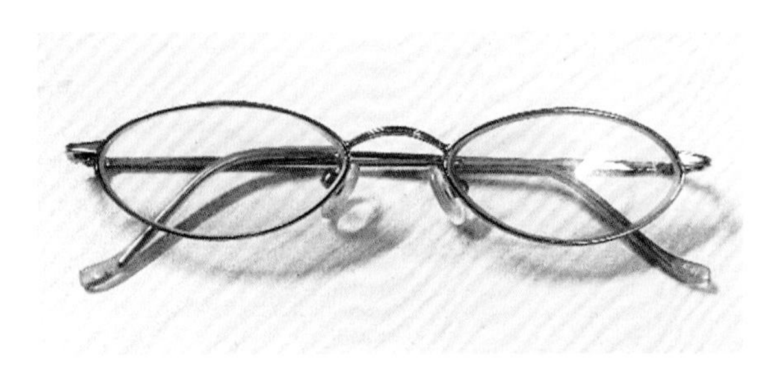

图 2-2-2-120　镜腿调整

3. 塑料全框眼镜的整形

(1) 镜面角的调整:塑料架用烘热器烘热软化后,用手调整。使左右两镜面保持相对平整。调整手法如图 2-2-2-121 所示。

(2) 外张角的调整

1) 用锉削的方法:增大外张角,当外张角过小时,用锉刀锉削镜腿与桩头铰链相接处,以扩大至所需的外张角。

2) 用加热方法:减小外张角,用烘热器对镜架桩头加热使其软化。两手握住镜架,将镜架桩头外表面借助光滑面向里压至所需角度。

3) 用电烙铁加热方法:用电烙铁加热桩头使桩头软化,然后用手慢慢向外扳动镜腿或用手向内推动镜腿至所需角度。

(3) 身腿倾斜角的调整:用烘热器加热软化塑料架桩头或者用电烙铁加热桩头使桩头软化。一手握住镜架,另一手握住镜腿,向所需方向扳至合适角度。

(4) 镜腿的调整:弯点长、垂长弯曲形状的调整,用烘热器加热软化镜腿,用两手握住镜腿,扳或者弯曲至所需长度及角度。

(四)注意事项

1. 镜面扭曲时,可先拧开螺钉,取下镜片用镜框调整钳调整镜圈形状,使之左右对称,装上镜片后镜圈不再扭曲。然后调整镜面,使之平整。

2. 身腿倾斜调整时,差别大时用调整钳调整,差别小时用手弯曲。

3. 镜腿张开平放和倒伏于桌面上,检查是否平整时,可用手指轻轻压相应位置的上部,如无间隙存在,镜架不动,否则镜架会跳动。

4. 调整时,尽可能逐步到位,不宜校过头再校回来,以免损坏镜架。

5. 打孔眼镜为边安装边整形,安装完成后若还需较大幅度的调整,则需松开螺母,重新安装。

6. 整形时,工作台面应清洁,无砂粒等。

(五)眼镜整形操作训练

1. 准备工作

(1) 环境准备:平整的桌面。

(2) 用物准备:烘热器、整套整形工具。

2. 整形操作流程　见图 2-2-2-122。

3. 操作后整理

(1) 将烘热器、整套整形工具清理干净,并归还原位。

(2) 将桌面、地面清理干净。

4. 注意事项

(1) 整形时,工作台面应清洁,无颗粒。

(2) 调整时,尽可能逐步到位,不宜校正过头再重

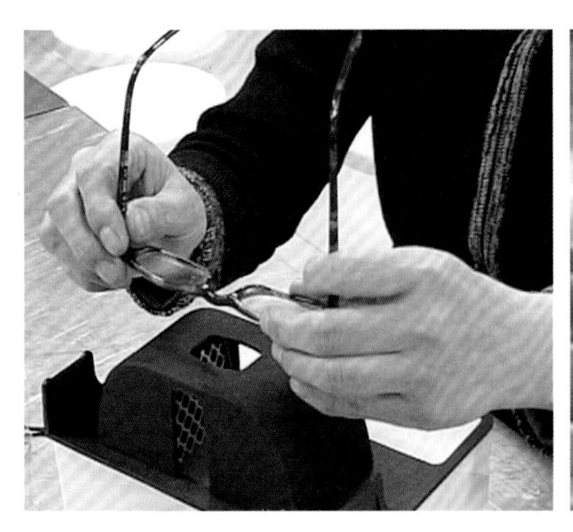

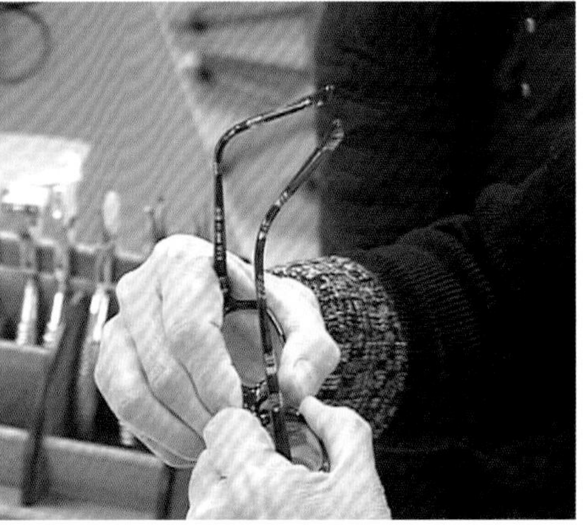

图 2-2-2-121　塑料镜架整形

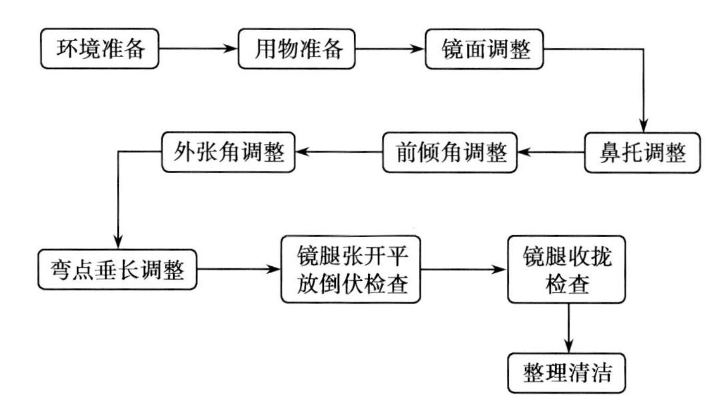

图 2-2-2-122　整形操作流程

新校正回来，以免损坏镜架。

(3) 镜腿张开平放和倒伏于桌面上，可用手指轻轻压相应位置的上部，检查是否平整，无间隙，镜架不动。反之需调整。

(4) 身腿倾斜调整时，差距较大时用调整钳调整，较小时用手弯曲。

(5) 镜面扭曲时，可先拧开螺钉，取下镜片用镜框调整钳调整镜圈，使之左右对称，装上镜片后镜圈不再扭曲。然后调整镜面，使之平整。

5. 眼镜整形评分标准(表 2-2-2-9)

表 2-2-2-9　眼镜整形评分标准

序号	考核内容	配分	考核要点	评分标准	扣分	得分
1	素质要求	10	1. 着装整洁 2. 操作熟练、严谨、规范 3. 团队合作	1. 着装不整，扣 3 分 2. 操作不规范，扣 4 分 3. 无团队意识，扣 3 分		
2	操作前准备	10	1. 桌面整洁 2. 用物准备齐整	1. 桌面杂乱，扣 5 分 2. 用物准备不完整，排放不整齐，扣 5 分		
3	操作过程	70	1. 镜面调整 2. 鼻托调整 3. 前倾角调整 4. 外张角调整 5. 弯点调整 6. 垂长调整 7. 镜腿张开平放和倒伏检查与调整 8. 镜腿折叠收拢检查与调整	1. 镜面调整整形工具选择错误，扣 4 分 2. 镜面角调整过大或过小，扣 4 分 3. 鼻支架调整整形工具选择错误，扣 4 分 4. 托叶调整整形工具选择错误，扣 4 分 5. 鼻托左右未调整至对称，扣 4 分 6. 前倾角调整整形工具选择错误，扣 4 分 7. 左右前倾角未调整至对称，扣 4 分 8. 外张角调整整形工具选择错误，扣 4 分 9. 左右外张角未调整至对称，扣 4 分 10. 弯点调整整形工具选择错误，扣 4 分 11. 左右弯点未调整至对称，扣 4 分 12. 垂长调整整形工具选择错误，扣 4 分 13. 左右垂长未调整至对称，扣 4 分 14. 镜腿张开平放于桌面未达平整，扣 3 分 15. 镜腿张开平放于桌面不平整未调整，扣 3 分 16. 镜腿张开倒伏于桌面未达平整，扣 3 分 17. 镜腿张开倒伏于桌面不平整未调整，扣 3 分 18. 镜腿折叠收拢未达平整，扣 3 分 19. 镜腿折叠收拢不平整未调整，扣 3 分		

续表

序号	考核内容	配分	考核要点	评分标准	扣分	得分
4	操作后整理	10	1. 将整形工具清理干净，并归还原位置 2. 将桌面、地面清理干净	1. 未清理整形工具，1 物扣 1 分 2. 未将整形工具归还原位，1 物扣 2 分 3. 桌面、地面未清理干净，扣 2 分		
5	时间		10 分钟	1. 超时 1 分钟，扣 2 分 2. 超时 5 分钟，停止操作		
6	合计	100				

思考题

1. 眼镜整形的国标要求？
2. 眼镜整形工具的名称及使用方法？

案例分享

【场景描述】

顾客选配板材镜架，取镜时发现镜架鼻梁上有指纹且无法擦除，要求解决。

【问题处理】

此情况属于装配人员在眼镜安装过程中，加热镜架后手指按压用力过大所致，可用抛光条在镜架表面进行打磨处理，但压痕过深则无法去除。

【经验分享】

在板材镜架加热时，应多次加热并且在运动状态下检查软化情况，不可直接放置在加热器面板上。

案例分享

【场景描述】

顾客选配一副半框镜架，主动要求配 1.56 折射率镜片，光度 -4.00D，配戴眼镜 10 天后回店，镜片颞侧边缘有明显碎裂情况，自述没有任何碰撞，要求给予解释并更换新镜片。

【问题处理】

拆卸眼镜后发现，半框镜架为金属顶丝设计，与镜片属于硬接触，同时镜片折射率为 1.56，片基较脆，与金属顶丝接触很容易碎裂，建议顾客更换镜片品类，更换为 1.60 折射率镜片。同时，与装配人员沟通，将镜片开槽宽度加大至 0.8mm，安装底丝松紧适度，以避免再次碎裂。

【经验分享】

眼镜装配过程的每一个环节都需要认真对待和思考，让镜片与镜架完美契合，不互相挤压。

案例分享

【场景描述】

装配完成的金属全框镜架，眼镜处方为双眼 -3.75D，左眼镜片装配前镜片光度检测为 -3.85D，实际装配完成后检测光度为 -3.89D，眼镜片光度检测超标，为什么？

【问题处理】

金属全框镜架在镜片磨制时，镜片大小尺寸十分重要，镜片偏大，拧紧锁紧管后，镜片受外力挤压，导致镜片变形产生棱镜效应，光度随之有所变化。此种情况应取下镜片，将偏大部分镜片手工倒掉，尤其是边角部分更要处理使角度吻合。

【经验分享】

眼镜片磨制尺寸的大小直接影响配戴效果，不建议眼镜在磨制完成后锁紧管之间有间隙。

案例分享

【场景描述】

顾客双眼屈光度为 -9.00D，PD 60mm，选配一副半框镜架、1.60 树脂镜片。顾客要达到镜片边缘美观效果，如何处理？

【问题处理】

根据顾客所选商品的特点，通过以下三方面进行技术处理：

1. 镜片开槽处理：镜片开槽位置设定 3∶7，即前 3 后 7，将镜片较厚的部分预留到镜框后侧。

2. 在镜片后侧做钻石切割工艺：将颞侧边缘较厚部分打磨去除，倾斜角 45°左右进行切削处理。

3. 将切削后的镜片四周边缘做抛光打磨处理。

经过以上三种处理方式后，镜片边缘厚度直观效果可减少 2mm。

【经验分享】

镜片做钻石切割工艺处理后，需要将镜片边缘做抛光处理，但一部分顾客的眼睛较敏感，不宜做太亮的打磨。

课堂思政教育案例：洞微察幽　精益求精　为“EYE”护航

【案例简述】

“眼镜定配技术”是在前期验光处方的学习基础上，培养学生将顾客选配的镜架、镜片装配为一副合格眼镜的技能，是一门实践动手能力很强的课程。本课程以立德树人为根本任务，坚持把德育为先、能力为重、全面发展理念贯穿于学习教育全过程，将知识传授、能力提升和价值引领融为一体，同步提升。

通过问题导入，指出同学们在上节课自行安装中出现的问题，引出本节课教学内容——金属全框眼镜和非金属全框眼镜安装。接着实物展示并对比安装中镜架、镜片弯度不一致的问题，引导同学们分析问题分清主要矛盾和次要矛盾，抓住主要矛盾。示范操作，利用螺纹可拆连接特性用力垂直螺孔对金属全框眼镜实施安装，启发同学们按规律办事，切不可蛮干。强调不同结构全框眼镜安装操作的不同，提醒同学们多动脑，勤思考，找规律，抓本质。工欲善其事，必先利其器，则事半功倍。在应力仪下观察表面看似装配质量很好的眼镜，发现应力过强或局部应力过强，而这些都是影响视疲劳的因素。因此，不要不关注表象，也不要轻信表象，要注重现象和本质的内外统一，全面地看问题和评价事物。要尊重顾客、以人为本，慎独慎微、洞微察幽、精益求精、诚信敬业。通过利用热温效应对非金属全框眼镜进行安装，引导同学要懂得抓住事物的本质，因地制宜。在全课程的操作练习过程中，强调组内互助，共同提升，注重团队意识的培养。课前、课中、课后全教学过程采用“知识 + 技能 + 德育”三维度教学成效评价。

【教师感悟与金语】

眼睛是心灵的窗户！人类从外界获取的信息 83% 来自视觉。所以缓解视觉疲劳，保护视力健康，尤为重要！作为眼镜定配人员，要牢记定配与验光同等重要，都是眼睛的光明使者和保护者。工作中谨记洞微察幽，精益求精，为顾客提供高标准装配的合格眼镜，为“EYE”护航，服务国民眼健康。

课堂思政教育案例：小数字大道理，实践出真知

【案例简述】

给眼镜片磨边需要用到半自动或全自动磨边机。半自动磨边机或全自动磨边机在实际使用过程中，随着使用频率的增加，磨轮会出现一些损耗。我们加工镜片时，需要加工出与眼镜架形状相同大小的镜形，这时候就需要对磨边机进行修正值的调整，补偿磨轮损失的部分。一般情况下，一台磨边机有固定的修正值，保证磨边设置的大小与镜片大小相同。

问题导入：有板材全框眼镜架、金属全框眼镜架、注塑全框眼镜架三种类型，使用半自动磨边机加工这三种镜架对应的镜形，请同学们讨论一下磨边加工参数如何设置？有的同学直接设置磨边类型、镜片材料、磨边修正值等参数，没有作任何调整；有的同学则会有疑问，这几款眼镜架难道不是一个参数吗，因为它们都是全框的眼镜啊？

同一款磨边机，磨边尺寸修正值是一定的，对一般的眼镜片可以制作出合适的尺寸。但是，在实际的工作中，我们需要考虑到眼镜架材质、眼镜架款式、眼镜架圈丝槽的深浅等，然后对磨边机的修正值进行修正。

一般的金属全框眼镜架，圈丝的深浅基本一致，但是有特殊厂家使用特定的圈丝，所以圈丝的深浅不一致。全框眼镜安装时，需要将螺丝拧松，镜片安装后再拧紧螺丝。在设置修正值的时候，可以按照磨边机的修正值进行设置（如磨边修正值为 –0.5）。

板材眼镜架或者注塑眼镜架因为加工工艺不一致，安装方式不一致，槽深浅也不一致，所以要根据实际的深浅来设置磨边修正值。比如，一般注塑眼镜架槽深会比金属眼镜架的槽深浅一些，此时我们如果想要加工出合适的眼镜片，需要调整修正值为 –0.6~–0.65，这样加工出的镜片在安装完成后才不会有很大的应力产生。

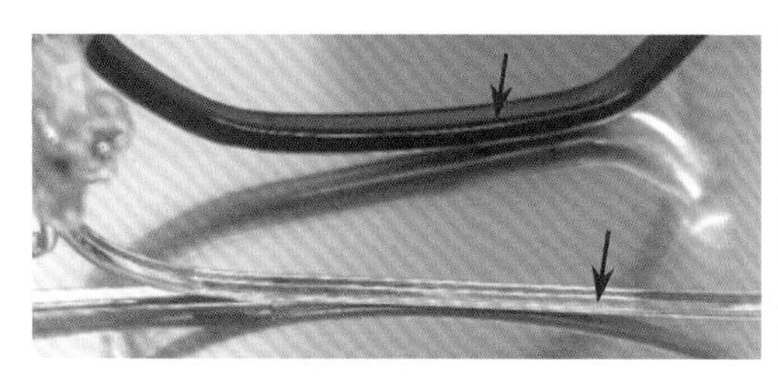

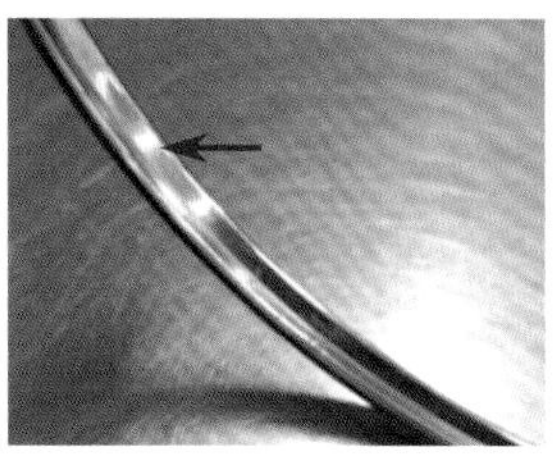

【教师感悟与金语】

在理论学习中，我们了解到磨边机修正值的意义，但在实际加工过程中，要根据实际情况来设定合适的修正值，以保证加工的眼镜是一副合格的眼镜。若磨边后的眼镜片形过大，安装到眼镜架上会产生内应力，时间久了，眼镜片会发生变形，甚至轻轻的外力作用就会导致镜片破碎，造成严重的后果。

如何根据实际情况快速设定正确的修正值呢？这需要长期实践经验的积累和转化。一名优秀的加工大师，他的成长历程是：不仅会动手操作，更注重经验的积累，勤思考，多分析，重总结。

任务三 眼镜检测

学习目标

知识目标：1. 国家标准眼镜片顶焦度和轴位允差的要求；

2. 国家标准眼镜光学中心水平与垂直参数的要求；

3. 国家标准半框眼镜外观质量的要求；

4. 眼镜光学中心偏离所致棱镜效应的计算方法；

5. 斜交柱镜的等效球柱镜镜度计算方法。

能力目标：1. 能使用焦度计对配装散光眼镜进行光学参数的测定与标记；

2. 能对照国家相关标准对配装眼镜（全框/半框）的外观质量及光学参数检测结果进行判断是否符合要求。

素质目标：1. 科学严谨的工作作风；

2. 实事求是的工作态度。

任务驱动

案例描述：一副按照规定处方完成定配加工的配装半框眼镜，交到质检岗位进行质检。核对配镜单（处方单），仔细检查配装眼镜的商品信息是否符合，检测外观质量和装配质量，准确测量光学参数及配镜参数并对比国家相关标准要求，最终确认该配装眼镜是否合格，填写记录单（表 2-2-3-1），配发给顾客。

表 2-2-3-1 质量检测记录表（样本）

<table>
<tr><td>处方度数</td><td colspan="2">球镜</td><td colspan="2">柱镜</td><td colspan="2">轴位</td></tr>
<tr><td>右</td><td colspan="2"></td><td colspan="2"></td><td colspan="2"></td></tr>
<tr><td>左</td><td colspan="2"></td><td colspan="2"></td><td colspan="2"></td></tr>
<tr><td rowspan="2">双眼瞳距
mm</td><td rowspan="2">单眼
瞳距</td><td>R： mm</td><td rowspan="2">瞳高 mm</td><td rowspan="2" colspan="2">单眼瞳高</td><td>R： mm</td></tr>
<tr><td>L： mm</td><td>L： mm</td></tr>
<tr><td>实测度数</td><td colspan="2">球镜</td><td colspan="2">柱镜</td><td colspan="2">轴位</td></tr>
<tr><td>右</td><td colspan="2"></td><td colspan="2"></td><td colspan="2"></td></tr>
<tr><td>左</td><td colspan="2"></td><td colspan="2"></td><td colspan="2"></td></tr>
<tr><td rowspan="2">双侧光心水平距
mm</td><td rowspan="2">单侧光心水平距</td><td>R： mm</td><td rowspan="2">基准线高
mm</td><td rowspan="2" colspan="2">单侧光心高度</td><td>R： mm</td></tr>
<tr><td>L： mm</td><td>L： mm</td></tr>
<tr><td>序号</td><td colspan="2">配装眼镜质检项目</td><td colspan="2">R</td><td colspan="2">L</td></tr>
<tr><td>1</td><td colspan="2">镜架表面质量</td><td colspan="2"></td><td colspan="2"></td></tr>
<tr><td>2</td><td colspan="2">镜片表面质量</td><td colspan="2"></td><td colspan="2"></td></tr>
<tr><td>3</td><td colspan="2">眼镜装配质量</td><td colspan="2"></td><td colspan="2"></td></tr>
<tr><td>4</td><td colspan="2">整形要求</td><td colspan="2"></td><td colspan="2"></td></tr>
<tr><td>5</td><td colspan="2">球镜度偏差值</td><td colspan="2"></td><td colspan="2"></td></tr>
<tr><td>6</td><td colspan="2">柱镜度偏差值</td><td colspan="2"></td><td colspan="2"></td></tr>
<tr><td>7</td><td colspan="2">轴位偏差</td><td colspan="2"></td><td colspan="2"></td></tr>
<tr><td>8</td><td colspan="2">光学中心水平偏差</td><td colspan="2"></td><td colspan="2"></td></tr>
<tr><td>9</td><td colspan="2">光学中心与基准线距离</td><td colspan="2"></td><td colspan="2"></td></tr>
<tr><td>10</td><td colspan="2">光学中心垂直互差</td><td colspan="4"></td></tr>
<tr><td></td><td colspan="2">是否合格</td><td colspan="4">符合□ 不符合□</td></tr>
<tr><td>定配工
签名：</td><td colspan="3"></td><td>检验日期</td><td colspan="2"></td></tr>
</table>

引出工作任务：核对检查、检测标记、判断反馈：核对配镜单商品参数，检查装配质量等外观情况，测量顶焦度等光学参数，标记光学中心与测量水平、垂直参数，对照国标判断并记录结果。

一、相关知识

（一）眼镜架外观及装配质量检测内容

1. 核对眼镜架型号是否符合配镜单据。

2. 眼镜架表面是否光滑，有无钳痕、镀层剥脱等现象。左右镜面是否平整，托叶是否对称。

3. 半框眼镜架观察双侧尼龙丝是否完整、有无破损，尼龙丝头是否外露。

（二）眼镜片外观及装配质量检测

1. 目测镜片左右色泽是否一致，表面是否有瑕疵，边缘有无崩边。

2. 半框眼镜检验镜片开槽部分的外观，看其是否有崩边、缺损，抛光是否均匀、有瑕疵。

3. 根据镜片边缘厚度，左右镜片开槽位置及比例是否对称。

（三）配装眼镜光学质量检测内容

1. 配装眼镜顶焦度检测

镜片顶焦度允差应符合表 2-2-3-2 的规定。

散光镜检测镜片顶焦度时，需检测球镜顶焦度和柱镜顶焦度，判断偏差是否小于允差时，需用“顶焦度绝对值最大的子午面上的顶焦度值”。

2. 配装眼镜光学中心水平偏差检测　光学中心单侧水平距离与 1/2 标称值的差值，光学中心单侧水平距离即从鼻梁正中开始，分别测量到左右光心的距离，将测得的数值减去 1/2 瞳距，得到的值即为光心中心单侧水平偏差。定配眼镜的水平光学中心与眼瞳的单侧偏差均不应大于表 2-2-3-3 中光学中心水平距离允差的 1/2。

例 1：配装眼镜单侧光学距离左右相等（表 2-2-3-4）

例 2：配装眼镜单侧光学距离左右不等（表 2-2-3-5）

由上述两例可以看出，光学中心水平偏差合格的情况下，进一步检测单侧光学中心偏差则可能存在不合格的情况，即配戴者两眼瞳孔偏离光心的距离不一，出现水平棱镜效应，可导致视疲劳。因此，单侧光学中心偏差的检测是必要的。

3. 配装眼镜光学中心垂直互差检测　装配眼镜的光学中心垂直互差必须符合表 2-2-3-6 规定。

表 2-2-3-2　眼镜片顶焦度允差

单位：屈光度（D）

<table>
<tr><th rowspan="2">顶焦度绝对值最大的子午面上的顶焦度值</th><th rowspan="2">每主子午面顶焦度允差</th><th colspan="4">柱镜顶焦度允差</th></tr>
<tr><th>0.00~0.75</th><th>>0.75~4.00</th><th>>4.00~6.00</th><th>>6.00</th></tr>
<tr><td>0.00~3.00</td><td rowspan="3">±0.12</td><td>±0.09</td><td rowspan="2">±0.12</td><td rowspan="3">±0.18</td><td rowspan="5">±0.25</td></tr>
<tr><td>>3.00~6.00</td><td rowspan="3">±0.12</td></tr>
<tr><td>>6.00~9.00</td><td rowspan="2">±0.18</td></tr>
<tr><td>>9.00~12.00</td><td>±0.18</td><td rowspan="2">±0.25</td></tr>
<tr><td>>12.00~20.00</td><td>±0.25</td><td>±0.18</td><td rowspan="2">±0.25</td></tr>
<tr><td>>20.00</td><td>±0.37</td><td>±0.25</td><td>±0.37</td><td>±0.37</td></tr>
</table>

表 2-2-3-3　定配眼镜的两镜片光学中心水平距离偏差

顶焦度绝对值最大的子午面上的顶焦度 /D	光学中心水平距离允差	顶焦度绝对值最大的子午面上的顶焦度 /D	光学中心水平距离允差
0.00~0.50	0.67△	2.25~4.00	±3.0mm
0.75~1.00	±6.0mm	≥4.25	±2.0mm
1.25~2.00	±4.0mm		

表 2-2-3-4　配装眼镜单侧光学距离左右相等

<table>
<tr><td colspan="5">配镜处方：R：-2.00D　L：-2.25D　PD：64mm　RPD：32mm　LPD：32mm</td></tr>
<tr><td colspan="2">光学中心水平偏差允差：±3.0mm</td><td colspan="3">光学中心单侧水平偏差允差：±1.5mm</td></tr>
<tr><td colspan="2">光学中心水平距离：62mm</td><td>偏差：2mm</td><td><允差</td><td>合格</td></tr>
<tr><td rowspan="2">光学中心单侧水平距离</td><td>右（R）：31mm</td><td>偏差：1mm</td><td><允差</td><td>合格</td></tr>
<tr><td>左（L）：31mm</td><td>偏差：1mm</td><td><允差</td><td>合格</td></tr>
</table>

表 2-2-3-5　配装眼镜单侧光学距离左右不等

配镜处方：R：-2.00D　L：-2.25D　PD：64mm　RPD：32mm　LPD：32mm				
光学中心水平偏差允差：±3.0mm		光学中心单侧水平偏差允差：±1.5mm		
光学中心水平距离：62mm		偏差：2mm	< 允差	合格
光学中心单侧水平距离	右（R）：30mm	偏差：2mm	> 允差	不合格
	左（L）：32mm	偏差：0mm	无偏差	合格

表 2-2-3-6　定配眼镜的光学中心垂直互差

顶焦度绝对值最大的子午面上的顶焦度 /D	光学中心垂直互差
0.00~0.50	≤0.50△
0.75~1.00	≤3.0mm
1.25~2.50	≤2.0mm
>2.50	≤1.0mm

4. 配装眼镜柱镜轴向偏差检测　装配眼镜的柱镜轴位偏差必须符合表 2-2-3-7 的规定。

表 2-2-3-7　定配眼镜的柱镜轴向偏差

柱镜顶焦度值 /D	轴位允差 /（°）
0.25~0.50	±9
>0.50~0.75	±6
>0.75~1.50	±4.0
>1.50~2.50	±3
>2.50	±2

5. 配装眼镜的标志检测　除单光球镜要求的所有标识外，散光镜还需标明柱镜度数、柱镜轴位等处方参数。质检时重点检查所有配镜参数是否完整标识。

（四）关于棱镜效应的产生与计算

国标对配装眼镜的光学参数有严格的要求，因为当眼镜光学中心水平距和瞳距不一致时，就相当于在眼前加了一定量的棱镜，棱镜会使光线发生偏折后进入双眼（图 2-2-3-1），视像产生移位，即棱镜效应。当双眼同时视时，棱镜效应使物体在双眼视网膜成像对应点产生偏差，为了减少视网膜成像差异，双眼通过额外的聚散功能进行代偿，克服棱镜效应，从而导致视疲劳。

由于镜片上某一点产生的棱镜效应［P，单位：棱镜度（△）］等于此点到光心的距离［C，单位：厘米（cm）］与镜片顶焦度［F，单位：屈光度（D）］的乘积，即 $P=CF$。所以，镜片顶焦度越大，偏移同样距离产生的棱镜效应越大。因此，顶焦度绝对值越大的眼镜，光学中心水平与垂直的允差值就越小。

眼球水平向转动的能力大于垂直向，在水平方向眼外肌能克服的棱镜效应即能耐受的棱镜量大于垂直方向，因此，同一度数的眼镜，其光心距水平方向允差会大于垂直互差允差。

（五）斜交柱镜的等效球柱眼镜镜度计算

1. 柱镜的斜向屈光力　柱面镜轴向屈光力为 0，从轴向开始向垂轴方向过渡的过程中，屈光力开始逐渐增加，当到达与轴垂直的方向时，屈光力达到最大。在柱镜轴向与垂轴方向之间任意方向的屈光力可由下式求得：

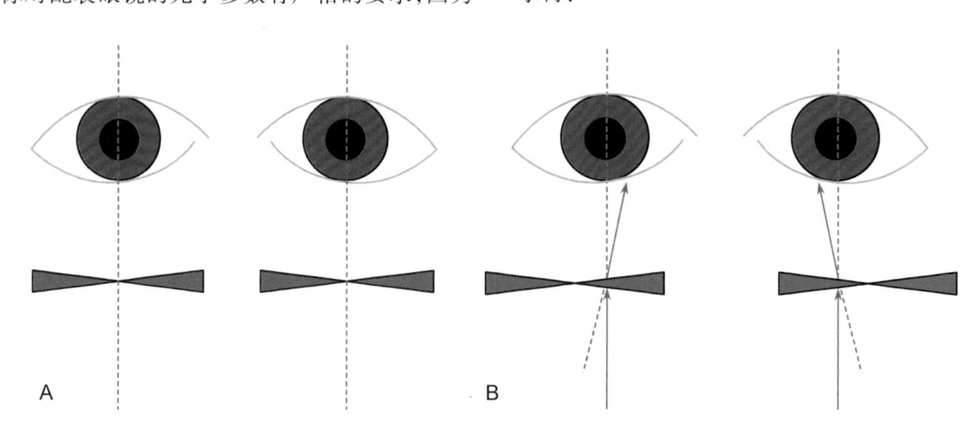

图 2-2-3-1　负镜片光心距与瞳距大小关系模拟图
A. 光心距与瞳距一致；B. 光心距大于瞳距

$$F_{\theta}=F\sin^{2}\theta$$

式中 θ 为该方向与柱镜轴之夹角，F 为柱镜的最大屈光力，如图 2-2-3-2 所示。

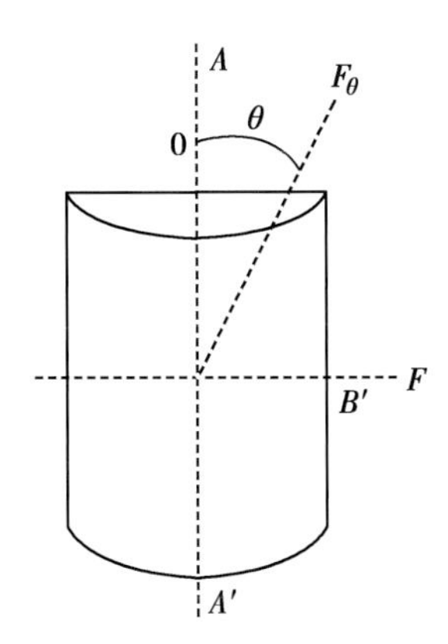

图 2-2-3-2　柱镜斜向的屈光力

因为 $\sin(90-\theta)=\cos\theta$，所以，若 θ 为与最大屈光力（F）方向夹角时，

$$F_{\theta}=F\cos^{2}\theta$$

2. 球柱面镜斜向的屈光力　散光透镜可以用球部与柱部的和来表示。设一散光透镜的球部值为 S，柱部值为 C，轴向 180°，则处方为 $S+C\times180$。该透镜中间方向的屈光力（图 2-2-3-3）为：

$$F_{\theta}=S+C\sin^{2}\theta$$

该公式是柱面轴向为 180° 的一个特例，若散光透镜的柱面轴为任意方向的 α 时，则 θ 方向的屈光力为：

$$F_{\theta}=S+C\sin^{2}(\theta-\alpha)$$

式中 S 为透镜的球面值，C 为透镜柱面值，α 为柱面轴向，θ 为任意方向。

例：求 −3.00DS/−2.00DC × 90 透镜在 30° 方向的屈光力为多少？

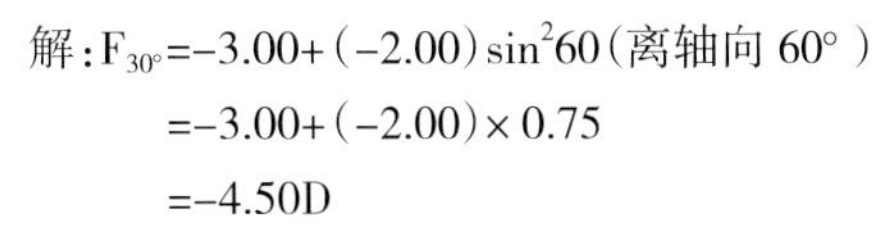

解：$F_{30^{\circ}}=-3.00+(-2.00)\sin^{2}60$（离轴向 60°）

$=-3.00+(-2.00)\times0.75$

$=-4.50\text{D}$

所以 30° 方向的屈光力为 −4.50D。

二、技能要求

眼镜检测操作流程见图 2-2-3-4。

（一）光学参数测定与光学中心标记

如图 2-2-3-5 所示。

（二）光学中心水平距离、垂直高度测量及偏差值计算

光学中心水平距离，是从右眼到左眼的光学中心水平距离，即图 2-2-3-6 中 D。此距离与双眼瞳距的差值为双眼光学中心水平距离偏差值，应不大于国家标准规定光学中心水平距离允差值。

光学中心单侧水平距离，是以鼻中线为起点，分别到右眼、左眼的光学中心水平距离，即图 2-2-3-6 中 $D1$ 与 $D2$。此距离与单眼瞳距（或双眼瞳距的 1/2）的差值为光学中心水平距离单侧偏差值，应不大于国家标准规定光学中心水平距离允差值的 1/2。如图 2-2-3-6 所示。

光学中心垂直互差是分别以右眼、左眼的光学中心为起点，垂直向下测量至镜圈最低点的距离，即图 2-2-3-7 中 $H1$ 与 $H2$，垂直互差 $=H1-H2$。

三、配装眼镜质量检测评分标准

见表 2-2-3-8。

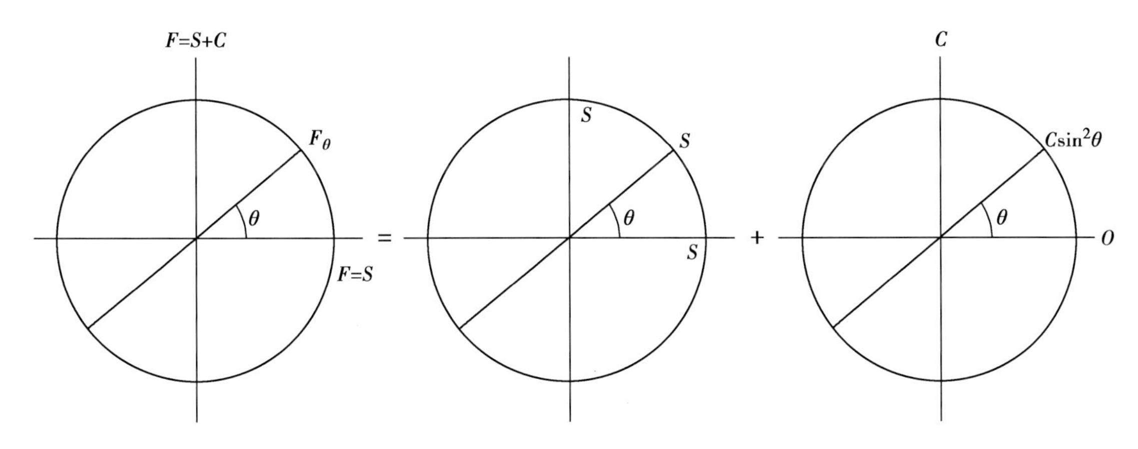

图 2-2-3-3　球柱面镜斜向的屈光力

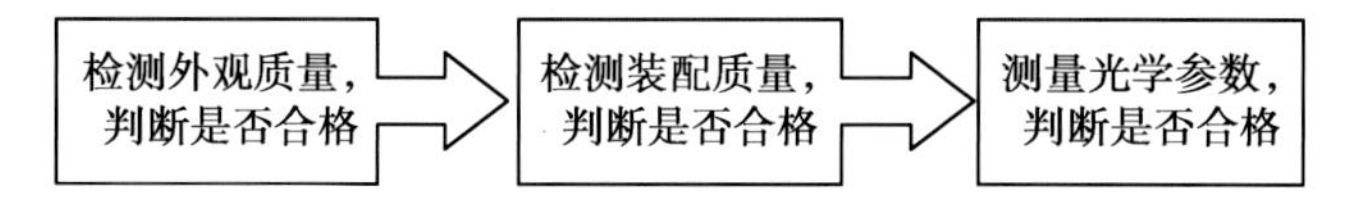

图 2-2-3-4　眼镜检测操作流程

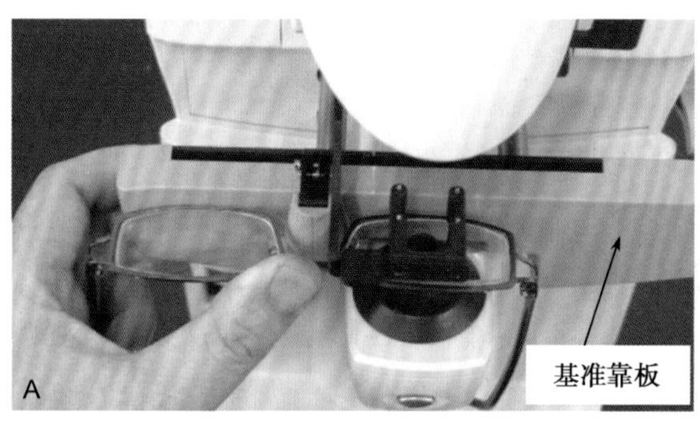

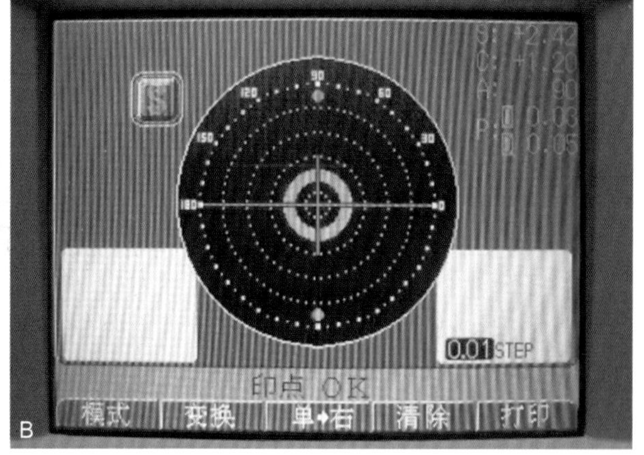

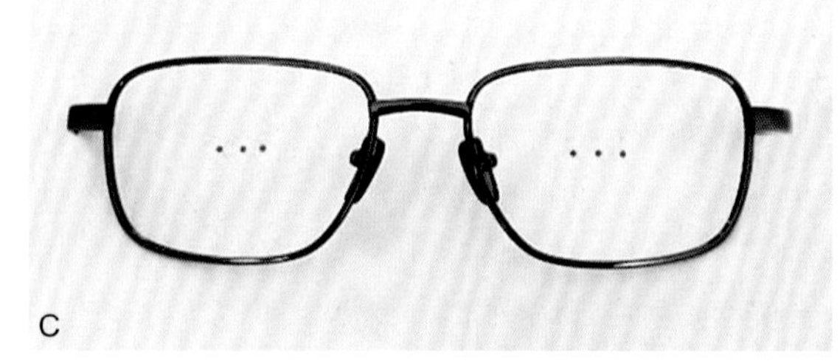

图 2-2-3-5　焦度计测量数据与光心标记

A. 两镜圈顶靠挡板，固定测量镜片；B. 光学中心正对测量孔时显示；C. 按下打点装置标记参考点

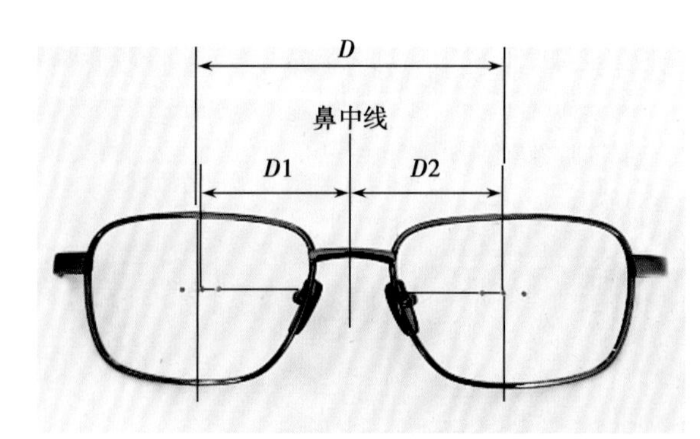

图 2-2-3-6　光心水平距测量

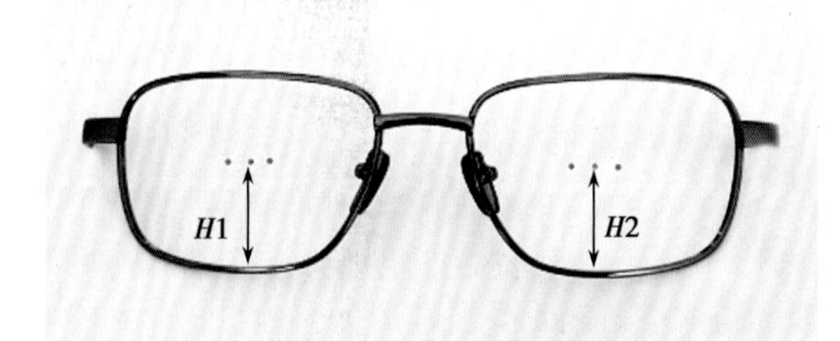

图 2-2-3-7　光心垂直高度测量

表 2-2-3-8　配装眼镜质量检测评分标准

序号	技术要求	评分标准	满分	得分
1	测量顶焦度并判定顶焦度是否合格	准确测量、判定正确两项各占 10 分	20	
2	测量柱镜轴位并判定柱镜轴位是否合格	准确测量、判定正确两项各占 5 分	10	
3	测量光学中心水平偏差并判定光学中心水平偏差是否合格	准确测量、判定正确两项各占 5 分	10	
4	测量光学中心单侧水平偏差并判定光学中心单侧水平偏差是否合格	准确测量、判定正确两项各占 10 分	20	
5	测量光学中心垂直互差并判定光学中心垂直互差是否合格	准确测量、判定正确两项各占 10 分	20	
6	测量光学中心高度偏差并判定光学中心高度偏差是否合格	准确测量、判定正确两项各占 10 分	20	

总分　　　　　　　　　　　　　　　　　　年　　月　　日

思考题

1. 配镜处方 OU:−2.75/−0.75×10,根据国标,光学中心单侧水平偏差的允差为(　　)mm。
   A. 2.0　B. 1.5　C. 1.0　D. 0.5
2. 配镜处方为 OU:−1.50/−0.50×20,光学中心垂直互差允许偏差为≤(　　)mm。
   A. 3.0　B. 2.0　C. 1.0　D. 0.5
3. 配镜处方 OU:−2.75/−0.75×106,柱镜轴向允差为(　　)。
   A. ±9°　B. ±6°　C. ±4°　D. ±3°
4. 处方为 OU:−2.00/−0.75×30 的眼镜,其球镜顶焦度允差、柱镜顶焦度允差及轴向偏差分别为(　　)。
   A. ±0.12D、±0.12D、±6°
   B. ±0.12D、±0.09D、±6°
   C. ±0.12D、±0.12D、±4°
   D. ±0.18D、±0.12D、±4°
5. 处方为 OU:−2.75/−0.50×106 的眼镜,自动焦度计检测结果为 S:−2.82、C:−0.62、A:101,判断球镜顶焦度、柱镜顶焦度及轴向偏差为(　　)。
   A. 球镜顶焦度不合格　B. 柱镜顶焦度不合格
   C. 轴向偏差不合格　D. 均合格
6. 散光配装眼镜在填写合格证时,配镜参数需填写(　　)。
   A. 球镜度　B. 柱镜度
   C. 轴向　D. ABC 均要
7. 配镜处方 OU:−8.50DS/−1.50DC×5,根据国标,其球镜和柱镜顶焦度允差分别为(　　)。
   A. ±0.12D、±0.12D　B. ±0.18D、±0.12D
   C. ±0.12D、±0.18D　D. ±0.18D、±0.18D
8. 配镜处方 OU:−1.75DS/−0.50DC×175,根据国标,光学中心水平距离允差为(　　)mm。
   A. 6.0　B. 4.0　C. 3.0　D. 2.0

任务四　眼镜校配

学习目标

知识目标:1. 校配的解剖学要求;
2. 配戴不良的观察内容;
3. 金属及塑料眼镜架材料的校配特点与要求。

能力目标:1. 能确定改善戴镜舒适度和清晰度的校配项目;
2. 能多方位校配金属与塑料眼镜。

素质目标:1. 以人为本的服务态度;
2. 精益求精的工匠精神。

任务驱动

案例描述:一位顾客因眼镜配戴不适,前来眼镜门店寻求帮助,配镜师分析后,了解配适不良的情况,确定校配的选项,选用合适的工具对眼镜进行了校配与试戴调整,最终为顾客解决了问题。

引出工作任务:分析配戴不适的问题:观察配适情况,确定校配的选项,分析镜架材料后选用合适的工具,按需求实施校配,试戴再调整。

一、相关知识

(一)校配与解剖学

脸型因人而异,各不相同。戴镜时,眼镜重量对鼻根部、耳部,或镜框的鼻垫部或镜腿的直接压迫和摩擦,影响皮肤、皮下的神经、淋巴管的功能。因此,眼镜校配时要观察好戴镜者的脸型,尽可能避免眼镜对脸部的刺激和压迫。

头部的血管、神经以及淋巴管的位置如图 2-2-4-1、图 2-2-4-2、图 2-2-4-3 所示。

(二)戴镜不良的观察内容

1. 镜框位置

(1) 镜框的平整情况;

(2) 镜框在眼睛上的位置。

2. 戴镜接触点及重力分布

(1) 托叶与鼻根部接触面合适情况;

(2) 镜腿长及镜腿弯与耳根部配合是否压迫;

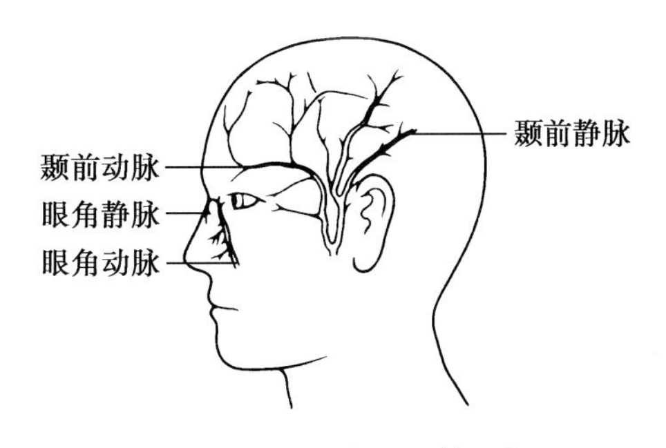

图 2-2-4-1　头部的血管分布

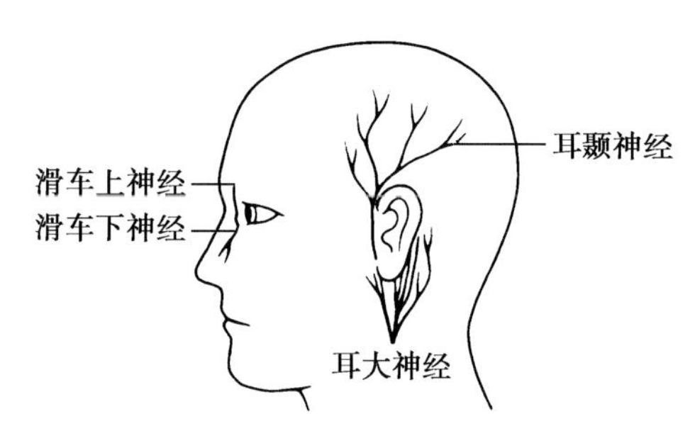

图 2-2-4-2　头部的神经分布

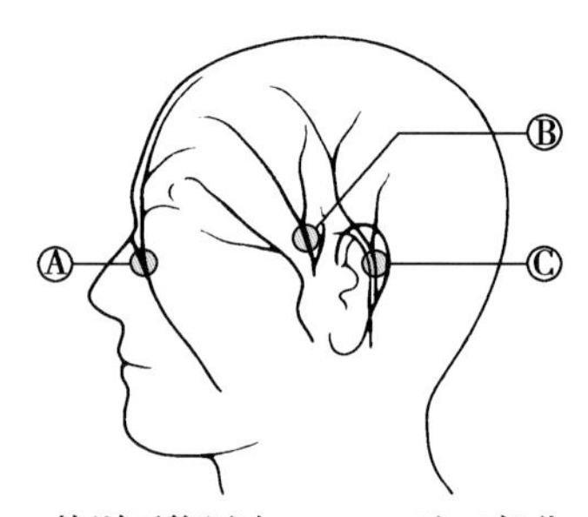

图 2-2-4-3　头部的淋巴分布

(3) 镜框对颞侧部位是否压迫；

(4) 戴镜重量的分布是否均等。

3. 眼镜光学效果

(1) 镜框的前倾角适合；

(2) 镜片与眼的距离符合验光处方设计；

(3) 镜片光学中心位置配戴合适。

（三）眼镜架不同材料的校配特点与要求

1. 塑料架眼镜的校配特点与要求

(1) 塑料架眼镜的校配特点

1) 板材架：校配过程中掌握好加热的温度和时间对保护好镜架很重要。

2) 注塑架：因装配引起的镜架变形情况通常较少，其可塑性较差，成型后即使加热也较难调整。

(2) 塑料架眼镜校配要求

1) 塑料架眼镜的校配尽量不用整形钳，以免留下印痕。

2) 加热前应充分了解被加工眼镜架材料的加热特性，以免损坏影响外观。

3) 塑料架眼镜若装有可调式鼻托，则与金属架眼镜鼻托调整方法相同。

4) 加热操作时，要均匀加热，手指随时感觉加热热度，注意手指皮肤不被烫伤。

2. 金属架眼镜的校配特点与要求

(1) 金属架眼镜的校配特点

1) 铜合金校配时要注意保护表面漆层，不致其留下钳痕甚至裂纹。鼻托支架校配时要避免焊接点受力，否则容易造成脱焊。

2) 镍合金受外力不易变形，校配也较铜合金难。

3) 金及金合金，有一定弹性，较容易校配，用钳时要注意不要留有钳痕。

4) 钛和钛合金材料的加工性能技术要求较高，在校配时要注意其特性。

5) 铝镁合金不易校配。

(2) 金属架眼镜的校配要求

1) 校配前应先了解镜架材料的类型，区分不同金属材料的机械性能和整形特性，然后再进行操作，对选用工具及实施方法有帮助。

2) 镜面扭曲时，可先拧开螺钉，取下镜片用镜框调整钳调整镜圈形状，使之左右对称，装上镜片后镜圈不再扭曲。然后调整镜面，使之平整。

3) 身腿倾斜角用调整钳调整时，要用手扶稳镜面。

4) 调整时，应尽可能逐步到位，不宜调整过头再调回来，以免因反复调整损坏镜架。

5) 校配时，工作台面应清洁，无砂粒。

二、技能要求

眼镜校配操作流程见图 2-2-4-4。

（一）观察眼镜配戴不良内容及确定校配选项

1. 从戴镜者正面观察

(1) 鼻梁部有压痕：戴镜者戴镜后鼻梁部有明显的压痕和痛感，且镜架架梁中心位置不稳定，观察该眼镜的托叶附着面角度与鼻侧面不符合。校配项目：需调

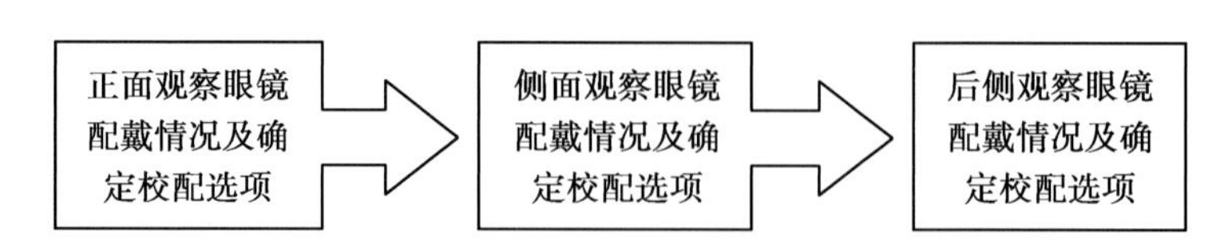

图 2-2-4-4　眼镜校配操作流程

整鼻托叶角度和鼻托梗的弯曲度，使托叶面具有最大的单位负荷面。

(2) 镜架梁中线偏离：戴上眼镜后，眼镜架面中心偏离脸部中心轴线，观察戴镜者的鼻梁侧坡度是否对称，若有两鼻梁侧坡不对称，校配项目：调整单向鼻托叶角度和鼻托梗的弯曲度，并调整单向镜腿外展角度，使镜框中线位置居中。

2. 从戴镜者侧面观察

(1) 身腿倾斜与耳位配合

1) 镜架倾斜角度过小：戴上眼镜后，侧面发现镜架框面的倾斜角度偏小，呈直角状，可观察戴镜者的耳位是否偏低。如果是，校配项目：调整加大双侧镜腿的倾斜角，使镜框维持 10°左右的倾斜角。

2) 镜架倾斜角度过大：戴上眼镜后，发现镜架框面的倾斜角度偏大，呈过度斜角状，可观察戴镜者的耳位是否偏高。如果是，校配项目：调整减少双侧镜腿的倾斜角，使与镜框维持 10°左右的倾斜角。

(2) 眼镜架颞距：见初级眼镜校配章节。

3. 从戴镜者后侧观察

(1) 镜腿弯长：见初级眼镜校配章节。

(2) 垂内角

戴上眼镜后，观察戴镜者的镜腿垂内角是否与耳侧头部的轮廓相适应。垂内角过大会压迫头部产生不适感觉。校配项目：垂内角过小、镜架弯点长，不贴头部轮廓。需要调整镜架垂内角。

（二）多方位校配眼镜

根据配戴不良分析校配项目，进行以下调整的操作(具体可参考初级内容)：

1. 鼻梁间距调整；
2. 颞距调整；
3. 镜架面设计弧度(镜面角)的调整；
4. 镜架倾斜度调整。

三、眼镜校配(中级)考核标准

见表 2-2-4-1。

表 2-2-4-1　眼镜校配(中级)考核标准

项目	评分标准	配分
正面观察校配	以下每项各占 8 分，不符合要求，分项目酌情扣分： • 左右倾斜角与耳位配合，左右镜圈高度一致 • 瞳高约为镜圈高度的 2/3 • 左右外张角与脸型配合，镜圈无水平偏移 • 鼻托叶的斜度与配戴者鼻梁坡度吻合 • 托叶与配戴者的鼻子全面接触，受力面平衡	40
侧面观察校配	以下每项各占 8 分，不符合要求，分项目酌情扣分： • 左右外张角与配戴者脸型颞距配合 • 镜腿侧弯适合配戴者的头部特征 • 镜眼距约为 12mm，但睫毛不能触及镜片后表面 • 镜眼距对称 • 前倾角 8°~15°	40
后面观察校配	以下每项各占 5 分，不符合要求，分项目酌情扣分： • 弯点长适合配戴者的耳上点位置 • 垂俯角适合配戴者的耳郭特征 • 垂内角适合配戴者的耳郭特征 • 垂长部分线条适合配戴者的耳郭特征	20
扣分		

思考题

1. 检查镜腿尾部与耳朵、头部的相配度时，若________或________，会使耳朵后侧产生压痛；若________或________，则眼镜易滑落。
2. 镜框水平度怎样检查？水平度倾斜的原因是什么？
3. 眼镜居中度怎样检查？偏移的原因是什么？

案例分享

【场景描述】

一顾客进店反映新配的眼镜总是下滑、压鼻子，鼻子上已经有红印了，自己曾用手将镜腿往里掰了掰，但是又觉得脸的两侧有压痕，戴一会儿眼镜还是往下掉。

【问题处理】

给顾客讲解眼镜在头面部的几个受力点，分别是鼻梁根部两侧和耳上点。此顾客的情况主要是耳上点没有分担受力，导致重心都落在鼻梁上。顾客自行在家调整镜腿，虽然缩小了外张角，但过小的外张角引起了颞侧压痕，也不能很好改善眼镜滑落。鼻梁根部两侧的红印是因为镜架大部分重力落在鼻梁根部，也与鼻托叶角度和鼻侧翼不够贴合有关。

将外张角调整至正常偏大一点儿，用框缘钳将镜腿调出弧度，确保颞侧皮肤不受挤压。用烘热器软化脚套弯点，调整出与耳朵匹配的弯点长度和垂俯角，再将镜腿的垂内角调整轻触头部皮肤，整体将眼镜的重量移向镜架后部。最后通过反复试戴微调，将鼻托支架角度调整合适，使鼻托叶与鼻侧翼皮肤贴合，同时更换气囊鼻托叶，进一步减轻压力，使配戴舒适度提升。

顾客试戴后非常满意，1个月后回访，也未出现频繁滑落的情况。顾客连连称赞，眼镜调整也有大学问，配镜师很专业。

【经验分享】

1. 调整的时候要先观察出现异常压力的点，结合眼镜在头脸部的重力分布，综合分析，制订出调整方案。

2. 应用合适的调整工具，精细调整每一个部位，通过试戴直至合适。

3. 金属镜架调整时，一定要垫镜布，避免工具钳损伤漆面；用烘热器加热时，要来回旋转移动，均匀加热，避免调整过度加热时出现镜架损坏。

4. 鼻托相对独立，要放在最后调整，气囊鼻托叶或大托叶的鼻托可分散眼镜在鼻梁根部的压力，有效减轻配戴者的受压感，提升眼镜配戴的舒适感。

案例分享

【场景描述】

顾客脸型较宽大，选配了一副无框镜架进行了改形，将镜片左右两侧加宽以满足顾客脸型宽大的配戴需求。发镜时校配将外张角调至与顾客脸型相近的95°，顾客试戴后低头，镜架会向前滑落，需进一步调整解决。

【问题处理】

对面颊较为宽大的顾客，在改变镜片形状的同时，还需调整好眼镜腿中部的弧度，使镜腿弯点与耳上点吻合。镜腿末端的垂俯角及垂内角度也要调整到位，使其与耳后部形态吻合，否则脸部颞侧仍有可能被镜腿部分挤压，而将镜架向前推移。

【经验分享】

对面颊较宽大的顾客，应当在选镜时就注意镜腿款式的选择，并做好初步调整试戴，选择镜腿带有弧度的眼镜最佳。

案例分享

【场景描述】

顾客选配了金属全框镜架，配镜1周后两颞侧都出现了不同程度的红肿、破皮情况，到店要求解决。

【问题处理】

此顾客选配的是金属全框镜架。两镜腿金属部分与颞侧皮肤直接接触，同时顾客脸部皮肤比较敏感，对眼镜架的金属成分不能耐受，导致了与镜腿金属部分所接触的皮肤产生了过敏反应。在镜腿与皮肤接触的金属部分加上透明无色防腐蚀套，同时调整镜腿弧度，使镜腿不会与脸部皮肤接触，达到将镜腿与皮肤完全隔离的效果，能有效解决皮肤过敏问题。

【经验分享】

镍合金相对铜合金具有弹性好、硬度高和耐腐蚀的优点，因此，市面上金属眼镜架的成分中含有金属镍成分的相当多，而镍金属本身具有较大的毒性，容易引起皮肤过敏，在向出汗多或者皮肤敏感的顾客推荐时尤其要注意。

在镜腿金属部分加套塑料防腐蚀套和调整镜腿弧度减少直接接触，可以较大程度地避免皮肤过敏。当然，选择镜腿不含金属镍成分的镜架是更合适的。

培训项目三 商品知识

任务一 光学功能镜片的种类与特性

学习目标

知识目标：1. 了解各种功能镜片的基本原理及设计性能；
2. 了解各种功能镜片的功能效果；
3. 了解各种功能镜片的适宜人群。

能力目标：1. 能够简单表述各种功能镜片的功效及原理；
2. 能够简单表述相同功能不同品种镜片之间的性能区别。

素质目标：1. 具有热爱科学、实事求是的价值观，对商品性能不能夸大其词；
2. 具有创新意识，能根据日常工作中遇到的问题寻求创新解决方案；
3. 加强职业道德意识，树立爱岗敬业、团结协作的职业精神。

任务驱动

案例描述：顾客王某，38岁，某公司财务经理，近视，原来所戴眼镜度数为：R：-3.50 L：-3.00/-0.50×80，镜片品种为：某品牌1.60非球面防蓝光镜片。最近发觉看财务报表时间一长眼睛特别累，刚好自己所戴的眼镜已经3年了，所以来到眼镜店里检查一下视力，顺便配一副眼镜。经验光，度数基本没变，R：-3.50 L：-3.25/-0.50×80，双眼矫正视力均为1.0。向该顾客推荐防疲劳镜片时，顾客询问："什么是防疲劳镜片？真的会让我的眼睛不再累吗？"

作为一名配镜师，面对这样的顾客，如何完成以下工作任务：

1. 如何通俗易懂地给顾客解释什么是防疲劳镜片？

2. 向顾客解释防疲劳镜片是如何做到缓解眼睛视近疲劳的。

3. 向顾客展示防疲劳镜片的功效如何。

一、近视防控离焦镜片

离焦镜片是最近几年推向市场的镜片，其主要作用是延缓儿童青少年近视度数的增长，要研发可以延缓近视度数增长的镜片，就要了解近视形成机制以及近视眼的主要衡量指标。但目前近视形成的内在机制仍然没有定论，不过近视度数的上升主要是由于眼轴增长造成的是大家的共识。尤其是在儿童青少年时期，随着身体的快速发育，眼轴也在增长，正常情况下，在十八九岁时，眼轴达到成人的24mm，但如果在这个时期过度用眼，眼轴发育过快，超过了屈光系统的发育，就会变成近视。所以，要想控制近视度数的增长，就必须采取措施抑制眼轴的过快增长。

近视的离焦理论最早来源于国际学者Frank Schaffer教授。他在1988年发现：当使用负透镜，给小鸡的眼球视网膜后方制造出一个远视性离焦时，小鸡的眼球会主动变长，去适应这一离焦，从而变成近视（图2-3-1-1）。随后，这一近视形成的离焦理论在不同动物中都获得了证实，包括恒河猴。这一理论的重点在于认识到视网膜能识别离焦信号，根据离焦的信息给巩膜发出生长或停止生长的信号，从而控制眼轴增长的速度。比如，当光线的焦点落在视网膜后方时，眼球前后径会变长；当光线的焦点落在视网膜前方时，眼球前后径就会停止变长。离焦信号的视网膜传导机制目前尚未完全明确，但视网膜上的无长突细胞已被证明深度参与这一过程。总结来说，视觉体验影响眼轴的生长，视网膜对清晰的影像有趋向性，眼轴会向着光学离焦的方向生长。基于这一理论研发出的离焦镜片，根据离焦位置的不同主要分为两类，一类是周边离焦镜片；另一类是近视离焦镜片或称为竞争性离焦镜片。下面就这两类镜片的性能、功效、适宜人群等进行详细介绍。

（一）周边离焦镜片

1. 周边离焦镜片的光学性能　看远时（图2-3-1-2），视线经过镜片中心区域在视网膜上聚焦，四周的光线经过镜片近视度数较低的周边区域，消除周边的远视

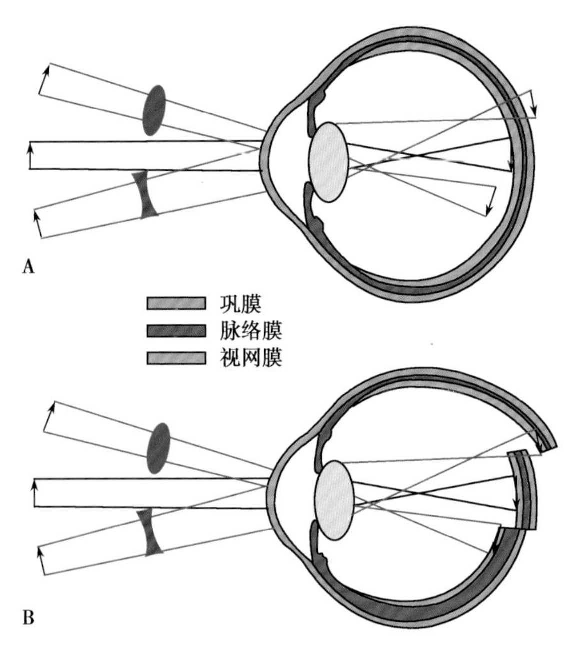

图 2-3-1-1　眼轴向着离焦的方向生长（A，B）

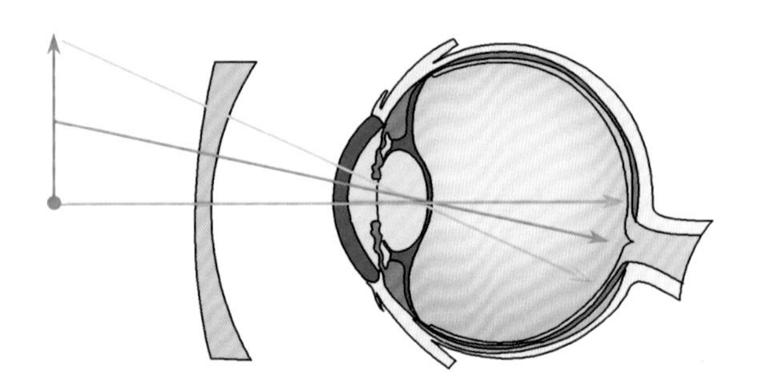

图 2-3-1-2　使用周边离焦镜片看远

离焦，落在周边视网膜上，消除周边远视离焦对眼轴增长的不利影响。

看近时（图 2-3-1-3），视线下转，如果主视线经过近视度数减低的周边区域的话，等于附加了一 ADD，和青少年渐变焦镜片的功能类似。如果在视线下转的同时

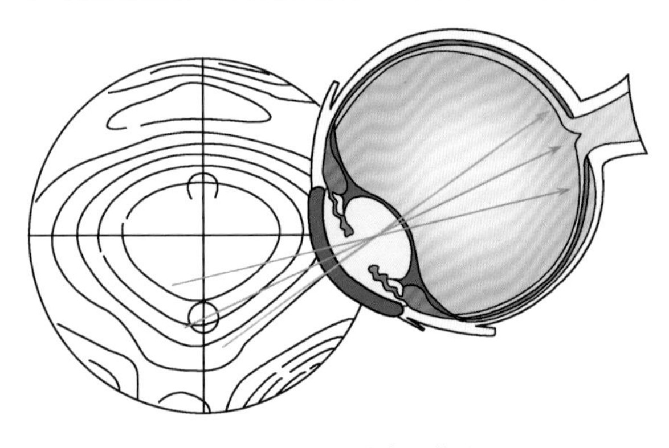

图 2-3-1-3　使用周边离焦镜片看近

头也比较低的话，主视线仍然经过中心区域的话，则视网膜上呈现的效果仍为周边离焦。

2. 功能效果　“周边视力控制技术对青少年近视进展的影响”的临床试验（刊发于 2015 年 2 月《国际眼科杂志》），对 99 例 12~18 岁青少年随机分组，观察组配戴周边离焦镜片，对照组配戴普通单焦点镜片，每 3 个月复查 1 次。18 个月后的数据显示：两组的近视增长量及眼轴增长量比较差异有统计学意义（$P<0.05$）。

2016 年《中医眼耳鼻喉杂志》刊发的一篇关于周边离焦镜片的文章显示：配戴减少旁中心离焦的镜片比配戴普通单焦点镜片能在一定程度上有效控制近视发展。方法为随机抽取 8~14 岁配戴减少旁中心离焦镜片的青少年近视患者 206 例（共 412 只眼）作为试验组；随机抽取 8~14 岁配戴普通单焦点镜片的青少年近视患者 206 例（共 412 只眼）作为对照组，戴镜 1 年后复查并对复查结果进行统计学分析。结果如下：1 年后，试验组近视屈光度人均增加（-0.48 ± 0.23）D，对照组近视屈光度人均增加（-0.76 ± 0.25）D。试验组与对照组屈光度增加差异有统计学意义（$P<0.01$）。

其实，早在 20 世纪 90 年代后期，中山大学中山眼科中心葛坚教授团队和美国休斯顿大学 Smith 教授团队合作开展了恒河猴试验。随后，葛坚教授团队的大型随机对照临床研究在国际上首次证明，控制好视网膜周边的远视性离焦，可对青少年近视的增长有 30%~40% 的控制效果。

3. 适宜人群

（1）所有 4~18 周岁人群，16 岁以下儿童效果更好。

（2）父母双方有近视病史的导致产生遗传性近视的儿童及青少年。

（3）配戴普通单焦点镜片度数增长较快的患者。

（4）调节力弱且有外隐斜不适合配渐进镜片的患者。

（二）近视离焦镜片（图 2-3-1-4）

1. 近视离焦镜片的光学特性　看远时（图 2-3-1-5），视觉中心区域的光线通过 9mm 的镜片中心区域，正常在视网膜黄斑处聚焦，形成清晰的影像，与此同时，周边的光线通过镜片周边微透镜区域在视网膜周边形成近视离焦。

看近时（图 2-3-1-6），离焦微透镜区域全部覆盖瞳孔视线，在瞳孔大小范围内，一部分通过微透镜与微透镜缝隙的光线正常屈光折射，在视网膜中心凹聚焦形成清晰影像，另一部分光线通过几个微透镜的折射聚焦在视网膜前，形成中心近视离焦，抑制眼轴向后方发展，独特的设计结构完美地在“大”镜片上表达了近视

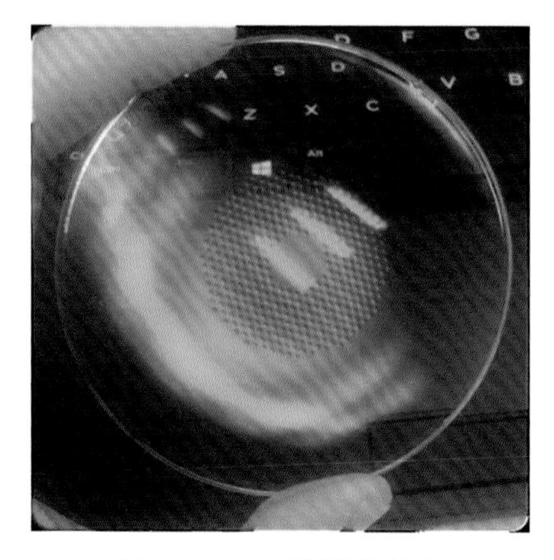

图 2-3-1-4　近视离焦镜片

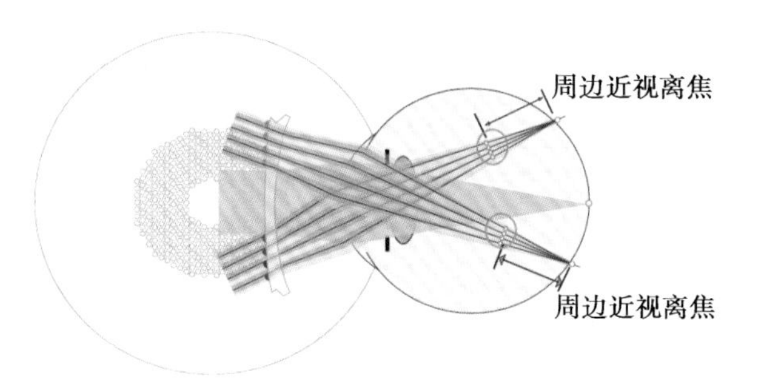

图 2-3-1-5　近视离焦镜片看远时成像示意图

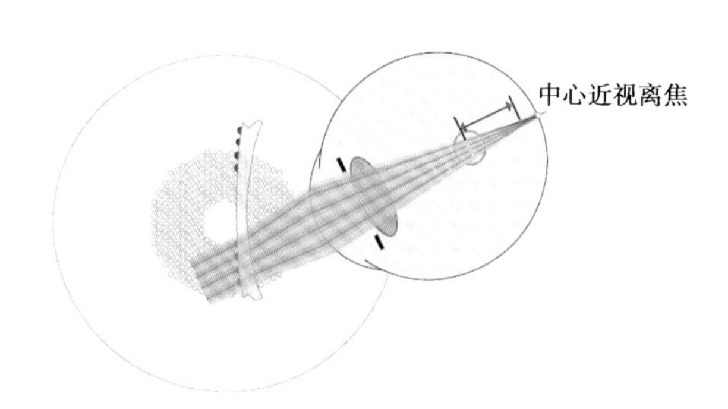

图 2-3-1-6　近视离焦镜片看近时成像示意图

离焦理论。

2. 功能效果　2014—2017 年，香港理工大学的随机双盲临床试验表明：和配戴普通单焦点镜片的孩子相比，配戴近视离焦镜片的孩子的近视进展减慢 59%，眼轴增长减缓 60%，结果非常令人满意（图 2-3-1-7）。

另外，统计显示（图 2-3-1-8）：配戴了近视离焦镜片的孩子中，有 21.5% 的，在 2 年内近视度数一点儿都没有增长，而配戴普通单焦点镜片的孩子，仅有 7.4% 近视度数没有增长。相反，在 2 年间近视度数增长 1.00D 以上的孩子中，配戴单焦点镜片的孩子有 42%，而配戴近视离焦镜片的孩子则仅有 12.7%。

眼轴增长方面也一样（图 2-3-1-9），2 年间眼轴一点

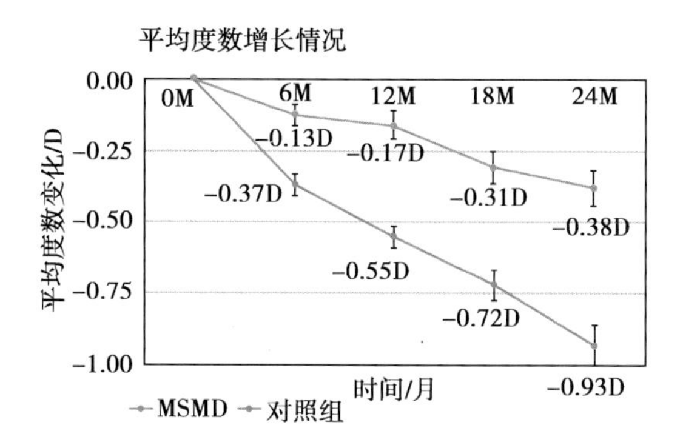

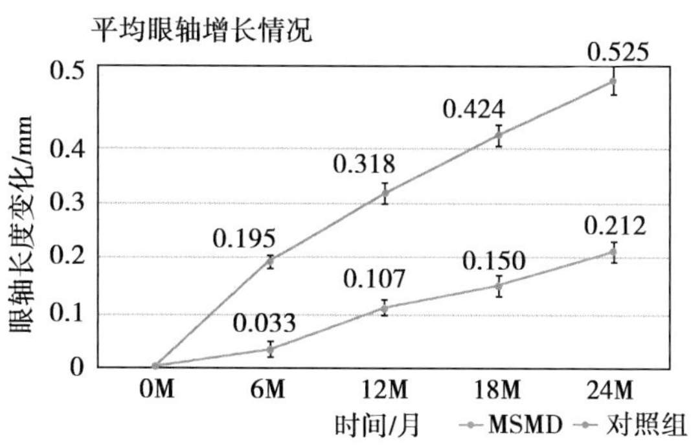

图 2-3-1-7　临床试验效果

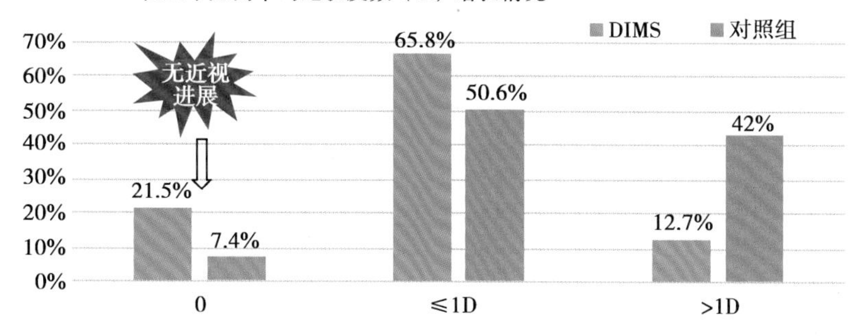

图 2-3-1-8　配戴近视离焦镜片组和单光镜片组 2 年近视进展对比

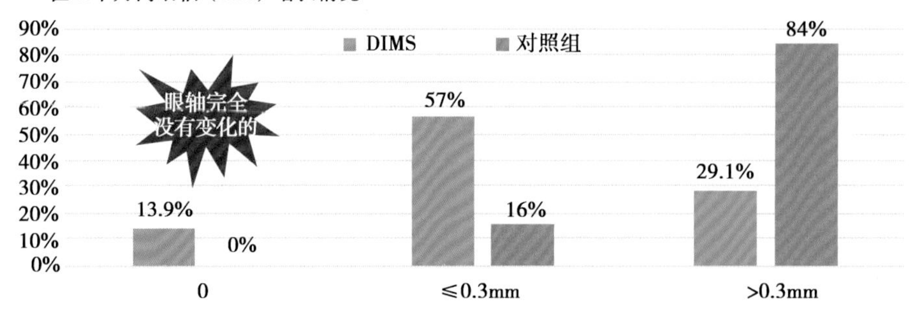

图 2-3-1-9　配戴近视离焦镜片组和单光镜片组 2 年眼轴进展对比

儿都没有增长的孩子有 13.9%，而配戴普通单焦点镜片的孩子没有一个眼轴不增长的，眼轴增长 0.3mm 以上的则占到了 84%。

3. 适宜人群　18 岁以下近视的儿童青少年均可配戴近视离焦镜片，从临床试验和临床实际配戴效果来看，10 岁以上儿童的近视防控配戴效果优于 10 岁以下儿童；调节滞后量、初始近视度数、父母近视情况等并不影响近视离焦镜片的近视控制效果。另外，因为近视离焦镜片的最主要的作用是近视防控，而近视防控是一个长期的过程，因此，验配近视离焦镜片也应抱有科学的态度：能接受配戴镜片后近视度数的合理增长，能遵从验光师的建议，做到按时复查，认真遵照医嘱进行训练。

二、防疲劳镜片

近年来，随着 4G、5G 技术的推广普及，视频终端被大量应用。用眼时间一长，眼球和眼眶周围就会出现不适或疼痛感，有时甚至会出现畏光、流泪、视物重影等，严重的还会出现颈部肌肉紧张、肩部酸痛等全身症状，并伴有精神萎靡、嗜睡、记忆力减退、失眠等精神症状。这些就是视疲劳的症状，通俗一点儿讲是眼睛出现了亚健康问题。针对这一普遍性问题，视光专家和镜片研发专家共同研发出了防疲劳镜片。

（一）光学性能

长期研究发现：在人眼视功能协调正常的情况下，导致出现视疲劳有三个关键因素：第一，看近距离(distance)，即眼睛的调节量，看近距离越近，眼睛需要动用的调节量就越多；第二，看近持续的时间(time)；看近持续的时间越长，眼睛肌肉紧张，持续维持看近调节量所使用的肌肉能越多；第三，屏幕发出的高能蓝光，即屏幕图片色彩的高饱和度。所以在不使用视频终端时，看近距离和看近时间起作用，而如果使用智能手机、电脑等电子屏幕时，以上三个因素就会共同起作用。对于屏幕蓝光等视频终端导致的眼疲劳，一般镜片上使用防蓝光膜层或防蓝光的片基材料就能解决，相对比较简单。但基于看近距离和看近持续时间两个因素导致的视疲劳，才是重点解决的问题。所以专家们提出了眼睛视力负担(DH 值)的概念和衡量视力负担大小的公式：

$$\text{DH} \approx \frac{\text{看近持续时间(h)}}{\text{看近距离(m)}} \approx \begin{matrix}\text{眼调}\\\text{节力(D)}\end{matrix} \times \begin{matrix}\text{看近持续}\\\text{时间(h)}\end{matrix}$$

从公式中可以看到：为了减少眼睛负担，即 DH 值尽量减少，除增加看近距离，也就是减少眼睛调节量之外，还应减少看近的持续时间。但是，对于一个要应付日常学习、工作的年轻人来说，大幅度地改善这两项数值的可能性较低，所以，人们设计了垂直非球面(图 2-3-1-10)。其基础设计和普通非球面镜片类似，只不过在垂直方向上附加了一定度数的 ADD，这样通过在下方附加一定的正度数代替眼内晶状体的一部分调节量，达到降低 DH 值的目的。比如，当垂直功能附加为 +0.50D 时，假设配戴者看近距离是眼前 40cm，正常情况下眼睛应该付出的调节力为 2.5D，当配戴上这种镜片时，眼睛仅付出 2.0D 的调节就可以了。再假设配戴者看近持续 4 小时的话，眼睛的负担 DH 值由原来不戴防疲劳眼镜的 10DH，减少到戴防疲劳眼镜后的

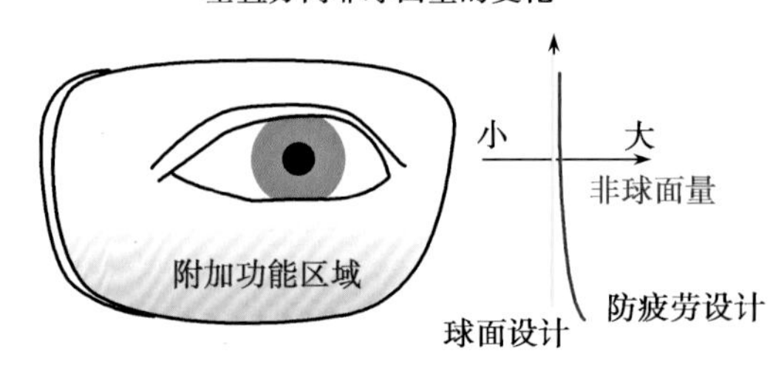

图 2-3-1-10　垂直非球面量的变化

8DH，一定程度上可以缓解由于调节负担过重导致的视疲劳的情况。

（二）功能效果

2006 年，日本国立残障人士康复训练中心医院筑岛谦次博士做了防疲劳镜片和普通单焦点镜片在阅读前和阅读后对于调节幅度影响的研究。临床试验的设计如图 2-3-1-11 所示：在这个装置内，眼前 2.5m~20cm 处设置视标，并交互提示视标，让被试者通过图中的装置辨认远处 2.5m 的视标，由 2.5m 到 20cm 或者相反地由 20cm 到 2.5m 切换时，被测试者对提示的视标做开口方向的辨认。一旦辨认出来之后马上按钮，从视标提示亮灯到按钮的时间就是调节反应时间。记录下反应时间，并把调节紧张和调节放松时间进行阅读前和长时间阅读后的对比。被测试者重点选了 30~45 岁之间的人群，测试结果如图 2-3-1-12 所示。

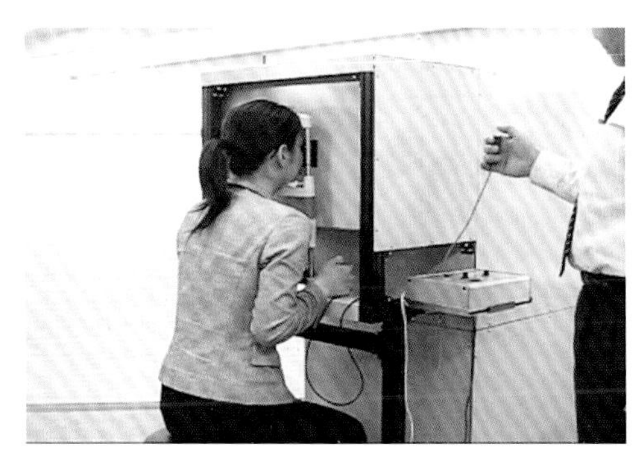

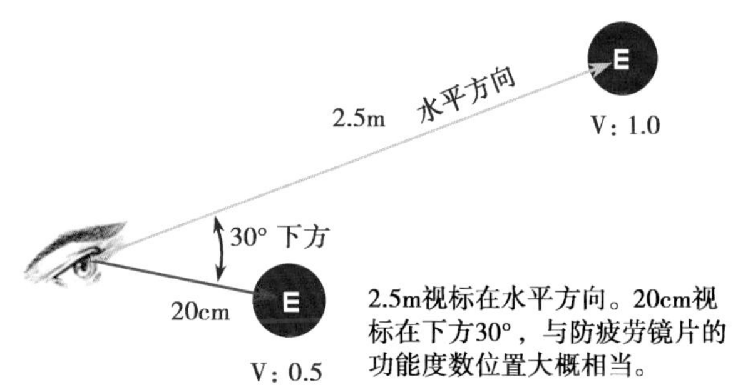

图 2-3-1-11　防疲劳测试装置

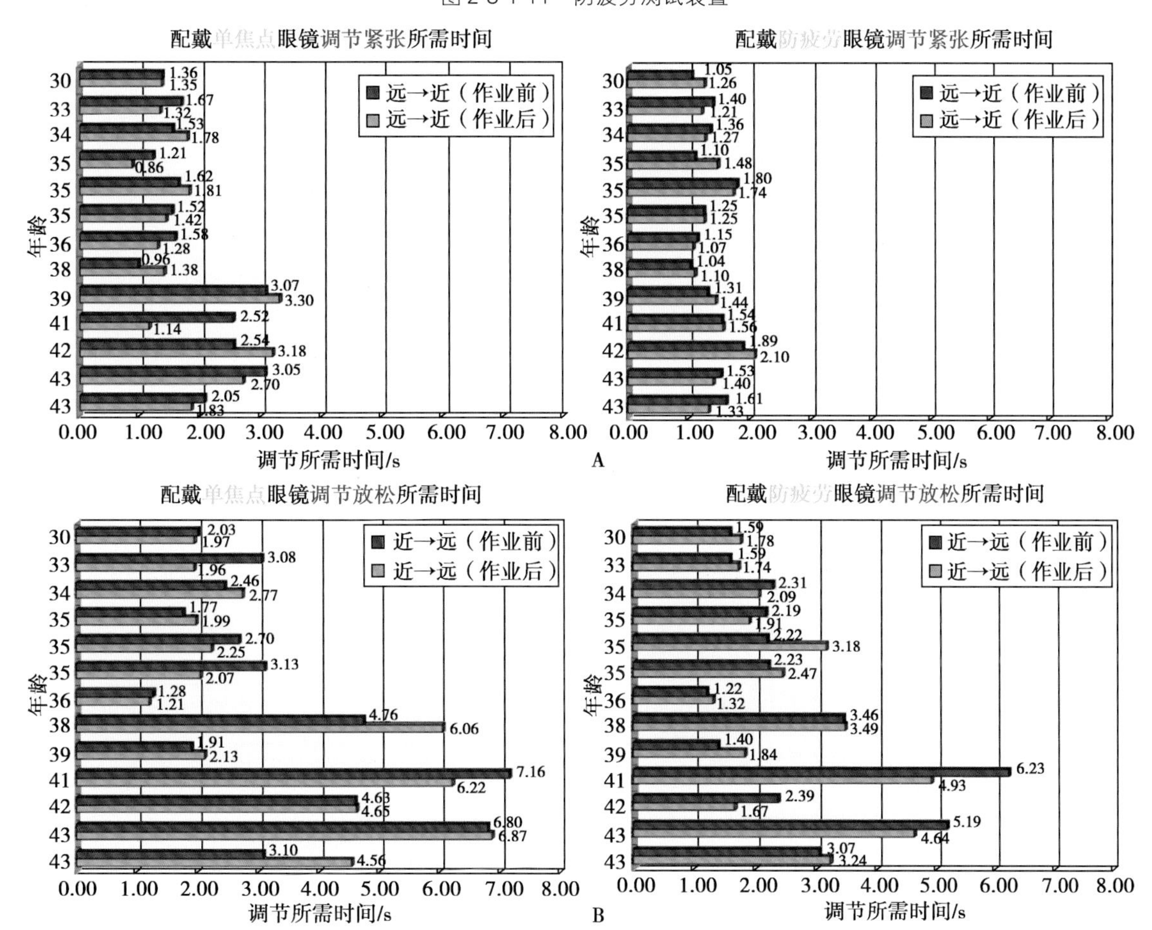

图 2-3-1-12　配戴单焦点和防疲劳镜片调节紧张所用时长的对比（A）和配戴单焦点和防疲劳镜片调节放松所用时长的对比（B）

从图表中很明显可以看出：无论是近距离阅读前还是阅读后，配戴防疲劳镜片比配戴普通单焦点镜片调节紧张和调节放松所需的时间要短，尤其对于38岁以上年龄的人士而言，更加明显。

另外，筑岛博士团队还就阅读前和长时间阅读后配戴不同眼镜的调节力（调节幅度）的值作了测量和对比，结果如图2-3-1-13所示：无论哪个年龄段的人，在长时间阅读后，配戴普通单焦点眼镜都比配戴防疲劳眼镜调节力的衰减要大。

10年之后的2016年，马来西亚CK视光师顾问中心（CK Optometrist Consultant Centre，Malaysia），斯洛文尼亚马里博尔大学（Maribor University，Maribor，Slovenia），豪雅视力保护部亚太区总部（Hoya Vision Care Asia Pacific，Singapore）共同做了一项关于防疲劳镜片和普通单光镜片配戴体验的对比试验，最终的结论是（图2-3-1-14和图2-3-1-15）：受试者配戴防疲劳眼镜后，与数字设备使用相关的视觉疲劳症状的严重程度显著降低，戴镜1个月后视觉体验明显改善。

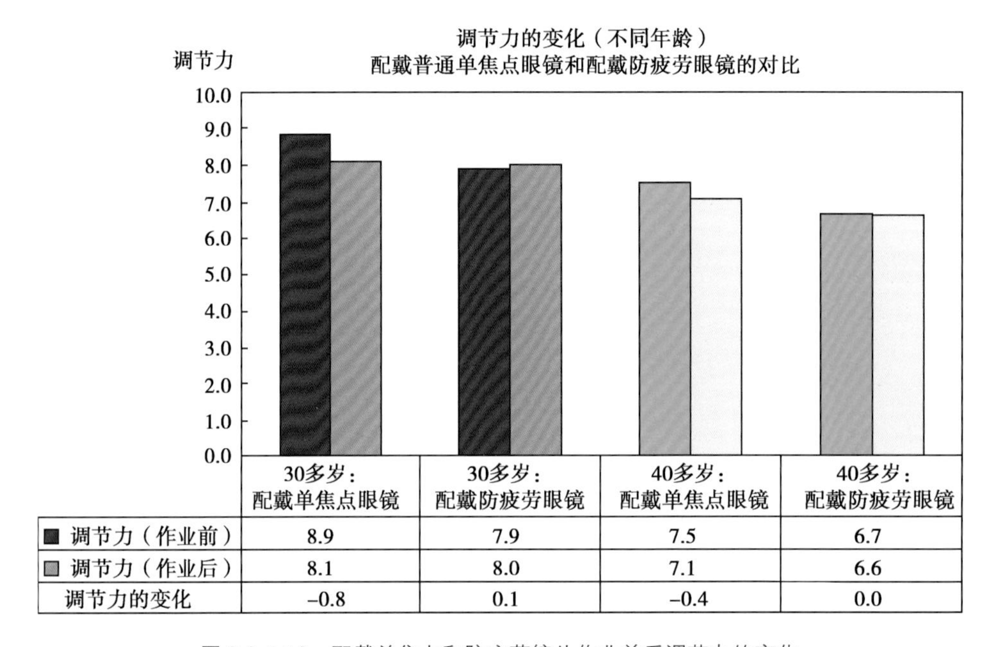

	30多岁：配戴单焦点眼镜	30多岁：配戴防疲劳眼镜	40多岁：配戴单焦点眼镜	40多岁：配戴防疲劳眼镜
调节力（作业前）	8.9	7.9	7.5	6.7
调节力（作业后）	8.1	8.0	7.1	6.6
调节力的变化	−0.8	0.1	−0.4	0.0

图2-3-1-13　配戴单焦点和防疲劳镜片作业前后调节力的变化

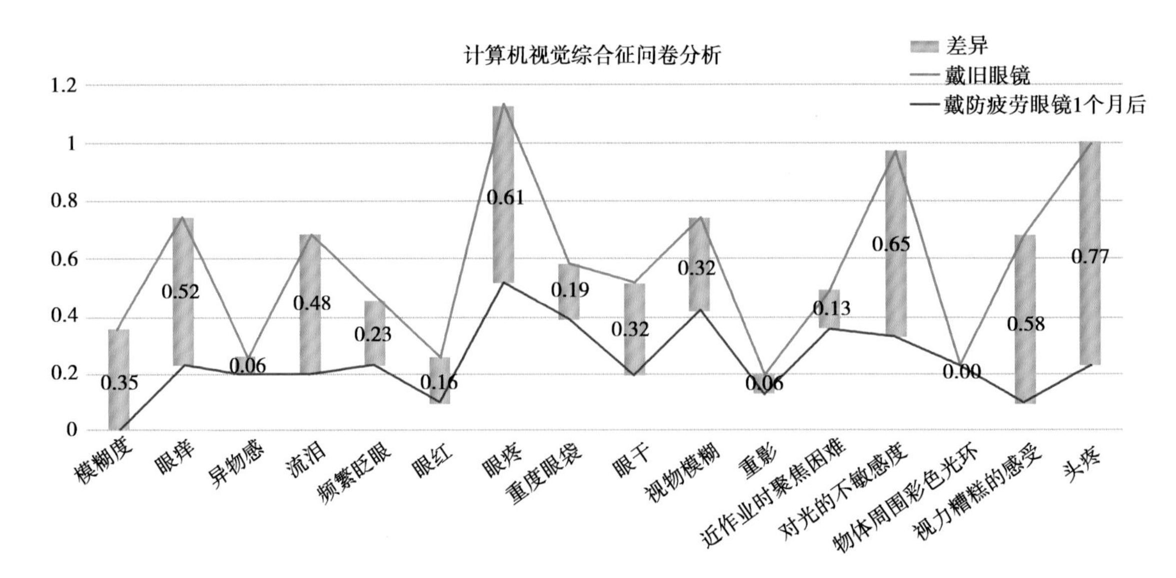

图2-3-1-14　配戴单焦点与配戴防疲劳镜片视疲劳症状发生频率对比

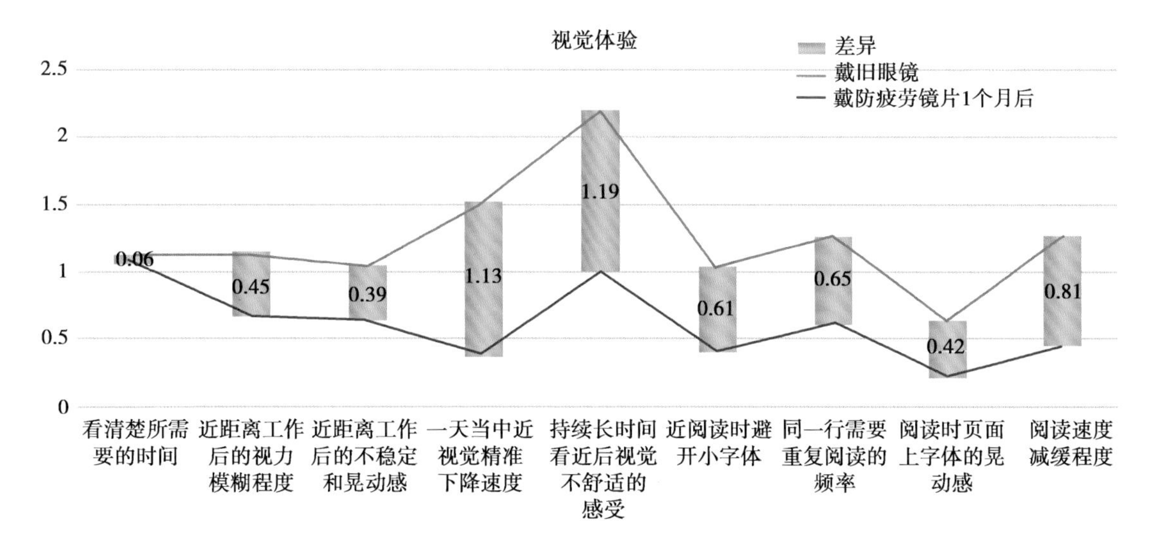

图 2-3-1-15　配戴单焦点与配戴防疲劳镜片视觉体验的对比

（三）适宜人群

防疲劳镜片适合所有存在数码视疲劳的人群，也适合经常使用数码设备或者近阅读时间较长的具有视疲劳潜在风险的人群，尤其适合调节滞后的年轻人。

三、渐变焦镜片

渐变焦镜片于 20 世纪 50 年代发明。其独创性地改变了传统镜片上只有一个光度的设计，让镜片上的度数自上向下不断变化，这样可以满足那些因为晶状体老化而看近不能调节的老视患者。配戴后能看不同距离的物体，如图 2-3-1-16 所示：上部为看远的屈光度，用来看远使用，中间部分为看 50cm~2.3m 的度数，下面部分为看近处的度数，为老视患者呈现出看任何距离连续、清晰的视野，回归年轻时的视觉感受。另外，虽然镜片表面有度数变化，但因为镜片表面平滑，外观上看就像普通单焦点镜片一样，可以满足爱美、注重外表的中老年眼镜配戴者的需要。

渐变焦镜片从使用功能上分为：远中近渐进、中近渐进和近近渐进；从渐进通道上分为：长通道渐进和短通道渐进；从基础设计上分为：外表面渐进、内表面渐进和双面渐进。

（一）光学性能

因为渐变焦镜片上屈光度的变化导致镜片下方左右两侧出现像差区，配戴者通过这个区域视物时会感觉物体变形，所以，镜片设计者们想了各种方法减轻这种变形感，这就是让渐变焦镜片性能优化的系列设计。渐变焦镜片的性能优化设计到目前为止经历了六次迭代，如图 2-3-1-17 所示。

总之，顶尖的渐变焦镜片设计一定要考虑四个核心要素：①双眼协调、舒适；②度数精准、视物清晰；③产品生产要符合设计预期；④配戴者日常行为的个性化。

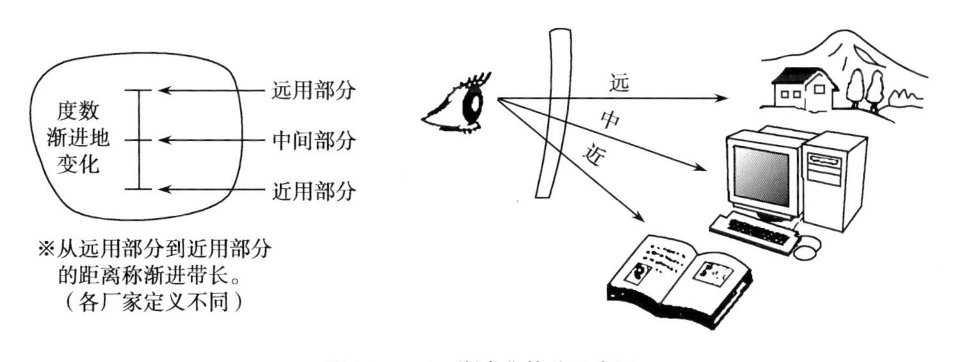

图 2-3-1-16　渐变焦镜片示意图

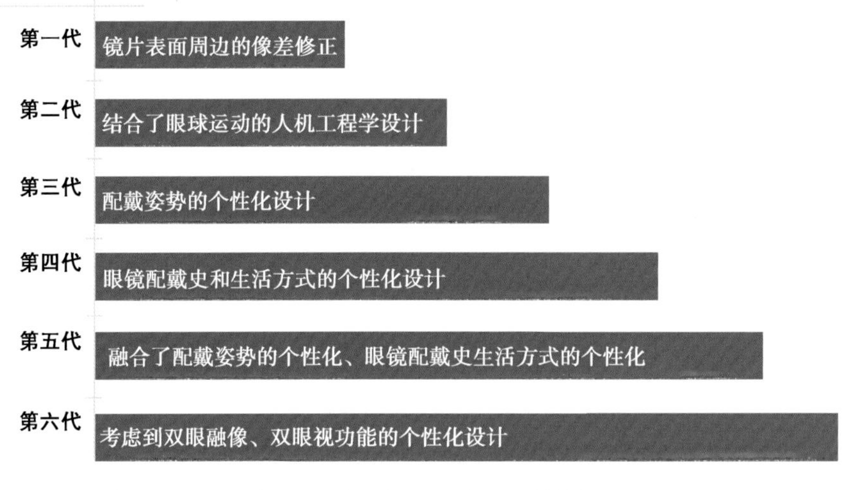
渐进镜片的性能优化设计
第一代
镜片表面周边的像差修正
第二代
结合了眼球运动的人机工程学设计
第三代
配戴姿势的个性化设计
第四代
眼镜配戴史和生活方式的个性化设计
第五代
融合了配戴姿势的个性化、眼镜配戴史生活方式的个性化
第六代
考虑到双眼融像、双眼视功能的个性化设计

图 2-3-1-17　渐变焦镜片性能优化设计的六次迭代

（二）功能效果

1. 提供从远到近清晰视野和方便的视物体验　渐变焦镜片因为从上到下加光度数逐渐增加，到近用眼位点度数达到处方 ADD 的度数，给调节力不足的老视眼提供充足的度数补充，让其看清近处的书本等物体。如果想看远处的景物时，又可以马上抬头转换视线，通过远用度数区域看清远处的目标。尤其对于存在近视度数的老视患者而言，渐变焦镜片提供了清晰、方便的视物体验。

2. 渐变焦镜片表面平滑、美观　渐变焦镜片和双光镜相比，因为表面平滑，外观和普通近视眼镜没有什么不同，非常适合于部分期望保持年轻感的中年人士。另外，渐变焦镜必须配戴端正，不会出现架在鼻头上的老视感。一款渐变焦镜片搭配上潮流镜框可以彰显独特的气质和品味。

3. 侧方视物时会有变形，转头时会有晃动感　用渐变焦镜片侧方视物，除了会出现度数不足不清楚，还会有变形的感觉，比较快速地转动头位时还会有轻微的晃动感。这主要是因为渐变焦镜片下方两侧有比较大面积的像差区域，像差区域的大小取决于该款渐变焦镜片的设计、通道长度以及 ADD 的度数。所以，渐变焦镜片研发的目标是通过各种各样的光学手段，尽量减少镜片两侧的像差区域，扩大渐进通道的宽度以及近用区域的宽度。

4. 渐变焦镜片的舒适性和功能性成反比　对于传统的单面渐进来讲，要想扩大近用区域的宽度，只有缩短渐进通道，如图 2-3-1-18 中的硬性设计，这样近用区

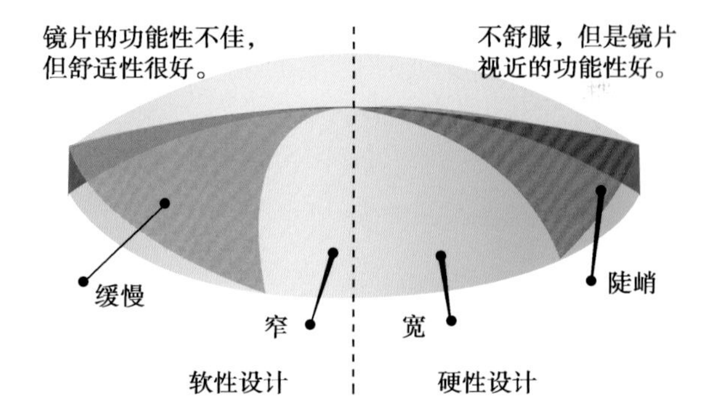
镜片的功能性不佳，
但舒适性很好。
不舒服，但是镜片
视近的功能性好。
缓慢
窄
宽
陡峭
软性设计
硬性设计

图 2-3-1-18　渐变焦镜片的软性、硬性设计示意图

域就会比较宽。但是，通道短了度数变化的速度就会过快，导致周边的像差变大，其晃动感也会比较强烈。当然，对于配戴者来讲：还是变形小、晃动小的渐进镜片戴起来才会更好，所以如果想要达到舒适性最佳的话，就要采取左侧的软性设计，把通道设计得长一些，这样度数变化就会缓慢，变形和晃动自然就小了，近用区域也会随之减小。所以说传统的单面渐变焦镜片的舒适性和功能性是成反比的，要想把一款渐变焦镜片做到最佳，只能找两者之间的最佳平衡点。对于渐变焦镜片的选配也一样，要想配戴好，只能根据顾客主要视物需求选择适合的渐变焦镜片种类。

（三）适宜人群

选择合适的配戴者是验配成功的第一步。顾客的用眼需求和配戴意愿是影响渐变焦镜是否容易被接受的最重要因素，而顾客的年龄、屈光不正度数和原来旧

眼镜的情况等也是应该考虑的。

1. 从屈光不正度数方面考虑　最适合配戴渐变焦镜片的顾客屈光度数一般为：球镜≤±6.00D，柱镜≤±2.00D，屈光参差≤±2.00D，一般近附加在+0.75~+3.50D。不过不排除一些特殊人群能够配适成功。

2. 从用眼需求方面考虑

(1) 以配戴美观度为目的，不愿意配戴老视镜者。

(2) 以方便为目的，频繁交替使用远中近视野者。

3. 渐变焦镜片的慎配人群

(1) 有头晕症状的各种全身疾病的顾客。

(2) 特殊职业需求，要求用镜片上方看近，镜片下方看远者。

(3) 加光度超过+3.50D者，因为厂家不能制作而不能验配。

(4) 体姿异常：患有运动系统疾病而不能保持平衡者(如类风湿关节炎、颈项强直、骨关节结核等)；双眼位不能处于同一水平位置，如行走时左右晃动过大者。

(5) 既往对镜片、镜架适应困难；神经质或者心理素质特别敏感者；单焦点老视眼镜不能适应者；高血压、青光眼、高血糖等已引起眼底病变且视力长期不能稳定者。

四、光致变色镜片

(一) 原理及光学性能

光致变色镜片简称变色片，可随光的强度自动改变透光率，将矫正和防护两种功能结合起来。这种镜片根据变色的原理与制造工艺的不同又分为膜层变色与片基变色两种。

早期的片基变色是在无色或有色光学玻璃基础成分中添加少量卤化银(AgCl、AgBr)等化合物微晶作为感光剂，在镜片受到紫外线照射时，微晶分解为银原子和卤素，若干银原子结合为银的胶质体，于是产生了镜片的颜色由浅变深效果。反之，当停止外界紫外光照射时，那些仍然保存在基材内的卤素又重新与银结合为卤化银微晶，使镜片又回到原来的无色或原有基色的颜色状态。此种变化过程是可逆的，浅色时呈浅灰或浅棕，而变深时又呈深灰或棕色。

膜层变色一般用于高端树脂镜片，如图2-3-1-19所示，采用旋涂工艺在镜片表面涂上一层复合变色材料，该材料遇到紫外线照射时，会产生化学变化，颜色变深，等切断紫外线照射时，重新恢复无色透明。膜层变色片的变色膜层是均匀涂抹在镜片表面的，变色浓度不会随屈光度数的加深而出现镜片中央与周围深浅不一的情况，所以其变色浓度不受镜片屈光度高低的影响。树脂膜层变色镜片还因为片基是树脂材料，质轻且抗冲击性强。另外，可在变色膜层的外面再镀上加硬层和防反射等功能膜层(图2-3-1-20)，让变色镜片的性能更加多元化。

膜层变色镜片与片基变色镜片的优缺点对比见表2-3-1-1。

另外，随着膜层技术的发展，目前膜层变色镜片的

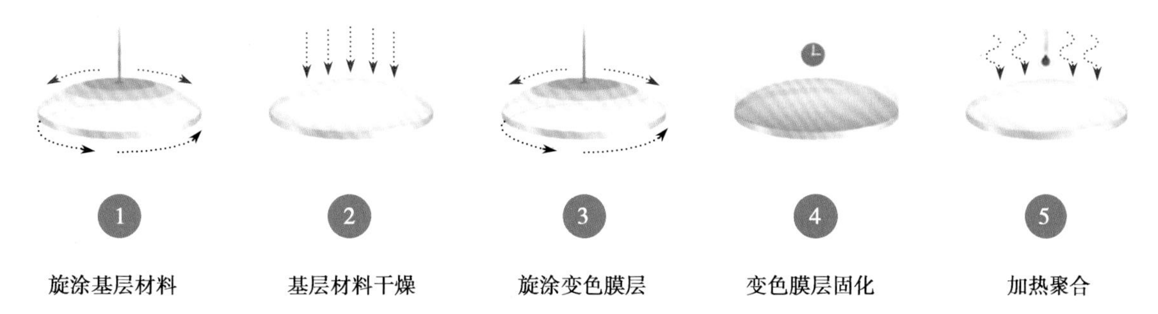

图2-3-1-19　膜层变色镜片的生产制作工艺

表2-3-1-1　膜层变色与片基变色两种光致变色镜片优缺点对比

相同条件下的性能对比	基变变色镜片	膜变变色镜片
镜片基色	有底色	无色透明
变色/褪色速度	慢	快
高屈光度镜片的应用方面	呈现中心浅、四周深(负片) 呈现中心深、四周浅(正片)	整个镜片深浅度均匀
变色的颜色种类	茶色、灰色	颜色丰富(茶色、灰色、粉色、绿色)

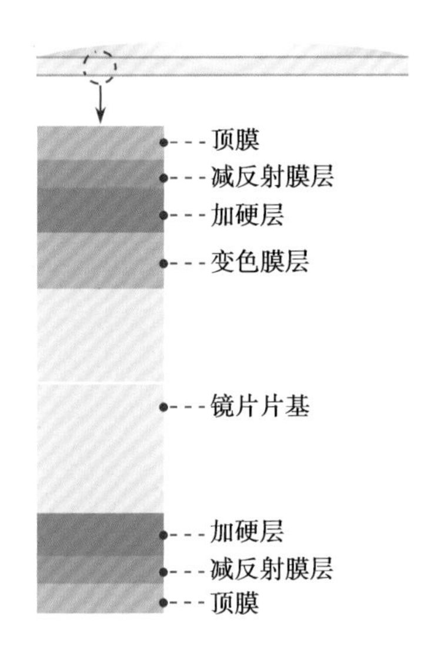

图 2-3-1-20　变色镜片的膜层结构

种类也很多。有专门针对驾驶人员的车内变色镜片(图 2-3-1-21),克服了普通变色镜片因为在车内接收不到紫外线而不变色的问题,但变色浓度与可见光的敏感程度与照射到镜片的光强度有非常大的关系,强度越高,变色表现越好。另外,也有为了配戴时尚美观研发出来的镜面变色镜片(图 2-3-1-22),因为浅色镜面膜的存在,光照下更出彩,而在室内则只有淡淡的颜色,兼具了太阳镜与光学眼镜的优点,使配戴者拥有更具个性的外观。

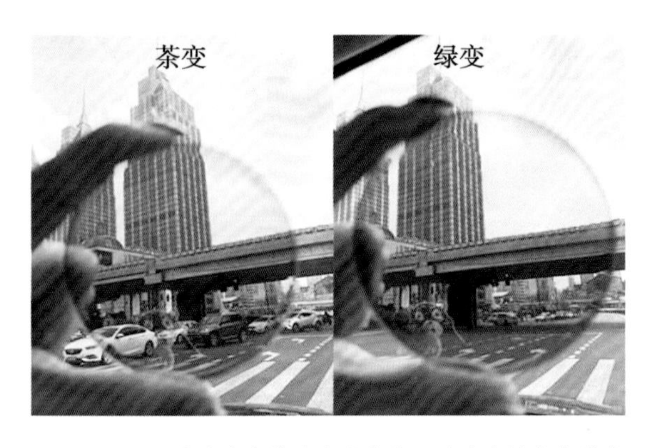

图 2-3-1-21　车内变色镜片在汽车挡风玻璃内的变色浓度(春天,10℃,多云)

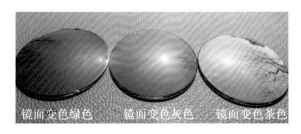

图 2-3-1-22　镜面变色

(二)功能特点

变色镜片的变色速度与紫外线照射量和温度有关。紫外线量越多,变色越深、速度越快;温度越高,变色越浅。所以,在冬天下雪后的晴天,变色最深,而在温度较高的夏天,变色会比较浅。另外,变色微粒是有活性和寿命的,在使用一段时间之后,变色微粒会逐渐失去活性,镜片的底色会越来越深,且镜片最深时的颜色变浅,也就是变色幅度随着变色活性的减退而变小。在正常配戴的情况下,一般变色镜片的使用寿命是 3~4 年。

(三)适宜人群

1. 普通的变色镜片适合在室内和室外频繁切换的人士,他们想在所有光环境下都能有舒适的视觉,同时想获得方便的紫外线防护方案;

2. 车内变色镜片更适合室外活动更多的人士,尤其适合经常开车驾驶的人。对于平时对光线比较敏感或者觉得普通变色镜片变得不深的人士也非常适合。

3. 镜面变色镜片也适合户外活动多、经常开车的人士,同时也适合想有时髦、炫酷形象的人士。

五、防蓝光镜片

蓝光是波长处于 400~500nm 之间具有相对较高能量的光线,人眼的感觉呈蓝色,所以称之为蓝光。自然界中的蓝光无处不在,晴朗的天空、蔚蓝的大海……蓝色给人的感觉是纯净的,使人心旷神怡。不过,因为蓝光属于短波光,短波光与长波光相比更容易发生散射,散射以及散射所产生的眩光是造成刺眼、闪烁、眼睛干涩的根本原因。除此之外,蓝光大量存在于电脑显示器、数码电子产品显示屏、手机、电视,甚至汽车车灯、霓虹灯中,充斥着我们的日常生活。相关研究表明,光线对眼部不同组织的穿透情况也不尽相同,一般来讲,紫外线中波长较短的光直接被角膜阻挡了,波长较长一些的光能够穿透角膜到达晶状体。而大部分蓝光能穿透角膜和晶状体,到达视网膜。不过,不同波长的蓝光对于人眼的危害效应是不同的,435~440nm 之间的蓝光对眼睛的危害效应最大,这个波段的蓝光我们称之为高能蓝光,数码产品屏幕所发出的蓝光大部分属于这个波段(图 2-3-1-23)。这部分蓝光具有极高能

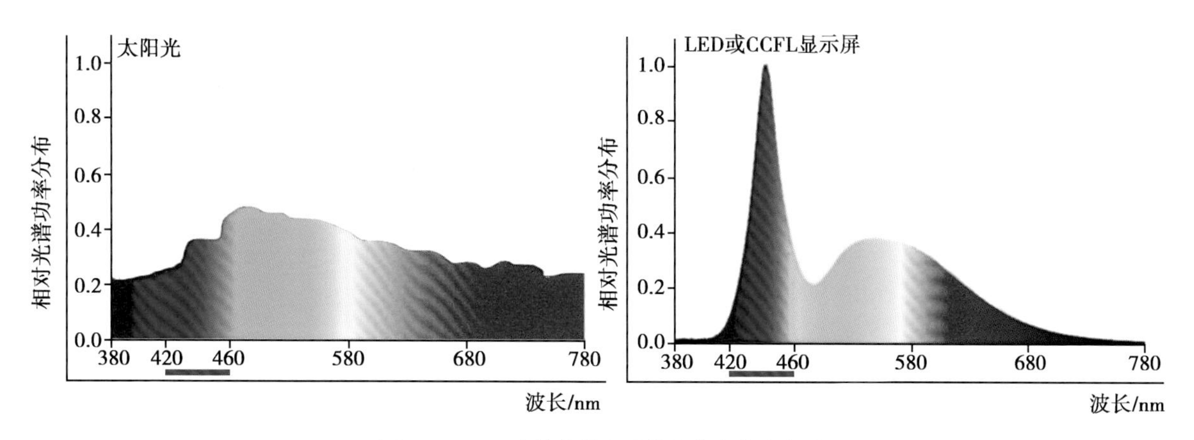

图 2-3-1-23　自然光线和屏幕光线中蓝光光谱

量，能够穿透晶状体直达视网膜，引起视网膜色素上皮细胞的萎缩甚至死亡。光敏感细胞的死亡将会导致视力的下降甚至完全丧失，且这种损坏是不可逆的。人眼中的晶状体会吸收部分蓝光渐渐混浊，形成白内障，尤其是儿童晶状体较清澈，无法有效抵挡蓝光，从而更容易导致黄斑病变以及白内障的发生。屏幕蓝光对人眼的影响在日常的生活中主要表现为眼干涩、畏光、头痛、视物模糊和眼疲劳。另外，蓝光会抑制褪黑色素的分泌，而褪黑色素是影响睡眠的一种重要激素，目前其已知的作用是促进睡眠、调节时差。所以在睡觉前最好不要看手机，以免影响睡眠。因此，蓝光防护技术既不能全部阻隔蓝光，也不能没有选择地对各个波段进行阻隔，而一定要做到阻隔对人眼有损伤的 440nm 左右的高能蓝光。

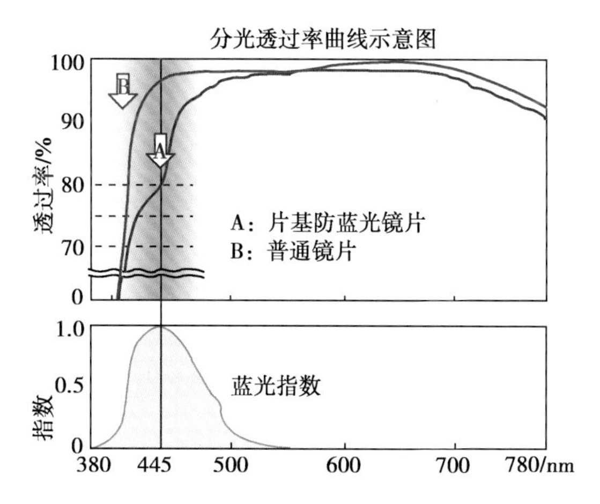

图 2-3-1-24　基材防蓝光透过率曲线

（一）原理及光学性能

眼镜镜片要达到防蓝光的目的，有三种制造工艺：①在镜片上镀蓝光防护膜；②镜片片基采用 UV420 的基材；③对镜片进行染色。蓝光防护膜的相关原理及性能见前文关于防蓝光膜层的部分。片基防蓝光镜片采用了 UV420 基材。这种基材不仅可以吸收紫外线，还能吸收 400~420nm 的短波蓝光，可以有效阻隔高能蓝光。从分光透过率曲线中（图 2-3-1-24）可以看到，445nm 以下的短波蓝光的透光率低于 80%，同时，450nm 以上的光线的透光率在 90% 以上。各项性能指标表现更加完美。染色防蓝光镜片主要为通过给镜片的基材染色，一般是染成黄色或橙色，通过颜色的中和，把屏幕蓝光阻挡在外，同时降低镜片的透光率，消除眩光，提升对比度（图 2-3-1-25），降低屏幕色彩的饱和度，达到保护眼睛的目的。

（二）功能效果

1. 膜层防蓝光镜片　应用最广泛，但蓝色的膜层让镜片反光明显。有时甚至会出现“鬼影”现象，影响视觉质量。

2. 基材防蓝光镜片　阻断了对眼健康有影响的 400~420nm 波段的屏幕蓝光，同时最大限度地保持镜片无底色和透明度，另外，表面可以镀任何颜色的膜层，让配戴者根据喜好有了更多的选择。

3. 染色防蓝光镜片　染色可深可浅，色系也可以选择，随着颜色、浓度的不同，其蓝光波段的透光率情况也不尽相同，适用的范围更加广泛。总之，染色防蓝光技术可以有效阻挡有害短波蓝光，消除散射产生的刺眼眩光；又因为镜片具有一定的遮光作用，所以可以降低屏幕光源对眼睛的刺激，同时因为染的颜色具有混色作用，可降低屏幕色彩饱和度，使配戴者像看书一样看屏幕，眼睛更舒适。

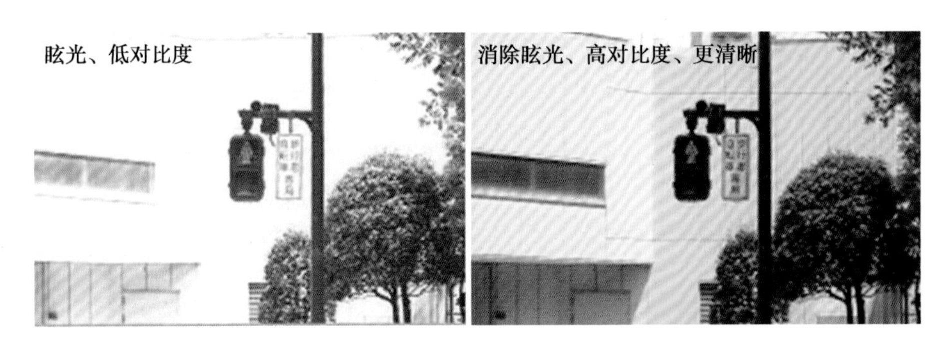

图 2-3-1-25　染色防蓝光镜片与普通镜片对比度效果

（三）适宜人群

防蓝光镜片非常适合数码产品的使用者，尤其是数码电子产品的重度使用者最好配戴防蓝光镜片进行眼睛防护。三种不同制造工艺的防蓝光镜片在适合人群方面还可以细分：膜层防蓝光镜片是对蓝光的基础防护，如果每天中接触电子屏幕的时间有限，一般的膜层防蓝光镜片就能起到防护作用；如果不喜欢蓝色膜层，可以选择片基防蓝光的镜片，另外，对电子产品使用频繁的人最好选择片基防蓝光镜片；对于重度使用电子屏幕、经常在夜间或环境较暗的情况下使用电子屏幕、喜欢把电子屏幕亮度调得较高的人而言，最好使用染色防蓝光镜片。图 2-3-1-26 中有四个颜色，这四种颜色的 400~500nm 蓝光波段的透光率有很大不同，如果是电子屏幕的重度依赖者，建议选择 PY、BY、OG 三种，它们的蓝光波段的整体透光率在 50% 以下；如果看电子屏幕的时间不算太长，希望镜片透光率高一些，同时又喜欢时尚感，则可选择颜色较浅的淡黄色 SY。另外，染色防蓝光镜片还特别适合严重畏光的人群。

另外，防蓝光镜片不适合儿童青少年日常配戴，一方面是因为防蓝光镜片透光率低，另一方面是因为被阻断的自然界蓝光会影响眼底感光细胞的发育。

思考题

一、选择题

1. 为了配戴离焦镜片有更好的近视防控效果，验光后给处方时，尽量（　　）。
   A. 欠矫　　B. 足矫
   C. 矫正到 1.0　　D. 矫正到 1.2
2. 以下哪位顾客最适合配防疲劳镜片？
   A. 调节超前、近距离用眼负担大的
   B. 调节滞后、近距离用眼负担大的
   C. 调节超前、远距离用眼负担大的
   D. 调节滞后、远距离用眼负担大的
3. 根据看近距离和看近持续的时间对眼睛视力负担进行量化的值，称为 DH 值，请计算，看近距离是 33cm，看近持续时间为 3 小时的 DH 值。
   A. 3　　B. 6　　C. 9　　D. 12
4. 以下对于渐变焦镜片描述正确的是（　　）。（多选题）
   A. 外表面渐变焦镜片有更大的可视范围
   B. 内表面渐变焦镜片有更大的可视范围

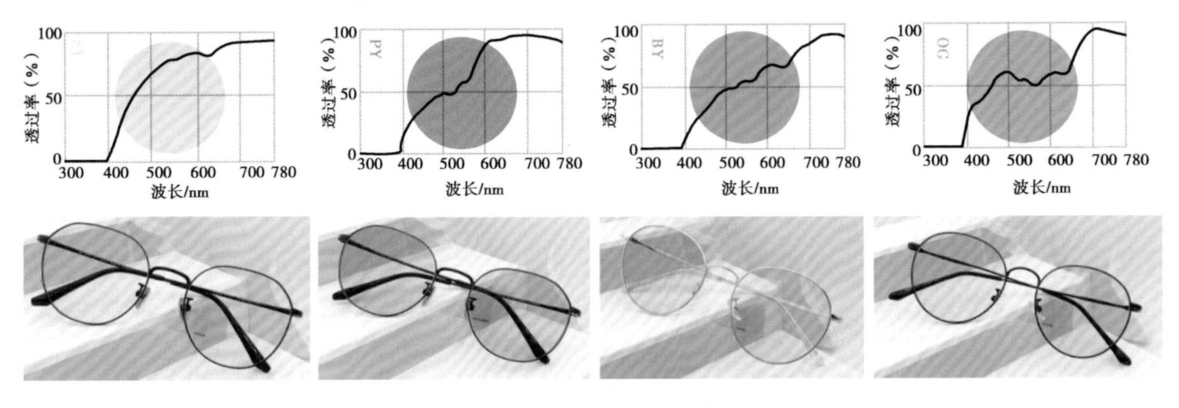

图 2-3-1-26　四种颜色的染色防蓝光镜片

C. 外表面渐变焦镜片有更小的眼球转动

D. 内表面渐变焦镜片有更小的眼球转动

5. 目前,顶级的个性化渐进设计都包含哪些个性化因素?(多选题)

A. 配戴姿势

B. 生活方式

C. 双眼度数及融像情况

D. 眼镜配戴史

6. 以下哪些是渐变焦镜片的适配人群?

A. 球镜≤±6.00D,柱镜≤±2.00D,屈光参差≤±2.00D,一般近附加在+0.75D~+3.50D之间

B. 特殊职业需求,要求用镜片上方看近,镜片下方看远者

C. 双眼位不能处于同一水平位置,如行走时左右晃动过大者

D. 患有头晕症状的全身性疾病的顾客

7. 光致变色镜片分为片基变色和膜层变色,这两种变色之间的性能区别是(　　)。(多选题)

A. 变色/褪色速度,片基变色慢.膜层变色块

B. 片基变色有底色,膜层变色无底色

C. 膜层变色颜色的种类更丰富

D. 高度数的片基变色镜片变色后中央及周边颜色深浅不一致

8. 眼镜镜片要达到防蓝光的目的,有几种制造工艺,分别为(　　)。(多选题)

A. 在镜片上镀蓝光防护膜

B. 镜片片基采用UV420的基材

C. 对镜片进行染色

D. 镜片材料中添加蓝色吸收剂

二、简述题

1. 简述近视离焦镜片近视防控的原理。

2. 简述防疲劳镜片的原理。

案例分享

【场景描述】

快要下班的时候,一对夫妻带着三个孩子进入店中。三个孩子中有一位10岁左右的小男孩是戴眼镜的。妈妈进店就问是否可以给小孩配镜。

【问题处理】

我说:“可以的。”然后给小男孩检查了一下视力,发现度数与处方没有变化。

在我给小男孩检查视力的时候,爸爸在店里看中了一款G品牌镜架。爸爸43岁了,说以前戴过近视镜,度数不高,但现在感觉看近看不清了,问我为什么。我说:“您可能有点儿老花了,现在可以配功能性镜片,既可以看远,也可以看近,很方便的。”他很好奇地问:“还有这种镜片?”我说:“有的,我来帮您确定一下度数吧,您可以试戴感受一下。”

然后我给他测了远用视力和近用视力,近视度数很低,-0.50D,老视有+1.00D。我给他推荐了某品牌防疲劳系列眼镜,并解释因为这个防疲劳系列很好适应,还有瞳孔感光技术,对他平时在电脑和手机面前工作、开车都很有帮助,防蓝光还可以保护眼睛。他试戴体验了一下,看手机、看远处都很清晰,很满意,就定了这款镜片。

【经验分享】

我们要站在顾客的角度看待他的需求,帮助他选到合适的镜片,获取顾客的肯定和信任,平时也要不断充实自己的专业知识和技能,更好地为顾客服务!

案例分享

【场景描述】

李小姐,28岁,从事办公室工作,长期配戴框架眼镜。主诉:用眼时间长时眼睛干涩、不舒服。

【问题处理】

配镜师:欢迎光临!请问有什么可以帮您的吗?

李小姐:我想重新配一副框架眼镜。

配镜师:您现在戴的框架眼镜是遇到什么问题了吗?

李小姐:平时日常生活还行,就是上班时间过长的时候眼睛感觉特别累。

配镜师:那您一般是户外办公多还是室内办公多呢?

李小姐:我是做财务工作的,每天上班8个小时有7个半小时都面对电脑,电脑里的数字看得我头昏眼花。

配镜师:那您的近处用眼时间实在是太多了。

李小姐:就是,现在这副眼镜太不给力了,工作久了眼睛就感到累、胀痛,精力无法集中,害我都不能按时下班。

配镜师:您每天使用电脑7个小时以上,电脑工作距离一般在60cm以内,长时间近距离用眼会产生视疲劳,所以感到眼累。

李小姐:啊,近距离用眼也会产生疲劳啊?

配镜师:对啊!我们的眼睛就好比一个弹簧,看远时是放松状态,看近时是紧张状态。长时间近距离用

眼，眼睛没有得到足够的放松，就会产生视疲劳，而且您看电脑屏幕时，是否有亮眼症状，而且久了会出现刺痛和干涩？

李小姐：每天工作到下午两三点钟的时候，我觉得眼睛比较干涩，忽然看远的时候比较模糊，要停顿一下才清晰，甚至有时要闭一会儿眼睛才会感到舒适。

配镜师：是的，大多数长时间对着电子屏幕的顾客都会出现您这种症状。耽误工作是一方面，另外电子屏幕发出的光同时产生大量的有害高频蓝光，也会杀伤和损坏眼睛里的视细胞，长期接受蓝光甚至会导致眼底黄斑病变。

李小姐：没有想到高科技带来方便的同时也给眼睛带来伤害，我这工作可是靠眼睛吃饭，该怎么办呢？

配镜师：其实也不用担心，现在就有一款产品叫作××防疲劳镜片。是由法国××公司研发的，专门针对长时间看数码产品办公人员所设计的。它有防蓝光的功能，可以减少您使用数码产品时大量有害蓝光对眼底的伤害，而且看屏幕时光线柔和不刺眼。同时，镜片看近时有ADD下加，减少看近时的眼部调节，有效对抗视疲劳，视觉轻松舒适。

【经验分享】

针对顾客实际情况推荐最适合的镜片，帮助顾客解决问题，将服务做到极致。

案例分享

【场景描述】

一天，一位顾客进店咨询，可不可以配小朋友的眼镜。我回答可以的。看到是一位12岁的小朋友，我便询问是否是第一次配镜，因为未成年第一次配镜需要医院散瞳验光会更准确。顾客说不是第一次，而且已经在医院验光过了，我看了一下家长提供的验光单据，发现小朋友眼轴23mm，度数-4.00D。

【问题处理】

我提出帮顾客重新复查一下度数，做一下视功能看看什么类型镜片更适合。复查发现度数没有太大改变，但是视功能看远有点儿外隐斜，看近集合不足，我就问小朋友的妈妈，孩子平时阅读文章的时候会不会时间一长，学习效率就有点儿降低，也不太爱看课外读物？他妈妈回答说是有这个现象，有时读课文一句需要重复看。

我就告知顾客，是因为小朋友的眼睛集合不足(就是看近的时候眼部力量不够，没办法转到该到的位置上，所以会比较累)，导致看书会漏字跳行，所以学习效率就会降低。这种情况下，××镜片会更适合小朋友的眼睛。而且，小朋友的眼轴也有增加的情况，正常这个年龄阶段的眼轴长度应该是21mm左右，所以怀疑是轴性近视，眼轴增加1mm，度数增加300度。××镜片是利用周边离焦原理(以环形度数递减，每个角度看出去度数不一样，平时趴着看、歪着看东西就会看不清楚，也可以有效改正坐姿)控制眼轴增长，并有效控制度数增加。且现在有促销活动：如果半年内度数增加超过-0.50D，可以免费更换一对新的镜片，也比较有保障。小朋友的妈妈觉得还不错，表示就选择这个了。

【经验分享】

1. 验配处方来自医院时，就需要和顾客耐心沟通，并给出更专业的解释，特别是对小孩子。因为医院验配，有时候医生可能太忙没能仔细和顾客多沟通。

2. 顾客没验光之前不要盲目推荐镜片，以免顾客觉得我们只推荐贵的而被吓跑。

3. 利用情景模拟，给顾客营造出在使用这款镜片时会出现的一些场景，以及可能遇到的一些情况。再把优惠活动告知顾客消除顾客疑虑。

案例分享

【场景描述】

张同学，性别女，13岁，已戴镜2年，所戴眼镜又看不清楚了，因此来店配镜。近视每年加深-1.50D，经验光检查OD：-4.00DS/-0.50DC×180，矫正视力1.2；OS：-3.00DS/-0.50DC×180，矫正视力1.2。视功能检查正常。

【问题处理】

配镜师：张同学妈妈，小朋友从几岁开始戴眼镜的？一开始戴的时候有多少度呢？

张妈妈：已经有2年了，一开始就有两百度左右，这已经是第二副眼镜了。

配镜师：那妈妈爸爸近视吗？

张妈妈：她爸爸近视，有六七百度。

配镜师：那可能还是存在一定遗传因素，孩子上中学了吧？学习负担很重吧？一天能保证1小时的户外活动时间吗？

张妈妈：可不是，从早上到晚上十几个小时都在学习，没啥时间户外活动，周末还要补课，太费眼睛了。

配镜师：还是要注意用眼习惯，保护眼睛。孩子度数增加太快了，而且年龄小，随着身体的发育，眼轴会增长，眼轴增长近视就会增加，一旦成为高度近视，对以后的生活学习都有影响，还会造成很多眼病。

张妈妈：就是，那么有没有控制近视增加的眼镜？

配镜师：有。近视离焦镜片，它的作用原理是光线通过镜片在视网膜上成清晰像的同时，让另一部分光线聚焦在视网膜前，形成近视离焦信号，从而起到抑制近视加深的作用。对一般的近视青少年，能获得59%的近视度数控制效果、60%的眼轴增长控制效果，是一款到目前为止近视防控效果最好的镜片。

张妈妈：好，就配这款镜片。

【经验分享】

顾客取镜时，我还会教张同学使用方法。同时叮嘱家长平时也要注意孩子的看近时间和阅读距离，不要过度疲劳用眼，且配镜后要定期进行复查。

任务二　不同年龄段人群适宜的光学镜片及销售方法

学习目标

知识目标：1. 了解各年龄段人群用眼情况及面临的问题；

2. 了解适宜不同年龄段人群的镜片种类和特性；

3. 了解不同年龄段人群眼镜镜片的选配原则、销售方法及配后注意事项。

能力目标：1. 能够通过和顾客有目的的交流，了解顾客用眼情况及配镜诉求；

2. 能够针对顾客眼睛状况和配镜诉求，给顾客选配适合的镜片；

3. 能够针对顾客用眼情况和所配镜片，告知顾客配镜后的使用注意事项。

素质目标：1. 具有热爱科学、实事求是的价值观，对商品性能不夸大其词；

2. 具有创新意识，能根据日常工作中遇到的问题寻求创新解决方案；

3. 加强职业道德意识，树立爱岗敬业、团结协作的职业精神。

任务驱动

案例描述：一家长带其12岁孩子来店配镜。孩子已经戴着近视眼镜了，且这副眼镜已经戴了1年半了。但其主诉最近戴眼镜看黑板不是很清楚，尤其是在老师放PPT的时候。经检测，原来所戴眼镜度数为：R：−1.50 L：−1.00/−0.50×60，镜片品种为：某品牌1.50非球面镜片。经验光，目前眼睛的屈光度为：R：−2.50 L：−2.00/−0.50×60，眼睛的其他视功能正常。

作为一名配镜师，面对这样的顾客，如何完成以下工作任务？

1. 了解孩子平时使用眼睛的情况，寻找度数增长的可能原因。

2. 针对顾客的配镜目的和诉求，帮助孩子选择最适合的镜片品种。

3. 告知家长和孩子配镜后有哪些注意事项。

一、儿童青少年适宜的镜片及销售方法

（一）儿童青少年眼睛主要面临的问题

如今，大部分儿童青少年生活在一个高楼林立的生活环境中，需要远距离注视看清楚的情况越来越少，很少有机会到空旷的原野去辨认远方的目标，久而久之，用进废退，远视力会越来越差。

不管是义务教育阶段还是高中阶段，每个家庭和学生都面临着升学竞争压力，导致课外班、家庭作业非常多，占据了孩子们几乎所有的课外业余时间，写作业时间长，眼睛长时间注视近处，眼睛调节一直处于紧张状态，得不到休息缓解。

随着移动互联网进入人们的日常生活，孩子们的日常游戏大多为电子类游戏。电子屏幕上的高饱和度彩色图片和频闪极易引发视疲劳，而且在专注玩电子游戏时，眨眼次数也会下降，容易引发眼睛干涩，所以长时间、近距离注视电子屏幕，对于孩子的眼健康是个巨大挑战。

随着孩子年龄增长，学业压力增加，户外活动玩耍的时间越来越少，经常宅在家里的孩子越来越多。调查发现，在寒暑假期间，孩子视力下降比平时上学时还厉害。

孩子睡眠不足也是诱发近视的一个重要原因，尤其是就读初中、高中的青少年，经常熬夜写作业，一方面连续三四个小时持续看近，另一方面晚上所使用的环境照明亮度不足，都会对眼睛及视力有极大的伤害。

（二）适宜儿童青少年眼生理和用眼特点的镜片种类

儿童青少年正处于身体快速发育时期，所以他们的屈光不正度数很不稳定，为了不发展成为高度近视

而影响未来的工作和生活，这个阶段的屈光矫正不仅要确保清晰视力，最重要的是要预防和控制近视度数的加深。屈光矫正的手段按配戴形式分为框架眼镜和角膜接触镜。按功能来分的话，又分为普通单焦点眼镜和有缓解近视度数加深功能的眼镜。

1. 普通单焦点框架眼镜　对于儿童青少年来讲，单焦点框架眼镜是较为安全的最基本的屈光不正矫正方式，基本不存在禁忌证。但在选择镜片时，建议根据孩子的球镜度数（高折射率材料更适合高球镜度数患者）、柱镜（散光）度数（非球面设计更适合高散光患者），以及使用习惯（防污膜性能、透光性能、加硬膜硬度等）等具体选择。

2. 具有缓解近视度数加深功能的框架眼镜　目前市场中有渐进多焦点镜片、双光组合棱镜镜片、周边离焦镜片、近视离焦镜片。

(1) 双光及渐进多焦点框架眼镜：其作用原理是减少视近时的调节滞后以及其导致的远视性光学离焦，有文献报道，其对一般近视青少年人群并无显著的临床近视防控效果，但对高调节滞后、内隐斜或者高 AC/A 的近视患者，其防控效果可高达 40% 左右。青少年对渐进多焦点镜片耐受度普遍较好，但要强调，挑选适合的镜架、配适方法以及眼镜使用方法正确，才能真正发挥近用下加的近视防控作用。

(2) 双光组合棱镜的框架眼镜：这种镜片的光学设计是在近用下加的基础上联合底向内的棱镜，以抵消近用下加所诱导的眼动失衡及其对近视防控的消极影响。文献报道，对高调节滞后者，其作用与双光、渐进多焦点作用相当；但对低调节滞后者，双光棱镜组合透镜的控制效果则高达 50%。

(3) 周边离焦镜片的框架眼镜：其作用原理是在周边视网膜形成近视性离焦信号，从而起到抑制近视加深的作用。但因框架眼镜不能随着眼球的转动而转动，当眼睛视线不能通过设计中心（设计基准点）去看时，其在眼内成像则不能形成规则的周边离焦。所以有文献报道其对一般近视儿童青少年人群并无显著的临床近视防控效果，但对有近视家族史以及年龄较小的近视患者，其防控效果可高达 30%。不同品牌的周边离焦设计的镜片由于周边离焦量以及变化速率不同，防控效果会有所不同。

(4) 近视离焦镜片的框架眼镜：作用原理是光线通过镜片在视网膜上成清晰像的同时，让另一部分光线聚焦在视网膜前，形成近视性离焦信号，从而起到抑制近视加深的作用。文献报道，其对一般近视儿童青少年人群能平均获得 59% 的近视度数控制效果，60% 的眼轴增长控制效果，是一款到目前为止近视防控效果最好的框架眼镜，而且对几乎所有儿童青少年人群都适用，没有明显的禁忌证。关于该款镜片详细的近视防控原理以及防控效果的情况，已在前文进行了重点讲述。

3. 普通的角膜接触镜　俗称隐形眼镜，又分为日抛、月抛和常戴型，因为该镜片是戴在眼内角膜前的，所以对配戴护理的要求很高，更适合年龄偏大、有自理能力的孩子。

4. 特殊功能的角膜接触镜　又分为软镜（周边离焦设计）和硬镜（角膜塑形镜，俗称 OK 镜）。

(1) 周边离焦设计的软性角膜接触镜：其作用原理与周边离焦框架眼镜一样，但由于角膜接触镜能随着眼球的转动而转动，所以能较好地保证不同位置的周边视网膜能接受稳定的近视性离焦信号刺激。文献报道，其对一般近视儿童青少年人群能平均获得 30%~60% 的近视防控效果，但亦要注意不同品牌的镜片会因离焦设计不同而具有不同的防控效果。相对框架镜片，角膜接触镜的护理以及角膜感染的风险是临床应用中必须向患者强调的内容。

(2) 角膜塑形镜：角膜塑形镜用于近视控制的作用原理尚未明了，一般认为可能与其镜片反转弧所导致的周边视网膜离焦有关。文献报道，其对一般近视青少年人群平均能获得 50% 左右的近视防控效果，但对于年龄较小、度数较浅或者瞳孔较小的患者，效果会减弱。另外，作为特殊类型的角膜接触镜，角膜塑形镜在临床应用中不但需要向患者强调良好护理习惯的重要性，其临床应用也对验配人员提出了更高的专业要求，所以，一般只能在有医疗资质的机构验配角膜塑形镜。

随着近几年近视防控相关的临床试验的持续开展，近视防控的手段日渐增多。作为配镜师，我们不但要对这些产品和手段知其然，也要知其所以然，只有充分掌握各种方法的适应证以及防控效果，才能为广大近视的儿童青少年提供最合适的防控方案。

（三）选配原则

见表 2-3-2-1。

（四）销售流程及方法

儿童青少年眼镜的销售中，因为配镜者并不是购买者，所以销售时既要关注配镜者的日常用眼情况及试戴感受，又要给购买者也就是家长讲明近视的危害，以及如何防范近视度数的上升。销售流程见图 2-3-2-1。

表 2-3-2-1　儿童青少年镜片选配原则

<table>
<tr><td colspan="2">1. 无视功能异常</td><td colspan="2">单光、周边离焦、近视离焦镜片</td></tr>
<tr><td rowspan="4">2. 有视功能异常，且有眼疲劳症状或复视症状</td><td>调节不足和内隐斜</td><td>双光、渐变焦镜片或单光、周边离焦、近视离焦镜片</td><td>调节功能训练</td></tr>
<tr><td>调节不足和外隐斜</td><td>双光棱镜或单光、周边离焦、近视离焦镜片</td><td>调节功能训练</td></tr>
<tr><td>散开不足、集合不足、单纯性内隐斜、单纯性外隐斜</td><td>单光棱镜或加棱镜的周边离焦、近视离焦镜片</td><td>聚散功能训练</td></tr>
<tr><td>调节过度</td><td>单光、周边离焦、近视离焦镜片</td><td>调节功能训练</td></tr>
</table>

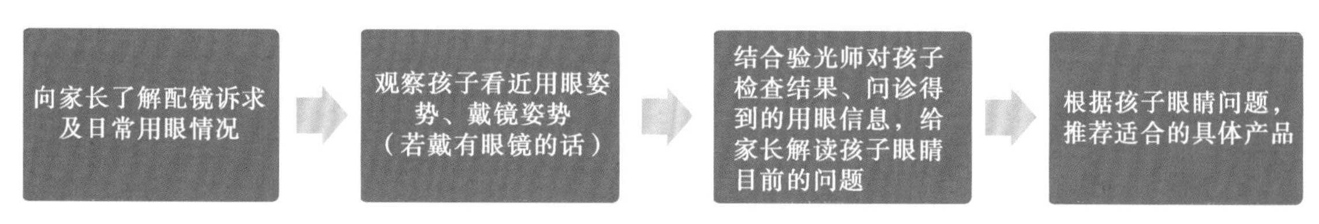

图 2-3-2-1　儿童青少年眼镜销售流程

1. 第一步　这是给孩子选配适合他的眼镜镜片的基础，主要了解孩子的基本信息，姓名、年龄、年级。

日常生活行为方式：平时作业多不多，有没有上课外班，每天大概几点起床、几点睡觉，周六日是否经常进行户外活动，户外活动的时间一般多长。饮食情况：有否喜爱甜食，饮食是否均衡，有否偏食。戴镜史：如果孩子本身就戴着眼镜，要问一下第一副眼镜是几岁开始配的，一般多久到眼镜店检查一次眼睛，多久换一副眼镜，每次换眼镜时一般度数增长多少度，现在的这副眼镜戴着如何，看远是否清楚，看近读书时怎么样，平时看近写作业时会摘下眼镜吗。另外，还要询问目前的视力状况以及主诉内容：视力下降多久，有无其他不适症状，如看书头疼、累、串行、重影等问题，若有上诉问题，持续多长时间，眼部有否受过伤，眼部有否做过手术。家族遗传史：孩子父母有否有高度近视或其他眼病，比如视网膜色素变性、青光眼等。

沟通时最好先采用开放式提问方式，让家长或孩子说说平时是如何用眼的，通过开放式提问尽可能地了解更多的信息。当然，对非常健谈但都说不到点子上的家长，为了提升效率，我们也要及时打断，用封闭式的问题使其回到主题上来，节约时间。大家可能会说，问诊用封闭式提问方式更加干脆利索、更有效率，我们为什么还要用开放式的提问方式呢？其实，主要还是因为顾客来店里配镜除了要解决眼睛看不清的问题，还会感受我们的服务如何，如果专业技术好但服务态度不好，也不能很好地留住顾客。如果说咄咄逼人的封闭式问题能更有效率地解决问题，那么开放式的提问方式，更像和顾客之间聊天，顾客的心理感受会比较好。例如，顾客（孩子和家长）在面对我们配镜师的时候，我们没有任何铺垫的就提问："姓名？年龄？几年级？平时作业多吗？给孩子报课外班了吗？孩子周六日有户外活动吗？"而顾客的回答应该是："王小宝，8 岁，三年级，多，报了，没有。"对于这样的对话，如果您是家长，会有什么样的感受呢？

2. 第二步　为了让孩子呈现更加真实的用眼情况，一般让孩子现场拿笔和纸模拟一下平时写作业的姿势，观察写作业的距离大致是多少，姿势是否规范，摘戴眼镜是双手还是单手。总之，观察孩子的实际状态比单纯的语言交流更具真实性。

3. 第三步　综合问诊信息和验光师检查出来的屈光不正度数及视功能情况，向家长解释一下孩子目前的眼睛状况，说明配戴相关功能眼镜的必要性，如果涉及视功能训练，最好再教给家长和孩子如何做，告知频次和复查时间。

4. 第四步　向家长解释孩子适合配的镜片具体特性、功能、膜层特点、折射率高低相关的镜片厚度等，结合孩子之前所配眼镜的情况，推荐一款最适合孩子的镜片。

（五）配后注意事项

1. 近视防控功能眼镜的使用方法

(1) 看远处如黑板或其他目标：顾客配戴调整好的眼镜后，让其自然平视前方远处目标，确认看远的清晰度。仰头看远或者俯视看远时，有可能会因为近视防控功能设计而产生清晰度差异，所以，平时看远时要保持平视状态，让视线和镜片垂直，这一点要向孩子及家长讲明。

(2) 近距离阅读和学习：虽然孩子调节力相对比较

好，一般不会出现看近的问题，但是因为现在的孩子们一天当中看近的时间太长了，所以戴这副眼镜一定要确保看近清晰、舒适。让孩子手持书报放在自己习惯的阅读距离，确认能看清书报上的字迹。然后再看孩子这样看近是否符合规范的看近距离和姿势，如果不符合，进行纠正，并再次确认一下看近的清晰度。最后确认戴着眼镜看近是否舒适。如果是渐进类、防疲劳类以及离焦类的镜片，需要看近使用镜片上设计的功能区域时，一定要叮嘱孩子看近时保持一定的头位或大致的姿势，使看近的视线自然落到功能区域，使镜片发挥作用。

2. 近视防控方面的用眼宣教　这方面的宣教应从家长带孩子进店配镜就开始。宣教是专业知识、顾客心理学和社会学知识的统一，是保证近视防控效果的重要部分。大部分情况下，近视防控的效果好坏虽然与孩子戴何种近视防控眼镜有关，但最关键的还是孩子在家长的监督下能否正确用眼，同时，也与验配师在和家长沟通的过程中给家长的近视防控预期相关。宣教的重点有三个方面：

(1) 近视防控的眼镜有效防控的正确含义：与不戴镜或者戴普通常规眼镜相比，其有近视控制效果，而不是一点儿度数都不长或者增长低于多少度。

(2) 近视防控一定不是配一副眼镜就能完全解决的问题，不能把所有期望寄托在一副镜片上，所有具备近视防控功能的眼镜都不是魔法眼镜。

(3) 近视防控一定是多方位、多角度的系统工作，充分沟通、全面检查、患者的高依从性、随访复查等，都会影响最终的结果。

二、青年人适宜的镜片及销售方法

（一）青年人眼睛主要面临的问题

事实上，数码设备已成为人们日常生活与办公的主要工具，在这个通过眼睛获取海量信息的时代，我们的双眼面临着更为严峻和复杂的挑战：

1. 用眼距离较近　手机、平板电脑和笔记本电脑已经覆盖了现代人的工作与生活的吃穿住行。调查显示，使用这些数码设备的用眼距离一般在20~40cm。之前提到，物体离眼睛越近，眼睛需要使用的调节能力就越强，从而更容易造成视觉疲劳。智能手机一般屏幕小、亮度高，且屏幕上集中了太多资讯，当聚精会神盯着屏幕时，屏幕上不断变换的光影也会对眼睛造成持续的刺激，当眼睛不停地捕捉这些光影时，就会对眼球表面的泪膜层造成损害，加剧眼睛的疲劳。

2. 看近用眼时间长且切换频繁　在日常生活和工作环境下，大部分人群平均每天使用数码屏幕8~10小时，包括手机、电脑、平板电脑、电视，以及其他数码屏幕，除了长时间使用电子产品，更需要在不同的设备之间频繁切换。根据调查，人们平均每小时切换对焦333次，85%的切换都是在近处与近处之间进行，注视单一目标的持续时间不超过6分钟。结果显示，在不同数码产品间切换，会加重22%的视觉疲劳。由于注视视频终端而产生的数字视觉疲劳症状一般在使用2小时左右就可能发生，包括：眼睛疲劳干涩、头痛、视物模糊、眼睛疼痛、对光敏感等症状。

3. 眨眼频率降低　正常情况下，人眨眼的频率大概是15次/min，但在看电视或者玩电脑的时候，注意力太集中，眨眼的频率只有原来的1/3。时间一长，眼睛就容易干燥、疲劳，看东西就会模糊，还可能头晕。这时如果适当休息，状况会缓解，但如果不注意休息，就会发展成近视或者近视度数加深。

作为社会的中坚力量，年轻人平时的工作时间与强度已经超过了大部分人。用眼负担加重，随之而来的是眼睛的各种亚健康问题，如眼睛干涩、酸痛、视力模糊等。因此，如何保护双眼而减缓视力的衰退，如何看得既舒适又清楚，如何不让眼睛成为我们执业的障碍，是我们每一个人需要特别关注的。

（二）适宜青年人眼生理特点和用眼特点的镜片种类

1. 防疲劳镜片　防疲劳镜片的原理和功效详见前文。目前市面上的防疲劳镜片有很多品种，功能下加度数和设计也不尽相同，但都是通过减少人眼看近的部分调节负担而达到减缓视疲劳的目的。

优点：适用范围广，无论是看数字屏幕还是文件，只要是长时间看近导致眼疲劳者都可以配戴，而且非常容易适应。

缺点：对于敏感人群来讲，使用镜片下方周边时会有视物模糊甚至变形的感觉，尤其是功能下加较高时感觉会更加明显。

选配原则见表2-3-2-2。

表2-3-2-2　防疲劳镜片的选配原则

眼睛负担程度	低	中	高
DH值	<15DH	15~20DH	>20DH
功能下加度	≤+0.75D	+1.00D左右	1.25~1.50D

如果顾客存在调节滞后，所选功能下加光度时，应该先纠正调节滞后，然后再看眼负担情况。例如，测得顾客 BCC 为 +1.00D，调节滞后，比正常值范围大 +0.25D，同时顾客 DH 值为中等，则所选防疲劳镜片的功能下加为 +1.25D。

2. 防蓝光镜片　防蓝光镜片的原理、功效及种类详见前文。目前防蓝光镜片分为：膜层防蓝光、片基防蓝光、染色防蓝光三种，都是通过减弱蓝光波段中的高能蓝光来保护眼睛，使其免受视频终端屏幕光线的伤害。

优点：既能阻断屏幕发出的对人眼有害的高能蓝光，又能降低屏幕亮度及屏幕色彩饱和度。对由于长时间注视屏幕而发生的眼疲劳有非常有效的防护作用。

缺点：在不注视电子屏幕时配戴，透过率低；减少了自然界蓝光进入人眼，长时间使用会影响眼底，尤其是孩子的眼底发育。

选配原则如下：

日常配戴：膜层防蓝光镜片；

经常使用电子屏幕：片基防蓝光镜片；

电子屏幕重度使用者，尤其是晚间经常使用者：染色防蓝光镜片。

（三）销售流程及方法

功能性镜片因为兼具屈光矫正和某一特定功能，在给配戴者进行屈光矫正的同时，解决了其某一特定的用眼问题，所以了解顾客眼睛显性或隐藏的健康问题是销售这类镜片的关键。另外，让顾客一定要重视眼睛亚健康问题，一定要讲明如果不及时解决会有哪些潜在危害，所以配戴一副合适的眼镜，及时解决目前的眼睛问题是必要且重要的。

功能性镜片销售流程见图 2-3-2-2。

1. 第一步，了解用眼现状　顾客如果明确主诉有眼疲劳问题，销售起来更加容易，但是如果问题是潜在的或者顾客并没有明确表述出来的话，就得需要通过了解顾客用眼现状或通过检查来获取顾客用眼存在的问题。这是亚健康诊断的前提，否则所有对顾客的诊断结果都无法让人信服。了解用眼现状不仅要询问，必要时可使用简单的让顾客体验的方法。

问诊最好包含以下方面：

- 日常的工作、生活如何，看近的情况；
- 每天的近处用眼时长；
- 近处用眼时的注视距离；
- 看近时间一长眼睛是否存在眼睛干涩、酸痛等问题；
- 如果顾客并没有眼睛干涩等视疲劳的症状，接下来最好查一下他的调节状况、戴着完全矫正度数看近处的情况等。

2. 第二步，眼睛亚健康诊断　这一步如果有验光师参与会更好，或者有顾客的屈光矫正度数、调节幅度或调节反应数据，再根据之前得到的看近时长及看近距离获得 DH 值，定性、定量地确定顾客的视疲劳程度。

3. 第三步，说明潜在危害　如果对眼睛的酸胀、干涩、异物感等眼疲劳放任不理的话，时间长了，轻则近视度数上升，严重的话可能引发眼眶胀痛、头痛、头晕、恶心呕吐等，影响工作生活，再严重的话会影响角膜的健康，出现比较严重的畏光、流泪、异物感，或角膜炎症。角膜一旦出现问题，如果不及时治疗，可能会有失明的危险。

4. 第四步，解决方案：选配镜片　所以，要在视疲劳还不太严重的时候进行预防和缓解，让眼睛尽快恢复活力，这就需要：

- 减少看近时间；
- 阅读距离尽量远一些；
- 平时配戴防疲劳镜片，让其承担一部分眼睛的调节量；
- 如果看电子屏幕多的话，最好使用防蓝光镜片。

具体选配何种防疲劳或防蓝光镜片，参见前文的选配原则。

（四）配后注意事项

防疲劳镜片因为有功能下加区域，所以配后需要稍微适应 2~3 天，另外，叮嘱顾客戴镜看近时头尽量不要太低，眼睛视线尽量通过功能下加区域。

防蓝光镜片在刚开始配戴时会感觉眼前有蓝色反光，尤其是之前一直使用高清晰多层镀膜镜片的人，有时还会感觉白纸或者白色屏幕上有黄色底色，这是配戴防蓝光镜片的正常现象。

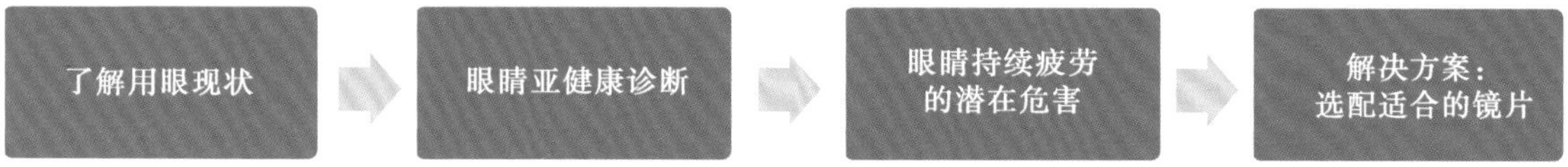

了解用眼现状 → 眼睛亚健康诊断 → 眼睛持续疲劳的潜在危害 → 解决方案：选配适合的镜片

图 2-3-2-2　功能性镜片销售流程

三、中老年人适宜的镜片及销售方法

（一）中老年人眼睛主要面临的问题

1. 40 多岁人士

(1) 看一般的文字没有任何症状，但看小字有些吃力或距离要拉远。

(2) 到了傍晚看东西感觉累，聚焦时间好像比以前长了。

(3) 长时间看近后眼睛很疲劳。

(4) 手边的书本拿得稍远看得会更舒服。

(5) 对于近视的人来说，好像摘下近视眼镜看近会更舒服。

(6) 这部分人群在渐渐感觉老视的同时，对戴老视镜有着本能的抗拒。

(7) 对年轻美丽有着强烈的需求，特别是中年女性。

2. 50 多岁人士

(1) 不戴老视镜看一般的书籍都十分困难。

(2) 部分人就算戴以前低度数的老视镜，看东西也变得吃力。

(3) 会觉得老视镜戴得向下一点儿，看近比较轻松。

(4) 会主动要求戴老视镜。

(5) 利用手臂的移远代偿眼睛的调节已经不够了。

(6) 用电脑工作时，一副眼镜已经不行了。

3. 60 多岁人士

(1) 已经在使用老视镜，但长时间阅读仍感到疲劳。

(2) 昏暗的环境下看东西特别吃力。

(3) 看远时没有年轻时的视力了。

(4) 由看远到看近时，眼睛调焦速度迟缓。

(5) 眼睛的转动范围变小，向下看时往往用头位代偿。

这部分人群已经形成老视镜的配戴习惯，本能地抗拒适应新的习惯，而且较不容易接受新鲜事物。一部分人因为以前的生活经历而养成勤俭的观念。所以，如果 60 岁以上的顾客第一次接触渐进眼镜的话，比较不容易接受渐变焦镜片。

（二）适宜中老年人眼生理和用眼特点的镜片种类

渐变焦镜片根据配戴者主要用途和生活场景的不同，分为远中近渐进、中近渐进和近近渐进。

1. 远中近渐变焦镜片及适配人群　顾名思义，远中近渐变焦镜片可使老视的人在配戴后看远处、中距离、近处的事物都很清楚(图 2-3-2-3)。目前市场中不同设计、不同渐进通道的远中近渐变焦镜片种类最多，通常所讲的渐变焦镜片指的都是这一类。这类渐变焦镜片最大的特点是：远中近各距离均可看清，但是使用近用区看出去的视野相对较窄。尤其在下加光较高的情况下，远中近渐变焦眼镜给配戴者所带来的好处与产生的困扰相比显得微不足道，所以才会有各种各样的性能优化设计，力图改善这一状况。

远中近渐变焦镜片的适配人群有两类：

(1) 平时配戴近视眼镜(或者远视眼镜)的老视顾客是最适合远中近渐变焦镜片的人群。因为如果不配戴这类镜片的话，就需要看远的近视眼镜和看近的老视眼镜经常切换配戴，非常不方便，所以，对这类顾客来讲好处非常明显。对于看远正视而不戴看远眼镜的顾客来讲，戴渐变焦眼镜就像戴老视镜一样，只有看近时才戴(看远因为不习惯，所以一般不戴着走路)，因此，渐进的方便性没有体现出来，而渐变焦眼镜的看近视野没有老视镜宽，所以在这类顾客眼中，渐变焦眼镜缺点很明显，性价比不高，很难有满意感。

(2) 刚开始老视、下加光比较低的人也适合配戴远中近渐变焦镜片，因为下加光低时，普通设计的远中近渐进周边变形区的变形量小，稍微适应一下周边的变形和晃动感就会消失，配戴起来的舒适性还是很高的。

2. 中近(室内型)渐变焦镜片及适配人群　中近(室内型)渐变焦镜片(图 2-3-2-4)可以为配戴者提供中距离和近距离清晰的视野，这种产品是为在室内工作较多的人群量身定制的，所以，配戴这种镜片的远视力达不到标准 1.0 视力。在渐进的设计方面，它的渐进带比一般的远中近渐进长得多。而远用眼位点并不像远中近渐进一样在远用度数的位置，而是在渐进带上，大部分厂家将其设计在了镜片几何中心的位置，这样就解决了眼睛下旋幅度大，看近头位不自然的问题。如果下加光相同，中近渐变焦与远中近渐变焦相比，其周边的像散区要小得多，这样就可以在不增加设计成本的前提下解决远中近渐进视野窄、晃动变形大的问题，同时让配戴者获得更加舒适、自由的视觉。

室内型(中近)渐变焦镜片所针对的目标人群是哪些呢？ 40~50 岁的人群一般会推荐远中近渐进而不考虑中近镜片，因为该年龄段顾客的调节力还较高、ADD 相对较低，配戴传统的远中近渐进不会有什么不适。对于 50 岁以上的人群，可根据顾客的日常工作或生活情况在远中近或中近渐变焦镜片之间进行选择。中近渐变焦尤其适合看远没有屈光不正、外出走路时不愿意戴眼镜的人士——他们只需要在办公室内工作的时候配戴。当然不排除一些特殊情况的顾客，根据自身

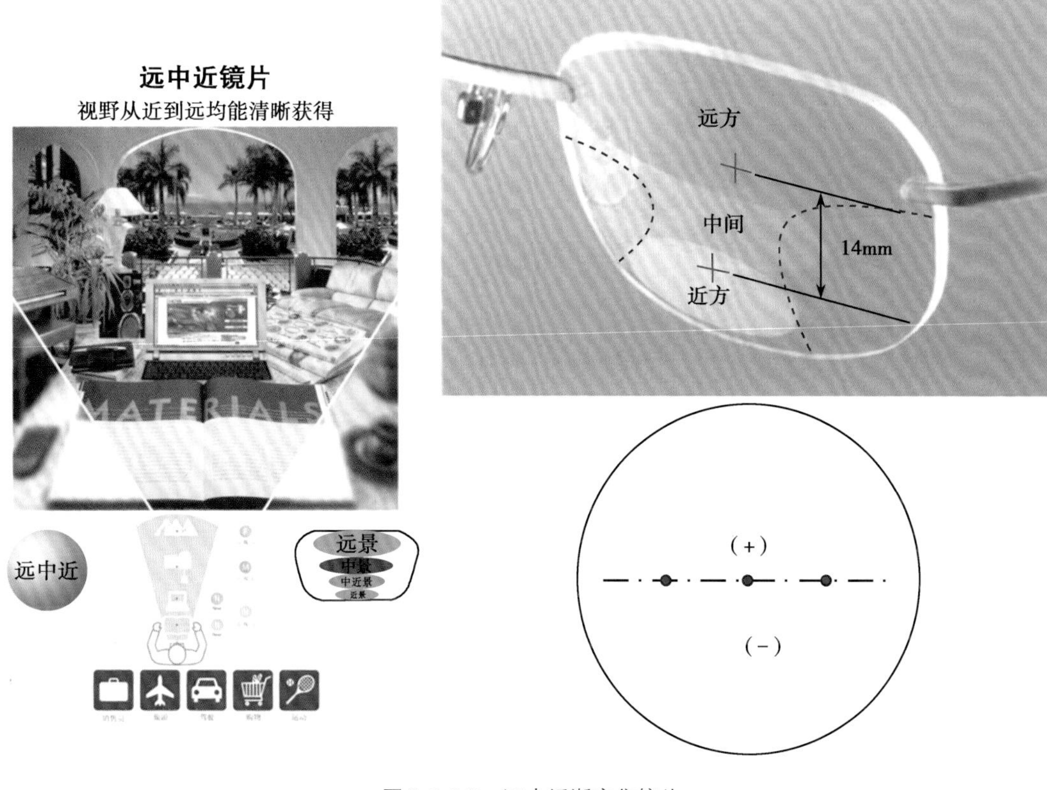

图 2-3-2-3　远中近渐变焦镜片

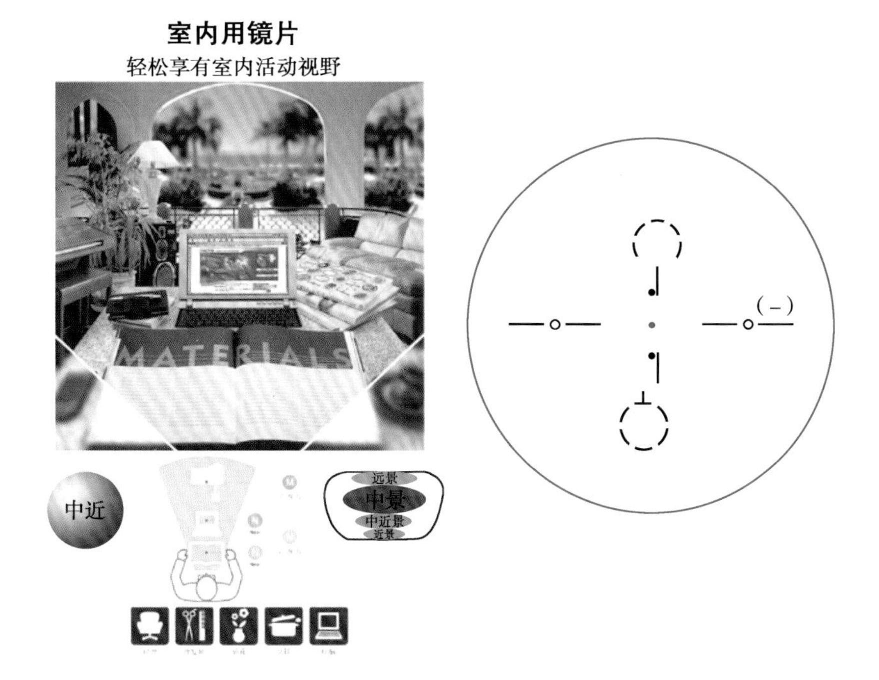

图 2-3-2-4　中近渐变焦镜片

情况既需要一副远视力较好的远中近渐变焦，又需要在办公室内的舒适的中近渐变焦，所以对于这类顾客就需要推荐两副眼镜了。根据顾客需求推荐，是销售成功的关键。另外，在销售中，经常会遇到一些年龄较大（超过 55 岁）顾客，以前从没有戴过渐变焦眼镜，但是通过我们的介绍又觉得产品不错，有配戴意愿，通过验光知道顾客的 ADD 又比较高，对于这样的顾客，推荐中近渐变焦眼镜最适合。

3. 近近（办公型）渐变焦镜片及适配人群　近近（办公型）渐变焦镜片是面向办公室桌面工作较多的顾客而量身定制的渐进产品，更像一种智能型老视眼镜。近近渐变焦镜片采用渐进基础设计，就像把远中近的渐变焦镜片倒过来了一样，如图 2-3-2-5 所示，镜片的近用度数测定圈距离镜片的几何中心非常近，该镜片上下光度差一般是固定的，为 1.00D 或 1.50D；整个渐进带长也比较长，一般大于 20mm。所以，近近渐变焦镜片基本没有晃动和变形，水平视野几乎和单光老视镜一样，但是因为镜片整体并不是一个固定光度，所以纵向的可视范围要比单光老视镜大很多，为需要不停频繁交替注视电脑键盘、电脑屏幕的配戴者带来了很大的方便。与远中近渐变焦相比，近近渐变焦镜片更适合年龄较大的人群，是一种可以看得更宽、更远的老视镜。既然这是一种老视镜，那么必须要注意的是：其是专门为看近处设计的，走路时不能配戴。

（三）渐变焦镜片的选配原则

对于渐变焦镜片，只能通过各种各样的设计把渐变焦镜片的性能进行优化，但没有一种或多种设计能完全消除渐变焦镜片的缺陷。没有十全十美的渐变焦片，只有对于不同的配戴者而言最适合的渐变焦片。也就是说，如何针对不同的人群进行个性化矫配，是配镜师必备的一种能力，通过配镜指导，给不同的顾客配戴适合的渐变焦镜片，达到其缺点对配戴者的日常生活不产生影响而其优点得到更大限度发挥的目的。这样，每个顾客选择适合自己类型的渐变焦镜片就更有利于对渐变焦镜片的适应。下面是渐变焦镜片的选配原则，以供参考。

1. 根据顾客的年龄进行选择　不同年龄的眼睛的状况不同，最适合的渐变焦镜片的类型也不一样，一般按表 2-3-2-3 进行区分。

2. 根据顾客的用眼需求进行选择

（1）看远看近都有戴镜需求，而且需要不时地看远看近交替切换视线，应该选择远中近渐变焦镜片。

（2）主要工作和生活是在室内，看远不需要特别好的视力，应该选择室内型（中近）渐变焦镜片。

（3）看远裸眼视力良好，走路或者看远没有戴眼镜的习惯，只是出现了老视，近距离阅读和工作出现了问题而只需要戴看近眼镜的顾客，应该选择办公型（近近）渐变焦镜片。

3. 根据顾客当前剩余的调节幅度（即年龄或下加光度）进行选择

（1）剩余调节幅度大约为 3D，或者下加光 <2.5D（预计年龄在 55 岁之前），选择远中近渐变焦镜片。

（2）剩余调节幅度在 3D 以下，或者下加光度≥2.5D（预计年龄在 55 岁以上），选择办公型（近近）或室内型（中近）渐变焦镜片，或者在选择低下加光的远中近渐变焦的同时，根据用眼情况另外配一副中近或近近渐变焦镜片，或者选择性能更加优异的高端个性化渐变焦镜片。

4. 根据顾客所选择的镜框进行选择

（1）选择镜框的框高≤30mm，选择短渐进通道的渐变焦镜片。

（2）选择镜框的框高≥30mm，选择长渐进通道的渐变焦镜片。

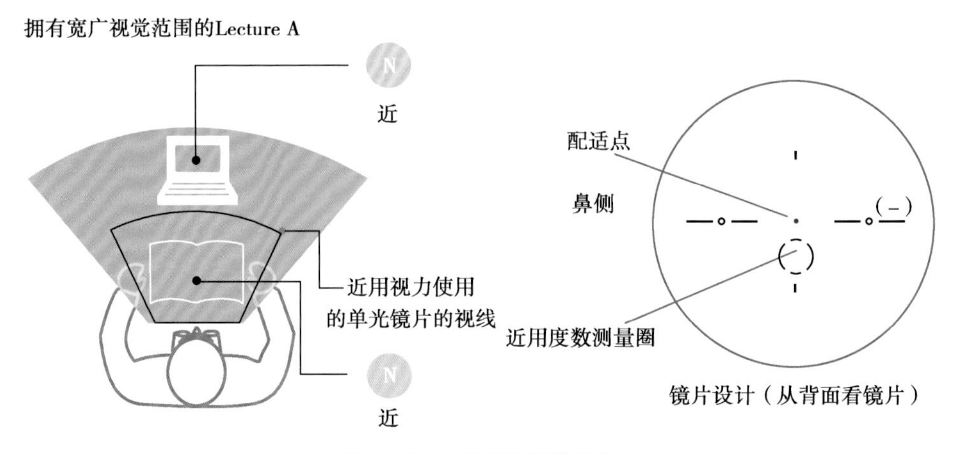

图 2-3-2-5　近近渐变焦镜片

表 2-3-2-3　根据年龄选配渐变焦镜片

年龄段	老视各阶段	表现症状	适合的渐变焦镜片
40~45 岁	老视的不自觉期	顾客没有老视的明显症状，看近仍然很清楚，但是近距离工作时间一久，眼睛就会疲劳	远中近渐变焦镜片
45~50 岁	老视的自觉期	顾客看近时书本或报纸的字体稍小一些就会觉得模糊，明显感觉眼睛出现了老视	远中近渐变焦镜片
50~60 岁	度数变化的不稳定期	老视度数随着年龄的增大变化得非常快	远中近渐变焦镜片或室内型（中近）、办公型（近近）渐变焦镜片
60 岁以上	老视的安定期	老视度数到这个年龄段基本趋于稳定，度数不再有大的变化	室内型（中近）或办公型（近近）渐变焦镜片

注意：为了能够更好、更快地适应渐进眼镜，最好不要选择非常大的镜框，只要把渐变焦镜片的远用区和近用区都包含到镜圈内就可以了。

5. 根据顾客看远和看近的用眼习惯进行选择

(1) 看近容易低头的顾客，或者看书读报时把书报抬得较高的顾客，往往眼睛的下旋能力较弱，所以最好选择短通道渐变焦镜片。反之选择长通道渐变焦镜片。

(2) 看书读报习惯转动眼球而头位移动较少的、对看近视野有较高要求的顾客，最好选择较硬性的、近用区设计比较精细的渐变焦镜片。

(3) 经常活动或运动幅度较大的顾客，应选择柔和设计、注重远视野的渐变焦镜片，比如长通道渐变焦镜片。

6. 根据顾客以前配戴的渐变焦镜片品种进行选择

(1) 如果新推荐的渐变焦眼镜与旧的渐变焦眼镜品牌一致，新的渐变焦镜片品种设计一定要高于旧的渐变焦镜片。一般要更换新的渐变焦镜片是因为 ADD 增加了，旧的渐变焦眼镜看近不清或费力了，而渐变焦镜片随着 ADD 的增加，其通道越窄，周边变形越厉害，所以，新的渐变焦眼镜设计一定要高于旧的渐变焦眼镜，否则配戴效果与旧渐变焦眼镜相比会非常不好。

(2) 如果新推荐的渐变焦眼镜与旧的渐变焦眼镜品牌不一致，同时又对各品牌下各品种渐变焦镜片设计不熟悉的话，很难知道 A 品牌的 A1 品种的设计是否高于 B 品牌 B1 品种的设计，出现配戴效果不佳的情况比较多，所以最好选择统一品牌的渐变焦镜片。当然，如果能清楚了解各品牌下各品种之间的对比情况，那么仍然沿用第一条原则，即新渐变焦眼镜比旧渐变焦眼镜的设计要高级。

（四）渐变焦镜片的销售流程及方法

销售流程见图 2-3-2-6。

渐变焦镜片的销售要和其他功能镜片一样，用专业征服顾客，而不是滔滔不绝地讲品牌知名度、产品卖点硬性推荐。所以渐变焦销售的方法如下：

首先，了解顾客的现状与需求，平时主要做的事情有哪些，每天做这些事情的时间有多长。

然后询问顾客在做这些事情的时候有没有不方便的地方或者困扰的地方。当然，如果顾客能主动讲出来更好，如果不能讲出来的话，我们可以用前文的中老年人的用眼问题去引导性地提问。不过最好用体验的方法让顾客意识到他的用眼烦恼。例如，按顾客的生活方式进行不方便的举例，让其用眼烦恼浮出水面，变成显性需求。如果顾客承认自己确实有用眼烦恼，那么是否就要马上推荐镜片呢？不要着急，此时要和顾客讲明这种不方便或者用眼问题如果不解决的话会带来哪些潜在影响，让顾客彻底意识到问题的紧迫性。在顾客迫切的期待中，为其开具功能渐变焦镜片处方。

举个例子：某单位领导 50 岁左右，男性，原来一直配戴近视眼镜，眼镜度数为 R:-5.25/L:-5.50，矫正视力单眼均为 0.9，双眼视力 1.0。最近几个月感觉戴眼镜看近时要把文件、手机拉远一些才能清楚，因而来店里配一副看近的眼镜。经验光远度数不变，有老视 ADD+1.00。面对这类顾客，首先要了解他平时都做些什么，怎样用眼的（比如用电脑吗，开会吗，看手机吗，等等）。在做这些事情的时候看远如何，看近如何，有没有不方便的情况……了解了顾客的这一情况，同时拿到验

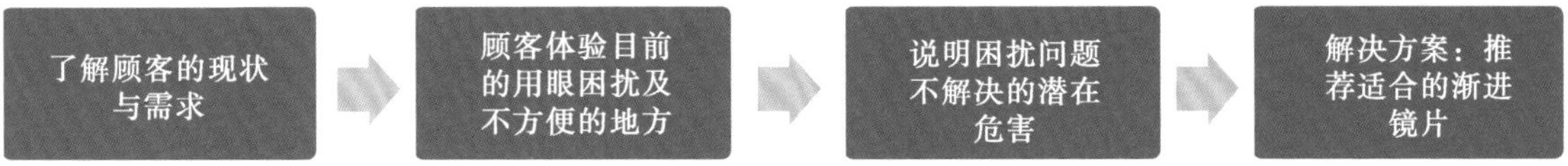

了解顾客的现状与需求

顾客体验目前的用眼困扰及不方便的地方

说明困扰问题不解决的潜在危害

解决方案：推荐适合的渐进镜片

图 2-3-2-6　渐变焦镜片销售流程

光师开具的屈光度处方后，再按照顾客诉求，让其体验戴普通老视镜的感觉。注意，在顾客并没有觉得老视镜不好时，推荐渐变焦镜片对顾客的触动不大，成功率也不会高。所以，先让顾客配戴上看近度数的插片，让顾客看手边文件或手机里的文字，确认清晰后，再让顾客看电脑屏幕或距离眼睛大概50~70cm处的事物或文字，这时顾客肯定看不清楚，或者一定要让身体靠近电脑屏幕才能清楚。调低大概0.50D的老视度数，让顾客看电脑屏幕，电脑屏幕变得清晰，让顾客低头再看手机，这时手机上的字体变得不再清楚。这样一来顾客充分体验到了老视镜的不方便。这种情况下，向顾客讲明看电脑清楚的度数和看手机清楚的度数是不一样的，要想看电脑清楚，老视度数就要配低一点儿，但看手机要拉远才行；或者就配看手机清楚的度数，那么看电脑时要靠近一些；如果两种方案都觉得不好、不方便，就要配渐变焦镜片。

（五）配后注意事项

1. 配后宣教　现实中，未配戴成功的渐变焦镜眼镜与镜片本身的不足并没有直接的关系，而是与眼镜定配人员不恰当的介绍宣传和顾客过高的期望值有很大关系。虽然验配前已经向顾客介绍了渐变焦镜片的全部知识和注意点，但是在让顾客拿走眼镜前，我们应该再次向顾客进行相关说明：

第一，再次强调渐变焦镜片的好处，肯定顾客选配了这种方便、美观的镜片。

第二，说明渐变焦镜片的结构，从渐变焦镜片的结构着手，告知顾客看近处时眼睛一定要向下转动，而不是低头，因为看近的度数在镜片的下方；镜片上度数逐渐变化，导致用镜片周边视物时会变形或不清楚，所以看侧边时尽量要转动头部，而不是转动眼睛。

第三，结合顾客眼镜的度数和戴镜习惯，预估其配戴过程中可能会出现的问题，让顾客知道这是由于自己特殊的度数和戴镜习惯导致的，与眼镜本身无关，从而降低顾客的期望值。

另外，通过宣教时与顾客沟通，有必要进一步了解顾客的习惯工作距离，视远与视近的需求比例，特殊的视觉需求（职业、爱好），中距离工作视力需求，与视觉有关的头部运动，特殊视觉的位置（如是否有向上看近、向下看远的要求）等，目的是更有针对性地对顾客进行戴镜指导，让其更好、更快地适应渐进眼镜。

2. 配发时戴镜指导　戴镜指导一定不能仅限于说教，配镜师一定要让顾客戴上渐进眼镜进行真实的体验，并在体验的过程中指出顾客使用中不正确的方法，同时告知顾客正确的配戴方法。

（1）看远处景物：顾客配戴调整好的眼镜后，自然地平视前方远处景物，确认看远的清晰度。仰头看远可能会因为视线经过渐变中距离区域而视远模糊，所以应该避免不自然地看远。

（2）看中距离区域目标：顾客确认看远处景物的清晰度后，头位不动，眼睛视线自然下移，找到距离眼睛50cm~4m以内的目标物体（如墙上的广告画或挂历等），确认其清晰度。然后眼睛视线不动看着目标物体，调整头位和身体的姿势，确认一下看清楚目标的舒适度。由于渐变区和近用区位置的局限性，指引顾客在利用上述区域视物时注意左右或上下摆头，以得到最佳视觉效果。

（3）近距离阅读和工作：手持近距离阅读的书报放在自己习惯的阅读距离，先让眼睛的视线经过远用区看远，这时，保持头位不动，眼睛视线自然下移，直到看清书报上的字迹，确认一下看近的清晰度。然后，盯着书报上的字，调整头位或手臂（书报的位置），确认看清近处目标时的头位和姿势是否舒适。

（4）看电脑：如果是手提电脑，电脑屏幕距离眼睛在50cm以内，需使用眼镜的近用区域看电脑屏幕。如果看清屏幕时的姿势不自然，需调整手提电脑屏幕的倾斜度，屏幕的倾斜度越大，视线就会自然向下使用镜片的近用阅读部分，屏幕上的字迹就越清晰，姿势就更加舒适。

如果是台式电脑，最好让电脑屏幕距离眼睛在40cm以外，用眼镜的中距离区域（渐进带）观察屏幕。如果仍然不是很清楚，说明视线仍然通过远用区，应该调高座椅的高度，让眼睛的高度高于电脑屏幕的上方，这时，在注视屏幕时视线就会自然向下，得到清晰的视觉。

（5）行走：由于渐变焦镜设计上的独特性，静态和动态的视觉习惯与自然姿势相比都将有所变化。在顾客熟悉静态的视觉状态后，再指导其学习行走时的视觉习惯。必须注意，要让顾客意识到存在于周边的像差区，需要一定的适应时间，而且长时间配戴可以加速适应过程。

（6）上下楼梯：正常人的身高一般都在1.5m以上，所以观察地面时，眼睛距地面的距离在1.5m以上，属于中远距离，一定要使用眼镜上的远用或中距离区域才可以看清。所以下楼梯时头位要比正常情况下低一些，千万不要用镜片的近用部分看楼梯。

渐变焦眼镜会给中老年顾客带来全新的视觉感受，为了保证配戴舒适，必须进行定期随访，了解顾客的适应情况，并且及时了解其屈光状态、眼镜配适情况的变化。可以在配镜后1周、2周、1个月、6个月、1年、2年进行定期随访。经过规范验配，顾客在经过一段合理的适应期（一般配戴1~2周）后，往往都能较好地适应。

思考题

一、选择题

1. 对于调节过度的近视眼孩子，不适合配的眼镜镜片是(　　)。
   A. 普通单焦点镜片　　B. 周边离焦镜片
   C. 近视离焦镜片　　D. 青少年渐变焦镜片
2. 电子屏幕的重度使用者，尤其是晚间经常使用的，应选择(　　)。
   A. 膜层防蓝光　　B. 片基防蓝光
   C. 染色防蓝光　　D. 防疲劳镜片
3. 一顾客看近阅读，使用手机的距离为33cm，一天中持续看近的阅读时间加起来为8小时，另测得该顾客调节滞后量BCC为+1.00D，如果要选择防疲劳镜片的话，则功能下加度为(　　)。
   A. 0.75D　B. 1.00D　C. 1.25D　D. 1.50D
4. 以下人群中，最适合配远中近渐变焦镜片的是(　　)。
   A. 近视眼顾客，平时都戴着近视眼镜
   B. 正视眼顾客，只有看近时才需要眼镜
   C. 远视眼顾客，但看远时从来没有戴过眼镜
   D. 近视眼顾客，因为觉得看远还行，所以看远时从来没有戴过眼镜
5. 以下人群中，最适合配近近(办公型)渐变焦镜片的是(　　)。
   A. 近视眼顾客，平时都戴着近视眼镜
   B. 正视眼顾客，只有看近时才需要眼镜
   C. 远视眼顾客，但看远时从来没有戴过眼镜，经过试镜觉得看远戴眼镜更清楚
   D. 近视眼顾客，但看远时从来没有戴过眼镜，经过试镜觉得看远戴眼镜更清楚
6. 以下人群中，最适合配中近(室内型)渐变焦镜片的是(　　)。
   A. 近视眼顾客，平时都戴着近视眼镜
   B. 正视眼顾客，只有看近、看电脑时才需要眼镜
   C. 远视眼顾客，但看远时从来没有戴过眼镜，平时也不想戴，只希望在办公室配戴
   D. 近视眼顾客，但看远时从来没有戴过眼镜，经过试镜觉得看远戴眼镜更清楚

二、镜片销售场景模拟、角色扮演

询问顾客用眼情况、用眼困扰及配镜目的，并根据顾客描述，推荐适合的功能镜片，并给其解释为什么他适合该类镜片。

1. 分组要求：两人一组，其中一人扮演顾客，另一人扮演配镜师。
2. 道具要求：每组一份各类功能镜片产品的介绍或产品功能展示道具。
3. 练习要求：配镜师面对顾客完成用眼现状的问诊。根据用眼情况进行需求挖掘，根据各功能产品特点给顾客选配适合的产品，结合镜片功能向顾客说明为什么该款镜片最为合适。

案例分享

【场景描述】

王老师，50岁，主诉：看书、手机需要拿远，看近不清楚。验光检查：远用视力：OD：+0.00，矫正视力：1.0，OS：+0.00，矫正视力：1.0，ADD：+1.50D。

【问题处理】

配镜师：王老师，刚才的检查说明，老视的情况下，同一度数是不可能既看清远处的物体又看清近处的物体，也就是说一副眼镜根本无法满足您日常生活和工作的用眼。

王老师：那怎么办呢？

配镜师：以现在的科学技术来讲，有一种镜片可以满足您的用眼状况，能帮您在一副眼镜上完成看远、看近甚至看中间距离的需要，方便又实用。

王老师：哦？还有这种镜片？是什么镜片呢？

配镜师：渐进多焦点镜片。现在很多有老视的顾客都戴这种镜片，一副眼镜就能解决既看远又看近的问题，非常方便。

王老师：这种镜片如何使用呢？

配镜师：渐进片的设计完全符合人眼的生理功能，看远的时候自然平视前方，这样开车、看电脑、看电视都能看清；看近的时候完全是根据人的用眼习惯，只需要将眼睛轻轻往下，正对着要看的手机或文件就行。除此之外，它还能帮您轻松看清中距离，比如工作时的电脑，娱乐时桌上的纸牌、麻将，渐进片都能帮助实现不同距离用眼的轻松转换。

王老师：会不会不适应？

配镜师：这个您一点儿也不用担心。首先，我们验光是最专业的，而且每个月我们都会验配很多渐进片，这方面有丰富的经验；其次，这款产品从1959年投入市场，到现在已经有很成熟的生产工艺，戴这种渐进片的顾客也很多了，不适应的情况是很少的；即便真的不适应，我们也会根据您具体的配戴情况为您解决问题，而且我们公司承诺，2个月内戴镜不适可更换单光镜片，可以说您是无忧体验这种高科技镜片，一点儿也不需要担心。

王老师:这种镜片多少钱?

配镜师:渐进片有很多系列,就像买车一样,配置越高肯定价位越高。我们会根据您的处方和用眼需要来推荐最适合您的渐进片。

【经验分享】

对症下药,根据顾客的痛点推荐最适合的功能性镜片,以专业打消顾客的顾虑。

案例分享

【场景描述】

一天晚上,一位母亲带着孩子来复查视力,通过电话号码查询到孩子之前在我们店选了一款398元的套餐,当时镜片并没有升级。

【问题处理】

我为孩子复查视力,发现孩子右眼度数增长-1.00D,左眼增长-0.75D,且双眼增加散光-0.50D。孩子母亲告诉我说:"孩子一天到晚对着手机,平时看书写作业也是趴着的,上课也坐在比较靠后的位置,看着看着就看不清楚黑板了。"我说:"孩子的视力需要关注啊,半年时间增长100度左右还是增长比较快的,需要控制度数增长。我们有一款学生专用镜片,可以在一定程度上缓解孩子度数增长。""那这种镜片贵吗?""相比您之前给孩子配的来说会贵一点儿,但是对孩子来说是非常有用的,就是××镜片,采用周边视力控制技术。这款镜片经过了中山眼科临床验证,在提供清晰、锐利的中心视力的同时,也能改变周边视网膜成像品质,从而延缓近视发展。视网膜周边成像为远视性离焦,眼轴长度就会延长。相反,如果视网膜周边成像为近视性离焦,眼轴将停止增长。所以这款镜片矫正视网膜周边的远视性离焦,形成近视性离焦,能在一定程度上纠正孩子读写姿势。平时你们如能再关注一下孩子的用眼习惯,就能很有效果地控制孩子眼轴拉长,眼轴每增长1mm,就会增加300度近视。您还可以选择同品牌的镜框,在此基础上镜片直接减免420元,还是相当划算的。"

孩子母亲想了想,回答我说:"那我先选一选框架吧!"我引导顾客到陈列柜前,"孩子度数相对来说还是比较高,建议不要选太大的框型。"我挑选了几副框架给孩子母亲挑选,并让孩子试戴,最后孩子挑中了一副黑色金属框,算下来1 558元。

孩子的母亲有点儿犹豫,我看母亲也戴眼镜,告知顾客,如果父母双方有一方是近视的话,这款镜片是最好的选择。而且通过视功能检查发现,小朋友有轻度的外隐斜,所以不适合配戴学生单光镜片,而这款镜片会更合适。顾客听我很仔细的讲解,觉得很专业,于是立马就决定配这款眼镜了。

【经验分享】

1. 我们要善于利用自己的专业知识去为顾客解答,让顾客觉得我们更加专业,从而更信任我们。

2. 在推荐功能性镜片的时候,要抓住顾客的痛点,让顾客选择更加果断。

案例分享

【场景描述】

前几天,门店做了一场VIP酒会活动,活动前进行了针对性回访,邀请顾客到店复查视力。其中有位父亲带着12岁的儿子来门店,想给孩子复查一下视力。

【问题处理】

给顾客倒了杯水并让他坐下休息,我便带着小孩进去验光,验光后发现光度各增加了100度,右眼-4.50,左眼-4.25。

询问孩子说眼镜有2年没换了,同时用试戴架让他试戴了15分钟适应一下,接着跟他爸爸讲了一下小孩现在眼睛的情况。告诉他孩子眼球发育还不稳定,应每3个月1次,定期眼检查,这样才能及时发现眼睛光度是否有变化并进行调整,否则,小孩长期处于模糊状态会加快度数的增长。

继续推荐,根据孩子现在的度数,有一款学生镜片比较适合他。这款镜片是××集团与××大学共同研发的一款有助于减缓近视加深的镜片,镜片上分布396个微透镜,将近视离焦原理融入镜片的光学设计中,达到减缓青少年近视加深的目的。这款镜片对近视度数增长的延缓效果高达59%,眼轴增长的控制效果高达60%。而且,现在有促销活动,价格也比平时优惠,随后爸爸就决定选择了这款镜片。

【经验分享】

给小孩复查视力时,如发现光度有变化,要跟家长沟通,并告之家长正确的复查时间,让家长监督小孩用眼习惯,强调增加户外活动时间,平时做作业的灯光环境、姿势,以及保持合适的做作业距离。

任务三　角膜接触镜销售及护理

学习目标

知识目标:1. 掌握角膜接触镜相关销售技巧;

2. 了解各种角膜接触镜护理液的主要成分及作用机制；
3. 掌握正确的角膜接触镜的配戴方法。

能力目标：1. 能和顾客充分沟通，了解顾客生活场景，明确顾客的屈光矫正需求；
2. 可以指导顾客进行角膜接触镜的正确配戴和护理；
3. 能够分析顾客配戴角膜接触镜后产生不适的可能性原因。

素质目标：1. 具有创新意识，能根据日常工作中遇到的问题，寻求创新解决方案；
2. 加强职业道德意识，树立爱岗敬业、团结协作的职业精神。

任务驱动

案例描述：顾客赵某，24岁，互联网行业从业人员，平时经常加班至深夜。长期配戴框架眼镜，有时会觉得眼睛累，累的时候视力不太好，来店想选择一副新的框架眼镜。

通过邀请顾客进行检查，验光师发现赵某目前屈光状态：

R：−4.50/−0.75×90 1.0 L：−4.25/−1.25×90 1.0

双眼结膜二级充血，角膜未见异常。

作为一名配镜师，面对这样的顾客，如何完成以下工作任务？

1. 详细了解顾客配镜目的和要求，建议顾客选择框架眼镜同时，考虑尝试角膜接触镜；

2. 结合顾客的情况，向顾客推荐合适配戴周期和材质特点的角膜接触镜；

3. 帮助顾客开展角膜接触镜试戴，并教授顾客日常护理角膜接触镜的方法。

第一部分 角膜接触镜材料

一、角膜接触镜材料的发展

角膜接触镜的材料应满足健康、舒适、安全和清晰的要求，不断发展和突破。最早的角膜接触镜材料为1880年开始使用的玻璃材质。

20世纪50年代，前捷克斯洛伐克科学院的Otto Wichterle教授意外发现了最早的水凝胶材料——甲基丙烯酸羟乙酯（HEMA）。这种材料柔软、亲水，具有良好的可塑性和初戴舒适性，同时具有一定的透氧性，成为角膜接触镜发展史上的一个里程碑。

20世纪60年代，硅材料出现了，也属于角膜接触镜材料。这种材料由于结合了硅、氟等元素，大大提高了透氧能力，极大地减少了缺氧引起的并发症，使配戴的安全性和舒适性明显提高。

21世纪初，新一代硅水凝胶材料角膜接触镜上市。

二、角膜接触镜的重要理化属性

（一）离子性

角膜接触镜材料可带有电荷，或为电中性。带电荷的材料称为离子性材料，电中性的材料为非离子性材料。多数情况下，离子性材料带负电荷使材料更具活性，与泪液的亲和力好，湿润性好，但容易吸附各种物质，形成镜片上的沉淀物。非离子性材料惰性较大，与泪液成分的反应性较小，镜片表面不易吸附而形成沉淀物堆积，但和泪液亲和力较弱，所以湿润性不佳。

（二）透气性

为了保证角膜的健康，角膜接触镜必须允许氧气和二氧化碳透过。镜片的透气性和其透氧系数、氧传导性、等效氧性能等参数相关。

1. 透氧系数（*Dk*值） 材料的透氧系数等于材料的弥散系数D（cm^2/s）和溶解系数k（760mmHg、0℃时，每立方厘米溶解的O_2体积）的乘积，即Dk，也称为氧通透性。它是由物质分子组成的内在功能所决定的，是固有的材料属性，但会受外部因素的影响，如浓度、温度、压力、屏障因素等。*Dk*值用标准单位表示为10^{-11}（cm^2/s）（$mlO_2/ml \cdot kPa$）@25℃或10^{-11}（cm^2/s）（$mlO_2/ml \cdot mmHg$）@25℃，水凝胶材料的透氧系数与含水量成正比关系。虽然含水量高的镜片*Dk*值较高，但其比含水量低的镜片做得厚，因为高含水材料镜片脱水更快，并且易损坏。而硅水凝胶材料的透氧系数不仅和含水量相关，更和硅含量直接相关。

2. 氧传导性（Dk/t） 氧气通过一特定厚度镜片的实际速度称为透氧量Dk/t，也称为氧传导性，是把材料的*Dk*值除以镜片厚度t（也可用L表示）。镜片厚度的单位是厘米，通常使用−3.00D镜片的中心厚度。镜片厚度增大，透氧量降低，即相同材料正光度镜片的透氧量比负镜片低（图2-3-3-1）。研究表明，日戴的镜片Dk/t要高于24，而长戴的镜片Dk/t要高于87，方能保证角膜获得足够的氧气以维持正常的新陈代谢和生理功能。

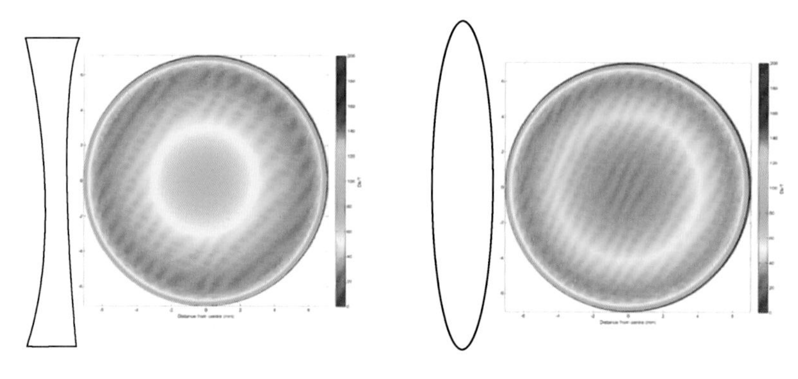

图 2-3-3-1　镜片厚度和透氧量

三、角膜接触镜材料分类

(一) 水凝胶材料

水凝胶材料的种类如下：

1. 聚甲基丙烯酸羟乙酯(poly-hydro-xyethyl-methacrylate，PHEMA)。

2. HEMA 混合材料　HEMA 是最早用于角膜接触镜的亲水材料，之后加入其他单体形成混合材料，含水量可达 55%~70%，同时也增加了材料的透氧性。

3. 非 HEMA 材料　不含有 HEMA 成分的亲水性角膜接触镜材料。代表物有 crofilcon、lidofilcon、atlafilcon 等，在坚韧性、抗沉淀性和强度等方面有所增强。

水凝胶材料对水分子具有很强的亲和力，充分吸水后镜片变得柔软、有弹性并透氧，干燥时是硬而脆的。水凝胶角膜接触镜中的水是氧气运输的载体，氧分子溶解到水里后，经水通道传递到角膜，所以水凝胶镜片的氧通透性与含水量成正比。

(二) 硅水凝胶材料

硅水凝胶材料由于硅的添加大大提高了材料的透氧性，能维持角膜的健康。其透氧能力取决于硅分子，不仅仅依赖于水分。但硅本身是疏水的，与水不能融合，而且混合体会发生可见性混浊，不能达到透光率的要求，因此，镜片必须经过特殊处理，增加表面极性以提高湿润性、舒适性等性能(图 2-3-3-2)。目前市场上主要的硅水凝胶材料按上市时间的先后和结构特性的不同可以分为三个迭代。

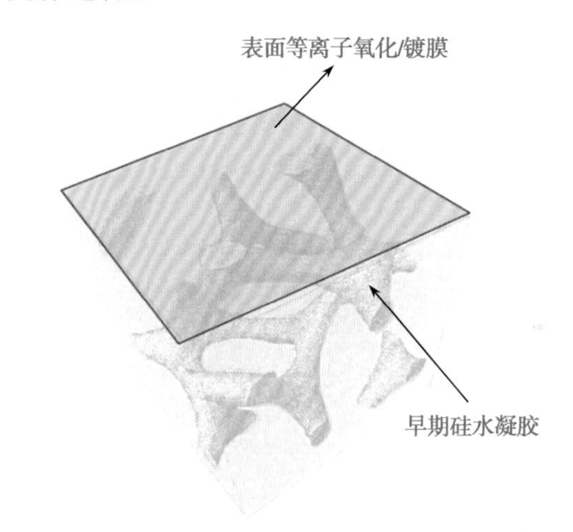

图 2-3-3-2　早期硅水凝胶材料

1. 第一代硅水凝胶材料　以 balafilcon A，lotrafilcon A 和 lotrafilcon B 为代表，1999 年开始上市。材料的主体是 TRIS(三甲硅)，硅含量高，透氧系数高。为增加湿润性，通过等离子处理对镜片表面改性，使疏水性转变为亲水性，或对镜片表面进行等离子氧化处理来改善其亲水性。第一代材料硅含量高而高透氧，含水相对较低，弹性模量较大，硬度较大，会对眼部结构造成更多的机械摩擦和压迫，带来初期配戴不适和眼表的损伤，有较多的配戴者难以适应。

2. 第二代硅水凝胶材料　以 galyfilcon A 和 senofilcon A 为代表，出现于 2004 年，用更为亲水的 TRIS 衍生物为主体，无须进行表面处理，而是在材料内部结合长链、高分子量的 PVP(聚乙烯吡咯烷酮)保湿剂进一步增强材料的亲水性。具有较高的含水量、较低的弹性模量，初期配戴舒适性较好。第二代材料解决了第一代较高弹性模量所致的并发症，但含水量增加，含硅量减少，相应透氧系数下降，且镜片的湿润性仍不是很好。

3. 第三代硅水凝胶材料(图 2-3-3-3)　以 comfilcon A 和 enfilcon A 为代表，出现于 2007 年，采用长链硅氧烷作为材料主体，无须表面镀膜处理，不需要湿润添加剂。其具有更高的氧气传导效率，使用少量的硅材料即能达到很高透氧能力，大幅度减少了缺氧并发症，确保眼睛健康安全。更少硅材料的使用也带来更少的侧枝

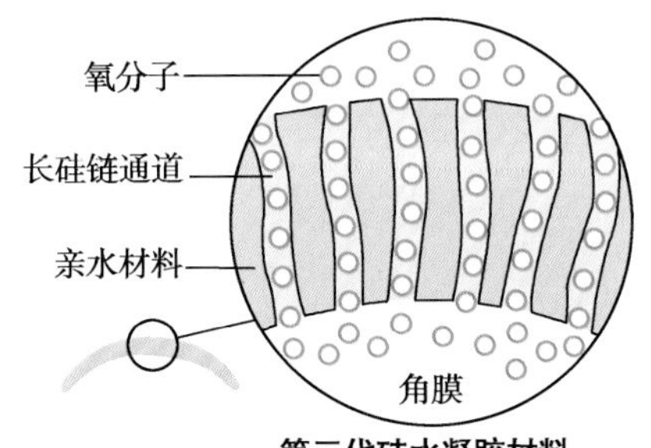

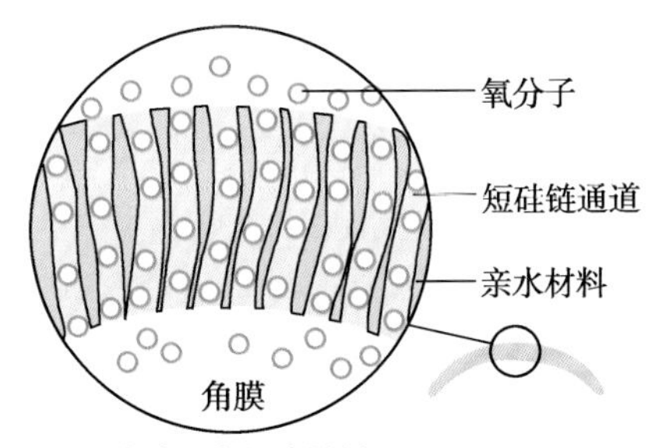

图 2-3-3-3　第三代硅水凝胶材料比较

交链，材料在高透氧健康的同时又高含水柔软。材料天然湿润，减少了镜片脱水，使泪膜更稳定，消除镜片表面干点，有效抵抗沉淀。如 comfilcon A 的 *Dk* 值为 128，含水为 48%，模量为 0.75MPa，湿润角约 30°。配戴者很容易适应镜片，并保证长时间配戴的水润性和舒适度。

第二部分　各类角膜接触镜的特点

一、单光球镜角膜接触镜

单光球镜主要用于矫正各类球面屈光不正，通过镜片光学区的凹透镜或凸透镜设计来矫正近视或远视，这也是我们在日常工作中接触最多的一类镜片。

（一）角膜接触镜的构成

1. 光学区　镜片发挥光学矫正作用的部分称为光学区，光学区一边到对侧的最大直线距离称为光学区直径，以毫米为单位。角膜接触镜光学区直径范围一般为 7.0~12.0mm。理想状态下，光学区应该完全覆盖瞳孔，如光学区太小或偏离，会发生眩光现象。光学区前表面决定镜片的屈光度，通常光学区前表面是球面的。

2. 周边区　镜片表面周边区围绕基弧的各弧统称为周边弧，周边区可以由一至多个逐渐趋于平坦的球性曲率相连接，也可以用一个逐渐平坦的非球面作为周边部分。

角膜不是一个球面，中央约 4~6mm 区域基本呈球形，向周边逐渐变平坦，为了配合角膜的前表面形态，镜片后表面的设计也必然要与角膜的形态相一致，因此，周边弧从内向外依次变平坦，从而避免镜片局部对角膜产生压力，造成角膜的损伤。

3. 镜片边缘　镜片的边缘是镜片前表面和后表面的几何融合区，边缘设计的目的和原则是增进舒适度，并保证对泪膜的干扰减少到最低。镜片边缘设计涉及很多细节，包括边缘前表面的曲率和宽度、边缘后表面的曲率宽度、边缘顶角位置等。

镜片边缘有不同的形态设计。圆滑边缘（图 2-3-3-4）确保镜片边缘和眼睑的光滑接触，减少机械刺激，也可以促进镜片移动和镜下泪液交换，使长时间戴镜健康和舒适。

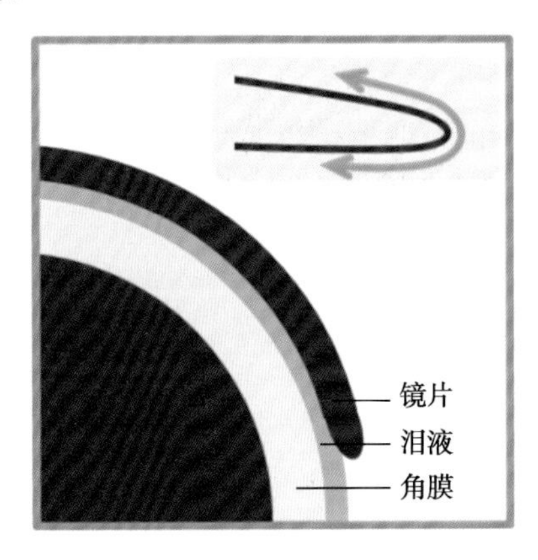

图 2-3-3-4　圆滑边缘设计

（二）角膜接触镜顶点焦度换算原理

通过主觉验光得出的屈光处方，其实反映的是配戴框架眼镜时需要使用的屈光度数，而角膜接触镜是直接配戴在角膜平面的，因此，角膜接触镜的度数与框架眼镜会有所区别，它们之间的换算公式是：

$$F_{Cl}=F_s/(1-d\cdot F_s)$$

其中：F_{Cl} 代指最终换算后所需的角膜接触镜光度，F_s 指主觉验光结果，d 为镜眼距，即指框架眼镜后表面至人眼角膜前表面的距离，一般为 12~13mm，国人通常以 12mm 代入公式计算（注：公式中距离是以米作为单位进行计算的，因此 d 在代入公式中时应取 0.012m）。

举例：

验光检查结果是 -5.00D，则对应的角膜接触镜光度应该是(-5.00) / [1-0.012 × (-5.00)]=-4.72D，选择与之最接近的就是 -4.75D 了。

如验光检查结果是 5.00D，则对应的角膜接触镜光度应该是 5.00/(1-0.012 × 5.00) =5.32D，选择与之最接近的就是 5.25D 了。

在日常工作中，如果每次验配角膜接触镜都要进行以上换算不是很方便，我们可以参考记忆表 2-3-3-1 中的简单换算原则。

表 2-3-3-1　框架眼镜度数与角膜接触镜度数换算表

框架眼镜度数	角膜接触镜度数
<-4.00D	= 框架度数
-4.00D≤框≤-5.25D	= 框架度数 +0.25D
-5.50D≤框≤-7.25D	= 框架度数 +0.50D
-7.50D≤框≤-8.75D	= 框架度数 +0.75D
-9.00D≤框≤-10.00D	= 框架度数 +1.00D

二、散光角膜接触镜

散光角膜接触镜又被称为环曲面(Toric)角膜接触镜，主要用于散光眼的矫正，目前建议针对散光达到 0.75D 及以上的角膜接触镜使用者，验配散光角膜接触镜。

散光角膜接触镜矫正散光的原理如下：我们可以将散光眼看成轴位垂直的两个屈光度不同的生理圆柱透镜组合而成，光学圆柱透镜可以修改(补偿或抵消)其中一个生理圆柱透镜的值，使眼的屈光体系在各个子午线方向屈光度相等，使光线入射散光眼后形成焦点。

在选择散光角膜接触镜设计的时候，分清散光的来源非常重要。角膜源性散光适合内环曲面外球面镜片，非角膜源性散光适合内球面外环曲面镜片，混合散光应选用内外双环曲面镜片。

为了保证散光镜片在眼内不随眨眼而随意旋转，减少因镜片旋转所导致的视力不稳定问题，目前市场上在售散光角膜接触镜产品的主要稳定性设计有：

1. 棱镜垂重(图 2-3-3-5)　是在散光角膜接触镜下部磨制底朝下的三棱镜以消除镜片旋转，其稳定性很高，但因为镜片下部厚度增加，明显影响该部分的氧气传导，同时会增加下睑异物感。

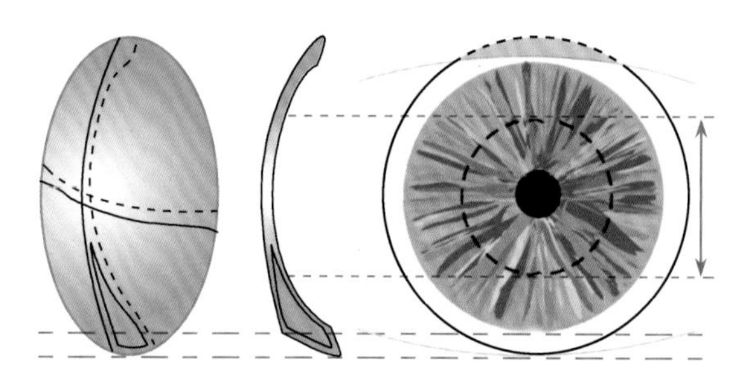

图 2-3-3-5　棱镜垂重设计

2. 周边棱镜垂重(图 2-3-3-6)　通过将镜片上方载体部分削薄，以此产生底朝下的棱镜效果，其稳定原理与棱镜垂重相似，此种稳定性设计的镜片整体厚度接近普通镜片，所以镜片的整体透氧会高于棱镜垂重法，且镜片下部的异物感相比棱镜垂重会更低。

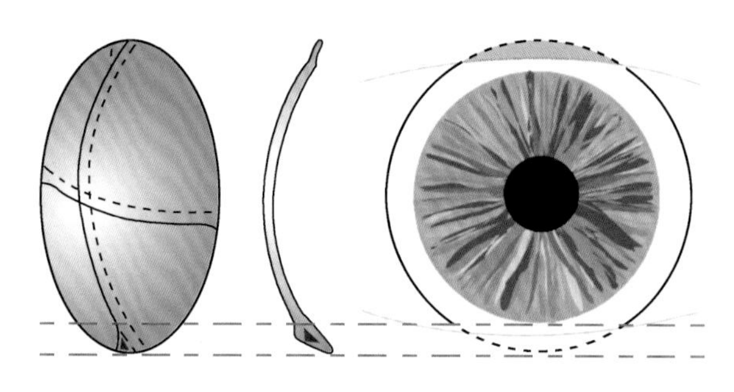

图 2-3-3-6　周边棱镜垂重设计

3. 双薄周边设计(动态稳定法)(图 2-3-3-7)　将镜片的上下方都做削薄处理，利用眨眼时上、下眼睑的动力夹住镜片较薄的上下方区域，推动较厚的左右两边维持在稳定的水平方向上。相比其他稳定性设计，镜片整体更薄，因此，采用这种设计方法的镜片整体配戴舒适性高，透氧也更高，但镜片配适受眼睑张力影响较大，较松眼睑的镜片配适不可靠，稳定效果比前两种方法略差，镜片易旋转。

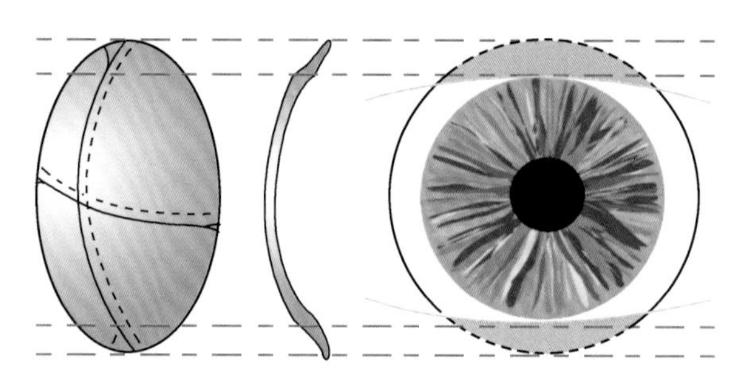

图 2-3-3-7　双薄周边设计

三、多焦点角膜接触镜

目前市场上角膜接触镜的多焦点设计主要用于老视矫正或青少年近视控制。老视用角膜接触镜矫正已在全球拥有广阔的市场，经历了十多年的发展，老视用角膜接触镜矫正已从初期的单眼视逐步过渡到现代的同时视。

单眼视矫正是用简单的单焦点角膜接触镜，主视眼矫正看远，非主视眼通过配戴近附加矫正看近。同时视的设计，以镜片中心为圆心 360° 向外周辐射，为同心圆，分为以中心加载近用光度和中心加载远用光度两大主类。目前，新型的设计都是由内至外渐变非球面变化。同时视的好处是所有视野的变焦，且对周边的视物更真切。

近年来研究发现，不只黄斑区的视觉信号影响眼球生长，周边区视觉信号也有作用。基于此，用于控制近视进展的周边离焦角膜接触镜出现了。一般来说它有两个焦点，一个在视网膜上，一个在视网膜前。理论上，视网膜前的焦点能抑制眼球增长，而这已被最新的动物实验和临床研究证实。通过文献检索得知，周边离焦角膜接触镜的近视控制效果仅次于阿托品，成为矫正效果最好的光学镜片。2019 年 11 月，首款采用周边离焦设计的角膜接触镜通过美国 FDA 认证，被批准用于 8~12 岁青少年的近视控制。这款镜片采用了四个同心圆环的大光学区设计，两个中央屈光矫正环用于视力矫正，两个带有 +2.00D 的周边治疗环形成近视离焦从而控制眼轴伸长，由此减缓青少年近视的进展。

四、变色角膜接触镜

近期在海外上市的变色角膜接触镜将角膜接触镜的功能进一步丰富了，这是一款采用智能感光技术的角膜接触镜，镜片中添加光致变色分子，根据光亮自动调节镜片颜色。在平常光下，分子呈现透明色(图 2-3-3-8)，而光照强度变大时，分子颜色将加深(图 2-3-3-9)，从而呈现出正常光照情况下镜片清晰，强光照射情况下镜片变深色的变化，使眼睛在任何光照条件下都能接收舒适的进光量。

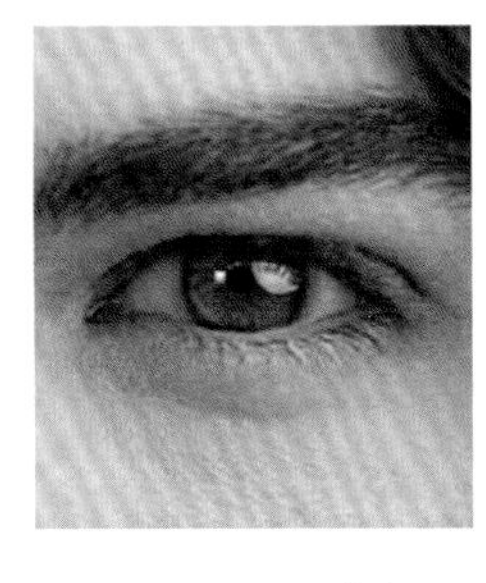

图 2-3-3-8　平常光下变色角膜接触镜

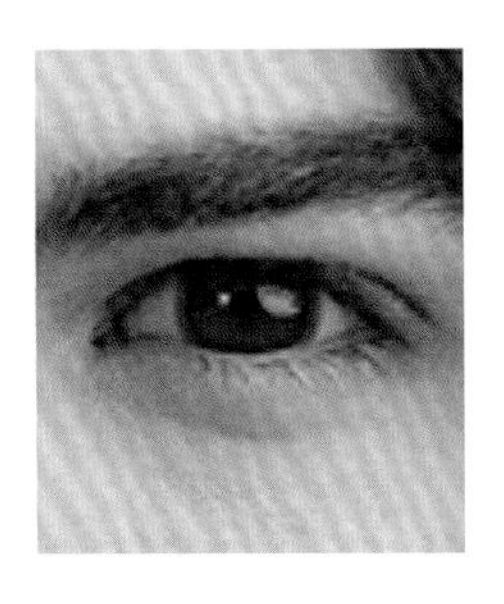

图 2-3-3-9　光照强度变大后变色角膜接触镜

第三部分　角膜接触镜护理液和除蛋白酶制剂等成分和功效机制

角膜接触镜护理液是护理镜片的重要溶液，对镜片进行清洁、消毒、湿润、除蛋白等处理。目前市场上的产品主要包括多功能护理液和双氧护理液。

一、多功能护理液

多功能护理液是集清洁、湿润、消毒、除蛋白、冲洗、储存等各个步骤所需要的成分于一体的溶液，但为了减轻刺激性，许多多功能护理液中的消毒剂浓度很低，作用较慢，对真菌与棘阿米巴作用较弱。配戴者也更容易发生过敏和毒性反应，去蛋白质沉淀的效能也较弱，且软性角膜接触镜和硬性角膜接触镜的多功能护理液成分有差异，不能混用。

主要成分包括：清洁剂、消毒剂、缓冲剂、渗透压调节剂、螯合剂和润滑剂等。

（一）表面清洁剂

用于清除镜片表面的污染物或沉淀物，使消毒液能更有效地发挥作用。成分包括：聚乙烯醇（polyvinyl alcohol）、聚乙烯吡咯烷酮（polyvinyl pyrrolidone）、泊洛沙姆（poloxamers）等。这些成分能够通过物理和化学的机制，发挥机械摩擦，物理性疏松沉淀物，乳化脂质，溶解各种污染物，降低表面张力，保持镜片表面的清洁和湿润性。

（二）消毒剂

主要包括：洗必泰（氯己定，chlorhexidine），双胍聚合物（PAPB，PHMB），聚季铵盐（polyquad）等。有些护理液含有一种以上的消毒成分，因为单独使用时作用有限。此外，某些成分相互有协同效应，如 EDTA 可以增强硫柳汞的效力。

（三）缓冲液

主要作用是维持护理液 pH 在 6~8 的稳定范围之间。护理液 pH 变化可影响镜片参数或带来眼部的不适。缓冲液总是由一对弱酸根 + 弱酸盐构成，最多见的是硼酸根 + 硼酸盐，另外，硼酸缓冲液本身还兼有抑菌作用。常用硼酸、硼酸钠或无水磷酸钠、磷酸氢二钠。

（四）渗透压调节剂

用于控制溶液的渗透压。渗透压可受到其他溶液成分影响发生改变，影响角膜接触镜参数或导致眼部不适甚至充血。常用氯化钠控制护理液离子浓度，使之维持 305mmol/L，与泪液渗透压相等的水平，以适应眼环境。

（五）螯合剂

可以将金属离子结合在其上形成环状结构，以帮助祛除镜片污染物，特别是钙化合物。常用的有依地酸二钠（EDTA），能与钙、镁等离子结合，减少微生物整合核糖物所必需的金属离子，破坏菌体的细胞膜，从而抑制微生物的生长和繁殖。

二、双氧水护理液

双氧水（过氧化氢）消毒是最早的角膜接触镜消毒方法之一，常用浓度是 3%，其特点为杀菌效能高，能很快产生可与细胞成分结合的氧自由基，反应结束后代谢成水和氧气等无害成分。其配方中可以不加防腐剂，避免诱发过敏的可能。作用足够的时间，能有效地灭活细菌、真菌和棘阿米巴原虫。此外还具有洗脱沉淀的效应，但镜盒必须使用特殊的类型。虽然不同品牌的浓度相同，但是中和方法和过程并不完全一样。此外，价格也比多功能护理液高，而且增加了中和步骤，对依从性的要求更高，因此国内使用率较低。

中和是不可省略的必要步骤，否则残留在镜片上的过氧化氢溶液容易立刻引起眼部刺激症状和不适，但一般不会对眼部造成很大的伤害，通常 2~12 小时后自行缓解。大部分厂商会在溶液中加入特殊指示剂，当镜片被完全中和后，指示剂的颜色就发生变化，提示可以安全使用（图 2-3-3-10）。

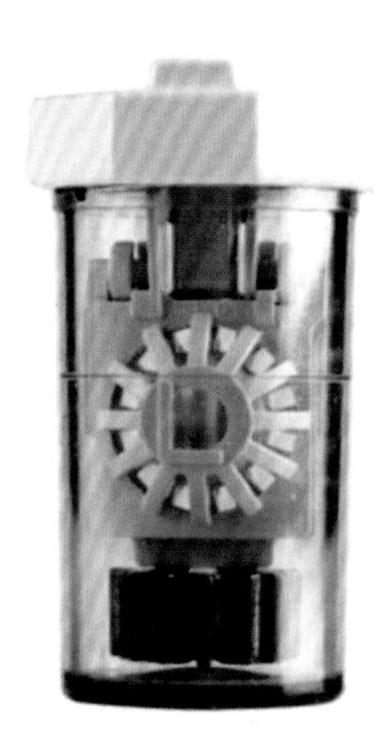

图 2-3-3-10　双氧杯细节展示

三、除蛋白酶制剂和润眼制剂的功效原理

用于角膜接触镜护理的除蛋白酶有木瓜蛋白酶、枯草杆菌蛋白酶、旋酶和胰酶。除蛋白酶成分通过切断角膜接触镜表面的泪蛋白中的肽键，将大分子蛋白质切割成小分子的可溶性的多肽，达到清除蛋白沉淀的目的。

配戴者需要在日常清洁的基础上，每周使用一次，清除镜片上的蛋白沉淀。蛋白酶制剂只是松解蛋白质，完成去蛋白过程后必须及时揉搓和冲洗。需要注意的是，蛋白酶制剂不可能除去所有的蛋白质。随着多功能护理液的发展，除蛋白酶制剂已经很少单独使用了。

四、润眼液的作用及功效原理

润眼液常常用于减轻因泪膜湿润不足造成的不适感，在戴镜过程中湿润镜片。润眼液含有湿润剂和加强黏性的物质，常常是聚乙烯乙醇（PVA）和甲基纤维素。PVA 是一种湿润剂，使表面溶质分子的疏水端朝向镜片，在镜片表面形成以亲水端构成的亲水层而实现湿润效果。润眼液黏性增高能提高溶液的润滑性，使眼表泪液在眼表和镜片表面“逗留”更长时间，从而改善配戴中的湿润性。

第四部分　护理角膜接触镜注意事项

一、使用期限

一般的护理液保存期限在 2 年以上。一瓶 350ml 的多功能护理液，多数人可以连续使用 40~60 天。通常在开封之后 3 个月内，不论有无剩余药液，都应该丢弃换新，因为开封后，时间越长，发生污染的可能性越大。

在每次护理操作结束后，必须将盒内的护理液全

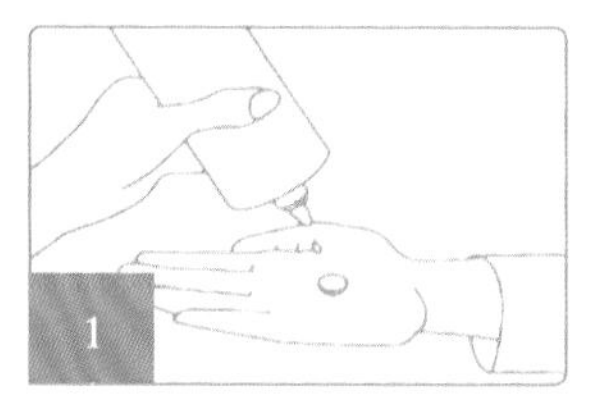

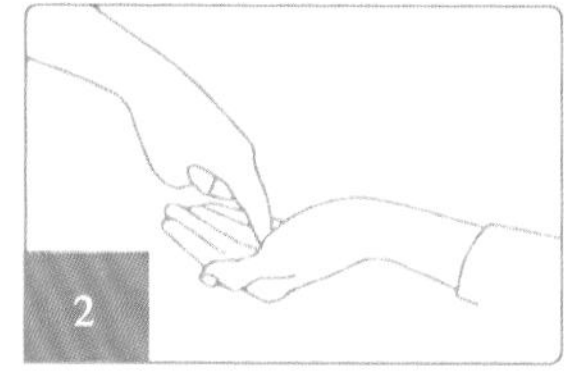

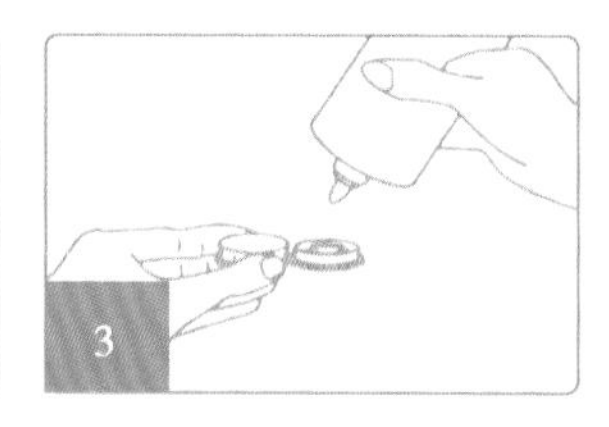

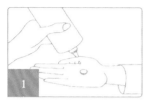

图 2-3-3-11　清洁和消毒角膜接触镜

部倒掉。第二日浸泡镜片时，换用新护理液，保证所使用的液体总是处于相对洁净的状态。

二、使用方法

1. 摘镜后应先进行清洗，揉搓，然后放入镜盒浸泡，不能顺序颠倒，否则会降低祛除蛋白质沉淀的效果（图 2-3-3-11）。

2. 镜片在镜盒内浸泡的时间一般 6~8 小时，过长反而降低洗脱效率，也易使已浸泡下来的各种沉淀物在电荷等复杂的物理化学因素作用下，部分又重新结合到镜片上。

3. 生理盐水不能替代护理液，生理盐水仅仅可以发挥部分冲洗的作用，不能代替其他功能，特别是没有消毒的功效，会增加发生潜在感染的机会。

4. 自来水代替护理液对角膜接触镜进行冲洗，也是非常危险的。护理液使用纯净水配制而成，祛除了自来水中的杂质，且自来水不具备消毒功能，渗透压也不相同。

5. 不能和 RGP 镜片的护理液通用，包括湿润剂等其他产品。

三、附属用品使用

（一）镜盒的使用

每一次护理操作完毕后，将空镜盒敞开，在空气中自然晾干。然而目前相当多的戴镜者做不到这一点，他们在护理操作之后，直接将镜盒盖上，而这种湿润的环境有利于细菌或棘阿米巴的生存。镜盒还要定期煮沸消毒，一般每周 1 次。每 6 个月至少应更换 1 个新的镜片盒。

（二）专用镊子

镊子的顶端有硅胶套，套内很容易藏匿细菌和其他病原微生物，一定要进行很好的消毒处理，所以操作时更推荐使用保持清洁的双手。

四、其他使用事项

1. 不定期使用或交替使用两副镜片，在储存期间，不使用的镜片很容易导致细菌、霉菌、棘阿米巴等滋生，因此至少要每周 1 次进行常规护理操作。重新戴用前，仍要先进行 1 次清洗和消毒。建议不规律戴镜者选用日抛镜片。

2. 将长期不戴的镜片晾干、脱水后放置非常不妥，因为再次使用时，镜片的参数会发生改变，造成戴用不舒适或矫正度数不准确。

五、配戴角膜接触镜注意事项

1. 戴镜前需要判断镜片的正反面，比较常用的方法是将镜片平放在示指上，开口向上，仔细观察镜片边缘的形状。如果发现边缘圆润，弯曲弧度较大，呈碗状，为正面；边缘处略向外翻转，呈盘状，则为反面（图 2-3-3-12）。

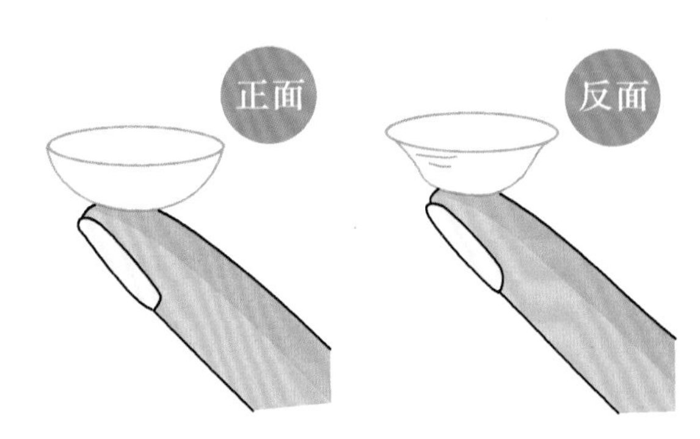

图 2-3-3-12　角膜接触镜的正反面

2. 不主张戴角膜接触镜时点入眼药，因为镜片容易着色，并会缩短镜片的寿命，但在某些特定的情况下，可遵医嘱使用。

3. 洗手时，建议使用一般的肥皂，有些高级肥皂或香皂含有羊脂、乳霜以及防臭剂，这些都会影响手指和镜片的洁净度。

4. 遵从医嘱或根据专业说明书操作。

第五部分　角膜接触销售技巧

一、推荐角膜接触镜（下称：隐形眼镜）满足顾客多彩生活

在来店顾客中，咨询购买隐形眼镜及其配套商品的顾客是隐形眼镜的主要目标顾客，而其他目的进店的顾客如果认识到隐形眼镜带来的独特好处，也有机会成为隐形眼镜的潜在消费者。在丰富多彩的生活方式中，很多时候隐形眼镜对顾客有着独特的好处，例如：

1. 更多个人形象的展现和搭配

- 配戴隐形，穿衣百搭；
- 彩色和装饰性隐形眼镜可自由变化眼镜颜色；
- 戴隐形，眉目更传神；
- 自由选配随心时尚太阳镜；
- 任何度数，鼻梁耳朵无压痕。

2. 更好、更多地改善视觉选择

- 清晰视力，告别雾气；
- 真实视觉，影像大小无缩放；
- 视野不受限，驾驶更安全，运动反应更迅捷；
- 视线任意转，清晰少像差；
- 改善屈光参差，双眼协同，立体视觉更好；
- 不规则散光只能用隐形眼镜矫正，生活质量更优。

3. 生活和运动的便利性

- 任何运动无负担；
- 镜片随眼而动，周边视力更好，任何动作视力无碍；
- 自带“眼睑雨刮器”，清晰视力无惧风雨；
- 深浅浮潜，防风滑雪，面具下戴隐形，兼顾视力防护；
- 登山户外探险，隐形解放双手；
- 日抛隐形更适合间歇配戴，如运动、旅行。

散光、多焦点、防疲劳、近视防控，更多功能不断丰富的隐形眼镜，日益成为众多“眼镜党”们的优选矫正方式，成为一人多镜（框架眼镜 - 隐形眼镜 - 太阳镜）的标配，为我们带来更多的框架 + 隐形眼镜的连带销售机会，培育更多的销售价值更大的隐形眼镜顾客。

二、分类顾客，高效成交

无论顾客来店的目标商品是框架眼镜、太阳镜，还是护理液，都可提问“您考虑过戴隐形吗”——100% 推荐隐形眼镜是提升销售的重要的实用技巧。通过 100% 推荐，探知潜在顾客态度，扩展更多眼保健话题，我们可以发掘出顾客对隐形眼镜的潜在需求，争取更多业绩提升的机会。

通过顾客到店目标的表述和 100% 推荐，我们可以将顾客分类为：无隐形眼镜配戴经验顾客（主动咨询）、无隐形眼镜配戴经验顾客（考虑过或正在考虑戴隐形眼镜）、不考虑配戴隐形眼镜的框架眼镜顾客和正在配戴隐形眼镜的顾客。在门店实践时，不同类别的顾客对隐形眼镜的需求特点和需求强度不同，应该采用不同的沟通策略和技巧。

（一）无隐形眼镜配戴经验的顾客（主动咨询）

1. 识别　戴着框架眼镜主动咨询隐形眼镜的顾客（排除隐形眼镜配戴者在门店购物时未戴隐形眼镜的情况），往往是选购第一副隐形眼镜的年轻人，很关注隐形眼镜带来的美观利益，或者满足某些特定不能戴框架眼镜的任务（如拍婚纱照、面试等）。

2. 沟通目标　高性能产品推荐。关注初戴满意度，巩固隐形眼镜配戴习惯。

3. 沟通策略与技巧　深入全面了解顾客生活工作，设身处地地换位，认同顾客对隐形眼镜感兴趣的理由，发现顾客使用框架眼镜时的困难和风险，有针对性地展现隐形眼镜的更多好处。这类顾客有明确的配戴隐形眼镜的动机，多为初戴，对于配戴隐形眼镜的问题较多，我们应该耐心地帮助解答。尤其是在顾客自己摘戴的环节，应耐心地教导正确的操作手法，加强操作指导。

4. 举例　“哪种隐形眼镜适合我呢？”——“选隐形眼镜，要关注清晰、健康、舒适。第一次戴隐形眼镜，我们都推荐硅水凝胶日抛镜片。比如这款产品，一次性使用，完全不用担心沉淀物对健康舒适的影响。而且它透氧很高，还防紫外线，含水量高且脱水少，能获得整日的水润舒适。它对新手非常友好，镜片成型性好，摘戴都很容易。”

（二）无隐形眼镜配戴经验顾客（考虑过或正在考虑配戴隐形眼镜）

1. 识别　以购买框架眼镜为目的进店的顾客，应对“是否考虑过隐形眼镜”的提问时，表现出较开放的态度，愿意继续沟通隐形眼镜的话题。这类顾客其实对配戴隐形眼镜是有兴趣的，只是对隐形眼镜的好处了解不足，或者是存在某些理解误区或顾虑。

2. 沟通目标　推进框架 + 隐形的连带销售。

3. 沟通策略与技巧　结合销售框架眼镜时了解到的较为全面的顾客的生活工作用眼特点，挖掘隐形眼镜可能带来好处的任务场景，即发现顾客在框架眼镜使用中的困难和问题，有针对性地展现隐形眼镜对于框架眼镜的补充性好处，强化顾客兴趣。解答顾客对配戴隐形眼镜的问题并消除顾虑，建立和加强其信心。这类顾客的问题和顾虑常见于“戴隐形眼镜不安全”“戴隐形眼镜太麻烦”等，我们需要多问问顾客产生这些问题顾虑的背景经历，耐心地解释解答，必要时借助试戴片帮助其建立信心。

4. 举例　“我的眼睛太小，隐形眼镜戴不进去！”——“其实，您的眼睛不小啊！您以前尝试戴过隐形眼镜吗？当时是怎么戴的，遇到了哪些困难？放心！我会手把手地和您一起来学习如何配戴隐形眼镜！”

（三）不考虑配戴隐形眼镜的框架顾客

1. 识别　来店咨询购买框架眼镜或太阳镜；在“是否考虑过配戴隐形眼镜”的提问后，表现出明确的拒绝态度。这类顾客常常是有过隐形眼镜的失败配戴经历的人，对隐形眼镜丧失信心了。

2. 沟通目标　快速筛选，节约精力，分析原因，不放弃机会。

3. 沟通策略与技巧　如果顾客断然拒绝，我们应终止隐形眼镜话题的进一步沟通，以节约销售精力，避免顾客的反感情绪。如果顾客拒绝但自动告知了拒绝的理由，而这些理由其实是明显的误解，我们可以表达理解，并小心探寻顾客是否愿意尝试设计的材料性能更好的隐形眼镜。

4. 举例　“戴隐形眼镜容易伤眼睛！”——“看来您的健康意识非常强！隐形眼镜作为植入眼内的医疗器械，健康安全的确应该重视。通过 40 余年的研究发展和全球 1.4 亿的广泛处方使用，目前的隐形眼镜日趋成熟，特别是近 20 年硅水凝胶材料技术的飞速创新，克服了隐形眼镜配戴缺氧的问题，设计和生产工艺进步，更多短周期及日抛更换的健康产品推出了。”

（四）正在使用隐形眼镜的顾客

1. 识别　进店后，目的性很明确地咨询选购隐形眼镜，或咨询选购隐形眼镜护理产品。

2. 沟通目标　挖掘不满，推动升级。

3. 沟通策略与技巧　红(眼红)干(眼干)卡(异物感)糊(视力不清)是隐形眼镜配戴者常见的不满意点，尤其是配戴长周期更换的普通水凝胶材料的隐形眼镜。一些顾客还会面对摘戴困难、正反难辨、适应期的不适感、镜片破损等问题。而舒适戴镜时间无法满足工作生活节奏，是普通长周期水凝胶镜片更为突出且共性的不满。有些顾客会主动地跟我们抱怨这些不满，也有不少顾客担心被推销而防范性沟通，不愿告知自己的不满。我们不要急于去询问顾客在隐形眼镜使用中有什么不舒服，而是多聊聊日常是怎么使用隐形眼镜的，带出隐形眼镜使用中可能的遇到的问题，这样更容易了解到顾客的痛点问题。引导顾客进入专业眼检环节，会发现更多的机会。

4. 举例　李女士戴 ×× 品牌的水凝胶隐形眼镜，中午或下午就会眼睛发红。配镜师小王准备从李女士的主要不满(可能与缺氧有关的红眼)切入，尝试升级推荐短周期硅水凝胶产品。小王适时地建议李女士接受眼检，眼检发现角膜缘充血，镜片上沉淀物较多。找到可能的原因后，小王没有马上向李女士解释问题原因推荐产品，而是更多地询问红眼对李女士生活工作的影响，了解到李女士的领导时不时会提醒她少熬夜。小王提醒李女士，是不是领导误会了，该提醒令李女士深以为然，主动咨询有什么办法可以改变。小王专业性地解释不同材料的隐形眼镜的透氧原理、镜片透氧性能和沉淀物与红眼发生的关系后，成功地实现了硅水凝胶短周期镜片的升级销售。

真实的销售工作场景下，没有“一招通杀”的销售技巧，销售技巧是否有效，“金标准”在于是否能高效率地帮助顾客获得满意的消费体验。我们需要在实践中不断尝试，不断总结，建立并丰富符合门店产品结构、符合门店服务流程、符合自身特点的行之有效的更多经验技巧。

思考题

1. 若角膜接触镜镜片的等效氧性能为(　　)，它对氧就是完全通透的。

A. 100%　　B. 55%　　C. 38%　　D. 21%

2. 第三代硅水凝胶角膜接触镜片与前两代相比的优势在于(　　)。

A. 更高的氧气传导效率

B. 更高的透氧量

C. 更柔软的镜片

D. 长硅氧烷链分子

3. 散光角膜接触镜镜片稳定性设计中，(　　)稳定性最好。

A. 棱镜垂重　　B. 周边棱镜垂重
C. 双薄周边设计　　D. 截边法

4. 决定角膜接触镜镜片屈光度的是(　　)。
A. 光学区前表面　　B. 光学区后表面
C. 周边区　　D. 镜片边缘

5. 目前建议针对(　　)散光及以上的消费者验配散光角膜接触镜。
A. 0.50D　B. 0.75D　C. 1.00D　D. 1.25D

6. 以下方法不能起到近视控制作用的是(　　)。
A. OK镜
B. 周边离焦角膜接触镜
C. 阿托品
D. 欠矫框架镜

7. 100%推荐角膜接触镜的方法的好处有(　　)。
A. 增加连带销售
B. 满足顾客多彩生活
C. 体现顾问价值
D. “种草”新方案,加强顾客黏性
E. 以上都是

8. 对于框架配戴者的某些场景任务,角膜接触镜的独特好处有(　　)。
A. 形象更自然　　B. 视力更清晰
C. 使用更方便　　D. 更适合运动
E. 以上都是

案例分享:隐形眼镜的销售技巧

【场景描述】

一女士进店后,主诉戴眼镜有十几年了,感觉现在眼镜摘掉后,眼睛无神、变形,自觉不好看。且现在经常戴口罩,容易有雾气,考虑过做激光手术,又不太了解,网上评论褒贬不一,就不敢去做。想寻求下有无更安全让眼睛变形恢复的方法。

【问题处理】

验光:右眼　-6.00D,左眼　-4.00D。

裂隙灯检查:眼前节健康,无明显可见异常,无隐形眼镜禁忌证。

与客户沟通:引起眼睛变形并非是眼镜本身,而是镜片的缩小效应;眼睛无神是因为长时间戴框架,清晰视野受镜片大小所限,眼球转动不灵活,摘掉眼镜后又看不清东西,不聚焦,就显得眼睛无神。激光手术有专业的术前检查,医生会根据患者参数情况告知适不适合做,以及适合做什么样的手术。同时,双眼度数差达到-2.00D,存在屈光参差,隐形眼镜的矫正效果要好于框架眼镜。建议顾客先尝试选择隐形眼镜,并与框架眼镜交替配戴。

戴镜后1周回访,顾客表示很方便,只是初期刚戴隐形,看东西感觉变大了,操作有点儿慢,无其他明显不适。现在隐形眼镜的摘戴和护理都很熟练了,看东西也正常了。

提醒顾客定期3个月复查,注意用眼和护理注意事项。

【经验分享】

1. 隐形眼镜的销售,要以专业为出发点,确保健康、无隐形眼镜禁忌证。

2. 先识别顾客现在存在的问题,结合框架和隐形眼镜的优缺点对比,找出隐形眼镜的优势,用对比法让顾客接受并尝试隐形眼镜。

3. 对于初次配戴者,要着重强调隐形眼镜的规范护理,比如要揉搓镜片,摘镜时要先滴润眼液,不要超时配戴,等等。

4. 提前和顾客讲清楚初期戴隐形眼镜的视觉适应现象,比如看东西变大,远近距离感和框架的差异。

5. 确保取镜时的配适评估合适,并嘱咐定期复查对确保眼健康的重要性。

案例分享:裂隙灯检查的重要性

【场景描述】

前天,店里来了位顾客买隐形眼镜。交流后了解到顾客之前一直配戴某品牌水凝胶日抛隐形眼镜,但是近段时间总觉得戴的时间超过5个小时后眼睛就很不舒服,有的时候还经常觉得磨眼睛。

【问题处理】

听完顾客主诉,我邀请其到验光室做裂隙灯检查。在详细询问和裂隙灯检查后得出:顾客眼睛较干,球结膜2级充血、睑结膜2级充血、角巩膜缘1级充血,且两眼上眼睑均有少量滤泡。

我给顾客解释,戴四五个小时舒适感下降的原因是之前戴的隐形眼镜是水凝胶材料的,配戴几个小时后,保湿因子释放完全,隐形眼镜含水量不足,就会开始吸收眼睛里的水分。水凝胶这种材质的透氧性较差,顾客本身因为最近休息时间不足且配戴隐形眼镜的舒适感较差,眼睛球结膜、角巩膜、睑结膜充血,所以配戴水凝胶材质的隐形眼镜时间久了会觉得眼睛不舒服,还有,顾客上眼睑有少量滤泡,轻度粗糙,隐形眼镜摩擦到滤泡就会觉得磨眼。

顾客听完我的解释后问道:那我是不是不适合戴

隐形眼镜啊？我工作可离不开隐形眼镜啊！我告诉顾客别担心，你的眼睛确实不是最健康的状态，但是，只要处理好并不是什么大问题。眼睛比较干，找含水量低一些的；眼睛充血，就找透氧性高一些的；睑结膜粗糙，就得找润滑度高一些的隐形眼镜。刚好我们店里有一款高端硅水凝胶日抛产品，正好满足这三点，边说边拿了一对顾客度数的试戴片给顾客戴上，顾客戴上马上表示真的一点儿磨眼睛的感觉都没有了，当即购买了"买三送一"的一套产品，还添加了微信，告诉我以后买隐形就找我啦！

【经验分享】

面对隐形眼镜老配戴者，多利用裂隙灯检查发现顾客之前配戴过程中的问题，挖掘顾客需求，提升客单价，用我们的专业来服务顾客，会有许多意外收获！

案例分享：意外的惊喜

【场景描述】

某天，临近午餐时，门店迎来了两位顾客，妈妈50岁左右，女孩24岁左右，进门说想看看隐形眼镜。经过询问得知，原来是女孩要结婚了，婚期定在劳动节后。想趁放假去拍婚纱照。因为眼睛近视担心会影响拍照，所以想配副隐形眼镜临时应急。了解了顾客的需求后，我帮妈妈倒了杯水，然后给女孩做接下来的检查。

【问题处理】

第一项：询问了有无眼部和全身性疾病、家族史等，女孩回答都没有。了解到曾经配戴过隐形眼镜，但觉得和框架眼镜没什么大的区别就没戴了。

第二项：屈光检查发现其光度有所增加，最终验光处方光度为R：-6.50，L：-5.75/-0.50×5。

第三项：裂隙灯检查，确定眼部是否健康且是否适合配戴隐形眼镜。经检查，女孩结膜有少许充血，但不影响配戴隐形眼镜。询问得知女孩最近忙于工作和婚前准备，经常晚睡，熬夜较多。告知眼部结膜有少许充血，提醒注意多休息、多喝水，这样有助于眼部健康。检查中发现，女孩虹膜直径有点儿小，看起来"留白"稍多，缺乏美感。

第四项：开具处方单，给出配镜方案，推荐适合的产品。因女孩长时间没戴过隐形眼镜，我请妈妈过来一起听我讲女孩的眼部健康情况、光度及注意事宜。我的建议是：选择短周期日抛隐形镜片，使用方便，护理简单，而且每天抛弃，在蛋白物还没有沉淀满镜片就丢弃了，眼部更健康。目前，短周期镜片在发达国家和国内一二线城市是主流产品，未来在三线城市也会成为主流，早一点儿使用，眼部少一些伤害。另外，发现虹膜和"眼白"之间的比例不太协调，如果配戴透明片，起不到修饰和美化眼部的效果。所以，我推荐选择短周期的美瞳片，可以帮助女孩在矫正视力的同时，修饰眼部，使眼睛看起来更协调、漂亮。

第五项：结合女孩的肤色，我给女孩介绍了两款美瞳片的颜色，通过试戴，女孩最终确定了自己满意的美瞳片颜色。戴上之后情不自禁地感叹，我的眼睛原来也能这么"大"，这么"亮"！

妈妈拉着戴上美瞳片的女孩，告诉我说，以前从来没有注意过自己的"眼仁"，女儿的"眼仁"小应该是遗传自己。自己老了不在乎，可女儿结婚一定要美美的。本以为配眼镜看清楚就可以了，没想到还有这么多的讲究，看着女儿的眼睛，妈妈直呼原来眼镜还能这样配。最后，我按照处方单上写好的推荐产品给女孩选配了1年的某品牌日抛美瞳片(棕色)。因顾客不愿一次拿太多，我告诉顾客，先取3个月的量，剩余可以储存在店里，什么时间用完了，直接过来取，这样可以每次都使用最新日期的镜片。另外，告知顾客戴镜后，要严格按照复查周期来店里复查。

【经验分享】

故事讲到这里，很多人会说，大家的流程都差不多嘛！在我看来，任何成交都需要掌握丰富的产品知识、专业知识，通过耐心细致的有效沟通，发现顾客的自身特点，敢于挑战并善于做各种尝试。我们只是认真聆听了顾客的需求，发现了顾客自身独特的特点和需求，最后大胆地挑战自己，做了一些尝试，把工作做得更细。最终把一个原本很常见的顾客，做成了高单顾客。

案例分享：隐形眼镜连带太阳镜销售

【场景描述】

某个周五上午，顾客王女士到店购买隐形眼镜，经了解，王女士以前配戴的都是某月抛隐形眼镜，而且平常是偶尔配戴。经过裂隙灯检查，发现顾客睑裂区充血较严重。

【问题处理】

根据顾客平常的配戴周期习惯和眼部状况，建议顾客配戴短期抛且保湿型的隐形眼镜，给了顾客两种不同品牌硅水凝胶日抛隐形眼镜的建议。

因我自己配戴过其中一款高端日抛产品，亲身感受过其舒适度，并给顾客推荐，最终顾客相信了我的选择，现场配戴后反馈确实很舒适。但傍晚接到顾客电话说隐形眼镜取不下来，想到店让我帮她取下来。半小时后顾客来店，顾客现场擦干手取了几次，按照我说的方法，取了几次都没取下来，由于这款高端日抛产品区别于其他隐形眼镜，特别柔软，所以相对来说会难摘些，经过耐心示范，顾客最终学会了摘下隐形眼镜。

这个顾客比较爱聊天，取下隐形眼镜之后我们闲聊家常。在聊天过程中，我提示她隐形眼镜正常的配戴周期和配戴不要超时，顾客挺感谢的。趁此，我又带入，当下是酷暑炎热天气，戴隐形眼镜出门，由于外面温度高，泪液容易蒸发，出门最好戴太阳镜，要不然眼睛会特别干。顾客说，因为是近视，所以基本不戴太阳镜。我马上接话："您现在选购到了合适的隐形眼镜，可以直接配戴太阳镜了呀。"根据顾客的穿着和配饰，我顺手拿起一副适合顾客脸型的太阳镜，并讲解这副太阳镜修饰脸型，遮住两边颧骨，显得下巴更尖。再导入，太阳镜不仅能防风、防沙，还能防止热天户外泪液蒸发，以免配戴隐形眼镜时在户外眼睛干的困扰。顾客最终欣然接受我的建议，成交了太阳镜。因为聊得来，顾客主动要求添加微信，最后愉快离店。

【经验分享】

1. 把握好隐形眼镜客群，虽然隐形眼镜单值不大，但背后隐藏的消费潜力是无限的。

2. 适时导入连带产品，并做好情景导入，更易成交。

3. 把顾客当成朋友，设身处地为顾客眼健康着想，不以成交为直接目的，以服务好顾客为前提才能更好地把握住顾客。

4. 直击老顾客的痛点，并利用 FABE 法则，让顾客试戴体验，有利于成交。

培训项目四 眼镜美学

任务一 色彩美学知识

初级篇中，我们学习了关于美的定义和美的基本形式，而美学表现里，色彩绝对是必不可少的内容，因此在中级篇里，我们将学习色彩美学相关知识。

学习目标

知识目标：学习色彩基本知识、场合的不同需求以及搭配方式与运用。

能力目标：1. 了解色彩的影响力；
2. 掌握色彩的构成与属性；
3. 说出色彩在眼镜行业中的作用。

素质目标：提升对色彩的感知力，提升对色彩的运用。

任务驱动

日常眼镜销售当中，彩色眼镜的销售常常低于预期，相信我们与顾客一样，存在着对于彩色眼镜的误解，或者说，我们缺少色彩美学的基础知识，例如：

- 黑色眼镜最百搭，黑色是最好的。
- 颜色太夸张了。
- 蓝色镜框是不是显得我很黑。

通过下面的学习，我们一起走入色彩的世界，一一解开这些异议与误区。

一、色彩的影响力

人类对于信息的接收与感觉，主要是通过视觉、听觉、触觉、嗅觉、味觉而产生，其中，接收力最强的就是视觉，而且记忆快速深刻。我们看到事物时，大家第一时间记住的是 85% 的色彩信息，即使 5 分钟之后，色彩信息还依然留有 55% 的印象（图 2-4-1-1）。同时，色彩又是最能引起我们视觉的审美愉悦的最为敏感的形式要素。

色彩，实际上是人类沟通的一种语言，无国界、无地域，是一种世界性的语言，能影响人类的情绪与行为。人们的衣食住行也无时无刻不体现着对色彩的应用：穿上湖蓝色衣服会让人觉得清凉，把肉类调成酱红色会更有食欲，这些都成为常用的营销方式。因此，色彩也是一把打开消费者心灵的无形钥匙。下面让我们走进色彩，学习和运用色彩，让色彩成为我们销售的有力助手。

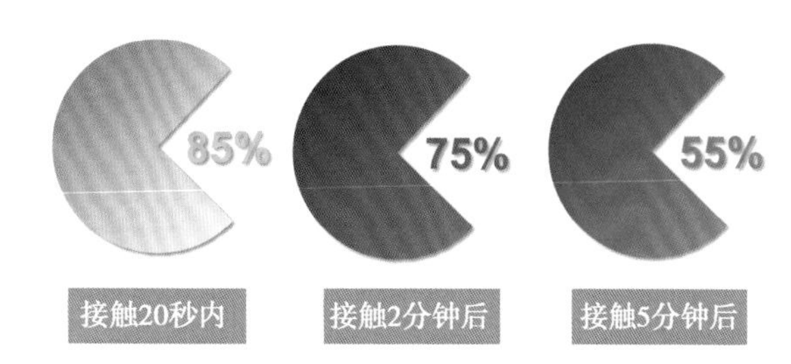

图 2-4-1-1 色彩记忆时间

二、色彩的构成与属性

（一）光与色

没有光源便没有色彩感觉，人们凭借光才能看见物体的形状、色彩，从而认识客观世界。物体是受到光线的照射才产生出形体与色彩的。眼睛所以能看到色彩是因为有光的作用。色彩是光线产生的现象，没有光，眼睛无法产生视觉，没有光线，也就没有色彩。正所谓：有光即有色。

因此要了解色彩，我们首先需要了解光线。我们平时所见到的阳光被称为白光，白光是由七色光混合而成，这是 17 世纪科学家牛顿的伟大发现。当一束白光照射在三棱镜上时，便会分解成红、橙、黄、绿、青、蓝、紫七种颜色光线，这七种色光就叫光谱色（图 2-4-1-2），这是自然界最饱和的色光。由这七色光组成的彩带叫作光谱，是来自自然界的可见光谱。

图 2-4-1-2 光谱色

（二）有彩色系和无彩色系

1. 有彩色系　所谓的有彩色系即红、橙、黄、绿、青、蓝、紫等各种颜色。

(1) 色彩三要素：有彩色系具有三种属性：色相、明度、纯度（图 2-4-1-3）。

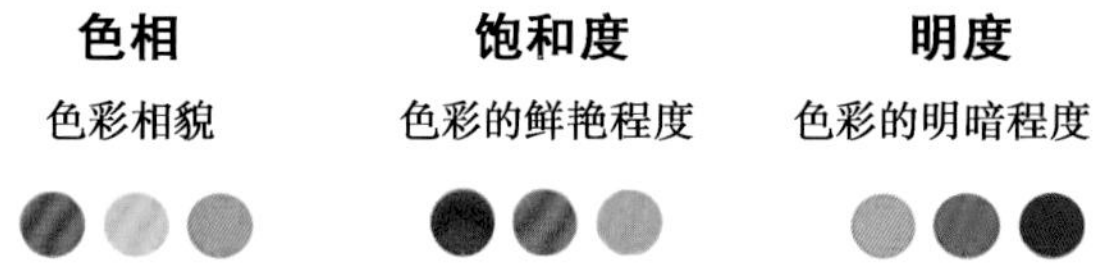

色相　**饱和度**　**明度**

色彩相貌　色彩的鲜艳程度　色彩的明暗程度

图 2-4-1-3　彩色的三种属性

1) 色相：色相指不同色彩的相貌或区别不同色彩的名称。就像每个人都有其独特的外貌和姓名，以区别此人并非他人，彩色系的色相分为红、橙、黄、绿、青、紫等。色相是色彩的主要特征，表示色彩的种类，但不只是某一种色彩。

2) 纯度：色彩的纯度也叫鲜艳度，也可以称为色彩的饱和度（彩度），是指某一色彩中所含该种色素成分的多少。一般所含色色素成分越多，其纯度就越高，相反则纯度就越低。色彩的纯度是相对的，在比较中产生。例如，紫色、浅紫色、深紫色、灰紫色属于同一色相，它们之间的差别只是明度和纯度的不同。

3) 明度：明度是指色彩的明暗、深浅程度的差别。简单地说，就像是素描中的黑白灰关系。如从色相环上看，黄色明度最亮，紫色明度最深，红绿为中明度。

(2) 三原色、间色与复色（图 2-4-1-4）

1) 三原色：所谓三原色，就是指这三种色中的任意一色都不能由另外两种原色混合产生，而其他色可由这三色按照一定的比例混合出来，色彩学上将这三个独立的色称为三原色。色彩中最基本的三原色为：红、黄、蓝，它们可以调配出丰富多彩的色彩来。

2) 间色：间色又叫二次色，是指两种原色颜色调配而成的颜色。如红加黄为橙色，红加蓝为紫色，黄加蓝为绿色。

3) 复色：复色是指由一个间色与另一个间色相调配出来的颜色。简单说是四种以上的颜色相加调配出来的颜色。

(3) 同类色和类似色（图 2-4-1-5）

1) 同类色：色相相同明度不同的颜色，比如黄色系、红色系、橙色系、绿色系、蓝色系、紫色系等，在色环中跨度在 30° 内的颜色。

2) 类似色：类似色也叫邻近色。色相环上相邻近、在 60° 内的颜色称为类似色，如红与橙、橙与黄、黄与绿等就是类似色。

(4) 对比色（图 2-4-1-5）：色环间隔大于 120°，两色之间有明显的明度、色相、冷暖、纯度等对比的两种颜色都可称为对比色。比如，黄和蓝、紫和绿、红和青等，任何色彩和黑、白、灰，深色和浅色，冷色和暖色，亮色和暗色都是对比关系。

(5) 补色（图 2-4-1-5）：色环中 180° 直线相对、直线距离最远的一对色彩称为补色，也称余色。如绿与红、黄与紫、蓝与橙都属于补色。互补的两种颜色混合之后会成为黑灰色。

(6) 色彩的冷暖：冷暖色是指色彩的冷暖倾向。由于色相的不同容易产生色彩冷暖的感觉和联想。如大家所知，红、橙使人联想到火、太阳等温暖的感觉，蓝、蓝紫容易使人联想到湖水、冰雪等寒冷感觉。

2. 无彩色系　无彩色系一般指黑色、白色和纯灰色。无彩色是没有任何色相感觉的颜色，只有明度的变化。另外，金色与银色也可归属于无彩色系。色彩搭配上，无彩色系可与任何一种彩色系进行搭配。

三、色彩的感觉与应用

了解了色彩的基本属性之后，我们也简单分享一下关于色彩的感觉。色彩在客观上是对人的一种刺激和象征，在主观上又是一种反应与行为。

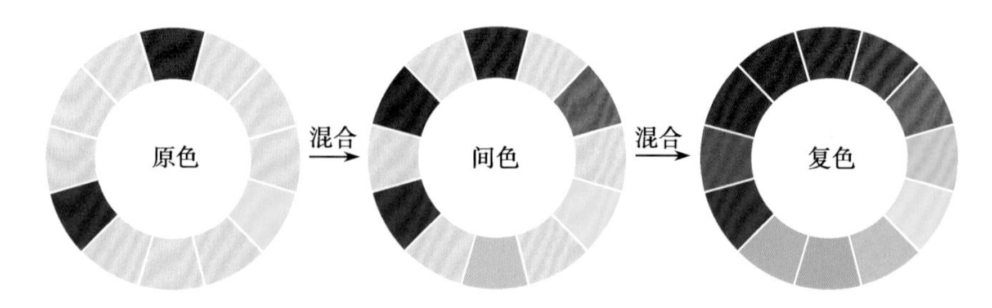

图 2-4-1-4　三原色、间色与复色

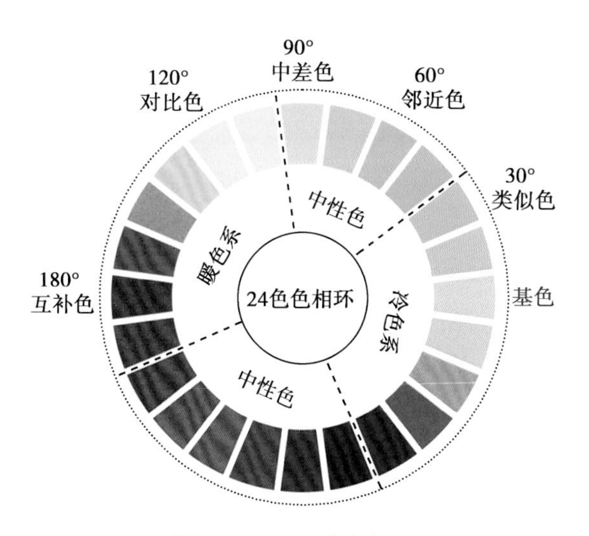

图 2-4-1-5　24 色色相环

举个例子，看到橙子，你的感觉是：快乐、活力、正能量、热情、阳光……对不对？

色彩的联想既有实物的具体关联，也有抽象的联想感觉，因此有非常专门研究色彩心理学的学科，在这里，我们仅对不同色彩的象征意义做一个简单的梳理，以便让大家对色彩更有美的感知。

（一）不同色彩的象征意义

最初的色彩都是从自然界当中的实物而来，结合实物与联想，我们将一些常用色彩的象征意义汇总如下：

- 红色：血、夕阳、火、热情、危险。
- 橙色：晚霞、秋叶、温情、积极。
- 黄色：黄金、黄菊、注意、光明。
- 绿色：草木、安全、和平、理想、希望。
- 蓝色：海洋、蓝天、沉静、忧郁、理智。
- 紫色：花朵、高贵、神秘、优雅。
- 白色：白云、棉花、纯洁、朴素、神圣。
- 黑色：夜、死亡、邪恶、严肃。

还有更多的联想和感觉，大家也可以进行互相讨论与分享。因为不同色彩会给人们带来不同的感觉，因此，运用不同色彩就能给人传递出不同的感觉。

（二）色彩的应用

掌握了色彩的基本知识之后，只要留心观察，会发现色彩的应用其实无处不在，在这里列举以下三种比较常见、实用的色彩应用方式。

1. 色彩赋予不同个性　颜色赋予人物个性。经常看影视剧或关注手机游戏的朋友可以留意一下，一般而言，正面角色的设置都是暖色调，能让人感觉角色的正能量；相反，反面角色的设置以冷色为主，冷色给人带来黑化感。

同理，在眼镜上，即使款式相同，如果是热烈的暖色镜片，给人以热情、温暖的感觉；而黑色或深色镜片则更多带来酷感和神秘感。

2. 色彩的轻重　同样的包包设计成不同颜色的时候，会不会觉得深色包更沉一些呢？有研究表明，黑色和白色的心理重量相差 1.8 倍。日常生活当中经常看到的保险箱，无论尺寸大小，通常都是黑色，给人感觉非常沉重、难以带走，这正是利用色彩轻重的呈现原理。

3. 色彩的氛围　室内设计里，浅色和低纯度的色调能让空间整体变宽，氛围淡雅又轻松。而鲜艳浓厚的深色能让家具和墙面更有量感，氛围显得华丽和厚重。通常，我们在门店也能看到，主打年轻女性的品牌，通常充满了彩色的色彩；而奢侈品牌通常以黑色、深红等单一的纯净色调为主；通过不同色彩能营造出截然不同的品牌调性。

色彩的轻重与氛围在眼镜的设计当中也有所体现。

当春夏季节来临，暖色调彩色太阳镜片，如黄色、粉色、暖棕色，能给人带来满满的春夏氛围感；而深色调眼镜，如黑超款，遮住配戴者的眼睛，充满神秘冷酷气息，则是非常酷飒的眼镜色彩；还有，常见的彩色镜面反光镜片更赋予配戴者前卫和独特的风格。所以说，不同色彩的深浅、轻重、对比色设计等，都能带来各种不同的配戴感受。可以拿出身边的各种彩色眼镜，试着与身边人交流。

相信通过这些例子，能够对色彩有进一步的认识和感受。生活中还有许许多多色彩的运用，可以多多留心观察和学习。

思考题

1. 黑色粗框眼镜很百搭但是却显笨重，哪一种颜色的镜框能够又百搭又不显笨重呢？
2. 当前市场上最热卖的三种颜色镜框：黑色 / 玳瑁色 / 金色，哪一种颜色的镜框更好？如何区分？

案例分享：准确推荐金属眼镜的色彩特点

【场景描述】

镜架款式的合理搭配常常能对气质的改变锦上添

花。我们专业配镜师会根据顾客的脸型、爱好，给予合理的推荐和引导。

某天，一位中年男士到店。他戴着一副浅灰色眼镜，脸型和身材都偏瘦，穿着干净整洁。顾客进店后告知配镜师，他现在这副眼镜已经戴了快5年了，清晰度不够，想换一副新的眼镜。配镜师根据顾客的脸型，热情地为顾客推荐了几副精致小巧款式的镜架，顾客最终在一副黑色镜架和一副枪色镜架中犹豫不决，他纠结黑色镜架更舒适，但价格更高，枪色镜架价格合适，但舒适度欠佳。

【问题处理】

顾客一直犹豫不决，容易流失销售，配镜师及时叫来店长给顾客再作参考。店长首先热情进行了自我介绍，并耐心倾听了顾客对款式挑选的要求，再让顾客把两副眼镜都进行了试戴，然后给予了顾客最真诚的建议：黑色镜架戴在顾客脸上，会给人更加严肃不可亲近的距离感。而枪色镜架和顾客的脸型更相配，颜色更自然，能够让顾客整体形象显得更加商务、儒雅，又平易近人，提升了顾客的气质。舒适度方面可以让调试师进行微调，以达顾客满意为止。最后顾客听取了店长的建议，并把镜架调试后，愉快成单了。

【经验分享】

销售过程中多倾听顾客的需求，能够针对各类脸型进行推荐，并且根据不同肤色搭配不同色系的镜架，对细节提出合理的建议，时刻以顾客满意为最终目标。

【讲师点评】

配镜师以专业的角度分析了不同框型和不同金属色彩的优势，同时为顾客调校舒适度问题之后愉快成交；当我们对色彩特点和搭配方式掌握后，能为顾客成交提速，并获得顾客信任。

任务二　眼镜美学搭配——眼镜款式与不同场景

学习目标

知识目标：掌握色彩搭配原则，熟练运用于眼镜搭配的各类需求中。

能力目标：1. 了解社会角色与生活场景的定位；

2. 了解色彩为眼镜形象带来的好处；

3. 掌握色彩搭配三大法则：面积原则、色环原则与色彩寓意；

4. 掌握眼镜与基本妆容的搭配；

5. 分析使用场景，引导顾客接纳不同的色彩眼镜。

素质目标：深入走近色彩的世界，学会欣赏彩色眼镜之美。

一、社会角色与生活场景的定位

这一部分，我们将继续学习结合色彩搭配原则，根据顾客的不同社会角色与场合的不同需求，为其推荐眼镜搭配的方案。

首先简单建立一个基本概念，什么是社会角色？社会角色是在社会系统中，与一定社会位置相关联的符合社会要求的一套个人行为模式，也可以理解为个体在社会群体中被赋予的身份及该身份应发挥的功能。比如企业家，有一定的社会地位、各种权力，行为举止都要考虑公司利益，经常会发生许多商业性行为；再比如大学教授，为人师表，经常要体现道德风尚等面貌，体现出自己特有的价值感存在。

这里我们以职业身份作为社会角色的基本区分，不同职业的社会角色定位不同，自然需要眼镜搭配的侧重点会不同，如下：

- 公职人员：端庄、大气。
- 企业家：高级、质感、品味。
- 公司白领：精致、干练。
- 全职妈妈：舒适、耐用、百搭。
- IT程序员：简约、舒适、材质控。
- 都市丽人：设计感、时尚感。

当然，每一个人还会拥有多种不同的社会角色，比如既是公务员也是一位母亲，因此，在不同角色身份下，对于眼镜的需求也会有所不同。在建立了对社会不同角色的基本概念之后，我们就可以结合眼镜的不同框型、色彩与设计，结合不同场合，为不同人群搭配最合适的眼镜。

二、眼镜款式与生活场景的搭配

（一）眼镜的色彩搭配

黑色常常是大家认为的最容易销售的镜框色彩。黑色镜框的成功，是因为顾客的接受度高，销售起来相对难度不大。但是有没有想过，我们自己的心理是不是也同样默认为黑色框是最好的？为什么大家拥有不同色彩的服装、背包、鞋子、配饰等，却不太接受彩色镜框？我们的色彩知识是否足够？我们又是否能够去引导顾客选择丰富多彩的彩色镜框呢？当然可以，而且必须可以。作为专业的配镜师，如果可以熟练运用色彩搭配方式，一定能够拥有推荐彩色镜框的专业能力。

不同色彩会给人们带来不同的感觉，打造出各种不同的形象，甚至可以随心转换风格。从造型设计上看，顾客选择彩色镜框大有好处：

第一，可以更好搭配造型，提升整体造型的质感。

第二，可以提升面部的气色，更显精神。

第三，可以作为造型中的点睛之笔，提升整体时尚度。

第四，打破往日印象，改变造型，给人以全新的形象。

学会搭配彩色眼镜的好处多多，这里不再一一列举，更重要的是学会如何进行眼镜的色彩搭配。

1. 色彩面积原则　根据色彩面积的大小，选择镜框色彩与造型大面积色彩的整体呼应，或是选择镜框色彩与造型小面积色系的局部提亮。

⑴ 眼镜色彩呼应整体造型：方式非常简单，即选取服饰中面积最大的主色调，搭配其同色系的彩色眼镜。如果今天的搭配是带图案的白色毛衣加牛仔裤和小白鞋，整体造型面积最大的色彩是白色，因此选择白色框的眼镜，整体感非常一致，令人视觉非常舒适得体。

⑵ 眼镜色彩提亮造型：选取服饰中面积最小的亮色调，搭配同色系彩色眼镜。这个搭配方式非常适合在常规普通的造型中进行提亮，提升气质与气场。例如，穿着带印花的服装时，可以选取服饰印花中的一抹亮色调，搭配同色系的眼镜，成为整体造型中的点睛之笔。

2. 同类色与对比色原则　参考色彩知识，以同类色或对比色作为搭配方式。

在挑选彩色镜框搭配时，选取与服装造型同色系或相近色系的搭配，在不破坏整体造型的同时，让造型效果统一协调。如果今天着装打扮为深蓝色，那么可以选取浅蓝色的眼镜，呼应整体造型。

在挑选彩色镜框搭配时，选取与服装造型对比色系的彩色眼镜进行搭配，打破造型中的沉闷感，更有细节、更有质感，让人眼前一亮。如果今天要去约会，身着一袭黑色缎面吊带裙，可以搭配对比色的红色眼镜与红色鞋子，绝对能提升黑色裙装的整体质感。

其实，除了造型的对比色彩，眼镜框本身的色彩也是以对比色调设计的，同样能在脸部达到提升造型质感的作用。

3. 根据色彩的不同展示个性和寓意　不同色彩会带来不同的心理暗示。例如，红色让人联想火焰，给人带来热情、热闹的氛围。所以新年到来的时候，多为顾客推荐红色系的眼镜，呼应新年氛围，也寓意新的一年红红火火。

（二）眼镜与肤色及妆容的搭配

脸部的肤色以及妆容都跟色彩搭配相关，接下来我们来分享关于眼镜与肤色及妆容的搭配方法。

1. 判断肤色　在色彩美学中，彩色系的镜框可以分为暖色调与冷色调，如红色、黄色是暖色调，蓝色、紫色则是冷色调。而我们人体的肤色，也同样有暖肤色与冷肤色的区分。

分享两种快速判断自己肤色的方法：

⑴ 选择判断法：请准备一张纸与一支笔，根据以下问题写下答案：

- 观察自己的腕关节，静脉血管更接近于

A. 蓝色　　B. 绿色

- 自己穿一件黄色或者亮色的衣服，看起来

A. 像生病了一样蜡黄　B. 很漂亮、很精神

- 把一张白纸放在你素颜的脸附近，你的肤色看起来如何

A. 没有明显的瑕疵　　B. 肤色看起来晦暗

- 金色与银色的眼影，自己更适合

A. 银色　　B. 金色

- 如果不涂防晒出门，你的皮肤会

A. 发红　　B. 被晒成黄褐色

- 你的眼睛颜色属于

A. 黑色或者深棕色　　B. 棕色

统计 6 个问题的答案，揭晓如下：

选择 A 较多：冷肤色；选择 B 较多：暖肤色。

⑵ 图示判断法：请把手分别放在图 2-4-2-1 中两张图片上，使手看上去更靓丽的一面，就是自己所属的肤色色调。

橙色更靓丽：暖肤色；粉色更靓丽：冷肤色。比如冷肤色的人把手放到橙色上马上会显得暗沉。

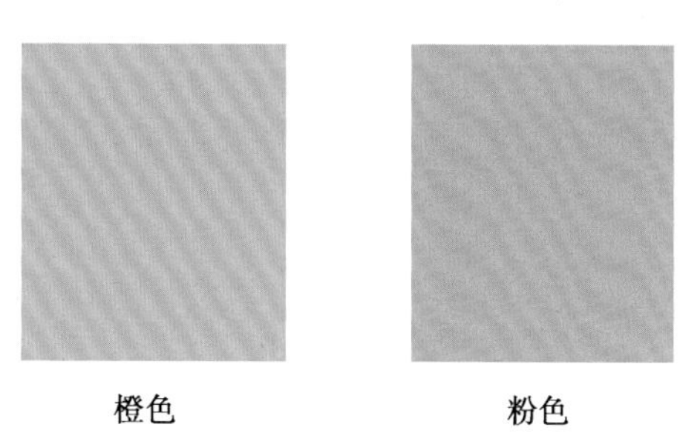

图 2-4-2-1　图示判断法

如果通过这两种方法还是判断不出来也不用担心，正如大家所知，大部分的亚洲人群都属于偏暖肤色，所以无论我们自己还是顾客，都以暖肤色人群居多。只有肤色特别白皙的人群才属于冷肤色。

2. 眼镜与肤色的搭配　不同的肤色如何搭配彩色眼镜？同样可用到对比与和谐的原则。

(1) 调和原则搭配肤色显亲和力：选择调和或和谐的搭配，就是同色系搭配方式，暖肤色选择暖色调的眼镜，冷肤色选择冷色调的眼镜。

大部分亚洲人都属于暖肤色色调，而市场中金色镜框销售得特别好，这也是因为金色也是一种暖色调。这是和谐式的搭配，能够打造一种容易亲近的感觉，顾客的接受度较高。

(2) 对比原则搭配肤色显个性：选择对比原则搭配，即暖肤色选择冷色调眼镜，冷肤色选择暖色调的眼镜。例如，冷肤色搭配了一副玳瑁色的金属镜框，这是对比的搭配，让人一眼就能看到眼睛的细节，比如看到棕色的瞳孔，让眼睛更突出、更有神。所以眼镜与肤色对比式的搭配能强调和放大眼部细节，更强调个性。

小结一下：不同肤色与不同色调的眼镜搭配时，如果使用调和的方式搭配（也就是同色调），风格趋同，接受度高；反之，如果使用对比方式进行搭配（也就是相反色调），就能进一步放大和强调细节，更彰显个性。两种搭配方式都可以使用，大家需要掌握其各自不同的搭配侧重点。

这个时候有的人就会纠结：既然冷暖肤色与冷暖色调镜框都可以搭配，那么到底要使用哪种方式才正确呢？

关于这点，大家无须钻牛角尖。顾客的购买是由非常多的因素决定的，绝不仅仅是面部特征搭配眼镜形状与色彩。比如，顾客的职业不同、个人喜好不同，对于眼镜搭配选择的侧重需求也会不同。举例，如果一位公务员来挑选眼镜，运用对比原则还是运用调和原则更能够打动他？答案可想而知。公务员这样的职业身份，一般使用调和原则，也就是同肤色对应同色调镜框。为其挑选不出挑、不前卫，更偏向于简洁大气的款式，会更符合其自身定位，推荐成功率会更高。但是，如果这位公务员是来为自己度假挑选眼镜呢？我们又该用什么方式来为其搭配？答案大家一定知道！当然，如果能让顾客挑选两款以上不同色彩的眼镜，是不是更加的完美？

因此，我们既需要有正确的美学理念与搭配能力、又需要结合顾客的实际需求作出合理分析建议，为顾客做到最适合的推荐。记住：没有最正确，只有最适合。

3. 眼镜妆容技巧　追求眼镜时尚搭配的顾客群体，一大部分都是女性，因此，我们有必要了解眼镜色彩与妆容的协调，这里我们浅谈一下眼镜色彩与妆容搭配时需要注意些什么。

第一，同样需要关注采用的是对比还是和谐的搭配原则。当需要强调和谐整体时，建议挑选与自然妆容相近的颜色镜框，如果顾客的眼睛本身就非常美，我们可以为她挑选与自然颜色形成反差的颜色镜框，也就是选择对比色调的彩色镜框，这样可以进一步放大美丽的眼睛。

第二，如果我们已经选择好眼镜框，这个时候需要给予顾客有关眼镜妆容搭配的互动和分享，这也是我们专业度的体现，那么我们可以根据镜框本身，结合顾客面部特点，给予相关的妆容建议。

下面我们分析一下眼镜与妆容时搭配的挑战和难点。这里我们主要分享的是近视眼镜的妆容建议。首先，因为近视镜片会缩小我们的眼睛，让眼睛本身的质感减弱；其次，光学镜的镜片具有反光效果，会大大地影响和减弱妆感；最后，镜框的存在感搭配不适合的妆容，还会让整体感觉复杂，显得邋遢。所以我们从这三个角度来建议眼镜与妆容的搭配：

(1) 选择自然感的深色系眼影：配戴眼镜时，眼妆最好选择自然感的深色系眼影，如大地色系、灰色系，能够消肿和放大眼睛，使眼窝更立体。

(2) 必画：眼线 + 睫毛 + 卧蚕 + 唇妆：眼镜妆容要画眼线和刷睫毛，一定要强调卧蚕（眼轮匝肌下睑缘）。眼线直接用眼影画会更自然协调，用眼线笔画时要控制力度，不要画太粗；上下睫毛都需仔细精致地刷完整，然后使用哑光高光提亮卧蚕，更显自然。

建议选取自然感的口红色调，达到提气色作用就好。

(3) 精选和控制配色：眼镜妆容的配色一定要控制，不要超过 4 种配色，尽量避免浓重色彩、大颗粒闪片、加粗的眼线等。

(4) 眉毛粗细与镜框风格相呼应：眉毛的粗细需要根据镜框的粗细进行搭配，细边框搭配淡、短和柔感的眉毛线条，如果是粗框眼镜，眉毛线条则相应加粗一些，这样视觉效果与整体搭配更协调。

(5) 弱化腮红和修容：减少腮红和修容，重点放在眉眼，保持眉眼有神、有气色就好。

(6) 最后一步，鼻子两侧烘焙定妆：因为鼻托位置极容易脱妆，所以在妆容完成后，在鼻梁两侧，用中量干粉压上 2~3 分钟，再掸去多余干粉，完成烘焙定妆。

总结一下，眼镜的妆容重点在于，使用中性色调，放大深邃双眼，最后记得定妆，成为一个美得持久的“眼镜妞”。

最后，无论是眼镜色彩还是妆容，对比还是和谐的搭配方式都不是唯一选项，我们还需要分析顾客真正的需求是什么。

三、眼镜在不同场合的搭配

在生活中的不同场合穿着合适的服装是最基本的社交礼仪。眼镜作为造型中的重要组成部分，当然也要分场合。学会眼镜在不同场合当中的搭配方式，能帮助顾客提升魅力值。接下来，结合生活中常见的不同场合，我们来分析眼镜的搭配重点。

（一）商务场合

商务场合如果细分，还可分为职业工作场合、商务会议、商务晚宴等，这里我们不做细分，将其统称为商务场合。通常，这类型的场合都相对正式，需要体现职业和严谨的状态，服饰方面需正式大气，色彩不宜繁杂和过分鲜艳，所以呼应搭配的眼镜应该是简洁的、深色系或冷色系、直线条、款式偏正式且不花哨。更高级的商务场合，尤其是特别需要体现身份态度的场合，例如谈判或演讲中，在挑选眼镜款式注重简洁的同时，还应该注意眼镜的质感和细节，比如选择贵金属的材质或者精致珐琅工艺的镜腿等类似考究的设计。

商务场景的关键词：严谨、职业、内敛、成熟、睿智。

推荐眼镜搭配重点：

- 经典 / 端正的框型，复古色系。
- 金属或板材均可。
- 镜片与镜框同色系。

（二）日常通勤

通勤场合是日常上班工作中的着装场合，它没有商务场合那么正式，但也不能像假日期间休闲。对于通勤人来说，保持着装干净利落、舒适灵活与优雅知性是很有必要的。这既可以让“上班族”们在通勤途中舒适随心，又可以随时自信光彩地去见客户，时刻展现出职业素养与不俗品味，体现出职场上的游刃有余。因此，通勤的着装打扮需要考虑的是精致、干练、舒适，同时又不失设计感。

日常通勤的关键词：简洁、精致、舒适、灵活。

推荐眼镜搭配重点：

- 呼应整体造型细节（如泡泡袖搭配猫眼款镜框）。
- 装饰感不能过于复杂。
- 配色选取低饱和度的深色或彩色镜框。
- 材质金属或板材均可。
- 太阳镜可选择搭配渐变色系的彩色镜片。

（三）宴会场合

宴会可以是公司聚会、晚会年会，也可以是在社交场合中的轻松时尚类型的活动，一般有指定主题。这样的场合着装，在契合主题的同时，可以将个人的独特创意加入服装造型，打造属于个人的独特魅力，吸引众人的目光。这时的眼镜造型当然也必须匹配个人专属的特色与造型。注意，这里的宴会不包含正式的高级商务晚宴，商务晚宴依然可以参考高级商务场合的搭配，女性出席高级商务晚宴时，眼镜的选择上可适当考虑一些带有精致闪耀的装饰元素。

宴会场合的关键词：独特、耀眼、质感、高级。

推荐眼镜搭配重点：

- 匹配场合主题，造型闪耀、夺目。
- 建议配色选取大胆彩色系。
- 可选择具有丰富装饰的款式。

（四）日常休闲

平时在家看书、朋友聚餐或者约会逛街等，都属于日常休闲的场合。服饰打扮以轻松、自由的风格为主，眼镜的搭配也是一样，可以尝试款式新颖、现代感、街头风的款式，比如经典色系结合粗边框的造型、银色边框超大遮脸的飞行员款或黑色镜面感镜片的设计等，这些变化的细节，让顾客在休闲场合也可以体现出对时尚的品位，从朋友中脱颖而出。

场景关键词：舒适服饰、街头风、都市潮感。

推荐眼镜搭配重点：

- 轮廓明显的个性框型，经典色系。
- 配色可选取呼应服装色系，线条粗一些，提升整体质感。
- 可选取经典造型的彩色系（如经典方框 + 紫色镜片），造型中只提亮一处即可。

（五）旅游度假

平日的工作生活辛苦又沉闷，人人都期待“一场说走就走的旅行”，那么旅行当中，大家的衣着如何穿搭呢？当然是轻装上阵和又懒又美的度假风，才能让人更有心欣赏美景！度假风衣着，以棉或麻的服饰为主，如连衣裙搭配运动鞋或平底鞋加遮阳帽，色彩以浅色系和彩色系为主。服饰既然是轻松又舒适的，那么就让一副眼镜为度假带来造型感。

场景关键词：斑斓、阳光、畅快。

推荐眼镜搭配重点：

- 大轮廓的个性框型、时尚趣味感。
- 配色大胆丰富、结构和线条感不拘一格。
- 可以选择镜面反光、偏光等功能性镜片抵御阳光，同时造型感满满。

（六）运动场合

运动风穿搭一般来说，服饰要保证活动自如，面料一般比较透气，款式一般会融入彩色的细节设计。所以，眼镜在运动的场合中同样需要轻松舒适，不增加运动负担，并且需要有更好的贴合度。如果是剧烈型的运动，还需要选择专业类型的运动眼镜。

场景关键词：活力、轻便、贴合、安全。

推荐眼镜搭配重点：

- 轻盈、弧线型或包覆式框型。
- 鼻托或镜腿内侧具有防滑性。
- 配色大胆丰富。
- 户外运动时选择镜面反光、抗反射等功能性镜片，还可提升运动表现。

在生活场景的搭配中，还可以结合当季的流行色彩和流行风格一起融合，为顾客打造丰富多彩、一人多镜的理念。

思考题

根据自己最喜欢的一套服装来搭配眼镜并说出搭配的理由。

案例分享：不只是销售功能眼镜，更是销售时尚

【场景描述】

近期，一位着装较休闲的先生来到门店。经过沟通了解到，这位先生处于事业上升期，对自己配戴了2年的平平无奇的旧镜有更换的想法。想通过眼镜的变化对自己的风格及场合搭配有更显著的改变。但是自己对于改变毫无头绪，也不太了解自己的风格如何搭配，想重新配一副好看且更适合自己的眼镜。

【问题处理】

1. 首先观察顾客的脸型：他是个方形脸，给人满满的阳刚之气。

2. 通过脸型与框型的搭配，找出适合顾客的框型：从脸型看来，他比较适合圆形/椭圆形的全框或半框。椭圆形镜框能够柔和脸部线条，让人看起来更加有亲和力。应尽量避开方形镜框。

3. 通过肤色找出与之匹配的镜框颜色：从肤色看来，顾客肤色相对白皙。店员帮助顾客选择了清冷的透灰色搭配银色半框，高级感十足，配戴起来斯文显气质。清冷透灰色适合日常休闲，而银色半框干净利落，眉线又带有商务风。

4. 最后，根据他的日常着装风格（休闲简约），我推荐了一款属于休闲商务均可的款式设计，既适合休闲风格，在正式场合也能提升气质。因为为顾客挑选到了一款完美适合他的镜框，顾客非常满意。

【经验分享】

1. 为顾客挑选产品不能一味地拿卖得好的镜框来强推，而是需要结合顾客使用眼镜的场合、着装风格，同时观察脸型并取长补短，根据顾客的肤色和气场选择相应的搭配，这样才能更出彩、更和谐，最终找到与顾客的风格既适合又好看的眼镜。

2. 面对不太有想法的顾客，要敢于帮助顾客作决定，不能任由其纠结下去，才更易成单。

【讲师点评】

每一个人都希望自己形象更好（即使是看起来不修边幅的顾客），找到顾客需求，通过专业的美学搭配介绍，一定能成功为顾客选到其喜欢的风格款式。

案例分享：不仅仅是眼镜

【场景描述】

周一上午，一名女顾客来店选购眼镜，经过店员与顾客的沟通，得知顾客想要一副装饰性比较强的镜框。顾客身着潮流服饰，妆容精致，手臂上有文身，整体看起来有高街感。顾客看中了摆放在货柜区的形象款，并主动试戴了起来。可是从他的表情上看起来似乎不太满意，有点儿失望。店员看到后有些担心，如果顾客自己再盲目试戴，可能会放弃购买的意愿了。此时，该怎么办？

【问题处理】

1. 运用赞美话术，让顾客放下防备心理，找到认同感：您的长相很甜美，五官也很精致，找一款适合您脸型的框型不难，我们这里有很多，我可以帮你介绍几款。

2. 帮顾客分析脸型特点，从脸型与框型、轮廓、五官、线条、色彩等角度进行分析和建议，让顾客理性地面对想象与现实的差异：她的脸型椭圆，除了全圆款，其他都可以搭配，五官秀气（量感小），可尝试线条感柔

和(曲线型)的镜框。同时,给顾客拿了一副多边形款、一副全圆款进行试戴对比,验证了分析的结果。

3. 接下来帮顾客搭配整体风格:顾客头发颜色为亚麻棕色,可尝试少女感十足色彩,如裸色、清透的颜色、马卡龙色。

4. 向顾客进行总结性推荐:从脸型、五官、气质、风格上,您给人的感觉是非常青春而有朝气的,综合以上您的整体感觉,我们有款 ×× 镜框就特别适合您。

它的设计也是采用了少女感十足的浅马卡龙配色,非常前卫。这副眼镜适合您参加各种室内室外的聚会活动,可以帮您更好地提升整体妆容质感。

【经验分享】

1. 品牌文化不仅来自产品,更主要的是从店员的专业认知和自信中散发出来的。所以,在搭配方面要有自己的自信和专业性,不要被顾客盲目的想象力牵着鼻子走。

2. 专业的自信来源于店员细致的观察和个人时尚嗅觉的敏锐感,通过观察顾客的风格、妆容、长相和喜欢的品牌,可以判断出顾客平时的一些社交圈和需求。

3. 要熟悉自己品牌的产品,能清晰地知道每个系列甚至每款产品的卖点和特色,并能快速、清晰地结合顾客的特点进行搭配和场景的代入,让顾客对推荐的产品有更深刻的认同和理解,产生共鸣。

【讲师点评】

拥有如品牌、美学、搭配、销售技巧等多维度的技能,引起顾客共鸣,大胆开展推荐,不仅成功销售了眼镜,更是与顾客成为时尚搭配的朋友。

案例分享:脸型搭配及颜色风格案例

【场景描述】

某日,一位女士在朋友的陪伴下来到店铺,长发,肤色显白,面容姣好。她身着一身淡白色长裙,呈现出一种优雅的姿态。从顾客的表述中得知,她准备购买一副太阳镜,为周末游玩做准备。

【问题处理】

观察顾客的脸型后得出结论,顾客整体脸型为长形脸,可以搭配飞行员、蝶形或多边形镜框,并且从与顾客的进一步沟通中得知,她平时的穿衣风格主要以裙装为主,颜色整体风格偏清新。

这时候我采用颜色搭配的美学规则,从同类色出发,推荐彩色及渐变色镜片的蝶形框眼镜。

顾客试戴上脸后,整体效果不错,顾客也对我挑选的眼镜进行了肯定。两副眼镜都属于 oversize 大框设计,配合多彩的镜片设计,可以有效地将别人的目光吸引到顾客面部,可以很好地呈现出顾客的美貌,同时符合顾客的一贯穿衣风格。

而后顾客询问外出游玩当天太阳会比较刺眼,询问两款眼镜遮光效果怎么样,这时候我想到顾客可能是需要一副偏光太阳镜。但是结合顾客平时的穿衣风格考虑,如果采用飞行员框型,风格不符合美学标准,是不太合适的。于是我为顾客推荐了金属边框的多边形眼镜和猫眼框型的太阳镜,前者非常符合顾客优雅知性的风格,而后者在延续优雅风格的基础上多了一丝俏皮,且两款眼镜都带有偏光膜层,符合顾客在功能上的需求。

最终,顾客购买了猫眼框型的偏光太阳镜,并且对我在推荐过程中的美学建议进行了肯定。

【经验分享】

1. 本案例为从搭配的角度为顾客推荐太阳镜。顾客整体的风格偏向优雅清新,脸型偏向长形脸,从教材中可以得知,镜框可以推荐飞行员、圆形和方形。同时,圆形的变体猫眼框及方形的变体多边形框都是可以考虑推荐的。

2. 从颜色搭配上看,运用了同类色 / 类似色和对比色两种搭配原则,同类色原则意在保证整体色调协调、均匀过渡,不会被过多颜色乱花了眼睛。对比色原则意在相互突出,给人视觉独立的冲击感。

【讲师点评】

既考虑实际条件也兼顾使用场合,还在配色上进行了时尚感的提升,是一次非常成功的美学销售案例。

案例分享:各种镜框与色彩总有它的主人

【场景描述】

现在流行什么?超大方框?小圆框?其实,每个人的脸型是不一样的,在销售中,我们会尽量推荐符合顾客喜欢的形状,比如,建议圆脸选择微方的镜框,这样脸型看上去不会太圆。但对比原则的使用也并不是百分百有效。我来给大家分享一个真实案例:

我曾接待了一位从哈尔滨来重庆旅游的美女,她进店说的第一句话是“我的脸型比较方,不太好选眼镜。”北方美女高挑,相对而言,脸型会比南方美女略大一点儿,而顾客又想选择轻巧、舒适一点儿的镜框。如果按脸型选择,我们还是会推荐微圆润一点儿的镜架给顾客配戴,但是顾客戴了很多副都不满意。于是,我就按平时自己喜欢售卖的风格拿了一副 ×× 品牌的架子给顾客试戴。顾客戴第一下时，就感受到这副眼镜十分舒适，对框型也不排斥，反而还很喜欢这副镜框宝蓝色的色调。后来，顾客选择了这款镜架。从而我总结了一下，脸型跟喜好，每个人都不一样，其实只要大胆尝试，每一款镜架都能找到适合自己的主人。(另外，这位顾客来自哈尔滨，我们在售卖板材镜架时，需要给顾客提示天气过冷镜架容易破损断裂，使用时一定小心。)

【问题处理】

1. 判断脸型：大的方脸、高级脸，可搭配有质感的超大造型。

2. 风格：北方人性格豪爽，接受度会较高。

3. 配戴感：喜欢大的舒适又遮脸的镜框，金属材质最佳。

【经验分享】

1. 不要局限于自己对顾客的看法，应勇于尝试，热情推荐。

2. 方脸不一定不能戴方形镜框，要选对细节。

3. 较大脸型可搭配更有质感的镜框。

4. 大胆尝试推荐色彩系镜框。

这个例子告诉我们，各种脸型形形色色，我们可以给予顾客建议哪种脸型配哪种框架，但是也要考虑顾客的感受。我们一定秉承以顾客为主的理念为其服务，这样顾客才会忠实于我们。

【讲师点评】

正如我们所强调的，美的形式各种各样，顾客的需求千变万化，没有一种美学搭配方式可以绝对“一招制敌”。只有拥有正确的美学知识，兼顾顾客的实际想法，运用正确的销售技巧，才能打开顾客心扉。

案例分享：肤色与眼镜色彩搭配

【场景描述】

某天，两位年轻顾客进店。她们穿着时尚，对品质要求也非常高。在接待顾客的过程中，员工仅仅看到顾客对品质的追求，一直推荐品质很高的传统型亮色系眼镜，但是顾客肤色较黑，亮色系眼镜显得顾客肤色更暗了，在挑选几分钟后，顾客非常不满意，还说了一句，“你们的镜架真是又丑又老气”，就转身离开了。

【问题处理】

店长看到发生的这一切，在简单了解情况后，及时出门挽留住顾客。在跟顾客交谈时，了解到顾客仅仅是想购买一副美观、舒适且时尚的眼镜，而在门店现有条件下，这种类型的眼镜真的很难选。于是，店长推荐了 ×× 品牌，这是可以根据顾客意愿自行搭配颜色、形状、材料而订制的品牌，舒适度非常高又特别，刚好满足顾客所有需求。在顾客自己选择的时候，配镜师给予了适当的建议：颜色尽量选择淡金色，这样可以提亮肤色；镜腿长度最好在 135mm，这样正好能与脸型匹配。顾客在自行选择后非常满意，并说，“你们配的眼镜真高级，还能自己选择跟搭配颜色和形状。”

【经验分享】

现在的顾客挑选商品时都是非常挑剔的，我们要学会在跟顾客交谈时发现顾客的需求点，及时了解到能满足顾客需求点的方法，从而提高成交率。

【讲师点评】

在第一次向顾客推荐眼镜时，没有充分考虑顾客的肤色与镜框色彩的呼应，开场没有获得好感；幸好有经验的店长找到了顾客的真正需求，推荐的品牌兼具美观与舒适。其实，真正有要求的顾客反而更愿意付出高昂的价格，只是我们是否能满足这样顾客的高要求。在销售中的每一步都是我们专业能力的体现，美学、搭配和销售技巧，都需要慢慢培养。

案例分享：眼镜款式与生活场景的相互搭配

【场景描述】

做到眼镜款式与生活场景的相互搭配，能更好地为顾客挑选到适合他的眼镜。

某天，一位着商务装的男士来到门店配镜，在接待中询问他的具体要求时，他一直没有正面回答，只说平时都不怎么戴，只要好看就行。配镜师为他挑选了不同风格的眼镜，他却陷入了纠结的状态。有两副眼镜他都觉得不错，但不知到底该选哪一副了，于是他对配镜师说他下次把朋友带过来帮他参考，就准备走了。

【问题处理】

顾客准备离店。配镜师通过观察发现顾客的着装比较正式，于是试探性地问他是否平时着正装比较多，顾客说是的，因为他的工作性质是需要到处去做培训，所以平时都穿得比较正式。得到这一信息，配镜师紧接着说：“那既然穿正装比较多，×× 品牌的这款就属于商务款，相对更适合您一些。因为您的工作性质是需要给人一种严谨专业的感觉，所以刚才那副镜框就显得太休闲了，不适合您工作时配戴。其实，根据您的具体需求，×× 这款是最适合您并且突显您气质的眼镜……”顾客听后觉得也有道理，当天就订下来，达成了这笔销售。

【经验分享】

由此可见，要做好一笔销售，首先要找到顾客的痛点，要知道他在意的是什么。像刚才这个案例，顾客戴眼镜的场景是工作时需要，平时基本不戴，再加上他的工作性质又是需要营造一种专业的形象，所以，我们为他挑选了商务款的眼镜，正好满足了他的需求。

【讲师点评】

不同的眼镜造型会带来不一样的风格，只有真正理解并掌握这样的搭配知识，才更容易推动顾客购买。

案例分享：眼镜款式与年龄的搭配

【场景描述】

不同年龄适合不同的眼镜，只有根据年龄搭配合适的镜框款式，才能达到好的效果。某天，一位25岁的研究生到店配镜，告知配镜师她马上要参加银行的面试，想要配一副眼镜，请配镜师给她推荐一下。配镜师认为银行是一个比较严肃的场合，顾客又是去参加面试，所以给顾客推荐了一副黑色小框的眼镜。顾客看到后却说不愿意戴板材框架，于是配镜师又给顾客推荐了一副商务款的金属板框，顾客戴上后也不满意，觉得自己好像戴了老视镜。

【处理问题】

1. 找出顾客不满意的原因。
2. 推荐适合顾客的镜框。

这时，一名资历比较深的配镜师拿出一副镜框给顾客试戴，强调这个品牌的镜框是专为女性设计的，有质感，知性却不显老气，年轻却不失稳重。顾客试戴后表示非常满意，符合自己的气质，觉得这副眼镜很适合在求职面试中配戴，最终订单成交了。

【经验分享】

不同年龄应该有不同年龄的风格，我们不能因为对某些场合的特定印象，忘却了配戴者本身年龄的因素。

【讲师点评】

不同的眼镜造型会带来不一样的风格，不同的年龄段也会有其喜好的偏向，我们需要多多捕捉顾客心理，建立眼镜与顾客之间的桥梁，而不是生搬硬套学习来的理论。

案例分享：选择合适的才是最好的

【场景描述】

不同消费者拥有不同的脸型，他们从事着不同的工作种类，出入着不同的工作场合。我们应该准确判断顾客的脸型，了解顾客的工作种类，去推荐适合的镜架。某天，一位身着正装的中年男子进店选购眼镜。配镜师热情接待并询问顾客的需求，顾客说想换一副百搭且适合自己脸型的眼镜。配镜师当即拿出了现在最潮的眼镜款式——大框型且颜色靓丽。顾客在试戴了几副后表示都不满意，因为他的脸型偏小，每一副镜框戴在脸上都显得大而松垮，并不适合。

【问题处理】

在挑选眼镜的时候，这位身着正装的顾客引起了主管的注意。在顾客准备离店时，一旁的主管立马上前挽留顾客，拿出一副规格小一点儿的金属半框眼镜给顾客试戴，顾客试戴后发现这款眼镜和自己的衣着非常搭配，便饶有兴趣地想要再多试几款这种类型的眼镜。随后，主管了解到顾客平时出入场合比较商务正式，今天也是外出开会，中间休息间隙出来选购眼镜。此时，顾客选定了一副黑色的半框框型，这个款式不仅适合他的脸型，还非常适合他的正装搭配，显得顾客更加成熟稳重。顾客在经过验光后，还配了一副渐进片，最终心满意足成单。

【经验分享】

由此可见，想要做好镜框销售，应观察顾客脸型和穿搭，主动沟通并了解顾客的工作场合，选择最合适的而不是最热卖的，才可以更好地满足顾客的需求。

【讲师点评】

不要让“爆款”蒙蔽了真正的美学意义。记住，我们是连接顾客与眼镜美的桥梁。

培训项目五　眼镜营销

任务一　眼镜销售基础

学习目标

知识目标：1. 了解接待顾客的过程；

2. 了解每个过程的关键点。

能力目标：将接待顾客七大步骤在实战中应用。

素质目标：1. 关心顾客，理解销售，精益求精；

2. 专业、细心。

任务驱动

在实际销售工作中，知道如何接待顾客是重中之重，顾客的满意度直接决定了店铺未来的发展，所以掌握好接待顾客的方法是很有意义的。

引出工作任务：如何接待顾客。

一、接待顾客

销售是一种经过明确定义的流程，而不是某种机会性事物。事实上，如果销售人员仅凭感觉做事，或在销售过程中随心所欲，那么他成功的概率就不会很高。许多销售训练都以某些特定情况下所应用的技巧为基础，而本书推崇一种连贯一致的销售流程。这种销售沟通方式已经经过无数次的验证，其基础是眼镜顾客的消费行为决策流程。眼镜销售流程，强调实用性，能真正改变销售人员的行为，可以使销售人员在较短的时间内创造较大的销售额，形成强大的竞争优势。

眼镜销售的流程包括探索需求、专业检查、初定方案、获得承诺、确定方案、消除异议、正式成交七大步骤（图 2-5-1-1）。

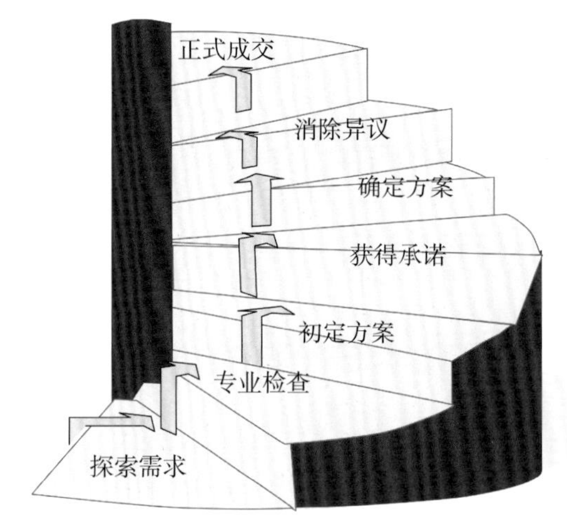

图 2-5-1-1　眼镜销售的流程

探索需求

可以说，每一位走进店堂的顾客都是抱着需求而来的。严格意义上讲他们都是我们的目标顾客，有的有视力矫正的需求，有的则出于美观、时尚的考虑而需要太阳镜，还有的则是被店堂内美轮美奂的装饰所吸引，进店欣赏或了解一些信息。作为销售人员，需要探索出每一位进店顾客的真正需求，为下面的销售工作做好铺垫。怎样才能探索出顾客的真正需求呢？最直接有效的办法就是聆听和询问。

1. 聆听　销售中有一条著名的心理学原理：顾客都有被理解的欲望。研究表明，对顾客来说，他们感觉到“你理解其需求”要比“他了解你的产品（或服务）”更重要。要被理解，首先是要听其“倾诉”，这就是聆听。

善于聆听的一个窍门是注意力集中。可以想象，顾客进店前肯定已经对来店的目的和遇到的实际问题准备好了“发言稿”，我们需要让其“倾诉”出来。此时，注意力要集中，不要轻易打断顾客的发言；在顾客的发言中还要根据顾客的情绪认真甄别其关注点的轻重，为下一步销售寻找突破口。

2. 询问　顾客购买眼镜的原因是顾客有视力问题，所以在接触时，如何抓住顾客客观存在的问题尤为关键。而成功的谈话能够了解到顾客的真正需求，而在促进发现方面，可以交叉使用选择性的问题与开放式问题。

（1）选择性问题：有时候，一上来直接询问顾客开放式的问题容易引起顾客的反感，选择性问题更适合了解其需求。

例如，您是选择普通镜片还是能控制您孩子度数发展的镜片呢？

（2）开放式问题：开放式问题的优点在于能广泛地收集信息，就像大撒网捕鱼一样，故而在刚接触顾客且其对自己的需求也不太了解时，运用开放式问题，以求最大限度地探索顾客的需求。

例如，请问您需要什么帮助？您想要什么款式的眼镜？……

（3）封闭式问题：与之相反，封闭式问题的优点在于能非常精确地探索到顾客需求，就像导弹一样直接击中目标。

所以，封闭式更适用于已经对顾客的需求有初步的了解或快要达成交易时，例如，"PC镜片配戴起来非常安全、舒适，就给孩子选一副这样的镜片，可以吗？""请给我讲讲关于……""请给我解释一下……""您的意思是……""请帮我说明一下……"

除了开放式和封闭式问题，还可以问一两个有启发性的问题，特别是对于那些左右摇摆拿不定主意的顾客，有启发性问题可激发其深入思索，让顾客尽快决定。例如，"近视度数按照目前这样的趋势发展，您想会对孩子的将来有什么影响？""您戴过（品牌A）和（品牌B）的镜片，有什么不同感觉？"当然，提这样的问题要十分小心，顾客的答案必须在你的掌控之中，也就是说顾客的感觉必须是你所倾向销售的产品或品牌比较好。

3. 问什么？　顾客的购买决策源于他们自己的问题和想法，而非我们的想法。所以，我们必须充分了解顾客的真实需求。需求分为显性和隐性两种，有些需求也常常被购买者所忽视。我们的任务是通过问题、服务或实物演示鼓励顾客发言，表达他的感受，以针对性、向导性的问题把需求找出来。在需求建立后予以重复强调，获得认同，由于部分眼镜的消费行为有"患者寻求治疗"的特征，所以顾客的"痛苦"是值得我们销售人员发自内心的同情的。

在提问中问什么问题显得非常重要。顾客的配镜需求一般存在于下列三个方面：

- 视觉生理需求
  - 近视、远视、散光；
  - 老视；
  - 弱视、斜视。
- 其他生理需求
  - 舒适；
  - 方便。
- 心理需求
  - 美观、时尚；
  - 安全、放心。

所以，问题是围绕上述需求展开的。

二、专业检查

为了体现出专业性，销售人员在有了初步的探索后，除选配太阳镜等成品的顾客外，一般都建议顾客进行验光检查。同时，技术检查的结果也为初定方案提供了参考依据。根据不同的顾客行为，专业检查可以一次到位或者分两步到位，后者一般为先进行电脑验光，初步诊断顾客的视力状况，在确认顾客配镜意向后再进行后面的专业检查。

我曾经到过许多眼镜店，无论大店或小店，销售人员通过询问初步探索需求后，往往对顾客说："请验光师帮您验验光吧。"随即将顾客引领至验光室，然后等待顾客出来，再给顾客推荐镜片和镜架。

按常理讲，这种销售流程本身没有错误，但是我们可以在此方面做得更加完善！怎样才能做得更好呢？举一个例子，很多销售人员都很困惑为什么顾客会这么听验光师或医生的话，验光师让顾客配什么样的镜片顾客就会配什么镜片，甚至有的顾客挑个镜框也让验光师来帮助选。可能大家都有同感，我们销售人员的服务并不比验光师差，但顾客为什么会这么信任验光师呢？因为眼镜验配的基础是专业，顾客容易对验光师产生个人认同或认可，也就是说，验光师凭借自身的专业知识、地位或位置，甚至身上的白大褂，使顾客产生了信任感！由此可见，一旦顾客同我们建立了一种认同，我们下一步的工作会变得非常顺利。

但大家可能也会说，对顾客进行专业检查是验光师的事情，我们也不可能给顾客检查，顾客怎么会对我们产生信任呢？

其实要取得顾客的信任，非常简单，甚至不需要特别专业的眼视光知识就可以，也就是说刚入职的销售人员就能做到。只需要我们做一下前期的铺垫和后期的补充就可以。什么是前期的铺垫呢？当我们大致探索出顾客的需求后（这时候需要进行验光检查），我们不要着急将顾客引领到验光师那里，而是同顾客进行简单的沟通。怎么沟通呢？可以肯定地说，每个顾客的情况和需求都是不尽相同的，而大部分顾客都处于信息不对称的状况，对这方面专业、正确的知识不是很了解。我们大致了解了顾客的需求，在专业方面肯定比顾客要强很多，所以正好利用这个时间段给顾客传递一些专业知识，在他们脑海中先建立一套标准，这样为我们下一步的销售做好铺垫。而且这个时候做铺垫非常关键，因为现在还没有到介绍产品和价格的时候，所以顾客不会对我们有戒备或怀疑的心理。

如果一个顾客需要配角膜接触镜(隐形眼镜),我们在让其验光之前,加上一句“配戴隐形眼镜除验光之外,还需要进行裂隙灯显微镜检查。如果眼睛有炎症,暂时还不能戴;如果检查没有问题,您就可以放心配戴了。我们先做一下裂隙灯显微镜检查吧。”我相信,顾客听到这句话后心里肯定是暖洋洋的,虽然不是我们在给其做检查,但同样会对我们产生很强的信任感。所以,销售人员需要了解一下自己店内专业检查的流程和针对各种不同顾客的检查方法,这样肯定能做好专业检查前的沟通。

三、初定方案

上面我们介绍了专业检查的沟通,当顾客拿着验光处方从验光室出来后,这时,销售的重头戏就开始了。

在看过顾客的验光处方后,销售人员脑海中必须迅速建立起一套方案,就是根据顾客的度数和视力状况,应该给顾客推荐什么样的镜片和镜架(或什么品牌、种类的角膜接触镜)。同时,这套方案同我们专业检查前的铺垫有没有很大的出入?例如,销售人员建议顾客配一副渐变焦镜片,但顾客检查后的实际情况却是不能配这种镜片。这时,我们该如何更好地去承接上面的铺垫?销售人员的脑海中必须要重新建立起一套方案。

注意,我们在这个时候容易犯的一个错误是马上向顾客阐述我们的方案。例如,“根据您的度数,应该配……的镜片”…。在上一节中,我们提到了“后期的补充”这个概念,什么是后期的补充呢?就是同专业检查前的铺垫做好衔接。举个例子,假如我们前期的铺垫是想给一个学生配一副青少年近视控制镜片,等家长和学生从验光室出来后,这时,先不要去介绍镜片,而是站在顾客的角度去关心他们。“孩子刚上初中,这样的度数不算低了,是不是经常做功课做得比较晚?喜欢打游戏吗?”“今后上高中、上大学、参加工作都需要良好的视力,所以现在一定要注意保护,课间多放松眼睛,少吃甜食、多锻炼身体,会对度数的稳定有很大帮助。”这些简单的话看似漫不经心,甚至有的家长已听了无数遍,但我们再重新去讲,一是体现了对顾客的关怀,更重要的是我们每讲一遍,会让家长和学生产生急迫感——度数发展太快了,应该用什么方法或措施去控制了。这时,距我们的目标推荐青少年近视控制镜片就又往前迈了一步。

前文已经讲过,眼镜行业的销售人员同其他行业是有很大不同的。这个不同之处就在于这个行业的专业性和信息不对称性。对销售人员来讲,销售的最大魅力来自工作的满足感和成就感,当你将一副眼镜向上推到了顾客可承受范围的最高端,这种喜悦是油然而生的,而不仅仅是从经济效益中带来的。这里还需要提醒大家的是,我们选定的方案,必须立足于一个要求,那就是要符合它的专业性。

初定方案关键要体现专业性、选择性两个方面,具体地说,在视光方面要让顾客明白专业的重要性,而款式方面又要给顾客选择的空间。这期间重点展示我们的某些产品与服务如何能满足顾客的需要,介绍商品具有特征的属性或功用,推荐其他有相似功效的商品或服务,相互比较、提供选择。

四、获得承诺

经过专业检查和初定方案后,我们应该明确了顾客的购买倾向。这时,向顾客提出试探性成交的要求,目的是确定顾客真实的购买意向和成交的可能性有多大,如果顾客给予肯定的答复,就可以进入确定方案阶段。

进入第四步,销售人员的根本任务是获得承诺(或接近目标)。目标是我们为自己设定的结果,我们所要做的是从顾客那里得到同意、承诺之类的反馈,这种承诺将推动销售往前推进。

没有得到顾客的承诺目标,就可能有很大的销售风险。而且,顾客也会有一事无成的感觉,他们会下意识地问自己:“我怎样才能不让这个人来浪费我的时间?”“承诺目标”推动着顾客往前走,如果顾客未承诺,虽然你可以继续往前走,但顾客则会停滞不前,甚至会退出销售流程。因此,不设定承诺目标,你就有销售失败的风险。

让我们来分析一个销售案例,以下是一个销售场景:

一位视力出现老视症状的顾客经过探索需求、专业检查和初定方案后与销售人员的一段对话:

顾客:“看来我的眼睛出现了老视,不得不配镜了。”

销售人员:“现在有一种专门为您这样的顾客设计的眼镜,叫渐变焦眼镜,国外类似的顾客戴的都是这种眼镜,对工作和生活带来很大的帮助,我们这里有一副试戴镜,您来试一试,好吗?

顾客:“好的。”(第一个目标承诺)

经过试戴，顾客比较满意。

销售人员："通过试戴说明您非常适合配戴渐变焦眼镜。这种眼镜根据光学设计不同，视觉效果差距也较大，您是位大学老师，最好配这种品牌的渐变焦镜片，它的优点在于……您认为怎么样，是不是就是这一种？"

顾客："可以。"（第二个目标承诺）

前面的描述看起来很清楚，但为什么还有那么多人不能设定明确的承诺目标呢？答案是：我们常常把"承诺目标"与"成交目标"混为一谈。让我们来看看这两者之间的区别吧，成交目标是销售人员为自己设定的终极目标，比如，销售出一副高端眼镜、推销两副眼镜给顾客，这些都是成交目标，但它们都不可能一蹴而就，必须要有一个过程；而在销售过程中阶段性地要求顾客做出承诺就是销售人员销售能力的一个重要部分。

五、确定方案

确定方案其实是将我们的初定方案拿出来同顾客不断沟通的一个过程，最后双方到达一个契合点，从而双方达成交易。

（一）坚守专业原则

在一些原则性的问题上，一定要坚守自己的立场。例如，"这是月抛镜片，我能戴两个月吗？""不可以，月抛镜片的最长只能戴一个月，如果超过这个时间就有可能对眼睛造成伤害。""我对别的镜片不感兴趣，这种镜片一个月就扔掉，太贵了。戴两个月应该没有太大问题吧？我看我的同事也经常戴两个月才扔掉。"这样的顾客强求改变，如果不顺着她，顾客就有可能流失掉。对于这种情况，我们要尽可能去争取她按照规定去做或更换别的镜片，如果还不行，那只有让她走掉。这种情况下，绝对不能出于经济上的考虑而去改变原则。因为一旦改变，将影响的是我们长远的生意和信誉，得不偿失！

（二）技巧与步骤

在同顾客沟通的过程中，有许多技巧和步骤，我们列举如下：

1. 认真探索顾客需求　在最开始接触顾客时，我们已经初步探索了顾客的需求。这个时候，我们就需要认真地来探索顾客真正的需求了。也只有探索出顾客的真正需求，我们才能达到沟通的目的——确定方案。

什么是顾客的需求呢？顾客的需求各式各样，但可以归纳为两大类，即提高什么或降低什么。例如，每个顾客都想配到一副质量很好而且价格便宜的眼镜。但具体怎么才算好，什么样的价位算便宜，每个人都有不同的标准，而且这些标准在不同的阶段还会发生改变。怎样才能找到顾客的实际需求呢？其实，顾客的需求就是顾客现状与理想状况之间的差距。例如，顾客理想的状况是配一副 ×× 全景多焦镜片，但现状是顾客不愿花太多钱在眼镜上。这就是所谓的差距。我们就是要通过沟通来找出差距。找出这种差距后，我们再重新给他树立起于他而言质量比较好的镜片，而又能达到他愿意承受的价格，达到双方的契合点。

2. 探索后果以扩大差距　有些顾客现实状况同理想状况之间的差距太小，我们也需要拉大这之间的差距。例如，有的顾客认为玻璃镜片就是最理想的镜片，花 100 元配一副眼镜就很贵了。在这种情况下，如果我们不将距离拉大，就无论如何也不能将价位提上去。怎么才能拉开距离呢？探索后果。什么意思？还就上面的例子来说，我们要告诉顾客玻璃镜片有它的优点，但是目前整体的发展趋势是树脂和 PC 镜片，而且玻璃片容易破损，这样会对眼球造成伤害，等等。也就是将他的理想状况往上去提。

3. 探索收获　将顾客的现实状况同理想状况之间的差距扩大后，我们还需要将差距消除，让顾客知道这样解决问题对他的好处。例如，"孩子戴上控制镜片，再注意用眼卫生，他的度数发展就会比现在慢很多了，这样他将来上大学找工作您也就不用太过于发愁了，所以现在多花点儿钱也是值得的。"

但要注意，这个差距必须是可以借着我们的产品来消除的！如果我们的产品不能消除这种差距，那一切辛苦将白费。

六、消除异议

在正式方案确定以后，消费行为中的兑现性将起作用，我们简单谈一下如何来消除异议。什么是异议呢？简单来讲，就是顾客的不同意见。其实，异议的表现形式有很多，它贯穿了整个销售过程，具体表现为售前怀疑，售中左右摇摆，不能下定决心，售后则表现为投诉。所以，消除异议应该算是一条线索，贯穿了我们整个销售流程的全过程，也可以说整个销售过程就是一个处理异议的过程。所以，如何去消除顾客的异议就显得尤为重要。

1. 切勿马上反驳。这是我们销售人员最容易犯的错误。听到顾客有不同意见后，下意识地就去反驳。而反驳带来的危害是，或许顾客不愿再去讲他的不同意见了，这时就会造成沟通不畅，我们很难了解顾客的真实想法；或许双方就陷入了争吵中，结果可想而知。所以我们应树立这样一个理念：认同顾客有权提出异议并认真地将异议听完整。

2. 鼓励顾客把所有的话讲出来。其实顾客在讲异议的时候，正是我们了解顾客的真实需求的最好机会！

3. 鼓励客户并不等于同意顾客的说法。我们认真地听完顾客的异议，但绝对不等于默认！

总之，对于异议的处理可以归纳为：误解——澄清；怀疑——证明；实际缺点——显示整体情况，以长补短（表 2-5-1-1）。

表 2-5-1-1　异议处理

起因	解决思路
误解	澄清
怀疑	证明
实际缺点	显示整体情况，以长补短

七、正式成交

（一）成交的意义

1. 成交是销售环节中最重要的一环。
2. 成交是销售环节中最危险的一环。
3. 成交不是句号，而是延伸。

（二）成交信号

1. 语言信号　了解销售情形、售后服务，征求同伴意见，指出质量疑问，提出成交条件——价格。例如：

- 话题逐渐集中。
- 反复问及某商品的一种优缺点。
- 询问有无赠品。
- 询问同伴意见。
- 要求打折。
- 询问购买后的服务等问题。

2. 行为信号　不再发问，不断点头，仔细了解商品说明及商品本身。例如：

- 顾客眼镜发亮。
- 顾客突然沉默。
- 对同种商品反复比较。
- 顾客开始注意销售人员的说话。
- 仔细看商品说明书并留意商品价格。
- 很小心地处理某样商品（已经把商品当作自己的东西了）。
- 再次回到某一商品前，只询问某项事情或某种商品的有关事项。
- 确认商品有无污损，制作是否精良，寻找光学商品的瑕疵。
- 注意售后服务。

3. 表情信号　高兴的神态，对商品表示好感，盯着商品思考。

4. 事态信号　曾来过店里，又重新回来。

（三）促进成交的方法

1. 二选一　就是你给客户提两个问题，而且让客户必须回答，然后让客户做出选择。

2. 论细节　指推荐产品时的每一细节设身处地为消费者着想，以最大限度满足其物质和精神需求的销售工作。

3. 弊权衡　就是比较两个方案，特别是顾客在面对一个价高、一个价低的方案时，往往想选择价低的那个，但价低的方案却未必真正适合该顾客或者存在明显不足之处，此时配镜师就要在“得到”和“失去”中，帮助顾客比较一下哪一个有利，哪一个有害。

4. 惜时心理　就是在特定的营业时间内提供优惠商品销售的措施，以达到吸引顾客的目的。进行限时折扣时，要将折扣商品以宣传单、广播等形式告知顾客。

5. 危机意识　通过一些实际的数据、真实的案例，告知顾客不进行视力保护的后果，强化他们的风险意识。

6. 成交的要诀

- 多看、少说。
- 一问一答。
- 不急不忙。
- 保持态度。

案例分享：了解顾客深层需求，突破销售瓶颈

【场景描述】

上周一上午，顾客黄小姐走进门店，随意逛逛。征得顾客的同意后，第一时间帮顾客清洗了眼镜并更换鼻托，在清洗时发现，镜片是某高级品牌镜片，镜片出现划痕和脱膜现象。经过沟通知道，旧眼镜在 2018 年

左右购买。

在洗眼镜的过程中，发现顾客一直在试戴新款眼镜，其他辅助的同事帮她参考，告诉顾客新款的特色和卖点。

在了解到客人有意验配一副新眼镜后，店员引导顾客进行了验光。验光后发现，度数有所变化，左眼是 –5.00DS，右眼是 –4.50DS，比之前升了 –0.25DS。此时客人说，那太好了，度数变化不大。店员面对的问题是，如果想推荐价格更高一点儿的镜片，该怎么做呢？

【问题处理】

在镜架的选择过程中，店员发现客人比较信任店员。所以，在接下来的镜片推荐时，店员以功能性卖点告知客人，同时了解到客人用电子产品比较多，客人对保护眼睛这件事的关注度比较高。于是，店员从以下四点出发予以沟通和介绍：

1. 肯定旧镜片的品牌与功能，客人认同店员的说法，继续使用这个品牌。

2. 深入介绍和体现，增强客人对该产品的信任度。从产品的设计特点上给客人做了一场体验性的讲解，介绍为什么这个镜片适合她（放松眼睛看电子产品时的调节，有效缓解近距离用眼负荷，同时，可以阻挡数码产品发出的有害蓝光）。

3. 暗示性问题引导，加大卖点："你现在每天使用电子产品的时间还是挺长的，在你看电子屏幕时，双眼一直近距离聚焦，肯定是很紧张、很容易视疲劳的"；也暗示了如果不用这款镜片，可能会出现的结果是极容易因为视疲劳而加深度数。

4. 从配戴舒适性的角度引导：旧镜表面磨损情况容易导致不清晰用眼，增加眼睛的疲劳感，而如果购买折射率更高的新镜片，硬度、表面耐磨损力，以及视觉清晰感会更好，不仅持久耐用，而且轻薄美观，更重要的是保证了更清晰的配戴效果。

【经验分享】

1. 主动做好增值服务，有便于提升客人对我们的信任。

2. 通过沟通发现客人的用镜方式和旧镜情况，了解需求后进行更有针对性的介绍。

3. 抓住客人需求卖点，推荐符合的产品，把顾客的利益点与痛点进行暗示性放大，引起顾客的重视和认同。

案例分享：一人多镜连带销售

【场景描述】

6 月的一个傍晚，一对夫妻在门店门口观望。店员主动引导试戴后并通过询问及观察发现，顾客眼镜配戴时间长达 6 年，散光度数较高，有想换眼镜的意愿。随后帮顾客挑选了两款轻巧小框，一款有鼻托，一款无鼻托；并介绍产品的特性及优点。但顾客没有表现出很高的购买欲，想离店。

此刻，面对一位高度数、高散光、很久没有更换眼镜的顾客，应该怎么取得他的信任，让他愿意配镜呢？

【问题处理】

面对顾客这种可买可不买的心态，店员先做了以下几步：

1. 服务前置，专业呈现

（1）免费验光检查：看这6年来，度数是否有变化？让顾客知道自己的眼镜是否应该更换。（结果证明：顾客近视度数稍微有增加。）

（2）免费清洗保养：给顾客清洗眼镜，换了店里的气垫鼻托，并提醒顾客镜片稍微有些脱膜，不适合继续配戴，且度数也有上升，矫正视力已不能满足顾客开车的需求。

（3）快速辨别，赢得顾客信任：在清洗时快速辨识出顾客的镜片是某高级品牌防蓝光镜片，夸赞顾客选的镜片很好，眼镜戴得很爱惜。

2. 换位思考，专业呈现

（1）客观专业地进行比较：通过镜架的尺寸与顾客瞳距、度数之间的关系，拿出刚才试戴的两个框架让顾客二次试戴，让其感受所戴框架之间的轻巧对比。

（2）针对顾客更换眼镜频率较低，推荐了我们新上的某款镜片，并详细介绍产品的优点，以及其与顾客目前所戴镜片的区别。

（3）最后，询问顾客平常开车有没有觉得阳光刺眼。切入我们太阳镜染色也可以做度数，帮顾客选了两副合适的且有折扣的款式让其挑选，引导顾客两副一起买性价比更高，而且开车更方便、实用。完美地实现了一人多镜！

【经验分享】

1. 不管是什么样的顾客，抓住一个点，先让他愿意听你说，再让他跟着你的想法说出自己的需求。

2. 先给顾客一些服务，消除顾客的戒备心，让顾客感觉到我们愿意从顾客的角度替他们考虑。

3. 通过跟顾客的聊天，及时发觉更多的需求，及时做好一人多镜的连带销售！

案例分享：客诉也可巧妙转化为销售

【场景描述】

周六，一位身穿白色连衣裙的时尚女士(50 岁左右)

进店询问戴太阳镜开车却头晕是怎么回事。我连忙询问,“是看到炫光的时候吗,还是什么情况?”她说开车的时候戴着墨镜看东西就会头晕,态度不是很好。面对客诉,我进行了如下专业性应对。

【问题处理】

顾客拿给我的眼镜是一副大黑深色墨镜。我看了下镜片是否偏光、颜色深浅之后,回答道,“如果您的眼睛较为敏感,车内驾驶可以挑选浅色不偏光的渐变色墨镜,而之前这副就留着去海边度假的时候戴。”我连忙拿了一副渐变灰色的太阳镜给她试戴,给她体验了一下上深下浅的镜片颜色变化,但顾客觉得黑暗程度不高、反差小。

这时,顾客明显感觉到晕眩感降低了很多,和她之前那一副对比会舒服一些。然后又连忙问道:“还有没有其他款式可以选择呢?”我看了她的脸型比较偏方形,脸颊颧骨比较高,穿着非常摩登时尚,于是倾向于给她介绍猫眼或蝶形的太阳镜。

这时我再问道:“日常穿搭是偏休闲还是偏运动,还是偏优雅的裙子比较多?”她回答平常穿连衣裙比较多,所以我坚定地推荐了猫眼或蝶形的太阳镜,用于修饰脸型缺陷。她觉得搭配起来还可以。最后成功购买。

【经验分享】

1. 从顾客的角度去思考问题,从根本解决问题,才能顺利应对客诉。

2. 注意观察顾客生活习惯,贴近顾客需要去针对性推荐。

3. 客诉不可怕,只要妥善解决,每次进店都将成为一次销售契机。

案例分享:站在顾客立场解决顾客痛点

【场景描述】

6月1日儿童节,店员正在门口邀约顾客进店试戴新款太阳眼镜,此时来了一组顾客——三口之家(爸爸、妈妈均戴有眼镜,妈妈目测在 -4.00D 左右,爸爸目测在 -7.00D 左右,小朋友无配镜)。

店员主动邀请爸爸妈妈清洗眼镜。同时,另一店员上前辅助,蹲下与小朋友沟通,邀请试戴新款儿童太阳镜,分散小朋友的注意力。清洗过程中,店员和顾客沟通发现,爸爸的近视、散光度数都比较高:R: -7.25/-1.50×90,L: -6.50/-2.00×85。考虑到高度近视散光患者容易出现畏光、惧光的现象,便询问顾客是否有这方面的困扰,顾客表示夏天来临确实越发困扰,想要解决外出旅游及日常开车的烦恼。

【问题处理】

先解决顾客提出的问题点,给到对应的解决方案:①配有度数的太阳镜,在外行走或开车时可以避免强光对眼睛的刺激;②推荐 ×× 镜片:即时适应各种光线,根据周边环境光线条件,灵活调节镜片颜色,可以完美解决各种需求,而且一镜两用,很方便。

再了解妈妈的需求:从来没有戴过太阳镜,对近视太阳镜有着较强的兴趣。

放大痛点:紫外线及户外强光不仅对眼睛有伤害,同时也伤害眼周皮肤,会形成色斑、皱纹等。同时,展示一张左侧脸部及眼角满是皱纹的女司机的图片看,以此告诉顾客紫外线对我们的眼睛及皮肤的伤害,不仅是积累式,而且有些是不可逆的。

当顾客认同后,重点介绍我们当下有活动且护眼功能较为齐备的偏光近视眼镜:既解决了近视困扰,又强力阻隔了紫外线对眼睛的伤害,同时也保护了眼部周围皮肤。最后两位选择了我们的偏光近视眼镜。

【经验分享】

1. 热情接待每位顾客,迎宾站位向顾客宣导产品及活动吸引其进店。

2. 店铺人员应配合默契,分工合作。

3. 熟练掌握产品的特点,对顾客的痛点挖掘,扩大痛点,告知带来的影响,引起顾客重视和认同,并给出几种解决方案。

4. 站在顾客的立场去思考问题,强调我们不是为了销售产品,而是为了顾客的眼健康着想。

任务二　个性化顾客维系方案

学习目标

知识目标:了解顾客关系维护的必要性。

能力目标:能为门店找到一个顾客想要来的理由。

素质目标:1. 关心顾客,理解顾客关系维护,精益求精;
2. 专业、细心。

任务驱动

在实际销售工作中,大家的第一反应是,顾客来你店里去消费的理由当然应该是产品好、服务好。但随着产品和服务的同质化越来越严重,具有强烈的识别性和差异化,以及由此而产生的认同感,才是未来竞争的关键。

引出工作任务：如何给顾客一个理由。

根据常识，大家的第一反应是，顾客来你店里去消费的理由当然应该是产品好、服务好。按重要性排序，产品应该要排在第一位，没有好的产品做基础，服务再好也没有用。

随着认知的逐渐趋同，过硬的产品质量和优质的服务其实是所有眼镜店一定要达到的指标。从长远来说，顾客来你店里的那个理由不是产品，甚至也不是服务。

这个理由应该是你与众不同的做法而导致的你的店具有强烈的识别性和差异化，以及顾客由此而产生的认同感！说简单一点儿，当两家店的产品和服务差不多，价格也不一样，甚至你家店的价格比别家还略贵一点儿的时候，因为有了认同感，顾客才有可能并只愿意来你家。

认同感是什么呢？当然是顾客对你这个老板（店长）本人的认同，对你在你的店里所传达的理念的认同，进而产生对你的门店的认同。认同感需要通过你与顾客交流，你在开店过程中的一系列具有识别性和差异化的行动来建立。

比如，你平时的行事作风、表达方式让顾客感受到你是一个有趣、有个性的人，那么你的门店就有了你的个性和风格。

任务三　眼镜商品推介

学习目标

知识目标：知道 FABE。

能力目标：学会使用 FABE 推荐产品。

素质目标：1. 关心顾客，理解眼镜推介，精益求精；

2. 专业、细心。

任务驱动

在实际销售工作中，通过标准化的话术将产品的特性有效地传递给顾客，是十分有必要的。

引出工作任务：如何使用 FABE。

一、产品介绍准备

有针对性地开展产品的介绍，即让顾客知道在获得销售人员所销售的产品或劳务后会给其带来什么好处或利益，会解决什么难题。所以，营业人员在销售前应充分准备以下几个问题。

（一）为什么？（Why？）

营业人员在产品介绍中，首先要自我解答“为什么”这一问题，这其中包括：

- 顾客为什么要来询问？
- 顾客为什么要给你时间介绍产品？
- 顾客为什么要买你的商品？

在见到顾客之前，营业人员必须就这几个“为什么”的问题有所准备。在实际销售时，销售人员不可能就全部“为什么”的问题向顾客详细解释，不过，如果在询问开始时即让顾客明白问题的答案，则将会产生较好的效果。

（二）这是什么？（What is it？）

解答好“这是什么”这一问题，可以使顾客更加容易接受销售人员的意见。顾客大多非常希望知道营业人员想销售什么产品，因此，营业人员必须向顾客说明产品能给他带来的利益。特别是在面谈时，营业人员应该向顾客说明所销售的产品或服务与顾客的利益关系以及其重要性。这样顾客才会倾听营业人员的叙述和介绍。

（三）谁说的？（Who says so？）

在销售过程中，销售人员要使顾客对其销售的商品有信心，即使顾客已经认同交易是可靠的，销售人员也需要向顾客做这项工作。因为每个顾客都非常注重销售人员的人格，他会细心感受销售人员的话，并且对“谁说的”这个问题相当有兴趣。因此公司的声誉、信用等非常重要，销售人员应尽量加以运用，切不要抱顾客已对公司了解清楚而不必再向他说明公司情况的心理。相反，销售人员应该使用美妙的言辞引起顾客的共鸣，这对销售人员的工作影响非常大。有时，虽然顾客对销售人员有好感，但是他还是要切实明了这个销售人员的交易是否可靠，这一点销售人员应充分理解。

（四）谁曾这样做过？（Who did it？）

这里的“谁”指其他曾经购买本店所销售产品或服务的顾客，也是那些由于听从销售人员的建议而获得了实际利益的顾客。通过举出实例，如列出购买人数、出示表扬信或奖状、讲述成功的案例等，销售人员不但可以解答顾客问题，而且还会使顾客感到，原来不少人购买过这种产品，从而更易于接受所销售的产品。

（五）我能得到什么?（What do I get?）

销售人员可以将利益计算到具体的单位，使顾客能够轻松辨别。销售人员可直接告诉顾客购买产品或服务后，每年或每日所能得到的利益有多少。尽量将这些利益具体应用在顾客的问题上，同时再强调产品所能维持的时间，以示购买产品利益的大小。销售人员也可以告诉顾客，如果不用其所销售的产品，以后将会有多大损失，这也是吸引顾客的一个好办法。

二、产品介绍步骤

产品介绍的步骤应该按照FABE公式进行。FABE由四个英文单词的开头字母组成。FABE公式并不是对销售全过程的说明，而是针对销售过程中的介绍说明或销售演示进行更具体的总结、说明。该公式认为，销售人员在进行介绍说明或产品演示时应采取四个步骤。

（一）Feature——把产品的特征介绍给顾客

不同的产品具有不同的性质、特征。这些特征来自产品的功能、技术指标、结构、材料、外观形状、包装等不同方面。销售人员应该善于发现和总结这些特征，并将这些特征详细地介绍给顾客。

例如，某款产品的特征是采用了高级波阵面视觉提升技术。可见产品特征的本身同顾客的联系并不直接，所以要将产品的特征转化为优点和给顾客带来的利益。

（二）Advantage——把产品的优点介绍给顾客

产品的优点是根据产品的特征与其他同类产品相比较而得出的，销售人员要学会找出产品特征所带来的优点，并把这些优点详细地介绍给顾客。

例如，上述产品的一个优点就是在看远时能够提高看远的对比敏感度。

（三）Benefit——把产品的利益点介绍给顾客

购买商品时，顾客感兴趣的不只是产品的特征和优点，更关心产品能给其带来的利益或好处。销售人员应在了解顾客需求的基础上，尽可能多地把产品能给顾客带来的利益列举出来。利益是由产品的优点产生的，销售人员不仅要介绍产品外在的利益，更要介绍产品能给顾客带来的内在的利益，如经济利益、社会利益等。

例如，因为××产品能够提高看远的对比敏感度，所以顾客在配戴后可以在看远时有非常清晰的感觉。而且不同需求的顾客会体会到不同的好处，比如开车时很容易看清楚远处的目标，而外出旅行时看远会非常舒适自然。

（四）Evidence——利用证据来说服顾客

销售人员在销售过程中能否使顾客相信，尤其是相信产品能给顾客带来的利益或好处，依赖于销售人员介绍产品时的证据。这些证据包括技术报告、顾客来信、照片、报刊文章报道等。销售人员应以数字、案例、实物等证据来回答顾客的各种异议，解除其顾虑，促成顾客购买。

例如，我们店这个月已经配出去了5副××产品，所有人都反映在看远时感觉非常好。

在FABE公式的实际运用中，销售人员常把产品的特征和优点结合起来考察，其重点是要找出产品能给顾客带来的利益或好处，并清晰、明确地告诉顾客。如果能将一种产品的特性总结成几条，它们所对应的顾客利益也就能被归纳出来，若再加上一定的证据来证实已做的产品介绍，销售的成功率一定会大大提高（表2-5-3-1）。

表2-5-3-1　FABE公式运用示例

产品名称	产品特征	产品优点	顾客利益
××镜片	高非球微透镜技术	近视控制减速带	缓解度数增长
××镜片	全程视域	全方位宽阔的视野	舒适、自然
××全自动洗衣机	洗衣脱水一体化	无须人员照料	方便、省时

思考题

1. 有针对性地开展产品的介绍，即让顾客知道销售人员所销售的产品或服务会给其带来什么好处或利益，会（　　）。
   A. 触发情感　　B. 控制金额
   C. 探寻难题　　D. 解决难题
2. 产品介绍的步骤应该按照（　　）公式进行。
   A. ABCD　　B. FCDE
   C. FABE　　D. FABC

案例分享

【场景描述】

王伟是一家全国连锁眼镜品牌的配镜师，入行半年以来，一直努力钻研技术并学习相关视光知识。其积极的学习态度获得了店长的认可，也得到了一些顾客的好评。这天，刚好轮到王伟当班，他看到一位穿着休闲、30岁左右的男士走进店铺浏览商品，便快速迎了上去。

王伟："先生您好！想配眼镜呀？"

顾客："是呀，我不配眼镜来眼镜店干嘛？"

王伟："没关系先生，您喜欢哪一支告诉我，我拿出来给您试戴！"

顾客："我就随便看看！"

此时，王伟感觉这位顾客并不友善，所以打算以更热情的态度来打动他，于是拿了两款新产品向他积极推荐。

王伟："先生，这两支是我们刚到的新款，是知名品牌眼镜，而且都是××明星同款！"

顾客："这明星是谁，我不认识……"

王伟："这明星您都不认识，现在可火呢！很多年轻人都很喜欢他！"

顾客："我不追星，我自己看看就可以了，有需要会招呼你！"

在顾客面前吃了闭门羹，王伟不免有些灰心丧气，于是知趣地退了两步，与顾客保持一段距离，但仍关注着顾客的一举一动。

当顾客侧脸转头时，王伟敏锐地发现顾客旧镜尺寸偏小，两侧镜腿严重挤压颞侧皮肤，同时压痕处伴有皮肤破损情况，此时王伟似乎看到了一丝希望。

王伟："先生，您原来这副眼镜配了多久了？我看好像尺寸有点儿小！"

顾客："是呀，这副眼镜5年前配的，一直没换，这几年人胖了、脸大了，所以这副眼镜感觉夹脸，戴得难受。"

王伟："是的，眼镜尺寸不适合一方面会影响您的形象，同时会导致两侧面部夹痕、耳郭破损，也会引发头痛等不适问题。我看您好像两边已经有血印了。"

顾客："是呀，皮肤都磨破了，现在两边越来越疼了！"

王伟："如果很难受的话，建议您去医院看一下！所以您接下来需要选择的眼镜首先要尺寸合适；其次镜框材料最好是有弹性的，这样不会夹脸；最后镜腿一定要选择亲肤的材料，这样侧脸的舒适度会大大增加！"

顾客："是呀！你说得挺有道理的，麻烦你帮我挑选一支吧！"

在王伟的帮助下，顾客选择了一支轻盈的镜框。后期通过电话回访，顾客对王伟的服务和专业度给予了积极的评价，表示对产品非常满意，之后还会带着家人一起来配镜。

【问题处理】

1. 王伟开场时未能与顾客形成良好的互动，一言不合则会导致与顾客之间形成尴尬的对立面。

2. 盲目推荐，开始王伟仅凭顾客的年纪和外观便猜测其喜好度，希望以一些明星款、潮流款来打动顾客，但顾客并不买账。

【经验分享】

1. 交谈中最困难的是打破沉默的第一句话。配镜师在与客户沟通时，开始的1分钟是客户倾听专注、精神集中关键时刻，也是他对你建立第一印象、作出判断评价的时候。开场避免出现"想配眼镜呀？""您随便挑一下"等无意义的话术，可通过新品开场、促销开场、赞美开场话术来吸引顾客。

如新品开场："这是我们刚到的本季最新款镜架，我来为您介绍！"，简单直接，自信专业！

如促销开场："我们专卖店正好在促销，现在买是最划算的时候！"，以价格勾起顾客的兴趣。

如赞美开场："您的眼光真好，手里拿的正好是我们今年的主推款"，以赞美破冰，激发顾客购买欲望。

重要的开场决定了你是否拥有与客户继续交谈下去的机会。所以，把握好开始的1分钟，你就有可能打造一个良好的销售开端。

2. 在日常销售过程中，我们可通过观察大致获取顾客的基本需求。比如，我们可通过顾客原本的眼镜来分析其配戴喜好度(大致款式)，可通过顾客的穿着来分析其对款式的基本要求(框型及风格)。如案例所示，王伟通过顾客颞侧压痕便能想到顾客配戴的"痛点"，同时在了解产品特性的情况下进行了完整而有专业的推荐。因为推荐是建立在顾客实际"痛点"上，所以所有的话术都是顾客愿意听、愿意考虑的，那么最后的成交一定是顺理成章的。

案例分享

【场景描述】

姚丽目前担任一家全国连锁品牌的配镜顾问，今天刚好轮到她上班，看到一位穿着精致、气质优雅的女士进入店铺，便主动迎了上去。

姚丽："小姐您好！我是这家店的配镜顾问姚丽，很高兴为您服务！您有什么需要可以告诉我，我来为您进行介绍。"

顾客："好的，你帮我挑一下眼镜，我想配一副好看的。"

姚丽判断该顾客具有一定的消费潜力，于是取出五支新款放在托盘上，向顾客进行推荐。

姚丽："这五支都是目前最流行的框型和款式，我觉得都是非常适合您的，您可以试戴一下！"

顾客随手拿了其中一支框看了一下，摇摇头又放了回去。

顾客："这些看上去都一般嘛！"

姚丽："不会啊，这些可都是最新款，比如这支。"姚丽拿起其中一支，"这支是我们最新的款式，今年最流行的透色元素，戴在脸上增加您脸部的亮度……"

姚丽将产品端在手上，自信且专业地向顾客进行展示，但说到一半发现顾客满脸不耐烦的样子，于是知趣中断了表述。

姚丽："要不您自己看看有没有喜欢的。"

此时，顾客转头自顾自浏览起其他产品，姚丽退了两步，并微笑关注着顾客。过了一会儿，姚丽发现顾客在金属架展区停下脚步，并认真打量着里面的产品。

姚丽："这是 ×× 品牌新金属系列，我拿一些给您看一下。"

正当姚丽取货的时候，对面的店长向她打出"三"的手势，姚丽立即心领神会，取出三支金属新款向顾客推荐。

姚丽："小姐，这是我们刚到店的最新款，根据您的肤色和脸型，为您挑选了三支亮色系的产品。"

此时，姚丽看到店长向她做出了一个试戴的动作，于是姚丽将其中一个款式呈现在顾客面前。

姚丽："您试戴一下吧，说实话，我介绍得再好，不如您自己戴一下感受一下，好不好看您自己选择！"

顾客戴上眼镜后，姚丽将镜子放在顾客面前，并且向她介绍这款产品的优点。

姚丽："我看您的穿着非常精致，这支猫眼款是非常适合您的。因为两侧胶眉微微上扬，您配戴时能提拉您的脸部线条，看上去更有气质，而且款型下半部线条柔和，具有时尚、优雅的配戴感，跟您的气质、气场非常贴合，能戴出这种效果的人不多，但是我觉得您是非常适合的！"

说完，姚丽看到顾客的脸上露出一丝笑容，这样一来更加鼓励了她继续推荐的勇气。

姚丽："这支框是钛架，这种材料轻盈、舒适，而且皮肤不会出现过敏问题，所以您戴这款产品是没有任何负担的，很舒服！您可以拿着这款和其他金属比一下重量。"

姚丽拿出一支普通金属款，鼓励顾客对比一下重量。

顾客："很轻，这个感觉很舒服！"

随后，顾客拿起另一副钛架试戴了一下，问哪一副好。

姚丽："两支材料都是一样的，就是框型略有不同，我比较推荐这支猫眼款，因为更加适合您的脸型，而且跟您的气质更加匹配。"

顾客："还是你比较专业，我相信你，那么帮我验光吧！"

【问题处理】

1. 姚丽一开始仅凭顾客的外表进行推荐，缺乏一定的理论依据，所以未能获得顾客的认同。

2. 初次推荐五支，数量过多，如果没有足够的推荐理由，会让顾客无从下手。

3. 开始未鼓励顾客试戴，缺少了一个推荐的重要环节。

【经验分享】

1. 关于顾客需求，一方面通过直接询问的方式可以获取，另一方面可通过细心观察来判断，比如顾客原来眼镜的配戴问题，或者顾客在浏览产品时在哪个区域停留时间较长，通过缜密的分析探寻顾客的想法及喜好度。

2. 一般而言，首次推荐以三支镜框为宜。不能太多，太多会让顾客眼花缭乱而无从下手；也不能过少，显得款式非常单一。同时，在推荐前，多多留意顾客穿衣风格以及脸型来进行款式挑选，这样在介绍时才能做到有理有据。

3. 试戴是我们推荐产品中非常重要的一个环节，正所谓无试戴不成交，所以在推荐的过程中应该多多鼓励顾客试戴，顾客试戴的时间越长，我们成交的机会才会越大！

案例分享

【场景描述】

某天，一位 20 岁出头、时尚打扮的年轻人进入门店，进门后便开始浏览产品，王伟主动上前询问。

王伟："先生您好！我是 ×× 眼镜店的配镜师王

伟,很高兴为您服务,您有什么需求可以告诉我,我来为您挑选!"

顾客:"没关系,我先自己看看!"

王伟:"好的,您先看,看中哪款我拿给您试戴!"

王伟在旁观察顾客的浏览路线,发现其并没有表现出明确的喜好,接下来转而观察顾客的原镜,是一款时尚个性飞行员框型,于是在时尚区挑选了几副镜架。

王伟:"先生,我看您的穿着打扮是比较时尚潮流的,我们店铺刚刚进了几款个性潮款,都是超大框造型,可以搭配眼镜链,现在流行指数非常高哦!

顾客看了一眼,眼神中透露出一丝亮光,随后摇了摇头。

顾客:"我刚刚大学毕业,进了一家广告公司做销售工作,平时就是要穿西装打领带的,虽然我不喜欢这样的风格,但是没办法,工作需要嘛。老板告诉我现在的穿衣风格不适合工作,要求我马上调整,不然就不要来上班了。我刚刚在对面商场买了一套正装,现在看看有什么眼镜可以搭配一下。"

王伟抓住了这个机会,取出三支眉架向顾客进行展示。

王伟:"一般商务人士有三类需求:第一,镜框要有一定质感,才能搭配正装的效果,基本以眉框为主;第二,框型尽量简约,不要过于夸张,不然会显得轻浮不稳重,一般以方框为主;第三,平时见客户经常外出,比较劳累,所以眼镜一定要轻松舒适。我为您挑选的三支眉架都符合以上要求,所以是商务人士的不二选择,您可以试戴一下!"

顾客连连点头,然后挑选了其中两支试戴。

顾客:"这两支看上去都差不多,好像没什么区别,哪支比较适合我?"

王伟:"虽然都是眉框,但是一支是金属眉框,偏向成熟顾客的商务款式。另一支是板材眉框,属于轻商务类型,商务和休闲场合都可以搭配,一般年轻人选择这支更多。"

顾客:"我也感觉板材眉框更适合我!那么还有第三支,这支有什么区别?"

王伟:"这两支都是板材眉框,不同点在于镜腿材料,一支是金属,还有一支是板材镜腿,您平时出汗多不多?"

顾客:"我好动,出汗多!"

王伟:"出汗多的话我推荐您板材镜腿,因为这种材料更加亲肤,皮肤不会出现过敏问题,哪怕出汗再多,也不会腐蚀褪色,所以这支是适合您的!"

顾客:"不错,我听您的,我就选择这支眉框了,这下老板应该没话可说了吧!"

王伟:"其实我发现您对我推荐的第一款潮流款还是中意的,其实现在眼镜可作为饰品,不同的场景可以搭配不同款式。年轻人嘛,不要戴来戴去就一副眼镜。我们店铺正好在搞第二支七折的促销活动,您正好可以享受到!"

顾客:"要不您把刚才那支再让我试戴一下!"

王伟通过努力,不仅完成了两副眼镜的成交,没想到的是年轻人的老板过几天也来门店寻求同款,也算一个额外的惊喜!

【问题处理】

一开始,王伟只是通过客户的外表来判断配镜需求,所以推荐的产品未能真正打动顾客。

【经验分享】

1. 顾客分为不同的风格,不同风格的顾客需求是不一样的。但有时,不要轻易相信我们的眼睛,因为一个顾客是有社会性、多面性的,今天的穿着并不代表平时的穿着,所以我们更要相信我们的嘴,通过询问来获取顾客的真实需求。怎么问?提供三个建议:

"您的度数多少?"通过了解顾客的大致光度判断推荐的材质或款式。

"您在什么场合下会戴这副眼镜?"不同场景下顾客的配戴需求及款式也是不一样的。

"您的需求是什么?"通过最直接、简单的方式提出问题,根据顾客最在意的需求点对应介绍产品卖点。

2. 提高连带意识,当下配镜形式的多元化(线上、眼科、快时尚),市场消费在不断分流,在未来,传统眼镜店的进店人数会越来越少!那么,在这种情况下,如何提升门店销售额?其一提升客单价,其二鼓励连带销售。如王伟能抓住一切可以抓住的机会,鼓励顾客在多场景配戴不同风格的眼镜,一方面增加门店的销售额,同时也加深顾客对于一人多镜的意识,相信这位顾客之后也会是一人多镜积极的信息传递者,帮助门店获得更多销售机会。

案例分享

【场景描述】

某天,一位着粉色套装、手提名牌包包的50岁左右女性顾客走进门店。她由于近用视力下降严重,上次已经在门店做过检查,今天来是为了挑一款合适的镜架,今天刚好小齐值班接待。

小齐:"您好,欢迎光临,有什么可以帮您呢?"

顾客:"我最近视力下降严重,上次检查建议配一副近用眼镜。”

小齐：“好的，那我给您综合推荐几款，好吗？”

顾客：“好的。”

小齐在柜台里随便拿了五支镜架……

小齐：“我拿了几副过来，给您试戴一下。”

顾客：“你帮我看看哪个适合我？”

小齐：“这个看您个人喜欢，我每个品牌都拿了几副，您都试试。”

顾客连续试了几副都不满意，于是想去别家看看……

【问题处理】

1. 小齐犯了大部分销售的错误，给顾客过多的试戴镜架，用俗话说，“挑花了眼”。

首先要通过沟通简单了解顾客的消费意识和平时的风格，尽可能收集顾客的需求和喜好。

“着粉色套装、手提名牌包包的50岁左右女性顾客”，从基础信息已经可以确定此顾客有消费能力，在意外表，是个很讲究的人，很好定位品牌和风格。

2. 小齐应根据顾客的脸型、气质、着装风格及消费能力综合推荐。

“着粉色套装”，可以先从优雅和轻商务风格为其推荐，颜色以淡雅为主，单价1 000元先试戴，根据沟通上下调整单价比较安全。

3. 小齐不应该在顾客不知如何选择的时候让其自己选择，当顾客征求销售人员的意见时，是非常好的沟通时间，可以利用一些基础搭配知识来为顾客选择，塑造专业性并拉近彼此距离。

【经验分享】

在销售光学镜架中，销售人员千万不要拿过多镜架给顾客试戴，很容易造成顾客纠结难以选择，但也不能过少。初期，综合她的需求信息和脸部特色及风格为其推荐三款试戴。有些顾客在选择的时候会很纠结，可以利用淘汰法则，确保满足顾客不同风格，而不会因过多造成顾客难以决定。

案例分享

【场景描述】

某天，几个衣着时尚、20多岁的女生走进一家眼镜门店，她们在××柜台前驻足，看着明信片开心地讨论着八卦。

米亚：“美女好，欢迎光临，是哪位想选眼镜呢？可以拿些样品出来试试？”

顾客1：“这款多少钱呀？”（指着今年的明星同款问。）

米亚：“这款是我们门店的主打明星款，折后500多元，不过价钱合适也不一定您戴了就好看，得适合您才行。您平时穿休闲多一些还是商务风格呢？”

顾客1：“我们是空乘人员，工作不戴眼镜，只是偶尔会戴。”

米亚：“那您一定是时尚的衣服比较多吧？”

顾客1：“也不是，差不多各种风格都有的。”

米亚：“好的，那我帮您挑几款适合您面部特点的框架来试试。”

挑了三款不同的风格，放在托盘里。

米亚：“美女，您的脸型是比较标准的瓜子脸，所以非常好搭配镜架，我给您分别拿了圆形框、方形框和多边形框，您都试试看好么？”

顾客1：“好的。”

分别试戴了之后，征求同伴的意见。

顾客1：“哪款更好看？”

顾客2：“这副小圆框显得有活力，不过颜色有点儿深吧？还有其他颜色吗？”

米亚：“是的，我拿的是很百搭的颜色，这位美女的肤色属于亚洲肤色，但肤质真的很好，可以再试试这款渐进色的，这个色号是我们今年的热卖款呢！”

顾客1：“但我还是喜欢黑色的那款，比较百搭，有点儿纠结。”

顾客3：“那就选黑色吧！”

顾客2：“我还是觉得渐进色好看一点儿。”

米亚：美女，您真有福气，能有小姐妹一起逛街，而且眼光都这么好，真是羡慕！看您的穿搭品味也是非常时尚的，您也可以两个色号都带着，搭配不同的衣服！您看女孩子一般都是不同衣服搭配不同鞋子，眼镜也一样，不同颜色表达着不同的能量，黑色代表质感和沉稳，渐进色这种深浅结合更时尚而不轻佻，您想想是不是这两款跟您衣柜里的很多衣服都能搭配呀？”

顾客1：“嗯嗯，也有道理，我差不多几十双鞋子，眼镜戴在脸上也很重要。那就都要了，帮我验光吧！我要技术最好的老师哦！”

米亚：“好的，跟我来，两位美女也需要检查一下视力吗？我请同事帮你们检查，放心是不收费的哦！”

顾客2：“好呀！我高中有点儿近视不过没配眼镜，也该检查一下了。”

【问题处理】

这是个典型的多人难成交的案例，但米亚利用自己专业、扎实的基础知识和合适的语言沟通成交了一个顾客，挖掘了一个潜在顾客。

【经验分享】

在一群顾客当中,首先要找到谁是策略领袖,也就是说,谁是最有影响力的。假设购买的顾客(主角)本人就很有主见,那么陪同的人(配角)不会对她造成多少影响;如果我们观察到这一点,那么配镜顾问只需要针对主角进行称赞:她的眼光独到、品位独具,让她自己拿主意。

建议话术:“这眼镜毕竟是你自己戴的,你自己觉得舒适最重要!而且我发现你的眼光很好啊,你看,你的衣服搭配、你的包包,都选得很有品位,选的眼镜也很符合你的品味!”然后面向其他人问:“你们说是不是啊?”

假设主角没主见,一直询问其他人的意见,那么一定找到最有影响力的人,然后同样进行称赞。

建议话术:“我真羡慕你呀,有这么多好朋友愿意过来帮你参谋,你们平时一定都是好朋友吧。”然后对着最有影响力的人说:“我发现刚才这位小姐说得有道理,眼光也不错……”再从专业角度上分析这款眼镜的好处,效果会更好。

服务主角顾客的同时不要忽视配角同伴,因为配角也全程参与了整个销售过程,也许周到的服务和专业足以使配角变成第二个主角!

案例分享

【场景描述】

早上开门,迎来了两位顾客,妈妈带着女儿。妈妈50多岁,衣着朴素,女儿有15岁左右,衣着都是名牌。母女俩进门说想看看框架镜。经过询问得知,女儿原来的眼镜配了1年多,但脱漆严重,想配副新眼镜。店员小米细心观察发现,孩子的旧镜是超大框型还是个品牌,但框架变形严重,看来女儿属于有个性的孩子,喜欢潮流,一定是只看外观没有考虑材料。

小米:“姐,孩子的眼镜变形很严重了,这样戴着十分不舒服,您这次想给孩子选个什么样的呢?”

女儿:“我不要那种丑的,好看就行。”

妈妈:“好看有什么用 ,都不舒服,这次听我的。”

小米:“姐,那我给孩子挑几款试戴一下,您不用担心,我给孩子挑眼镜最有经验,上个月实验中学一个高一的小姑娘就是我给挑的眼镜,可开心地戴走了。她们这个年纪呀,爱美,赶流行,不像咱们实用就行。小美女,我给你挑几副好看还舒服的框架,包你满意。”

妈妈:“也是,你看我就不会打扮,倒是心思全花她身上了。”

小米拿了不同的三款材料:TR、钛架和板材。

小米:“(拿出第一款)小美女来试试,这款是我们今年的最新明星同款,你看门口的海报是同款哦!姐,您看这个材料是做了减薄设计的板材,非常轻盈、舒适,比普通板材轻50%,不易变形的。”“(拿出第二款)姐,这款是弹性非常好的TR材料,舒适性非常好,小美女你看这个大框跟你原来的类型很像,戴上试试。”

女儿:“都不是很喜欢,第一款觉得颜色太透了,第二款太软了,还是喜欢金属。”

小米最后拿出了钛架,递给女儿。

小米:“来试试这款吧!小美女这个色号可是我们今年最流行的玫瑰金色,多边形非常适合你,戴上试试。姐,您看这个金属可是非常好的材料,既有轻盈、舒适的优点又耐用,这款框架只有10g左右,比孩子原来戴的轻三分之一呢!”

妈妈:“哦?这是什么金属?”

小米:“这个材料叫钛合金,钛是一种很稀有的金属,这种金属由于轻盈、稳定性比较好,在军事、航空、医疗等多个行业都会被用到。”

妈妈:“医疗?”

小米:“对呀!做心脏支架、骨骼、牙齿等,都会用到它。”

妈妈:“哦哦!我姐姐就是心外科的医生,经常给病人做支架植入手术,据说支架不便宜呢!”

小米:“是呀!医术是无价的,不过心脏支架本身的造价也不低,就是用的钛合金打造,其他金属达不到这种植入身体不排异的属性,所以咱们用钛合金做的镜架更不易过敏。”

女儿:“这副金属的感觉好一点儿,颜色也合适。”

妈妈:“嗯嗯,果然是好东西,不过应该不便宜吧!”

小米:“这个价格其实是很划算的,998元。”

妈妈:“这么贵?”

小米:“姐,您看孩子原来戴的那副××品牌也不便宜。您看,我们这个材料孩子随便戴,我之前的顾客也选的这种,家里孩子小又抓又丢的,完全不变形。当然,我不建议孩子这样戴,还是要好好保养,而且这个框架孩子戴个两三年都没有问题。您算算,998元每天才不到1块钱,孩子后期的视力检查、眼镜清洗我们都负责,一副好的框架肯定是值这个价钱的。您看孩子一直照镜子呢,您也希望孩子用点儿好的东西对吧?”

妈妈:“那倒是,她的衣食用度可都是不便宜的,家里就这么一个,家里老人都宠着,你确定这副不会1年就不能戴了吧?”

小米："您放心吧！这个材料的框架我们每年都卖几千副，没有顾客说不好的，有很多还介绍朋友过来呢！您身边的朋友有这方面需求或者想检查视力，我都给您免费，您看怎么样？"

妈妈："好吧！那给孩子验光吧！看看度数有没有变化！"

【问题处理】

此案例中，小米精准地抓住顾客心理，综合自己的专业知识最后成交。

1. 拉近与顾客的距离，让顾客觉得小米跟她是一样的，是很好的破冰方式。

"她们这个年纪呀，爱美，赶流行，不像咱们实用就行。"

2. 小米在沟通上展现了对顾客需求的精准满足。

"(拿出第一款）小美女来试试，这款是我们今年的最新明星同款，你看门口的海报是同款哦！姐，您看这个材料是做了减薄设计的板材，非常轻盈、舒适，比普通板材轻50%，不易变形的。""(拿出第二款）姐，这款是弹性非常好的TR材料，舒适性非常好，小美女你看这个大框跟你原来的类型很像，戴上试试。"小米在沟通过程中，对妈妈一直强调框架的舒适性和材料的好处，对女儿强调框架的时尚和美观性。

3. 小米给了顾客一个安心的保障，使顾客更放心。

"您放心吧！这个材料的框架我们每年都卖几千副，没有顾客说不好的，有很多还介绍朋友过来呢！"

4. 小米面对很理性消费的妈妈时，给她算了精细账，将高客单价分解为每天的费用，这样就满足顾客精打细算的心理，使其更好接受。

"……而且这个框架孩子戴个两三年都没有问题。您算算，998元每天才不到1块钱，孩子后期的视力检查、眼镜清洗我们都负责……"

【经验分享】

面对有同行顾客，特别是家长带着孩子，我们需要做好心理准备。顾客立场不同，有可能出现意见分歧，如何用专业和话术去消除每个人心中的顾虑也是个技术活。顾客有时候不成交，其实不是产品不好，而是你的语言和专业不过硬，让顾客没办法放心跟你成交。一定要加强个人产品知识和专业素养的提升，还要敢于对顾客承诺。自信的产品加上个人的专业，顾客才能更安心。

案例分享

【场景描述】

某天，一位着白色套装、手提名牌包包的50岁左右女性顾客走进门店，由于近用视力下降严重，希望得到门店工作人员的帮助。

小吴："您好，欢迎光临，有什么可以帮您呢？"

顾客："我最近视力下降严重，也不知道是不是需要配眼镜。"

小吴："好的，那我们给您做个综合的检查看一下，好吗？"

顾客："好的。"

20分钟后，检查结束表明，女士有老视，并且视疲劳严重，值得关注的是她近距离用眼已经出现很严重的模糊感，迫切需要配镜。

小吴："您目前的处方来看，需要配副老花镜。"

顾客："什么？老花镜？我已经老花眼了么？"

小吴："您不用紧张，老花眼是我们每个人都会经历的阶段，配副眼镜就可以了。"

顾客不说话，陷入沉思，内心貌似很拒绝。

小吴："姐，我给您介绍一下框架吧？请跟我来吧！"小吴见顾客不说话，急于求成。

顾客："不了，我再考虑考虑。"

店长："姐，做了半天的检查累了吧？（递过水邀请顾客坐下休息）您不用有负担，我帮您看看处方和检查结果。"

顾客依然不说话，不是很高兴的样子。

店长："姐，您这个光度很正常，只是您的眼调节力变差了一点点儿，给您打个比方，调节力就相当于我们眼睛里面的皮筋。当我们看近的时候，皮筋需要抻起来，看远的时候放松下来，看远、看近都会进行皮筋的交替。您现在的情况就相当于看近的时候皮筋抻起来的能力稍微弱了一点儿，这时候您看近就需要个外力辅助您，所以您只需要一副看近用的眼镜就可以了，这样您的疲劳感也会缓解很多。"

顾客："那我大概明白了，不过偶尔近用戴眼镜的话，也要选个适合我的才行，你有什么推荐吗？"

店长："您的近距离用眼，是用电脑多还是阅读多一些呢？"

顾客："我目前的话电脑也会用，手机也会处理一些工作，阅读偶尔也会有的。"

店长："好的，根据您的实际用眼需要，我觉得您更适合我们××品牌渐进设计的镜片。我先来帮您选择适合您的镜片，选好了镜片我们再根据镜片的类型综合您的气质选择镜架。这是我们的镜片价目册，我给您具体介绍一下好吗？"

顾客："好的。什么是渐进？"

店长："(手拿样片或用已经做好的成品未取的眼镜

演示）就是一款适合有多个光度范围的渐变式设计镜片，这种镜片适合您多种距离看近使用，比如您看电脑会用一个区域，看书、写字会用另一个区域，这样还可以解决您的摘戴的问题……”

顾客："那这种镜片会舒服吗？"

店长："姐，这种镜片属于功能性镜片，像您之前没有戴过眼镜，会有个很短的过渡期，但像您这么年轻，估计用不了太久的时间（赞美加给予建立信心）。我们也会教您怎么戴这款眼镜的。"

顾客："眼镜还需要学怎么戴吗？直接戴不就好了嘛？"

店长："姐，不管是任何一款眼镜，我们都会教顾客怎么戴最舒适和用起来更高效，您看那些小孩子的眼镜戴得不合适，有可能会有隐斜呢（适当增加危机感并树立专业权威性）！"

顾客："原来有这么多学问，那就这个镜片吧！那镜架选什么样的呢？"

店长："您平时像今天的套装多还是休闲类型的多呢？"

顾客："我大部分都是这种套装的。"

店长："好的，那我给您拿几款过来，您试戴一下看看效果好吗？"

顾客："好的。"

【问题处理】

1. 销售之前初步的顾客定位：从顾客的着装和年龄可以初步判断，顾客是有消费能力，有较高的生活品质的人，有可能出现了早期老视现象，沟通方式上要委婉得体，不能太直接，使得顾客内心排斥。

2. 常见销售错误

小吴："您目前的处方来看，需要配副老花镜。"

过于直接，给顾客的反馈就是她很老了，需要配老年人的眼镜。

小吴："姐，我给您介绍一下框架吧？请跟我来吧！"

没有捕捉和真正理解顾客的情绪变化，急于求成而介绍镜架，顾客会拒绝甚至转身离开。

3. 沟通方式的重要性

店长："姐，做了半天的检查累了吧？（递过水邀请顾客坐下休息）您不用有负担，我帮您看看处方和检查结果。"（留住顾客获得救场时间。）

体谅顾客，并且利用休息和喝水时间留住顾客，为接下来的沟通争取了时间。

店长："姐，您这个光度很正常，只是您的眼调节力变差了一点点儿，给您打个比方，调节力就相当于我们眼睛里面的皮筋。当我们看近的时候，皮筋需要抻起来，看远的时候放松下来，看远、看近都会进行皮筋的交替。您现在的情况就相当于看近的时候皮筋抻起来的能力稍微弱了一点儿，这时候您看近就需要个外力辅助您，所以您只需要一副看近用的眼镜就可以了，这样您的疲劳感也会缓解很多。"

店长用了专业术语，但用比喻法作了解释，既展现了专业性又可以让顾客听得懂。

店长："您的近距离用眼，是用电脑多还是阅读多一些呢？"

"您平时像今天的套装多还是休闲类型的多呢？"

店长用了选择疑问方式，使顾客更能跟随其沟通思路，并更好地了解需求。

店长："（手拿样片或用已经做好的成品未取的眼镜演示）就是一款适合有多个光度范围的渐变式设计镜片，这种镜片适合您多种距离看近使用，比如您看电脑会用一个区域，看书、写字会用另一个区域，这样还可以解决您的摘戴的问题……"

店长用了证明法和场景塑造的话术综合，使得顾客更容易理解镜片的类型和用途。

店长："姐，这种镜片属于功能性镜片，像您之前没有戴过眼镜，会有个很短的过渡期，但像您这么年轻，估计用不了太久的时间（赞美加给予建立信心）。我们也会教您怎么戴这款眼镜的。"

店长用了赞美和信心建立法，使得顾客更能加强信心。

店长："姐，不管是任何一款眼镜，我们都会教顾客怎么戴最舒适和用起来更高效，您看那些小孩子的眼镜戴得不合适，有可能会有隐斜呢（适当增加危机感并树立专业权威性）！"

店长运用危机感，并又一次展现专业性，加强顾客的信任度。

【经验分享】

在销售过程中，务必了解顾客类型和特点，注意沟通方式和措辞，尽量用顾客听得懂的语言解释专业术语。销售过程中多用选择疑问句，少用开放式疑问句，以免顾客思维跳跃，不能很好引入销售。

培训项目六 门店管理

任务一 商品管理

学习目标

知识目标：1. 了解商品陈列知识；
2. 了解价格管理知识；
3. 熟悉库存的进销存管理知识；
4. 熟悉库存台账的内容和格式。

能力目标：1. 能够正确无误地检查、整理柜台及货架商品；
2. 能够正确核对价签；
3. 能够填写责任区的库存台账；
4. 能够实现责任区库存的日清月结。

素质目标：对商品管理工作的重要性有深刻的认知。

任务驱动

丹丹是一名配镜师，在某眼镜连锁企业担任店长。某个休息天，她在逛街时遇到了多年不见的高中同学，两人便来到一家咖啡馆里叙旧。

当同学得知丹丹在眼镜店工作，便说起最近一次买太阳镜的经历；让丹丹意想不到的是同学是在一家品牌服装专卖店买衣服时顺便买的这副太阳镜。

于是丹丹就问她了："你怎么不去眼镜店里买呀？选择更多而且还有专业服务呐！"

她的同学回答说："我也是突发奇想买的这副眼镜。那天只是逛街路过，发现这家店的橱窗太有个性了，很惊艳！出于好奇我就走了进去，又看到店内模特身上的各种搭配，忍不住就想试试；结果不仅买了衣服，连和衣服搭配的这副太阳镜也买下来了。"

她的同学接着说："你刚问我为什么不去眼镜店买。的确，我知道眼镜店的品牌、款式选择更多，还有专业服务；但眼镜店给我的感觉是从外观上看每家都长得差不多，店外贴的海报也都是打折促销，实在没有想要进去的冲动。我买东西是会考虑价格，但价格并不是决定我买单的唯一标准。有几次实在是想挑选一副太阳镜，逛了几家眼镜店，结果发现店内的商品堆在柜台里，也没什么美感，看得头晕眼花。这时，再来个店员问我想要什么，拜托，实在不知道想要选什么了，转身就走了！"

听到这里，丹丹不禁联想起自己工作的眼镜店。现在已经不再是"桃李不言，下自成蹊"的时代了，眼镜店的专业固然重要，但首先要把顾客吸引进店才有施展专业技能的机会。要解决这个问题，就必须从做好陈列开始。

一、商品陈列的方法

（一）消费者购物的 AIDMA 法则

前文所描述的案例中，丹丹的同学之所以会在一家服装店里购买太阳镜，背后的逻辑是 AIDMA 法则。

AIDMA 法则是由美国广告人 Elias St. Elmo Lewis 提出的具有代表性的消费心理模式。它总结了消费者在购买商品前的心理过程，从 Attention（注意）到 Interest（兴趣），然后是 Desire（消费欲望），再是 Memory（留下记忆），最后是 Action（付诸行动）；简称为 AIDMA。

我们来看看，丹丹的同学是如何一步步买下这副太阳镜的：

她路过了一家品牌服装店，被橱窗陈列所吸引（Attention），驻足观看产生了进店一探究竟的想法（Interest）。进店之后，看到了经过特意搭配的模特展示，觉得这一套衣服如果穿在自己身上应该也很不错（Desire）。于是，就开始试穿，并且反复照镜子，越看越喜欢；就算今天不买，过两天还是会来买的（Memory）。这时，只要店员稍稍地推动一下，比如"本店刚好有活动，买第二件商品可以享受折扣"等，她就会立刻买下（Action）。

在这个过程中，我们看到了陈列的重要性：首先是橱窗，其次是穿戴搭配好的模特，再次是模特身上还展示了墨镜，这属于关联陈列。这就是为什么陈列可以给门店带来业绩。

（二）商品陈列的意义

商品陈列主要是为了实现三个目的：

1. 吸引顾客进店　利用橱窗进行情景氛围营造，并突出本店的特色商品或服务。比如，寒暑假期间，眼镜店在橱窗里贴出与儿童青少年近视防控相关的活动内容或者特色产品，一定会引起一些家长的共鸣。

2. 让顾客停留更久　店内的商品陈列不仅要让顾客产生琳琅满目的感觉，而且还要吸引顾客驻足浏览。

3. 让顾客产生购买冲动　把商品的特色、卖点充分地展示给消费者，并且联系使用场景，使顾客产生迫切的想要体验、购买的冲动。

整个过程，顾客从看见到发现，然后萌生好感，最后被环境氛围所感染，产生了体验和购买的欲望。

（三）商品陈列的三个层次

商品陈列是一项系统工程，从橱窗到店堂再到柜台，必须形成一个立体的购买情境。一般我们将商品陈列分为三个层次：

1. 主题陈列　如果商店是一本书，主题陈列就是这本书的封面，应当让“读者”一看到“封面”就有“想读这本书”的愿望。主题陈列是门店的磁石点，也是进店率的关键要素。

人都有着好奇心，对光和颜色的感知异于常态的敏锐，因此，主题陈列的设计应考虑这些要素：光线、色彩、主题，如果还能有一些音响效果或人物动态，那么吸引力就更强了。

主题陈列一般出现在客流最大处，以橱窗为主，有时也出现在我们店铺入口或者店铺内的视觉中心点，是顾客视线最先达到的地方。由此吸引顾客关注，产生需求联想，最终提升进店率。

主题陈列的内容常见有以下几种：

⑴ 品牌形象陈列：让顾客了解到我们是一家怎样的眼镜店，和其他眼镜店有什么差异。

⑵ 商品主题陈列：通常是宣传我们刚上市的某款特色商品，它可以解决消费者的哪些痛点，给用户带来哪些价值。

⑶ 情景陈列：一般是迎合当下的节日或节气，营造一种应景的氛围，比如冬季做一个防雾镜片的主题陈列，就会让人们联想到“这款镜片我刚好用得上”。

⑷ 发布流行趋势：通过画面、标语、商品和道具向消费者传递强烈的时尚潮流气息。

⑸ 传播促销信息：用醒目的方式将商店近期的促销活动信息展示给消费者。

2. 焦点陈列　我们依然把商店比喻成一本书，焦点陈列就是书的目录，“读者”翻看“目录”很快找到了自己感兴趣的“内容”，然后就沉醉于“书本”之中。

焦点陈列是主题陈列效果的延伸说明，是店内销售重点。当顾客被主题陈列吸引进店之后，他迫切地想知道主题陈列所介绍的商品或者服务具体是怎样的，和之前使用过的或者和其他眼镜店在销售的商品相比有什么独到之处。焦点陈列能激发顾客的兴趣和需求，引导顾客进入店内部各区域，停留时间更久，因此也称为引导点。

眼镜店常见的焦点陈列区域为店铺前场，通常表现为专柜、新品展示区、新品体验区、特卖区，等等。

比如初夏刚至，某眼镜店推出了近视太阳镜的验配套餐，并且在橱窗里做了相关的主题陈列——“你知道太阳镜也可以有度数吗？”。一些顾客的需求被唤醒，于是走进店内，迎面就看到店铺前场设置了近视太阳镜的专区，陈列着不同款式的太阳镜，不同颜色、不同功能的近视太阳镜镜片，有染色、偏光、镀水银膜等，并配套展示了一些体验道具。这样顾客就可以根据自己的需求在这里挑选。

3. 单品陈列　单品陈列是以商品容量摆放为主，提供顾客更多选择并且方便顾客试戴，也称为挑选点。我们一般说的柜台陈列就是单品陈列的一种最常见形式。

单品陈列就是完整地展示实际销售的商品，为分类清晰、易接触、易选择、易销售的陈列方式。对于门店工作人员而言，易于摆放，方便整理，能够及时发现货品丢失。

在眼镜店中，单品陈列多数采用中岛柜、壁柜、层板等。

（四）常用的商品陈列方法

1. 分类陈列法　一般店内划分为若干功能区域，如镜架展示区、太阳镜展示区、角膜接触镜（隐形眼镜）及护理产品展示区，等等；不同品类的商品应在相应的展示区内集中展示。

2. 品牌专柜陈列法　一些知名品牌会在店内设立品牌专柜或者品牌专区，应将该品牌的商品、道具、价目册等在专柜或专区内集中陈列，并且参考品牌方提供的陈列示范进行陈列。

3. 醒目陈列法　突出商品的特点，将其独有的优良性能、质量、款式等特殊性在陈列中凸显出来。例如，把超轻镜架放在一个电子秤上，将纯钛镜架浸泡于玻璃杯中。有时可以单纯用一定的量感来突出该商品，例如，陈列大量的隐形护理液，给顾客量大优惠的感觉。

4. 开放式陈列法　一些商品可以允许顾客自由接

触、选择、试戴,减少顾客心理疑虑,坚定购买信心。太阳镜和中低价位的镜架,尤其是适合年轻人的款式,可以用这种方法,让顾客根据自己的喜好结合服装款式、颜色搭配随心选购。

5. 季节与节日陈列法　跟随季节的变化调整陈列方式和色调,尽量减少店内环境与自然环境的反差。在不同的节日营造不同的氛围,如春节可以挂些新春元素的装饰品,七夕节可以陈列情侣款等。

6. 艺术陈列法　一般用于橱窗陈列。通过艺术造型,使各种商品巧妙布局,达到整体艺术效果。可以采用直线式、形象式、斜坡式等多种方式进行组合摆放,从而对消费者产生强大吸引力。

7. 重点陈列法　公司主推商品(“爆款”)应单独做重点陈列;例如,春夏季节在店铺前场设立近视太阳镜销售专区。

二、商品价格管理

(一) 物价员的职责

各门店应挑选具有一定文化水平、有价格及相关专业知识、责任心强、工作岗位相对稳定的人员担任物价员(兼职)。

物价员的工作职责如下:

1. 督促本企业(门店)认真贯彻国家的价格法律、法规和政策,执行价格主管部门的有关规定,积极参与本企业价格、收费的立项和调整。

2. 贯彻公平、合法和诚实守信的原则,依据生产经营成本和市场供求状况,为本企业价格决策提出建议,对本企业的价格和收费行为进行规范。

3. 开展价格调研,采集价格信息,监督实施价格决策,配合当地价格部门开展价格检查。

4. 履行明码标价义务,标价内容真实、准确、规范,禁止利用标价和其他价格手段进行欺诈。

5. 听取消费者意见,协助解决本企业与消费者的价格纠纷。

6. 抵制和纠正市场经营活动中违反国家价格法律、法规和政策的行为,对越权定价、胡乱摊派及其他增加企业负担的乱收费以及侵犯其价格权益的行为向价格主管部门进行举报。

(二) 规范使用价签

价格标签简称价签,是商业企业向顾客公布价格的一种形式(表 2-6-1-1)。

表 2-6-1-1　加签示例

<table>
<tr><td colspan="3">× × 企业</td></tr>
<tr><td colspan="3">品名
Description</td></tr>
<tr><td colspan="2">编号
Number</td><td>规格
Specification</td></tr>
<tr><td>单位
Unit</td><td>产地
Place of origin</td><td>等级
Grade</td></tr>
<tr><td colspan="2">零售价
Price</td><td>物价员</td></tr>
<tr><td colspan="3">× × 物价监督局监制 监督电话:12358</td></tr>
</table>

物价员应参照价签的内容与格式,按照商品相关信息及企业制订的零售价格正确书写价签,并签署本人姓名或盖章。

(三) 商品定价

商品定价的主管部门一般为公司财务部或总经理,或其他指定的人员;门店需按照公司的定价进行商品管理和销售,并由物价员具体负责相关工作。

1. 定价程序

定价程序见图 2-6-1-1。

2. 定价策略

(1) 常用定价方法

眼镜店常用的定价方法有以下几种:

1) 成本定价:按照商品成本和公司预期的毛利率进行定价。比如,公司预期眼镜镜架按正价销售的毛利率应达到某一个既定“毛利率”,那么,就必须按照“零售价 = 成本价 ÷(1− 毛利率)”来制订零售价格。

2) 市场定价:参照该商品的供应商所制订的市场指导价定价。镜片类、角膜接触镜类、国际知名品牌镜架、太阳镜等普遍采用市场定价。

3) 撇脂定价:即定高价。比如,苹果手机因为其操作系统在市场上具有唯一性,因此,每次苹果公司推出新款手机都会采取撇脂定价的方式,毛利普遍高于同行。虽然定高价,但由于“果粉”购买热情高涨,新款手机一问世即被抢购一空。当眼镜店的某些商品或服务具有独特性、稀缺性并且受到特定消费者的追捧时,可以采用撇脂定价的方法。

4) 渗透定价:低于同类产品的市场平均价格定价。这样做是牺牲一部分毛利而换取更大的销量、更大的市场占有率;同时,获得消费者认可,认为本公司的商品质优价廉。这类商品一般标注为“特价”,并且不再

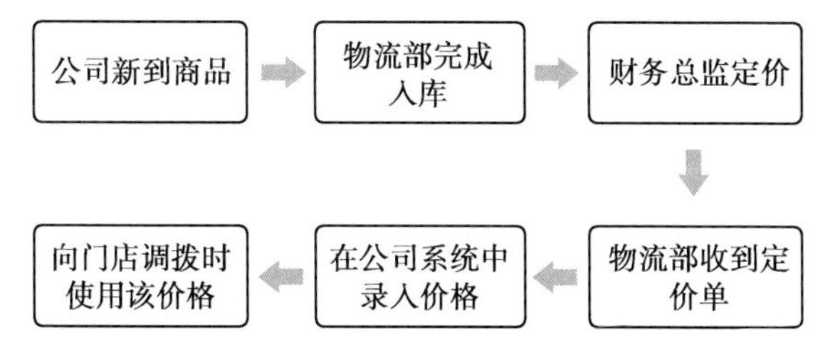

图 2-6-1-1　定价程序

参与各类优惠活动。

5）心理定价：企业在制订产品价格时，运用心理学的原理，根据不同类型消费者的消费心理来制订价格。比如，有些商品的价格尾数是 8，这是许多国内消费者认为吉利的数字；也有一些商品，价格的尾数是 9 或 99，比如，某眼镜店将一款配镜套餐定价为 599 元，在消费者心目中这就是一款 500 多元的套餐，和 600 多元的套餐比起来似乎要便宜 100 元，而实际上和 601 元只相差 2 元。

6）捆绑定价：比如，一件 15 元，两件 20 元，三件 25 元，或者可 +1 元换购其他商品，等等，这一类均属于捆绑定价，目的是鼓励顾客一次购买更多数量。

根据不同商品在企业经营中所扮演的角色以及该商品在市场上的供需情况，定价时可采取以上六种定价策略进行定价。一般规律如表 2-6-1-2 所示。

表 2-6-1-2　商品定价策略

商品类型	市场可见度	定价策略
主力商品	市场可见度低（或者企业自有品牌、区域性独家销售品牌）	撇脂定价
主力商品	市场可见度较低（非知名品牌）	成本定价
主力商品	市场可见度较高（知名品牌）	市场定价
辅助商品	市场可见度较低（非知名品牌）	心理定价
辅助商品	市场可见度较高（知名品牌）	渗透定价
补充商品	市场可见度低（或者贴牌）	撇脂定价
补充商品	市场可见度中（非知名品牌）	成本定价
补充商品	市场可见度高（知名品牌）	渗透定价
连带商品	市场可见度低	心理定价
连带商品	市场可见度中（非知名品牌）	捆绑定价
连带商品	市场可见度高（知名品牌）	渗透定价

（2）商品类型

关于商品类型的说明如下：

1）主力商品：即业绩贡献率较高的商品。业绩贡献率 = 销量数量 × 单价 ÷ 总业绩金额 ×100%。假设某品牌镜架当月销量为 100 支，每支零售价格为 400 元，而该企业当月镜架销售总收入为 8 万元，因此，该品牌镜架的业绩贡献率为 50%，属于主力商品。

2）辅助商品：即业绩贡献率较低的商品。一般为公司主力价格带两端的商品。比如，某企业的镜架平均客单价为 400 元，则零售价格为 300~500 元的镜架通常会成为主力商品，而 300 元以下或 500 元以上的商品则为辅助商品。

3）补充商品：销量较小，但消费者对此类商品仍有一定的需求，门店需配置此类商品。比如在一般眼镜店中，儿童镜架（针对 6 岁以下的儿童）平时销量较低，但部分门店仍会备货。

4）连带商品：主要是一些耗材，如角膜接触镜护理液、眼部保健品等，均属于连带商品。

（四）商品标价

商品标价一般由门店完成，也有一些企业由商品部（或物流部）完成商品标价工作，并将价签、标签、价目册等随商品一起配送到门店。门店根据商品出库单上的零售价格，将价签、标签、价目册展示给消费者。

上述门店工作由物价员负责完成，并定期进行自查，发现有标错价格、错误使用价签等情况应立即纠正。

（五）商品调价

因供货价格变化、市场环境变化、商品在公司中的角色变化等原因，需要对商品定价进行调整时，按照以下程序进行（图 2-6-1-2）。

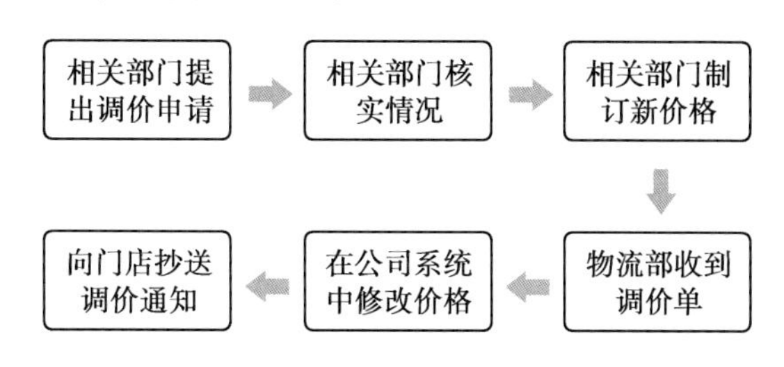

图 2-6-1-2　商品调价程序

三、门店商品进销存管理

（一）店内商品进销存管理的主要工作和流程

1. 进货作业管理

（1）眼镜店总部的进货分为常规采购、零星订货和补货；门店的进货则表现为从总部进行发货，各个门店之间进行调拨或换货；遇一些特殊情况，部分企业授权允许门店直接对外采购。

(2) 采购作业一般由总部进行，是由公司向供应商订购商品，供应商供货，验收入库的过程。

(3) 零星订货为公司依据顾客特殊要求(如定制镜片、角膜接触镜等)，向供应商订货，供应商供货，验收入库的过程。

(4) 补货作业为公司依据商品销售情况及公司相关规定向供应商订货，供应商供货，验收入库的过程。

(5) 发货作业为公司总部向各分店发货的过程。

(6) 进货管理一般程序，如图 2-6-1-3 所示。

(7) 进货管理注意事项

1) 物流部为进货管理主要部门，负责商品验收、商品入库(包括电脑入库和手工账入库)、商品存放管理。

2) 一切与商品采购成本相关的单据物流部无权收取、拆封、阅读，必须交财务部。如果商品进货数量和进货单价在同一表单上，财务部可以将单据中进货成本遮盖或删除后复印给物流部作为记账凭证。

3) 每次进货(包括调拨)收货单位必须进行验收，验收时应注意下列各项：

- 货品编号；
- 品名规格；
- 交货者名称；
- 交货数量；
- 实际接收数量；
- 收货日期。

4) 电脑录入必须依据手工统计的数字，并进行核对，确保电脑录入数和实际情况相符。

(8) 特别说明：上述内容是普通商品的进货管理内容，角膜接触镜及护理产品属于三类医疗器械，其相关的进货管理另有具体规定；需按照相关规定执行。

2. 库存管理

(1) 每一单品引进后，须由仓储人员设立账页。目的在于记录该货品的储位、大小、特性、供应厂商、每批采购量等。

(2) 货品入库，有效日期以不少于原出厂规定的 1/2 为原则(例外者，需通知采购负责人)。

(3) 储存区的货品，在进货时，用有颜色的马克笔在包装上标记，每个月使用不同颜色的色笔进行标记，以利于拣货人员迅速辨认，并做到先进先出的规定。

(4) 货品进仓即应定位，并于各储位设立标签，将货品的名称或代号标明出来，以利寻找和归位。

(5) 储区内应限定仓储人员出入，以确保门禁管理规范。并做好整理、整顿，保持清洁，设备和货品定位。

(6) 商品保存检核重点

- 湿度、温度控制；
- 通风良好；
- 防漏、排水；
- 防鼠、防虫害；
- 重的货品尽量放置在低处；
- 层板上货品高度及重量要符合规定；
- 货架的承载量要仔细规划与维护；
- 地面的承载量及平坦性要规划和维护。

3. 退货作业管理(图 2-6-1-4)

(1) 退货分为滞销品退货(或称正常退货)和不合格品退货。

(2) 物流部为退货作业的主管部门，滞销品退货需经财务总监同意并直接通知物流部进行，不合格品退货由物流部根据实际情况进行。

(3) 物流部(或其他退货部门)将退货品放于暂存区，同时对退货资料进行查询及更改，并制作退货单。

(4) 物流部与供应商(或其他退货接收单位)联系，

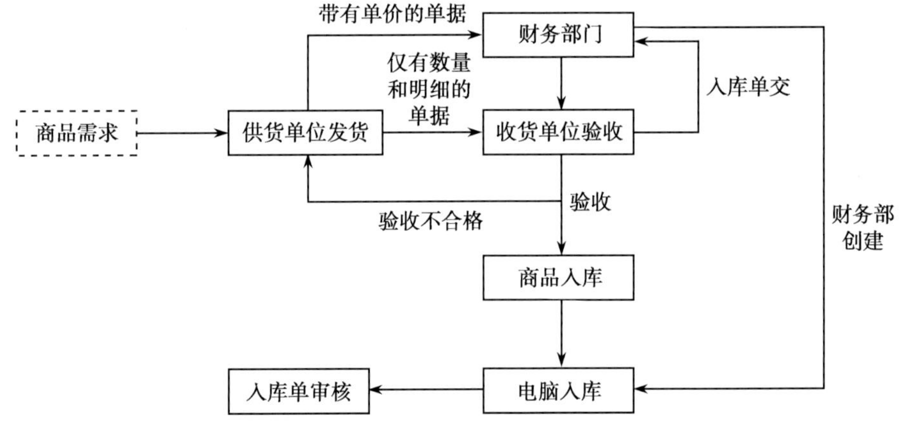

图 2-6-1-3　进货管理一般程序

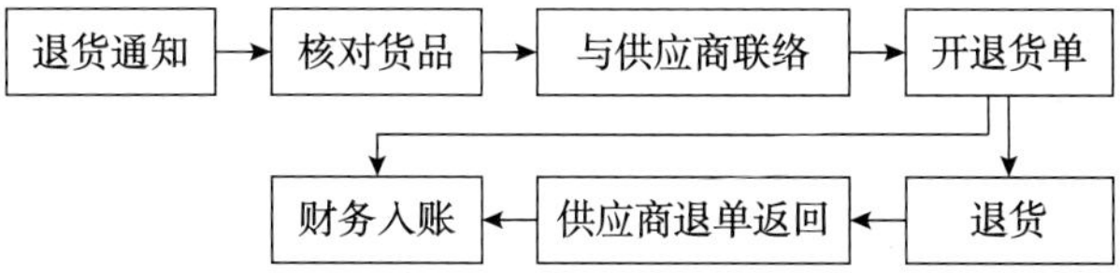

退货通知 → 核对货品 → 与供应商联络 → 开退货单 → 退货 → 供应商退单返回 → 财务入账

图 2-6-1-4　进货管理一般程序

确认退货接收情况；大批量退货应在供货单位业务人员验收封箱后进行。

(5) 物流部退货资料转送财务部，通知厂商进行退货作业（由快递公司完成退货）。

(6) 物流部产生退货单一式四联，两联于退货时随货物发送至厂商，经厂商签认后，第三联退回本公司（或者由厂商开具厂商的退货单），第四联自存，第一联交财务。

(7) 特别说明：上述内容是普通商品的退货管理内容，角膜接触镜及护理产品属于三类医疗器械，其相关的退货管理另有具体规定；需按照相关规定执行。

4. 销货作业管理

(1) 销货分为配镜（含单配镜片和单配镜架）、角膜接触镜和快速销售品（包括护理产品、太阳镜、成镜等）。

(2) 公司采取分店直接销售，再从总部调拨配送的方式，镜片从总部直接销售。

5. 不合格品处理作业管理

(1) 不合格品的定义：在公司各道检验工序中发现不符合国家相关产品质量标准的商品，统称为不合格品。

(2) 不合格品的分类和处理

1) 进货检验时发现的不合格品，直接按第三条退货作业管理执行退货，并由供应商承担一切责任；

2) 在商品销售前，经配镜师、加工人员发现的不合格品，退回物流部，物流部合并后参照退货作业流程执行退货；如属于公司买断商品，已经约定不能退换的，经财务总监审核，物流部执行报废作业。

3) 经加工后的商品，经检验部门检验，属于不合格品的，由检验人员要求返工，由此造成的不合格品，物流部执行报废作业，并追究加工人员责任。如果可以同厂商协商作为不合格品退换的，则执行退货（换货）作业。

(3) 不合格品未做处理前存放于仓库指定区域，需有明显标识。

6. 报废作业管理

(1) 报废品的定义：凡原物料无法继续使用或转作他用，并且无法与厂家进行退换而必须丢弃的产品。

(2) 报废品的分类

1) 加工过程中造成的报废品，由责任人开具报损单，物流部收到报损单和对应的报损镜片后换发新镜片，报损镜片直接报废。

2) 在镜框校配等过程中发生的商品报损，参照以上办法执行。

3) 顾客使用后因发生质量问题投诉退回的商品，如果无法与厂家退换，也进行报废处理，由物流部开具报损单，物流部经理签字。

4) 以下类型的报废由物流部开具报损单，物流部经理签字：

- 物料的品质验收未能落实或规格与实际需求不符，致使无法使用且不能退换货者。
- 仓储人员保管不当，致使物料损坏无法使用者。
- 因运送或搬运不当，造成物料破损或污染而无法使用。
- 原材料、成品过期而无法使用者。

(3) 报废品的处理

1) 报废品应存放于暂存区，以便随时资料及查询。

2) 所需报废的货品应由权责单位填写报损单一式两联，并经经理核准后，会同财务部门进行清点。清点完毕后，报废单第一联自存，第二联交财务。

3) 经核准报废的货品由仓储组统一进行销毁。

4) 报废品若是原料，以采购买进的价格计算，若是商品，则以出货价计算。

7. 顾客投诉退换货处理

(1) 顾客投诉并产生退货，必须填写投诉处理单，发生退货的，开具红字销货单（配镜定单或销货单）。

(2) 换货需分两步进行，第一步为退货，第二步为正常销售。

(3) 顾客退回货品由物流部进行鉴定，如果可以再次销售，则作为库存商品，如果能够与供应商调换，则调换成新商品，如果无法再次销售或调换，则执行报废作业。

8. 盘点作业

(1) 公司确定每月特定时间为盘点日，盘点时间为打烊后。

(2) 盘点工作内容：物流部负责库存商品的实物盘点，各店负责店内商品的实物盘点，并填写盘点表，核对后统一递交物流部。

(3) 物流部可根据门店提交的(店内商品)盘点表内容进行实地实物抽样检核,发现账物不符的可要求重新盘点,直至准确。

(4) 财务部可对物流部提交的(库存)盘点表内容进行实地实物抽样检核,发现账物不符的可要求重新盘点,直至准确。

(5) 物流部将物流部盘点表和门店盘点表内容汇总制成公司盘点总表,盘点表期末库存实数作为下月公司库存期初数。

(6) 盘点实物数和账面期末数不符,相差部分作为损溢。出现商品损溢,首先需追查原因,排除盘点疏漏的可能性,其次需确定事故责任人,最后由企业指定的决策人确认后于账面上做损溢处理。

(二)门店库存台账

台账,不属于会计核算中的账簿系统,不是会计核算时所记的账簿,它是企业为了加强某方面的管理、更加详细地了解某方面的信息而设置的一种辅助账簿,没有固定的格式,没有固定的账页。企业可根据实际需要自行设计,不必按凭证号记账。简单地说,台账就是流水账。

商品台账主要用于商品管理,是将每件商品或同一系列的商品的基本资料(如品名、型号、规格、单位、成本、售价、供应商)详细整理成册,然后记录商品进销存的情况。

具体计算公式就是:本期结余数 = 上期结余 + 本期入库 - 本期出库。如果加入成本和售价,即可计算出毛利。

1. 适合物流(仓库管理)部门使用的商品台账(表2-6-1-3)

表 2-6-1-3　适合物流(仓库管理)部门使用的商品台账示例

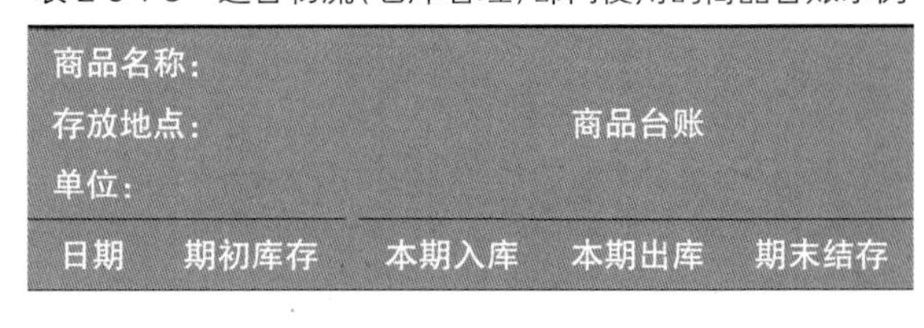

商品名称: 存放地点: 单位:		商品台账		
日期	期初库存	本期入库	本期出库	期末结存

2. 适合门店使用的商品台账(表 2-6-1-4)　门店一般不统计、计算商品的成本价,只管理商品的零售价格;同时,门店的商品出入库频次更高,且有些门店还要进行每日商品清点,所以采用月报表的形式更为适合。

(1) 品名:指商品的品牌和系列。为了简化流程、提高效率,建议将相同零售价格的同品牌同系列产品合并在一起进行管理。比如,BL 品牌合金镜架零售价格为 598 元,纯钛镜架零售价格为 698 元。此时,可以将 BL 品牌合金镜架作为一个品名进行管理,而将 BL 品牌纯钛镜架作为另一个品名管理。

(2) 单价:这里指该商品的零售价格。

(3) 日期 / 出入库:用于记录每天该商品出入库情况,入库为数量增加,出库为数量减少。

(4) 期末结余:如果使用电子表格并具备自动计算

表 2-6-1-4　适合门店使用的商品台账示例

品名	单价	期初库存	单位	日期	1	2	3	……	30	31	期末结余
				出库							
				入库							
				出库							
				入库							
				出库							
				入库							
				出库							
				入库							
				出库							
				入库							
				出库							
				入库							

功能(如 Excel 表格),那么每天的期末结余数量即为即时库存数量。

3. 管理方式的演变　现在,眼镜零售企业普遍使用进销存管理软件,并逐渐实现无纸化销售和管理,商品台账也正在被电子记账系统所替代。

任务二　店面形象管理

学习目标

知识目标:1. 了解广告知识;

2. 熟悉 X 展架、海报、劲爆价贴、吊旗、台卡、单页等宣传物料的用途和使用规范。

能力目标:1. 能够检查责任区的卫生;

2. 能够整理责任区营销环境。

素质目标:具备爱岗敬业、专业细致的素质。

任务驱动

各行各业都在挖掘消费升级的市场潜力,眼镜行业则将着眼点放在功能性镜片的升级上。为此,大多数眼镜店都在员工培训、商品配置、营销推广等方面将功能性镜片的升级视为工作重点。

2015 年,眼镜行业出现了防蓝光镜片,这款镜片能够有效阻隔电子产品中的有害蓝光,降低有害蓝光对眼底细胞所造成的伤害,非常符合当下人们使用手机、Pad 等电子产品频率越来越高的市场背景。

于是,一家眼镜连锁企业便开始大力推广防蓝光镜片。可是,在企业开展了一系列促销活动的情况下,防蓝光镜片的销量并不乐观。为此,这家企业请来了厂家代表一起找原因。

厂家代表到各个门店走访了一轮之后就发现了症结所在。虽然这家企业的管理层对推广防蓝光镜片十分重视,但“在最后一米掉了链子”。门店许多配镜师依然停留在过往的销售习惯中,在推荐商品时很少主动提及防蓝光镜片,反而是消费者偶尔问及,配镜师才想起来。

为了解决这个问题,厂家代表建议这家企业在所有的门店都布置防蓝光镜片的推广道具,包括橱窗海报、门贴、地贴、吊旗、柜台立牌等。这样可以起到两个作用:第一,告知消费者,现在有一款对眼健康能够起到更好防护作用的镜片,可以了解一下;第二,提醒配镜师,千万别忘了推荐防蓝光镜片。

这家企业照此操作之后,防蓝光镜片的销售占比明显提升了。

这个案例告诉我们,店面广告常常会“小兵立大功”,务必引起大家的重视。

一、店面广告的管理

(一)店面广告的用途和使用规范

1. 认识店面广告　店面广告通常被称为 POP,全称是 point of purchase,指商业销售中的一种店头促销工具。其形式不拘,但以摆设在店头的展示物为主,如吊牌、海报、小贴纸、纸货架、展示架、纸堆头、大招牌、实物模型、旗帜,等等,都属于 POP 的范围。

POP 的主要商业用途是刺激引导消费和活跃卖场气氛。它夸张幽默、色彩强烈,能有效地吸引顾客的视点唤起购买欲,作为一种低价高效的广告方式已被广泛应用在门店经营当中。

2. 店面广告(POP)常见类型　以下是常见的几种 POP(图 2-6-2-1~ 图 2-6-2-3)。

(1) 海报:可以悬挂于橱窗内或者张贴在店堂内;

(2) 展架:可以摆放在橱窗内或者进门口等位置;

(3) 吊旗:可以悬挂在橱窗内或者店堂吊顶下;

(4) 门贴;

(5) 柜台贴;

(6) 台卡;

(7) 角贴;

(8) 柜内贴。

3. 品牌 POP 常见类型　一些品牌商也会提供部分 POP 展示道具,以便于突出品牌商品的品牌文化和商品特色。常见的品牌 POP 如下:

(1) logo(标志)牌(图 2-6-2-4)

(2) 单支立式陈列架(图 2-6-2-5)

(3) 多支立式陈列架(图 2-6-2-6)

(4) 陈列托盘(图 2-6-2-7)

(5) 带画面陈列架(图 2-6-2-8)

4. POP 使用规范　虽然 POP 制作得很吸引人、很漂亮,但如果我们使用不合理,也可能会导致磁石点的形象打折扣。

(1) 不同的 POP 应当设置摆放在其对应的位置。

(2) POP 需要及时更新。一方面,我们不能把破损的 POP 继续滞留在店铺中,另一方面,我们也不能让已经结束的营销活动或者已经售罄的商品的相关 POP 继续搁置在店铺中。

(3) POP 不要遮挡商品。POP 无论如何都是配角,

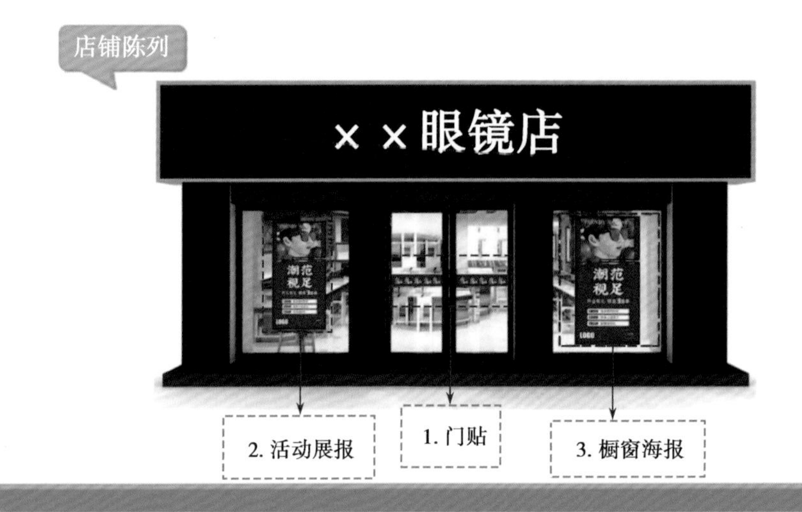

图 2-6-2-1　常见几种 POP

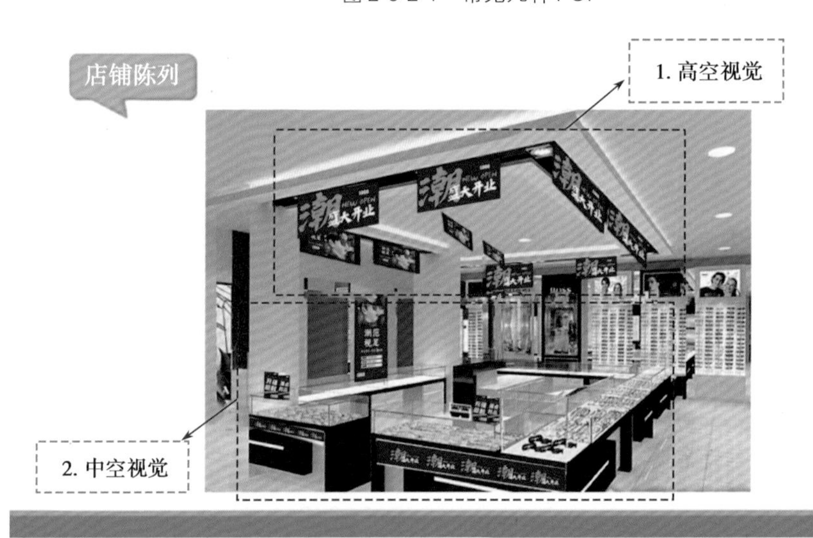

图 2-6-2-2　常见几种 POP

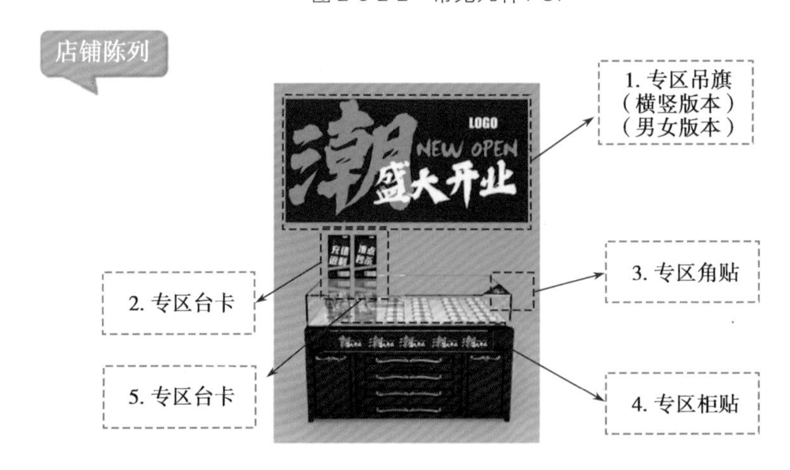

图 2-6-2-3　常见几种 POP

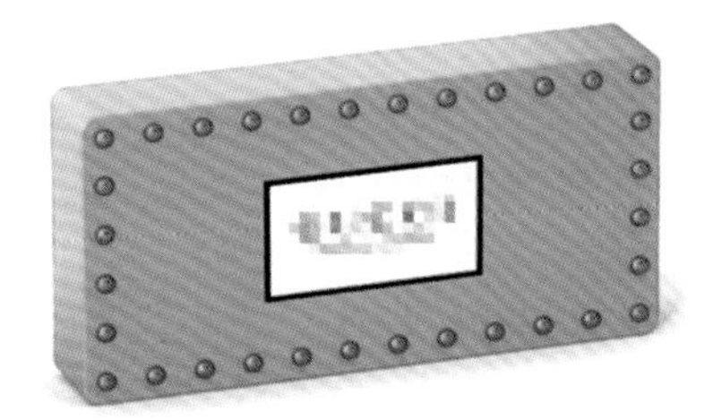

图 2-6-2-4　logo（标志）牌

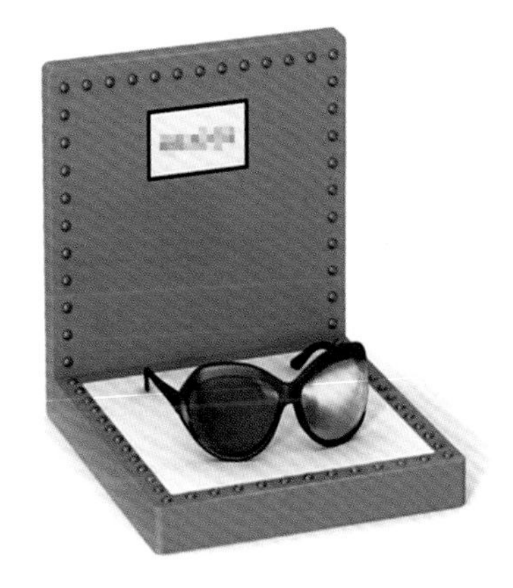

图 2-6-2-5　单支立式陈列架

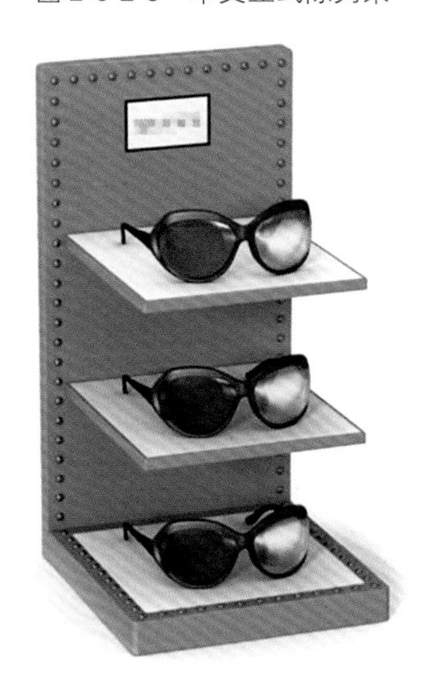

图 2-6-2-6　多支立式陈列架

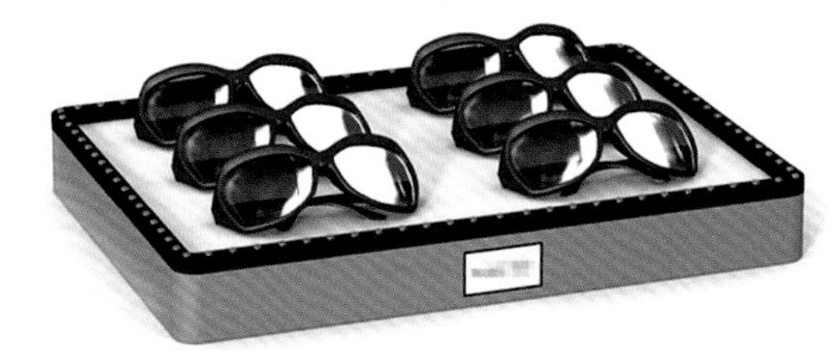

图 2-6-2-7　陈列托盘

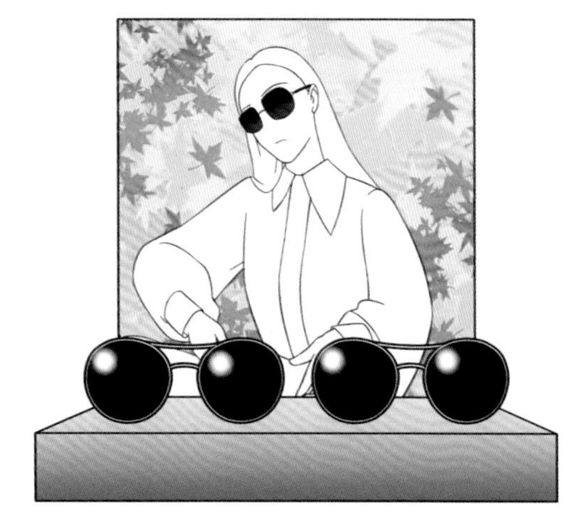

图 2-6-2-8　带画面陈列架

商品才是卖场的主角，要让物料起到“绿叶衬红花”的作用。

（4）一个商品使用一个 POP。如果 POP 使用过多，顾客的视线反而会跳跃于各个 POP 之间，反而会影响到顾客对产品的关注度。

（二）广告法相关知识

《中华人民共和国广告法》（简称《广告法》）是为了规范广告活动，保护消费者的合法权益，促进广告业的健康发展，维护社会经济秩序而制定的。新《广告法》自 2015 年 9 月 1 日起实施。

《广告法》中有一部分内容与零售企业有关，如果门店的经营管理者对《广告法》一无所知，使得一些违法广告内容出现在门店当中，不仅会引起消费者的反感，更会受到相关部门的查处。

《广告法》中有十三条禁止性规定，摘录如下（划线内容应特别留意）：

1. 广告中禁止含有使用军旗、军歌、军徽，危害人身、财产安全，泄露个人隐私，色情、赌博等内容；
2. 禁止在大众传播媒介发布母乳代用品广告；
3. 禁止在大众传播媒介或者公共场所、公共交通工具、户外发布烟草广告；
4. 禁止利用不满十周岁的未成年人作为广告代言人；
5. 禁止在中小学校、幼儿园内开展广告活动，在中小学生和幼儿的教材、教辅材料、练习册、文具、教具、校服、校车等发布或者变相发布广告，公益广告除外；
6. 任何单位或者个人未经当事人同意或者请求，禁止向其住宅、交通工具等发送广告，禁止以电子信息方式向其发送广告；

7. 禁止医疗、药品、医疗器械、保健食品广告利用广告代言人作推荐、证明；

8. 除医疗、药品、医疗器械广告外，禁止其他任何广告涉及疾病治疗功能，并不得使用医疗用语或者易使推销的商品与药品、医疗器械相混淆的用语。

9. 禁止教育、培训广告对升学、通过考试等作出明示或者暗示的保证性承诺，明示或者暗示有相关考试机构或者其工作人员、考试命题人员参与教育、培训，利用科研单位、学术机构、教育机构、行业协会、专业人士、受益者的名义或者形象作推荐、证明；

10. 禁止招商等有投资回报预期的商品或者服务广告含有对未来效果、收益或者与其相关的情况作出保证性承诺，明示或者暗示保本、无风险或者保收益等；

11. 禁止在针对未成年人的大众传播媒介上发布医疗、药品、保健食品、医疗器械、化妆品、酒类、美容广告，以及不利于未成年人身心健康的网络游戏广告；

12. 在针对不满十四周岁的未成年人的商品或者服务的广告中禁止含有劝诱其要求家长购买广告商品或者服务或可能引发其模仿不安全行为的内容；

13. 公共场所的管理者或者电信业务经营者、互联网信息服务提供者对其明知或者应知的利用其场所或者信息传输、发布平台发送、发布违法广告的，应当予以制止。

每位门店经营管理人员应对照以上相关内容，对店内发布的各类 POP 广告进行严格的自查工作。

二、店铺环境责任区

（一）设置责任区

为了加强门店管理，明确责任归属，将眼镜店店堂区域划分为若干个责任区，并且指定一位或两位（考虑到分班组的情况）员工为责任区责任人。责任人需负责区域内的店铺环境、商品维护和商品日常管理工作（理货、铺货、上货、盘点、做账）。

责任区的划分和责任人的归属应当以书面形式公布，并且得到每位责任人的书面确认。

（二）设备维护

眼镜店的设备维护工作也应属于责任区工作内容之一，由责任人负责。

主要工作为以下几个方面：

1. 验光及检查设备　验光相关设备的使用、维护和管理通常要求该门店的验光师为第一责任人；配镜师较少接触。但依据配镜师职责不同，如果配镜师承担部分简单检查，会使用到对应的设备，也应当承担设备（如电脑验光仪，焦度计等）的日常养护。

2. 加工及检测设备　眼镜加工设备使用、维护和管理通常要求加工师为第一责任人；但在一些门店，配镜师同时负责镜片加工作业，因此，必须肩负设备维护的责任。

设备维护的主要内容：使用前检查设备是否启动正常，操作时必须按照设备的操作规范进行，不同的设备经过一定的使用周期后要进行校正、清理保养、更换磨损严重的部件，等等。

3. 其他设备　眼镜店的其他设备还包括收银设备、多媒体广告宣传设备、眼镜清洗保养修理设备，等等，这些设备的使用、维护和管理责任人都是配镜师。设备维护主要工作同上。

4. 设备维护的执行要领　设备维护应遵循以下准则：①分工明确，责任清晰，建议在每台设备上悬挂维护保养责任牌；②预防为主，把设备故障的隐患消灭在萌芽阶段；③定期检测，定期保养，编制设备管理手册；④设备维修建立验收人确认流程，保障设备维修达到要求。

（三）检查责任区的卫生

责任区的卫生检查主要分为三个层面：责任人自查，门店负责人日常检查，企业相关负责人定期抽查。

1. 责任人自查　每天完成责任区清洁整理工作之后，在自查表（表 2-6-2-1）上签字。

表 2-6-2-1　××眼镜店责任区环境维护工作自查表

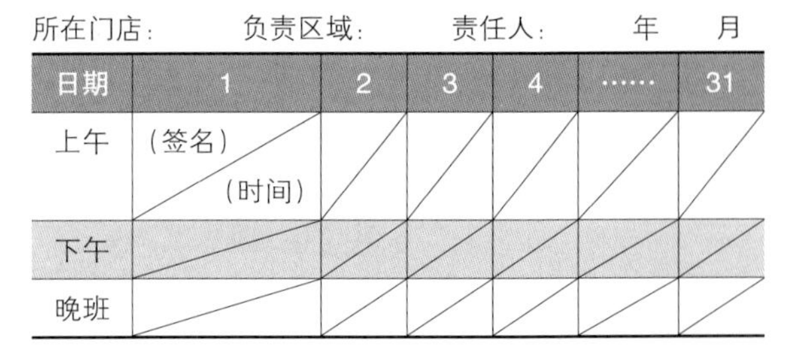

所在门店：　　负责区域：　　责任人：　　年　　月

日期	1	2	3	4	……	31
上午	（签名）（时间）					
下午						
晚班						

2. 门店负责人日常检查　门店负责人在开店后和闭店前分别进行 1 次责任区店铺环境维护工作的检查，主要核实责任人是否完成规定的工作并自查，同时对工作质量进行检查和纠错。

3. 企业相关负责人定期抽查　企业相关负责人应对门店店铺环境维护工作进行定期抽查，抽查周期可以是每周、每月或者每季。抽查时可以使用企业设计的稽核表格，发现问题后应要求门店立即整改，问题情节严重、屡教屡犯或者整改不及时、不彻底的，可以给予处罚。

思考题

1. 门店员工对于销售接待工作普遍比较积极，但是在店铺环境和商品维护时就显得“有气无力”。你能够想到提高员工从事这项工作的积极性的方法吗？
2. 根据《广告法》的相关规定，你认为在眼镜店经常遇到的违规广告有哪些？

任务三　销售管理

学习目标

知识目标：1. 熟悉销售任务分解表的内容与格式；
　　　　　2. 熟悉销售数据分析的方法。
能力目标：1. 能够分解被指派的销售任务；
　　　　　2. 能够根据数据分析促进销售任务完成。
素质目标：1. 具备发散性思维；
　　　　　2. 具备缜密的逻辑思维。

任务驱动

小林应聘成为一家眼镜店店长，而这家店也是才开业不久的。店铺位于当地一个新开商场的二楼，与钟表、电子产品等同在一个区域。这个商场身处当地最繁华的商业中心，但周围大型购物中心环绕。商场本身缺乏经营特色，以至于开业之后除一楼的化妆品区顾客络绎不绝之外，其他商家经常门可罗雀。小林供职的这家眼镜店也不例外，这让小林忧心忡忡。不过，她坚信“只要思想不滑坡，办法总比困难多”，而她的办法就是将决定店铺业绩的几个要素，一件件抓起来。

决定一家门店业绩的要素就是：进店人数、成交率、客单价和连带率。所以，小林决定先从进店人数入手。对于开在商场里的眼镜店来说，其实进店人数就是怎么让进入这个商场的消费者都能够到眼镜专柜来转一转，所以又被称为临柜人数。

小林想到的办法就是让员工在商场一楼客流量较大的区域喊宾，引导顾客到二楼眼镜专柜免费清洗、保养眼镜。可是，刚开始效果并不理想，原因是员工们都很害羞，只敢躲在商场的角落里细声细气地喊宾。

小林立刻召开了员工会议。在会上，小林问大家：“你们出来打工，为的是啥？”大家异口同声地回答：“当然是为了挣钱。”小林又问：“如果连1个顾客也不到我们专柜，请问，我们怎么做销售？如果没有销售，公司又拿什么来发工资和奖金呢？”大家默不作声。这时，小林提高声音说：“明天开始，我会和大家一起到一楼去喊宾，我们只要有办法将消费者带到我们专柜，就有办法完成销售；那么大家才有可能拿到奖金！明天如果大家可以完成30个临柜顾客，晚上我请大家吃烧烤！”大家听到最后一句话，顿时鼓起了掌。

其实，眼镜清洗保养服务对于戴眼镜的消费者而言，当然是求之不得，况且还是免费的；之前之所以喊不来顾客，原因在于员工们太腼腆。第二天，在小林的带领下，大家铆足了劲儿，并且还学会了察言观色，寻找容易成功的消费者加以引导。被清洗保养服务吸引到店的顾客接踵而来，他们中的一些人被店员的热情所打动，同时也发现自己的旧眼镜的确存在很多问题，是到了该换的时候了。

一天营业结束。“战况”统计：当天临柜顾客达到35人，成交15笔，最高单价1 400元，平均单价600多元，全天营业额突破10 000元。小林痛痛快快地兑现承诺，请大家下班后吃了烧烤。

随后的几周里，小伙伴们越战越勇，通过喊宾的方式将每天临柜人数锁定在50人以上。

紧接着，小林又先后解决了另三个销售业绩的关键要素——成交率、客单价和连带率，店铺的营业额从最初的每月两三万逐步提升到单月突破十万；同事们也都拿到了辛苦付出换来的丰厚回报！

从这个案例我们可以勾勒出销售管理的基本思路：从业绩的基本组成出发，找出阻碍业绩的根本原因或者业绩突破的主要方向；围绕这个基本要素，采取积极有效的措施加以改善；取得成果之后，再寻找下一个增长点；然后进入一个正向循环。

一、销售任务的分解

销售任务的分解有三个不同的方向，分解到每个员工，分解到每项工作，分解到每项业务收入。

（一）分解到每个员工

门店的销售工作如同一场篮球比赛，需要全体员工之间相互支持、相互配合，才能取得优异的成绩。但同时，每个员工也必须明确自身的业绩目标，所谓“千斤重担万人挑，人人头上有指标”，这样才能避免一些员工滥竽充数、浑水摸鱼。

目标分解到每个员工时，必须根据该员工的岗位、职务等级、排班等因素综合考虑。

（二）分解到每项工作

正如前文案例中所说的，销售业绩是由诸多因素决定的，可以简单分解为进店人数、成交率、客单价和连带率。因此，在分解销售任务时，我们也可以从以上四个维度进行分解。比如某门店，顾客配镜单价平均为 500 元，如果我们可以通过努力将单价提高至 600 元，则总体业绩可以提升 20%。

（三）分解到每项业务收入

门店的主要业务收入包括验配框架眼镜、验配角膜接触镜、销售太阳镜和成品眼镜，以及验光服务费等。我们可以根据过往的数据以及市场变化的趋势，将销售任务分别分解至不同的收入项目中，甚至可以更加细化到业务收入中各类商品的占比，如验配框架眼镜中单光、功能性镜片的占比变化目标，角膜接触镜中护理液销售的组合及频次变化。每项业务收入分得越加明确，行动计划就越明确，那么任务工作就越加具体化。

我们举一个例子：某眼镜店 2018 年 8 月的销售额为 30 万元，其中，框架眼镜验配业务占 70%，计 21 万元，框架眼镜平均客单价为 700 元，因此推算出一共验配了 300 副框架眼镜。2019 年 8 月，公司制订了 36 万元的销售目标，作为这家店的店长，要如何实现这个目标呢？

店长分析了 2018 年的数据，并结合今年公司的各项营销举措，初步拟定了以下方案：销售总任务较 2018 年增加了 20%，因此，配镜业务也要提高 20% 以上。如果配镜数量与 18 年同期持平，那么就意味着单价要由 18 年的 700 元提高至 840 元；2019 年，公司主推一款经过临床验证可以缓解青少年近视度数增长的镜片，售价是每副 3 280 元，参照 18 年青少年学生配镜在配镜总数中的占比达到 60%，共 180 人次，因此，只要能够成功推荐 100 副上述镜片，单价和配镜业务总额均可以超过既定任务。因此，最终任务被分解为：成功推荐 100 副缓解青少年近视加深的镜片，即可完成 2019 年 8 月的销售任务，分解到每位配镜师，等于每人成交 17 副，平均每 2 天成交 1 副。

二、如何进行销售数据分析

数据分析可以帮助门店的管理人员及时发现经营中的问题，找到市场的机会。现代门店普遍采用信息管理系统来处理日常经营数据，这为数据分析提供了更多的便利。

（一）销售数据分析的内容

我们可以通过相应数据，分析得出相应的决策信息（表 2-6-3-1）：

表 2-6-3-1　销售数据及对应策略

数据	对应策略
进店人数	加强市场营销活动，改变门店位置，提高服务质量，采取老带新优惠激励政策
成交率（成交人数 / 进店人数）	加强员工专业素质（服务素质、产品知识熟悉等），调整商品结构，优化业务流程
客单价	加强员工专业素质（产品熟悉度、验光处方解读能力），调整商品结构
成交笔数	加强市场营销活动，提高服务质量，加强客户关系管理
销售增长率（同比，环比）	加强市场营销活动
顾客满意度	加强员工专业素质，优化业务流程
复购率（再次购买人数 / 总购买人数）	提高服务质量，关注客户消费频次及习惯，加强客户关系管理、产品结构搭配技巧
客户投诉率（投诉客户数 / 总客户数）	提高服务质量，优化顾客投诉处理流程，调整商品结构，建立顾客投诉案例分析库
毛利率（销售收入 – 销售成本 / 销售收入）	调整商品结构，控制销售成本
销售折扣率（销售商品原价总额 / 实际销售收入）	调整促销活动策略，对折扣合理控制
商品动销率（商品累计销售数量 / 商品库存数量）	调整商品结构、商品陈列管控，对商品库存定期分析，及时调整滞销商品，商品部提高市场动向，店内指定商品配置标准并不断优化
不同商品品类销售占比	针对某些品类调整销售策略及产品培训，话术操练；制订明确目标及达成激励

（二）销售数据分析的方法

销售数据分析需要经过统计、演算、分析、行动方案四个步骤。

1. 统计　一般分为信息管理系统自动统计和人工统计两种方式。店内员工将各类销售单据、物流单据等录入信息管理系统，由系统自动统计并输出报表。有些数据则需要人工统计，比如进店人数（当然，现在市面上也有测量进店人流的系统设备，但是价格较高）。再比如顾客满意度，通常是每个周期（一般是每月）从产生购买行为的顾客当中随机抽取一定比例，通过电话、短信、微信等方式发送满意度调查信息，由样本顾客最终打分情况来统计。现在，有些门店使用微信小程序，在顾客电子支付完成同步进行顾客满意度调查，提高了调查的效率，同时也对眼镜门店的服务质量进行了有效监督。

2. 演算　事先设定演算逻辑，演算中要注意实际市场情况及店内历史情况，再结合未来工作计划及资源支持来建立演算逻辑。逻辑的正确性非常重要，决定了分析方向的正确性及数据的指导意义。演算可以由信息管理系统自动演算或由人工演算。

3. 分析　根据统计演算的结果，对比同比（与去年同期对比）和环比（与前几个月对比）的数据，分析原因，找出问题，明确下一步工作的方向。

4. 行动方案　方向明确之后，就需要制订具体的行动方案，并尽快付诸行动。

思考题

1. 作为门店管理者，对店内员工各自的能力高低是有所了解的。如果店内共有四名配镜师，而他们的能力与经验确实存在差异，那么在分解销售任务时应该如何划分更为合理？
2. 日常工作中有哪些方法可以完成数据统计的工作？

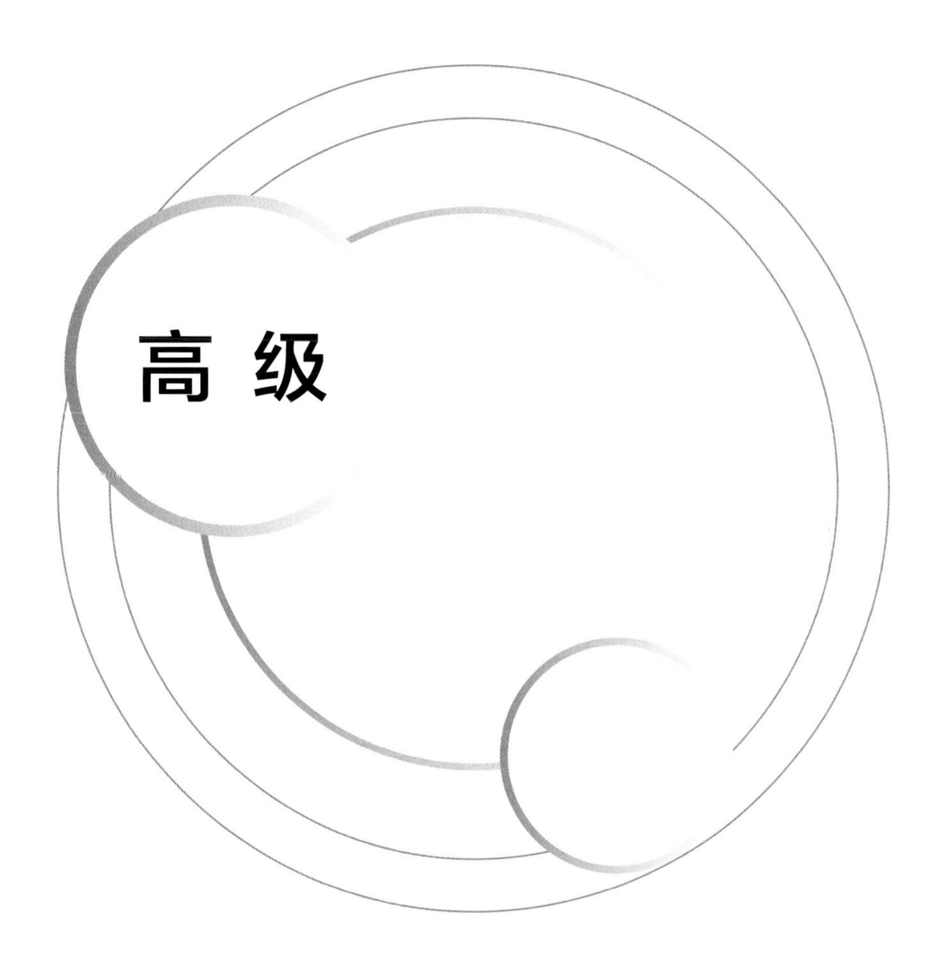

高级

培训项目一 视力筛查

任务一 裸眼筛查

学习目标

知识目标：1. 掌握视角和视力的概念；
2. 掌握视力表的设计方法；
3. 掌握视力检测结果的分析；
4. 掌握投影式视力表的设计原理。

能力目标：1. 能进行视力检查；
2. 能进行视力检测结果分析评估。

素质目标：1. 锻炼沟通表达能力，与被检者互动，提高分析和判断能力；
2. 培养学生不断学习、不断改革、不断创新的意识。

任务驱动

案例描述：王××，女，25岁，企业员工，最近有开车需求，发现视物清晰度不清，前来配镜。

引出工作任务：测定被检者的裸眼视力，并进行主客观验光，解决视物不清的问题。

一、视角和视力的概念

外界物体的两端与眼睛结点所形成的夹角称为视角。无论物体实际大小如何，只要视角相同，视网膜像大小就相同。视角大小与物体的大小成正比，与物体离眼的距离成反比。视角大，视网膜像就大。人眼恰能分辨物体两端的临界视角大小为最小分辨角。视力是人眼分辨外界二维物体形状和位置的能力，也叫视觉敏锐度，在数值上等于最小分辨角的倒数。

二、视力表的设计方法

（一）视力表

通常使用视角单位来设计视标，视标设计的基本单位是1′视角。笔画宽度为1′视角的视标称为基本视标。基本视标根据的是Snellen在1862年设计的字母视力表的设计原理，主要笔画宽度为1/5字母高度，其整体大小对眼形成5′视角（图3-1-1-1、图3-1-1-2）。理论上，远视力表的检查距离应为无限远，但是实际中一定是使用有限距离进行检查，一般采用的检查距离为5m（有些国家定为6m）。

在设计距离处，整个视标的大小为5′视角，笔画宽度和间隙为1′视角。大小为h的视标，在设计距离D处的视角为$\theta_0=1'$，在检查距离d处，对应的视角为θ，视力为V，可得：

$$h=d\times\theta=D\times\theta_0$$

$$V=\frac{1}{\theta}=\frac{d}{D}\times\frac{1}{\theta_0}=\frac{d}{D}$$

（二）对数视力表

我国缪天荣根据Weber-Fechner定律，于1959年设计了对数视力表。Weber-Fechner定律是Weber提

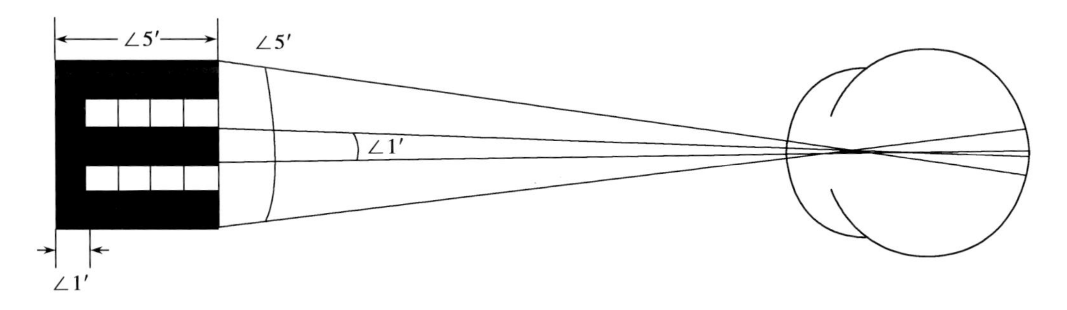

图3-1-1-1 视标的1′视角设计

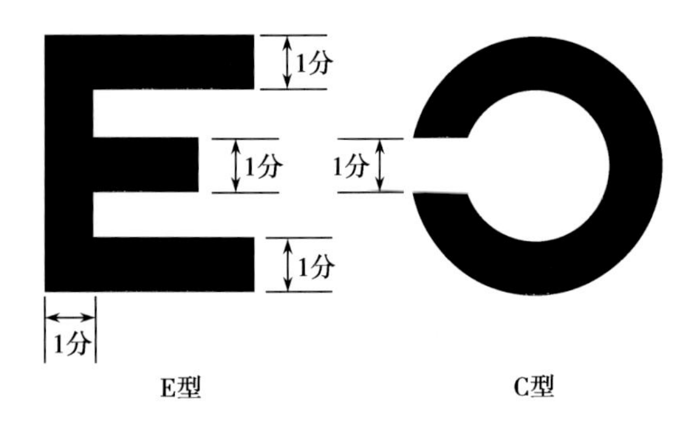

图 3-1-1-2　视标设计，视标笔画宽度为 1′ 视角，整体大小是 5′ 视角

出的一个感觉生理定律，即感觉的增减与刺激强度增减有一定的比例关系，如最初的刺激为 $I1$，当刺激增加到 $I2$，感觉差异增加了 ΔS，则

$$\Delta S=\frac{I2-I1}{I2}=\frac{\Delta I}{I}=K$$

Fechner 将 Weber 定律推广为 $S=K\log I+K'$，即刺激强度与感觉之间的关系是：刺激按等比级数增加时，感觉按等差级数相应地增加，感觉与刺激强度的对数成比例。Weber-Fechner 定律对过强及过弱的刺激有偏差，但对中等强度的刺激还是适用的，而测定视力是属于中等刺激范围的。所以，对数视力表是符合视觉的生理要求的。

对数视力表又称五分制对数视力表，将视力分成五个等级，视标为 E 字或 C 字，共 14 行。对数视力表的标准检查距离为 5m，能辨第 11 行，为标准视力，记以 5.0。上一行视标的大小是下一行视标大小的 $\sqrt[10]{10}\approx$ 1.258 9 倍。视标从小到大，每行递增 1.258 9 倍，视力的对数就减小 0.1。即视力记录按算术级增减，1.0 行视标的大小为 7.25mm，笔画的宽度和间隙的大小为 1.45mm。

三、视力的检查方法

视力表是用于测量视力的图表。国内使用的视力表有：国际标准视力表、对数视力表、Landolt 环视力表。从功能上分有：近视力表、远视力表。

1. 照明　视力表表面须清洁平整，视力检查要求保持足够、均匀、恒定的照度，一般为 400~1 000lx，且必须避免由侧方照来的光及直接照射到被检者眼部的光线。近视力表也要有足够亮度，可采用窗口处自然光线，也可采用人工照明。

2. 高度　视力表悬挂的高度，理论上应使 1.0 行与被检眼同一水平，一般可将表 1.0 这一排放于离地面 1.3~1.5m 处，太低或太高不便于操作。如用反光镜，则 1.0 行应在患者头顶之上。

3. 检测距离　如果诊室小，可在视力表对面 2.6m 处悬挂一平面镜，被检者坐在视力表下，自镜内观察，使眼到视力表的距离为 5m。远视力检查距离：英国 6m，美国 20 英尺（6.1m），中国 5m。近视力表用于检查有调节参加的近用视力，应根据其 1.0 行的设计距离为此视力表的检查距离。

4. 检查时应单眼进行，一般先右后左，非检查眼用遮眼板或其他物品挡住，请勿压迫眼球，且眼睛要自然张开，不要眯眼。

5. 视力检查

（1）远视力检查：让被检者先看清较大一行标记，自上而下，由大至小，直至查出能清楚辨认的最小一行视标，记录。5m 距离不能辨认任何视标时，可让被检者走近视力表，直到能辨认表上“0.1”行标记。视力 $=0.1\times d/5$。如被检者在 1m 处尚不能看清“0.1”行标记，则让其背光数医生手指，记录能看清的最远距离。例如，在 30cm 处能看清指数，记录为“30cm 指数”或“CF/30cm”。如果将医生手指移至最近距离仍不能辨认指数，可让其辨认是否有手在眼前摇动，记录其能看清手动的最远距离，如在 10cm 处可以看到，即记录为“HM/10cm”。对于不能辨认眼前手动的被检者，应测验有无光感。光感的检查是在暗室内进行，先遮盖一眼，不得透光。检者持一烛光或手电在被检者的眼前方，时亮时灭，让其辨认是否有光，如 5m 处不能辨认时，将光移近，记录能够辨认光感的最远距离。无有光感者，须检查光定位，嘱被检者注视正前方，在眼前 1m 远处于正前上、中、下，颞侧上、中、下，鼻侧上、中、下共 9 个方向，嘱被检者指出烛光的方向，并记录，能辨明者记“+”，不能辨出者记“–”。无光感者说明视力消失，临床上记录为“无光感”（图 3-1-1-3）。

（2）近视力检查：近视力表放在眼前，随便前后移动，直到找出能看到的最小号字。若能看清 1 号字或 1.0 时，则让其渐渐移近，直到字迹开始模糊。与角膜顶点

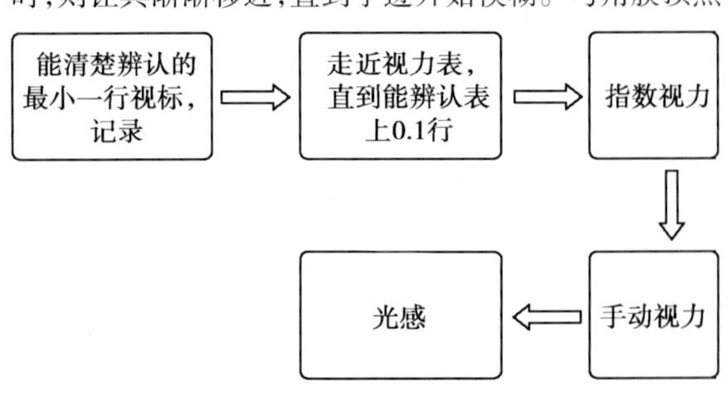

图 3-1-1-3　视力检查

的距离即为近点距离，记录时以厘米（cm）为单位，例如"J1/10cm"或"1.0/10cm"。若看不清1号字或1.0，只记录其看到的最小字号，不再测量其距离。

四、视力检查结果分析

视力表视力可采用分数记录，英美记录多用分数法，视力 = 检查距离 / 设计距离；如Snellen视力表，其检测距离为6m，可记录为：6/6、6/9、6/12；6/60表示在6m远的位置，可看清设计距离为60m的视标。我国常用小数记录法。小数记录法就是分数记录法的小数形式，若某眼在5m距离能辨认1.0行，视力为5/5=1.0。视力还可采用五分记录法，$V1$表示五分记录法视力，$V2$表示小数记录法视力，$V2$=0.1时，对应的五分记录法结果为4.0。

$$V1=5+\lg V2$$

五分记录法和小数记录法对照表见表3-1-1-1。

表3-1-1-1　五分记录法和小数记录法对照表（5m检查距离）

五分记录法	小数记录法	五分记录法	小数记录法
5.3	2.0	4.6	0.4
5.2	1.5	4.5	0.3
5.1	1.2	4.4	0.25
5.0	1.0	4.3	0.2
4.9	0.8	4.2	0.15
4.8	0.6	4.1	0.12
4.7	0.5	4.0	0.1

人出生后视力约为成年人的1%。从出生到5岁，是视力发育的黄金时代。在发育时期，要有外界物体光、形、色的刺激，发育才完善。2~4岁时，视力为成人视力的40%~80%。国外有人测定出2个月婴儿视力为0.05，6个月为0.1，1岁为0.2，2岁为0.3~0.4，3岁为0.6~0.7，4~5岁为1.0。成人正常视力应不低于1.0（五分记录法5.0）。

任务二　屈光筛查

学习目标

知识目标：1. 了解电脑验光仪的使用原理；
2. 熟悉使用电脑验光仪进行屈光检查的操作步骤和注意事项；
3. 掌握电脑验光仪验光结果的评估方法；
4. 掌握视力筛查仪的检查方法。

能力目标：1. 掌握电脑验光仪的使用和操作步骤；
2. 正确评估电脑验光仪检查结果；
3. 能进行视力筛查仪检查；
4. 能进行日常保养和故障排除。

素质目标：1. 锻炼沟通表达能力，与被检者互动，提高分析和判断能力；
2. 培养不断学习、不断改革、不断创新的意识；
3. 把被检者的健康放在第一位，增强使命感和责任感；
4. 检查时操作规范，表达准确；
5. 具有分析问题和解决疑难问题的可持续发展能力。

任务驱动

案例描述：在问诊咨询及相关眼部检查后，根据顾客的需求进行验光检查，首先应用电脑验光仪进行客观验光。

引出工作任务：如何应用电脑验光仪进行屈光检查，如何对电脑验光仪的结果进行评估。

一、电脑验光仪的原理及结构

（一）电脑验光仪的原理

电脑验光指利用电脑验光仪把所观察的视标投射到被检眼眼底。当被测眼屈光状态不同时，眼底像经其屈光系统后聚焦点位置亦不同，即调节远点位置不同。电脑验光仪就是通过光电系统和智能计算机系统测得被检眼远点的位置，从而客观地判断被测眼的屈光不正性质和程度。

（二）电脑验光仪的组成结构（KR-8900）（图3-1-2-1和图3-1-2-2）

1. 测量头　电脑验光仪测量装置所在的位置，检查右眼时，测量头移动到右眼前；检查左眼时，测量头移动到左眼前。

2. 监视屏　显示测量状态、参数、被检眼位置、测量结果等，关机和节电模式时无显示。

3. 固定钮　搬动仪器时需将机身下方的固定钮拧紧，平时使用完毕关机时只需将机身上方的固定钮拧紧。测量前将固定钮拧松方可移动机身，否则将损坏

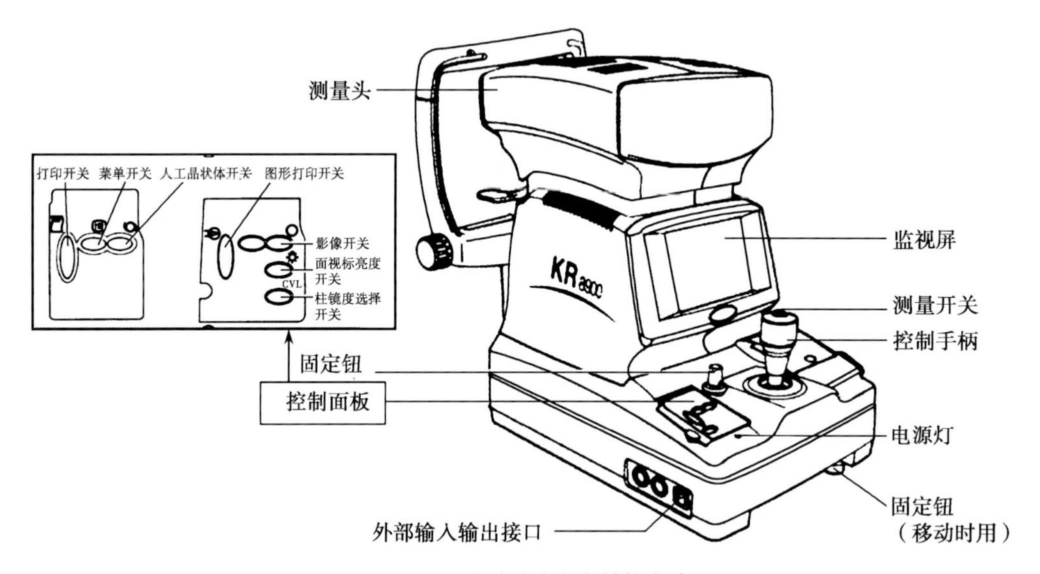

图 3-1-2-1　电脑验光仪各结构名称

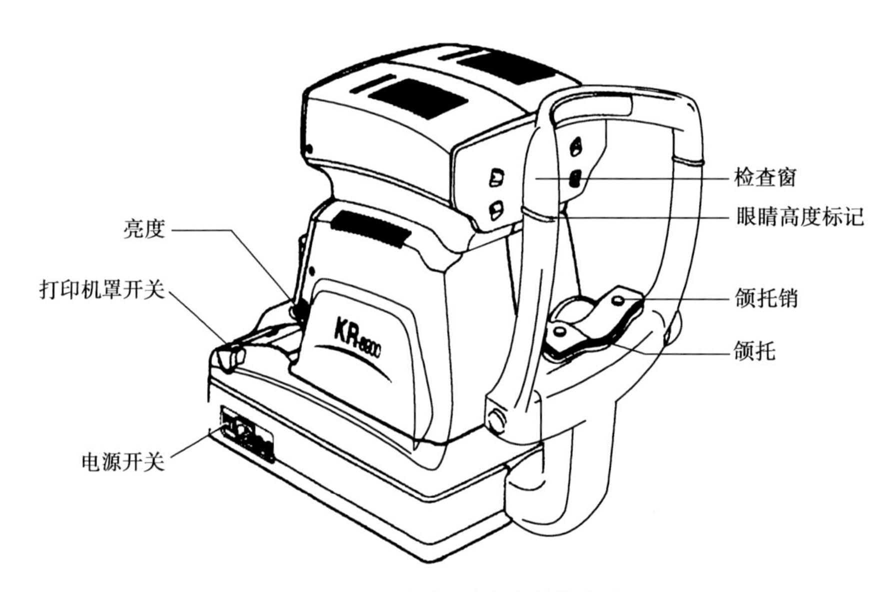

图 3-1-2-2　电脑验光仪各结构名称

仪器。

4. 控制面板　打印开关、菜单开关和人工晶状体开关所在的位置。打开控制面板，各开关的功能发生改变，变为图形打印开关、影像开关、固视标亮度开关和柱镜度选择开关。

5. 控制手柄　顺时针旋转控制手柄可升高测量头，逆时针旋转则降低测量头，左右移动或倾斜控制手柄可分别对齐被测眼，前后移动或倾斜控制手柄可使图像聚焦清晰。

6. 测量开关　当监视屏中央的光点位于校正标记中央且聚焦最清晰时，按下测量开关，电脑验光仪开始测量。

7. 检查窗　测量时，顾客的眼睛要固视测量窗内的图像。

8. 颌托、前额托和眼睛高度标记　顾客的下颌要放在颌托上，额头紧贴前额头，保持头位不动。测量前需调整颌托高度，使顾客眼外眦对齐眼睛高度标记。

9. 电源开关和电源灯　打开电源开关，电源灯亮。节电模式时电源灯闪烁。

10. 打印机罩开关　打印纸用完时，需按此开关打开打印机罩进行更换。如果打印机罩没有关好不能打印，并显示“CLOSE PRT COVER”在屏幕上。

11. 打印开关　检查完毕后，按下打印开关打印出检查结果单。

12. 菜单开关　需要调整参数和测量模式时，按此开关进入菜单。

13. 人工晶状体开关　当顾客装有人工晶状体时，开启此功能进行检查。

（三）电脑验光仪的组成结构（RM-1）（图3-1-2-3~图3-1-2-5）

1. ID按钮　输入患者ID和测量者ID，没有输入患者ID时，自动记录每位被测者的编号。

2. R按钮/L按钮　右眼、左眼选择按钮。按下相应按钮后，仪器向选择的方向移动。选中的R或L按钮边框显示橘红色。

3. 颌托上下移动按钮　上下移动颌托。

4. 复位按钮　使颌托及测量头返回初始位置。

5. 测量头前移/测量头后移按钮　使测量头接近/远离被测眼睛。

6. 开始按钮　开始测量。

7. 自动/手动切换按钮　自动测量和手动测量进行切换（A表示自动状态，M表示手动状态）。

8. 设置按钮　显示设置画面。

9. 功能按钮

（1）白内障按钮：出现白内障错误时，按下这个按钮，有时可以进行测定。选择该按钮时，显示部位显示“CAT”，按钮边框变成橘红色。

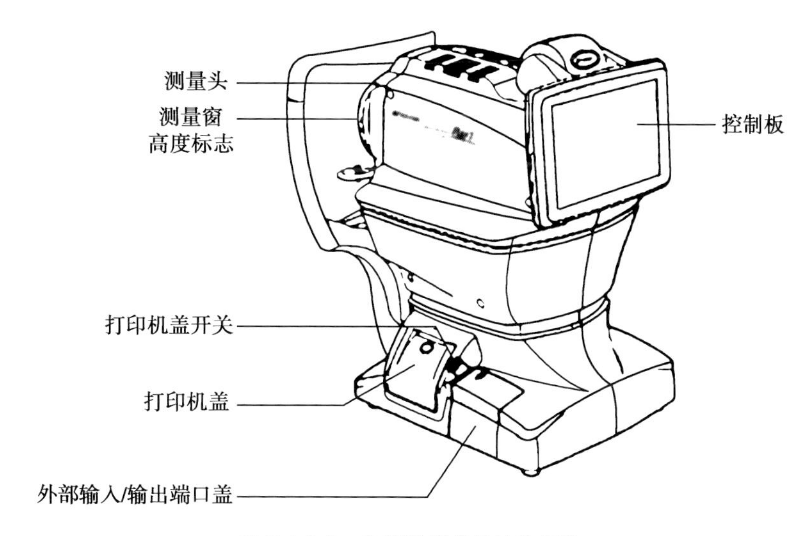

图3-1-2-3　电脑验光仪各结构名称

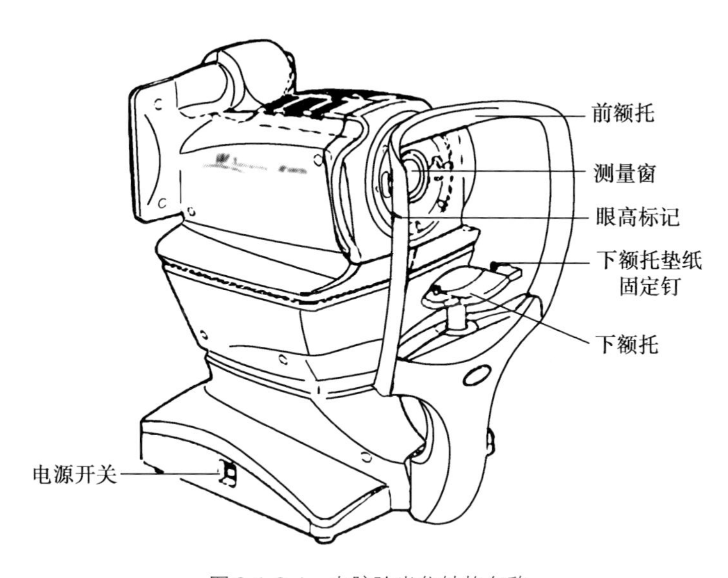

图3-1-2-4　电脑验光仪结构名称

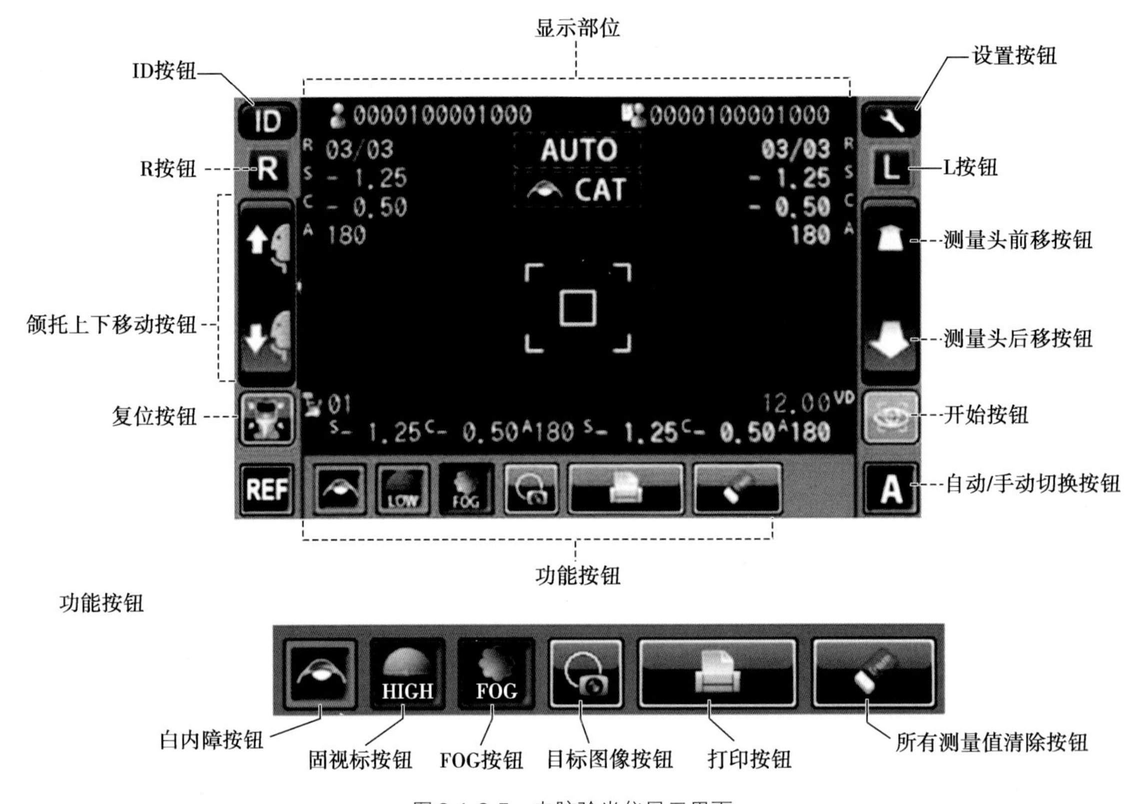

图 3-1-2-5　电脑验光仪显示界面

(2) 固视标按钮：改变固视标的亮度，固视标亮度为“LOW”时，按钮的边框变成橘红色。

(3) FOG 按钮：连续测量时仅第一次测量出现雾视或每次测量出现雾视这两种设定的临时切换。

(4) 目标图像按钮：可在控制板上观察储存的测量目标。

(5) 打印按钮：打印测量值。

(6) 所有测量值清除按钮：清除所有的测量数据。

（四）电脑验光仪的功能

电脑验光仪的功能可以在参数设置中进行设置，主要功能有：

1. 顶点距离（俗称镜眼距，VD）　表示镜片后顶点到角膜前顶点的距离，一般为 0mm、12mm、13.5mm 三挡，有些类型的电脑验光仪有 0mm、12mm、13.75mm、15mm 四挡。

2. 步长设置　测量步长有 0.25D、0.12D、0.01D 三挡。

3. 柱镜符号（+/-）设置　一般设置“+”“-”“mix（混合）”三挡。为了使测量结果与验光处方统一，一般设置为“-”。

二、电脑验光仪的使用操作

（一）准备工作

1. 室内正常照明，正常室温，设备洁净；不要放在空调直接气流吹到的地方，不要受到阳光直射或接近光源照射。

2. 用 75% 酒精棉球或湿巾清洁仪器与被检者接触的表面，包括下颌托和额托等与被检者接触的地方。

3. 让被检者摘掉眼镜或角膜接触镜。

4. 打开电源，检查电脑验光仪各部件是否正常，包括升降台、操纵杆和显示屏等。

5. 调试仪器相关参数，选择验光物镜与被检眼角膜顶点的距离，一般为 12mm，进行柱镜设置，一般设置为“-”形式。

（二）检查工作

电脑验光仪检查流程见图 3-1-2-6。

（三）操作后整理

清洁仪器，固定仪器，关闭电脑验光仪。

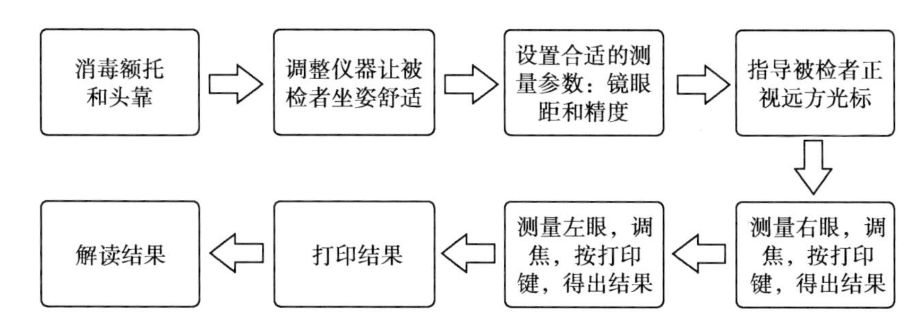

图 3-1-2-6 电脑验光仪检查流程

（四）电脑验光仪检查中可能出现的问题

1. 电脑验光仪屏幕上显示“AAA” 代表测量过程中，被检眼移动或瞳孔过小而无法测定。

2. 电脑验光仪屏幕上显示“OOO”或“OUT” 代表被检眼屈光不正度超过测量范围。

3. 电脑验光仪屏幕显示“E”“RR”“ERR”或“Error” 说明测量数据的可信度小于70%，产生原因可能是：由眨眼引起或被检眼为不规则散光、白内障；测量窗口过脏、窗口严重污染时也可造成测量精度的下降；测量时受外来强光影响，有外界光线直射在测量窗口上。当电脑验光仪显示错误结果时，显示的结果不一定代表眼睛真实的异常情况，如显示“ERR”，也有可能是被检眼移动造成的。所以，当显示上述问题时，可进行重复测量，查找出现问题的原因。

4. 测量数据不准

(1) 偶然偏差：由被检者调节造成的偏差。一般为近视度数偏高，远视度数偏小。

(2) 系统偏差：测量窗口沾有指纹或变脏，造成测量值偏高。

（五）电脑验光仪使用过程中的注意事项

1. 移动仪器前需解开升降台滑轮锁并拧紧机身固定钮，使用仪器前要松开固定钮，避免粗暴操作。

2. 测量过程中，使被检者保持头位直立和双眼在同一水平线，并嘱咐被检者头不动，避免出现散光轴向和瞳距误差。

3. 调整测量头高度时，避免将控制手柄旋转到尽头，以免损坏。

4. 由于电脑验光仪使被检者存在近感知性调节或器械性调节，使检查结果近视度数偏高远视度数偏低，电脑验光结果只能作为参考，不能作为最后的处方。

5. 测量过程中，嘱咐被检者注视远处的视标，可能是房子也可能是气球，不能注视草坪或者路，避免引发调节（图 3-1-2-7）。

6. 测量过程中，如果可信度低于80%，需重复测量，几次测量的结果相互偏差较大时，需重复测量5次以上，取2次最接近的数值或可信度较高的数值作为最终的结果。

7. 上睑下垂或睫毛较长遮盖角膜时，需助手协助上提上睑至合适的位置，瞳孔较小无法测量时，散瞳后测量。

8. 当出现测量结果不可靠或无法测量时，需要结合检影获得其客观验光的结果。

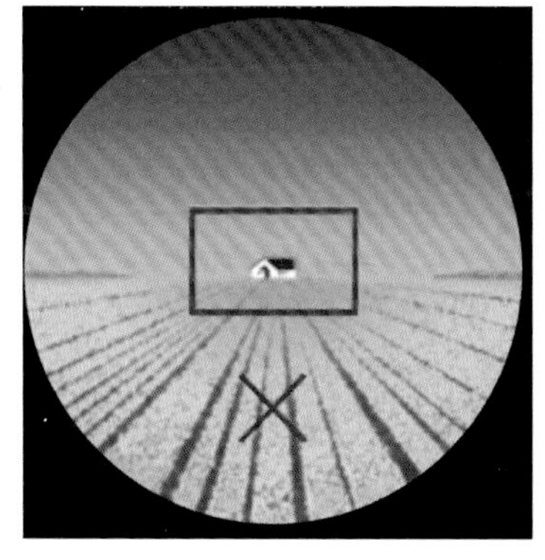
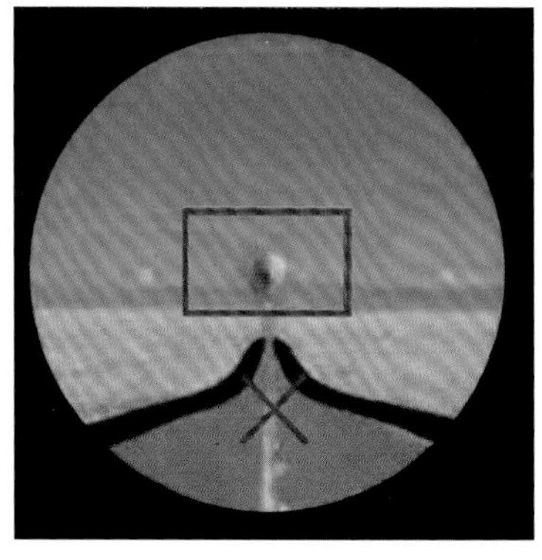

图 3-1-2-7 电脑验光仪检查被检者注视测量的视标

三、电脑验光仪的结果分析

电脑验光仪检查结果包括如下内容(图 3-1-2-8):

```
2019_11_13     PM 06:03
          NO.1410
SN:4691022
REF.DATA
VD:  12.00       CYL: (-)
<R>     S       C      A
     - 1.00  - 0.75   13
     - 1.25  - 1.00    9
     - 1.00  - 1.00    7
     - 1.00  - 1.00    9
        S.E. - 1.50
<L>     S       C      A
     - 2.00  - 0.25  174
     - 1.75  - 0.25  176
     - 1.75  - 0.25  175
     - 1.75  - 0.25  175
        S.E. - 2.00
PD: 70.0

                   TOPCON
```

图 3-1-2-8　电脑验光仪检查结果

- 检查时间;
- 被检者编号;
- VD:镜眼距设置,选择 12mm 形式;
- CYL:柱镜设置,选择负柱形式;
- R/L:右眼屈光不正结果 / 左眼屈光不正结果;
- S:球镜度数;
- C:柱镜度数;
- A:散光轴位;
- 加粗字体:推荐屈光不正结果;
- SE:等效球镜度,SE=S+1/2C;
- PD:双眼瞳距。

关于电脑验光仪结果,除了关注推荐结果,还需要关注每次结果的变化,如果变化大,可能是检查者操作不熟练,也可能是被检者调节参与造成的,需重复测量,找到真正原因。

四、电脑验光仪的故障排除与设备保养

(一)故障排除

见表 3-1-2-1。

(二)设备保养

1. 盖子或操作板等有污渍时,用干布擦拭。

2. 盖子污渍过多时,将干净的布放入溶有中性餐具洗涤剂的温水中,拧干后再进行擦拭。

表 3-1-2-1　电脑验光仪故障排除

消息	含义
OVER-SPH	表示球面屈光力超过 +22D 或 −25D
OVER-CYL	表示柱体屈光力超过 ±10D
NO TARGET	表示未找到测量目标(眼睛)或眼底图像太暗
AGAIN	表示本次测量值与前一次测量值相差超过 5D
NO CENTER	表示未找到测量目标(眼睛)的中心
ALIGN ERR	表示测量过程中校准出现了较大的偏差
ERROR	表示测量过程中出现眨眼、眼睛活动的现象 若用模型眼进行测量时出现这种情况,则可能是仪器出现异常,应联系专业工作人员

3. 有灰尘污染时,用柔软的刷子等刷掉灰尘后,用配件中的滤布轻轻擦拭干净。

4. 有指纹痕迹等污染时,请使用配件中的滤布轻轻擦拭。

5. 如果干的滤布擦不掉,蘸水后轻轻擦拭。

五、视力筛查仪的操作

视力筛查仪见图 3-1-2-9。

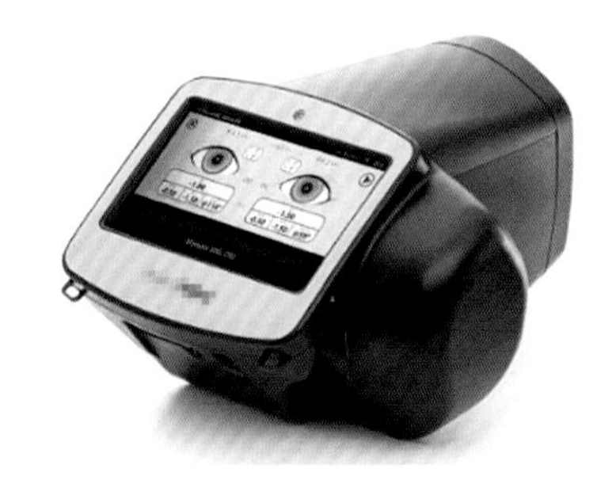

图 3-1-2-9　筛查仪

(一)筛查环境

为了获得最佳结果,需要在较低照明环境下进行筛查,要消除或遮挡日光源或白炽灯光源,避免反射到受测者眼睛上。可以使用荧光灯,但是可能会影响被检者的瞳孔大小,瞳孔大小至少需要 4mm 才能进行筛查。房间内有光源,可能会影响检查的成功率。

(二)操作流程

操作流程见图 3-1-2-10。

聚焦操作如下:

1. 将视力筛查仪定位离被检者约 85cm ± 5cm 远的位置,可根据仪器提示调整距离。

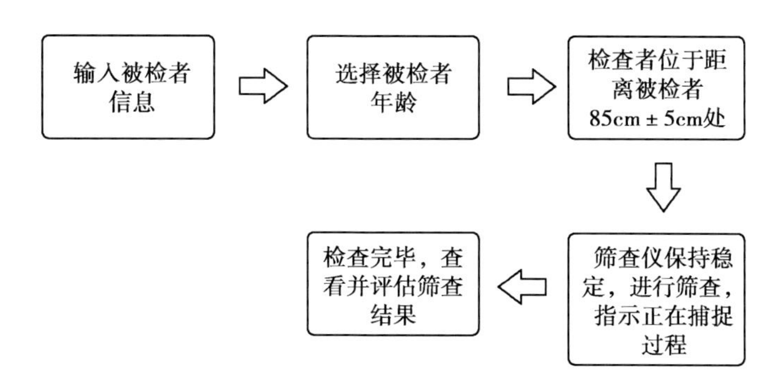

图 3-1-2-10 筛查仪操作流程

2. 握住视力筛查仪靠近身体并前后倾斜，直到屏幕变灰。

3. 稍稍移动，直到灰色屏幕上出现光圈。

（三）结果显示

筛查仪检查结果见图 3-1-2-11。

六、视力筛查仪的故障排除与设备保养

（一）故障排除

见表 3-1-2-2。

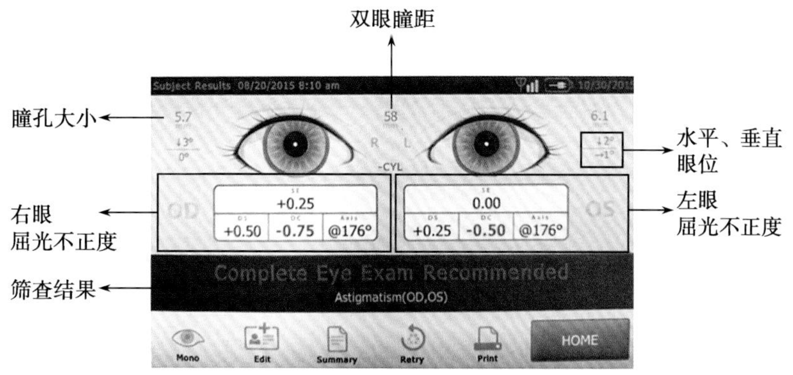

图 3-1-2-11 筛查仪检查页面

表 3-1-2-2 视力筛查仪故障排除

消息文本	消息操作	含义	操作
很抱歉给您带来不便。我们需要重新启动设备	确定或取消	筛查模式遇到了问题，需要重新启动	选择"确定"以重新启动设备，或选择"取消"以在只读模式下继续使用设备。如果问题仍然存在，请与仪器相关部门联系
遇到问题。需要重新启动设备	重新启动	系统无法启动，并且已经尝试纠正问题	选择"重新启动"，然后重试。如果问题仍然存在，请与仪器相关部门联系
筛查系统不可用	无	检查系统未初始化或无响应	关闭并重新打开设备电源，然后重试。如果问题仍然存在，请与仪器相关部门联系
筛查系统未初始化	无	检查系统未初始化或无响应	关闭并重新打开设备电源，然后重试。如果问题仍然存在，请与仪器相关部门联系
设备尚未完成上次筛查的保存	无	系统检测到仍在向磁盘保存上次检查的文件	关闭并重新打开设备电源，然后重试。如果问题仍然存在，请与仪器相关部门联系
设备未经校准	无	系统无法读取设备配置文件	关闭并重新打开设备电源，然后重试。如果问题仍然存在，请与仪器相关部门联系

（二）设备保养

可定期使用70%异丙醇和10%的氯漂白剂清洁仪器表面，定期检查维护仪器。

七、电脑验光仪评分标准

见表3-1-2-3。

表3-1-2-3　电脑验光仪评分标准

序号	考核内容	考核要点	配分	评分标准	扣分	得分
1	素质要求	语言表达要准确，逻辑清晰，态度认真 检查者衣冠整洁，仪态大方	10	语言表达不准确、被检者难以理解，扣4分；衣冠不整，扣3分；仪态不大方，扣3分		
2	操作前准备	告知检查目的； 沟通检查注意事项 仪器清洁	15	未告知检查目的，扣5分；未沟通注意事项，扣5分；未清洁，扣5分		
3	仪器的调整	打开固定钮 开启电源 参数设置 仪器高度调整	15	每项未做或做不准，扣5分		
4	检查工作	先查右眼后查左眼 每眼检查至少3次 正确对焦 必要沟通交流	20	每项做错，扣5分		
5	结果分析	正确分析结果 ● 球镜 ● 柱镜 ● 轴位 ● 瞳距 ● 个性化分析	15	球镜2分 柱镜2分 轴位2分 瞳距2分 根据结果整体个性化分析7分		
6	熟练程度	流畅地完成整个流程	15	不流畅，扣10分；4分钟内完成不扣分，每超时1分钟，扣4分		
7	操作后整理	仪器使用后应锁紧固定钮并关闭电源	10	仪器使用后未锁紧固定钮，扣5分，未关闭电源，扣5分		
合计			100			
否定项	1 不会使用 2 超时（15分钟未完成）					

思考题

1. 电脑验光仪屏幕上显示“AAA”的原因可能是（　）。
   A. 瞳孔过小，无法测定
   B. 瞳孔过大，无法测定
   C. 被检眼由于白内障无法测定
   D. 近视超过 −20.00D
2. 对于电脑验光仪的特点，描述不正确的是（　）。
   A. 快速、准确
   B. 为主观验光提供重要的参数
   C. 容易操作
   D. 能满足顾客的需求

培训项目二　眼镜定配

任务一　眼镜检测

学习目标

知识目标：1. 掌握渐变焦眼镜的测量方法；
2. 熟知国家标准对渐变焦眼镜的检测要求；
3. 熟知国家标准对无框眼镜外观质量的检测要求。

能力目标：1. 能恢复渐变焦眼镜的显性标记；
2. 能使用测量卡检验单眼瞳距和单眼瞳高；
3. 检测无框架眼镜与渐变焦眼镜外观、光学质量，判断是否符合要求。

素质目标：1. 科学严谨的工作作风；
2. 实事求是的工作态度。

任务驱动

案例描述：一副按照规定处方完成定配加工的配装渐变焦眼镜，交到质检岗位进行质检。核对配镜单(处方单)，仔细检查配装眼镜的商品信息是否符合，检测无框架眼镜外观质量和装配质量，对比国家相关标准要求准确测量光学参数及配镜参数，最终确认该配装眼镜是否合格，填写记录单，配发给顾客。

引出工作任务：核对检查、检测标记、判断反馈：核对配镜单商品参数，检查装配质量等外观情况，测量顶焦度等光学参数，标记光学中心与测量水平、垂直参数，对照国标判断并记录结果。

一、相关知识

(一) 无框眼镜外观与装配质量要求

见表 3-2-1-1。

表 3-2-1-1　定配无框眼镜外观及装配质量的具体要求

项目	要求
两镜片材料的色泽	应基本一致
整形要求	左右两镜面应保持相对平整，托叶应对称
镜架外观	应无镀(涂)层剥落及明显擦痕、零件缺损等疵病
镜片外观	表面应无加工中产生的划痕、崩边，抛光程度应一致
装配质量	鼻中梁和两镜腿的安装应对称，左右镜片的中梁固定孔位置应在同一水平线上，左右镜片的桩头固定孔位置应在同一水平线上

(二) 渐变焦眼镜光学质量要求

1. 后顶焦度(远用区)顶焦度

(1) 检测方法：在制造商提供的远用基准点(DRP)处测定远用顶焦度，以及在棱镜基准点(PRP)处测定镜片的棱镜度。各基准点的位置如图 3-2-1-1 所示。

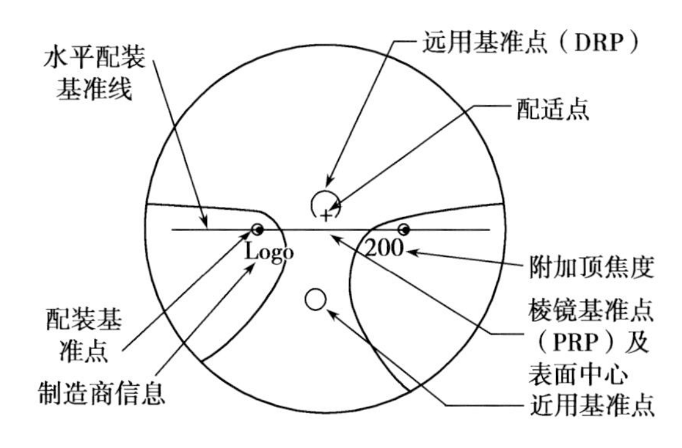

图 3-2-1-1　渐变焦眼镜片各基准点位置示意图

(2) 渐变焦定配眼镜的后顶焦度(远用区)允差：见表 3-2-1-2。

(3) 渐变焦定配眼镜的棱镜度允差：见表 3-2-1-3。

2. 附加顶焦度

(1) 检测方法：有两种测量方法：前表面和后表面测量方法。应选择含有渐变面上进行测量，除非生产商有特别声明。

1) 前表面测量：将镜片前表面对着焦度计支座，把镜片安放好，使镜片的近用基准点在镜片支座上对准并测量近用顶焦度。保持镜片前表面对着焦度计支座，将镜片的远用基准点对准并测量远用顶焦度。近用顶

表 3-2-1-2　渐变焦眼镜后顶焦度（远用区）允差

单位：屈光度（D）

顶焦度绝对值最大的子午线面上的顶焦度值	各主子午面顶焦度允差（A）	柱镜顶焦度允差			
		0.00~0.75	>0.75~4.00	>4.00~6.00	>6.00
0.00~6.00	±0.12	±0.12	±0.18	±0.18	±0.25
>6.00~9.00	±0.18	±0.18	±0.18	±0.18	±0.25
>9.00~12.00	±0.18	±0.18	±0.18	±0.25	±0.25
>12.00~20.00	±0.25	±0.18	±0.25	±0.25	±0.25
>20.00	±0.37	±0.25	±0.25	±0.37	±0.37

表 3-2-1-3　渐变焦定配眼镜的棱镜度允差

单位：棱镜屈光度（△）

标称棱镜度	水平棱镜允差	垂直棱镜允差
0.00~2.00	$\pm(0.25+0.1\times S_{max})$	$\pm(0.25+0.05\times S_{max})$
>2.00~10.00	$\pm(0.37+0.1\times S_{max})$	$\pm(0.37+0.05\times S_{max})$
>10.00	$\pm(0.50+0.1\times S_{max})$	$\pm(0.50+0.05\times S_{max})$

注：S_{max} 表示绝对值最大的子午面上的顶焦度值；标称棱镜度包括处方棱镜及减薄棱镜。

焦度和远用顶焦度的差值为该渐变焦镜片的近用附加顶焦度。

2）后表面测量：其测量方法与前表面测量区别在于始终将镜片后表面对着焦度计支座进行测量。

（2）渐变焦定配眼镜的附加顶焦度允差：见表 3-2-1-4。

表 3-2-1-4　渐变焦定配眼镜的附加顶焦度允差

单位：屈光度（D）

附加顶焦度	允差
≤4.00	±0.12
>4.00	±0.18

3. 柱镜轴位

（1）检测方法：以制造商提供的永久性装配基准标记的连线为水平基准线，在远用基准点处测定柱镜轴位方向。

（2）渐变焦定配眼镜的柱镜轴位方向允差：见表 3-2-1-5。

4. 配适点的位置与倾斜度

（1）检测方法：按照方框法在镜片的切平面测量配适点和倾斜度，可参照永久标记。

（2）配适点的水平位置与镜片单侧中心距的标称

表 3-2-1-5　渐变焦定配眼镜的柱镜轴位方向允差

柱镜顶焦度值 /D	轴位允许偏差 /（°）
>0.125~0.25	±16
>0.25~0.50	±9
>0.50~0.75	±6
>0.75~1.50	±4
>1.50~2.50	±3
>2.50	±2

值偏差应为 ±1.0mm。

（3）配适点的垂直位置（高度）与标称值的偏差应为 ±1.0mm。两渐变焦镜片配适点高度的互差应为≤1.0mm。

（4）永久标记连线的水平倾斜度应不大于 2°。

（三）渐变焦眼镜外观与装配质量要求

见表 3-2-1-6。

表 3-2-1-6　镜架外观、镜片表面及装配质量的具体要求

项目	要求
两镜片材料的色泽	应基本一致
金属框架眼镜锁接管的间隙	≤0.5mm
镜片与镜圈的几何形状	应基本相似且左右对齐，装配后无明显缝隙
整形质量	左右两镜面应保持相对平整、托叶应对称
镜架外观	应无崩边、钳痕、镀（涂）层剥落及明显擦痕、零件缺损等疵病
镜片表面质量	以棱镜基准点为中心，直径为 30mm 的区域内，镜片的表面或内部都不应出现橘皮、霉斑、霍光、螺旋形等可能有害视力的各类疵病

二、技能要求

（一）恢复渐变焦眼镜的显性标记

1. 操作准备

（1）显性标记消失的渐变焦眼镜。

（2）与渐变焦眼镜镜片相对应的眼镜测量卡。

（3）油性笔。

2. 操作步骤

（1）用透射法（光线背景）或哈气法找出渐变焦镜片表面隐性商标，以确定选用相应厂商的渐变焦眼镜测量卡。

（2）如需要，可用透射法（光线背景）或哈气法找出渐变焦镜片表面附加顶焦度隐性标记并记录下加光度。

（3）用透射法（光线背景）或哈气法找出渐变焦镜片表面的配装基准点隐性标记（每镜片两个）。

（4）做两个配装基准点隐性标记印记。

（5）将镜片凸面朝下放在对应的渐变焦镜片测量卡上，轻移镜片使已标出的两个配准基准点隐性标记、附加顶焦度或制造商信息隐性标记与相应图标位置重合（图 3-2-1-2）。

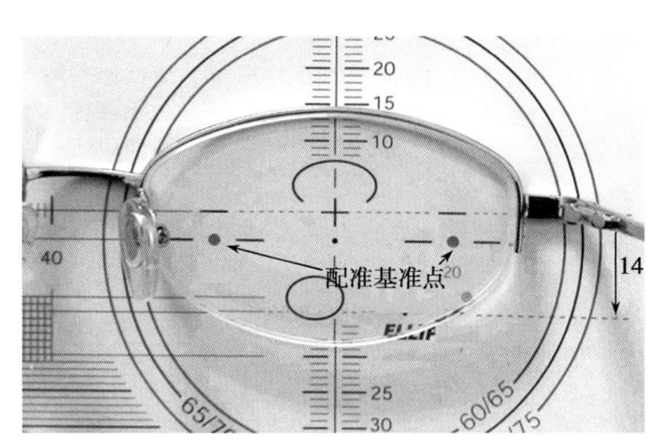

图 3-2-1-2 测量卡相应图标重合

（6）按照渐变焦镜片测量卡的提示，用油性笔在镜片凹面做其他标记。

1）做配适点标记（图 3-2-1-3）。

2）做棱镜基准点及表面中心标记（图 3-2-1-4）。

3）做远用基准点标记（图 3-2-1-5）。

4）做近用基准点标记（图 3-2-1-6）。

5）检查所作的标记是否与眼镜测量卡相应位置重合。

6）完成显性标记重新标定。

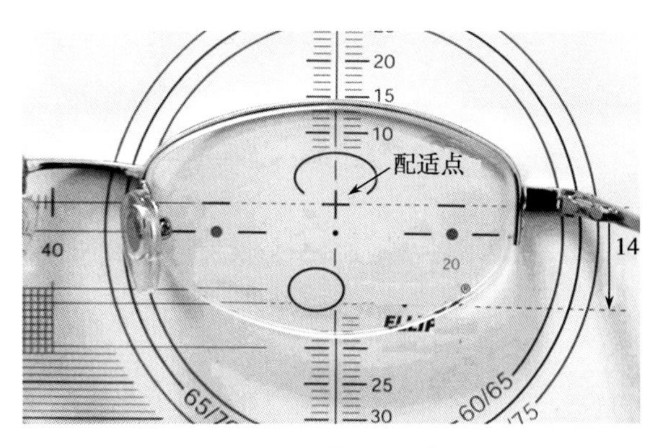

图 3-2-1-3 做配适点标记

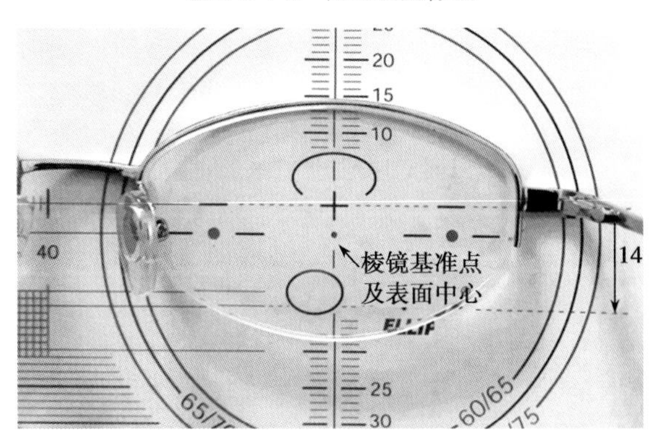

图 3-2-1-4 做棱镜基准点及表面中心标记

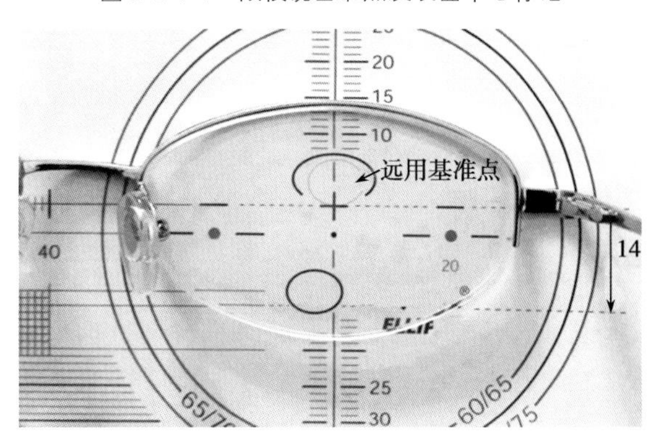

图 3-2-1-5 做远用基准点标记

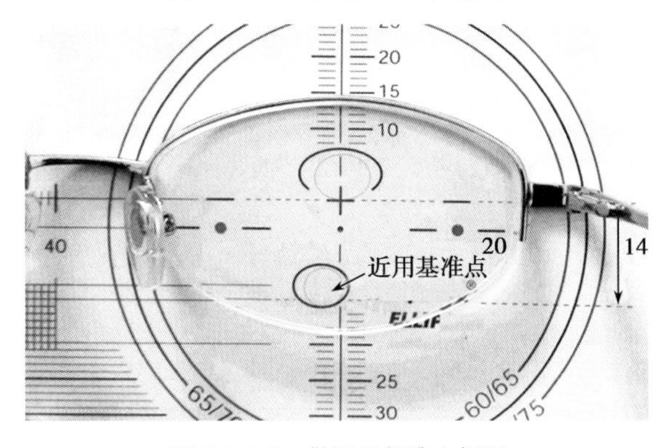

图 3-2-1-6 做近用基准点标记

(7) 用测量右镜片的方法同样测量左镜片，但渐变焦镜片要放在测量卡的左边进行。

（二）检验渐变焦眼镜光学中心的位置

1. 操作准备

(1) 已完成加工的渐变焦眼镜及配镜订单。

(2) 找出左右渐变焦镜片配适点的测量标记。

(3) 渐变焦眼镜测量卡。

(4) 直尺或游标卡尺。

2. 操作步骤

(1) 读取渐变焦眼镜配镜订单信息

1) 左右眼单侧瞳距数据；

2) 左右眼单侧瞳高数据。

(2) 测量镜片单侧光心距(配适点水平距)

1) 将镜架以镜腿向上、上缘在上的方向放置在测量卡中央部分。

2) 轻移镜架使镜架鼻梁中点与测量卡“0”刻度重合，使测量卡中间的“∧”从一个点发出的两条射线分别同镜架左右两个镜框鼻侧的边缘相切，来确保镜架鼻梁中点与“0”刻度重合。

3) 根据测量卡“∧”两侧水平刻度，读出左右镜片配适点垂直短线与水平轴的距离数据。

4) 记录左右镜片单侧瞳距数据。

(3) 测量镜片单侧瞳高(配适点垂直高度)

1) 将镜架以镜腿向上、下缘在上的方向放置在测量卡中央部分。

2) 轻移镜架使镜架左右镜框最下缘内侧同时与高度值为“0”刻度的水平线相切，且镜架大致居中放置。

3) 根据测量卡“∧”下半部分的各条水平线对应的高度数值，直接读取配适点水平短线所对应水平线的高度值，即为左右镜框最下缘内侧到配适点水平短线的垂直距离数据，亦即单侧瞳高。

4) 记录左右镜片单侧瞳高数据。

(4) 镜片检测结果与眼镜订单参数核对

1) 核对渐变焦眼镜配镜订单左右相应的单侧瞳距数据。

2) 核对渐变焦眼镜配镜订单左右相应的单侧瞳高数据。

(5) 写出检测结果

1) 已完工渐变焦眼镜的单侧镜片光学中心水平偏差数据。

2) 已完工渐变焦眼镜的单侧配适点高度的垂直互差数据。

（三）测量渐变焦眼镜的光学参数

1. 操作准备

(1) 能测量渐变焦眼镜的顶焦度计；

(2) 已完成加工的渐变焦眼镜及配镜订单；

(3) 渐变焦眼镜测量卡。

2. 操作步骤

(1) 通过两个配装基准点隐性标记正下方的激光标记(内侧为材料和商标，外侧为附加顶焦度下加光度)，确认右镜片。

(2) 将镜片凸面朝下，放在对应品牌型号的渐变焦镜片测量卡上的右图上，轻移镜片使已标出的两个配装基准点隐性标记与测量卡相应图标位置重合。

(3) 按照渐变焦镜片测量卡的提示，在镜片凹面标出配适点、远用基准点、棱镜基准点和近用基准点。

3. 远用光度的测量

(1) 将镜片凹面放在顶焦度计的支架上。

(2) 轻移镜片，使镜片的远用基准点与焦度计的测量头对准，测量渐变焦镜片的远用光度(图 3-2-1-7)。

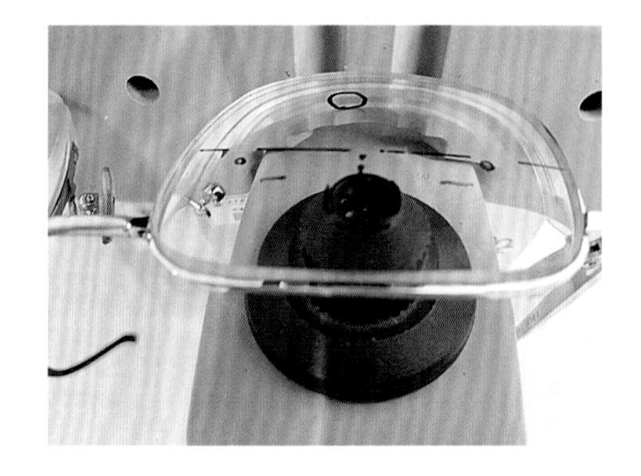

图 3-2-1-7　测量渐变焦镜片的远用光度

(3) 在测量中，保持眼镜的两镜圈紧靠焦度计上的基准挡板。

4. 棱镜度的测量

(1) 将镜片凹面放在顶焦度计的支架上。

(2) 轻移镜片使镜片的棱镜基准点与焦度计的测量头对准，测量渐变焦镜片的棱镜度和基底方向(图 3-2-1-8)。

(3) 在测量中，保持眼镜的两镜圈紧靠焦度计上的基准挡板。镜片的两个隐性印记保持在水平线上。

5. 下加光度的测量　下加光度的测量有两种方法：前表面测量法和后表面测量法。所以应选择在含有渐变面的表面进行测量，除非生产特别声明。由于目前大多数渐变焦镜片的渐变面设计在镜片的前表

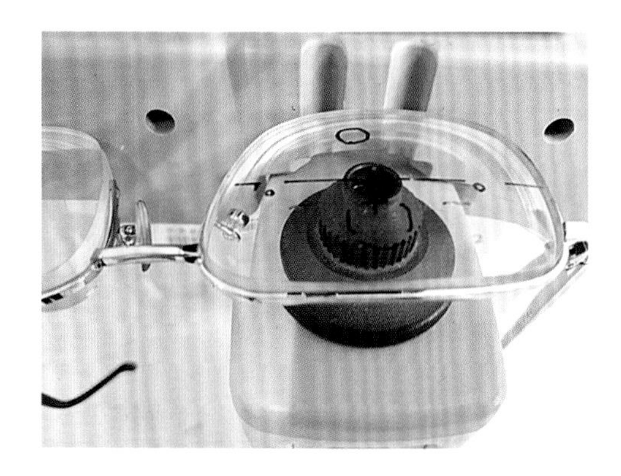

图 3-2-1-8　测量渐变焦镜片的棱镜度和基底方向

面，所以前表面测量法是最常用的方法。

（1）前表面测量法

1）将镜片凸面放在顶焦度计的支架上（图 3-2-1-9），轻移镜片使镜片的近用基准点与焦度计测量头对准，测出近用光度。

2）再轻移镜片使镜片的远用基准点与焦度计测量头对准，测出远用光度。

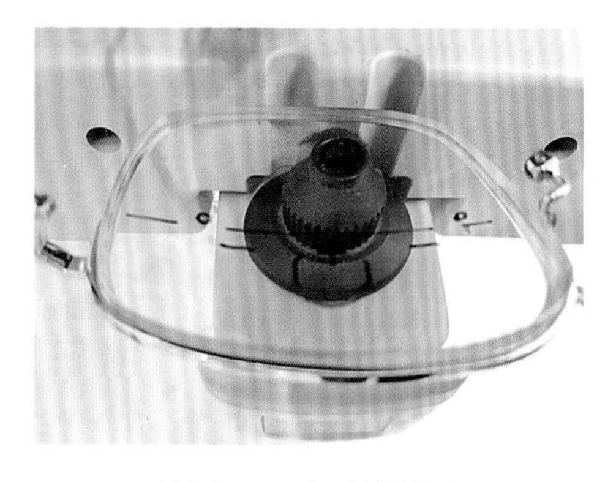

图 3-2-1-9　前表面测量法

3）近用光度和远用光度的差值为此渐变焦镜片的下加光度。

4）在测量中，要保持眼镜的两镜圈紧靠焦度计上的基准靠板。

（2）后表面测量法

1）将镜片凹面放在顶焦度计的支架上（图 3-2-1-10），轻移镜片使镜片的近用基准点与焦度计测量头对准，测出近用光度。

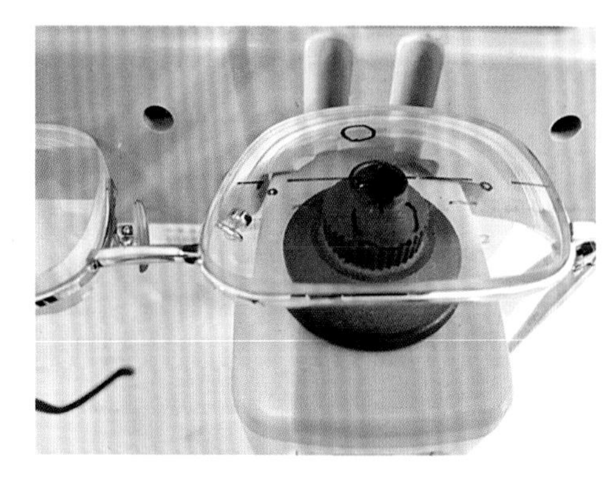

图 3-2-1-10　后表面测量法

2）再轻移镜片使镜片的远用基准点与焦度计测量头对准，测出远用光度。

3）近用光度和远用光度的差值为此渐变焦镜片的下加光度。

4）在测量中，要保持眼镜的两镜圈紧靠焦度计上的基准靠板。

三、渐变焦眼镜检测考核标准

见表 3-2-1-7。

表 3-2-1-7　渐变焦眼镜检测考核标准

操作时间	序号	技术要求	评分标准	满分	得分
要求在 15 分钟内完成	1	找到隐形标记	找到隐形标记给分，否则不给分	10	
	2	标记配镜十字	正确标记配镜十字给分，否则不给分	10	
	3	画出远用测量区	正确画出远用测量区给分，否则不给分	10	
	4	标记棱镜测量点	正确标记棱镜测量点给分，否则不给分	10	
	5	画出近用区	正确画出近用区给分，否则不给分	10	
	6	测量远用度数并判定远用度数是否合格	两项各占 5 分	10	
	7	读取 ADD 并判定 ADD 是否合格	两项各占 5 分	10	
	8	配适点位置单侧水平偏差（mm）	两项各占 5 分	10	
	9	配适点的垂直位置偏差（mm）	两项各占 5 分	10	
	10	配适点的垂直互差（mm）	两项各占 5 分	10	
	总分				

思考题

1. 渐变焦眼镜的水平基准线是如何确定的?
2. 附加顶焦度有哪几种测量方法? 如果生产商没有特别声明,应选择镜片的哪一面进行测量?
3. 怎样应用测量卡标出镜片的配镜十字、远用参考圈、棱镜参考点和近用参考圈?
4. 怎样应用测量卡确定标示在镜架衬片上的单侧瞳距?
5. 怎样应用测量卡确定标示在镜架衬片上的单侧瞳高?
6. 渐变焦镜片永久标记具有什么作用?
7. 怎样应用渐变焦镜片的永久标记,在镜片上重新标出配镜十字、远用参考圈、棱镜参考点和近用参考圈?

任务二　眼镜校配

学习目标

知识目标:1. 熟悉渐变焦眼镜出现不适的诱因与校配选项;
2. 熟悉配戴不适的光学效果校配概念与影响因素。

能力目标:1. 能判断渐变焦戴镜不适的原因并确定校配选项;
2. 能分析特殊脸型戴镜问题并确定校配选项。

素质目标:1. 以人为本的服务态度;
2. 精益求精的工匠精神。

任务驱动

案例描述:一位顾客因眼镜配戴不适,前来眼镜门店寻求帮助,配镜师分析后,了解渐变焦眼镜配适不良的情况,分析原因,确定校配的选项,选用合适的工具,对眼镜进行了校配与试戴调整,最终为顾客解决了问题。

引出工作任务:分析配戴不适的问题:观察并分析配适不良的原因情况,确定校配的选项,分析镜架材料后选用合适的工具,按需求实施校配,试戴再调整。

一、相关知识

(一)渐变焦眼镜不适的原因与校配选项

1. 戴镜看远不清楚

(1) 瞳高位偏高的校配

1) 扩大镜架鼻梁托叶间距。

2) 适当增大眼镜架倾斜角。

3) 镜片中心位置下移。

(2) 远视屈光度偏高的校配

1) 减少镜眼间距。

2) 适当下移镜片中心位置。

(3) 近视屈光度偏低的校配

1) 减少镜眼间距。

2) 适当减少眼镜架倾斜角。

2. 戴镜看近不清楚

瞳高位偏低的校配

1) 减少鼻梁托叶间距。

2) 适当增加镜眼距。

3) 使镜片中心位置上移。

4) 减少眼镜架的倾斜角度。

5) 调整眼镜架的水平位置。

6) 使眼睛视线下视角位于附加光区域。

3. 戴镜看中距离不清楚

(1) 左右瞳距偏差的校配

1) 调整眼镜架中线位置。

2) 使眼睛视线位于瞳高坐标点垂线附近。

3) 使集合视角处于渐变焦通道内。

(2) 高 ADD 附加值的校配

1) 适当减少镜眼距。

2) 调整眼镜架中线位置。

(3) 短通道渐变焦镜片

1) 适当调整眼镜架瞳高位高度。

2) 适当减少镜眼距。

3) 适当调整眼镜架倾斜角。

(二)校配的注意事项

1. 在调整眼镜架时,注意观察戴镜者的整体戴镜效果,各项校配操作步骤之间需要配合进行,不能顾此失彼。

2. 渐变焦眼镜的光学特性迫使戴镜者改变原来的用眼习惯动作,主要原因是眼睛视线集合轨迹必须在镜片的各功能区内才能发挥作用。

3. 戴镜者脸部的各种特征需要不同的校配应对,

例如低鼻梁戴镜者，过近的镜眼距或镜片光学中心位置容易下移会影响到阅读区域的清晰度；而高鼻梁戴镜者，会影响到行走时下视角的清晰度。

二、技能要求

（一）渐变焦眼镜的校配方法

1. 身腿倾斜角

（1）身腿倾斜角太大：用无框架调整专用辅助钳固定镜腿桩头和连接螺母以保护镜片钻孔部位，用镜腿钳钳住镜腿的上下表面，向上用力调整镜腿来减小身腿倾斜角的大小。

（2）身腿倾斜角太小：用无框架调整专用辅助钳固定镜腿桩头和连接螺母以保护镜片钻孔部位，用镜腿钳钳住镜腿的上下表面，向下用力调整镜腿来增大身腿倾斜角的大小。

2. 镜眼距

（1）镜眼距离太大：用尖嘴钳调整鼻支架把鼻托调低，减小镜眼距离。

（2）镜眼距离太小：用尖嘴钳调整鼻支架把鼻托调低，增大镜眼距离。

3. 瞳高与瞳距

（1）瞳高过高

1）使用托叶钳增大鼻托正面角。

2）利用烘热器加热镜腿弯点部位，增加镜腿长度。

（2）瞳高过低：使用托叶钳减小鼻托正面角。

（3）单眼瞳距不准：经核实后更换眼镜。

（二）特殊脸型眼镜架的校配

1. 对特殊者脸型戴镜校配的意义

（1）从光学角度看，特殊脸型的戴镜者戴镜后，如果不给予正确的眼镜架校配，会发生眼镜架偏位和光学中心偏位，容易产生视疲劳症状。

（2）如果戴镜者有多年戴镜史，需要观察原有眼镜的配戴方式和戴镜习惯，分析原镜的光学组合构成，这对校配操作具有临床参考价值。

（3）从美学角度看，眼镜架可协调戴镜者的脸型、五官的比例关系，在不影响视力的情况下可根据戴镜者的脸型调整瞳孔中心位置于框高的黄金分割线位置，既保证有足够的下视野宽度，也有比例上的和谐美感，使戴镜者更具魅力。

2. 特殊脸型校配

（1）左右脸不对称

1）针对可能出现的问题校配处理：①光学中心容易单向偏移；②单向颞距过紧；③单向鼻托受力过紧。

2）进行眼镜校配：①调整颞距过紧向镜腿的外展角；②调整眼镜鼻托受力过紧的支架弯曲度；③尽量使眼镜中线位置居中。

（2）颅围较大

1）针对可能出现的问题校配处理：①眼镜设计弧面容易反翘；②眼镜颞距过紧。

2）进行眼镜校配：①调整加大眼镜镜面角；②调整加大眼镜镜腿外张角；③调整眼镜镜腿的圆弧度，使眼镜为合抱状。

（3）高低耳位

1）针对眼镜的水平位置容易偏斜的问题校配。

2）进行眼镜校配：①单向调整镜腿的身腿倾斜角度；②单向调整托叶面的下倾角度；③使眼镜恢复至水平位置。

三、眼镜校配（高级）考核标准

见表 3-2-2-1。

表 3-2-2-1　眼镜校配（高级）考核标准

项目	评分标准	配分
正面观察校配	以下每项各占 8 分： ● 左右倾斜角与耳位配合，左右镜圈高度一致 ● 水平基准线双侧水平 ● 平视时，左右镜片的配适点位于瞳孔中心 ● 视近时，左右眼反光点（镜面检测）落于近用参考圈内 ● 左右外张角与脸型配合，镜圈无水平偏移 ● 鼻托叶的斜度与配戴者鼻梁坡度吻合，全面接触	48
侧面观察校配	以下每项各占 8 分： ● 左右外张角与配戴者脸型颞距配合 ● 镜腿侧弯适合配戴者的头部特征 ● 镜眼距对称，以睫毛不触及镜片后表面的最近距离为宜 ● 前倾角 8°~15°，以镜框下缘不触碰脸部的最大为宜	32
后面观察校配	以下每项各占 5 分： ● 弯点长适合配戴者的耳上点位置 ● 垂俯角适合配戴者的耳郭特征 ● 垂内角适合配戴者的耳郭特征 ● 垂长部分线条适合配戴者的耳郭特征	20
扣分		

思考题

1. 对于不对称性脸型，需要用什么方法进行眼镜校配？
2. 对于非饱满耳郭，眼镜架校配的重点是什么？
3. 戴镜颞部有压痕，校配首要解决的问题是什么？
4. 若鼻梁中线偏斜者，只要求鼻梁托叶倾斜面对称即可，这个说法正确吗？
5. 为什么说黄金分割线在眼镜架美学上有实用价值？
6. 渐变焦眼镜看远不清楚的调整主要步骤是什么？

任务三　眼镜维修

学习目标

知识目标：1. 了解眼镜架常用维护配件与作用；
　　　　　2. 熟悉眼镜架常用维护工具。

能力目标：1. 能对全框及半框眼镜架进行维护；
　　　　　2. 能对全框及半框眼镜架进行简单维修。

素质目标：1. 实事求是的服务意识，为顾客解决困难；
　　　　　2. 精益求精的工匠精神，解决眼镜不良问题。

任务驱动

案例描述：顾客因眼镜鼻托缺失、镜腿松脱、脱焊等多种需要维护(维修)的问题前来眼镜门店寻求帮助。配镜师检查评估后，确定能够在门店处理，对眼镜进行了现场的维护(维修)；确定不能在门店处理的，与顾客沟通后发回厂家进行维修，等厂家维修后联系顾客上门取回，最终为顾客解决了问题。

引出工作任务：观察及检查顾客带来的问题眼镜架，分析并处理需要维护或维修的问题：确定处理方案，与顾客沟通，进行处理并解决问题。

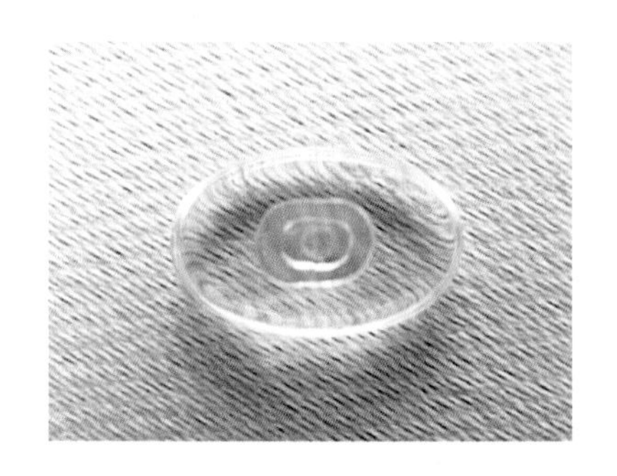

图 3-2-3-1　卡式托叶

一、相关知识

（一）零配件——鼻托叶

1. 卡式托叶　不需要螺丝安装的托叶，安装时直接将托叶卡到托叶箱内(图 3-2-3-1)。

2. 螺丝式托叶　需要借助螺丝才能安装的托叶，是最常见的托叶，大部分眼镜采用这种托叶(图 3-2-3-2)。

3. 插入式托叶　安装时直接插入托叶梗末端(图 3-2-3-3)。

（二）零配件——螺丝

1. 眼镜架螺丝的类型(图 3-2-3-4)
2. 常用螺丝规格　见表 3-2-3-1。

表 3-2-3-1　常用螺丝规格

螺丝规格/(mm×mm)	安装部位	作用
1.0×3.6 1.2×3.6	托叶	用于固定螺丝式托叶
1.4×3.2 1.4×3.0	镜圈	用于将镜片固定于镜圈上
1.6×2.4 1.6×3.0	铰链	用于连接桩头和镜腿

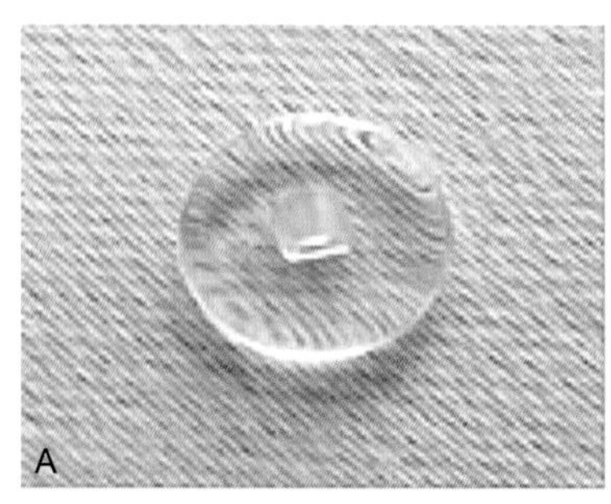

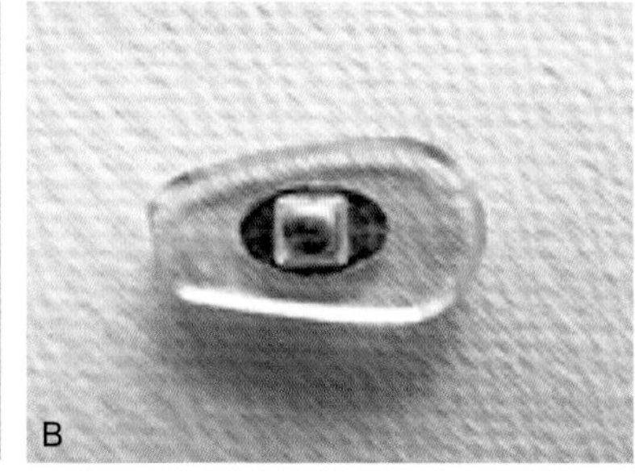

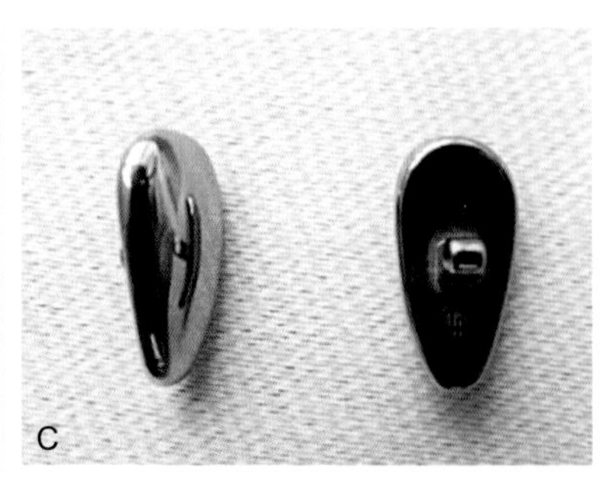

图 3-2-3-2　塑料材质螺丝式托叶(A，B)和金属材质螺丝式托叶(C)

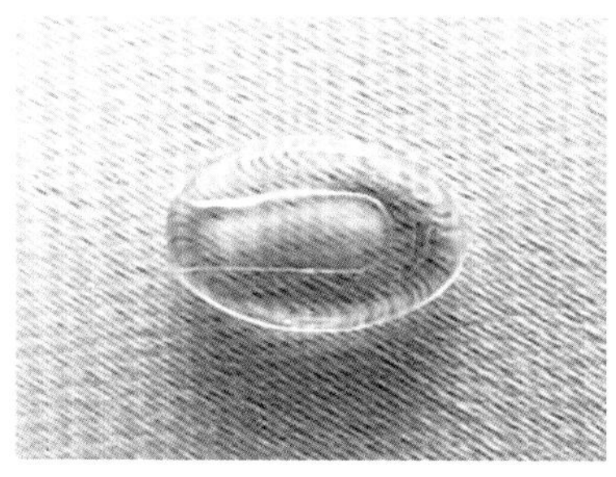
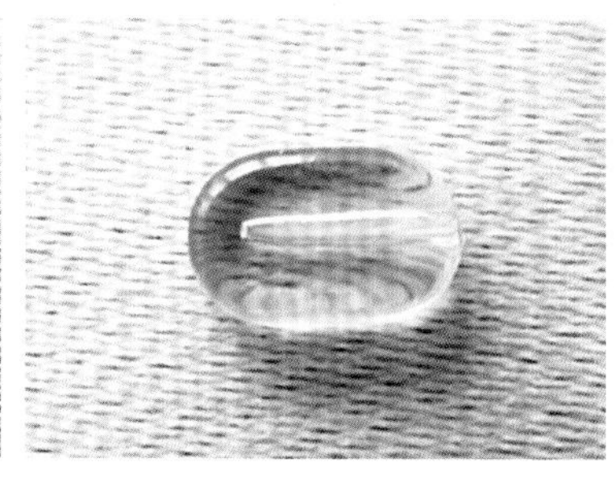

图 3-2-3-3　插入式托叶

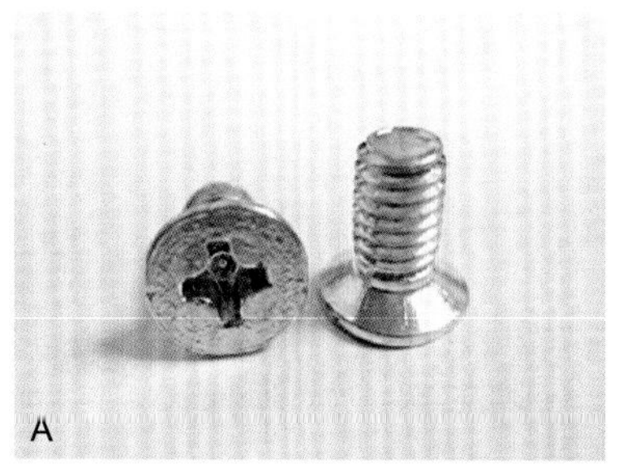

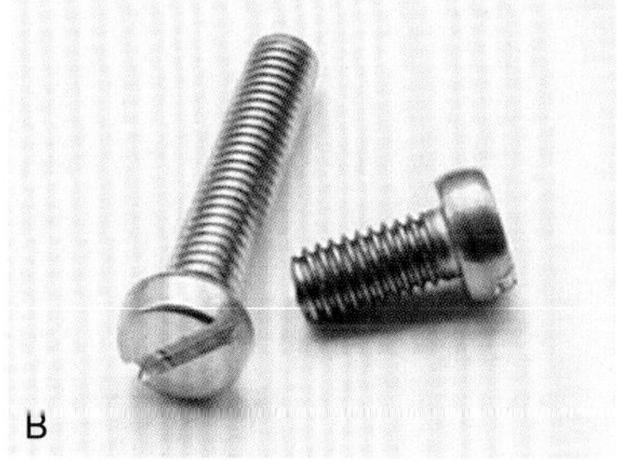

图 3-2-3-4　十字金属螺丝（A）和一字金属螺丝（B）

（三）零配件——镜腿脚套

1. 注塑圆孔脚套

（1）加长脚套：加长部分可有效防止配戴眼镜时皮肤过敏（图 3-2-3-5A）。

（2）短脚套：一般最为常见的脚套，适用于大部分眼镜架（图 3-2-3-5B）。

2. 板材长方孔脚套（图 3-2-3-6）。

3. 硅胶脚套　硅胶材料柔软，配戴舒适，可防止过敏（图 3-2-3-7）。

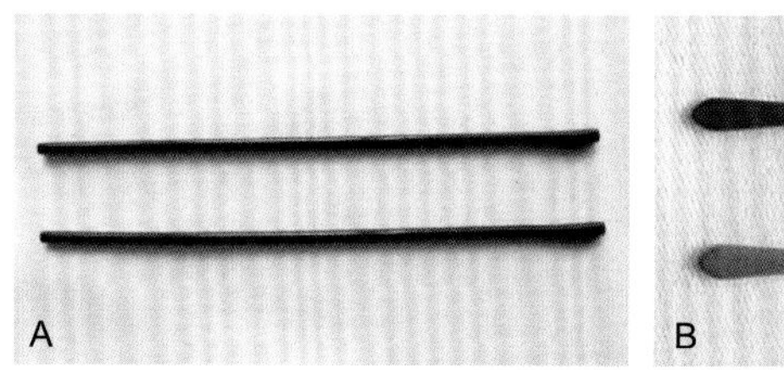

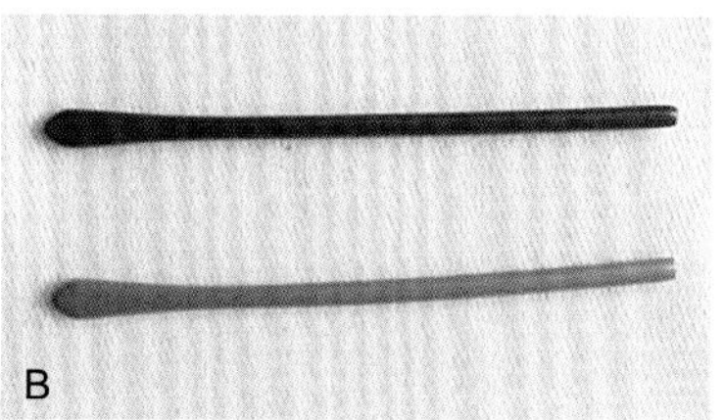

图 3-2-3-5　注塑圆孔加长脚套（A）和注塑圆孔短脚套（B）

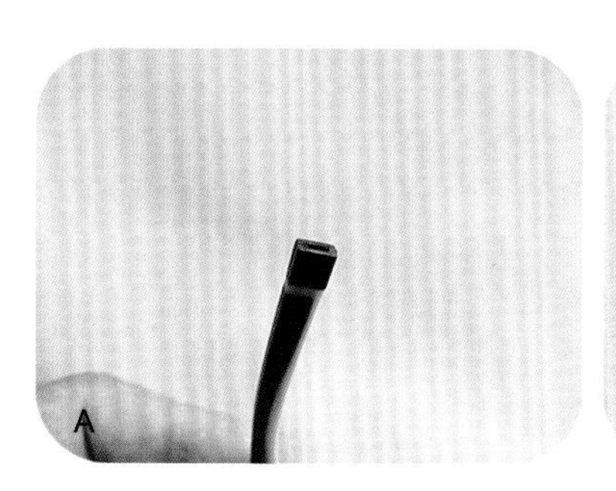

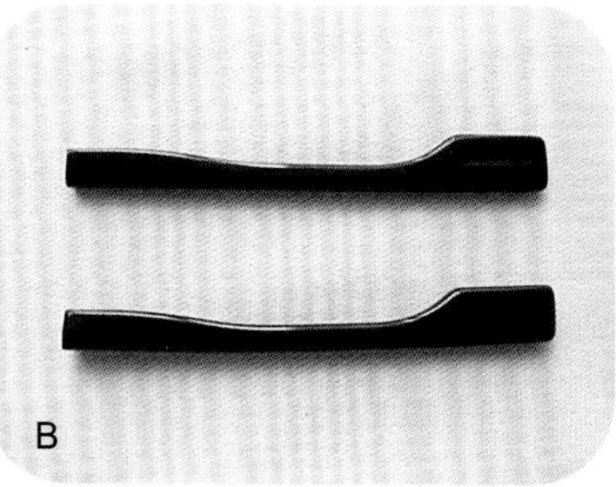

图 3-2-3-6　板材长方孔脚套

A. 脚套口；B. 脚套

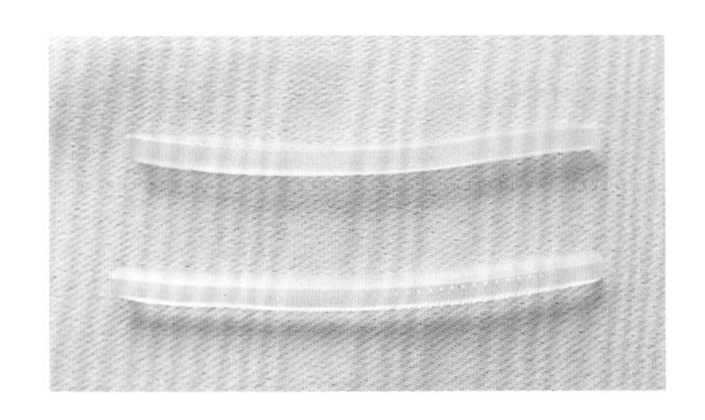

图 3-2-3-7　硅胶脚套

（四）零配件——尼龙丝（半框架）

1. 半框架眼镜的结构特点　半框架眼镜又称拉丝眼镜，上半部分为金属或者塑料材料构成，内部有开槽镶嵌尼龙丝，下半部分用一根很细的拉丝作为镜圈。拉丝大多数为尼龙丝，在加工制作时，要根据拉丝的直径选择开槽的宽度和深度，一般拉丝一部分嵌入到镜片中，一部分暴露在外面，才可以更加稳固的固定镜片（图 3-2-3-8）。

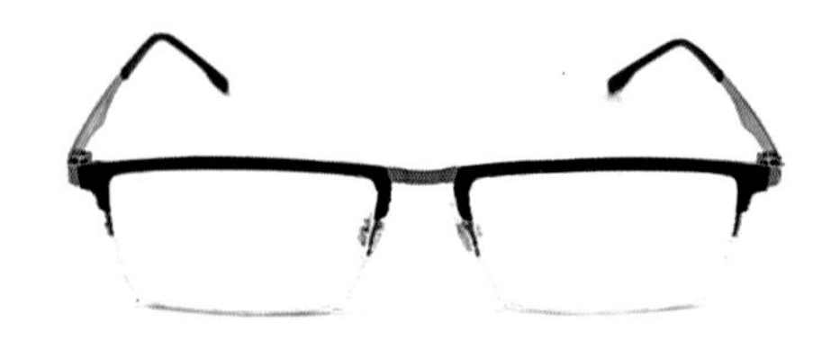

图 3-2-3-8　半框架眼镜

2. 尼龙丝的类型

(1) 装配（活动）尼龙丝：常位于下方，与镜圈共同固定镜片，反复装配镜片后容易破损，需要及时更新，如图 3-2-3-9 所示。

(2) 镜圈（固定）尼龙丝：常位于上方，嵌入镜圈槽内，不易脱离，较难更换，如图 3-2-3-10 所示。

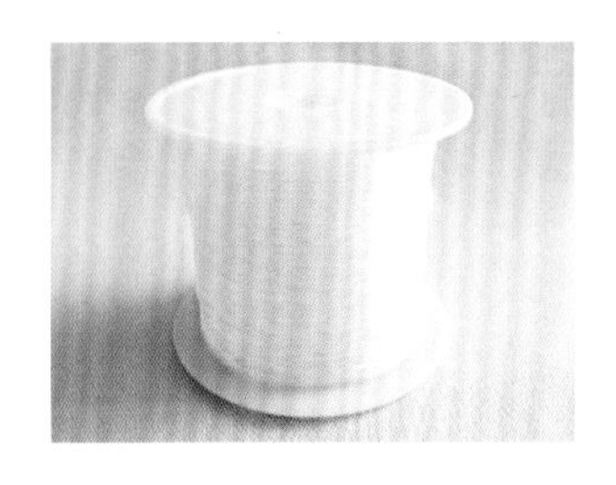

图 3-2-3-9　半框架装配尼龙丝

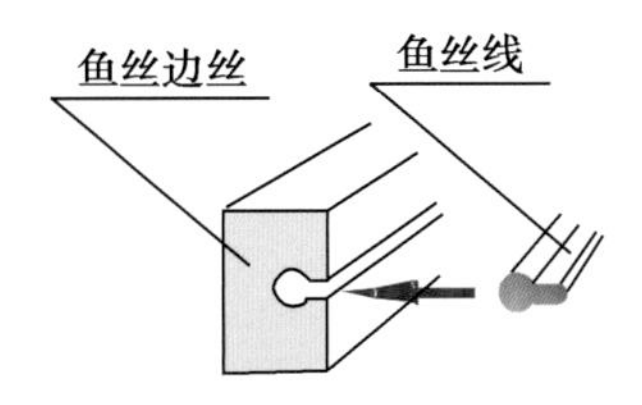

图 3-2-3-10　半框架镜圈尼龙丝

二、技能要求

（一）更换鼻托叶

1. 更换螺丝式鼻托叶的步骤（图 3-2-3-11）

(1) 利用螺丝刀拆卸托叶。

(2) 选择合适托叶和螺丝。

(3) 将托叶插入托叶箱，用镊子夹住螺丝放入螺丝孔。

(4) 用螺丝刀拧紧螺丝。

(5) 先右后左，更换另一只托叶。

2. 更换鼻托叶注意事项

(1) 安装时应注意托叶大小头的方向一致，向顾客解释好安装方向的问题，避免产生误会。

(2) 更换托叶时，螺丝不要拧得太紧，防止下次更换困难或螺丝帽脱落。

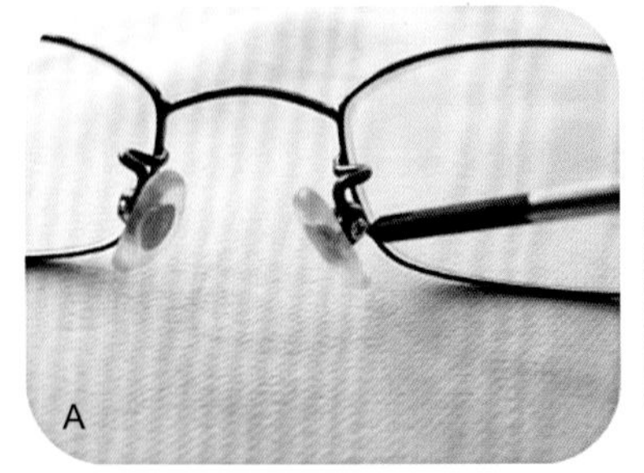

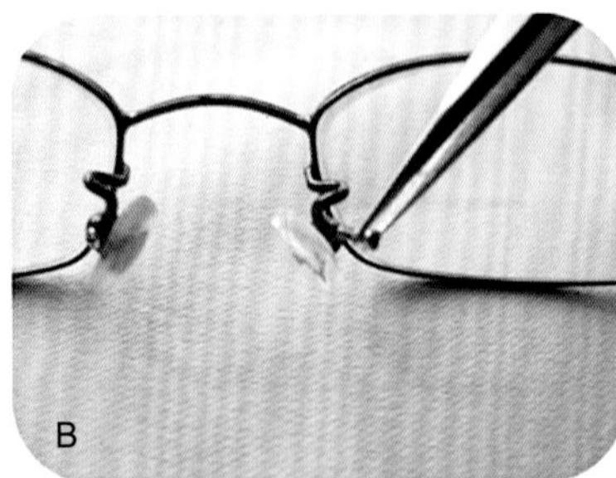

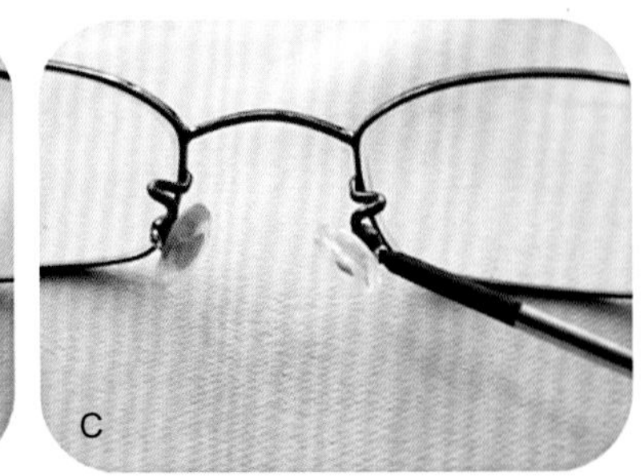

图 3-2-3-11　更换托叶
A. 拆托叶；B. 放托叶；C. 拧螺丝

（二）更换螺丝

1. 更换螺丝的步骤　以镜圈螺丝更换为例(图3-2-3-12)。

(1) 利用螺丝刀拆卸镜圈螺丝。

(2) 选择合适的螺丝。

(3) 用镊子夹住螺丝放入螺丝孔。

(4) 用螺丝刀拧紧螺丝。

2. 更换螺丝的注意事项

(1) 操作不当造成螺丝滥扣,可换用长螺丝,用螺母重新固定。

(2) 更换眼镜托叶或螺丝时,要在征得顾客允许后再进行更换。如果更换成非原装螺丝时,需要妥善保管旧托叶或螺丝。

（三）更换脚套

1. 更换腿套的步骤(图3-2-3-13)

(1) 利用烘热器将眼镜腿上的脚套均匀加热,加热同时,用手感控制加热温度,过热、过冷都不适于拆卸脚套,以手感觉热但不烫为宜。

(2) 将眼镜腿的脚套位弯直,脚套弯直角度以能拔下脚套为适宜,不用过分追求直线。

(3) 更换并安装上新的脚套。

(4) 再加热新脚套弯点位,调整弯点至镜腿弯度适当。

2. 更换脚套的注意事项

(1) 更换镜架脚套时,使用烘热器加热时间过长,易造成脚套受热变形。

(2) 注意金属眼镜架的镜腿芯末端尖锐,脚套卸下时易划伤手。

(3) 更换脚套时尽量选择与原脚套相近的颜色,保持颜色一致。

(4) 顾客眼镜若已发生锈蚀,在拔除旧脚套时容易折断镜腿金属部分,不建议更换。

（四）更换尼龙丝

1. 更换尼龙丝的步骤　半框镜架的尼龙丝线与镜片沟槽容易积藏脏污杂质,使用时间较长,即使超声波清洗也难以完全清除。同时,尼龙丝线也会因老化变黄变脆而弹性下降,需要更换新的尼龙丝线。

(1) 卸下镜片后,用圆嘴钳将旧尼龙丝从上丝孔处拆下来。

(2) 取一根新的尼龙丝线,先用圆嘴钳将一端固定在鼻侧的上丝孔处(图3-2-3-14)。

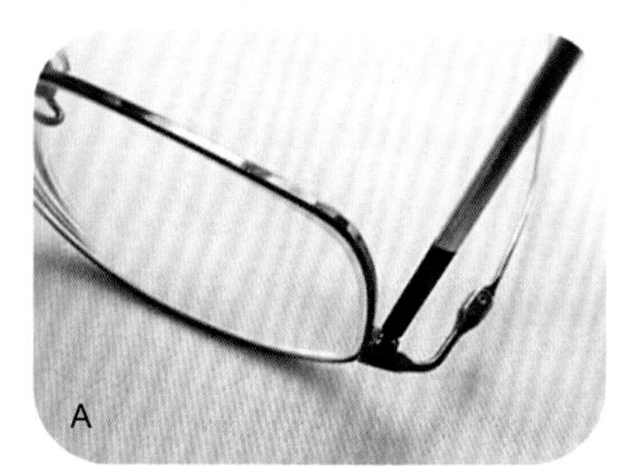

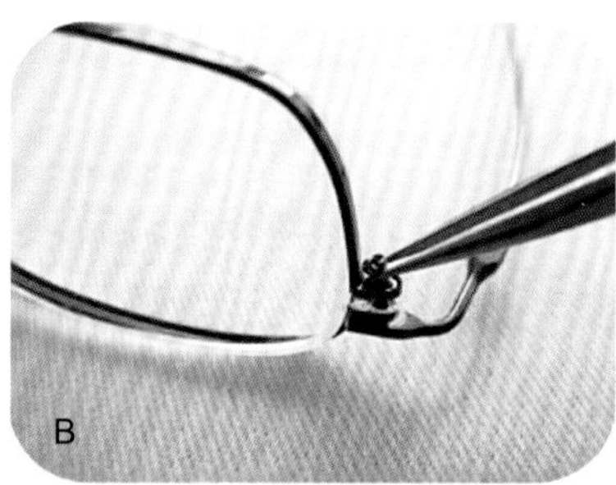

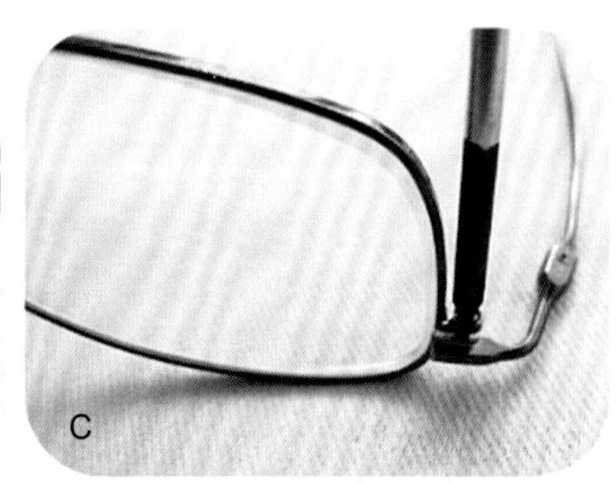

图3-2-3-12　更换镜圈螺丝

A. 拆螺丝；B. 放螺丝；C. 拧螺丝

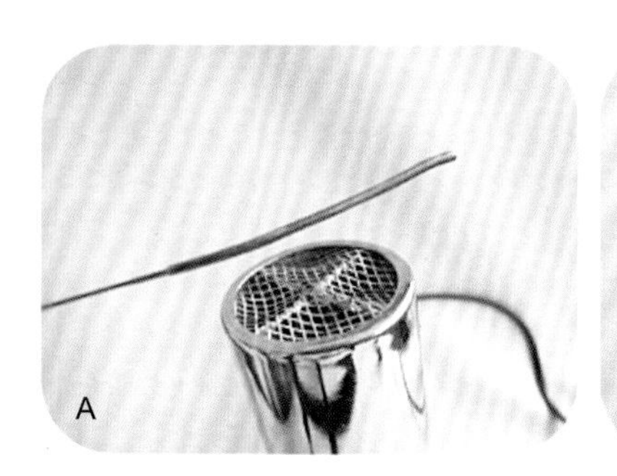

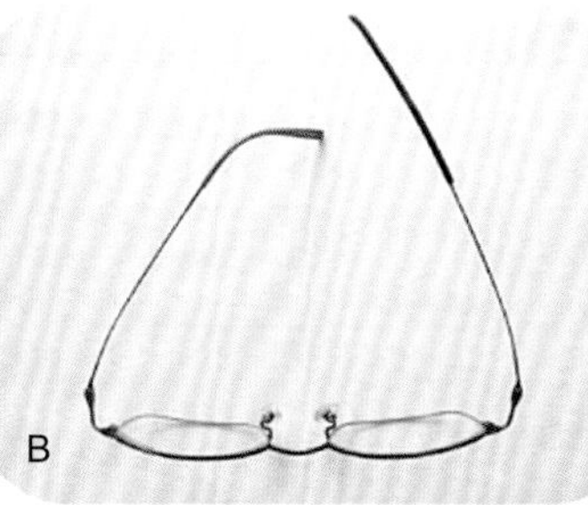

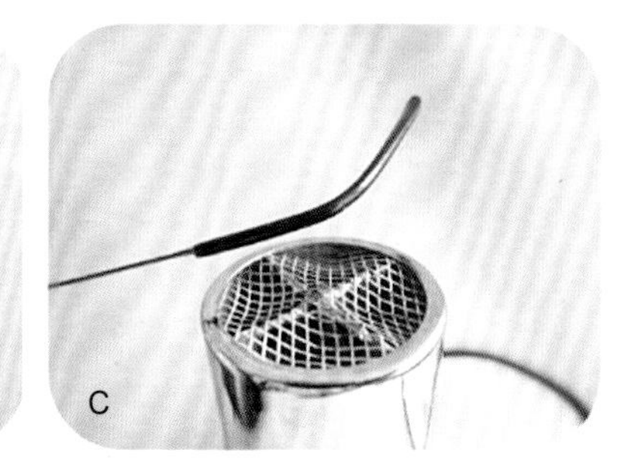

图3-2-3-13　更换脚套

A. 弯直脚套；B. 更换脚套；C. 调整脚套

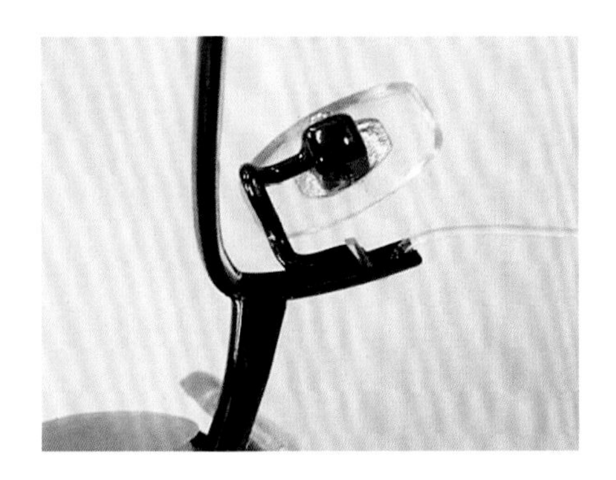

图 3-2-3-14　新尼龙丝线在鼻侧安装好

(3) 一手持镜片，将其上边缘嵌入半框镜架上方的镜圈内扶稳，另一手将新尼龙丝从鼻侧开始嵌入镜片沟槽内，自内向外完全嵌入镜片下缘，再向上拉直至镜腿，剪断(图 3-2-3-15)。

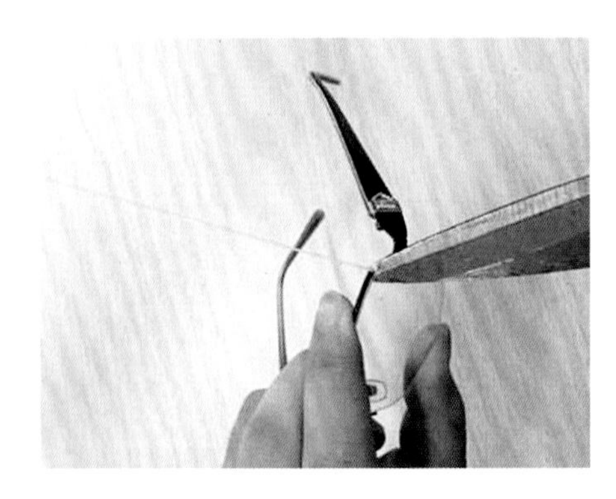

图 3-2-3-15　剪取尼龙丝线所需长度

(4) 取下镜片，将新尼龙丝的另一端固定在镜圈颞侧的上丝孔处(图 3-2-3-16)。

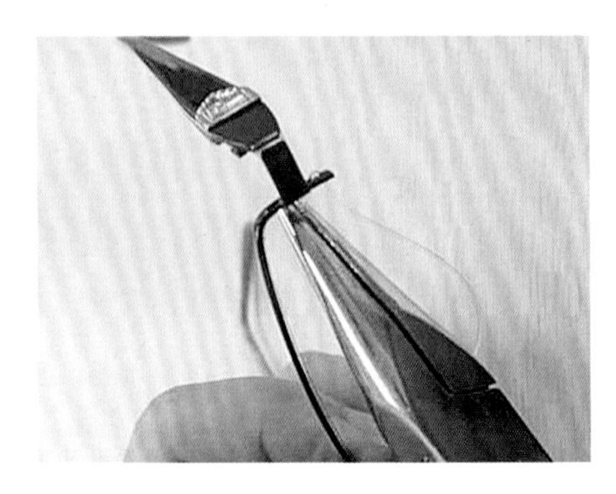

图 3-2-3-16　新尼龙丝线在颞侧安装好

(5) 用辅助丝带将镜片重新装配到更换好尼龙丝的半框镜架上，并检查尼龙丝的松紧度是否适宜(图 3-2-3-17)。

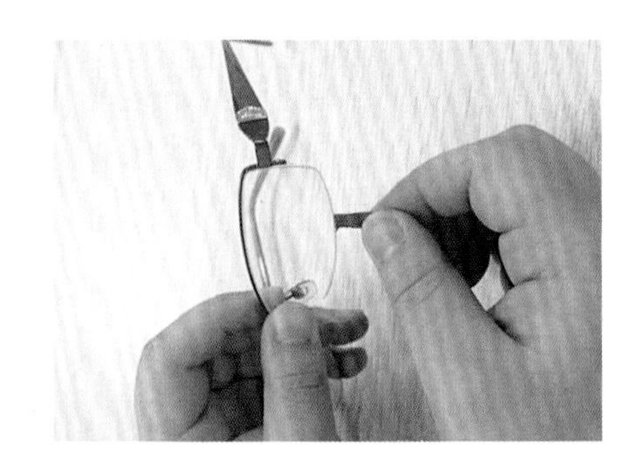

图 3-2-3-17　安装镜片并检查尼龙丝线松紧度

2. 更换尼龙丝的注意事项

(1) 尼龙丝长度的确定需要反复练习，积累经验，防止过松造成镜片晃动，过紧造成拆卸困难或镜片崩边。

(2) 柱镜镜片更换尼龙线后，需复核轴位以确定与原轴位一致。

(3) 安装尼龙丝时不能使用拉丝钩，防止划伤镜片。

(4) 塑料彩带抽出时速度应慢一些，避免塑料丝夹在槽中。

(五) 焊接维修

1. 焊接准备

(1) 环境准备：通风、温度适中，高电压电源。

(2) 用物准备：焊机、焊线、焊膏。

2. 焊接操作

(1) 焊线选择：白铜框用低温焊线；锰镍框用中温焊线；不锈钢框用高温焊线。

(2) 各部位焊接：金属眼镜架因长时间使用或不正确戴取动作、撞击挤压、反复调整等原因，容易导致焊接点如桩头、鼻梁、鼻支架、铰链等断裂。

1) 焊鼻中梁注意事项：焊接点需光滑不能有虚焊和溢焊、炸伤；焊料用高温焊线，增强焊接点的牢固度；调模时注意框面整体不垂翘，前后面、左右框焊接位置应对称；针对细小鼻中，在焊接时注意温度不可过高，避免鼻中变软。

2) 焊鼻托支架注意事项：焊点表面须光滑，不能有多焊和虚焊；鼻托焊接位置需参照图纸标注的高低要求，左右必须高低一致。

3) 焊镜腿焊线用料注意事项：焊点需光滑，不能有溢焊虚焊现象，左右脚焊点要对称；合脚要平行，脚头正视看成水平不可有垂翘状，左右脚侧倾度依照图纸要求焊接对称。

3. 焊接后处理　在门店现场焊接的，无法进行表面处理，焊接部位的颜色、光滑度与光泽度都与原镜架材料不同，较不美观，可以采用彩色油漆笔在焊接部位涂上与原镜架表面接近的颜色以改善。

送回制造工厂焊接的，会进行清洗、抛光、局部喷漆、加膜等表面处理，使焊接部位与原镜架材料的表面质量保持较高的一致性。

4. 注意事项

(1) 焊接是否成功与牢固，与原镜架材料及其表面处理有关，大部分材料重新焊接的牢固度会下降，故只能作为应急维修，无法承诺维修保质期。

(2) 焊接机的通电焊接管温度最低超过 100℃，最高接近 400℃，属于危险操作，未经培训不能随意操作。

(3) 门店焊接，由于焊接部位的外观较差，焊接前必须与顾客充分沟通，顾客明确接受再行操作，以免产生纠纷。

（六）变形维修

1. 准备工作

(1) 环境准备：光线充足、温度适中。

(2) 用物准备：整形钳、烘热器、手套、眼镜布。

2. 整形维修操作　与装配整形操作与要求一致。

3. 注意事项

(1) 因镜架受挤压或撞击变形，调整存在较大的损坏断裂风险，故要与顾客充分沟通好才能开始整形操作。

(2) 调整时，要充分观察变形位置，先确定好整形部位，动作要轻柔，切忌反复调整与动作粗暴，否则加大镜架损坏断裂风险。

思考题

1. 托叶的种类可分为(　　)。

A. 卡式托叶　　B. 螺丝托叶

C. 插入式托叶　　D. 以上说法均正确

2. 在进行眼镜螺丝安装时，螺丝拧得(　　)。

A. 越紧越好　　B. 松紧适中

C. 轻轻旋入即可　　D. 以上说法均不正确

3. 常见的卡式托叶形状有(　　)。

A. 椭圆形　　B. 梯形

C. 异形　　D. 以上说法均正确

4. 常见的脚套有(　　)。

A. 注塑圆孔脚套　　B. 长方孔脚套

C. 硅胶脚套　　D. 以上说法均正确

5. 更换脚套的正确顺序应该是(　　)。

①选择并安装合适的新脚套

②烘热器加热旧脚套

③弯直眼镜腿脚套位置

④适当调整镜腿弯度

A. ①②③④　　B. ③④①②

C. ②③①④　　D. ①④②③

6. 更换半框眼镜尼龙丝需要的工具有(　　)。

A. 尼龙丝　　B. 拉丝钩

C. 塑料纸条　　D. 以上说法均正确

7. 更换半框眼镜尼龙丝正确的操作步骤为(　　)。

①用尖嘴钳固定尼龙丝另一端

②拆卸旧尼龙丝

③选择合适的新尼龙丝并固定一端

④放置镜片，确认尼龙丝长度

⑤用塑料纸拉紧尼龙丝，调整镜片位置并确保其稳定

A. ①②③④⑤　　B. ③④①②⑤

C. ②③④①⑤　　D. ①④②③⑤

培训项目三 商品知识

任务 角膜接触镜配适评估和配戴问题解决

学习目标

知识目标：1. 掌握角膜接触镜配适评估的方法；
2. 掌握角膜接触镜的配后复查的方法；
3. 掌握常规情况下角膜接触镜配戴不适可能的原因和解决方法。

能力目标：1. 根据顾客需求及配适评估的结果，向其推荐最适合的角膜接触镜产品；
2. 分析顾客配戴角膜接触镜后发生不适的投诉原因并进行处理。

素质目标：1. 具有创新意识，能根据日常工作中遇到的问题寻求创新解决方案；
2. 加强职业道德意识，树立爱岗敬业、团结协作的职业精神。

任务驱动

案例描述：顾客赵 ××，24 岁，互联网行业从业人员，平时经常加班至深夜。长期配戴 -4.50D 月抛水凝胶角膜接触镜，有时会觉得眼睛累，累的时候视力不太好，有时眼睛会发红不适，来店了解对偶尔发生的眼部状况有没有更好的解决方法。

通过检查，验光师发现顾客目前屈光状态：

R：-4.50/-0.75×90　1.0　L：-4.25/-1.25×90　1.0

双眼结膜二级充血，角膜出现轻微发红。

作为一名配镜师，面对这样的顾客，如何完成以下工作任务？

1. 找到顾客有时觉得眼睛累并且伴随视力下降的原因；

2. 结合顾客的情况，通过介绍和解释各种角膜接触镜的性能和特点，向顾客讲明最适合他的角膜接触镜的材料、周期和功能；

3. 顾客选择并升级合适的角膜接触镜后，采用裂隙灯显微镜帮助顾客进行配适评估。

一、角膜接触镜配适评估项目

球面角膜接触镜的配适评估是判断镜片是否适合配戴者和配戴者复诊过程中的一个最关键、最重要的过程。配适评估前，应戴入角膜接触镜，至少需要适应 10~15 分钟，让镜片适应眼表理化环境，同时也让配戴者适应镜片，减少刺激和泪液反应。适应镜片后，配适评估主要包括以下内容。

（一）检查方法及评估标准

1. 中心定位和覆盖度检查　中心定位良好的镜片完全覆盖角膜，并超过角膜缘 0.5~2.0mm，如果镜片有偏心，但整个运动过程中都能保证镜片完全覆盖角膜，也属于可接受配戴。一般情况下，中心定位和覆盖度不佳，其原因大多数是配戴偏松引起的。

2. 移动度　是指瞬目时镜片在角膜上自然滑动的程度，注视正前方瞬目时镜片移动度。移动度过小，代表镜片配戴偏紧。移动度过大，代表镜片配戴偏松。在正常情况下，没有外界压力的瞬目时，理想的镜片移动度为 0.5~1.5mm。一般情况下，移动度小于 0.5mm 的镜片为过紧，移动度大于 2.0mm 为过松。

（1）向上注视时镜片垂直滞后量：眼球向上注视，镜片相对于角膜向下运动，滞后于角膜。理想的镜片垂直滞后量为 0.5~1.5mm。镜片配戴偏紧时，滞后量减少或没有；配戴偏松时，滞后量过大。

（2）向上注视时瞬目的镜片运动：向上注视时瞬目，理想的日戴型镜片移动度为 0.5~1.5mm。配戴过紧时，移动度偏小或没有；配戴过松时，移动度偏大。镜片在整个移动过程中，不能暴露角膜的任何部分，如果移动度过大，容易出现配戴不舒适，甚至出现角膜上皮损伤。

（3）镜片的水平滞后量：当配戴者向左右水平方向注视时，镜片滞后于角膜，理想的水平滞后量在 0.5~1.0mm。配戴偏紧时，滞后量很小或没有；配戴偏松时，滞后量过大甚至可能暴露角膜缘。

3. 松紧度　下睑上推试验：让配戴者向上看，检查者用示指压在配戴者的下眼睑中部位置,向下、向内拉压下眼睑,露出下方角膜缘的镜片边缘,使下眼睑的内缘碰触到镜片的下边缘,然后用示指向上轻推下眼睑。松紧度良好的镜片可略微向上移动;放开后,镜片应能平滑地恢复到静止位置。如果上推移动量为0,则说明镜片配戴很紧;如果上推后露出下方角膜缘,则说明镜片配戴很松。以上两种情况都属于不可接受的配戴状况。

4. 矫正视力　戴镜适应10~15分钟后,查视力较准确。如视力矫正欠佳,而角膜接触镜度数符合处方要求,可能是由于配戴不适当引起的。

5. 配戴者主观感受　有时,主观舒适度并不能准确反映配戴特点,特别是对于未适应的初戴者而言。一般来说,配戴匹配或稍紧的镜片比配戴稍松的镜片感觉舒适,但几分钟或几小时后,配戴稍紧的镜片就容易出现不舒适,而配戴匹配的镜片则可在整个配戴时间内舒适度佳。

(二)配适不良的调整方法

过松配戴时,选大直径或较陡基弧的镜片;过紧配戴时,则选小直径或平坦基弧的镜片。

二、配戴后眼部不适问题的常见原因和基本处理

配戴角膜接触镜后的眼部不适表现多样,最为常见的表现和配戴者的描述是:眼睛发红、眼睛干涩、异物感和视力模糊。这些问题往往与镜片、健康状况、使用情况、环境等多种因素有关,常见原因如下:

1. 眼睛发红

(1) 眼睛状态相关:眼部表面组织的损伤、炎症反应、继发感染,眼内异物,泪膜质量问题,眼睛缺氧,用眼过度导致眼睛疲劳等;

(2) 与镜片相关:透氧低,镜片沉淀物、变脏,材质老化、破损等;

(3) 镜片和眼睛配适不良:过松或过紧,角膜接触镜适应期正常现象(初戴或在不同品牌及不同系列角膜接触镜之间互换时)等;

(4) 护理液相关:护理液刺激、过敏反应或毒性反应、护理液中和不彻底;

(5) 操作相关:镜片超时配戴、操作不当损伤刺激等;

(6) 环境相关:空气中飘浮粉尘刺激,化妆品刺激、过敏,抽烟环境等。

2. 眼睛干涩

(1) 镜片问题:含水量过高导致脱水过快、镜片保水性差、表面疏水、不够光滑;

(2) 使用中问题:如化妆品污染、镜片沉淀物过多、护理液不兼容;

(3) 使用者问题:年龄、性别,泪液本身质和量差、眼表和睑缘疾病,全身性疾病(干燥综合征、免疫风湿类疾病等),服用药物(抗过敏药物、安定类、解痉镇痛药物)或点用眼药;

(4) 生活习惯:如吸烟,饮食中有酒精、咖啡因等特殊成分;

(5) 环境:高温、干燥(如空调房);

(6) 用眼习惯(长久面对视频终端导致主动眨眼减少)。

3. 异物感

(1) 眼表损伤、炎症;

(2) 镜片沉淀、破损、边缘不良、异物嵌顿;

(3) 不良配戴:配适过松、超时配戴、正反面戴反;

(4) 初戴或正常适应期。

4. 视力模糊

(1) 角膜缺氧:长时间戴低透氧镜片、过夜配戴,致角膜水肿;

(2) 镜片位置问题:如正反或左右错误、因巨乳头性结膜炎致上睑不光滑、配适过松、散光片轴位偏斜或不稳;

(3) 镜片参数变化:沉淀物及材质老化;

(4) 镜片设计:如彩片光学区过小,导致暗环境视力问题;

(5) 角膜健康状态:如炎症、感染;

(6) 泪液问题:分泌量不够或质量不佳;

(7) 自身视力问题:如用眼过度疲劳、屈光度改变。

不同原因导致的不适问题对配戴接触镜影响各不相同。首先应暂时停止配戴镜片。在问诊、详细检查眼睛、镜片和配适后,确定原因,针对性处理。如症状没有缓解,应及时就医,寻求眼科医生帮助。

思考题

1. 常规水凝胶角膜接触镜配戴,使用中常见问题有(　　)。
   A. "红干卡糊"　　B. 配戴时间短
   C. 摘戴问题　　D. 镜片破损
   E. 以上都是
2. 初戴者选配角膜接触镜,如果对健康特别关注且经济条件许可,建议首推产品是(　　)。
   A. 半年抛水凝胶　　B. 月抛水凝胶

C. 月抛硅水凝胶　　D. 日抛水凝胶
E. 日抛硅水凝胶

3. 角膜接触镜配适评估项目不包括以下哪个?
A. 移动度
B. 松紧度
C. 配戴者主观感受
D. 湿润度
E. 矫正视力

4. 配戴角膜接触镜造成眼部干涩可能原因是(　　)。
A. 含水量过高导致脱水过快
B. 环境高温干燥
C. 镜片沉淀物过多
D. 长久面对视频终端导致主动眨眼减少
E. 以上都是

5. 以下关于多功能护理液描述不正确的是(　　)。
A. 多功能护理液集清洁、湿润、消毒、除蛋白、冲洗、储存等各步骤所需要成分于一体
B. 多功能护理液中不含消毒剂
C. 多功能护理液中表面清洁剂用于清除镜片表面的污染物或沉淀物
D. 渗透压调节剂用于控制溶液的渗透压
E. 缓冲液维持护理液 pH 在 6~8 的稳定范围内

6. 除蛋白酶制剂的作用包含(　　)。
A. 中和
B. 缓冲
C. 清除蛋白沉淀
D. 渗透压调节
E. 以上都是

7. 配戴角膜接触镜后的眼部不适表现多样,最为常见的表现和配戴者描述是(　　)。
A. 眼睛发红　　B. 眼睛干涩
C. 异物感　　D. 视力模糊
E. 以上都是

案例分享

【场景描述】

顾客女,根据原框架眼镜光度(R:-5.00DS/-3.75DC×90,L:-5.00DS/-3.75DC×90),验配了日抛环曲面角膜接触镜。配镜顾问进行处方转换后,定制镜片为 R:-4.75DS/-2.75DC×90 L:-4.75DS/-2.75DC×90。取镜试戴时,顾客表示新隐形眼镜在远用时没有原框架镜清晰,因清晰度不够造成配戴不适。

【问题处理】

听到顾客主诉并检查处方,怀疑因散光过大,未考虑球镜,只单方面降低柱镜光度造成清晰度下降。

让顾客重新配戴角膜接触镜进行检查。

1. 配适评估:中心定位、覆盖度、移动度、松紧度良好,片标位置正确稳定。

2. 片上验光:片上验光球镜增加 -0.25DS,顾客感觉清晰。

证实问题确实出在未把降低的柱镜光度进行等效球镜,新处方为:R:-5.00DS/-2.75DC×90,L:-5.00DS/-2.75DC×90。重新进行定制,取镜后顾客表示和原框架一样清晰,很舒适。

【经验分享】

1. 环曲面角膜接触镜厂家的柱镜库存都有一定范围,如库存不足,要把降低的柱镜光度进行等效球镜,以确保顾客配戴的清晰度。

2. 环曲面角膜接触镜取镜时,要做专业的配适评估和屈光检查。

3. 每个厂家的产品基弧、直径、弹性模量、库存范围等参数都不同,懂得专业知识,了解不同厂家、不同产品的区别及矫正效果,才能更好地为顾客解决问题,提高顾客满意度。

培训项目四 眼镜美学

任务 眼镜款式与个性及风格的搭配

学习目标

知识目标:1. 掌握不同框型的风格特征;
　　　　2. 学习与眼镜相关的流行趋势内容。

能力目标:1. 能分析框型的风格变化;
　　　　2. 根据顾客个性偏好找到搭配的风格;
　　　　3. 根据流行趋势的细节展开眼镜的介绍。

素质目标:使用更准确、优美的语言,同时能够把握流行动态。

任务驱动

案例描述:海伦,32岁,方形脸、棕色头发和棕色眼睛,是一位品牌公司市场部经理,喜爱时尚品牌,性格活泼开朗,目前已有一副板材太阳镜,渐变镜片。购买需求:度假时配戴的太阳镜——"假期即将到来我想买一个新的款式!"

引出工作任务:结合顾客已有的款式,为其挑选一副适合度假又适合其个性特征的时尚款式。

接下来,我们通过对眼镜美学搭配知识的学习,来满足顾客的需求。

前面的章节中我们一直在强调,关于美学原则的不同形式,一定要掌握之后灵活运用。因为美这件事,是仁者见仁,智者见智。因此,大家也会发现,顾客的需求除了与其自然条件相关,个性特性也绝对会影响其对眼镜搭配的喜好。一个人的个性特征是由其生活环境、文化修养、社会阅历、审美情趣甚至是人际关系状况等复杂因素构成的,每个人的购买行为均受到自我个性的影响。在这一项目中,我们来进一步了解和学习关于眼镜搭配中的风格、气质以及流行趋势这样一些具有抽象特征的搭配技巧。

一、眼镜的不同气质

同一位西装男士,配戴黑色方框眼镜和金丝边圆框眼镜的感觉是否一样?答案肯定是不一样的。眼镜是改变造型的利器。这句话并不只是适用于扮演不同角色的演员,对于每一个人而言同样适合。因为,眼镜是有不同气质的。眼镜的不同框型可以改变一个人的造型、风格和气场。

(一)不同眼镜形状的风格气质

眼镜的不同形状呈现于脸上,给人的心理暗示不同,还会带来不同的风格影响。我们将常用的镜框造型所表达出的心理暗示和风格气质汇总成通俗易懂的销售语言来展示(表3-4-1-1)。

表3-4-1-1　不同框型的气质

框型		气质
	圆形及潘托斯	中规中矩、斯文有书卷气、亲和、温暖
	椭圆形	含蓄内敛,文静,气质彬彬
	方形	棱角分明、青春、中性、休闲风格
	矩形	经典、大方得体、稳重干练、让人信赖的气质
	猫眼	斜线式造型、积极活力、力量感
	蝴蝶形	冷静、风格化、气场强大
	飞行员	勇敢突破、酷感、不断向前
	不规则形或多边形	不拘一格,冒险态度,时尚前卫,体现独特的个性

如果你也正戴着眼镜，对应一下是哪个形状？同时可以问问身边人，第一眼看到你的感觉？看看是不是与你的感觉相同或者相似？如果你希望改变，你又会选择哪一个形状的框型呢？大家可以自问自答，也可以与身边的朋友展开讨论。

（二）框型变化带来的气质变化

关于眼镜的框型变化而带来气质的不同，我们还可以用一个坐标轴帮助大家理解和记忆（图 3-4-1-1）。

这个分析同时结合了我们在前面章节提到的直线型镜框与曲线型镜框。越是无棱角的线条感，越展现出柔的气质；越是有棱角的框型，越展现出阳刚的风格。

直线型镜框展现男性的阳刚，柔和镜框能展现男性的温润；直线型镜框强调女性中性气质，而两侧上扬的镜框更能提升和强化女性的魅力。

不同的框型给人以不同的心理暗示，也带来不同的风格体现。因此说，眼镜是五官之上最重要的饰品，也是最容易改变造型和印象的“神器”。

每个人的购买行为均受到自我个性的影响。通过学习大家也可以了解到，不同的眼镜设计都有它不同的风格韵味和给人的心理暗示，这些眼镜也像具有人格化的个性特征一样。我们的顾客倾向于购买与自己个性相符的眼镜，或者是他们希望打造出的理想形象的个性的眼镜。大家掌握眼镜如何体现这些风格气质，才能更好地为每一位顾客选到适合其个性气质或其心目中风格的眼镜造型。

思考题

请拿下你自己的眼镜或身边人的眼镜。参考关于不同框型的气质的介绍，说出这款眼镜的气质风格是什么，适合什么风格着装，适合什么人群配戴。

二、眼镜款式与流行趋势

除了眼镜款型本身有其独特的风格气质，流行趋势、潮流风格又跟眼镜设计有哪些关联呢？我们的眼镜，特别是时尚品牌类别的眼镜，完全是跟随服饰潮流的趋势而设计变化的。如果能结合当下的流行趋势与潮流风格，就能让推荐的眼镜更具有卖点和说服力，也更体现我们配镜师的时尚专业能力。

结合流行趋势推荐眼镜，如何来介绍呢？跟流行元素相关的三个内容：第一是流行色彩；第二是流行框型；第三是潮流的设计细节。我们以 2021 年春夏流行趋势举例介绍。

（一）流行色彩

每一年的年末，全球色彩分析的权威机构 PANTONE（潘通）都会发布下一年度的流行色系，每一种颜色都有其独特的命名以及蕴含的意义。凡是设计相关的行业，如服饰、家居、室内设计等，都会参考当年这份权威的流行色彩，在产品中体现引领潮流的态度。我们的眼镜也是如此，新一季的时尚眼镜上市的时候，

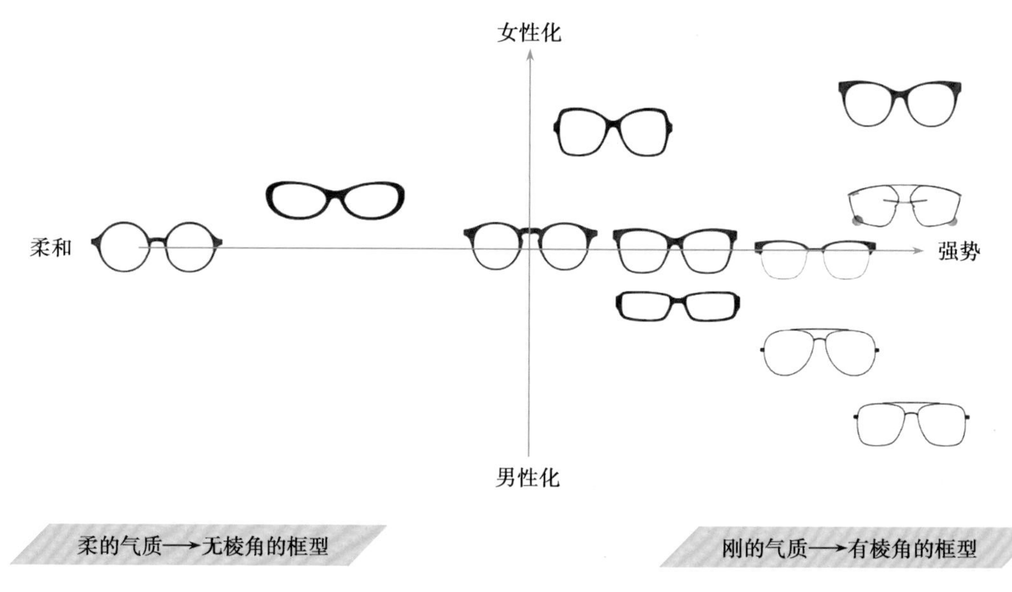

图 3-4-1-1　框型与气质

不仅融入流行服饰，其选取的材质、镜片或装饰色彩等，也均会结合当季的流行色彩呈现。

以 2021 年的年度流行色之一——Illuminating（明亮黄）为例，在新一季的眼镜镜框色彩或镜片色彩上，很多设计都呈现出这样的色系。对这样的色系如何介绍呢？

第一，介绍来源。明亮黄作为 2021 年度流行色的出现，它代表着后疫情时代人们对于重归繁华生活的希望与向往。

第二，介绍颜色的感觉。黄色本来就亮堂，明亮黄更是高调肆意得让人睁不开眼，色调愉悦又乐观，让人想象阳光下的活泼快乐，让人想要亲近。

第三，介绍眼镜色彩的优点。例如，这款运用了年度色彩的镜框，是最新、最贴合潮流的新款，带上脸有一种张扬个性的独特感，让你成为人群亮点，拍照 C 位；黄色镜片有提亮作用，即使室内偶尔配戴也可以。

第四，结合顾客的着装进行呼应介绍，或为顾客创造不同配戴场景的好处等。继续以明亮黄色眼镜来举例："看您已经有一副常规的黑色眼镜了，再补充这样一副明亮黄色的款式，能打破日常通勤着装的沉闷感，提升日常造型的时尚度。"

总之，大家在分析色彩眼镜时，可以更多结合流行色彩的特点描述，多关注最新潮流资讯与搭配方式，会让彩色眼镜的介绍更丰富出彩。

（二）流行框型

服饰当中的流行趋势由全球顶级的四大时装周中各大时装品牌出现的综合趋势与设计细节所带来。而最新款的眼镜也是在时装周发布的同时，同步出现于模特的服饰搭配当中。将这些品牌当中出现的风格汇总与总结分析，就是眼镜的流行趋势了。当然，这些内容都是由全球专业流行趋势预测分析平台——WGSN 通过专业数据分析的，大家有兴趣可以自行浏览与了解。

举例来说，2021 年以两种风格最为流行，一是复古，二是未来感。

（三）潮流的设计细节

眼镜潮流的设计细节与流行框型一样，也是综合服饰与配饰的流行元素综合分析而成。2021 年春夏，WGSN 指出，眼镜的流行设计中特别注意有色和镜面镜片的多样设计。因此，2021 春夏新款眼镜出现了非常多的拼色或者平面镜片的设计细节，也是非常潮流的风格。

关于眼镜的流行趋势，需要大家多多关注身边时尚资讯信息，同时积极参加时尚品牌眼镜供应商的专业培训，提升时尚感知。在了解完时尚的知识之后，大家要将其常常运用在眼镜推荐的话术当中，比如，介绍今年的流行色彩时使用"明亮黄"而不是"黄色"，运用当季的流行色彩名称更能体现专业感和时尚度，也为顾客带来当季的氛围感。还是那句，多听、多看、多分享，经常输出与运用，才能真正地把知识转化为能力。

在信息发达的时代，戴眼镜早已不再单纯用于视力矫正，更成为能够改变造型、提升颜值的方式！秉持正确的美学理念，色彩呼应，思考穿搭，学会眼镜美学搭配，引导和帮助顾客选择适合的款式，把眼镜作为整体造型的一部分，才是眼镜的正确打开方式！

思考题

请从风格与流行元素两个角度，介绍目前流行的大方框链条式眼镜如何搭配。

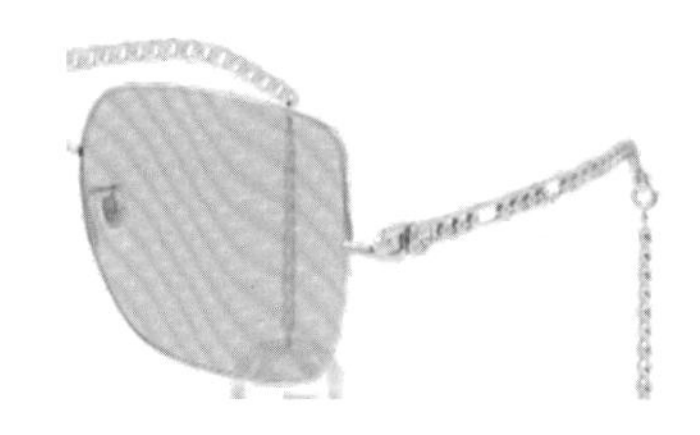

案例分享：商务场景需求的眼镜

【场景描述】

某天，某眼镜总店接待了一位 45 岁左右的男性顾客。该男士穿着一套黑色的商务西装，想购买一副成熟稳重、有品质且性价比高的眼镜。

【问题处理】

该顾客的工作性质及穿衣风格比较商业化，对品牌有一定的要求，又想配戴舒适的眼镜，于是向其推荐了一款 ×× 品牌极致舒适系列半框眼镜。该款镜架采用先进的人体工学设计，舒适感强，镜腿桩头处为经典的六角白星设计，突显优异品质和顶尖的欧洲工艺，黑色半框的简约设计能最大化突显男士沉稳、内敛的气质。该顾客非常满意，眼镜与他非常搭配。

【经验分享】

通过这个案例我们认识到，不同的消费者对美有不同的看法，我们作为专业配镜师应该对商品了如指掌，不管是款式、颜色还是镜架的功能，以商品的特点打动消费者。

【讲师点评】

对商务场合了解，精准推荐了具备商务风格的眼镜款式，充分满足顾客实际需求，一箭中的。

案例分享：发掘顾客心理，推荐多样化场景需求

【场景描述】

不同的顾客对美有不一样的看法，在不同的时间和不同的地点对美的要求也不一样。我们应该对自己产品的款式和什么时候配戴做到心里有数，场景描述信手拈来。

某天，某地产老板来到门店挑选眼镜，我们热情接待了他。通过对顾客的观察和沟通交流，挖掘了顾客的需求：顾客一次参加聚会时，发现别人的眼镜比他的眼镜要亮一点儿，心里有点儿不舒服，这次想换一副更有质感、更明亮的眼镜。

【问题处理】

通过前期的观察和交流发现，顾客是国字脸，经常出席很多正式场合，身着高级定制服饰。我们选择推荐高端的方形眼镜，拿了几副给顾客试戴后，顾客表示还可以，让我们先放在托盘里，然后自己又继续在店里挑选。

这个时候，我和其他配镜师心里都有疑问：顾客是不喜欢我们推荐的款式吗？还是想找更好看、更满意的？通过前期的沟通和交流，我认为推荐的眼镜款式各方面都符合顾客的要求，那为什么顾客还要继续看呢？

这时候我的内心突然闪现出一个大胆的想法：顾客是不是已经决定了要买我们推荐的款式，而此时是在挑选用于其他场合的不同风格的眼镜？毕竟顾客出席正式场合时会在意人家的眼镜比他亮，那么出席其他场合肯定也有类似的想法，比如别人的眼镜更特别，别人的眼镜从来没见过，别人的眼镜更适合运动，等等。

为了证实自己的想法，我询问道："您是在找其他样式的眼镜吗？"顾客说："你怎么知道？我就是想看看其他款式有没有适合我的。"

最后，通过我们的努力和情景的带入，顾客满意地在店里购买了四副不同款式的眼镜。

【经验分享】

我们经常在接待顾客时听到一句话："帮我选一副适合我脸型的眼镜。"这种情况往往成交率不会太高，因为顾客心里一般都有个大概的轮廓，我们这样去选择和介绍眼镜会很被动，而且很容易被店内的货品所限制。因此，在给顾客介绍眼镜的时候，我们要大胆地将顾客带入不同的生活场景，来选择不同的款式进行搭配，让自己去主导销售。（在常规介绍走不通时，可以带入场景或者举例：某明星上综艺节目戴的也是类似款式，说不定你也可以戴出不一样的感觉。）

综上，总结以下要点：

1. 善于沟通和观察；
2. 对自己的产品非常了解；
3. 在销售中要占据主导地位，合理地去引导顾客；
4. 每个人适合的样式和款式不仅只有一种。

【讲师点评】

当你定下多样化场景推荐的目标，同时拥有充足的美学搭配与产品知识时，销售的成功往往让人惊喜。

案例分享：独特时尚风格

【场景描述】

某天，门店接待了一男一女两位顾客，年龄在30岁左右，均穿着国际高端品牌服饰。该女士顾客想购买一副时尚且轻巧的眼镜。

【问题处理】

女士平时不戴眼镜，对款式要求有设计感和独特感，且顾客有一定的消费实力，注重镜架的品质。通过沟通，为顾客挑选了一副××名牌豹系列圆框复古眼镜。这副眼镜有经典的猎豹元素，又有比较时尚的复古风格，用大胆、性感的经典标志凸显了这位女士复古的时尚风。

【经验分享】

通过对顾客需求的挖掘和了解，打造最适合顾客的眼镜搭配时尚风格。

【讲师点评】

眼镜美学的设计中，通常通过精细的装饰体现独特性，销售顾问准确找到了这样的美学元素。这是一次成功的推荐。

案例分享：脸型很重要，但仅有脸型搭配还不够

【场景描述】

根据脸型为顾客挑选适合的眼镜，也能更好地促进销售。

某天，一位衣着时髦的女士来门店挑选太阳眼镜。顾客自主性较强，进店后自己就挑选了很多副太阳眼镜，但是都没找到她喜欢的那一副。此时，配镜师也在给她建议，例如现在流行的颜色、流行的款式，都没有打动她，逛了逛之后她准备要走了。

【问题处理】

在顾客犹豫不决要走的时候，配镜师通过观察发现顾客的脸型属于方形脸，这种脸型以鼻为中心点，脸型长度平均，适合选择框架高度适中、方中带圆的框架，但是顾客自己选择的都是圆形的太阳眼镜，所以始终找不到感觉。于是，配镜师委婉地告知顾客，其实她的脸型更适合那种方中带圆的太阳镜，并且拿了几副符合她脸型的各种价位的太阳镜给她试戴，再结合时下流行的颜色，终于找到了适合她也比较时尚的××品牌太阳镜。顾客满意地下单成交了。

【经验分享】

在这个案例中，如果不是有配镜师对脸型挑选的专业引导以及对现下流行色彩的把控，像这种追求时尚并且喜欢突显个性的顾客是没有办法成交的。因此，眼镜美学的搭配中，要重视顾客的脸型，这样才能为她挑选到最合适的眼镜。

【讲师点评】

除了脸型轮廓，面部细节的搭配有时也会起决定性的作用。熟悉脸型特征，掌握镜框造型，多试戴多练习，多与同事加强语言练习，才能提升敏感度。细节决定成败。

案例分享：年龄不会限制审美

【场景描述】

眼镜的款式与我们生活的场景息息相关，长期生活的场景对我们的审美也会产生重要的影响。

某天，一位40岁左右的男士顾客到店，他的穿着比较夸张。配镜师按照以往的经验给顾客推荐了较为严肃的商务镜框，顾客显然无兴趣，转身想要离店，这时，配镜师求助了店长。

【问题处理】

店长见顾客要走，便询问顾客想要哪一种风格的眼镜。顾客说自己从事设计相关的工作，工作环境比较艺术时尚，因此想要一副便于这类场合搭配的眼镜。于是，店长给顾客推荐了一副色彩比较明亮、框型比较夸张的眼镜，顾客试戴后非常满意，最后完成了一笔不错的销售。

【经验分享】

我们在给顾客推荐镜框时，不要被顾客的年龄和固有的销售经验所限制，更需要结合顾客的戴镜场合，为顾客提供最优质的挑选服务。

【讲师点评】

每个人的背景不同，对于美的理解更不同。作为专业顾问，平时除眼镜之外，多去关注时尚、艺术、品牌、设计等各个领域，多出去旅行走走，更能放大自我眼界，将美学知识的运用升华。

培训项目五　眼镜营销

任务一　建立顾客档案

学习目标

知识目标：1. 了解专业处方单必备的要素；

2. 了解顾客留存的意义。

能力目标：1. 能独立读懂一张专业的处方单中的数据；

2. 能设计一个顾客留存的简单方案。

素质目标：1. 关心顾客，理解销售，精益求精；

2. 专业、细心。

任务驱动

在实际销售工作中，随着竞争的加剧，顾客分流的情况也日益加剧。通过专业的处方解读，增加自己在顾客面前信任感的建立，并通过顾客留存的有效设计来吸引顾客的进店是眼镜零售行业良性发展的必需。

引出工作任务：如何建立顾客档案。

一、专业处方单呈现

见表 3-5-1-1。

二、顾客留存设计

（一）实践：如何让消费者多给你一点儿时间？

1. 问题　顾客进店，你问什么他都回答你“我看

表 3-5-1-1　处方单示例

基本信息

姓名：________　性别：________　出生年月：________　联系方式：________

检查日期：________　家庭住址：________________

进店理由：○ 朋友介绍　○ 店内宣传　○ 定期换镜　○ 店内陈列　○ 其他________

旧镜度数：________　旧镜品牌：________　旧镜类型：○ 单焦　○ 多焦　○ 双光　○ 离焦

旧镜（镜片）材质：________　旧镜（镜框）材质：________　旧镜有无变形：○ 无　○ 一般　○ 严重

舒适程度：○ 优　○ 良　○ 差　遗传史：________　有无相关治疗：________

顾客主诉：

____

屈光检查

<table>
<tr><td colspan="2"></td><td colspan="2">右 OD</td><td colspan="3">左 OS</td><td colspan="2">双眼 OU</td></tr>
<tr><td colspan="2">裸眼视力</td><td colspan="2"></td><td colspan="3"></td><td colspan="2"></td></tr>
<tr><td colspan="2">戴原镜视力</td><td colspan="2"></td><td colspan="3"></td><td colspan="2"></td></tr>
<tr><td>验光处方</td><td>球镜</td><td>柱镜</td><td>轴向</td><td>棱镜 / 底向</td><td>下加光</td><td>矫正视力</td><td colspan="2">主视眼</td></tr>
<tr><td>右</td><td></td><td></td><td></td><td></td><td></td><td></td><td colspan="2" rowspan="2"></td></tr>
<tr><td>左</td><td></td><td></td><td></td><td></td><td></td><td></td></tr>
<tr><td>配镜处方</td><td>球镜</td><td>柱镜</td><td>轴向</td><td>棱镜 / 底向</td><td>下加光</td><td>矫正视力</td><td>瞳距</td><td>瞳高</td></tr>
<tr><td>右</td><td></td><td></td><td></td><td></td><td></td><td></td><td></td><td></td></tr>
<tr><td>左</td><td></td><td></td><td></td><td></td><td></td><td></td><td></td><td></td></tr>
</table>

看”，稍微多问一句，他就走了……

2. 思考点　在顾客进店前：为什么顾客要给你时间？是店里的装修、POP、氛围、店员是否具有亲和力这些吸引顾客，还是你的货品具有吸引力？顾客不留时间给你，是不是对你缺乏信任呢？

在顾客进店后或验光前：你的产品是否符合顾客的购买需求？有没有专业的流程？

3. 方案路径　如何让顾客给你点儿时间？需要训练工具（表 3-5-1-2）。

使用方法：一位顾客看完货离店后，店员开始填写这张表格。根据内容自查，哪方面做到了就在顾客一栏打勾，没做到就打叉。等下一位顾客过来后，针对打叉的项目认真做一遍，以校正自己的动作，顾客走后再填表。久而久之，自查内容全都是对勾的时候，你就能留住顾客了。

4. 配合方案　要留住顾客的心，先要留住顾客的人；站着说话难留人，顾客入座易成交。举例：如果顾客有陪同者，先请同伴入座，再派一个店员接待他，那么一时半会儿顾客也走不了；如果顾客是单独前往，且不肯就座，门店可以专门设一个洽谈区或茶几，店员顺势把顾客看中的镜架拿到那里——而不在柜台上试，这时候顾客一般就会跟着你走了。如果觉得这么操作麻烦，最简单的就是把镜片公司的价格表放到洽谈区或茶几这里，这样做势必能引导顾客坐下来。

（二）实践：通过什么方法让消费者愿意听我们说话？

1. 问题　为什么没介绍几句，顾客就要和我们谈价格呢？

2. 思考点　要让顾客停下来，就要让顾客知道停下来对他有什么价值，就要看店员有没有抓住顾客痛点。传统的问诊方式太过古板，可不可以借鉴医生的提问方式（如一般生产前医生会提前让家属签字，把问题全跟家属讲到，让家属引起重视）。

3. 方案路径　不怕顾客留不住，就怕不会找话题，留住顾客心，全凭你用心。

（1）工具是个好帮手：举个例子来说，我曾看到过这样一个案例：成都有一位手机导购，手里有一个小布包，布包里面有 5 张 SIM 卡，3 个储存卡（并配备 3 个不同规格的读卡器），1 枚 1 元的硬币。硬币用来为顾客演示手机屏幕“刮也刮不花，敲也敲不烂”。储存卡里面存有各种视频、图片、音乐、软件，随时向顾客演示手机的各种功能。5 张 SIM 卡可以让接待的 3~5 个顾客同时试机，也方便为顾客导出旧手机的 SIM 卡。那么，我们眼镜店是不是可以将这样的道具应用起来呢？门店现在有没有什么好用、实用的小工具？

（2）售前清单要有数：了解库存，做到库里有货，心中有数；重新摆放主推产品或品牌的陈列位置，方便给顾客演示和销售；可以加顾客微信，把厂商的一些视频或电子宣传单页发给顾客，既拿到了顾客的微信又把产品宣传出去了；整理海报、价签，吸引顾客眼球。

（3）设备、活动（讲座）也能行：如厂商的创新性设备体验。

我们应该把更多的时间和精力投入对“人”的了解上。因为，真正的需求往往隐藏在人性与其他一系列因素的相互关联中。想要成功打开顾客的“荷包”，就要把思维方式从劝说顾客购买产品，提升到人与人之间的深入理解，去唤醒顾客的隐性需求。从顾客的视角看销售，从而展现我们存在的价值，让顾客体验到以前不曾体验的！

表 3-5-1-2　门店自查工具表

策略	自查内容	顾客 1	顾客 2	顾客 3
物品留人	饮水机、纸杯、糖果、玩具、茶几、沙发等			
	这些设施你店里有没有？			
	顾客进店你用了哪一种？			
行动留人	顾客进店你端茶倒水了没有？			
	顾客进店你让座了没有？			
	与顾客交谈，你攀亲套近乎没有？			
	演示商品，“卡住”顾客没有？			
装备留人	销售工具包，你准备了一套没有？			
话术留人	销售话术有没有说？			

思考题

1. (　　)是顾客在购买商品和使用商品的过程中，商品的个别属性作用于顾客不同感觉器官而产生的主观印象。
   A. 感觉　B. 影响　C. 思想　D. 产品
2. 销售人员对顾客施加(　　)后，就会产生一种反应(购买决策)。利用这一模型，销售人员试图尽可能多地了解使潜在顾客做出反应的心路历程。
   A. 产品　B. 金钱　C. 刺激　D. 说辞
3. 怎样才能探索出顾客的真正需求呢？最直接有效的办法就是(　　)。
   A. 价值和利益　B. 聆听
   C. 聆听和询问　D. 询问
4. 没有目标的销售会显得杂乱无章，浪费自己和顾客的时间。进入第四步，销售人员的根本任务是(　　)。
   A. 获得承诺　B. 成本控制
   C. 探寻价位　D. 探寻需求

任务二　管理顾客档案

学习目标

知识目标：1. 了解复购模型；
　　　　　2. 了解三种复购形式。
能力目标：1. 能建立简单的复购模型；
　　　　　2. 会设计触动顾客复购的场景。
素质目标：1. 关心顾客，理解复购，精益求精；
　　　　　2. 专业、细心。

任务驱动

在实际销售工作中，想要提升销售业绩，要么就是将单品做到极致，要么就是让顾客买得更多，其中，如何让老顾客常来是一个绕不开的问题，如何通过顾客的档案建立起一个可操作的复购模型就变得十分重要了。

引出工作任务：如何触发顾客，如何展开行动，如何激励顾客，如何让顾客参与。

一、打造复购模型

通过高频的使用率让顾客产生习惯性复购；

通过不断强化商家特点，让顾客产生认知性复购；

通过对认知的深入巩固，让顾客产生探索性复购。

听上去很激动，关键是，如何让才能开个头呢？

复购，同样是有模型的，即四个步骤：触发、行动、多变的刺激，以及参与。

（一）触发顾客

触发就是促使你做出某种举动的诱因，核心原则是提醒用户进行下一步行动。比如门店招牌和橱窗海报、朋友圈里的转发，都可以作为让更多人进行下一步行动的外部触发器。当你有了这样一层认识之后，就会对传统的宣传行为有更专业的优化——展示出内容，一定要有引导性，要清晰指明看到的人需要做的动作是什么，比如点击、回复、进店，等等。

除了对新用户的触发，你需要在自己的产品和服务上安装触发器，用来提醒那些已经购买的用户不断地使用。因为只有高频使用才容易产生习惯。触发器的设置是决定触发效果的关键。比如，你张贴一张引导进店的海报，这属于一个触发器，别人看了你的海报是否进店，靠的则是你的海报内容是否足以触动人心，促使他们发起行动。

如果想打造有效的触发器，就要准确捕捉目标顾客的想法和情感，了解他们会因为什么原因对某些产品产生反应。帮助企业了解潜在用户的工具和方法很多，结合中小型眼镜店的接受程度和操作难度，我们推荐大家尝试使用五问法(连续问五个为什么)来挖掘用户的内部触发点。

举个例子，某家眼镜店想上线一个新促销，那么其可以在目标用户中选出一些代表性强的用户，做真实调研或者模拟画像，采用五问法来锁定新促销推广应该从哪个点切入：

顾客为什么会对这个促销感兴趣？

答：顾客希望买到更实惠的眼镜。

顾客为什么想要买更实惠的眼镜呢？

答：顾客怕被骗。

顾客为什么怕被骗？

答：很多店员都喜欢夸大产品效果。

店员为什么会夸大产品功效呢？

答：因为店员自己对产品也不熟悉。

店员为什么对产品也不熟悉呢？

答：因为没有认真接受培训。

现在，答案出来了。很多店员因为没有认真接受培训，导致介绍不清产品，最后为了卖出产品只能随意夸大，顾客的体验就非常不好。那么在设计促销方案之前，是不是更应该把基本功给打扎实呢？

（二）展开行动

设想一个场景：当你的手机响了，你却没有接听，这是为什么？你为什么没有采取行动？

可能是因为手机放在包里，但包里东西太多，没有找到；也可能是你以为对方是业务推销，不想接听；也可能电话很重要，手机也在手边，但调了静音。

让人采取行动，同样是有一个公式：采取行动＝充分的动机＋完成这一行动的能力＋促使你行动的触发事件。如果是业务推销电话，你就没有接听动机；如果手机一时半会儿找不到，你缺失了接电话的能力；如果是手机调成了静音，你则根本没有收到来电的触发。

关于触发，我们已经进行了解释，那么对于行动来说，最重要的就是两个因素，即动机和能力。

你想让顾客重复进店消费，就需要给他足够的动机，也得照顾到他来消费的可能性。

门店经营中，给客户足够的动机应从以下两方面考虑。

一是产品本身。我们要帮助客户充分、重复、持续地了解产品能够给他们带来的好处。是得到快乐？还是缓解什么痛苦？如果考虑到重复消费，则要在产品和服务的设计上，给足顾客接下来还能得到什么体验的诱惑。

二是营销层面。我们要在本次消费时，就给顾客下次消费的临时特权，如折扣券、代金券或者某些优先资格。这些特权应具有时效性，通过刺激顾客的消费心理来启动他们的回购动机。

行动的能力，更多指的是消费能力，包括价格、消费途径、支付方式、便捷程度等。对大多数实体店消费群体来说，只要你"呼唤"，复购这件事就不那么麻烦，在行动方面还是很有操作空间的。

（三）多变的刺激

这一步很关键，决定了第一次行动后会不会有接二连三的重复。打个比方，大家都知道，打开冰箱门，里面的灯就会亮。这是共识，是一成不变的。所以我们不会因为这个原因而反复打开冰箱门。但如果每次打开冰箱门会看到不同的东西，那么打开冰箱门的频率就会大幅增加。

在营销行为中，如果顾客在使用和购买我们的产品时，总能得到固定不变的体验或者特权，他们会容易降低兴奋点，出现审美疲劳。我们要做的就是设置更多随机小惊喜来吸引消费者。

这个环节正是我们使用会员 RFM 数据模型的好时机（表 3-5-2-1），通过最近消费时间、频度和贡献度数据筛选，对每一个特定时期的现有会员进行归类，制订不同的营销刺激策略。

（四）让顾客参与

参与，是让顾客有所投入，这个阶段有助于提高顾客进入复购循环的概率。就像玩游戏一样，当玩家投入了时间、金钱和精力，在游戏中取得了一定的累积成就和经验以后，他们会不断重复进入游戏世界。

表 3-5-2-1　会员 RFM 数据模型表

指标	客户分组	营销策略	指标分段
R 值	活跃客户	密集的营销信息推送	半年内未购买（来店）
	沉默客户	减少推送频率，提升优惠力度	半年 ~1 年内未购买（来店）
	睡眠客户	大型活动时营销推送	1~2 年内未购买（来店）
	流失客户	停止营销推送	2 年以上未购买（来店）
F 值	新客户	传递促销信息	购买 1 次
	老客户	传递品牌信息	购买 2 次
	成熟客户	传递新品 / 活动信息	购买 3 次
	忠诚客户	传递会员活动和权益信息	购买 3 次以上
M 值	低贡献客户	促销商品 / 折扣活动	1/2 客单价以下
	中贡献客户	促销商品 / 折扣活动	1/2 客单价 ~ 客单价
	中高贡献客户	形象商品 / 品牌活动	客单价 ~2 倍客单价
	高贡献客户	形象商品 / 品牌活动	2 倍客单价以上

对于实体店来说，让顾客投入，不仅意味着想要让他们舍得花钱，还要给他们设定一些使用和消费产品时的任务，让他们完成这些任务，以便为自己带来更好的体验。

这个环节还有个比较有意思的心理学原理，后来被称为“宜家效应”。宜家家居销售的家具都是平板包装，需要顾客买回家后自己组装，这种包装方式不仅为企业降低了劳动力成本，提高了配送效率，节约了仓储空间，更大的作用是顾客因为投入体力劳动，会对自己组装的家具产生一种非理性的喜爱。因为我们总会高估自己的劳动成果，只要自己参与，有所投入，对此的情感就会变得不一样。

需要大家重点关注并牢记的内容，整理如下：

- 当人们高频地做一件事，容易产生习惯；
- 不断地使用，而非单纯购买，才能促成复购；
- “卖维生素而非止痛药”，让使用某种产品成为顾客的生活习惯；
- 复购类型有三种，即习惯性复购、认知性复购和探索性复购；
- 打造复购习惯的模型包括四个层面，即触发、行动、多变的刺激和参与。

现在需要大家着手做这么几件事：

- 找到自己门店适合高频使用的产品或服务；
- 思考你的产品能缓解顾客哪些痛苦；
- 找到一个能够吸引顾客不断使用这款产品的理由；
- 制订一套多变的奖赏策略。

二、实践：为什么以前来过的顾客不来了？

1. 思考点　复购需要有数据支撑，例如，顾客的回头率、复购频率、顾客档案等，但目前对门店来说还是有困难的，有没有逐步的解决方法？

2. 方案路径　初步复购三部曲：①前期留信息；②中期靠联系；③总之拼服务。

(1) 留下顾客信息的五个小技巧：①请求顾客评价，告诉顾客答案；②“咱俩交个朋友，互换一下号码”；③“存入我的号码，说出你的号码”；④传授保养秘诀，得到顾客信息；⑤“请你领份礼品，留个信息备案”。

(2) 中期靠联系：感动老顾客的时间表（表 3-5-2-2）。

表 3-5-2-2　感动老顾客的时间表

服务内容	服务时机
微信 / 短信问候	售出 1 小时
日常养护须知	售出第 7 天
眼镜保养通知	3 个月 1 次
抽奖与礼品发放通知	按实际情况定，但别太频繁，且要因人而异
眼镜沙龙座谈会	按实际情况定，但别太频繁，且要因人而异
预约提醒通知	预约前一天下午

举例讲讲维系联络顾客的“三不打和三必打”。“三不打”：清晨不打，夜里不打，吃饭不打。老顾客可以在晚上 9 点前进行电话回访，新客户下班后就不要打电话，否则就被视为电话骚扰了。“三必打”：上班 1 小时后，中午下班前，下午下班前。刚上班比较忙，不适宜打电话，1 小时后工作安排差不多了，所以可以打电话，正好排遣寂寞。

(3) 总之拼服务：实体店与网店以及快时尚拼到最后的还是服务。①售出产品终身服务；②别处购买我来服务；③现场培训上门服务（建立微信群，有问必答）；④无论多远我都服务；⑤销售软件硬件服务；⑥顾客不买面子服务（有些顾客可能就是来看看的，并不想买，但实在架不住店员的热情，硬着头皮只好买，其实此刻的体验是很不好的，此时店员不妨大大方方地让顾客再去别处转转，比较比较，效果反而比较好，也为下次销售埋下了伏笔）。

思考题

1. 复购同样是有模型的，即四个步骤：(　　)、行动、多变的刺激，以及参与。

   A. 触发　B. 控制　C. 探寻　D. 需求

2. 在营销行为中，如果顾客在使用和购买我们的产品时，总能得到固定不变的体验或者特权，他们会容易降低兴奋点，出现审美疲劳。我们要做的就是设置更多随机(　　)来吸引消费者。

   A. 小礼品　B. 转推荐有奖
   C. 额外检查免费　D. 邀请参加活动

案例分享：电话回访的重要性

【场景描述】

近日展开回访，回访到了 2019 年 4 月份验配的角膜接触镜（下称：隐形眼镜）顾客。

【问题处理】

查到一位顾客之前一直准时购买某品牌半年

抛 -3.50D 隐形眼镜，双眼度数都一样，按时间算隐形眼镜肯定用完了，但顾客到现在都未来购买。

进行电话回访："刘女士您好，我是 ×× 眼镜视光师小陈，您的隐形眼镜已经到期了，您目前有 1 480 分，目前积分可以用于抵现，12 月 31 日积分就会清零，我帮您先备好货，您看是明天过来还是后天过来？"但顾客表示：隐形眼镜刚用完，不想再戴隐形了，常年戴隐形眼镜，眼睛经常不舒服。

继续建议顾客："您可以过来，我们给您做一个免费的全面眼部检查，看看为什么戴隐形不舒服。"顾客接受了检查建议，到店后经裂隙灯检查发现，顾客巩膜、角膜缘有充血。顾客表示她戴隐形眼镜时间比较长，眼睛常有红血丝，怕戴隐形对眼睛不好。基于实际眼部健康状况，我给她解释，"因为半年抛隐形眼镜周期长，透氧性没那么好，所以缺氧时会产生红血丝。您这种情况还是可以继续戴隐形眼镜，戴周期短、透氧好的硅水凝胶日抛，可以让红血丝减轻或消失。"顾客觉得有道理，就购买了四盒，因为有"买三送一"的活动。

【经验分享】

回访是我们的日常工作，可以尽量减少客户流失。

任务三　个性化顾客维系方案

学习目标

知识目标：1. 了解会员卡体系的本质；
　　　　　2. 知道口碑是如何形成的。
能力目标：1. 会改进门店的会员卡设计思路；
　　　　　2. 会设计简单的口碑宣传。
素质目标：1. 关心顾客，理解顾客关系维护，精益求精；
　　　　　2. 专业、细心。

任务驱动

现在社会上普遍存在一种说法，"卖的总比买的精"。消费者这种根深蒂固的想法，其实就是我们的机会。运用好信息不对称，将你的专业有的放矢地展现给顾客，从而达成口碑的良性传播。

引出工作任务：如何设计会员卡体系，如何做好口碑。

一、会员卡的本质

关于会员卡，大家应该都有过这样的经历，就是曾经收到过各种印有 VIP 字样的宣传卡片，有些还印着"终身享受 8 折优惠"。请问你会想要拿着这样的卡片去消费吗？反正我不会，估计大多数人也都不会那样做。

在我看来，会员卡早就不是身份的象征，更多的时候其实已经成为累赘。便宜已经不再是这个时代唯一的消费驱动力，好和喜欢才是真正的驱动力。在顾客还没有体会到"好"之前，打折卡几乎是没有作用的。

门店到底要不要出会员卡，为什么要有会员卡？会员卡是起什么作用的？很多人每一次的回答几乎都是：会员卡可以起到维系顾客的作用，如果会员卡同时是储值卡，还能提前收到现金，等等。

但其实，这个利益出发点是自己和自己的门店。在我看来，这个出发点是错的。开店的目的当然是营利，为了过更好的日子。但是，想要达到这个终极目标有个重要前提，那就是顾客满意度。明白了这个道理，我们考虑问题的出发点就不应该是自己，而应该是顾客。

为什么要出会员卡？是为了要回馈那些喜欢这个店而常常来消费的顾客；而不是利用会员卡绑定顾客。

基于这样的分析，某家武汉的咖啡店推出了一张需要购买的会员卡，价值 25 元，有效期 1 年。很多人可能会吃惊，你不是口口声声要为顾客着想吗，怎么还举一个收钱的案例呢？别急，会员卡收钱仅仅是一种筛选出喜欢你家店的顾客的科学方法。我问过这个店的老板为什么这样做，他回答说，"我不能要求我的同事一个个地问进店顾客，'你喜欢我们吗'。"这家店第一次推出 2 000 张会员卡不到半年就卖完了。原因很简单，来这家店感觉喜欢，心里决定还会再来的顾客，看到 25 元一张会员卡，一定马上帮自己算个账，假如未来 1 年每周来一次，每次能够省下 5 元钱的话，一年下来大约能够省下 260 元，那么 25 元的会员卡就会很值。当然，不喜欢或者认为将来再次进店来消费的频率不会高，觉得不值得的人自然就不会买。这个政策的出发点并不是用会员卡引诱顾客多来消费，而是要给想频繁来消费的顾客最实在的优惠，出发点是不一样的。

二、口碑的形成

"卖的总比买的精"，消费者这种根深蒂固的想法就是我们的机会。

长久以来，顾客总觉得买卖双方的信息不对称的，商家为了获取更多利润，欺瞒行为是不可避免的。那么我们就偏偏要做到童叟无欺。比如，某家咖啡店的吧台不做成传统的上面有一块挡板的那种高吧台。高吧台使顾客看不到店员到底在使用什么样的食材,有遮遮掩掩的感觉。而这家店的吧台就是做成平的,使用的原材料要让顾客一览无余,再通过专业的讲解,提高顾客在这方面的认知水平,避免顾客在其他地方上当。我们想想,其实眼镜行业也完全可以借鉴啊,很多眼镜消费者对于眼镜也是一无所知的。如果一家门店能把制作眼镜的过程给顾客看到,又在制作期间给顾客做好眼镜小知识的宣讲,相信顾客的体验也会有所不同。大家可以想象,当顾客想要推荐你家店的时候,一定会说"眼见为实",那么这个被人看到的包装就成了口碑。

这里我们总结一下如何形成口碑:第一,当然是靠诚实和真诚,没有什么技巧可言。第二,从技术上来讲,口碑的形成和传播,其实就是一句能够精准地概括你家门店特色的话,一句就够!这句话的内容可能是刚才例子里面的材料货真价实,绝对可靠;可能是老板态度亲切;可能是这家店故事多多;还可能是在你店里感受到的各种意外惊喜和意想不到的增值服务。

思考题

1. 当两家店的产品和服务差不多,价格也不一样,甚至你家店的价格比别家还略贵一点儿的时候,因为有了(　　),顾客才有可能只愿意来你家。

   A. 需求感　　B. 刺激感

   C. 认同感　　D. 代入感

2. 关于形成口碑:第一,当然是靠诚实和真诚,没有什么技巧可言;第二,从技术上来讲,口碑的形成和传播,其实就是一句能够精准地概括你家(　　)的话,一句就够!

   A. 门店产品　　B. 门店位置

   C. 门店招牌　　D. 门店特色

培训项目六 门店管理

任务一 商品管理

学习目标

知识目标：1. 了解商品规划的知识；
2. 理解商品周转率分析知识。

能力目标：1. 能够对商品进行分类设计、合理布局；
2. 能够对所经营的商品结构进行分析；
3. 能够编制商品调整配置方案。

素质目标：站在用户的立场思考。

任务驱动

××眼镜店计划在东南沿海某核心城市的某大型购物中心的负一层开设一家分店。在此之前，××眼镜店属于一家楼宇店，主要靠用户的口碑传播来发展业务。这次计划开设的新店位于一家建成不久的购物中心，周围是本市新发展的CBD区域，写字楼林立，对××眼镜店而言，这是一个全新的市场。

在这个购物中心周围还有其他购物中心，除这个商场内的其他眼镜店之外，另有多家当地知名的眼镜连锁企业的分店，因而市场竞争非常激烈。

××眼镜店分析了主要客户群体和周围其他眼镜店，制作了一张表格(表3-6-1-1)。

在分析了客户群体以及主要竞争者的特性后，××眼镜店做出了以下的商品规划：

主要客户群体：年轻、高收入的精英阶层，包括企业高管、高级技术人员及他们的家人，年龄在30~50岁，居住或工作在门店3km半径范围内。主要诉求：优质的验光配镜服务，舒适的配戴体验，高品质的商品，具有一定的品牌文化。

对应的商品定位：镜架：以欧洲和日本的眼镜架为主，选材精良、工艺精湛并讲求人体工学。零售价格段在1 000~5 000元，相对集中在3 000元左右。男款占70%(因为这个阶层的女性消费者主要配戴角膜接触镜)。镜片：以国际品牌镜片为主。

按照以上思路，××眼镜打出了“给讲究的人配一副好眼镜”的经营口号，并且对新店的店面环境进行了精心设计。新店正式开张营业之后，获得了良好的经营效果，虽然和几家竞争门店仅几步之遥，但由于客群错位、商品错位，大家各做各的生意。

那么，这样的商品规划过程具体是如何实施的呢？这就是本节要学习的内容。

一、商品规划

（一）商品规划的流程

门店的商品管理工作是指从分析顾客的需求入手，对商品组合、定价方法、促销活动，以及资金使用、库存商品和其他经营性指标作出全面的分析和计划，通过高效的运营系统，保证在最佳的时间内，将最合适的商品数量按正确的价格向顾客提供商品，同时达到既定的经济效益指标。

商品规划工作的一般流程见图3-6-1-1。

1. 分析用户需求和竞争者的商品策略　眼镜店的商品并不是为自身使用而采购的，而是为了满足消费者的需求。因此，我们要有用户思维，站在用户的角度来组织货源。同时，我们也要清楚地认识到，身处激烈的竞争环境，商品必须有一定的特色，力争做到人无我有，人有我全，人全我新。这时，分析用户需求和对手

表3-6-1-1　主要客户群体和门店周围其他眼镜店情况

主要客户群体	主要眼镜店
1. 周围居民(以年轻人的小家庭和单身白领为主，本地人较少)	1. 眼镜店A：当地具有一定影响力的眼镜连锁企业，定位于中高端配镜业务 2. 眼镜店B：以时尚眼镜为主的潮流眼镜店，在年轻人心目中具有较高知名度
2. 在附近写字楼工作的企业家、都市白领	3. 眼镜店C：提供快配服务的国际连锁眼镜店，销售三个中低价位的套餐眼镜
3. 在周围工作与商圈配套的服务行业从业者	4. 眼镜店D：主要为企业家等高端消费者提供个性化定制服务的眼镜店

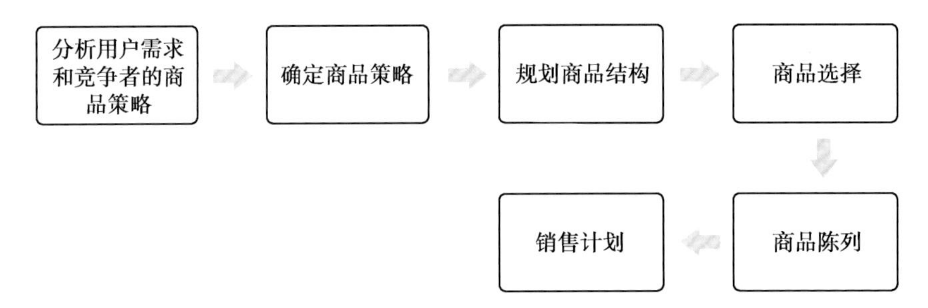

图 3-6-1-1　商品规划工作的一般流程

的商品策略就变得至关重要了。

2. 确定商品策略　这里的商品策略是指眼镜店在商品结构上的战略思考。比如，在当地处于领先地位的企业可以大力扶植自有品牌和一些地区保护的授权品牌；而在当地处于市场跟随者的企业，就应该考虑经营一些消费者广泛认知的品牌。商品策略确定之后也不是固定不变的，应根据自身企业的发展和市场环境的变化不断调整。

3. 规划商品结构　根据市场需求和竞争对手的商品策略，确定企业自身的商品策略之后，就应着手规划商品结构。比如，一家店位于城市中央商务区附近，以都市白领为主要客户群体，确定的商品策略是：品质有保障、品牌有内涵、款式有特色、功能有实效，围绕这一策略开始规划商品结构，包括商品的价格带分布、覆盖不同客户的个性化需求，等等。

4. 商品选择　根据确定的商品结构，在市场上寻找合适的品牌和供应商并达成购销合约。一般这项工作有公司总部来完成，门店要做的是从公司的商品目录中选出适合该门店的商品。

5. 商品陈列　根据商品陈列的原则，将商品在门店进行陈列，形成主题陈列、焦点陈列和单品陈列的层次，达到吸引顾客进店、增加顾客逗留时间、促进顾客购买的目的。

6. 销售计划　根据企业对于不同商品的推荐主次和该门店所面对的消费者的各类需求制订相应的销售计划，包括销售目标（金额和数量目标）、实现销售目的的方法、过程检视的方法、相应的奖惩激励机制等。

（二）商品的分类

商品的分类方法有很多，每一种分类方法都是为了从不同的维度更好地开展商品管理工作。

1. 根据商品的功能属性进行分类　一般分为镜片、镜架、太阳镜、接触镜、老视镜、防护镜、护理产品等。

2. 根据商品的价格和顾客购买频次分类　一般分为：

- 高价高频：如青少年学生的镜片；
- 高价低频：如高档镜架、太阳镜和镜片；
- 低价高频：如短周期角膜接触镜、护理产品；
- 低价低频：如老视镜、中低端镜架。

3. 根据用户需求分类　一般分为：商品组→商品部→商品类别→商品系列→商品风格→商品 SKU（图 3-6-1-2）。

SKU 指库存保有单位，是物理上不可分割的最小存货单元。比如某品牌某型号某色号某尺寸的眼镜架，在眼镜行业中是“不可分割的最小存货单元”，因此被称为一个 SKU。同理，某品牌某系列某折射率某光度某膜层的镜片，也是一个 SKU。

（三）商品布局

商品的布局包含两个概念：一个是针对市场需求对不同种类的商品进行规划布局，确定不同商品在门店的库存比重；另一个则是将上述商品在门店内进行陈列位置（货位）的布局，以突出重点并且方便消费者选购。

1. 商品库存比重的合理布局　根据用户群体的需求和商品类别、价位段等进行合理分配。

以镜架为例，表 3-6-1-2 所示为某眼镜店的商品库存布局。该店属于一家社区型专业店，消费档次为中高端，门店面积约 80m^2，可出样镜架和太阳镜数量约 300 副）。

2. 商品货位的合理布局　商品货位的布局是根据门店装修布局和商品的特性而定的。我们仍以前文所述的门店为例。

门店在装修设计时，分别安排了橱窗展示区、太阳镜展示区、中档眼镜架展示区、高档眼镜架展示区、老视镜和眼镜配套产品展示区、角膜接触镜（隐形眼镜）及护理产品展示验配区、专业检查（验光）区、顾客休息区、服务区等功能区域。不同种类的商品应在相应的展示区域内陈列，并且遵循以下原则：

（1）相同品牌集中陈列。

（2）按价格带有序陈列，如从前场到后场，价格由

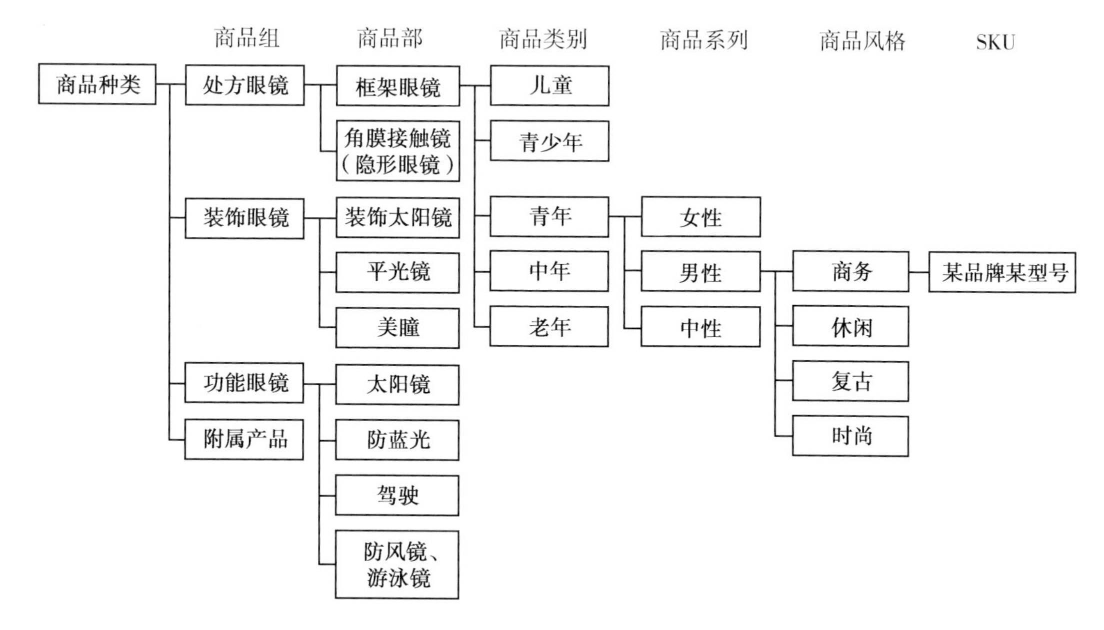

图 3-6-1-2　眼镜架商品分类

表 3-6-1-2　某眼镜店商品库存布局表

类型	价位段/元	儿童 3~6 岁	青少年 7~18 岁	年轻人 19~35 岁	中年人 36~55 岁		老年人 55 岁
	用户				男	女	
配光架	<300	○	○	◎	○	○	◎
	301~600	●	◎	◎	◎	◎	◎
	601~1 000		○	◎	◎	◎	◎
	1 001~1 500		●	◎	◎	◎	○
	1 501~2 000			○	◎	○	●
	2 001~3 000			●	○	●	
	3 001~6 000				●		
	6 001~10 000						
	>10 000						
装饰镜	（省略）	（省略）	（省略）	（省略）	（省略）		（省略）
防护镜	（省略）	（省略）	（省略）	（省略）	（省略）		（省略）
其他	（省略）	（省略）	（省略）	（省略）	（省略）		（省略）

◎：主力商品，SKU 较多，可以安排 2~3 个品牌；

○：辅助商品，SKU 较少，可以安排 1~2 个品牌；

●：补充商品，SKU 较少甚至可以不安排。

低到高，或者先是中档商品，然后是低档商品，最后是高档商品。

（3）按推荐主次有序陈列，主力商品位于顾客动线的中心位置，辅助商品在其次，补充商品在最次。

（4）按顾客类型分别陈列，比如将儿童眼镜、青少年眼镜和成年人眼镜分区域陈列。

二、商品周转率管理

商品周转率是指商品的销量与库存量之间的比

例，反映了商品销售的速度。

许多零售企业虽然销售业绩很好却往往不赚钱，其中一个很关键的因素就是商品周转率过低。浏览一下财经新闻，经常会看到“××服装品牌陷入危机、库存积压高达数十亿”“××企业库存减值恐埋雷”等与商品周转率有关的新闻，充分说明了商品周转率对于零售企业的重要性。

（一）商品周转率的计算方法

商品周转率可以用几种形式来表示：

1. 商品周转次数　周转次数 = 年销售额（量）/ 平均库存额（量），平均库存 =（期初库存 + 期末库存）/2。

当评估整家门店在较长周期内的商品周转率时，一般使用金额来计算，因为不同商品的单价相差较大，而且有的商品价格低周转快（如护理液），有的商品价格高周转慢（如高档镜架）；用金额可以体现门店商品整体周转情况。

当评估某类商品或者某品牌商品的周转率时，可以使用数量来计算。比如，某眼镜店年销售额为 300 万元，商品平均库存货值（按零售价格计算）也为 300 万元，则商品周转次数 =300 万 / 年 ÷ 300 万 =1 次 / 年。也就是说，这家眼镜店的库存 1 年周转 1 次。

2. 商品周转天数　商品周转天数是指商品周转一次需要多少天。

周转天数 =365/ 周转次数，或：周转天数 = 平均库存额 / 日销售额。

仍以前文提到的眼镜店为例，这家店的商品周转天数就是 365 天。或许大家对这个数字并没有概念，我们可以举几个例子让大家对比一下。根据以下企业公布的财务报告显示：沃尔玛的商品周转天数为 52 天；小米手机的商品周转天数为 45 天；西班牙服装品牌 ZARA 的周转天数曾经达到过 15 天，日本服装品牌优衣库的周转天数为 83.72 天，同为服装品牌的美特斯邦威的商品周转天数是 297 天，森马是 398 天。

这时，再来看这家眼镜店的商品周转周期，就会发现 365 天这个数字属于周转较慢的。

3. 商品动销率　商品动销率 = 商品月销量 / 月平均库存 ×100%

举个例子：某眼镜店某品牌的镜架月销量为 30 副，月平均库存（月初库存和月末库存的平均值）为 100 副，则该品牌镜架的商品动销率 =30 副 ÷ 100 万 =30%。

如果将这个数字推算到商品周转次数，相当于 3.6 次 / 年；换算成商品周转天数，相当于 101.39 天。

（二）商品周转率在经营中的价值

商品周转率低（即周转天数长，动销率低）对于眼镜零售企业的经营会造成以下负面影响：

1. 资金积压，商品更新速度慢　由于库存庞大而销量相当偏低，资金回笼速度较慢，此时企业没有足够的流动资金采购新商品，即使有资金采购新商品也会导致原有商品的销量更差，进入库存积压的恶性循环。

而无法更新商品会影响顾客的购买热情。想象一下，当你走进一家服装店，看到店里展示销售的服装都是去年甚至前年的款式，你还有兴趣购买吗？

2. 商品损耗变大，库存减值　商品陈列在店堂中或者存放于仓库里会产生一定的损耗，比如超出效期的商品或者在陈列过程中产生磨损、瑕疵的商品，都可能报废。与此同时，大部分商品随着货龄的增加都会贬值，因为眼镜商品尤其是镜架和太阳镜都具有时尚属性，一旦潮流变换，曾经的当季新款就会过气，价格也会掉下来。

3. 管理成本高　商品周转率低就会导致库存积压，而库存越是庞大，管理起来就要投入更多的人力和物力，管理成本水涨船高。

因此，眼镜店应当努力提高商品周转率。

（三）如何提高商品周转率？

从商品周转率的计算公式中我们不难发现，提高商品周转率的方法要么提高销量，要么降低库存。提高销量属于销售管理的范畴，这里我们要讨论的是降低库存。

具体做法有以下几个方面：

1. 销量决定库存　门店日常库存总量（额）应该控制在月销售额的 3~6 倍；不同商品的销售占比应当和库存占比相对应。

2. 高频次小批量地采购　降低安全库存的警戒线，采用频繁补货（每周或者每 2 周 1 次）避免出现缺货。

3. 及时调整商品结构，淘汰滞销商品　利用数据分析及时发现滞销品（销售贡献低、商品周转率低）并予以撤换。如果无法退换货的，一方面暂停补货，一方面尽快安排重点销售。

思考题

1. 一家月销售额为 20 万元，平均单价为 500 元的眼镜店，展示的镜架商品约为多少 SKU 为宜？请列出计算过程。

2. 一家开在三线城市的社区超市旁的眼镜店，在规划商品结构时应从哪些方面着手？

任务二　店面形象管理

学习目标

知识目标：了解橱窗陈列。

能力目标：1. 能够实施橱窗设计与陈列；

2. 能够制订并实施店内物资放置规范。

素质目标：具备爱岗敬业、专业细致的素质。

任务驱动

小晏是一位创业者。他离家在外从事配镜师的工作近10年，终于下决心回到老家，在浙江一个乡镇上开设眼镜店。

他在当地最繁华的商业街上找到了一个铺面，门前客流量很大但租金较高，但让小晏感到为难的不是租金，而是这条街上已经有三家规模较大、经营历史较长的眼镜店。作为一家新店，如何能够在对手环伺的环境中脱颖而出，成为一个巨大的挑战。

经过全面细致的市场调研和竞争优劣势分析，小晏决定在店面形象上下功夫。他认为，这条街上集中了当地最主要的几家眼镜店，所以，消费者有配镜需求时都会到这条街来。在他们心目中自然有一家店是目标，但也不排除到其他店看看的可能性，毕竟谁都知道货比三家不吃亏。于是，小晏希望自己的新店成为整条街上最醒目、最抢眼的眼镜店，这样就有可能吸引消费者的好奇心，进来比一比、看一看，只要顾客进来，凭借自己多年来积累的专业技能和服务经验，他自信能够把顾客留住。

于是，他别出心裁地将镜片加工室放到了店铺的前区，顾客隔着橱窗就能看到他在加工眼镜。这样一来，的确吸引到许多好奇的路人，有时候甚至会形成围观，毕竟许多戴眼镜的人也未必知道一副眼镜是如何被制作出来的。

这个案例告诉我们，橱窗是整个门店留给消费者的第一印象，也是门店经营中第一块磁石；注重橱窗为眼镜店获得更多顾客打好了基础。

一、实施橱窗设计与陈列

如果把商店比作一本杂志，那么橱窗就是杂志的封面。如果橱窗的设计既引人瞩目又充满新意，那么毫无疑问它们可以帮助吸引客流，强化店铺的品牌形象。如何设计和布局一个橱窗？我们可以分成这样几个步骤：

（一）了解你的橱窗

橱窗的形式和大小是没有具体标准的，在一条商业街上，每家商店的橱窗大小和类型都不一样。比较常见的有封闭式、开放式、框格式。

封闭式的橱窗类似于一个小房间，正面有一大面玻璃，后面和两侧是坚实的墙壁，再带一扇门（图3-6-2-1）。这类橱窗的设计是最花心思的，也需要最多的道具和灯光支持，最花成本，当然也是最有利于实现场景化的陈列。

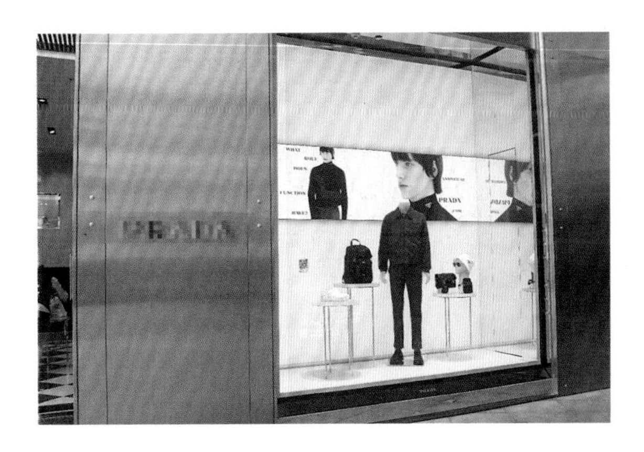

图3-6-2-1　封闭式橱窗

开放式橱窗没有背后的墙板，很多零售眼镜店铺都喜爱这类橱窗，因为通过它可以从外面看到商店的内部环境（图3-6-2-2）。然而，这也意味着商店的内部面貌要精心维护。布置这类橱窗的难度在于人们会从里外两个角度来观察，而且与封闭橱窗不同的是，昂贵

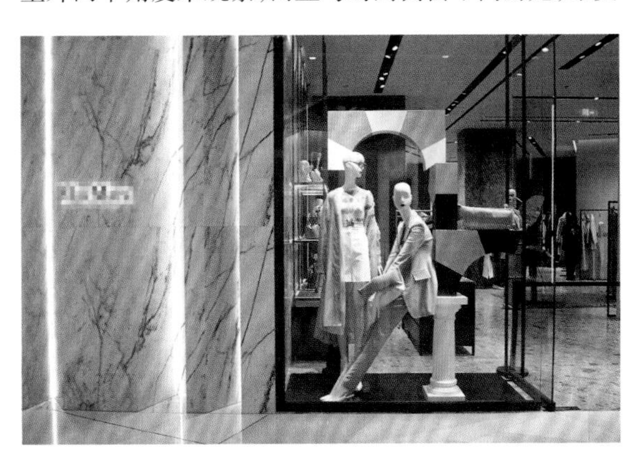

图3-6-2-2　开放式橱窗

的商品陈列也需要考虑到安全性，以及顾客去触碰陈列商品的可能性。

框格式橱窗常见于销售小型物件如珠宝、钟表、眼镜等商品的商店（图 3-6-2-3）。我们要注意框格的位置要置于视平线的高度，可以方便顾客仔细观察商品。

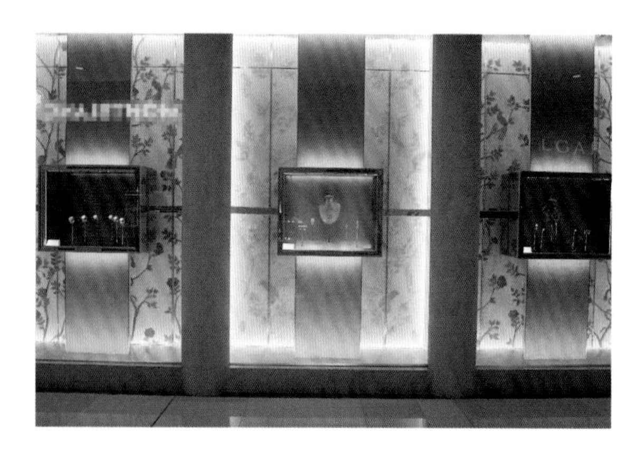

图 3-6-2-3　框格式橱窗

（二）规划橱窗主题

设计橱窗时，首先明确主题以及你想要的展现的品牌精神。你需要考虑，通过这个橱窗，你想要讲述什么故事，而且要确保橱窗的主题与店内的主推商品和谐呼应。大家都知道绝妙的设计是一个优秀橱窗展示的核心，那么从何下手，其实不需要太多的理念，我们就让橱窗陈列设计以情节叙述的形式展开，结合其他元素或道具（它们与店内的商品一定有共通之处），去创造一系列或直白或抽象的故事，再创造一种通过橱窗来倾诉的语言，这种语言可以是一系列的色彩、形状或质地，它们维持商品和道具之间艺术性的平衡。

图 3-6-2-4 中的两个橱窗设计，从橱窗到海报和入口模特阵，使用自然色木材或是和产品同样的天然材料，讲述着同一个产品故事，完美回应“天人合一”的设计理念。

（三）布局橱窗道具

在选好了商品，确定了方案和主题之后，就要构思橱窗使用的道具了。道具，顾名思义就是陈列展示商品所借助的物体。道具可以和商品有共通点，也可以和商品无关联。道具是衬托商品的，不能喧宾夺主。我们可以遵守一条基本的规则：1/3 的商品与 2/3 的道具组合，看上去是平衡的。比较常用的设计有这样三种方式：将道具放大使用，将道具或图案重复陈列，用强烈的色彩或图案作为橱窗的背景（图 3-6-2-5~ 图 3-6-2-7）。它们都是抓住顾客注意力的好方式，但无论用哪个方法，都要记得橱窗的主题和产品的关联，这样才能达到事半功倍的陈列效果。

（四）橱窗陈列设计

陈列师在布置橱窗的时候要遵守许多规则和标准。很多专卖店陈列为了统一，还都依赖于陈列手册，但是依葫芦画瓢并不是明智之举，只有了解了基本的规则，大家才能知其然并知其所以然，布局一个吸引消费者眼球的橱窗。

最核心的两个关键词就是焦点和平衡。

焦点，无论橱窗大小，每个橱窗都需要有一个焦点，这是能引起顾客注意以及目光停留的视点。大型橱窗更是需要有不止一个的焦点。焦点一般位于视平线以下，略偏离中心点的位置，它引导消费者的视线环绕在焦点和其他商品之间。要绝对避免将主要商品或道具放在橱窗边缘或者悬挂得太高，否则视线就会被引导到橱窗外或者天花板。

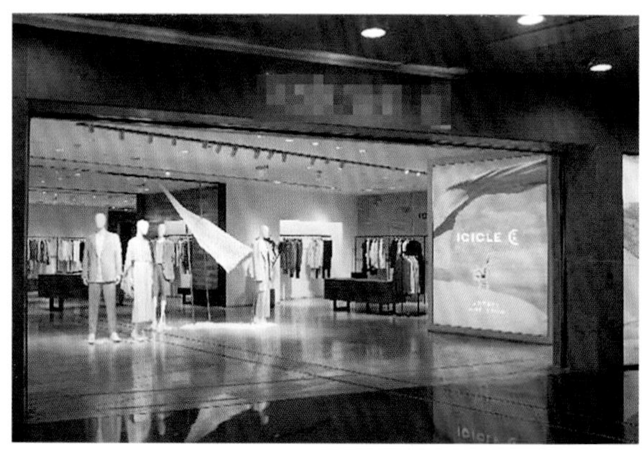

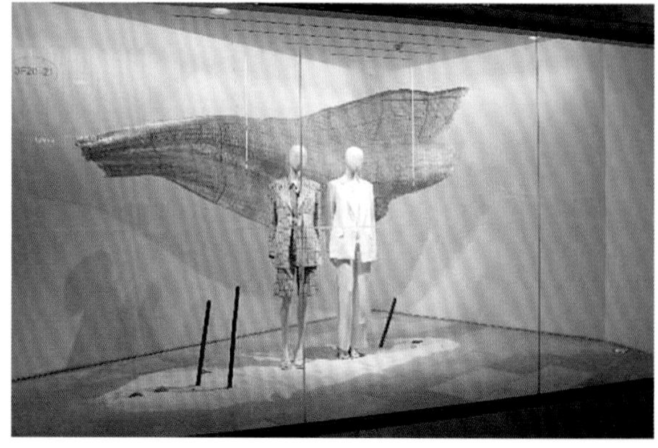

图 3-6-2-4　橱窗设计示例

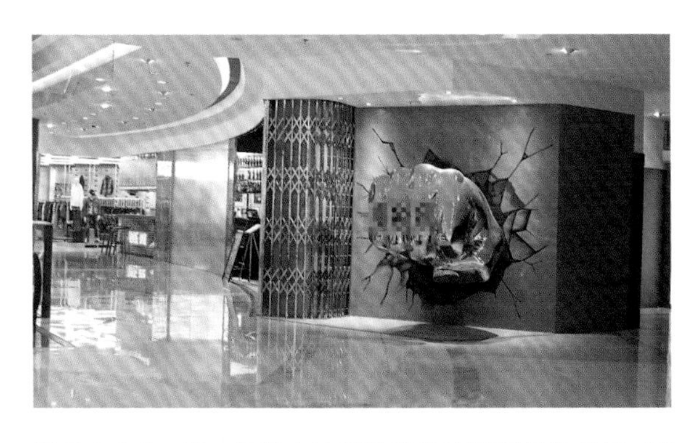

图 3-6-2-5　用一只放大比例的拳头冲破墙体的场景，演绎了品牌所代表的桀骜不驯，寻求另类能量的精神

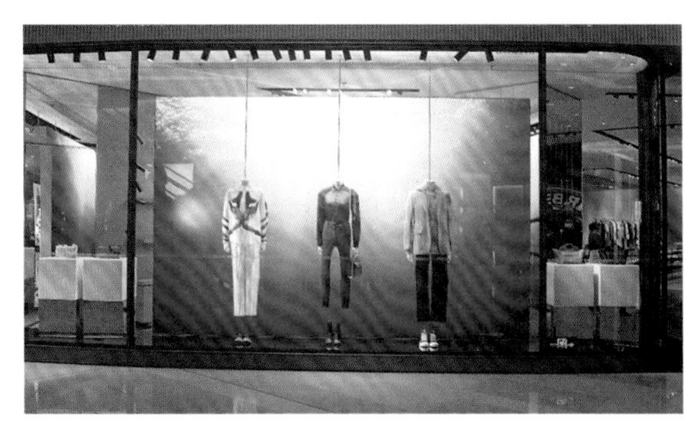

图 3-6-2-7　大面积蓝色海洋背景，给予顾客强烈的视觉冲击并完美衬托了同系列的产品

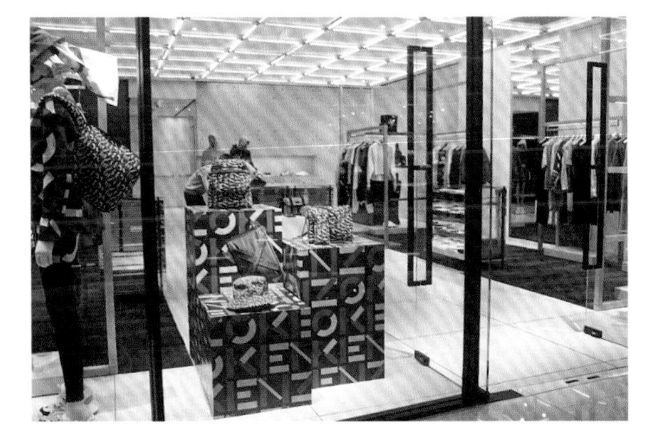

图 3-6-2-6　重复使用的立柱和图案，和产品密切关联，紧抓消费者对这系列产品的关注度

平衡，设计和布置橱窗的时候，要能领悟平衡这个概念。在陈列手法上，我们推荐一个金字塔手法，其可谓全球通用的行之有效的方式。从美学上说，视线首先聚集到了一点，然后向其他焦点扩散，既让顾客的目光在重要的商品上停留最久，也让橱窗整体设计看上去稳定平衡(图 3-6-2-8)。

以上三组橱窗照片中，金字塔手法的橱窗陈列被广泛应用。

（五）橱窗色彩和灯光

色彩是吸引行人注意的最华丽的工具。但是运用色彩时，要注意配色方案和商品本身的配合。例如，用来推荐环保商品的橱窗会使用那些与天然相关的色调，比如大地色、浅褐色、米色，会让人产生联想的效果(图 3-6-2-9)。钻石、珠宝和手表，就会选择用浓重、阴暗的色调来衬托自己的宝石，使它们看起来熠熠生辉(图 3-6-2-10)。

照明也是橱窗展示中最重要的组成部分之一，但经常会被忽视。一般来说，一个橱窗需要具备两种光源：泛光照明和射灯。前者用于整个橱窗的环境照明，后者用于重点突出某个商品或前面所提到的聚焦点。调整泛光照明时要注意，橱窗在白天和晚上所使用的照明量是不一样的。一个光线充足的明亮橱窗，白天反而需要使用大量灯光来抵消阳光的反射，而晚上则需要较少的灯光，因为橱窗在周围的黑暗对比下十分明显，所以很多商家现在都使用可以根据时间自动调节的照明系统。调整聚光照明时，一个简单的方法是在灯下挥动自己的手，看光束是否聚焦在正确的商品上，以及观察阴影的位置。在调节灯光时，还要考虑到色彩的因素，有些颜色不仅吸收光，还会反射光，比如

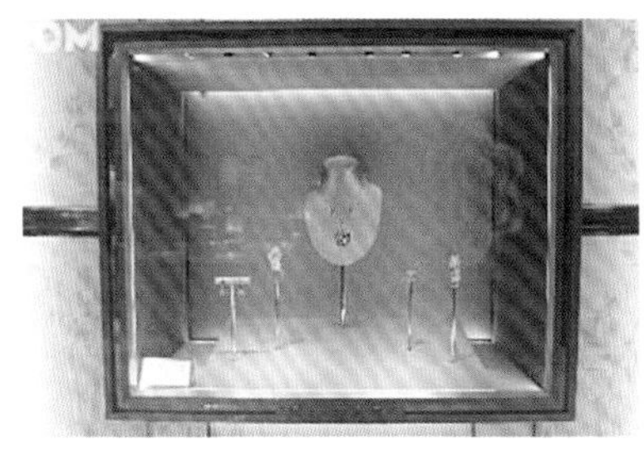

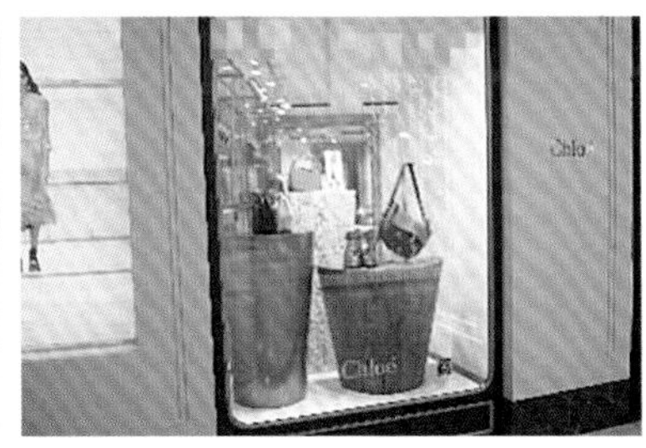

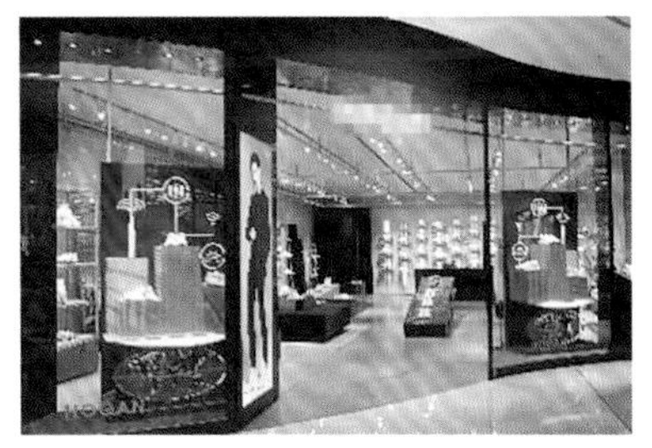

图 3-6-2-8　橱窗陈列中的金字塔手法

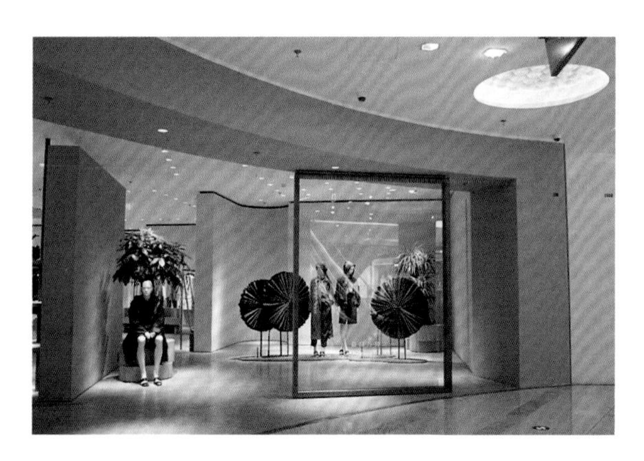

图 3-6-2-9　环保主题橱窗陈列。环保时尚橱窗总是用大地色调去演绎品牌所倡导的“人与自然和谐共生”的当代生活方式

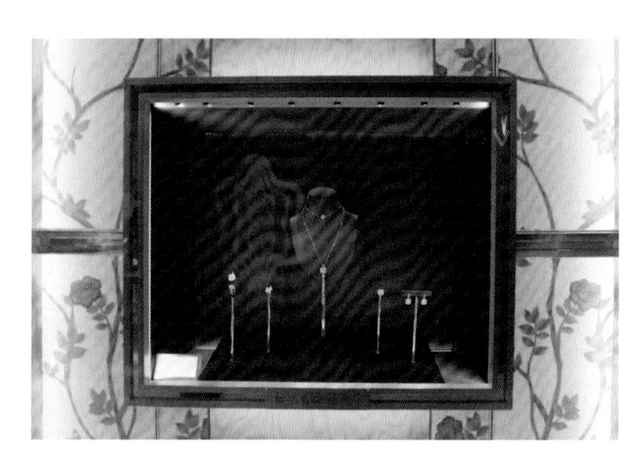

图 3-6-2-10　珠宝品牌橱窗的灯光应用。珠宝品牌的橱窗常用暗色背景加射灯去聚焦产品

黑色、深蓝色这些吸光的色彩就需要额外的照明来补充。如果我们的零售店铺有一排橱窗，那么需要考虑到布置相似的灯光，太暗或太亮都会显得突出和不协调。

（六）橱窗陈列排期

一个精心策划的橱窗设计日程表有助于店长或者零售商游刃有余地安排完备的设计方案和施工日期，还有助于预算资金的分配。当然，1 年的橱窗排期可能会有不断地修正，比如促销期比预期的时间更长，比如有一些意想不到的新潮产品需要展示，那么就需要在方案实施的过程中去补充新的元素。所以，排期的第一步，先确立周期，6 个月或者 1 年。第二步，分配大型节日和促销活动，比如圣诞、春节和促销月；再增加中等的促销活动，比如母亲节、国庆节、开学季。再和各个品牌方的营销团队商讨他们是否需要橱窗空间来提升新商品的销售或举办特殊的活动。

二、店内物品规范放置

店内物品主要是指除陈列样品之外的其他物料，包括库存（预备）商品、服务接待工具、促销礼品和活动展示道具、辅料（如镜盒、镜布、镜片拭镜纸等）。

物品存放时，应遵循以下原则：

（一）存放规范原则

所有的物品都应该指定存放规范，包括存放位置、保管人、日常保有量，等等，并且要落实到人。

（二）方便取拿原则

所有物品应尽可能存在方便取拿处，比如，门店统一的镜盒存放在取镜区；品牌专属的镜片存放在品牌出样区；促销活动礼品存放在收银区或者取镜区。

（三）安全性原则

一方面要防火防盗，另一方面对于一些特殊商品应考虑存放要求。比如，角膜接触镜（隐形眼镜）镜片和护理产品的库存需位于指定处；易燃易爆物品需远离电源和火源。

（四）先进先出原则

这在商品管理相关章节中有详细描述。

思考题

1. 针对眼镜行业的特征，你觉得不同的橱窗陈列形式中，哪一种更适合眼镜行业，为什么？
2. 你认为要使得橱窗对消费者产生吸引力，主要需要注意哪些方面？

任务三　销售管理

学习目标

知识目标：1. 了解主要运营指标分析；
2. 理解新老顾客贡献率分析的意义和方法；
3. 理解客单价分析的意义和方法；
4. 认识商品折扣管理的方法；
5. 熟悉畅滞销商品分析的意义和方法。

能力目标：1. 能够进行畅滞销商品分析；

2. 能够进行运营分析；
3. 能够进行销售 / 库存对比分析；
4. 能够进行新老顾客贡献率分析；
5. 能够进行客单价分析；
6. 能够进行商品折扣管理。

任务驱动

一家眼镜连锁企业的某分店，位于地段极佳的商业街，每个月的销售额在 45 万左右。

在周末巡店过程中，营运经理发现这家店的店堂里挤满了顾客，有七八位顾客在排队等候验光，其中有几位已经开始抱怨验光等候时间太长。

这位营运经理到验光室看了一眼，刚好一位顾客已经完成了主观验光，这时正戴着试镜架在适应，配镜师陪着顾客到店门口，确认配戴新处方是否舒适。

营运经理利用这个间隙询问验光师："为什么验光这么慢？"验光师面露难色地说："因为我们的综合验光仪损坏了，现在用插片验光，导致试戴片不够用，得等到前一个顾客试戴完没问题了，把插片还给我，才能开始为下一位顾客验光，所以比较慢。"

于是，营运经理让店长尽快上报公司是否有备用设备并申请重新采购，同时建议店长向总部借用一套插片箱。结果，到了下一个周末，同样的问题依然存在。店长反馈说已上报给设备部，设备部还没有回应。营运经理跟进之后得知：设备部的确收到了申请，但后续店长并无跟进，设备部误以为不着急，打算在公司下一次采购周期一并采购。在营运经理的反复催促下，设备问题终于在这一周得到了解决。

在这个案例中，设备的问题已经影响到顾客体验了，甚至可能导致顾客流失，所以门店管理者应当引起足够的重视，让设备部优先处理，并且落实、跟进具体到位时间。

这个案例告诉我们，眼镜门店的日常工作是非常烦琐的，如果不能分清轻重缓急，并且没有养成跟进结果落地的习惯，则会导致效率低下，影响日常销售的开展。同时，这也揭示了一个重要的事实：门店中任何一项工作未能及时处理都可能会对销售业绩造成影响。一旦出现了业绩不理想、销售下滑的现象，配镜师就要从各个方面来找原因，原因找到了，解决就不难了。

一、分析销售数据

每当我们讨论如何提升业绩或者想找出业绩低迷的原因时，常常会觉得无从下手。这是因为影响门店销售业绩的因素有很多，且相互之间互为因果，如果仅仅从"业绩"这两个字去理解业绩，常常会有"不识庐山真面目"的感觉。

数据分析就是将业绩拆分为一个个因素，把错综复杂的大问题变成一个个容易把握的小问题，帮助门店的管理人员及时发现经营中的问题，找到市场的机会。

现代门店普遍采用信息管理系统来处理日常经营数据，这为数据分析提供了更多的便利。

（一）决定业绩的关键数据

门店经营中有一个核心公示：门店业绩 = 进店人数 × 成交率 × 客单价 × 连带率 × 复购率，也就是说，一家眼镜店的业绩高低是由这五个要素共同决定的。

1. 进店人数　进店人数是门店销售业绩的根本，如果一家店一整天都进不来一位顾客，如何做销售呢？

进店人数是由主动进店和被动进店两部分组成的（图 3-6-3-1）。

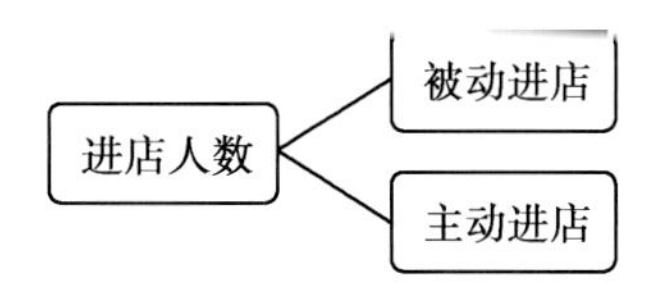

图 3-6-3-1　进店人数组成

所谓被动进店，是指顾客在逛街或者商场购物过程中被这家眼镜店所吸引，一时兴起决定进店的。这部分数据是由门店的地理位置和门店的吸引力决定的（图 3-6-3-2）。

所谓主动进店，是指顾客出于刚性需求并且慕名而来，其中也包括回头客和被口碑吸引而来的新顾客（图 3-6-3-3）。

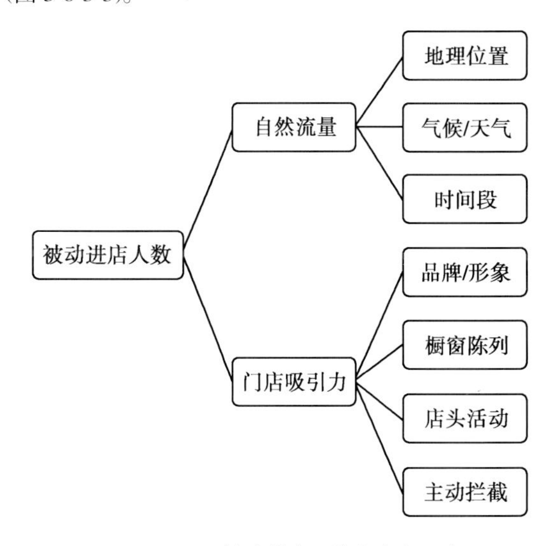

图 3-6-3-2　被动进店人数的决定因素

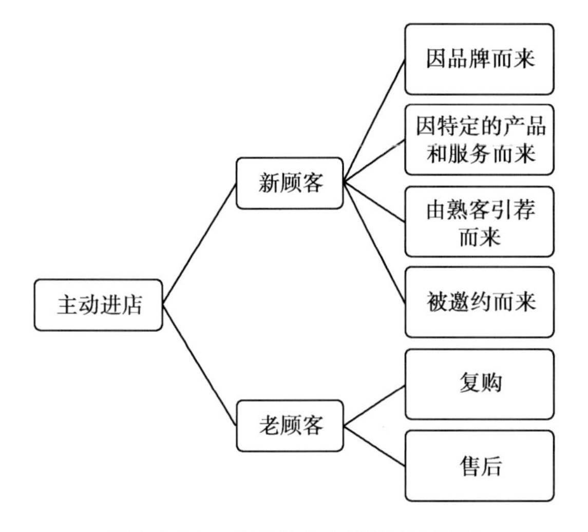

图 3-6-3-3　主动进店人数的决定因素

所以，当我们发现门店的进店人数较往期有所下降，我们可以通过以上的逻辑关系顺藤摸瓜，找出问题的根本所在，然后着手改善。

2. 成交率　成交率又称为转化率，是决定销售业绩的第二个关键要素。成交率 = 成交顾客数 ÷ 进店顾客数 ×100%，也就是每天进店的顾客中有多少可以成交，由顾客转化成为消费者。

经过在现实工作中的长期观察，我们发现，眼镜店双休日客流量高峰期的成交率反而较平常顾客流量少的时候要低。这说明两个问题：首先，成交率主要取决于门店员工的主观能动性，与客观条件关系不大；其次，成交率过低，进店人数再多，业绩也很难提高。所以，提高成交率非常关键。

3. 客单价　客单价是指顾客每人次消费的平均成交价格。平均单价 = 销售总业绩 ÷ 销售笔数（人次）。

但由于眼镜门店销售商品的品类不同，客单价相差较大，因此，在实际工作中，通常将光学镜架客单价、镜片客单价、太阳镜客单价、角膜接触镜客单价等分别计算。例如，镜架平均单价 = 镜架销售总额 ÷ 销售副数。

决定客单价的主要因素有消费者购买能力的影响，但不是主导因素，主要因素有：

- 门店的专业和服务水平；
- 门店的商品结构；
- 配镜师的商品推荐技能水平；
- 市场环境因素；
- 门店促销活动影响；
- 商品的功能、用途发生改变。

如果发现门店的客单价还有上升的空间，或者遇到客单价下滑，就要从以上这些维度找原因，然后找方法。

4. 连带率　连带率是指销售的件数和交易的次数相除后的数值，反映的是顾客平均单次消费的商品件数。比如，某眼镜店某月度共有 300 位顾客成交，销售商品件数为 330 件，连带率 =330 ÷ 300=1.1。

由于眼镜行业的特殊性，一般将一副镜片加一副镜架算作一整副眼镜，而有时也会遇到顾客带架单配镜片或者用旧镜片换新镜架的业务，这时可能会影响最终连带率的计算结果。所以，真正需要关心的并不是连带率的绝对值而是相对值。比如，某眼镜店上一年度的平均连带率为 1.1，而今年企业重点开展了提高连带率的工作，结果第一季度的连带率变成 1.3。那么从这个数据的变化中，我们可以得出以下结论：首先，企业的举措产生了一定的效果，连带率的确有提升；其次，也说明这个市场是有增长空间的，连带率从 1.1 增加到 1.3，意味着业绩可能会提高 10% 甚至 20%。

5. 复购率　我们做销售分析时，复购率（即重复购买率）是必不可少的。复购率的统计和分析有助于我们准确及时地了解客户的忠诚度，并根据客户的重复购买行为及时地作出调整，以最佳匹配客户的购买需求。

复购率有两种计算方法：

(1) 重复购买客户数量 / 客户样本数量。

举例：企业抽样 100 位客户，其中 50 人有重复购买，复购率 =50/100，即 50%。

要说明的是，这只代表某一个时间周期内的复购率，比如 2 年内顾客的复购率，或许一些顾客在这个周期内没有复购，并不代表这些顾客已经流失了。所以，和连带率一样，绝对值未必有意义，相对值是我们要关注的。

(2) 客户购买行为次数（或交易次数）/ 客户样本数量。

举例：企业抽样 100 位客户，其中 20 人重复购买，这 20 人中有 5 人重复购买 1 次（即购买 2 次），有 15 人重复购买 2 次（即购买 3 次），复购率 =(5 × 1+15 × 2)/100，结果为 35%。

(3) 时间周期

在进行复购率计算时，一定要确认好我们的统计周期，以便于我们对不同周期的数据进行对比来判断购买趋势，比如 1 年内、2 年内、4 年内的复购率等。

如图 3-6-3-4 所示，分析了连续 4 年当中，每 100 人中重复购买 2 次和 3 次的顾客数量，企业经营者可以从中看出顾客复购率的变化。

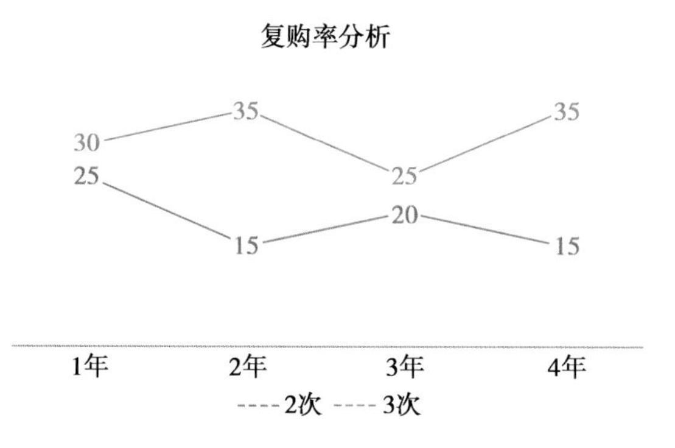

图 3-6-3-4　复购率分析

（二）新老顾客贡献率分析

业绩是眼镜门店的生死线，但并不是经营管理者唯一需要关注的。为了让眼镜店能够维持长期稳定的增长，就需要关注新老顾客贡献率。

新老顾客贡献率 = 新老顾客创造的毛利额（或销售收入）÷ 公司总毛利额（或总销售收入）。

新老顾客贡献率的意义在于，评估一家眼镜店的新老顾客创造的价值的多少。一家企业在发展的不同阶段，新老顾客贡献率的高低是会发生相应变化的，其规律如表 3-6-3-1 所示。

因此，新老顾客贡献率不仅标志了企业发展到哪一阶段，同时也是顾客满意度，企业服务品质（包括售前、售中、售后服务），客户关系管理水平等的集中体现。新顾客贡献率越高，说明企业在市场开拓、吸引顾客方面的工作富有成效，老顾客贡献率高，说明企业在培养顾客忠诚度方面得到消费者认可。

新老顾客贡献率可以通过表 3-6-3-2 进行统计。

（三）客单价分析

在“决定业绩的关键数据”中我们提到过客单价，这里着重强调客单价的意义。在企业发展的不同阶段，客单价也会表现出不同的规律（表 3-6-3-3）。

因此，统计和分析客单价，不仅可以了解业绩起伏的原因，同时也反映出门店在员工素质、业务流程、商品结构、营销方式等方面的综合表现。

客单价的分析方法需按照商品品类分别计算：

镜架客单价 = 该周期内镜架销售收入总和 ÷ 镜

表 3-6-3-1　企业发展不同阶段新老顾客贡献率的变化

发展阶段	初创期 （发展期）	成长期	成熟期	瓶颈期 （衰退期）
特征	门店知名度逐渐打开，新顾客不断增加	门店建立了美誉度，老顾客开始回头并带来新顾客	门店培养起顾客忠诚度，老顾客相对稳定，新顾客减少	老顾客部分流失，新顾客难以获得
新老顾客贡献率	新顾客 > 老顾客	新顾客 = 老顾客	新顾客 < 老顾客	仅剩老顾客

表 3-6-3-2　新老顾客贡献率统计表

VIP 卡号	顾客姓名	年龄 / 性别	当月消费金额	转介绍	新品	促销	售后	备注
1001	张三	52/ 男	1 600			Y		
1002	李四	38/ 男		1 200			Y	
1003	赵四	33/ 女			Y			
	老顾客消费总额					老顾客贡献率		
	新顾客消费总额					新顾客贡献率		

说明：

“转介绍”是指当月由这位顾客推荐来的新顾客产生的消费金额

“新品”“促销”“售后”是指是否对该顾客进行了回访，以及回访的内容是关于新品推荐、促销告知或售后跟踪，如果针对某项内容进行了回访，则标记为“Y”

老顾客贡献率 = 老顾客消费总额 / 当月零售总额 ×100%

新顾客消费总额 = 当月零售总额 − 老顾客消费总额

新顾客贡献率 =1− 老顾客贡献率

表 3-6-3-3　企业发展不同阶段客单价的变化

发展阶段	初创期（发展期）	成长期	成熟期	瓶颈期（衰退期）
特征	顾客对门店信任度不够，门店人员接待能力和经验不足	顾客开始对门店建立了信任度，员工的接待能力有所提升	以老顾客为主，随着顾客消费升级的总体趋势，客单价继续提升	老顾客享受较大幅度的优惠并且市场竞争日益激烈，促使企业增加促销力度
客单价	较低	较之前提高	达到峰值	有所回落

架销售总数

镜片客单价 = 该周期内镜片销售收入总和 ÷ 镜片销售总数

太阳镜客单价 = 该周期内太阳镜销售收入总和 ÷ 太阳镜销售总数

角膜接触镜（隐形眼镜）客单价相对较为复杂，因为隐形眼镜按更换周期分为日抛、两周抛、月抛、半年抛和年抛，周期越短，单片单价越低，顾客消费总额（年度）越高。因此，通常以 1 个顾客 1 年的消费总额作为客单价。

当眼镜门店运营管理人员统计发现销售客单价出现波动，需从影响客单价的各个要素中加以分析，追根溯源，从根本上解决问题。

二、商品折扣管理

零售行业出于增加销量、维系老顾客、消化库存等目的会对商品采取折扣销售。但商品折扣也是一把双刃剑，在提高销量的同时会导致毛利下降，甚至老顾客流失。

销售折扣率 = 商品折扣后价格（实际销售价格）÷ 商品原价

例如，某眼镜店当月完成实际销售收入为 20 万元，而按照商品原价计算，销售收入应为 25 万元，则当月的销售折扣率 =0.8，也就是俗称的八折。

按原价计算的销售收入与实际销售收入之间的差额即是折让的部分，同时也是企业的纯利，因此，打折销售又称为让利销售。

正是基于以上理由，企业对于商品折扣必须谨慎处理，如果打折之后并不能增加销量，则可能“赔了夫人又折兵”。

（一）折扣的分类

1. 在某个阶段面向全体消费者的针对大部分商品的折扣，比如“周年庆促销”“岁末大减价”等，通常称为活动优惠；

2. 面向老顾客，根据其过往的消费记录给予的折扣，称为会员折扣或者会员优惠；

3. 针对某类商品采取的折扣销售，比如特价商品、清仓处理等；

4. 针对企业职工及职工家属的优惠折扣，又称为员工折扣或者内购优惠；

5. 针对一部分顾客给予的以上各类折扣之外的额外折扣，也就是俗称的讨价还价或者顾客议价。

在门店经营活动中，前四类折扣都需经过企业管理层审核后方可执行，因此，管理者在设计折扣幅度、折扣对象、折扣周期时需进行周密考虑，平衡销量和毛利之间的关系。在执行过程中，必须制订严格的执行细则。

对于第五类折扣，不同的门店采取不同的态度。有些企业明确禁止顾客议价，执行不二价政策，如连锁餐饮企业、服饰企业等；也有些企业授权门店工作人员一定的打折权限。

（二）商品折扣管理办法

1. 折扣管理的责任人与权限　企业应出台相关政策，规定各级人员的折扣审批权限，并严令禁止超出权限范围的折扣，一旦发生，相关当事人将被问责。

2. 折扣使用程序　每项商品折扣必须在销售单据上注明折扣理由，并由审批责任人签字认可；如遇特殊情况，而折扣审批人不在现场，可以电话请示，事后批准人必须在销售单据上办理补签手续。

因促销活动所产生的折扣，必须符合相关活动内容和优惠条件，并在销售单据上注明参加何项活动；活动结束，相关优惠即停止。

3. 关于礼券、代金券的使用　企业出于经营活动的需要会向消费者发放或者销售礼券、代金券等。顾客使用礼券、代金券消费时，接待人员必须认真审核礼券、代金券的使用说明，并严格遵照以上说明收取礼券、代金券。

4. 商品折扣的统计　眼镜门店应每月统计当月发生的折扣情况。为了区分不同原因的折扣，应进行分类统计（表 3-6-3-4）。

表 3-6-3-4　商品折扣(月度 / 年度)统计表

日期：　　年　　月

	原价销售额	活动优惠	会员优惠	顾客议价	内购优惠	实际销售额
金额						
百分比						
同比						
环比						

说明：

1. 之所以未把特价商品列入表格是因为特价商品可以按照调价程序实行降价，如果门店按照降价后的价格销售该商品，可以视为“原价”，只是在计算毛利时会对结果产生影响。

2. 这里的百分比是指本项金额 ÷ 原价销售额 ×100%。

3. 同比是与去年同期相比，百分比的增减情况。

4. 环比是与前一个统计周期进行对比后的增减情况。

5. 商品折扣的分析和处理　当门店发现商品折扣的比例过高，或者与同比、环比相比有较大的变化，都应进行原因分析并采取必要的手段来控制折扣幅度。

三、畅销 / 滞销商品分析

（一）商品贡献率

1. 商品贡献率的概念　当企业的经营管理者在分析畅销商品和滞销商品时，往往只注重商品的销量或者销售额，这就会导致一个问题发生：某商品销量高，销售额高，但是毛利很低；如果门店将其列为畅销商品并且给予一定的倾斜政策，比如更好的陈列位置、专门的促销活动，那么，这样的商品销售越多，最终企业的利润越低。

因此，在讨论畅销品和滞销品时，我们需要引入商品贡献率的概念。商品贡献率不仅反映了商品的销售情况，还反映了商品的周转率以及毛利率。我们只有发现贡献率高的商品并且放大其销售，才能提高最终的获利情况。

2. 商品贡献率的计算公式

- 商品贡献率 = 商品周转率 × 毛利率
- 商品周转率 = 销售额 / 平均库存
- 平均库存 =(期初库存 + 期末库存)/2
- 毛利率计算的基本公式是：
- 毛利率 =(销售收入 – 销售成本)/ 销售收入 ×100%，或
- 毛利率 =(不含税售价 – 不含税进价)/ 不含税售价 ×100%

（二）畅销 / 滞销商品的分析和管理

畅销 / 滞销商品是一个相对的概念；一般我们将商品贡献率高、排名靠前的部分商品称为畅销商品，反之则称为滞销商品。

1. 畅销 / 滞销商品的分析　可以使用商品贡献率统计表（表 3-6-3-5）定期（一般是 1 个月或者 1 个季度）进行畅滞销商品分析。（可以使用 Excel 表格进行自动计算和自动排序。）

2. 对于畅销商品的管理办法　顾名思义，畅销商品是深受市场认可的，同时也为企业创造更多的利润。因此，对于畅销商品，我们通常的做法是：

(1) 适当提高安全库存数量，避免出现脱销；

(2) 适当增加出样数量或者对出样货位进行必要

表 3-6-3-5　商品贡献率统计表

商品大类（如镜架、镜片、隐形眼镜）　　统计时间：　年　月—　年　月

商品名	销售额	期初库存	期末库存	毛利率	商品贡献率	排序

的调整,促进该商品销售提升;

(3) 将这类商品设为主推商品,适当增加这一类商品的销售激励,提高员工积极性;

(4) 注意每个商品的生命周期,及时发现迭代商品。

3. 对于滞销商品的管理办法　从商品贡献率的计算公式中我们不难看出,滞销商品往往是商品周转率低或者商品毛利率低的商品,而商品周转率又和商品销售额及库存有关。因此,对于滞销商品,通常的做法是:

(1) 暂停补货,或者与供应商协商部分进行退换货处理;

(2) 减少出样数量,调整出样位置;

(3) 寻找替代商品;

(4) 通过特卖活动迅速消化库存。

思考题

1. 对于眼镜店而言,进行折扣管理的意义有哪些?
2. 如果门店发现了滞销商品且厂商不提供调换货品的服务,可以采取哪些方法迅速提高这类商品的销量?

任务四　人事管理

学习目标

知识目标:1. 了解人力资源管理知识;

2. 熟悉培训计划与教学大纲的编写方法和要求;

3. 了解培训教案及编写要求。

能力目标:1. 能够对现场经营人员进行有效配置;

2. 能够对现场经营人员进行科学考核及评价;

3. 能够参与制订培训计划;

4. 能够参与组织实施教学活动;

5. 能够编写培训教案;

6. 能够对初级、中级配镜师进行实训培训。

素质目标:1. 善于发现员工身上的闪光点;

2. 严以律己,宽以待人。

任务驱动

2006 年,某公司推出了一款使用硅水凝胶材料、允许配戴过夜的新型角膜接触镜(隐形眼镜)产品。这一天,该公司委派一位专业培训师到杭州某眼镜连锁企业进行新产品的宣讲培训。

同往常一样,店员接到总部通知后,早班下班后来到公司培训教室听课。培训师对新产品的材料特性、用户价值、验配方法等作了详细讲解。大家也似乎听得很认真,不少员工做了笔记。临近下课,培训师询问大家:"听懂了吗? 有没有疑问? 有问题的请举手。"教室里顿时鸦雀无声,没有一位同事举手。于是,老师宣布下课。

当员工们走出教室,走廊里立刻热闹了起来。其中有一位同事问大家:"这款隐形眼镜的价格比普通的月抛贵一倍,顾客能接受吗? "另一位接茬说:"买的人不嫌贵,嫌贵的不会买,你操那么多心干啥! "于是引来哄堂大笑。

她们不经意间的对话溜进了营运经理的耳朵里。营运经理觉得这话里有话,于是赶紧走出办公室,招呼大家回到教室,有工作需要沟通。

员工们回到教室之后,营运经理示意培训老师也留一下,然后转身询问大家:"今天课堂上老师所讲的内容,大家都听明白了吗? "大家异口同声地回答:"听明白了。"

营运经理便点名一位员工站起来,对她说:"我们来做个模拟销售吧。假设我是一位消费者,到你们门店验配隐形眼镜,我之前没戴过隐形眼镜,是一位初戴者,你试着接待我,看看能否引导我验配这款新产品。"

接着,这位经理就和被选中的同事开始了销售对话。经理以顾客的身份提出了一连串的问题,最初几个问题配镜师还可以应付,但到了后来,追问到与新产品相关的问题时,她却卡壳了,不知该如何回答,并且不断地将目光投向培训老师,似乎在求救。

这时,营运经理停顿了一下,说道:"看来,你们所谓的听懂了是经不起考验的! 这样吧,能否麻烦老师来客串一下配镜师,看看老师是如何接待我这个消费者的。"

后面的模拟销售就在营运经理和培训老师之间进行,这位培训师不愧是专家,对于"消费者"提出的各种问题都能对答如流。等她们两人演示完毕之后,营运经理表情严肃地对着全体同事说:"大家看到了没有,这就是真懂和假懂的区别,如果你们现在就走出教室回到门店,我可以肯定,你们是没有能力推荐新产品的,因为你们连产品卖点和沟通方式都还不掌握。"营运经理接着说,"大家是否知道,这一款隐形眼镜是一个划时代的产品,是因为采用了全新的材料,和以往的水凝胶材料相比是有一个飞跃的。但是，再优秀的产品如果不通过配镜师的讲解和推荐，那么就永远只是货架上的样品而已；科学家的伟大发明不会给消费者带去任何改善。”

随后，营运经理安排大家进行分组练习，每三人为一组，三位组员先后扮演消费者、配镜师和观察员，围绕这款新产品进行模拟销售，遇到任何问题，举手提问。

经过几轮练习之后，营运经理再次点名一位配镜师走上讲堂做模拟销售，这一次，这位配镜师的表现非常出色，把产品的卖点和用户的担心都一一清晰陈述。

营运经理满意地点点头，并且宣布今天的培训真正结束。

第二天，该公司下达了一份“关于开展新品隐形眼镜销售竞赛的通知”，要求各个门店全力以赴推荐这款新材料隐形，并公布了各级获胜班组、个人的奖品和奖金。

在之后的1个月当中，该企业成为销售这款新型隐形眼镜的明星企业，销售量在同等规模的企业中遥遥领先，这一切都要归功于那场与众不同的培训。

从这个案例中，我们可以总结出以下几点：

1. 员工的能力是可以开发的，只要方法正确，员工可以创造出更高的业绩，这就是人力资源管理的意义。

2. 企业不能完全依靠外来培训来提高员工的知识技能水平，而是要充分利用企业内部的资源，开展企业内训和现场教育相结合的立体式教育体系。

那么，在门店的人员管理工作中，高级配镜师应当发挥哪些作用？这就是本节要讨论的内容。

一、人力资源管理的主要内容

人力资源（Human Resource）之所以被称为资源，是因为资源可以被开发利用、创造价值，如同自然资源一样。人力资源管理就是指在企业中，为了提高工作效率、实现人力资源的最优化而实行的对企业的人力资源的科学、合理的管理。

人力资源管理一共分为六个模块，分别是：人力资源规划、人员招聘与配置、培训发展、绩效管理、薪酬管理、劳动关系管理。各个模块是紧密联系的，就像生物链一样，任何一个环节的缺失都会影响整个系统的失衡。

一般情况下，企业会设立独立的人力资源管理部门或者指派专人负责整个企业的人力资源管理工作。而我们要讨论的是眼镜门店的人事管理工作，与企业整体的人力资源管理工作相比，工作内容相对更简单一些。

（一）人力资源规划

人力资源规划是整个人力资源工作的航标兼指南，为人力资源工作奠定了基础。具体工作包括：

- 组织机构的设置；
- 企业组织机构的调整与分析；
- 企业人员供给需求分析；
- 企业人力资源制度的制订；
- 人力资源管理费用预算的编制与执行。

在眼镜门店的人事管理当中，人力资源规划可以简化为门店岗位设置、门店人员总数的规划。

我们举一个例子：某眼镜店营业收入与各项支出表（表3-6-4-1）。

表3-6-4-1　营业收入与各项支出表

收支项		比例	备注
营业收入		100%	
主要成本	店面租金	−25%	占营业额的比例，下同
	商品成本	−35%	
	人员薪酬	−20%	
	管理成本	−5%	主要是总部的各项费用
	经营成本	−5%	
	投资折旧	−5%	
盈利		5%	

从这个表格中我们不难发现，当门店的人员薪酬占营业收入的20%时，这家门店尚有5%的盈利，但如果人员薪酬占比达到25%，那么这家门店只能盈亏持平。我们再假设这家眼镜店的年销售额为100万元，那么，员工薪酬总额即为20万元。此时，如果我们按照表3-6-4-2中方案一来设置门店岗位，需要门店工作人员为7人，人均年收入约为2.85万元，这在现实社会中很难实现。因此就需要采用方案二的岗位设置，门店人员总数为4人，人均年收入约为5万元。

表3-6-4-2　门店岗位、人员数量配置方案

	方案一	方案二
店长	1人	1人（兼验光师）
验光师	2人	1人
配镜师	4人	2人
总人数	7人	4人

因此，门店岗位设置和人员规划必须根据门店的业务需要、运营能力、预期营业收入和各项开支情况综合决定。

（二）人员招聘与配置

人员招聘是按照企业的人力资源规划和经营战略目标的要求，把优秀、合适的人招聘进企业，放在合适的岗位。具体工作包括：

- 招聘需求分析；
- 工作分析和胜任能力分析；
- 招聘程序和策略；
- 招聘渠道分析与选择；
- 招聘实施；
- 特殊政策与应变方案；
- 离职面谈；
- 降低员工流失的措施。

在门店管理当中，人员招聘工作的主要流程见图3-6-4-1。

在一些企业中，招聘工作由企业总部的专人来完成，但也有一些企业门店人员的招聘工作由门店负责人（如店长）完成。

在门店开展人员招聘工作时，应注意以下几点：

- 招聘信息也是企业文化的一种体现，切不可草率处置；
- 每一位应聘人员同时也是企业潜在的顾客，必须热情接待；
- 选择录用人员应全面考虑，包括能力、资历、价值观等，对于关键岗位建议做背景调查，尤其是上一份工作的离职原因；
- 应聘人员的相关资料需妥善保存并且尊重他人隐私。

（三）培训发展

企业通过培训、督导等手段，提高员工的工作能力、知识水平和潜能发挥，最大限度地使员工的个人素质与工作需求相匹配，创造出最大的经营效益。

1. 培训内容　员工培训主要围绕三个层面——传授知识、转变观念、提高技能来进行。

举个例子：某眼镜店的渐进多焦点镜片的验配工作一直开展得不顺利，店长和验光师、配镜师围绕这个话题进行了沟通，总结出三个问题：

第一，员工怕麻烦并且担心犯错。渐进多焦点镜片的验配过程比单光镜片要复杂很多，产生顾客投诉的概率也要大很多，所以，同事们都存在一定的畏惧心理，不敢轻易向顾客推荐。这属于心态问题。

第二，面对不同品牌不同系列的渐进多焦点镜片，同事们无法区分其中的差别，以及具体哪一种设计适合哪一类消费者。这属于知识问题（产品知识）。

第三，在接待验配渐进多焦点的顾客时，同事们对于销售话术，尤其是顾客初戴出现不适症状后如何引导顾客缺乏有效的方法。同时，在利用镜架调整来改善渐进多焦点镜片的配戴舒适度方面，大家缺乏经验。这属于技能问题。

因此，想要扫清障碍，推动渐进多焦点镜片的销量，这家店就要围绕这三个方面进行培训。

2. 培训方式　企业常用的培训方式包括：

- 讲授法；
- 操作示范法；
- 案例研讨法；
- 师徒制法；
- 岗位轮换法；
- 在线学习法。

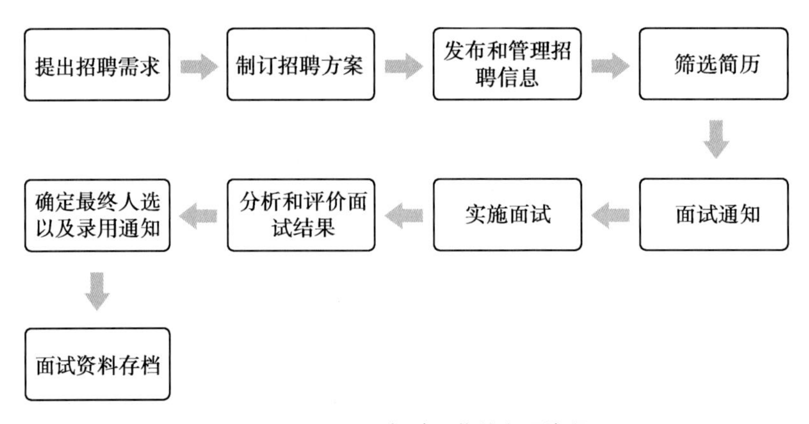

图3-6-4-1　人员招聘工作的主要流程

手段是为目的服务的，不同的培训方法适合不同的培训对象和培训内容，应当选择最为有效的培训方式。

同时，按照员工培训时的工作状态，可以分为脱产培训、半脱产培训和现场培训。脱产培训通常是指员工暂时脱离工作岗位，参加周期相对较长的系统培训；半脱产培训通常是指门店工作人员利用轮班的间隙(属于员工个人业余时间）参加的短期培训；现场培训则是指员工在工作时间、工作现场接受的现场指导。

3. 培训对象　对不同岗位、不同等级的员工应安排不同内容、不同形式的培训。最常见的是新员工培训和在职员工的培训。

⑴ 新员工培训：新员工的培训主要分为三个部分：了解行业、了解企业，包括企业文化、组织架构和各项规章制度等；学习与职业相关的专业知识；熟悉本岗位各项工作并掌握相关技能。

一般由企业安排统一的新员工岗前培训，然后再分配到各部门、各门店带训实习。

岗前培训以课堂面授为主，也可以采用在线学习、实地观摩、现场实操练习等形式；培训后安排考核，考核通过的员工进入下一阶段；如果考核未通过，企业可以淘汰或安排重修重考，直至通过。

门店接收新员工，进行带训实习，一般采用师徒制，即由公司或者门店指定一位老师对新员工进行一对一的辅导。门店经理应随时关心新员工的学习情况，遇到问题及时解决。

⑵ 在职员工培训：眼镜企业普遍面临着激烈的市场竞争，而竞争的关键并不只是商品、店面和设备这些硬实力，因为竞争对手可以采购同样的商品、添置同样的设备、高价拿走你的门面，唯有高素质的员工团队是对手难以在短时间内超越的。因此，企业越来越重视员工培训，努力通过培训来提高员工素质，提升企业竞争的软实力。

开展在职员工的店内培训时，需从以下几个方面安排落实：

1）培训的目的：通过日常观察、问卷测试、员工访谈和受理客户投诉等方法，发现员工在商品知识、专业技能等方面存在的盲点，并以消除盲点、提高员工专业素质、提升工作绩效为目标，设定培训目标。

2）培训内容（教材）：可以参考借鉴行业相关书籍、厂家提供的学习资料，结合自身经验，编写培训教材。

3）培训师资：由门店店长、资深配镜师或者验光师负责员工店内培训。

4）培训形式：常见的形式包括小型的培训会、案例分享、主题讨论、（员工自学）提问答疑、流程实操演练等。

5）培训考核：考核的目的是确认员工已经掌握了相关知识和技能；以试卷、口试、实操等形式进行考核。

4. 培训流程　见图 3-6-4-2。

（四）绩效管理

绩效管理是一种由上而下的目标分解部署，通过每个人的行为产生的结果，实现部门目标，再由部门目标的实现，最终实现企业的整体目标的管理方式。

通过管理人员和员工持续地沟通，经过绩效计划(P)、绩效辅导(D)、绩效考核(C)和绩效反馈(A)四个环节的不断循环，提升企业的绩效。由于四个环节的英文缩写连起来为“PDCA”，因此这套管理方法又称为PDCA 工作法。

1. 绩效计划　见图 3-6-4-3。

以店长的绩效计划为例。眼镜企业对于门店的总体目标为“持续创造利润”。这里包含两层意思：首先是盈利，也就是通过提升销售收入和有效地控制成本最终实现盈利；其次是持续，因为眼镜店的总体投入较大，很难在短期内全部收回投资，同时眼镜店在经营上十分依赖老顾客，老顾客的利润贡献可能会达到企业总利润的 80%（“二八定律”），所以，一切的经营活动都必须围绕长远目标。

我们将这个目标加以分解。要实现门店持续的盈利，必须要做好四项关键工作，分别是：完成销售目标、追求顾客满意、有效控制成本、提升员工素质。这样一来，我们就找到了店长的关键绩效指标(KPI)（图 3-6-4-4)。

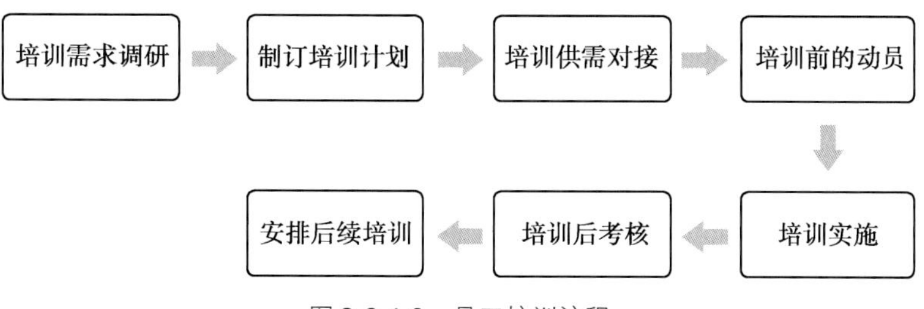

图 3-6-4-2　员工培训流程

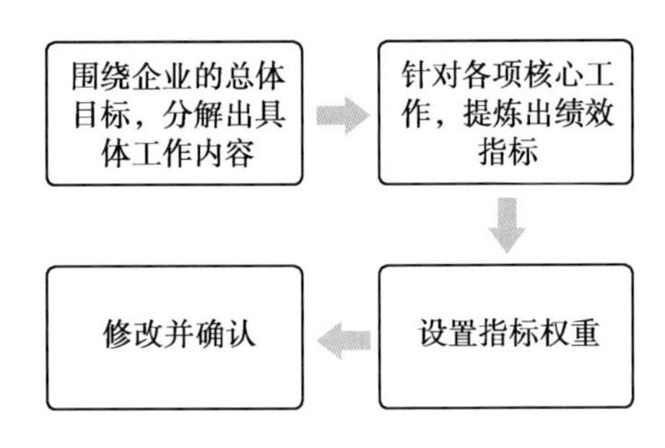

图 3-6-4-3　绩效计划的步骤

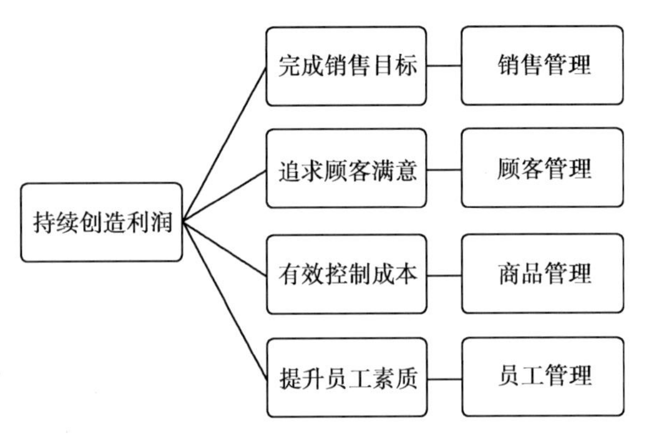

图 3-6-4-4　店长的 KPI 分解

我们将关键绩效指标进行权重分配，得到店长绩效考核表（表 3-6-4-3）。

2. 绩效辅导　指导员工实施绩效计划并给予必要的辅导，确保绩效计划最终实现。主要步骤如图 3-6-4-5 所示。

3. 绩效考核　绩效考核是绩效管理发挥效用的关键，只有建立公平公正的评估系统，对员工的绩效作出准确的衡量，才能对业绩优异者进行奖励，对绩效低下者进行鞭策。如果没有绩效评估系统或者绩效评估结果不准确，那么将导致激励对象错位，整个激励系统就不可能发挥作用了。

（1）绩效考核的作用

1）对企业来说：绩效改进，了解员工培训需求，人事调整时作为参考，薪酬调整。

2）对主管来说：借以阐述主管对下属的期望；了解下属对其职责与目标任务的看法；取得下属对主管、对公司的看法和建议；共同探讨员工的培训和开发的需求及行动计划。

3）对于员工来说：加深了解自己的职责和目标；成就和能力获得上司的赏识；获得说明困难和解释误会的机会；了解自己的发展前程；在对自己有影响的工作

表 3-6-4-3　店长绩效考核表（示例）

项目	内容	满分	考核分	备注
员工管理	员工专业技能评估	20		公司每季度进行 1 次员工技能测评，取平均分
	员工个人业绩达标率	20		本季度达成个人业绩指标的员工占比
商品管理	商品周转率	20		
销售管理	业绩达标率	10		本季度整体达标率
	平均折扣率	10		
	巡店评估得分	10		由总部通过巡店而给予的评分
顾客管理	顾客满意度	5		顾客满意度调查的平均分
	顾客复购率	5		指过去 2 年内的顾客复购率
附加	公司各部门评分	20		由各个部门通过打分方式给予评价
合计		120		

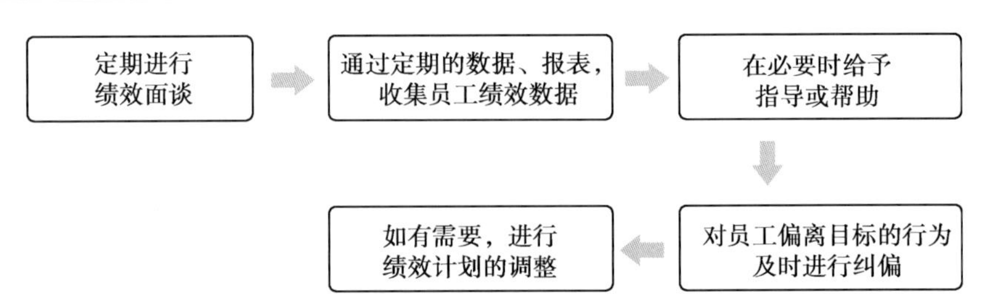

图 3-6-4-5　绩效辅导的步骤

评估过程中获得参与感。

(2) 绩效考核的方法——360 度考核法：由该员工的同事、上级、顾客等对员工的工作进行评价。比如，我们要评价一位配镜师的绩效表现，可以向店长、验光师、其他配镜师、部分公司后台人员、部分顾客发放评估表，要求大家根据评估表的评估项目和评分标准进行打分。再根据不同层面给予的评价让这位配镜师对其工作绩效有全方位的认识。

(3) 绩效考核的频次：分为年度考核、日常考核和专项考核。

4. 绩效反馈　绩效反馈是绩效管理过程中的一个重要环节。它主要通过考核者与被考核者之间的沟通，就被考核者在考核周期内的绩效情况进行面谈，在肯定成绩的同时，找出工作中的不足并加以改进。

绩效反馈的目的是让员工了解自己在本绩效周期内的业绩是否达到所定的目标，行为态度是否合格，让管理者和员工双方达成对评估结果一致的看法；双方共同探讨绩效未合格的原因所在并制订绩效改进计划，同时，管理者要向员工传达组织的期望，双方对绩效周期的目标进行探讨，最终形成一个绩效合约。

（五）薪酬管理

薪酬是指员工为企业提供劳动而得到的各种货币与实物报酬的总和。合理的薪酬制度应充分体现以下几个原则：

- 确保企业具有相应的支付能力，薪酬总支出占企业营业收入的比例合理。
- 确保员工的实际收入水平与同地区、同行业企业持平或者优越。
- 充分体现多劳多得的分配原则。

1. 薪酬的组成　在眼镜店，员工的薪酬常由以下几个部分组成：

(1) 底薪：满足员工最低收入保障。

(2) 岗位工资：反映不同岗位的重要性（稀缺性），比如店长的岗位工资高于验光师，验光师高于配镜师，配镜师高于后勤人员。

(3) 等级工资：反映相同岗位不同资历（能力等级）的工资差异，比如高级配镜师高于中级配镜师，中级配镜师高于初级配镜师。

(4) 社会保险金：企业缴纳（个人承担一部分）的社会保险金。

(5) 业务提成：根据业务成绩，比如销售额、验光量等给予的一定比例的奖金。

(6) 绩效工资：由绩效考核结果决定的一部分奖金，一般仅限管理岗位享有。

(7) 分红：根据企业的盈利情况得到的一部分奖金，一般仅限于企业合伙人或者指定享受分红的人员。

(8) 其他福利：包括各项津贴等。

2. 薪酬制订的步骤　见图 3-6-4-6。

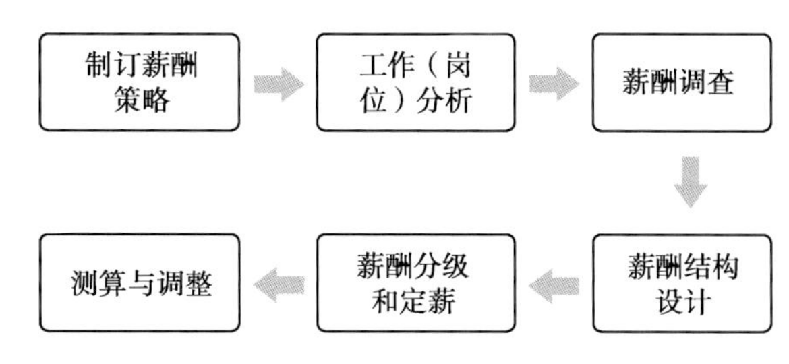

图 3-6-4-6　薪酬制订的步骤

3. 影响薪酬设定的因素

(1) 企业的经营性质与内容；

(2) 企业的组织文化；

(3) 企业的支付能力；

(4) 员工岗位；

(5) 当地生活水平；

(6) 国家政策法规；

(7) 人力资源市场状况。

（六）劳动关系管理

劳动关系是指劳动者和用人单位在劳动过程中建立的社会经济关系。主要表现为：劳动合同的订立、续订、解除以及相关争议的处理。

在大多数企业中，劳动关系由专门的人资部门或者人员负责管理。

二、店铺人员配置

在前文中，我们讲到了人力资源规划和人员招聘、配置工作，这是眼镜门店人事管理中的主要工作内容。店铺人员配置工作流程如图 3-6-4-7 所示。

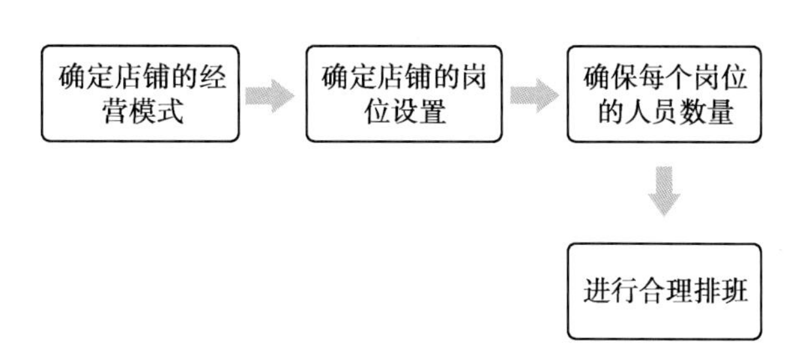

图 3-6-4-7　店铺人员配置工作流程

（一）店铺的经营模式

过去，眼镜零售行业一直被视为半医半商的行业，这是因为传统眼镜店都是将专业验配服务和商品零售合二为一。进入21世纪后，眼镜行业开始了经营模式的裂变，衍生出许多新的经营类型。

我们列举其中三种较有代表性的经营模式（表3-6-4-4）。

表3-6-4-4　店铺经营模式

经营模式	特征	岗位变化
视光中心	在眼镜店原有业务基础上增加了视功能检查和视觉训练业务	偏重于专业，增加视训师岗位
快时尚眼镜店	突出商品的时尚性，弱化验配服务，有些店甚至不设验配功能	部分门店不设验光师
快配眼镜店	商品以眼镜套餐为主，推行30分钟取镜	员工集验光师、配镜师为一体（验配一体化）

因此，在设置门店岗位时，必须先明确本店铺的经营模式。

（二）店铺人员岗位设置

眼镜店常见的岗位见表3-6-4-5。

表3-6-4-5　眼镜店常见岗位介绍

岗位	工作内容简述
店长	负责门店日常管理工作，包括人员管理、店面管理、商品管理、销售管理、顾客管理、质量管理、安全管理等，向营运经理或总经理汇报
班长	辅助店长进行各项管理工作，并主要负责所在班组的日常管理；当店长不在岗时行使店长的职权，向店长汇报
验光师	负责接待顾客验光业务并根据检查结果向顾客提出合理的处理方案，并负责验光设备的维护保养
配镜师	负责接待顾客配镜业务，以及其他相关的售前、售中、售后服务，并负责门店各类设施的维护保养和商品管理等工作
定配工	负责框架眼镜的加工工作并负责加工设备的维护保养
收银员	负责收银以及票据管理
仓管员	负责门店的仓库管理

在实际经营管理工作中，根据不同眼镜店的规模、业务量、经营模式的不同，以上岗位可能会出现增减。比如，业务量较小、门店人员配置较少的眼镜店就可能不设置班长、收银员；一些连锁企业为了提高整体运营效率、降低人员成本，会建立物流中心和加工中心，而在门店取消定配工和仓管员岗位；视光中心有可能增加视训师；快时尚眼镜店有可能不设验光师。

（三）店铺人员数量配置

在配置人员数量时，需要满足以下两个基本条件。

1. 每个岗位需要有AB岗　AB岗是指在工作各职位中，设置两个岗位，A岗承担人为该职位的责任人，B岗承担人为该职位的备岗责任人，当A岗承担人因出差、开会、休假等情况离岗期间，由明确的B岗承担人代替其履行职责的工作制度。

比如，门店只设一名店长，在店长休假或外出期间需要指定一位B岗人员代理店长的职务；或者门店只设一名验光师，当该验光师休假时，需指定一名员工负责验光工作（前提是该员工掌握验光技能）。

2. 门店人员总数应在门店可接受范围内尽可能精简　如果人员数量超过了门店必需的人数而出现冗员，不仅会影响工作效率，增加经营成本，还可能导致人员流失。

（四）店铺人员排班

1. 人员排班的基本原则

(1) 原则一，符合国家相关劳动法规：《中华人民共和国劳动法》关于工作时间和休息休假作出了相关规定，对门店员工的排班安排不能与上述法律规定相违背。

(2) 原则二，工作量分配合理：按照多劳多得的原则，员工的薪酬与员工的工作量、工作成果密切相关，因此，在排班时要充分考虑每个员工的工作量，避免“忙不过来”和“闲得发慌”两种情况的出现。

比如，一家开在购物中心的眼镜店，按照客流量变化的规律，周一至周五的上午是客流量低峰期，而双休日、节假日全天则为客流量高峰期，平时的晚间客流量相对于白天会更多；那么，门店的人员排班就必须充分考虑以上情况，做到顾客最多的时间段也是在岗员工最多的时间。

(3) 原则三，工作内容分配合理：一家提供完整验光配镜服务的眼镜店需要多个工种相互配合，配镜师、验光师、加工师缺一不可。随着越来越多的连锁企业采用集中加工的做法，加工师不再是门店的标配岗位，所以，门店排班工作主要考虑的是配镜师和验光师的合理编排，确保在营业时间内，到店顾客可以享受到各项服务。

2. 人员排班的具体操作　结合以上三项原则和眼镜店常见的营业时间，产生了三种较为多见的员工上班作息方式（表 3-6-4-6）。

每个企业门店营业时间各不相同，甚至同一家企业不同分店的营业时间也会有所差异，因此，最终门店排班会出现多种形式，唯一不变的是上述三大原则。

案例分享

假设某眼镜店位于较繁华商业区域沿街店面，面积 120m^2，年营业额为 200 万。基于以上三个原则，确立人员编制为 6 人（店内不设定配工且未含后台人员），人员分工如下：店长 1 人（同时兼任验光师），验光师 1 人（同时兼任店助），配镜师 4 人。

排班方式如下：店长和验光师常日班，每周休息 1 天，并轮流值夜班；配镜师早晚班，每周休 1 天，双休日连班。

该门店员工排班表如下：

星期	一	二	三	四	五	六	日
店长	全	日	全	休	全	日	全
验光师	日	全	休	全	日	全	日
配镜师甲	早	晚	早	晚	休	全	全
配镜师乙	早	休	早	晚	早	全	全
配镜师丙	晚	早	休	早	晚	全	全
配镜师丁	晚	早	晚	休	晚	全	全

三、店铺人员培训

（一）店铺人员培训的意义

在前文中，我们介绍了企业人力资源管理中“培训发展”的模块。这里我们就具体的店铺人员培训进行讲述。

许多企业会根据企业经营的需要安排集中式的培训，这样不仅可以提高培训工作的效率，还能够统一培训的标准。然而，由于每个员工的学历、资历各不相同，每个人的学习领悟能力也有差异，因此，除企业集中培训之外，还需要在店铺内进行转训、复训。转训是指店铺中仅有少数员工参加了企业的集中培训或者被委派至专门的培训机构进行了专项学习，由这些员工将培训中所学到的知识、技能在店铺内进行分享，让全体员工都能掌握新知识、新技能。复训是指店铺人员在参加完企业的集中培训之后，围绕培训内容进行二次学习，对所学知识和技能加以巩固，并且举一反三。这就是店铺人员培训的意义。

店铺人员培训，从培训对象分，可分为新员工培训和在职员工培训；从培训内容分，可分为知识类培训、技能类培训和心态类培训；从培训形式分，可分为授课式、师徒式、案例讨论、操作示范等。

店铺人员培训的负责人一般为店长。

（二）店铺人员培训的流程

店铺人员培训与企业的员工培训流程相似（图 3-6-4-8）。

1. 培训需求调研　店铺人员培训的需求主要来自以下几个方面：

（1）观察店铺人员的日常工作，发现与企业的标准流程不符或者无法满足消费者的需求；

（2）从门店事故和消费者投诉中总结经验教训；

（3）对门店人员进行能力考评时发现员工身上的盲区；

（4）企业安排了集中培训后，店铺人员需要对所学内容进行巩固和转化。

结合以上几个方面，店铺人员培训负责人可以归纳整理出本阶段的培训需求。

表 3-6-4-6　常见的员工上班作息方式

常日班	对班（早晚班）	行政班
适用对象：店长、验光师、加工师、仓管人员等	适用对象：配镜师、验光师、班长等	适用对象：部门经理、后台人员等
作息时间：每周休息 1 天，日常上班，9:00—17:00（中间休息 1 小时）；每周值班 3 天，值班日工作时间为 10:00—20:00（中间休息 2 小时） 合计工作时间：48 小时 / 周	作息时间：每周休息 1 天，平时上早晚班，早班：9:00—15:00，晚班：15:00—21:00，中间各休息 1 小时。另每周安排 2 天连班，连班日工作时间为 9:00—21:00（中间休息 2 小时） 合计工作时间：40 小时 / 周	作息时间：每周休息 1 天，日常上班时间 9:00—17:00（中间休息 1 小时），每周值班 1 天，10:00—20:00（中间休息 2 小时） 合计工作时间：43 小时 / 周

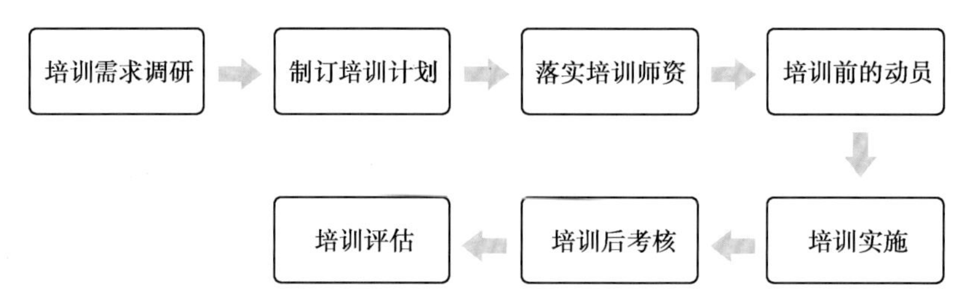

图 3-6-4-8　店铺人员培训流程

2. 制订培训计划　培训计划一般包含以下内容：

(1) 培训主题：本次培训的主要内容。

(2) 培训目标：包括知识目标、技能目标和心态目标。

(3) 培训教材：可以参考借鉴行业相关书籍、厂家提供的学习资料，结合自身经验编写培训教材；教材一般包括培训课件、学员讲义、相关图文和视频资料、案例描述等。

(4) 培训讲师：由门店店长、资深配镜师或者验光师负责员工店内培训，必要时可以通过企业邀请企业其他部门人员或者外部讲师担任讲师。

(5) 培训方式：授课，研讨会、自学。

(6) 培训课程表。

(7) 辅助工具或道具。

(8) 考核方式：考核的目的是确认员工已经掌握了相关知识和技能；以试卷、口试、实操等形式进行考核。

案例分享

以下是某眼镜店为某镜片商品的上市所做的店内培训培训计划。

培训主题：如何向客户推荐 ×× 镜片

时间：120 分钟

培训目标：

1. 了解 ×× 镜片的核心卖点。

2. 了解 ×× 镜片的产品系列、光度范围、零售价格等。

3. 了解 ×× 镜片的目标消费群体。

4. 掌握向顾客推荐 ×× 镜片的方法。

培训教材：使用 ×× 镜片公司提供的相关产品培训资料并结合本企业的实际情况进行适当的修改和补充，形成新的培训课件。

培训师资：由曾经参加过该镜片厂家培训的资深配镜师 A 担任。

培训课程表

时间	知识和技能	学习方法	辅助的设备或教材
15 分钟	为培训做准备（“破冰”）	讲授式：市场环境分析，课程介绍	PPT
30 分钟	×× 镜片的核心卖点	视频观摩 + 讲解 + 产品演示	产品样品、相关视频、演示道具
15 分钟	×× 镜片的产品系列、光度范围等	学员自学 + 回答问题	产品价格表和产品手册
15 分钟	×× 镜片的目标消费群体	小组讨论并概括总结	工作表
30 分钟	×× 镜片的推荐方法	讲授 + 模拟销售演练	PPT、模拟试题
15 分钟	考核	试卷 + 回答问题（抢答）	试卷、题目、小奖品

培训负责人：________________　　日期：　年　月　日

3. 落实培训师资　企业内部培训的师资主要有两个来源：内部和外部。内部讲师主要由专业技术骨干、各部门（门店）的资深员工组成，经过一定的培训师培训（TTT）后被任命为企业内部讲师，并享受适当的授课津贴。外部讲师主要来自厂商、相关学校、培训机构等。具体请见表 3-6-4-7。根据培训的内容、对象选择适合的讲师。

表 3-6-4-7　讲师来源分类及优缺点

讲师来源	优点	缺点
内部讲师	熟悉企业内部情况，与学员交流顺畅；自身成长树立榜样；易于管理；成本低	缺乏权威性；选择范围小，难出高手；受训者热情不够
外部讲师	可获取到高质量的讲师资源；可带来许多全新的理念；对学员有较大的吸引力，获得良好的培训效果	缺乏了解，培训风险大；培训缺乏针对性，适用性低；难以形成系统；成本高

4. 培训前的动员　培训前的动员可以提高员工的学习热情，并且让大家带着问题走进教室，使这些问题能够得到妥善的解答。

动员的方式可以分为：门店例会中进行、出具书面公文。

5. 培训实施

(1) 培训师的安排：确定培训师之后，应与培训师进行前期沟通，明确培训需求，并落实培训时间、培训地点、培训师着装要求、相关设备和物料等信息。培训师应提前在培训开始前30分钟到场。

(2) 教材的选用：选用教材时要注意适用性；本企业已有教材的则在现有教材中选用；如果是外来教材，必须确定该教材的可获取性和适用性。

(3) 确定主持人：根据培训内容提前指定主持人。

主持人的任务：了解本次培训内容；接待培训师；与培训师沟通培训方向；宣读会场规则；负责会场的考核和记录；组织会后的分享；安排培训师的休息和用餐；安排培训其他善后。

(4) 场地的布置：场地可以使用本企业会议室或者直接在门店（打烊后）进行，必要时可以外借场地。

场地确定后应安排会场布置。

(5) 物料的准备：培训负责人与主讲培训师进行沟通以确认培训所需物资和道具，并列出详细清单；由主持人负责落实。

(6) 培训签到：所有参加培训的员工必须于培训开始前10分钟到达会场并签到，否则均视为迟到；签到后保持安静，手机关闭或调至静音模式。

(7) 培训现场：主持人负责安排会场纪律和设施的准备和启用；记录培训内容或索取培训教材；负责会场气氛的控制，提醒员工注意课间休息时间。

(8) 培训结束：每次培训结束后，必须清洁会场，并带走随身物品和垃圾。

6. 培训后考核　培训考核的方式包括：试卷、现场实操。

考核结束后，培训师可以组织员工进行分享。

7. 培训后评估　主持人引导员工填写培训满意度调查表，对培训师的表现给予评价。

主持人根据本次培训情况填写培训评估表。

（三）如何成为一名培训师？

培训是让人学习新技能、新知识和新态度的一个过程。通过培训，学员会得到进步，从而提高工作绩效，确保各项工作变得更高效、更精准，带来更大的投资回报。

《荀子·儒效》中有一段关于学习的描述：不闻不若闻之，闻之不若见之，见之不若知之，知之不若行之，学至于行而止矣，行之，明也。意思是：在学习中，听到比不听好，见到比听到好，理解比见到好，实践比理解好，学习终极目标是实践，只有学以致用了，才是真正掌握了。因此，在企业培训中，培训师必须聚焦在员工是否真正掌握，课堂考试100分远不如学员在实际工作中创造成绩来得重要。

作为一名高级配镜师，必须理解培训的意义，掌握培训技能，在门店工作中向初级、中级配镜师提供培训。

1. 培训师的基本理念

(1) 建立一个安全的学习环境：这里的安全是指心理上的。许多学员在培训中表现拘谨，因为他们担心在培训过程中出丑，又担心被同事认为自己是在炫耀。有些学员认为培训是一种惩罚，如果不能在最终考核中获得通过，可能会给自己带来麻烦。如果不能消除学员的这种抵触情绪和戒备心理，很难让培训顺利进行。

给你几个建议：

- 在培训开始之前，让他们先熟悉一下培训内容，并且分享彼此在这个课题上各自的经验和困惑；
- 让学员了解到这次培训可能会给他们带来的利益；
- 向每一个人表达你的敬意；
- 确保机密性，彼此要对学员在课堂上的分享保密，教室里的东西就让他们都留在教室里吧；
- 增加一些异想天开的事情来激起好奇感；
- 运用昵称和真诚的态度来构建和谐气氛。

(2) 要有明确的目标，并且围绕着学员们的实际工作：培训是一个手段，提升员工的工作表现才是真正的目的。培训师可以事先搜集整理工作中的一些案例、数据、投诉，等等，在培训开始时告诉大家，这场培训就是来解决问题、提升门店效益的。

(3) 要尊重每一位学员，并且鼓励他们：学员才是培训的主体，培训师只是带领大家一起学习。在培训过程中邀请学员们分享各自的观点和经验，这样可以让大家看到彼此的闪光点，从彼此身上学习。

2. 如何做好培训准备工作？

(1) 准备你的培训环境：建立一个适合于学习的培训环境是进行培训的重要一环，哪怕是在店铺内开展的培训，也要让员工觉得这次培训是经过精心筹划的，这样可以提高学员对培训的重视程度。

(2) 了解四“W”：时间、地点、内容和人员

● 时间：什么时候培训？你同样有足够的时间来准备吗？为培训内容安排的时间足够吗？千万要记住，大多数情况下门店的内部培训是在下班后进行的，时间过长对学员的耐心将是一个挑战。

● 地点：在什么地点进行培训？是否在工作现场？如果不是的话，交通情况怎么样？如何到达那里？地址呢？电话号码呢？你需要为他们安排行程吗？乘坐公交系统可以到达那里吗？

● 内容：期望什么形式的培训？需要什么样的资源？需要什么样的培训方式？你需要什么？

● 人员：谁提出的这场培训？谁是参与者？他们是如何被筛选出来的?

(3) 培训开始前1周先回顾一下：教学设备是否已经准备妥当(诸如投影仪、白板、白板纸及白板笔等)；预览一下PPT，确认无误；检查需要用到的设备。在主管同事面前演示一下你的培训，向他们征求一下意见和反馈。

列一个必做事情清单，如事先拿到培训教室的门钥匙等这样的细节也不要忘记。

(4) 培训前1天：排练一下整个培训内容；确认你已经准备了足够的教材和设备；布置培训教室，摆放桌椅；测试你的设备，最后一次运行一下幻灯片。把学员的教材摆放在他们的桌子上，再放上培训笔记、笔、日程表、桌牌和其他需要的物品。

这一切都准备好之后，回家睡一个好觉。

(5) 培训前半天所做的准备：确保设备正常工作，检查屏幕大小是否合适，而且是否按你的需要放置，你需要多大的屏幕？一般情况下，屏幕与学员的距离以屏幕宽度的6倍为适宜。检查每一张椅子(坐上去)，确保从每一个位置都能看到画面；确定是否需要让灯光变暗一些，必要的话调节一下光线明暗程度。提前了解你要站立的位置。

(6) 应急准备：准备额外的灯泡或者备用投影设备或者替代投影仪的备选方案；预留一个多用插座和一根延长线；如果电脑出现故障，是否有预案(比如，你从公司申请到一台笔记本电脑，却忘了电脑的开机密码)。

(7) 准备应对危机：整理一份清单，列出各项准备工作并经常回顾一下这个清单；尽早把讲义和视觉设备准备好，这样就能彻底检查一下它们是否正常；如果有什么错误，那么你就有时间来改正它。

如果设备出现问题，冷静地看一下设备，然后检查一下明显的问题(突然关闭、断电等)；如果你不知道如何修理，就从学员当中找出可以帮助你的人；如果没有人能找出问题所在，那么就先暂时休息5分钟，然后寻求帮助。

(8) 全身心准备：准备一下培训前和培训期间的饮品。避免喝咖啡，如果你在培训工作中是个新手的话，那么你可能因为紧张而多喝咖啡，但焦虑时增加额外的咖啡因会让你的行为更加鲁莽；避免牛奶、酸奶、含糖饮料等，它们会使嗓子不舒服。

(9) 培训前1分钟：再看一下你的开场白，做一次深呼吸，注意一下表情，微笑一下……然后开始吧！

3. 培训教案　培训教案又称讲师手册，是由培训师事先规划下来的教学内容和教学计划，可使教学符合设定的目标，并有利于培训过程管控。

企业培训与学校教育的区别在于目的不同：企业花费了人力成本、时间成本来组织培训，要的是达成培训目标。因此，培训师必须认真制作教案，一旦教案内容确定了，整个培训的走向就确定了。如果把培训比作是一场电影，培训师就是导演，教案就是电影剧本。

一个有效的教案应该包含以下五个基本要素：培训对象、培训目标、培训策略、培训内容和教材、培训评价。

(1) 培训对象：企业内训不仅仅是传道授业解惑，而是要提升学员的工作表现，所以培训师首先要聚焦培训的主体，也就是学员本身。

比如，我们培训员工学习掌握一款青少年近视管理镜片的设计原理、产品卖点(FABE)、推荐技巧、验配方法，这款镜片已经在门店上市了一段时间，但销售情况并不理想。

此时，我们需要先对员工现有的状况有所了解，了解这款产品销路不佳的原因，通过分析找出解决问题的路径和方法。

流程见图3-6-4-9。

(2) 培训目标：培训的目标有三个维度：知识与技能目标，过程与方法目标，态度与价值观目标；但千万不要以为这就是培训目标本身，这是对培训目标进行的分解。真正的目标只有一个：提高员工的工作绩效。

仍以上述案例为例，培训的最终目的或者说能够真正体现培训是否有效的可量化标准，就是培训前后该镜片的销量变化情况，如果销量得到了提升，说明培训解决了问题，提高了员工相关能力和素质。

教案可以这样设计：

● 知识目标：了解某品牌青少年近视管理镜片的设计原理、核心卖点，以及产品光度范围、验配要求、定制周期等信息。

● 能力目标：引导学员提炼该镜片的推荐话术，掌

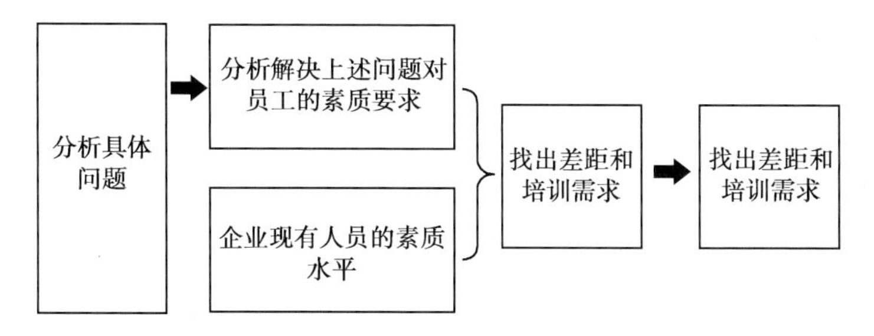

图 3-6-4-9 有效培训流程

握推荐方法和验配方法。

• 态度目标：在学习过程中对青少年近视控制的深远意义有所体会，并学习站在家长的角度来看待近视防控产品的选择。

(3) 培训策略：所谓培训策略，就是为了实现培训目标，完成培训工作所采用的方法、步骤、媒体和组织形式等培训活动构成的综合性方案。这是教案设计的中心环节。其主要作用就是根据特定的教学条件和需要，制订出向学员提供资讯、引导其学习的最佳方式、方法和步骤。

一般包括以下三个部分：

1) 培训组织形式：如企业指定员工参加、员工自愿报名参加、以门店为单位进行分别培训或者全企业集中培训等。

2) 教学方法：在不同的培训方法中选择一种或多种方法组合。

3) 教学媒体：幻灯片、视频、板书等。

(4) 培训内容和教材：如果属于经验分享类的培训，内容和教材可以完全由培训师根据个人的亲身经历与经验积累加以整理，形成规范化、系统化的书面文字。如果属于行业通用知识和技能或者特定品牌的相关内容，则应该注重教材的权威性和严谨性。

眼镜企业的内训，一般可以通过以下途径获得教材：

• 出版社正式出版的眼镜和眼视光技术方面的教材；

• 企业通过长期搜集整理编订的企业内部教材；

• 由产品供应商提供的与产品相关知识的学习资料；

• 由培训师个人编写的培训教材并经过公司相关主管审核同意。

(5) 设计培训评价：评价的目的在于，既考察学员的学习状况，激励学员的学习热情，也是培训师反思和改进教学的有力手段。对学员的评价既要关注学员的知识与技能的理解和掌握，态度与价值观的形成和发展，更要关注他们在之后的工作当中是否能够学以致用，创造出新的价值。

一般可以设计书面试卷或现场提问的试题；另外设计一份学员评价培训师的满意度问卷，并且可以与相关部门（如营运部）协商，明确能够体现本次培训效果的经营指标。

思考题

1. 假设有一家开在购物中心的眼镜店，营业面积 $80m^2$，预期年销售额 200 万，店内设定配工（承诺半小时取镜），基于以上三个原则，确立人员编制为 6 人（不含后台人员）。人员分工如下：班长 2 人（同时兼任验光师和定配工），配镜师 4 人（具备简单加工能力）。请制作该门店的员工排班表。
2. 如果在门店经营过程中，发现配镜师对于推荐某产品存在一定的畏惧心理，请问你将通过什么方式来消除员工的这种心理，具体如何实施？

任务五 市场营销管理

学习目标

知识目标：1. 了解市场营销知识；
2. 认识市场调查方法；
3. 熟悉促销方法。

能力目标：1. 能够从事和组织市场调查活动；
2. 能够编写市场调查报告；
3. 能够制订促销计划；
4. 能够组织促销活动；
5. 能够对促销计划完成情况进行分析。

素质目标：具备独立思考、规划的逻辑思维。

任务驱动

促销活动已经是商家招揽顾客、提升业绩的常用手段，对此消费者也早就习以为常，通过促销活动触动消费者日益挑剔的“神经”也变得愈发困难。因此，许多配镜师在策划门店促销活动时过于关注活动的创意，大有“语不惊人死不休”的气势，殊不知，脱离了活动的实际效果，再好的创意也只是镜花水月。

有一年世界杯，某眼镜店策划了这样一次新奇有趣的促销活动：他们在店内设置了一个小球门，并且在地面画上了罚球弧，消费者在选好商品之后，可以到这里来“射门”，射中球门背后墙面上不同的区域，就可以享受相应的折扣（分别有 6 折、7 折和 8 折）。

毫无疑问，这个活动非常应景，并且让消费者产生强烈的参与感和好胜心。但是，当顾客射中 8 折时，就会找各种理由要求再给一次机会，如果还是射不中 6 折，一些顾客又会扯皮，直至射中 6 折。于是，活动到最后演变成了“全场 6 折”，店里忙起来时，有些配镜师甚至不带顾客去“射门”而直接给予 6 折的折扣。这样一来，门店的成交单价反而较活动之前更低了，业绩也因此降低，于是，活动进行到一半，公司就喊停了。

由此可见，有创意和有效果并不能画等号；对于促销活动的策划而言，能够促进销售业绩才是关键。

一、认识市场营销

究竟什么是市场营销？不同的经济学家、企业家有着不同的定义。

2013 年 7 月，美国市场营销协会（American Marketing Association，AMA）一致审核通过了市场营销的定义：市场营销是在创造、沟通、传播和交换产品中，为消费者、客户、合作伙伴以及整个社会带来价值的一系列活动、过程和体系。被誉为现代市场营销学之父的美国经济学家菲利普·科特勒（Philip Kotler）则认为，市场营销的最终目标是满足需求和欲望。

为了让大家更简单的理解什么是市场营销，我们举一个简单的例子说明。

比如一家眼镜店，每年配镜业务的营业额为 200 万元，假设平均客单价为 1 000 元，那么就意味着这家眼镜店每年接待 2 000 位配镜顾客。大家都知道，人们有配戴太阳镜的需求，因为人类历史上最早被发明的眼镜不是用于矫正视力的，而是用来遮挡阳光的。所以，这 2 000 位消费者也都有配戴太阳镜的需求，只不过他们需要的是有度数的太阳镜（即处方太阳镜）。如果按平均单价每副 500 元计算，这家眼镜店 1 年的处方太阳镜销售额就应该达到 100 万。这个 100 万我们可以理解为“市场”，也就是目标消费者需求的总和。

然而，这家店实际上的处方太阳镜销售占比很低，远远不到 100 万，为此我们需要做许多工作，比如市场调研、产品开发、宣传推广、门店促销等一系列经营活动，最终把这 100 万的市场转化为 100 万的营业收入。这个过程就是“营销”。

所谓市场营销，就是在变化的市场环境中，旨在满足消费需要、实现企业目标的商业活动，包括市场调研、选择目标市场、产品开发、促销等一系列与市场有关的经营活动。

二、市场营销的 4P 策略

1960 年，美国密歇根州立大学的杰罗姆·麦卡锡教授（Jerome McCarthy）在其《基础营销》一书中将市场营销的要素概括为四类，即产品（product）、价格（price）、渠道（place）、推广（promotion）。由于四个英文词语的开头字母都是 p，因而被称为 4Ps 策略。

1967 年，菲利普·科特勒在其畅销书《营销管理：分析、规划与控制》中进一步确认了以 4Ps 为核心的营销组合方法（图 3-6-5-1）。

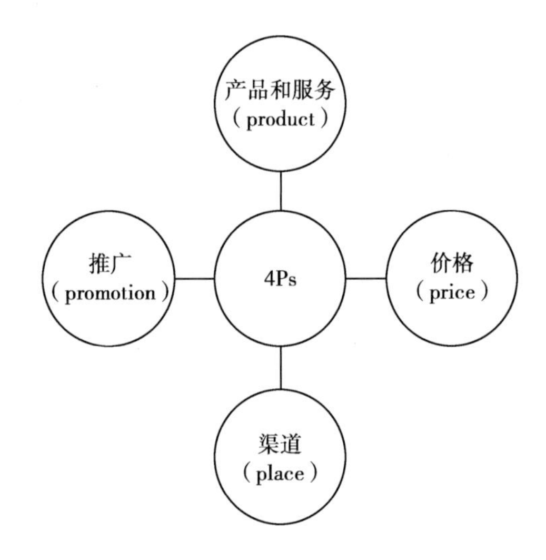

图 3-6-5-1　以 4Ps 为核心的营销组合方法

（一）产品和服务（product）

注重开发的功能，要求产品具有独特的卖点，把产品的功能诉求放在第一位。

比如我们平常喝的饮用水，其实成分几乎是一模一样的，但是成功的品牌却能够从看似毫无差异的产品中找出卖点来，并且所找出的卖点是能够叩开消费者的心门的。比如，有一个品牌宣传他们的纯净水经过 27 层过滤，一下子打动了用户；而另一个品牌为了突出采用优质水源而打出“有点儿甜”的口号，顿时家喻户晓。可见，即使看似相同的产品，只要能够深入了解消费者的需求，依然可以找出独特卖点来。

服务也是如此。火锅行业的竞争非常激烈，因此从食材到汤底再到调料，不同的火锅店之间很难形成差异。结果，有一家火锅店却异军突起，甚至把店开出国门，开到全世界。这家火锅店最出名的并不是味道和配方，而是服务。一些消费者甚至用“变态”来形容他们的服务好。

对于眼镜店而言，我们提供给消费者的产品和服务，是否能够找出卖点呢？

纵观整个眼镜行业的发展史，其实是一个不断发现和满足消费者需求的过程。最初，人们配戴眼镜仅仅是为了看得清，于是，眼镜行业研发出高透光率、高折射率的材料，并且利用加膜技术使得镜片透光率更高、反光更少。接着，人们的需求开始升级，要求看得舒适、方便、持久，因此，偏光镜片、渐进多焦点镜片、变色镜片、驾驶型镜片等应运而生。每一个产品的卖点其实都对应了市场的一种需求。

开展市场营销工作，首先是要有可以满足消费者特定需求，具备独特卖点的产品。

（二）价格（price）

根据不同的市场定位，制订不同的价格策略。

我们用大家熟悉的IOS系统（苹果手机）和安卓系统举例说明。

从产品的角度看，苹果手机具有独一无二的操作系统，所在的领域没有竞争者，因此苹果公司一直以来采取的是高定价策略，在市场营销中称为撇脂定价。因为苹果公司知道，其消费者已经不仅仅是用户，而是品牌的粉丝，对于价格有较高的心理承受能力。

而在安卓系统阵营中，韩国三星曾经一度依靠强大的产品研发能力和市场营销能力占据了较大的市场份额，价格在手机领域中也属于较高的，因为他们了解到许多人将手机视为身份的象征，所以高价手机反而更有市场。这就是心理定价。

就在这时，小米手机横空出世，小米将手机价格定在略高于当时流行的山寨手机定价，仅仅用了几年时间就将山寨手机彻底赶出市场。这是渗透定价。

从以上案例中我们不难看出，产品是前提，目标消费者是参考，定价会影响市场营销的结果。

眼镜行业也不乏这样的案例。

某年，央视春晚里的一个小品带火了一句顺口溜：“你太有才啦”。于是，某眼镜公司推出了一款“钛有材”配镜套餐，产品是一副炫彩纯钛镜架＋一副非球面镜片，套餐价格为398元，并且可以升级到598和798。之所以定这个价格，有着双重考虑：首先，该眼镜店当时的平均客单价不到300，如果这款套餐能够在门店热卖的话，无疑会提高门店的整体单价；其次，当时在其他眼镜店，一副普通的纯钛眼镜售价普遍都在500元以上，所以这款套餐极具竞争力。

因此，当这款套餐上市之后，很快获得了市场的认可，为这家眼镜公司带来了口碑和销量的双丰收。

（三）渠道（place）

即产品通过什么渠道触达消费者。

对于眼镜店而言，渠道包含两个概念：首先是眼镜店的选址，因为地段决定了客流量；其次，是指我们进行推广的渠道。

比如，当我们要推广青少年学生专用的镜片时，最理想的推广渠道是进行校园科普、社区筛查等。而当我们要推广一款新材料的角膜接触镜时，可能会利用一些“种草”类社交媒体作为推广渠道。

（四）推广（promotion）

很多人将promotion狭义理解为促销，其实是很片面的。推广（promotion）应当是包括品牌宣传（广告）、公关、促销等一系列的营销行为。

在眼镜零售企业当中，推广是一个系统，包含了五个维度（图3-6-5-2）。

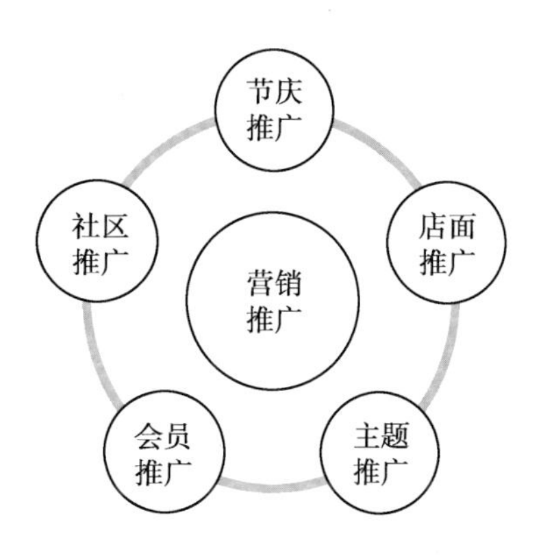

图3-6-5-2　营销推广的五个维度

1. 节庆推广　所谓节庆促销是指利用元旦、春节、元宵、五一、六一、端午、国庆、中秋等传统及现代的节庆搞促销活动，以吸引大量客流前来购物。现在，又增加了情人节、愚人节、圣诞节等西方节日，以及“5·20”“6·18”“双11”等人造节。这些节日的共同特点是：消费者更有理由消费，更愿意消费。眼镜店如果把握好这些消费旺季做推广，可以取得较好的效果。

节庆推广要注意以下几个原则：

深入挖掘节庆特色：如“3·15”侧重于服务与质量的宣传，做一些公益服务；“66爱眼日”则侧重健康科普；春节需要突出浓浓的年味儿。

“师出有名”，有的放矢：商场如战场，节日的商场更是战火漫天，要想“弹无虚发”，就得做好推广的策划。首先需要明确为什么做推广，不能为了推广而推广；在明确节庆特色条件下，一定要将推广的主题与节庆紧密联系起来，有的放矢。

全年“一盘棋”：保持推广活动的连续性并突出企业特色。因此，要先把全年相关的节日与市场计划联系起来，做到前后呼应。

分清主次：节庆推广活动展开时，一家企业的不同分店，有主次之分，面向不同类型的消费者，也有主次之分。永远记住“二八定律”，将精力放在20%的重点市场的20%的重要顾客，获取80%效益，但也并不是提倡冷落其他分店和其他顾客。

2. 店面推广　对于大部分消费者而言，眼镜仍属于刚需商品，未必有人会因为有推广促销而专程来购买；相反，大部分消费者是到了店里才知道店内正在做推广活动。所以，推广活动的意义不仅仅是吸引更多消费者，还要确保到店顾客产生较高的转化率（成交率）和客单价（包括商品单件和连带购买），这就是店面推广所要实现的效果。

店面推广要注意以下几个原则：

注意成交率和毛利率的平衡：从本质上讲，推广（促销）就是牺牲一部分利润换取更大的市场占有率；因此，在设计店内推广时必须把握优惠力度和销售毛利之间的度。

围绕企业的竞争优势展开：每个企业都有其自身的优势，这是有别于竞争企业的制胜法宝，在设计推广活动时，应充分体现企业的这一优势；否则，推广活动很容易被对手模仿，就失去了对消费者的吸引力。

3. 主题推广　主题推广又称为主题营销季推广。一般全年分为四个季度，每季度推广一个主题，依据时令的不同或者是淡旺季的不同开展相关推广活动，达到销售提升或者提高企业知名度、美誉度、培养顾客忠诚度的目的。比如，一季度主打新品上市，迎合人们在新旧年交替时喜欢换新装的需求；二季度主打阳光防护，因为适逢人们外出频率增加，对太阳镜和阳光防护镜片产生巨大需求；三季度主打青少年爱眼，当时正值暑期学生配镜的高峰；四季度主打老顾客关爱，此时眼镜店普遍进入淡季，可以腾出更多精力来回馈老顾客。

4. 会员推广　所谓会员推广，指的是通过发展会员，提供差别化的服务和精准的营销，提高顾客忠诚度，长期增加企业利润。会员制更看重长期性，非常适合眼镜店这种顾客需要连续购买的零售类型。

会员推广要注意以下几个原则：

牢固树立以会员为中心的零售观念不改变：零售观念是零售商组织开展零售经营活动的指导思想，它表现了零售活动的出发点，是实现零售活动目的的纲领。零售店要对会员产生吸引力，就必须树立以会员为中心的零售观念。会员体系能否圈住消费者的心，关键是看消费者能否从会员体系中真正受益。调查资料表明，消费者对商店有三个期望：一是能够获得到满意的商品；二是能够得到良好的服务；三是有舒适的购物环境。

避免会员“沉睡”：眼镜商品的消费周期较长，顾客回店频次较低，如果认为把顾客发展成会员就可以高枕无忧，那就大错特错了。会员制推广的另一个核心内容就是和会员保持互动，避免会员“沉睡”。

5. 社区推广　长期以来，眼镜店习惯于守株待兔的“坐销”模式，这是因为眼镜行业曾经处于卖方市场。但随着眼镜店数量迅速地增长，眼镜行业的竞争日趋激烈，因此，必须走出“坐销”模式而改为“行销”模式。社区推广就是指到眼镜店所在商圈内的大型社区、学校、企事业单位、消费者聚集的购物场所等开展以提高企业知名度和美誉度为目的的各类公益服务、商品展销、健康科普等活动。

现在，随着移动互联网和智能手机的普及，社区营销推广正在逐步向社群营销推广转变，企业开始利用各类社交媒体来实现获取新顾客，提高销售额的目的。

三、市场营销的4C理论

1990年，美国学者罗伯特·劳特朋（Robert Lauterborn）教授在其《4P退休，4C登场》中提出了与传统营销的4Ps相对应的4Cs营销理论。4Cs（customer, cost, convenience, communication）营销理论以消费者需求为导向，重新设定了市场营销组合的四个基本要素：顾客（customer）、成本（cost）、沟通（communication）、便利（convenience）。

（一）顾客（customer）

顾客主要指顾客的需求。企业必须首先了解和研究顾客，根据顾客的需求来提供产品。同时，企业提供的不仅仅是产品和服务，更重要的是由此产生的客户价值（customer value）。

（二）成本（cost）

成本不单是企业的生产成本，还包括顾客的购买成本，同时也意味着产品定价的理想情况应该是既低于顾客的心理价格，亦能够让企业有盈利。此外，这中间的顾客购买成本不仅包括其货币支出，还包括其为此耗费的时间、体力和精力消耗，以及购买风险。

（三）便利（convenience）

便利即所谓为顾客提供最大的购物和使用便利。4Cs 营销理论强调企业在制订营销策略时，要更多地考虑顾客的方便，而不是企业自己的方便。要通过好的售前、售中和售后服务来让顾客在购物的同时也享受到便利。便利是客户价值不可或缺的一部分。

（四）沟通（communication）

沟通则被用于取代 4Ps 中对应的 promotion（推广）。4Cs 营销理论认为，企业应通过同顾客进行积极有效的双向沟通，建立基于共同利益的新型企业 / 顾客关系。这不再是企业单向地促销和劝导顾客，而是在双方的沟通中找到能同时实现各自目标的通途。

这一营销理念也深刻地反映在企业营销活动中。在 4Cs 理念的指导下，越来越多的企业更加关注市场和消费者，与顾客建立一种更为密切的和动态的关系。但从企业的实际应用和市场发展趋势看，4Cs 理论依然存在不足。首先，4Cs 理论以消费者为导向，着重寻找消费者需求，满足消费者需求，而市场经济还存在竞争导向，企业不仅要看到需求，而且还需要更多地注意到竞争对手。冷静分析自身在竞争中的优劣势并采取相应的策略，才能在激烈的市场竞争中站于不败之地。其次，在 4Cs 理论的引导下，企业往往会被动适应顾客的需求，而失去了自己的方向，为被动地满足消费者需求付出更大的成本。如何将消费者需求与企业长期获得利润结合起来，是 4Cs 理论有待解决的问题。

因此，市场的发展及其对 4Ps 和 4Cs 的回应，需要企业从更高层次建立与顾客之间的更有效的长期关系，于是出现了 4Rs 营销理论。4Rs 理论不仅仅停留在满足市场需求和追求顾客满意，而是以建立顾客忠诚为最高目标，对 4Ps 和 4Cs 理论进行了进一步的发展与补充。

四、市场营销的 4Rs 理论

艾略特·艾登伯格（Elliott Ettenberg）2001 年在其《4R 营销》一书中提出了 4Rs 营销理论。

4Rs 营销理论是以关系营销为核心，注重企业和客户关系的长期互动，重在建立顾客忠诚的一种理论。它既从厂商的利益出发，又兼顾消费者的需求，是一个更为实际、有效的营销制胜术。

4Rs 理论的营销四要素：

（一）关联（relevancy/relevance）

认为企业与顾客是一个命运共同体。建立并发展与顾客之间的长期关系是企业经营的核心理念和最重要的内容。

（二）反应（reaction）

在相互影响的市场中，对经营者来说，最难实现的问题不在于如何控制、制订和实施计划，而在于如何站在顾客的角度及时地倾听并从推测性商业模式转移成为高度回应需求的商业模式。

（三）关系（relationship/relation）

在企业与客户的关系发生了本质性变化的市场环境中，抢占市场的关键已转变为与顾客建立长期而稳固的关系。与此相适应产生了五个转向：从一次性交易转向强调建立长期友好合作关系；从着眼于短期利益转向重视长期利益；从顾客被动适应企业单一销售转向顾客主动参与到生产过程中来；从相互的利益冲突转向共同的和谐发展；从管理营销组合转向管理企业与顾客的互动关系。

（四）报酬（reward/retribution）

任何交易与合作关系的巩固和发展，都是经济利益问题。因此，一定的合理回报既是正确处理营销活动中各种矛盾的出发点，也是营销的落脚点。

4Rs 营销理论的最大特点是以竞争为导向，在新的层次上概括了营销的新框架，根据市场不断成熟和竞争日趋激烈的形势，着眼于企业与顾客的互动与双赢，不仅积极地适应顾客的需求，而且主动地创造需求，运用优化和系统的思想去整合营销，通过关联、关系、反应等形式与客户形成独特的关系，把企业与客户联系在一起，形成竞争优势。其反应机制为互动与双赢、建立关联提供了基础和保证，同时也延伸和升华了便利性。其中的“回报”兼容了成本和双赢两方面的内容，追求回报，企业必然实施低成本战略，充分考虑顾客愿意付出的成本，实现成本的最小化，并在此基础上获得更多的市场份额，形成规模效益。这样，企业为顾客提供价值和追求回报相辅相成。

五、开展市场调研

我们先来了解一下商圈的概念。所谓商圈，指商店以其所在地点为中心，沿着一定的方向和距离扩展、吸引顾客的辐射范围；简单地说，也就是来店顾客所居住的区域范围。

随着城市化进程和商业配套日趋成熟，人们的消费半径越来越小。相关商业调研机构经过研究发现，商店 50%~80% 的顾客，来自商店周围 3km 半径内，称为核心商圈；15%~25% 的顾客来自 3~5km 半径内，称为次级商圈；只有 5%~10% 的顾客来自 5km 以外，称为边缘商圈。

因此，我们所说的市场调研，主要是在眼镜店所在的商圈内进行的。

（一）市场调研的主要内容

“知己知彼，百战不殆”，《孙子兵法》中的这句话勾画出了市场调研的重要性。眼镜店的市场调研工作主要围绕两个层面展开：消费者调研和市场环境调研。

1. 消费者调研　首先需要了解消费者规模及其构成，具体包括眼镜店所在商圈内的消费者人口总数、人口分布、人口年龄结构、性别构成、文化程度等，尤其是其中具有验光配镜刚性需求的消费者占比。

其次是了解消费者的购买习惯，比如消费周期（更换眼镜的频率）、消费档次（购买眼镜的平均单价）等。

然后是了解消费者的购买动机。消费者的购买动机一般而言主要有求实用、求新颖、求廉价、求方便、求名牌、从众购买等，有些顾客在乎验光的准确性，有些顾客在意眼镜的款式，也有一些顾客对价格更敏感。

当我们对消费者有了深入而广泛的了解之后，就可以在经营方针、商品结构、营销策略等方面作针对性的规划。

2. 市场环境调研　市场环境研究的根本目的是通过一切可获得的信息来了解竞争对手的状况，包括：市场中有哪些竞争者，他们的产品及价格策略、渠道策略、营销策略、财务状况、人力资源等分别是怎样的。通过研究发现市场的机会点，帮助企业制订恰如其分的战略和战术，扩大自己的市场份额。另外，对于竞争对手的优势部分，需要制订回避策略，以免发生对企业的损害事件。

（二）市场调研的方法

1. 观察法　观察法是市场调查研究的最基本的方法。它是由调研人员根据调查研究的对象，利用眼睛、耳朵等感官以直接观察的方式对其进行考察并搜集资料。例如，我们可以观察统计店铺门前经过的人流量、人群结构以及流动方向，以此作为选址和估算销售业绩的重要信息。

2. 实验法　实验法是由调查人员根据调查的要求，用实验的方式将调查的对象控制在特定的环境条件下，对其进行观察以获得相应的信息。例如，某新产品上市初期，我们可以开展免费体验活动，从门店的老顾客中挑选出与该产品目标客户相符的“志愿者”，在门店验配相应的产品，并听取试戴者的反馈。

3. 询问法　询问法是用询问的方法收集市场信息资料的一种方法。它是调查和分析消费者的购买行为和意向的最常用的方法。它的优点是能够在较短的时间内获得比较及时、可靠的调查资料。关于询问法中询问的主要内容，一般是要求被询问者回答有关的具体事实、什么原因、有何意见等方面的问题。例如，我们在服务完一位顾客时，邀请顾客回答几个问题，比如：对我们的服务是否满意，有哪些意见和建议；通过什么渠道了解到我们眼镜店；之前曾经在哪里验配过眼镜，对比之下，我们的优势和不足分别有哪些。

4. 问卷法　问卷法是通过由一系列问题构成的调查表收集资料以测量人的行为和态度的心理学基本研究方法之一。我们可以通过企业的社交媒体向公众征集问卷，也可以邀请消费者在门店填写问卷。

（三）市场调研的执行要领

市场调研工作的一般步骤见图 3-6-5-3。

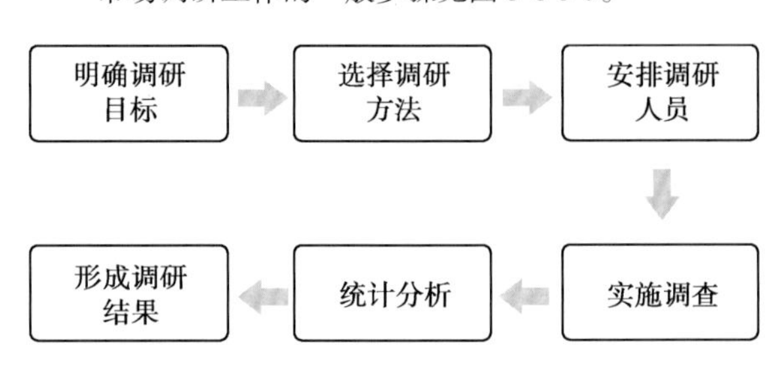

图 3-6-5-3　市场调研工作的一般步骤

1. 明确调研目标　调研目标可能来自公司安排的调研任务，也可能是为门店的经营决策搜集市场信息。调研目标必须符合 SMART 原则（S，specific，明确的；M，measurable，可测量的；A，attainable，可实现的；R，relevant，相关联的；T，time-bound，有时间期限的）。

2. 选择调研方法　不同的调研方法适合于不同的调研目标和调研内容，同时，产生的费用和花费的时间也各不相同；因此要权衡利弊作出选择。

3. 安排调研人员　对调研人员进行工作部署，明确调研工作的意义，讲解调研方法的操作细则。

4. 实施调查。

5. 统计分析　对调查结果（如计数表、问卷、访谈笔录等）进行统计分析，推导出数据背后的关键信息。

6. 形成调研结果　将调研目标、调研方法、统计数据和调研结论汇总为调研报告，提交公司相关部门或者作为经营决策的依据。

六、市场调研报告

市场调查报告的格式一般由标题、目录、概述、正文、结论与建议、附件等几部分组成。

（一）标题

标题是指本次调研的主要目的和结果，例如“关于××眼镜店市场竞争环境的调研报告”“关于××产品的市场销售预期调研报告”等。

（二）目录

如果调查报告的内容、页数较多，为了方便阅读，应当使用目录或索引形式列出报告的主要章节和附录，并注明标题、有关章节号码及页码。

（三）概述

概述主要阐述调研项目的基本情况，包括简要说明调查目的，简要介绍调查对象和调查内容，简要介绍调查研究的方法。

（四）正文

正文是市场调研分析报告的主体部分。这部分必须准确阐明全部有关论据，包括问题的提出到引出的结论，论证的全部过程，分析研究问题的方法，还应当有可供市场活动决策者进行独立思考的全部调查结果和必要的市场信息，以及对这些情况和内容的分析评论。

（五）结论与建议

结论与建议是指，综合调研的各项数据结果，提出如何利用已证明为有效的措施，以及解决某一具体问题可供选择的方案与建议。

（六）附件

附件是指调查报告正文包含不了或没有提及，但与正文有关必须附加说明的部分。它是对正文报告的补充或更详尽说明，包括数据汇总表及原始资料背景材料和必要的工作技术报告。

（七）市场调研报告示例

《A眼镜店和B眼镜店市场竞争力对比分析调研》

目录

一、调研背景……

二、调研目的……

三、调研方法……

四、调研内容……

五、调研结果……

六、调研结果分析……

（一）数据分析……

(1) 经营商品类型

(2) 顾客群体

(3) 促销方式

(4) 店面形象和布局

(5) 服务

（二）深入分析……

七、结论与建议……

八、附录（问卷）……

七、门店促销活动的策划与执行

（一）促销的概念和方法

1. 促销的概念　促销是指企业通过人员和非人员的方式把产品和服务的有关信息传递给消费者，以激起消费者的购买欲望，影响和促成消费者购买行为的全部活动的总称。促销实质上是一种沟通活动，即营销者（信息提供者或发送者）发出可以刺激消费的各种信息，把信息传递到一个或更多的目标对象（即信息接收者，如听众、观众、读者、消费者或用户等），以影响其态度和行为。

促销有广义和狭义两层含义。

在市场经济中，社会化的商品生产和商品流通决定了生产者、经营者与消费者之间存在着信息上的不对称，企业生产和经营的商品和服务信息常常不为消费者所了解和熟悉，或者尽管消费者知晓商品的有关信息，但缺少购买的激情和冲动。这就需要企业通过对商品信息的专门设计，再通过一定的媒介形式传递给消费者，以增进消费者对商品的注意和了解，并激发起购买欲望，为消费者最终购买提供决策依据。因此，广义的促销从本质上讲是一种信息的传播和沟通活动。

狭义的促销，为了与广义促销相区别，常常翻译成销售促进（sales promotion，SP），通常包括：节庆促销、上市促销、季节性促销、会员制促销、主题促销等。

2. 促销的方法　促销方法一般划分为：广告促销、人员推销、公共关系、营业推广、互联网传播与网上营销等。

(1) 广告促销：市场营销学中的广告是指，以促进销售为目的，付出一定的费用，通过特定的媒体传播商品或劳务等有关经济信息的大众传播活动。

根据广告活动的目标，选择合适的媒体进行合理地配置，才能尽可能减少广告浪费，实现广告目标。广告一般可分为：

- 报纸媒体；
- 杂志媒体；
- 广播媒体；
- 电视媒体；
- 直邮广告；
- 户外广告；
- 网络广告；
- 互联网社群营销。

在移动互联网渗透率如此高的今天，传统的广告形式效果越来越弱，基于移动互联网和大数据，构建在微信、微博、QQ 上的社群营销方式正在成为主流。

(2) 人员推销：人员推销是一种古老的促销方式，也是一种非常有效的促销方式。人员推销是指企业通过派出销售人员与潜在消费者交谈，作口头陈述，以推销商品，促进和扩大销售的活动。

其基本形式有：

- 上门推销；
- 柜台推销；
- 会议推销。

(3) 公共关系：从营销的角度讲，公共关系是企业利用各种传播手段，沟通内外部关系，塑造良好形象，为企业的生存和发展创造良好环境的经营管理艺术。公共关系以其具有长期效应、更注重深层次沟通、具有较高可信度和一定戏剧性而备受推崇。

公共关系的活动方式包括：

- 宣传性公关：常用的是通过印刷品、视频等形式传播企业形象。
- 征询性公关：常见的有市场调查、用户回访等。
- 交际性公关：包括座谈会、招待会、慰问、接待参观等。
- 服务性公关：如各种消费者教育、售后服务、社区服务等。
- 社会性公关：如举办或者赞助一些大型的社会活动。

(4) 营业推广：作为一种促销方式，营业推广与其他促销方式相比，最根本的特点是与日常销售活动紧密配合，产生短、高、快的销售效果。其以较好的协同促销、见效较快、形式多样、易于形成短期效益而经常被企业采用。

其手段主要有：

- 赠送样品；
- 赠送代价券；
- 包装兑现；
- 提供赠品；
- 有奖销售；
- 降价销售。

(5) 互联网传播与网上营销：近些年来，继电子商务普及之后，移动互联网也成为人们日常生活必不可少的一部分，通过网络营销成为企业进行促销的新宠。

一般针对消费者进行网络促销的方式有：

- 网上折价或者变相折价销售；
- 网上赠品；
- 网上抽奖；
- 电子积分；
- 网上联合促销。

显然，随着竞争的不断加剧，采用单一的促销方式一般难以取得有效的促销效果，适当地搭配策略，同时针对不同企业类型采用适当的促销策略，能够起到意想不到的促销效果。

（二）策划促销活动

策划促销活动的一般流程见图 3-6-5-4。

1. 确定目标　促销活动，顾名思义是为了促进销售，而促进销售的方法无外乎增加进店人数、提高成交率、提高客单价和增加连带销售等。因此，在策划促销活动时，首先要确认的就是预期达到的业绩目标，以及实现目标的路径。比如，寒暑假期间，许多眼镜店会迎来学生配镜的高峰，此时进店人数和成交率都是有保障的，促进销售的主要方法就是提高客单价和连带销售，促销活动可以围绕这两个目标展开。

2. 确定客群　现在早已不是一个活动“老少皆宜、大小通吃”的时代了，不同的消费者购买时的兴奋点不同，所以，大多数促销活动只能对一部分顾客产生

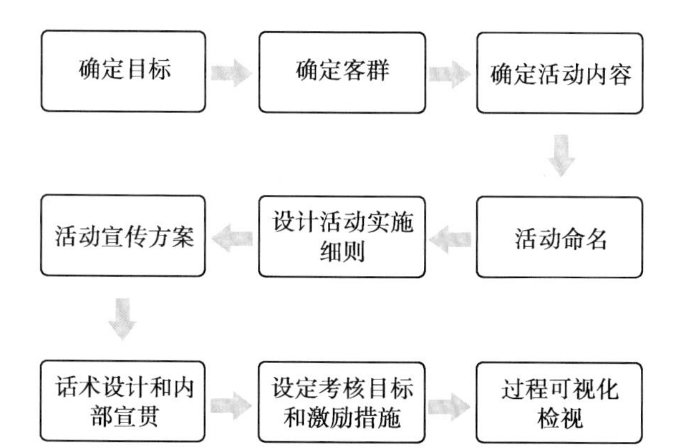

图 3-6-5-4　策划促销活动的一般流程

效用。在策划时就必须搞清楚，针对哪一类顾客，利用哪一点来促销。

3. 确定活动内容　根据促销的目标和面向的客户群体，可以构思出具体的活动内容，大部分情况下，我们要做的是选择题，因为可以促进销售的活动内容都是已知的。

4. 活动命名　一个朗朗上口的名字便于理解、便于传播。某眼镜零售企业曾经推出一个“打麻将要戴麻将眼镜”的促销活动，而所谓的“麻将眼镜”其实就是渐进多焦点眼镜。由于当地老年人主要的休闲娱乐方式就是打麻将，而打麻将过程中的确会出现看远、看中、看近不能兼顾的情形，因此，这个活动很快在当地老年人当中流传起来。

5. 设计活动实施细则　实际销售工作中，经常会发生一些与促销活动策划不匹配的情形，比如，某眼镜店在情人节期间推出情侣镜买一送一的活动，结果有的情侣分别挑中了不同品牌、不同价格的两款眼镜，就会出现哪一副正价购买、哪一副是赠品的问题，如果策划时能预见这样的问题并且在活动实施细则中明确规定：“需支付两副眼镜中价格较高的一副的金额，另一副为赠品”，问题也就解决了。

6. 活动宣传方案　“酒香也怕巷子深”，如果促销活动没有全面宣传来支持，很难达到效果。策划时必须考虑店内、店外、线上、线下多维度全方位的宣传方式。

7. 话术设计和内部宣贯　向消费者推荐促销活动需要有统一的话术。话术的设计是为了避免在执行过程中由于话术不当而使消费者产生歧义，影响最终促销的效果。经过反复推敲和提炼的话术还需要通过内部宣传贯彻实现全员统一。在宣贯过程中，会进行必要的演练，帮助大家尽快掌握。

8. 设定考核目标和激励措施　人们常说“能力不是练出来的，而是逼出来的”。当我们为员工设定了促销活动的考核目标以及相应的激励措施之后，员工就会有压力和动力，而正是一定的压力和动力，促使员工全力以赴，创造出更多的可能性。

9. 过程可视化检视　如果我们等到一次促销活动结束之后再来检视成果，那么，成果就成为不可改变的既定事实，即使我们发现了执行过程中的问题，想要补救为时已晚。因此，应该在促销活动进行过程中进行检视，并且将目前的进度通过图表、画面、进度条等方式展示给每一位同事，大家不仅从中看到自己的进度，也可以看到其他同事、其他门店的进度，领先者会受到鼓舞，落后者会感到鞭策，大家都会向着目标完成的方向努力。

（三）执行促销活动

在大多数的眼镜门店中，促销活动通常由公司营运部门（或市场部）进行策划，由门店负责执行。

门店执行市场营销活动的一般流程见图 3-6-5-5。

1. 理解活动策划　在市场营销活动中，理解大于执行，如果门店未能清晰地理解策划的目的、活动执行重点、活动执行细则，极有可能导致活动进程南辕北辙，引起消费者不满。

2. 内部布置传达　就活动的执行细节，尤其是如何向消费者推荐和解释活动，和员工一一沟通，并且是双向沟通，确认每个人都正确理解。

3. 员工动员　引导每位员工设定活动期间所要达成的目标，并且作出公众承诺，以此激发大家积极参与。

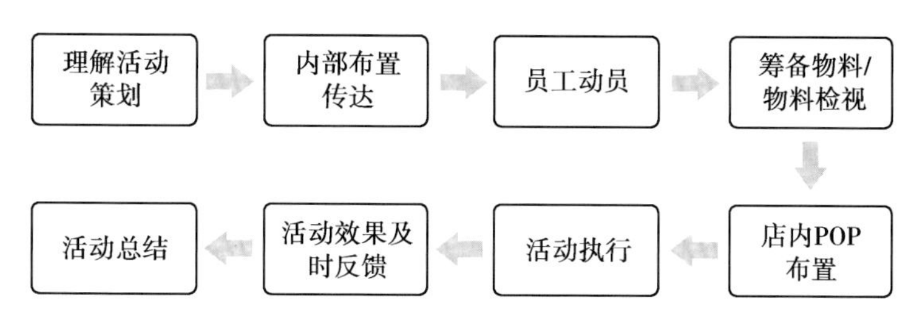

图 3-6-5-5　门店执行市场营销活动的一般流程

4. 筹备物料/物料检视　制作物料清单，安排人员具体负责落实，并设定时间期限，在期限到时进行核对。

5. 店内POP布置　门店的POP是最直接有效的活动宣传途径，必须加以充分利用。

6. 活动执行　按照公司提供的市场营销活动执行细则执行。

7. 活动效果及时反馈　通过观察消费者的反应和门店的数据统计，及时了解活动的效果是否达到预期，并向公司相关部门及时反馈。

8. 活动总结　将活动期间的各项经营指标进行同比和环比，分析活动是否达到预期效果以及成功经验和不足之处，为今后开展市场营销活动提供重要的参考。

（四）促销活动的执行技巧

1. 百分百推荐　不同的消费者对于市场营销活动会有不同的接受程度。因此，想要达到百分百有效是很难的，大部分市场营销活动都有一定的转化率。比如，邀请顾客参加近视太阳镜免费升级活动（顾客在本店购买太阳镜，可免费升级有度数太阳镜），也许会有消费者以“平时不怎么需要太阳镜”为理由推辞。但是，活动效果＝顾客基数 × 转化率，如果有的顾客我们压根儿没有向他推荐，又怎么可能有转化呢？所以，百分百推荐是关键。

2. “早知道”不如“早准备”　门店执行市场营销活动时，配镜师的沟通话术有时会影响顾客的决策；由于说错话而导致顾客“拂袖而去”的状况时有发生；往往这时，配镜师会叹息道，“早知道我换一个说法”。所以，在活动开始前，大家就应该通过头脑风暴来分析如何面对不同的消费者采取不同的推荐策略，并在此过程中提炼出最佳话术，这就是俗话说的“不打没有准备的仗”。

（五）促销活动的完成效果分析

促销活动的完成效果要分为两个层面，首先是促销活动本身的执行情况，其次是促销活动对销售结果造成的影响，或者说，促销的目的是否实现。

比如，某眼镜店围绕某新型材料的日抛型角膜接触镜（隐形眼镜）开展了一次促销活动。活动周期为1个月。

促销活动内容是：推出新品上市免费试戴活动，并通过微信邀请之前在本店验配过其他品牌月抛和日抛隐形眼镜的顾客到店参加活动，赠送小礼品。如果消费者对试戴效果满意，现场进行购买，享受“买全年送半年”的优惠；同时，鼓励顾客发布朋友圈或大众点评的买家秀，换取额外礼品。

对于这样一次促销活动，首先要分析的是活动的执行情况（表3-6-5-1）。

其次，要分析本次促销活动对于门店总体业绩和毛利产生的贡献，并且要评估投入产出比（return on investment，ROI）（表3-6-5-2）。

通过以上两个表格，我们可以得出以下结论：

1. 门店的活动执行力情况中，邀约成功率、转化率

表3-6-5-1　×× 品牌系列隐形眼镜促销活动执行情况评估

（1）邀约的顾客数		
（2）实际到店的顾客数	邀约成功率	（2）/（1）× 100%
（3）邀约产生购买的顾客数	转化率	（3）/（2）× 100%
（4）主动到店的顾客数		
（5）实现知晓活动的顾客数	触达率	（5）/（4）× 100%
（6）主动到店顾客的购买人数	转化率	（6）/（4）× 100%
（7）销售总数量（盒）		
（8）销售总金额（元）		
（9）销售目标数量	达成率	（7）/（9）× 100%
（10）销售目标金额	达成率	（8）/（10）× 100%
（11）人均销售目标（盒）		
（12）完成人均目标的人数		
（13）完成人均目标的人员占比	（12）/ 门店销售人员总数 × 100%	

表 3-6-5-2 ×× 品牌系列隐形眼镜促销活动促销效果评估

活动总经费		
广告宣传费用		
物料制作费用		
礼品采购费用		
员工奖励费用		
其他费用		
活动期间相关到店客数	同期比	(今年)/(去年)×100%-1
新顾客人数 / 占比		
活动期间隐形眼镜总销售额	同期比	(今年)/(去年)×100%-1
活动期间隐形眼镜销售毛利	同期比	(今年)/(去年)×100%-1

可以反映出门店员工对于这项活动的投入程度，触达率可以反映出本次活动的传播效果。

2. 顾客数量的变化、销售额的变化和毛利的变化，可以反映出这次促销是否真正地促进了销售。

3. 投入经费和销售毛利的增减，可以反映出这次活动的投入产出比。当然，也有一些企业计算消费者终身价值。

思考题

1. 请分析一下从 4Ps 到 4Cs 再到 4Rs 理论，反映出市场营销思维是如何演变的？
2. 假设你是一家社区眼镜店的经营负责人，在你的店铺周围有若干所中小学校，3km 半径内居民较为集中。请你为这家店策划一次针对暑期或开学的促销活动，并且说明策划的过程。